OPS
Version 2024
Systematisches Verzeichnis

Operationen- und Prozedurenschlüssel
Internationale Klassifikation der Prozeduren in der Medizin (OPS)

Herausgegeben vom
Bundesinstitut für Arzneimittel und Medizinprodukte (BfArM)
im Auftrag des
Bundesministeriums für Gesundheit (BMG)
unter Beteiligung der Arbeitsgruppe OPS des
Kuratoriums für Fragen der Klassifikation im Gesundheitswesen (KKG)

Stand: 20. Oktober 2023 inkl. Corrigenda vom 20. November 2023

Alphabetisches Register unter funktionell-anatomischen
Gesichtspunkten im Anhang

OPS Version 2024
Systematisches Verzeichnis
Version 2024

Operationen- und Prozedurenschlüssel
Internationale Klassifikation der Prozeduren in der Medizin (OPS)

Stand: 20. Oktober 2023 inkl. Corrigenda vom 20. November 2023

Der Druck erfolgt unter Verwendung der maschinenlesbaren Fassung des Bundesinstituts für Arzneimittel und Medizinprodukte (BfArM).

Herausgegeben vom Bundesinstitut für Arzneimittel und Medizinprodukte (BfArM) im Auftrag des Bundesministeriums für Gesundheit (BMG).

ISBN: 978-3-910921-02-3

-Druckjahr: 2023-

Bibliografische Informationen der Deutschen Nationalbibliothek
Die Deutsche Nationalbibliothek verzeichnet diese Publikation in der Deutschen Nationalbibliografie; detaillierte bibliografische Daten sind im Internet unter http://dnb.dnb.de abrufbar.

Verlag und Vertrieb:
pictura Werbung GmbH
Schlossgasse 6d, D-35423 Lich
Tel. 0 64 04/66 87 20
Fax 0 64 04/66 87 21
info@pictura-gmbh.de
www.pictura-gmbh.de

Inhaltsverzeichnis

Vorwort zu dieser Sonderauflage		5
Was ist neu im OPS Version 2024?		6
Hinweise für die Benutzung		10
Abkürzungsverzeichnis		17
SYSTEMATISCHES VERZEICHNIS		**23**
1	**DIAGNOSTISCHE MASSNAHMEN**	**25**
1-10...1-10	Klinische Untersuchung	25
1-20...1-33	Untersuchung einzelner Körpersysteme	25
1-40...1-49	Biopsie ohne Inzision	32
1-50...1-58	Biopsie durch Inzision	44
1-61...1-69	Diagnostische Endoskopie	50
1-70...1-79	Funktionstests	56
1-84...1-85	Explorative diagnostische Maßnahmen	59
1-90...1-99	Andere diagnostische Maßnahmen	61
3	**BILDGEBENDE DIAGNOSTIK**	**73**
3-03...3-05	Ultraschalluntersuchungen	73
3-10...3-13	Projektionsradiographie	74
3-20...3-26	Computertomographie (CT)	76
3-30...3-31	Optische Verfahren	77
3-60...3-69	Darstellung des Gefäßsystems	78
3-70...3-76	Nuklearmedizinische diagnostische Verfahren	79
3-80...3-84	Magnetresonanztomographie (MRT)	83
3-90...3-90	Andere bildgebende Verfahren	84
3-99...3-99	Zusatzinformationen zu bildgebenden Verfahren	85
5	**OPERATIONEN**	**87**
5-01...5-05	Operationen am Nervensystem	87
5-06...5-07	Operationen an endokrinen Drüsen	114
5-08...5-16	Operationen an den Augen	118
5-18...5-20	Operationen an den Ohren	136
5-21...5-22	Operationen an Nase und Nasennebenhöhlen	142
5-23...5-28	Operationen an Mundhöhle und Gesicht	147
5-29...5-31	Operationen an Pharynx, Larynx und Trachea	158
5-32...5-34	Operationen an Lunge und Bronchus	164
5-35...5-37	Operationen am Herzen	178
5-38...5-39	Operationen an den Blutgefäßen	196
5-40...5-41	Operationen am hämatopoetischen und Lymphgefäßsystem	213
5-42...5-54	Operationen am Verdauungstrakt	222
5-55...5-59	Operationen an den Harnorganen	270
5-60...5-64	Operationen an den männlichen Geschlechtsorganen	288
5-65...5-71	Operationen an den weiblichen Geschlechtsorganen	296
5-72...5-75	Geburtshilfliche Operationen	314
5-76...5-77	Operationen an Kiefer- und Gesichtsschädelknochen	319
5-78...5-86	Operationen an den Bewegungsorganen	328
5-87...5-88	Operationen an der Mamma	396
5-89...5-92	Operationen an Haut und Unterhaut	400
5-93...5-99	Zusatzinformationen zu Operationen	415

Inhaltsverzeichnis

6	**MEDIKAMENTE**	**421**
6-00...6-00	Applikation von Medikamenten	421
8	**NICHT OPERATIVE THERAPEUTISCHE MASSNAHMEN**	**471**
8-01...8-02	Applikation von Medikamenten und Nahrung und therapeutische Injektion	471
8-03...8-03	Immuntherapie	473
8-10...8-11	Entfernung von Fremdmaterial und Konkrementen	474
8-12...8-13	Manipulationen an Verdauungstrakt und Harntrakt	476
8-14...8-17	Therapeutische Katheterisierung, Aspiration, Punktion und Spülung	478
8-19...8-19	Verbände	483
8-20...8-22	Geschlossene Reposition und Korrektur von Deformitäten	485
8-31...8-39	Immobilisation und spezielle Lagerung	487
8-40...8-41	Knochenextension und andere Extensionsverfahren	488
8-50...8-51	Tamponade von Blutungen und Manipulation an Fetus oder Uterus	489
8-52...8-54	Strahlentherapie, nuklearmedizinische Therapie und Chemotherapie	490
8-55...8-60	Frührehabilitative und physikalische Therapie	500
8-63...8-66	Elektrostimulation, Elektrotherapie und Dauer der Behandlung durch fokussierten Ultraschall	505
8-70...8-72	Maßnahmen für das Atmungssystem	507
8-77...8-77	Maßnahmen im Rahmen der Reanimation	512
8-80...8-85	Maßnahmen für den Blutkreislauf	512
8-86...8-86	Therapie mit besonderen Zellen und Blutbestandteilen	563
8-90...8-91	Anästhesie und Schmerztherapie	564
8-92...8-93	Patientenmonitoring	568
8-97...8-98	Komplexbehandlung	570
8-99...8-99	Zusatzinformationen zu nicht operativen therapeutischen Maßnahmen	592
9	**ERGÄNZENDE MASSNAHMEN**	**593**
9-26...9-28	Geburtsbegleitende Maßnahmen und Behandlung wegen Infertilität	593
9-31...9-32	Phoniatrische und pädaudiologische Therapie	594
9-40...9-41	Psychosoziale, psychosomatische, neuropsychologische und psychotherapeutische Therapie	595
9-50...9-51	Präventive und ergänzende kommunikative Maßnahmen	599
9-60...9-64	Behandlung bei psychischen und psychosomatischen Störungen und Verhaltensstörungen bei Erwachsenen	602
9-65...9-69	Behandlung bei psychischen und psychosomatischen Störungen und Verhaltensstörungen bei Kindern und Jugendlichen	618
9-70...9-70	Andere Behandlung bei psychischen und psychosomatischen Störungen und Verhaltensstörungen bei Erwachsenen	630
9-80...9-80	Andere Behandlung bei psychischen und psychosomatischen Störungen und Verhaltensstörungen bei Kindern und Jugendlichen	633
9-98...9-99	Andere ergänzende Maßnahmen und Informationen	636

Anhang   **639**

Berechnung der Aufwandspunkte für die Intensivmedizinische Komplexbehandlung bei Erwachsenen (SAPS, TISS)	640
Berechnung der Aufwandspunkte für die Intensivmedizinische Komplexbehandlung im Kindesalter (8-98d)	642
Tabellen der anrechenbaren Therapieeinheiten für Psychiatrie und Psychosomatik (Therapieeinheiten Psych)	645
Alphabetisches Register unter anatomisch-funktionellen Gesichtspunkten	**647**

Vorwort zu dieser Sonderauflage

Basis für die vorliegende Druckausgabe des Systematischen Verzeichnisses des OPS Version 2024 sind die vom Bundesinstitut für Arzneimittel und Medizinprodukte (BfArM) veröffentlichten Datenbestände in der Version vom 20. Oktober 2023 inklusive der Aktualisierung vom 20. November 2023.

Bei der Erstellung dieser Druckversion wurde größtmögliche Sorgfalt aufgewendet, um für den Anwender die Benutzerfreundlichkeit bestmöglich zu gestalten. Für Schäden, die durch Fehler bei der Erstellung entstanden sind, wird jegliche Haftung ausgeschlossen.

Alphabetisches Verzeichnis unter anatomisch-funktionellen Gesichtspunkten
Zur Verbesserung der Benutzerfreundlichkeit des systematischen Verzeichnisses wurde dieser Sonderauflage ein eigens erstelltes alphabetisches Register unter anatomisch-funktionellen Gesichtspunkten für das vereinfachte Auffinden von Kodes aus dem systematischen Verzeichnis des OPS Version 2024 angehängt.

Markierung von Neuerungen und wesentlichen Änderungen zur bisherigen OPS-Version 2023
Im Vergleich zur Version 2023 eingeführte Neuerungen sind ebenso unterstrichen kenntlich gemacht wie wesentliche textliche und inhaltliche Änderungen. Entfallende Kodes sind nicht gesondert kenntlich gemacht.

Was ist neu im OPS Version 2024?

Der OPS wird gemäß der Verfahrensordnung für die Festlegung der Internationalen Statistischen Klassifikation der Krankheiten, German Modification (ICD-10-GM) und des Operationen- und Prozedurenschlüssels (OPS) auf der Grundlage des § 295 Absatz 1 Satz 9 und § 301 Absatz 2 Satz 7 des Fünften Buches Sozialgesetzbuch (SGB V) jährlich überarbeitet.

Für die Version 2024 wurden 160 Vorschläge zur Anpassung des OPS an die Erfordernisse der Entgeltsysteme und der externen Qualitätssicherung von Vertretern der Fachgesellschaften und Verbände und von Einzelpersonen eingereicht. Hinzu kamen im diesjährigen Revisionsverfahren 46 Anträge aus dem NUB-Verfahren.

Die meisten Änderungen und Ergänzungen im amtlichen OPS Version 2024 sind mit den Selbstverwaltungspartnern im Rahmen der Arbeitsgruppe OPS des Kuratoriums für Fragen der Klassifikation im Gesundheitswesen (KKG) abgestimmt. Dazu fanden seit der letzten Revision des OPS 7 Beratungen der Arbeitsgruppe statt.

Darüber hinaus wurden weitere Anpassungen notwendig, die sich aus dem Kalkulationsverfahren ergeben haben und die dem BfArM vom Institut für das Entgeltsystem im Krankenhaus (InEK) mitgeteilt worden sind.

Alle Änderungen und Ergänzungen dienen – soweit sie über Fehlerkorrekturen hinausgehen – der Weiterentwicklung der Entgeltsysteme für die stationäre und ambulante Versorgung und der externen Qualitätssicherung.

Wir möchten uns bei den Mitgliedern der Arbeitsgruppe OPS des Kuratoriums für Fragen der Klassifikation im Gesundheitswesen (KKG), beim Bundesministerium für Gesundheit (BMG) und bei den Vertreterinnen und Vertretern der verschiedenen Mitgliedsgesellschaften der Arbeitsgemeinschaft der Wissenschaftlichen Medizinischen Fachgesellschaften (AWMF) sowie des Instituts für das Entgeltsystem im Krankenhaus (InEK) für ihre Zuarbeit, Beratung und fachliche Unterstützung bei der Bearbeitung dieser Version ausdrücklich bedanken.

Im Folgenden erhalten Sie einen Überblick über die wichtigsten Neuerungen in der Version 2024 des OPS.

Allgemeine Änderungen

Im Rahmen der Bearbeitung dieser Version wurden, soweit erforderlich, in der gesamten Klassifikation einschließlich Vorspann und Anhängen redaktionelle Korrekturen durchgeführt.

Neben der Einführung, Unterteilung, Verschiebung und Streichung von Kodes wurden Klassenattribute (Inklusiva, Exklusiva und Hinweise) ergänzt bzw. angepasst, um die Inhalte einzelner Klassen oder auch ganzer Gruppen präziser zu definieren und damit eine korrekte Verschlüsselung zu unterstützen. Hier sei insbesondere auf die neuen Inklusiva unter den Kodes 8-839.8 ff. für das Anlegen eines portosystemischen Shuntes (TIPS) und das neue Exklusivum unter dem Kode 8-84 für die (perkutan-)transluminale Stentimplantation hingewiesen.

Vorspann und Anhänge wurden, soweit erforderlich, inhaltlich an die Änderungen in der Klassifikation angepasst und ergänzt.

Alle Änderungen in den Kodes der Klassifikation finden Sie im Detail in der **Aktualisierungsliste**, die auf den Webseiten des BfArM zu finden ist: www.bfarm.de – Kodiersysteme – Services – Downloads

In der folgenden Darstellung wird daher nicht jede Änderung oder Ergänzung im Detail beschrieben, sondern es werden nur Hinweise auf die geänderten Stellen gegeben.

Änderungen nach Kapiteln

Die Reihenfolge der hier aufgeführten Änderungen orientiert sich an der Systematik des OPS.

KAPITEL 1: DIAGNOSTISCHE MASSNAHMEN

Diagnostische Katheteruntersuchung an Herz und Kreislauf

- Einführung eines neuen Kodes für die Bestimmung des portovenösen Druckgradienten durch direkte Messung des Pfortaderdruckes (1-279.b1)

Funktionsuntersuchungen des Verdauungstraktes

- Unterteilung des Kodes für die hochauflösende Ösophagusmanometrie nach einfacher Manometrie und Langzeit-Manometrie (1-313.1 ff.)

Andere diagnostische Maßnahmen

- Einführung eines neuen Zusatzkodes für die diagnostische Verwendung eines Einmal-Gastroskops in einem neuen Zusatzkodebereich für nicht wiederaufbereitete Einmal-Endoskope (1-999.51). Verschiebung des bisherigen Kodes für die diagnostische Verwendung eines Einmal-Duodenoskops in den neuen Zusatzkodebereich (1-999.50)

KAPITEL 5: OPERATIONEN

Operationen am Nervensystem

- Auslagerung der Destruktion von (erkranktem) Nervengewebe aus dem Kodebereich 5-041 ff. in einen separaten Kodebereich (5-04c ff.)

Operationen an endokrinen Drüsen

- Einführung neuer Kodes für die Destruktion von erkranktem Schilddrüsengewebe (5-06a ff.)

Operationen an Lunge und Bronchus

- Einführung neuer Kodes für die Resektion von 3 bis 4 Segmenten der Lunge (5-323.8 ff., 5-323.9 ff., 5-323.a ff., 5-323.b ff.)
- Wiedereinführung von Kodes für die thorakoskopische einseitige Lobektomie mit radikaler Lymphadenektomie und mit bronchoplastischer und/oder angioplastischer Erweiterung (5-324.72, 5-327.73, 5-324.74)

Operationen an den Blutgefäßen

- Überarbeitung und Umstrukturierung des Kodebereichs für die Entfernung und den Verschluss von Varizen (5-385 ff.). Einführung einer Subklassifikationsliste zur Lokalisationsangabe der entfernten oder verschlossenen Vene. Änderung der Klassentitel mehrerer Kodes (5-385.4 bis 5-385.6, 5-385.7 ff.). Streichung des Kodes für die lokale Lasertherapie. Streichung und Überleitung des bisherigen Kodes für die endovenöse Lasertherapie auf die neuen Kodes für den Primär- und Rezidiveingriff unterteilt nach der Lokalisation (5-385.g ff., 5-385.h ff.). Einführung neuer Kodes für die duplexsonographische Schaumsklerosierung, die endoluminale Radiofrequenzablation bei Rezidiv und die Rezidiv-crossektomie und Exhairese jeweils unterteilt nach der Lokalisation (5-385.f ff., 5-385.j ff., 5-385.k ff.)
- Einführung neuer Kodes für die Revision einer Gefäßanastomose ohne Interponat und für die Revision einer Gefäßnaht (5-394.13, 5-394.b)

Operationen am Verdauungstrakt

- Weitere Unterteilung der Kodes für die perkutan-endoskopische Gastrostomie nach ohne und mit Fixierung durch Naht und nach ohne und mit jejunaler Sonde (5-431.2 ff.)
- Einführung neuer Kodes für die perkutane Gastrostomie durch Direktpunktionstechnik mit Fixierung durch Naht und Steuerung durch bildgebende Verfahren unterteilt nach ohne und mit jejunaler Sonde (5-431.4 ff.)
- Einführung eines neuen Kodes für die Verkleinerung einer Anastomose nach Magenresektion unterteilt nach der Art des Zugangs (5-447.e ff.)

Operationen an den Bewegungsorganen

- Einführung eines neuen Kodes für die geschlossene Reposition einer Fraktur oder Epiphysenlösung am Becken mit Osteosynthese durch Gewindestange (5-790.rd)
- Streichung und Überleitung des redundanten Kodes 5-832.8 für die Exzision von (erkranktem) Knochen- und Gelenkgewebe am Wirbelbogen auf den Kode 5-832.9 für die Exzision von (erkranktem) Knochen- und Gelenkgewebe am Wirbelbogen (und angrenzende Strukturen)
- Überarbeitung der Kodes für die Amputation am Fuß (5-865.0, 5-865.2 bis 5-865.6)

Operationen an Haut und Unterhaut

- Streichung und Überleitung der bisherigen Kodes 5-902.d ff. und 5-902.e ff. für den permanenten Hautersatz durch Dermisersatzmaterial auf neue Kodes für den permanenten Hautersatz durch alloplastisches und xenogenes Hautersatzmaterial (5-902.n ff., 5-902.p ff., 5-902.q ff., 5-902.r ff.)
- Streichung und Überleitung der bisherigen Kodes 5-925.d ff. und 5-925.e ff. für den permanenten Hautersatz durch Dermisersatzmaterial bei Verbrennungen und Verätzungen auf neue Kodes für den permanenten Hautersatz durch alloplastisches und xenogenes Hautersatzmaterial bei Verbrennungen und Verätzungen (5-925.n ff., 5-925.p ff., 5-925.q ff., 5-925.r ff.)

Zusatzinformationen zu Operationen

- Einführung eines neuen Zusatzkodes für autogene thrombozytenangereicherte Fibrinmatrix als Material für Gewebeersatz und Gewebeverstärkung (5-932.a)
- Einführung eines neuen Zusatzkodes für die Verwendung eines Einmal-Gastroskops in einem neuen Zusatzkodebereich für nicht wiederaufbereitete Einmal-Endoskope (5-98m.1). Verschiebung des bisherigen Kodes für die Verwendung eines Einmal-Duodenoskops in den neuen Zusatzkodebereich (5-98m.0)

KAPITEL 6: MEDIKAMENTE

- Streichung des Kodes für den Wirkstoff/das Medikament Liposomales Cytarabin, intrathekal
- Streichung des Kodes für den Wirkstoff/das Medikament Ibritumomab tiuxetan (90Y), parenteral
- Einführung von Dosisklassen für die Wirkstoffe/Medikamente Avelumab, parenteral (6-00a.2 ff.), Letermovir, oral (6-00b.c ff.), Letermovir, parenteral (6-00b.d ff.), Apalutamid, oral (6-00c.1 ff.) und Cemiplimab, parenteral (6-00c.3 ff.)
- Einführung neuer Kodes für die Applikation von Reserveantibiotika (6-00g ff.)
- Einführung neuer Kodes für die Applikation von CAR-T-Zellen (6-00h ff.)
- Einführung neuer Kodes für bestimmte Wirkstoffe/Medikamente (6-00j.0 bis 6-00j.d, 6-00k.0 bis 6-00k.e)

KAPITEL 8: NICHT OPERATIVE THERAPEUTISCHE MASSNAHMEN

Manipulationen am Verdauungstrakt

- Unterteilung des Kodes für den Wechsel eines Gastrostomiekatheters nach ohne und mit jejunaler Sonde (8-123.0 ff.)

Manipulationen am Harntrakt

- Einführung eines neuen Kodes für das Einlegen eines Nephrostomiekatheters über bestehenden Nephrostomiekanal (8-138.2)

Nuklearmedizinische Therapie

- Unterteilung des Kodes für die intravenöse Therapie mit Lutetium-177-PSMA-Liganden nach patientenindividueller und nicht patientenindividueller Herstellung (8-530.d1, 8-530.d2)

Frührehabilitative Komplexbehandlung

- Überarbeitung der Strukturmerkmale der Kodes für die geriatrische frührehabilitative Komplexbehandlung hinsichtlich der Anforderungen an die Tätigkeitszeiten der fachärztlichen Behandlungsleitung (8-550 ff.)

Transfusion von Blutzellen

- Einführung neuer mengengestaffelter Kodes für pathogeninaktivierte patientenbezogene Thrombozytenkonzentrate (8-800.p ff.)

Transfusion von Plasma, Plasmabestandteilen und Infusion von Volumenersatzmitteln

- Streichung der Kodes für die Transfusion von Interferon alfa-2a, parenteral und die Transfusion von Interferon alfa-2b, parenteral (8-812.1 ff., 8-812.2 ff.)

Plasmapherese, Adsorption und verwandte Verfahren

- Überarbeitung und Umstrukturierung des Kodebereichs für die Plasmapherese, Adsorption (bisher: Immunadsorption) und verwandte Verfahren (8-82). Änderung der Klassentitel mehrerer Kodes und Ergänzung von Inklusiva, Exklusiva und Hinweisen zur weiteren Präzisierung der Anwendung der Kodes (8-820, 8-821, 8-822, 8-826). Verschiebung des bisherigen Kodes für die Hämoperfusion in den Kodebereich Adsorption und verwandte Verfahren und Unterteilung nach „spezifisch" und „selektiv" (8-821.31, 8-821.32). Verschiebung des bisherigen Kodes für die Adsorption zur Entfernung (niedrig- und/oder mittelmolekularer) hydrophober Substanzen in den neuen Kodebereich für die Hämoperfusion (8-821.30). Überarbeitung, Verschiebung und weitere Unterteilung der Kodes für die Adsorption (bisher: Immunadsorption) zur Entfernung von Immunglobulinen und/oder Immunkomplexen (8-821.4 ff.). Streichung des Kodes für die Apherese der löslichen, FMS-ähnlichen Tyrosinkinase 1
- Einführung neuer Kodes für die CRP-Apherese (8-821.5 ff.)

Therapeutische Katheterisierung und Kanüleneinlage in Gefäße

- Einführung eines neuen Zusatzkodes für die Anwendung einer Steuerung durch Magnetresonanztomographie bei einer Ablation (8-835.e1)
- Einführung eines neuen Kodes für die intrakoronare hyperoxämische Therapie (8-83d.a)

Extrakorporale Zirkulation und Behandlung von Blut

- Weitere Unterteilung der Kodes für die veno-venöse extrakorporale Membranoxygenation (ECMO) ohne Herzunterstützung nach einer Behandlungsdauer von 1.152 Stunden bis zu 4.032 oder mehr Stunden (8-852.0f bis 8-852.0z)
- Unterteilung des Kodes für die extrakorporale Leberersatztherapie nach ohne und mit individualisierter pH-Steuerung zum Azidoseausgleich (8-858 ff.)

Komplexbehandlung

- Überarbeitung der Strukturmerkmale der Kodes für die teilstationäre geriatrische Komplexbehandlung hinsichtlich der Anforderungen an die Tätigkeitszeiten der fachärztlichen Behandlungsleitung (8-98a ff.)

KAPITEL 9: ERGÄNZENDE MASSNAHMEN

Behandlung bei psychischen und psychosomatischen Störungen und Verhaltensstörungen

- Überarbeitung des Strukturmerkmals für das Vorhandensein eines Eltern-Kind-Rooming-In der Zusatzkodes für die psychiatrisch-psychotherapeutische Behandlung im besonderen Eltern-Kind-Setting (9-643 ff.), die psychiatrisch-psychotherapeutische Behandlung im besonderen kombinierten Eltern-Kind-Setting bei therapiebedürftigem Elternteil und therapiebedürftigem Kind (9-64a ff.) und die psychiatrisch-psychosomatische Behandlung im besonderen Eltern-Kind-Setting bei psychischen und psychosomatischen Störungen und Verhaltensstörungen bei Kindern und Jugendlichen (9-68 ff.) in Bezug auf ausschließlich tagesklinisch arbeitende Krankenhausstandorte

Hinweise für die Benutzung

Anwendungsbereich

Zur Erfüllung der Vorgaben des § 301 und des § 295 Absatz 2 SGB V sind allein die Kodes des hier vorliegenden Operationen- und Prozedurenschlüssels (OPS) zugrunde zu legen. Diese Kodes bilden auch die Grundlage für die Zuordnung der Fallgruppen im G-DRG-System (German Diagnosis Related Groups) und im PEPP-Entgeltsystem (Pauschalierendes Entgeltsystem für Psychiatrie und Psychosomatik).

Bei Kodierung der stationären Krankenhausbehandlung sind die Deutschen Kodierrichtlinien (DKR) und in psychiatrischen und psychosomatischen Einrichtungen die Deutschen Kodierrichtlinien für die Psychiatrie/Psychosomatik (DKR-Psych) in der jeweils gültigen Fassung zu berücksichtigen. Ebenso zu beachten sind die als Kodierregeln geltenden Entscheidungen des Schlichtungsausschusses nach § 19 KHG zur Klärung strittiger Kodier- und Abrechnungsfragen.

Die nachfolgenden Hinweise für die Benutzung des OPS wurden so weit als möglich mit den Allgemeinen und den Speziellen Kodierrichtlinien abgestimmt. Sofern zwischen diesen Benutzungs-hinweisen zum OPS einerseits und den DKR und den DKR-Psych andererseits in einzelnen Fällen Abweichungen bestehen, sind im Anwendungsbereich der DKR bzw. der DKR-Psych die DKR bzw. DKR-Psych maßgeblich.

Über die Operationen- und Prozedurenkodierung nach § 301 SGB V hinaus können Krankenhäuser andere (z.B. umfangreichere) Operationenschlüssel in eigener Verantwortung einsetzen

Zusatzkennzeichen für die Seitenangabe

Seit dem OPS Version 2005 sind für die Seitenangabe die gleichen Zusatzkennzeichen wie in der ICD-10-GM anzuwenden:

- R für rechts
- L für links
- B für beidseitig

Diese Zusatzkennzeichen sind für Prozeduren an paarigen Organen oder Körperteilen (Augen, Ohren, Nieren, Extremitäten etc.) verpflichtend. Schlüsselnummern, die mit einem Zusatzkennzeichen versehen werden müssen, sind in den vom BfArM herausgegebenen Formaten PDF, ODT und HTML mit einem Doppelpfeil gekennzeichnet.

Berechnung von Aufwandspunkten und Therapieeinheiten

Im Anhang finden Sie Tabellen und Hinweise zur Berechnung von Aufwandspunkten und Therapieeinheiten für folgende Bereiche:

- Aufwandspunkte für die intensivmedizinische Komplexbehandlung (Basisprozedur) für Erwachsene (SAPS, TISS) (Kode 8-980, 8-98f) und für Kinder (Kode 8-98d)
- Therapieeinheiten für die Behandlung bei psychischen und psychosomatischen Störungen pro Patient für Erwachsene sowie für Kinder und Jugendliche (Therapieeinheiten Psych) (Kodes 9-649 ff. für die Behandlungsbereiche 9-60 bis 9-63 sowie 9-696 ff. für die Bereiche 9-65 bis 9-68)

Aufbau und Kodestruktur

Der Operationen- und Prozedurenschlüssel ist ein überwiegend numerischer, hierarchisch strukturierter Schlüssel. Er weist überwiegend einen 5-stelligen Differenzierungsgrad auf, bezogen auf die International Classification of Procedures in Medicine (ICPM) der WHO. Einige Kodes sind jedoch nur 4-stellig differenziert.

Es gibt folgende Hierarchieebenen:

- Kapitel
- Bereich
- 3-Steller
- 4-Steller
- 5-Steller
- 6-Steller

3-Steller-Klassen werden auch als Kategorien, 4- bis 6-Steller als (Sub)kategorien bezeichnet. (siehe dazu auch die Abschnitte "Klassenattribute: Ein- und Ausschlussbemerkungen und Hinweise" sowie "Verwendete Begriffe und Symbole")

In einigen Kodebereichen wird eine alphanumerische Gliederungsstruktur verwendet, da die zur Verfügung stehenden 10 numerischen Untergliederungen für die erforderlichen Inhalte nicht ausreichend waren. Die alphanumerischen Notationen finden sich in der 4., 5. und 6. Stelle der Systematik.

Eine alphanumerische Angabe wurde ebenfalls für die Bezeichnung der Resteklassen "Sonstige Operationen" und "Nicht näher bezeichnete Operationen" gewählt. Dadurch war es möglich, zwei weitere numerische Positionen für fachspezifische Inhalte zu gewinnen. Die Position "x" beinhaltet dabei sonstige Operationen, die Position "y" nicht näher bezeichnete Operationen. Der 4-stellige Kode "Andere Operationen ..." ist als Platzhalter für spätere Erweiterungen durch Neuentwicklungen und bisher nicht berücksichtigte Operationen gedacht.

Die Textbeschreibung auf der 5. und 6. Gliederungsstelle wurde aus Gründen der Übersichtlichkeit verkürzt angegeben und enthält nur die wesentlichen Unterscheidungsmerkmale gegenüber der zugehörigen Textbeschreibung der jeweils übergeordneten Gliederungsstelle.

Endständige Kodierung

Es ist so spezifisch wie möglich zu verschlüsseln. Das bedeutet:

1. Zunächst wird für die dokumentierte Prozedur die passende Kategorie im OPS aufgesucht.
2. Zum Kodieren dürfen nur die endständigen (terminalen) Schlüsselnummern/Kodes einer Kategorie verwendet werden. Endständige Kodes sind solche, die keine Subkodes enthalten.
3. Von den endständigen Kodes ist derjenige zu wählen, der für die dokumentierte Prozedur als der spezifischste Kode angesehen wird.
4. Die Resteklasse "Sonstige" soll nur dann verwendet werden, wenn eine spezifische Prozedur dokumentiert ist, aber keiner der spezifischen Kodes der übergeordneten Kategorie passt.
5. Die Resteklasse "N.n.bez." (Nicht näher bezeichnet) soll nur dann verwendet werden, wenn die dokumentierte Prozedur keine hinreichende Information für eine Zuordnung zu einer der spezifischeren Schlüsselnummern der übergeordneten Kategorie aufweist.

Reihenfolge und Besetzung der Kodes

Im vorliegenden Schlüssel sind nicht alle 4-stelligen Kodepositionen besetzt. Auf ein "Aufrücken" der nachfolgenden Kodes wurde aus Gründen der Vergleichbarkeit mit der ICPM der WHO verzichtet. Die freien Kodes stehen für ggf. später erforderliche Erweiterungen zur Verfügung.

Topographische Gliederung

Der Operationen- und Prozedurenschlüssel weist in Kapitel 5 Operationen eine topographisch-anatomische Gliederung auf. Auf eine fachgebietsbezogene Gliederung wurde verzichtet. Dies bedeutet, dass Eingriffe, die von mehreren Fachgebieten durchgeführt werden, unter dem jeweiligen Organkapitel zu finden sind. So wurden z.B. die kinderchirurgischen Prozeduren in die jeweiligen organbezogenen Kapitel integriert.

Abweichend von Kapitel 5 Operationen sind die Kapitel 1, 3, 6, 8 und 9 des Operationen- und Prozedurenschlüssels nach dem Verfahren strukturiert.

Mehrfachkodierung

In einigen Bereichen ist eine Kodierung von Operationen mit mehreren Kodes vorgesehen. Dies ist insbesondere für die Abbildung komplexer Eingriffe erforderlich. In diesen Fällen gibt es oft, aber nicht in jedem Fall, einen Hinweis beim Kode des leitenden Eingriffs, der auf die gesonderte Kodierung von durchgeführten Teilmaßnahmen eines komplexen Eingriffs verweist.

Sofern mehrere Kodes zur vollständigen Dokumentation eines komplexen Eingriffs erforderlich sind, ist der inhaltlich leitende Eingriff an erster Stelle zu dokumentieren.

Eingeschränkte Gültigkeit von Kodes

Bestimmte Kodes in den Kapiteln 1 und 8 des Operationen- und Prozedurenschlüssels bilden für ein spezifisches Patientenklientel bzw. für eine spezifische Altersgruppe ein Unterscheidungskriterium für die Zuordnung zu unterschiedlichen Fallgruppen in Entgeltsystemen. Diese Kodes sind deshalb mit einem Hinweis auf ihre eingeschränkte Anwendung versehen. Eine breite Anwendung dieser Kodes für den gesamten Krankenhausbereich hätte eine Überdokumentation zur Folge, die nicht sinnvoll ist.

Hinweise für die Benutzung

Zusatzkodes

Der Operationen- und Prozedurenschlüssel sieht vor, weitere ergänzende Angaben zu einer Operation oder Maßnahme zusätzlich zu kodieren.

Diese Zusatzkodes sind ergänzend zu verwenden, sofern die Information nicht schon im Kode selbst enthalten ist.

Zusatzkodes sind sekundäre Kodes und dürfen nicht selbständig, sondern nur zusätzlich zu einem primären Kode benutzt werden. Sie sind also nur in Kombination mit dem durchgeführten, inhaltlich leitenden Eingriff zulässig. Dabei kann der Primärkode auch durch zwei oder mehr Zusatzkodes ergänzt werden.

Zusatzkodes sind durch die Verwendung von Begriffen wie „Zusatzkode", „Zusatzkodierung", „Zusatzinformation" o.Ä. im Klassentitel oder im Hinweis zu erkennen.

Zusatzinformationen

Zusatzkodes können außer als Einzelkodes in speziellen Bereichen (z.b. am Ende des Kapitels 5: Zusatzinformationen zu Operationen (5-93 bis 5-99) vorhanden sein.

Einmalkodes

Einmalkodes sind Kodes, die gemäß Hinweis zum jeweiligen Kode nur einmal pro stationären Aufenthalt anzugeben sind.

Klassenattribute: Ein- und Ausschlussbemerkungen und Hinweise

Zur korrekten Anwendung des Schlüssels wurden Hinweise, Einschluss- und Ausschlussbemerkungen formuliert. Diese Klassenattribute kann es auf jeder Hierarchieebene geben: nach Kapitelüberschriften, nach Bereichsüberschriften und nach Klassentiteln von Kategorien und Subkategorien.

Beim Kodieren ist daher für jeden Kode/jede Kategorie jeweils bis zur höchstmöglichen Hierarchieebene zu prüfen, ob sich dort Ein- und Ausschlussbemerkungen und Hinweise finden, die auf den Kode/die Kategorie anzuwenden sind.

Folgende Begriffe und Symbole werden dafür verwendet:

Einschlussbemerkungen ("Inkl.:")

Die Einschlussbemerkungen eines Kodes dienen der näheren Beschreibung des Inhaltes des Kodes, z.B. Nennung von Bestandteilen der Prozedur, die enthalten sind und nicht zusätzlich kodiert werden, oder geben Beispiele für Maßnahmen, die diesem Kode (ebenfalls) zugeordnet sind.

Grundsätzlich gilt, dass regelhafte Bestandteile einer Prozedur (Blutstillung, Drainage, Verband etc.) nicht explizit als Inklusivum aufgeführt sind, eine explizite Nennung kann aber zur Verdeutlichung erfolgen. Ausnahmen für Subkodes können über Hinweise (*Hinw.:*) angezeigt werden.

1-415   Biopsie ohne Inzision an der Gesichtshaut

Inkl.:   Kopfhaut

Die Biopsie ohne Inzision an der Kopfhaut ist mit dem Kode 1-415 zu verschlüsseln.

5-038.4   Implantation oder Wechsel einer Medikamentenpumpe zur intrathekalen und/oder epiduralen Infusion

Inkl.:   Ersteinstellung

Die Ersteinstellung der Medikamentenpumpe ist in den Kodes im Bereich 5-038.4 enthalten und nicht gesondert zu kodieren.

Beispiel für ein Inklusivum mit beispielhaft genannten Maßnahmen:

3-035   Komplexe differenzialdiagnostische Sonographie des Gefäßsystems mit quantitativer Auswertung

Inkl.:   B-Flow-Verfahren, Farbdopplersonographie/Farbduplexsonographie, fetomaternale Dopplersonographie

Das B-Flow-Verfahren, die Farbdopplersonographie, die Farbduplexsonographie und die fetomaternale Dopplersonographie sind mit dem Kode 3-035 zu kodieren.

Es kann auch ein und dasselbe Inklusivum entweder als Bestandteil der Prozedur im Kode enthalten sein oder, sofern die Art der Durchführung dem Kode entspricht, als eigenständige Maßnahme mit diesem Kode verschlüsselt werden.

Beispiel:

5-451   Lokale Exzision und Destruktion von erkranktem Gewebe des Dünndarmes

Inkl.:   Blutstillung

Die im Rahmen einer lokalen Exzision oder Destruktion von erkranktem Gewebe des Dünndarmes erfolgte Blutstillung ist in den Kodes im Bereich 5-451 enthalten und nicht gesondert zu kodieren; eine Ausnahme hiervon wird z.B. für den Subkode 5-451.7 durch einen Hinweis (*Hinw.:*) angezeigt.

Die lokale Destruktion von erkranktem Gewebe des Dünndarmes ausschließlich zum Zweck der Blutstillung und nicht im Rahmen eines anderen Eingriffs ist ebenfalls mit einem Kode aus 5-451 zu verschlüsseln.

Ausschlussbemerkungen ("Exkl.:")

Die Ausschlussbemerkungen eines Kodes dienen der Abgrenzung des Inhaltes des Kodes und nennen Maßnahmen, die einem oder mehreren **anderen** Kodes zuzuordnen sind; der oder die zutreffenden anderen Kodes sind jeweils angegeben.

Ausschlussbemerkungen werden i.d.R. nicht angegeben, wenn der auszuschließende Inhalt in der unmittelbar nachfolgenden Kodeliste enthalten ist.

Eine als Ausschluss genannte Maßnahme ist eine - gegenüber der im Kode selbst klassifizierten Maßnahme - abgrenzbare und andersartige Maßnahme, die folglich auch anders klassifiziert wird. Werden beide Maßnahmen am Patienten durchgeführt, können auch beide Kodes nebeneinander verwendet werden.

Beispiel:

5-784   Knochentransplantation und -transposition

Exkl.:   Knorpeltransplantation (5-801.b ff., 5-812.9 ff.)

Eine Knorpeltransplantation ist mit einem Kode aus den Bereichen 5-801.b ff. oder 5-812.9 ff. zu kodieren.

Wurden bei einem Patienten z.B. eine offene autogene Spongiosa-Transplantation **und** eine offene Knorpeltransplantation durchgeführt, sind ein Kode aus dem Bereich 5-784 **und** ein Kode aus 5-801.b ff. anzugeben.

Wenn eine Ausschlussbemerkung keine Kodeangabe enthält, ist die Maßnahme nicht zu kodieren.

Beispiel:

1-334   Urodynamische Untersuchung

Exkl.:   Uroflowmetrie

Hinweise ("Hinw.:")

Die aufgeführten Hinweise haben z.B. folgende Funktion:

- Anmerkung zur gesonderten Kodierung von Teilkomponenten einer komplexen Operation (siehe Abschnitt Mehrfachkodierung)
- Anmerkung zur zusätzlichen Kodierung von ergänzenden Angaben einer Operation (siehe Abschnitte Zusatzkodes und Zusatzinformationen)
- Hinweis auf die gesonderte Kodierung des Zuganges
- Hinweis, wann dieser Kode verwendet werden kann
- Hinweis, dass der Kode nur einmal pro stationären Aufenthalt anzugeben ist (siehe Abschnitt Einmalkodes)
- Mindestmerkmale, die patientenbezogen zu erfüllen sind, damit der Kode angegeben werden darf
- Strukturmerkmale, die gemäß SGB V § 275d einzuhalten sind, damit der Kode angegeben werden darf; ist beim Kode spezifisch angegeben, dass ein Strukturmerkmal am Standort des Krankenhauses verfügbar sein muss, kann es auch unabhängig von der Trägerschaft des Kooperationspartners durch Kooperation erfüllt werden, wenn die Verfügbarkeit analog zu den in der Standortdefinition festgelegten räumlichen Grenzen für Flächenstandorte (§ 2 Abs. 5c der Vereinbarung über die Definition von Standorten der Krankenhäuser und ihrer Ambulanzen gemäß § 2a Abs. 1 KHG in der jeweils gültigen Fassung) kodespezifisch sichergestellt ist

und folgende ("ff.")

In den Ausschlussbemerkungen und Hinweisen kann auf einzelne Kodes oder Kodegruppen verwiesen werden. Das "ff." wird verwandt, um alle untergeordneten Kodes des jeweiligen Schlüssels zu bezeichnen. So bedeutet 1-212 ff. alle endständigen Kodes unter 1-212, also 1-212.0 bis 1-212.y. Das "ff." kann ab den vierstelligen Kodes abwärts angewendet werden.

Listen

Listen wurden eingeführt, um für einen oder mehrere Kodes geltende, einheitliche Untergliederungen in der 6. Stelle aus Gründen der Übersicht zusammenzufassen. Listen werden z.B. in folgenden Bereichen verwendet:

- Lokalisationsangaben für die Bezeichnung der Blutgefäße
- Bezeichnungen von Knochen und Gelenken
- Angaben zu Zugängen und Verfahren

Wird in den Listen mit Lokalisationsangaben ein "und" verwendet, ist dies immer sowohl im Sinne von "und" als auch im Sinne von "oder" zu verstehen (s.a. Verwendung von "und").

Auf die Gültigkeit einer Liste für einen Kode wird jeweils durch einen Hinweis aufmerksam gemacht. Listen gelten generell nur für die im Kode ausgewiesenen spezifischen Kodepositionen, nicht jedoch für die Resteklasse ".y   Nicht näher bezeichnet".

An einigen Stellen ist darauf zu achten, dass nicht jede Listenposition mit jedem 5-Steller kombinierbar ist.

Fortsetzungsbereiche

Da die Anzahl von Kodes innerhalb einer Kategorie begrenzt ist, werden in einigen Bereichen weitere Prozeduren in einer zusätzlichen Kategorie derselben Ebene aufgeführt. Der ursprüngliche Klassentitel wird in dieser Fortsetzungskategorie durch „andere" oder „weitere" ergänzt; in diesem Zusammenhang sind diese Begriffe als synonym zu betrachten. Fortsetzungen dieser Art können innerhalb der 4- oder 5-Steller-Ebene erfolgen und durch Hinweise angezeigt werden.

Beispiel:

8-836 **(Perkutan-)transluminale Gefäßintervention**

Hinw.: Weitere (perkutan-)transluminale Gefäßinterventionen sind unter 8-83c ff. zu finden

8-83c **Andere (perkutan-)transluminale Gefäßintervention**

Hinw.: Weitere (perkutan-)transluminale Gefäßinterventionen sind unter 8-836 ff. zu finden

Beispiel:

5-429 **Andere Operationen am Ösophagus**

Hinw.: Weitere Operationen am Ösophagus sind unter 5-42a ff. zu finden

5-42a **Weitere Operationen am Ösophagus**

Hinw.: Weitere Operationen am Ösophagus sind unter 5-429 ff. zu finden

Beispiel:

8-800.d Pathogeninaktiviertes Apherese-Thrombozytenkonzentrat

Hinw.: Bei Transfusion von 134 oder mehr pathogeninaktivierten Apherese-Thrombozytenkonzentraten ist ein Kode aus dem Bereich 8-800.j ff. zu verwenden

8-800.j Weitere pathogeninaktivierte Apherese-Thrombozytenkonzentrate

Verwendete Begriffe und Symbole

Folgende Begriffe und Symbole werden verwendet:

Verwendung des Begriffs der ärztlichen "Behandlungsleitung"

Die Behandlungsleitung erfolgt durch mindestens einen Facharzt mit der jeweils kodespezifisch geforderten Qualifikation. Sie kann durch unterschiedliche Personen mit der jeweils kodespezifisch geforderten Qualifikation sichergestellt werden.

Die Behandlungsleitung trägt die fachlich-inhaltliche Verantwortung für die Versorgung des Patienten. Sie plant, koordiniert und überwacht die Leistungen und ärztlichen Tätigkeiten am Patienten. Sofern für die Behandlungsleitung Vorgaben für die Anwesenheit und die Teilnahme an den Teambesprechungen zu erfüllen sind, ist dies kodespezifisch bei den jeweiligen Kodes angegeben.

Verwendung des Begriffs „Einheit"

Eine Einheit führt die Patientenversorgung mit ihren kodespezifisch ggf. festgelegten Vorgaben durch. Sofern keine kodespezifischen Vorgaben zu erfüllen sind, kann die Einheit am Standort des Krankenhauses Teil einer Station oder einer Abteilung sein oder als eine eigene räumlich oder organisatorisch abgegrenzte Einheit betrieben werden.

Verwendung der Begriffe „werktäglich", „werktags", „arbeitstäglich"

Die Begriffe „werktäglich", „werktags" und „arbeitstäglich" werden im OPS synonym verwendet. Gemeint sind die Wochentage Montag bis Freitag, ausgenommen sind gesetzliche Feiertage.

Doppelstern **

Ein Doppelstern (**) links neben dem jeweiligen Kode kennzeichnet 5-Steller, bei denen für die Kodierung eine 6-stellige Untergliederung zu benutzen ist, die durch die Kombination des 5-Stellers mit einer Liste entsteht.

Runde Klammern ( )

Runde Klammern innerhalb einer Prozedurenbezeichnung (Klassentitel) enthalten ergänzende Bezeichnungen oder Erläuterungen zu dieser Prozedurenbezeichnung. Diese Angaben können vorliegen, aber auch fehlen, ohne dass die Verschlüsselung dadurch beeinflusst wird.

Runde Klammern nicht innerhalb einer Prozedurenbezeichnung enthalten ergänzende Angaben wie Erläuterungen oder Beispiele.

Runde Klammern umschließen Angaben von Kodes oder Kodebereichen in Hinweisen und Exklusiva.

Eckige Klammern [ ]

Eckige Klammern enthalten Synonyme, alternative Formulierungen, andere Schreibweisen und Abkürzungen zu einer Bezeichnung.

Eckige Klammern umschließen Angaben zu den gültigen 6. Stellen bei postkombinierten Kodes.

Verwendung von "und"

Der Begriff "und" wird in folgenden Fällen im Sinne von "und/oder" verwendet:
- bei 3- und 4-stelligen Kodes, z.B. bei der Aufzählung von Prozeduren wie "Inzision, Exzision und Destruktion ..." oder von Lokalisationen wie "... Naht eines Nerven und Nervenplexus"
- bei nicht endständigen 5-stelligen Kodes, deren Klassentitel ausschließlich Lokalisationsangaben ohne weiteren Zusatz enthält und die ihre 6. Stelle über eine Lokalisationsliste erhalten (Bsp. 5-380.1 ** Arterien Schulter und Oberarm)
- bei endständigen 5-stelligen Kodes, deren Klassentitel ausschließlich Lokalisationsangaben ohne weiteren Zusatz enthält (Bsp. 1-502.2 Oberarm und Ellenbogen)
- in den Lokalisationslisten für die 6. Stellen (z.B. Liste unter 5-89)

Bei nicht endständigen 5-stelligen Kodes mit Lokalisationsangaben, die ihre 6. Stelle nicht über eine Lokalisationsliste erhalten, sondern z.B. über eine Zugangsliste, wird "und" also ausschließlich im Sinne von "und" verwendet. Dasselbe gilt für endständige und nicht endständige 5-stellige Kodes, deren Klassentitel außer Lokalisationsangaben weitere Zusätze enthält, hier ist das "und" tatsächlich als kumulatives "und" zu verstehen (Bsp. 5-016.4 Schädelbasis und Hirnhäute, Tumorgewebe; 5-455.9** Resektion des Colon ascendens mit Coecum und rechter Flexur und Colon transversum [Hemikolektomie rechts mit Transversumresektion]).

Verwendete Schreibweisen
Die Nomenklatur im vorliegenden Schlüssel lehnt sich an die deutsche Fassung der ICD-10 an. Entsprechend werden Prozedurenbezeichnungen sowie Fachbezeichnungen der Anatomie in der Regel in deutscher Schreibweise angegeben. Sofern es sich um Fachbezeichnungen aus mehreren Wörtern oder um lateinische Termini technici handelt, wurde die lateinische Schreibweise verwendet. Trivialbezeichnungen sind in deutscher Schreibweise angegeben. Deutsch-lateinische Mischformen wurden nach Möglichkeit vermieden. Grundsätzlich wurde die im medizinischen Duden verwendete Schreibweise übernommen.

Genderbewusste Sprache
Die Formulierungen im OPS mit generischem Maskulinum beziehen sich auf alle Geschlechtsidentitäten. Das BfArM arbeitet zurzeit an einer Lösung für eine inhaltlich korrekte und genderbewusste Sprache in den Klassifikationen. Die Umsetzung ist aufgrund noch laufender inhaltlicher Prüfungen nur bei einigen wenigen Kodes erfolgt. Eine vollständige Überführung des OPS in eine genderbewusste Sprache ist im Rahmen der zukünftigen Revisionen des OPS geplant.

Abkürzungsverzeichnis

3D	Dreidimensional
4D	Vierdimensional
A.	Arteria
Aa.	Arteriae
ADI	Autism Diagnostic Interview
ADOS	Autism Diagnostic Observation Schedule
AEP	Akustisch evozierte Potenziale
ALK	Anaplastic lymphoma kinase
ALL	Akute lymphatische Leukämie
AMDP	Arbeitsgemeinschaft für Methodik und Dokumentation in der Psychiatrie
AML	Akute myeloische Leukämie
APD	Ambulatory peritoneal dialysis
ARA-C	Arabinosylcytobin (Cytarabin)
AV	Atrio-ventrikular
AV	Arterio-venös
AZGP1	Alpha-2-glycoprotein 1, zinc-binding
BASDAI	Bath Ankylosing Spondylitis Disease Activity Index
BASFI	Bath Ankylosing Spondylitis Functional Index
BAT25	Bethesda A-tandem repeat 25
B-BEP	Beatmungsstatus/Beatmungsentwöhnungspotential
BCL2	B-cell CLL/lymphoma 2
BCR-ABL	Breakpoint cluster region – Abelson-Tyrosinkinase
BERA	Brainstem electric response audiometry
BIRC5	Baculoviral IAP repeat containing 5
BIS	Bispektraler Index
BRAF	Rapidly accelerated fibrosarcoma B-type
BSS	Beeinträchtigungs-Schwere-Score
BWS	Brustwirbelsäule
CAD	Computer assisted design
CAM	Computer assisted manufacture
CAPD	Continuous ambulatory peritoneal dialysis
CAVH	Continuous arteriovenous hemofiltration
CAVHDF	Continuous arteriovenous hemodiafiltration
CCM	Cardiac Contractility Modulation
CD274	Programmed cell death 1 ligand 1
CERA	Cortical evoked response audiometry (Spät-akustisch evozierte Potenziale)
CIONM	Kontinuierliches intraoperatives Neuromonitoring
CLL	Chronische lymphatische Leukämie
CMV	Zytomegalie-Virus
CNP	Continuous negative pressure
CO	Kohlenmonoxid
CO2	Kohlendioxid
CP-Stent	Cheatham-Platinum-Stent
CpG	5'-C-phosphate-G-3'
CPM	Continuous passive motion (Motorschienenbehandlung)
CPAP	Continuous positive airway pressure
CPPV	Continuous positive pressure ventilation
CRT	Cardiac Resynchronization Therapy (Kardiale Resynchronisationstherapie)
CSP	Conduction System Pacing
CT	Computertomographie
CTC	Circulating tumor cells
CUP	Cancer of unknown primary
cVEMP	Zervikale vestibulär evozierte myogene Potenziale
CVVH	Continuous venovenous hemofiltration
CVVHD	Continuous venovenous hemodialysis
CVVHDF	Continuous venovenous hemodiafiltration

Abkürzungsverzeichnis

DACI	Direct Acoustic Cochlear Implant
DAS 28	Disease activity score 28
DDG	Deutsche Diabetes Gesellschaft
delins	Deletion and insertion
DFPP	Doppelfiltrationsplasmapherese
DHCR7	7-dehydrocholesterol reductase
DIEP	Deep inferior epigastric perforator
DIPI	Direkte intraperitoneale Insemination
DISYPS	Diagnostiksystem für psychische Störungen im Kindes- und Jugendalter
DNA	Deoxyribonucleic Acid
DOTA	1,4,7,10-Tetraazacyclododecane-1,4,7,10-tetraacetic acid
DSA	Digitale Subtraktionsangiographie
EBT	Elektronenstrahltomographie
ECCE	Extracapsular cataract extraction (Extrakapsuläre Extraktion der Linse)
ECLS	Extracorporeal life support
ECMES	Embrochage centro-medullaire élastique Stable
ECMO	Extrakorporale Membranoxygenation
EDTA	Ethylene diamine tetraacetic acid (Ethylendiamintetraessigsäure)
EDTMP	Ethylen-Diamin-Tetramethylen-Phosphonat
EEG	Elektroenzephalographie
EFTR	Endoscopic full-thickness resection (endoskopische transmurale Vollwandexzision)
EGFR	Epidermal growth factor receptor
EKG	Elektrokardiographie
EKT	Elektrokonvulsionstherapie
EMG	Elektromyographie
EMILOS	Endoscopic Mini- or Less-open Sublay
EML4	Echinoderm microtubule associated protein like 4
EOG	Elektrookulographie
ePTFE	Expandiertes Polytetrafluoroethylen
ERBB2	Erb-b2 receptor tyrosine kinase 2
ERC	Endoskopische retrograde Cholangiographie
ERCP	Endoskopische retrograde Cholangio-Pankreatikographie
ERG	Elektroretinographie
ERP	Endoskopische retrograde Pankreatikographie
ESD	Endoskopische submukosale Dissektion
ESIN	Elastisch stabile intramedulläre Nagelung
ESWL	Extrakorporale Stoßwellenlithotripsie
ET	Embryotransfer
eTEP	Enhanced-view total extraperitoneal
EVLT	Endovenöse Lasertherapie
EXIT	Ex utero intrapartum treatment
Exkl.	Exklusivum
FACS	Fluorescence-activated cell sorting
FAEP	Früh-akustisch evozierte Potenziale
FEIBA	Faktor-VIII-Inhibitor-Bypass-Aktivität
FFbH	Funktionsfragebogen Hannover
FFRmyo	Fraktionelle myokardiale Flussreserve
FIRM	Focal impulse and rotor modulation
FISH	Fluorescent in situ hybridization (Fluoreszenz-in-situ-Hybridisierung)
FR1 – FR4	Framework 1 - Framework 4
FSSEP	Früh-somatosensorisch evozierte Potenziale
g	Gramm
GAF	Global assessment of functioning
G-DRG	German Diagnosis Related Groups
GBA	Geriatrisches Basisassessment
GBq	Gigabecquerel
GIFT	Intratubarer Gametentransfer
GKV	Verband der gesetzlichen Krankenkassen
GPOH	Gesellschaft für Pädiatrische Onkologie und Hämatologie

GvHD	Graft versus Host-Krankheit
Gy	Gray
HAART	Hochaktive antiretrovirale Therapie
HBO	Hyperbare Oxygenation
hdEEG	Hochauflösende Elektroenzephalographie
HDR	High-dose-rate
HER2	Human epidermal growth factor receptor 2
HFJV	High frequency jet ventilation
HFNC	High flow nasal cannula
HFOV	High frequency oscillatory ventilation
HFV	High frequency ventilation
HIFU	Hochintensiver fokussierter Ultraschall
HIPEC	Hypertherme intraperitoneale Chemotherapie
HI-Virus	Humanes Immundefizienz-Virus
Hinw.	Hinweis
HITOC	Hypertherme intrathorakale Chemotherapie
HLA	Humanes Leukozyten-Antigen
HNO	Hals Nasen Ohren
HSA	Human serum albumin
HSV-TK Mut2	Herpes-simplex-Virus-Typ-I-Thymidinkinase Mut2
HTS	High throughput sequencing (Hochdurchsatz-Sequenzierungsverfahren)
HWS	Halswirbelsäule
IBZM	[123I]-3-Jodo-6-methoxybenzamin
ICA	Immunhistochemische Analyse
ICD	Implantierbarer Kardioverter/Defibrillator
ICD-10-GM	Internationale statistische Klassifikation der Krankheiten und verwandter Gesundheitsprobleme, 10. Revision - German Modification -
ICE	Intrakardiale Echokardiographie
ICH	Immunhistochemische Analyse
IE	Internationale Einheiten
IGH	Immunoglobulin heavy locus
IGRT	Image-guided radiotherapy
IL6ST	Interleukin 6 signal transducer
IMA	Internal mammary artery (Arteria mammaria interna)
IMV	Intermittent mandatory ventilation
Inkl.	Inklusivum
IONM	Nicht kontinuierliches intraoperatives Neuromonitoring
IPD	Intermittent peritoneal dialysis
IPOM	Intraperitoneales Onlay-Mesh
IPPV	Intermittent positive pressure ventilation
IUD	Intrauterine device
IVF	In-vitro-Fertilisation
IVUS	Intravaskulärer Ultraschall der Koronargefäße
KEP	Kognitiv evozierte Potenziale
K-SADS	Schedule for Affective Disorders and Schizophrenia for School-Age Children
KHG	Krankenhausfinanzierungsgesetz
KHEntgG	Krankenhausentgeltgesetz
Ki67	Kiel 67 (Marker of proliferation)
KRAS	Kirsten rat sarcoma
KTP-Laser	Kalium-Titanyl-Phosphat-Laser
L-Dopa	L-3,4-Dihydroxyphenylalanin
LBO-Laser	Lithium-Triborat-Laser
LDL	Low density lipoproteins
LEER	Laterale erweiterte endopelvine Resektion
Lig.	Ligament
LWS	Lendenwirbelsäule
M.	Musculus
mg	Milligramm
Mm.	Musculi

Abkürzungsverzeichnis

MAPCA	Multiple major aortopulmonary collateral artery
MBS	Mehrdimensionale Bereichsdiagnostik der Sozialpädiatrie
MDS	Myelodysplastisches Syndrom
MEG	Magnetenzephalographie
MEP	Motorisch evozierte Potenziale
MeV	Megaelektronenvolt
MGB	Mini Gastric Bypass
MGP	Matrix Gla protein
MIBG	Metaiodobenzylguanidin
MILOS	Mini- or Less-open Sublay
MLC	Multi-leaf collimator
MLH1	MutL homolog 1
MNA	Minimal Nutritional Assessment
MPFL	Mediales patellofemorales Ligament
MRCP	Magnetresonanz-Cholangiopankreatikographie
MRD	Minimal Residual Disease (Resttumorlast)
MRgFUS	Magnetresonanz-gesteuerter fokussierter Ultraschall
mRNA	Messenger ribonucleic acid
MRT	Magnetresonanztomographie
MSLT	Multipler Schlaflatenztest
MTX	Metothrexat
MWT	Multipler Wachbleibetest
N.	Nervus
n-BCA/NBCA	N-Butyl-2-Cyanoacrylat, Enbucrilat
NAVA	Neurally Adjusted Ventilatory Assist
NGS	Next generation sequencing (Hochdurchsatz-Sequenzierungsverfahren)
NIV	Non-invasive ventilation
NHL	Non-Hodgkin-Lymphom
NK-Zellen	Natural-Killer-Zellen
N.n.bez.	Nicht näher bezeichnet
Nn.	Nervi
NOTES	Natural orifice transluminal endoscopic surgery
NRS	Numeric rating scale
NRS	Nutritional Risk Screening
NSM	Nipple sparing mastectomy
NTMS	Navigierte transkranielle Magnetstimulation
NUTRIC	Nutrition Risk in Critically Ill
OAE	Otoakustische Emissionen
OAGB	One Anastomosis Gastric Bypass
OCT	Optische Kohärenztomographie
OLGB	Omega-Loop Gastric Bypass
OP	Operation
OPD	Operationalisierte psychodynamische Diagnostik
OPD	Ostium protection device
oVEMP	Okuläre vestibulär evozierte myogene Potenziale
PBA	Palliativmedizinisches Basisassessment
PCA	Patientengesteuerte Analgesie
PCR	Polymerase chain reaction (Polymerase-Kettenreaktion)
PDL1	Programmed cell death 1 ligand 1
PDT	Photodynamische Therapie
PE	Probeexzision
PECLA	Pumpless extracorporeal lung assist
PEG	Perkutan-endoskopische Gastrostomie
PEG	Polyethylenglykol
PEJ	Perkutan-endoskopische Jejunostomie
PEP	Positive expiratory pressure
PEPP	Pauschalierende Entgelte Psychiatrie und Psychosomatik
PES	Pharyngeale elektrische Stimulation
pESS	Powered endoscopic sinonasal surgery

PET	Positronenemissionstomographie
PIC(C)	Peripherally inserted central venous catheter (Peripher eingeführter zentralvenöser Katheter)
PIPAC	Pressurized intra peritoneal aerosol chemotherapy (Intraperitoneale Druck-Aerosolchemotherapie)
PMR	Percutaneous transluminal transmyocardial laser revascularization
POCS	Perorale Cholangioskopie
POPS	Perorale Pankreatikoskopie
PSAP	Posteriore sagittale Anoproktoplastik
PSARP	Posteriore sagittale Anorektoplastik
PSMA	Prostataspezifisches Membranantigen
Psy-BaDo	Basisdokumentation in der Psychotherapie
PsychThG	Psychotherapeutengesetz
PTC	Perkutane transhepatische Cholangiographie
PTCA	Percutaneous transluminal coronary angioplasty (Perkutane transluminale Koronarangioplastie)
PTFE	Polytetrafluorethylen
PUVA	Photochemotherapie (Psoralen plus UV-A)
PVDF	Polyvinylidenfluorid
R.	Ramus, Ast
RBBP8	Retinoblastom binding protein 8, endonuclease
RA-PA-ECMO	ECMO-Modul mit Kanülen im rechten Vorhof und in der Pulmonalarterie
rh-TSH	Rekombinantes Thyreotropin
RNA	Ribonukleinsäure
RSV	Respiratory syncytial virus
rTMS	Repetitive transkranielle Magnetstimulation
RYGB	Roux-Y Gastric Bypass
SASI	Single Anastomosis Sleeve Ileal
SASI-TB	Single Anastomosis Sleeve Ileal – Transit Bipartition
SAPS	Simplified acute physiology score
S-CPPV	Synchronized continuous positive pressure ventilation
SCN1A	Sodium channel neuronal typ 1 alpha
SeHCA-Test	Selen-Homotaurocholsäure-Test
SEP	Somatisch evozierte Potenziale
sFlt-1	Lösliche, FMS-ähnliche Tyrosinkinase 1
SIB	Simultan-integrierter Boost
S-IPPV	Synchronized intermittent positive pressure ventilation
SIEP	Superficial inferior epigastric perforator
SIRT	Selektive intravaskuläre Radionuklidtherapie
SIS	Small intestinal submucosa
SLNE	Sentinel-Lymphonodektomie
SPECT	Single-Photon-Emissionscomputertomographie
SSEP	Somatosensorisch evozierte Potenziale
SSM	Skin sparing mastectomy
STC2	Stanniocalcin 2
STEP	Serielle transverse Enteroplastie
SUP	Selektive Ultraviolettphototherapie
sup.	superior
SZT	Stammzelltherapie
TAPP	Transabdominal präperitoneal
TB	Transit Bipartition
TDI	Tissue Doppler imaging
TE	Transfusionseinheit
TE	Therapieeinheit
TEA	Thrombendarteriektomie
TEE	Transösophageale Echokardiographie
TEN	Titanic elastic nail
TENS	Transkutane elektrische Nervenstimulation
TEP	Endoskopisch total extraperitoneal

Abkürzungsverzeichnis

TES	Totally endoscopic sublay
TFCC	Triangular fibrocartilage complex
TFG	Transfusionsgesetz
TGA	Transposition der großen Arterien
TIA	Transitorische ischämische Attacke
TIPP	Transinguinal präperitoneal
TIPS	Transjugular intrahepatic portosystemic shunt
TISS	Therapeutic Intervention Scoring System
TMLR	Transmyokardiale Laserrevaskularisation
TMMR	Totale mesometriale Resektion des Uterus
TOT	Trans obturator tape (Transobturatorisches Band)
TRAM	Transversaler Rectus-abdominis-Muskellappen
TRUS	Transrektale Ultraschallbildgebung
TUNA	Transurethrale Nadelablation
TVT	Tension free vaginal tape
TVT-O	Tension free vaginal tape obturator (TVT-Obturator)
UBE2E	Ubiquitin conjugating enzyme E2 E2
V.	Vena
Vv.	Venae
VAS	Visual Analogue Scale
VCV	Varicella-Zoster-Virus
Vv.	Venae
VEMP	Vestibulär evozierte myogene Potenziale
VEP	Visuell evozierte Potenziale
VEPTR	Vertikale expandierbare prothetische Titanrippe
VHI	Voice Handicap Index
VLAP	Visuell kontrollierte laserunterstützte Resektion
VNTR	Variable number of tandem repeats
WIT	Wasserinduzierte Thermotherapie
WPW	Wolff-Parkinson-White
YAG-Laser	Yttrium-Aluminium-Granat-Laser
ZIFT	Intratubärer Zygotentransfer
ZNS	Zentrales Nervensystem

OPS

Version 2024

Systematisches Verzeichnis

Kapitel 1:

Diagnostische Maßnahmen

Klinische Untersuchung
(1-10...1-10)

1-10   Klinische Untersuchung

1-100   **Klinische Untersuchung in Allgemeinanästhesie**
Hinw.: Die Allgemeinanästhesie ist im Kode enthalten
Dieser Kode ist nur dann zu verwenden, wenn die Untersuchung unter Anästhesie als selbständige Maßnahme durchgeführt wird. Erfolgt in der gleichen Sitzung ein invasiver oder operativer Eingriff, der eine Anästhesie erfordert, ist die Untersuchung nicht gesondert zu kodieren

Untersuchung einzelner Körpersysteme
(1-20...1-33)

Hinw.: Das Anästhesieverfahren bei einer diagnostischen Maßnahme kann zusätzlich kodiert werden, sofern die diagnostische Maßnahme üblicherweise ohne Allgemeinanästhesie durchgeführt wird (8-90)

1-20   **Neurologische Untersuchungen**
Hinw.: Das neurologische Monitoring ist gesondert zu kodieren (8-92)

1-202   **Diagnostik zur Feststellung des irreversiblen Hirnfunktionsausfalls**
Hinw.: Diese Kodes sind nur zu verwenden bei Diagnostik nach der jeweils gültigen Fortschreibung der Richtlinie der Bundesärztekammer zur Feststellung des irreversiblen Hirnfunktionsausfalls (siehe im Zusammenhang mit einer Organspende auch § 5 und § 16 Abs. 1 Satz 1 Nr. 1 Transplantationsgesetz)
Die durchgeführten Einzelmaßnahmen sind nicht gesondert zu kodieren

1-202.0   Bei einem potenziellen Organspender
Hinw.: Als Datum der Leistungserbringung ist das Datum anzugeben, an welchem mit der Diagnostik des irreversiblen Hirnfunktionsausfalls begonnen wurde
Nicht angegeben werden dürfen diese Kodes, wenn der Patient zu Lebzeiten einer möglichen Organspende widersprochen hat oder medizinische Kontraindikationen für eine Organspende vorliegen

    .00   Ohne Feststellung des irreversiblen Hirnfunktionsausfalls
    .01   Mit Feststellung des irreversiblen Hirnfunktionsausfalls

1-202.1   Bei sonstigen Patienten

1-203   **Invasive Funktionsdiagnostik des Nervensystems**
Exkl.: Invasive präoperative Video-EEG-Intensivdiagnostik bei Epilepsie (1-211)
Hinw.: Der Zugang ist gesondert zu kodieren (5-010 ff., 5-011 ff., 5-030 ff., 5-031 ff., 5-032 ff.)

1-203.0   Mit Stimulationselektroden, zerebral
1-203.1   Mit Stimulationselektroden, spinal
1-203.2   Mit pharmakologischer Testung
1-203.x   Sonstige
1-203.y   N.n.bez.

1-204   **Untersuchung des Liquorsystems**
1-204.0   Messung des Hirndruckes
1-204.1   Messung des lumbalen Liquordruckes
1-204.2   Lumbale Liquorpunktion zur Liquorentnahme

1-204.3	Subokzipitale Liquorpunktion zur Liquorentnahme
1-204.4	Fontanellenpunktion zur Liquorentnahme
1-204.5	Liquorentnahme aus einem liegenden Katheter
1-204.6	Infusionstest
1-204.7	Pharmakologischer Test
1-204.x	Sonstige
1-204.y	N.n.bez.

1-205 Elektromyographie [EMG]
 Inkl.: Ausführliches Nadel-EMG
 Neuromuskuläre Frequenzbelastung
 Einzelfaser-EMG
 Makro-EMG
 Mehrkanalige EMG-Ableitung

1-206 Neurographie

1-207 Elektroenzephalographie [EEG]
 Exkl.: Subgaleale Implantation einer Elektrode für ein Ultra-Langzeit-EEG (5-029.h)

1-207.0	Routine-EEG (10-20-System)
	Inkl.: Provokationsmethoden
1-207.1	Schlaf-EEG (10-20-System)
1-207.2	Video-EEG (10-20-System)
	Exkl.: Video-EEG im Rahmen der präoperativen und intraoperativen Epilepsiediagnostik (1-210, 1-211, 1-212 ff.)
	Hinw.: Dauer mindestens 24 Stunden
1-207.3	Mobiles Kassetten-EEG (10-20-System)
	Hinw.: Dauer mindestens 4 Stunden
1-207.x	Sonstige
1-207.y	N.n.bez.

1-208 Registrierung evozierter Potenziale

1-208.0	Akustisch [AEP]
1-208.1	Früh-akustisch [FAEP/BERA]
1-208.2	Somatosensorisch [SSEP]
1-208.3	Früh-somatosensorisch [FSSEP]
1-208.4	Motorisch [MEP]
1-208.5	Spät-akustisch [CERA]
1-208.6	Visuell [VEP]
1-208.7	Kognitiv [KEP]
1-208.8	Otoakustische Emissionen [OAE]
1-208.9	Vestibulär myogen [VEMP]
	Inkl.: Zervikale vestibulär evozierte myogene Potenziale [cVEMP]
	Okuläre vestibulär evozierte myogene Potenziale [oVEMP]
1-208.x	Sonstige
1-208.y	N.n.bez.

1-209 Komplexe Diagnostik bei Spina bifida
 Inkl.: Sozialanamnese, Schul- und Arbeitsplatzanamnese, neuropsychologische und psychiatrische Diagnostik
 Hinw.: Mit diesem Kode ist die multidisziplinäre somatische (Pädiatrie, Neurochirurgie, Orthopädie, Ophthalmologie, Urologie), psychologische und psychosoziale Diagnostik bei Patienten mit Spina bifida zu kodieren
 Die bildgebende Diagnostik (3-05), invasive funktionelle Diagnostik (Kap.1) und EEG-Diagnostik (1-207 ff.) sind gesondert zu kodieren

1-20a Andere neurophysiologische Untersuchungen

1-20a.2	Neurologische Untersuchung bei Bewegungsstörungen
	.20 Untersuchung der Pharmakosensitivität mit quantitativer Testung

Kapitel 1: Diagnostische Maßnahmen

.21 Untersuchung der operativen Behandelbarkeit von Bewegungsstörungen
Hinw.: Die bildgebende Diagnostik ist gesondert zu kodieren (Kap. 3)
Mindestmerkmale:
- quantitative Testung mit pharmakologischer Stimulation (ggf. mehrfach)
- neuropsychologische und psychiatrische Untersuchung
- Untersuchung auf den Ebenen Struktur, Funktion, Aktivität, Partizipation, sozialer Kontext
- Beratung bezüglich eines lebensverändernden Eingriffs

1-20a.3		Neurophysiologische Diagnostik bei Schwindelsyndromen
	.30	Elektro- und/oder Video-Nystagmographie
	.31	Video-Kopfimpulstest
	.32	Bestimmung der subjektiven visuellen Vertikalen
	.33	Posturographie
1-20b		**Magnetenzephalographie [MEG]**
1-20b.0		Zur Lokalisation epileptischer Foci
1-20b.1		Zur Lokalisation funktioneller Hirnareale
1-20b.x		Sonstige
1-20b.y		N.n.bez.
1-20c		**Navigierte transkranielle Magnetstimulation [nTMS]**
1-20c.0		Zur Identifizierung von Hirnarealen für die Motorik (Motormapping)
1-20c.1		Zur Identifizierung von Hirnarealen für die Sprache (Speechmapping)
1-20c.x		Sonstige
1-20c.y		N.n.bez.
1-20d		**Hochauflösende Elektroenzephalographie [hdEEG]**

Hinw.: Mit diesem Kode ist die Ableitung eines EEGs mit mindestens 64 Kanälen über mindestens 30 Minuten zu kodieren, wenn dabei im Quellenraum unter Einbeziehung individueller oder atlasbasierter (kanonischer) Kopfmodelle eine Rekonstruktion epilepsietypischer Muster (individuell oder als Mittelung) oder eine Analyse aufgabenbasierter Aktivität (evozierte Potenziale) oder eine Analyse der Ruhenetzwerkaktivität erfolgt

1-20d.0	Zur Lokalisation epileptischer Foci
1-20d.1	Zur Lokalisation funktioneller Hirnareale
1-20d.x	Sonstige
1-20d.y	N.n.bez.

1-21   Epilepsiediagnostik

1-210   **Nicht invasive Video-EEG-Intensivdiagnostik zur Evaluation einer Epilepsie oder eines Verdachts auf Epilepsie**

Inkl.: Evaluation der Art der Anfälle
Evaluation des Epilepsiesyndroms
Evaluation bei therapierefraktärer Epilepsie
Evaluation zur weiteren Therapieplanung
Evaluation einer epilepsiechirurgischen Operationsindikation

Hinw.: Dieser Kode umfasst:
- das Anbringen von Oberflächenelektroden mindestens nach dem 10-20-System (ggf. mit ergänzenden, lokal dicht gesetzten oder zusätzlich gesetzten Elektroden, z.B. subtemporal oder anterior-temporal) und das ggf. durchgeführte Einbringen von Sphenoidalelektroden
- das Video-EEG-Intensivmonitoring für i.d.R. mindestens 3 Tage
- die Begleitung, Dokumentation und Auswertung (Medizin, MTA, Medizintechnik/Medizinphysik)
- die psychosoziale Betreuung des Patienten während des diagnostischen Prozesses

Für die Durchführung gelten die Qualitätsstandards der Arbeitsgemeinschaft für präoperative Epilepsiediagnostik und operative Epilepsietherapie
Der Kode kann auch angewendet werden, wenn als Ergebnis der Video-EEG-Intensivdiagnostik im Sinne einer differenzialdiagnostischen Klärung nicht epileptische Anfälle diagnostiziert werden
Die Durchführung einer Magnetenzephalographie ist gesondert zu kodieren (1-20b ff.)
Die Durchführung einer hochauflösenden Elektroenzephalographie ist gesondert zu kodieren (1-20d ff.)

Kapitel 1: Diagnostische Maßnahmen

1-211 Invasive Video-EEG-Intensivdiagnostik bei Epilepsie zur Klärung einer epilepsiechirurgischen Operationsindikation
Hinw.: Dieser Kode umfasst:
- die Ableitung mit epiduralen, subduralen oder Foramen-ovale-Elektroden oder Tiefenelektroden
- die ggf. durchgeführte kortikale Stimulation bei subduralen Plattenelektroden
- das Video-EEG-Intensivmonitoring für i.d.R. mindestens 3 Tage
- die Begleitung, Dokumentation und Auswertung
- die psychosoziale Betreuung des Patienten während des diagnostischen Prozesses

Für die Durchführung gelten die Qualitätsstandards der Arbeitsgemeinschaft für präoperative Epilepsiediagnostik und operative Epilepsietherapie
Die Implantation der Elektroden ist gesondert zu kodieren (5-014.9 ff., 5-028.20, 5-028.21)
Der Zugang ist gesondert zu kodieren (5-010 ff., 5-011 ff.)
Die Durchführung einer Magnetenzephalographie ist gesondert zu kodieren (1-20b ff.)
Die Durchführung einer hochauflösenden Elektroenzephalographie ist gesondert zu kodieren (1-20d ff.)

1-212 Invasive intraoperative Epilepsiediagnostik
Inkl.: Video-EEG
Hinw.: Für die Durchführung gelten die Qualitätsstandards der Arbeitsgemeinschaft für präoperative Epilepsiediagnostik und operative Epilepsietherapie

1-212.0	Elektrokortikographie
1-212.1	Elektrostimulation in Allgemeinanästhesie
1-212.2	Elektrostimulation im Wachzustand
1-212.3	Evozierte Potenziale
1-212.x	Sonstige
1-212.y	N.n.bez.

1-213 Syndromdiagnose bei komplizierten Epilepsien
Inkl.: Sozialanamnese, Arbeitsplatzanamnese, neuropsychologische und psychiatrische Diagnostik
Exkl.: EEG-Diagnostik (1-207 ff.)
Hinw.: Mindestmerkmale:
Diagnostik über mindestens 14 Tage
Standardisiertes multidisziplinäres Assessment in mindestens 3 Problemfeldern
(Medikamentensynopse mit Nebenwirkungsprofilen und Resistenzprüfung, berufliche und soziale Defizite durch die Epilepsie, neuropsychologische Funktionsstörungen, psychiatrisch relevante Persönlichkeits- und Verhaltensstörungen inklusive epilepsiebezogene psychiatrische Erkrankungen)

1-22 Untersuchungen der Augen

1-220 Messung des Augeninnendruckes

1-220.0 Tages- und Nachtdruckmessung über 24 Stunden

1-221 Teilstationäre Augenuntersuchung bei Kindern und Jugendlichen mit der Notwendigkeit der Bewegungslosigkeit
Hinw.: Dieser Kode ist nur für Patienten bis zur Vollendung des 18. Lebensjahres anzugeben
Strukturmerkmale:
- Vorhandensein einer Fachabteilung für Kinder- und Jugendmedizin am Standort des Krankenhauses

Mindestmerkmale:
- Analgosedierung oder Anästhesie für eine Dauer von mindestens 5 Minuten durch einen Facharzt (Facharzt für Anästhesie oder Facharzt für Kinder- und Jugendmedizin) und eine Pflegekraft

Die Analgosedierung oder Anästhesie ist nicht gesondert zu kodieren

1-24 Untersuchungen im HNO-Bereich
Exkl.: Kardiorespiratorische Polysomnographie (1-790)

1-242 Audiometrie
Inkl.: Pädaudiometrie
Exkl.: Registrierung evozierter Potenziale (1-208 ff.)

1-243 Phoniatrie

1-245	**Rhinomanometrie**
1-247	**Olfaktometrie und Gustometrie**
	Exkl.: Registrierung evozierter Potenziale (1-208 ff.)

1-26 Untersuchungen der elektrophysiologischen Aktivität des Herzens

1-265	**Elektrophysiologische Untersuchung des Herzens, kathetergestützt**
	Hinw.: Entsprechend deutschen und internationalen Leitlinien erfolgt die Definition hier anhand der vorliegenden Diagnose
1-265.0	Bei Störungen der Sinusknotenfunktion
1-265.1	Bei Störungen der AV-Überleitung
1-265.3	Bei intraventrikulären Leitungsstörungen (faszikuläre Blockierungen)
1-265.4	Bei Tachykardien mit schmalem QRS-Komplex oder atrialen Tachykardien
1-265.5	Bei WPW-Syndrom
1-265.6	Bei Tachykardien mit breitem QRS-Komplex
1-265.7	Bei nicht anhaltenden Kammertachykardien und/oder ventrikulären Extrasystolen
1-265.8	Bei Synkopen unklarer Genese
1-265.9	Bei Zustand nach Herz-Kreislauf-Stillstand
1-265.a	Nach kurativer Therapie eines angeborenen Herzfehlers
1-265.b	Nach palliativer Therapie eines angeborenen Herzfehlers
1-265.d	Bei Zustand nach Herztransplantation
1-265.e	Bei Vorhofflimmern
1-265.f	Bei Vorhofflattern
1-265.x	Sonstige
1-265.y	N.n.bez.
1-266	**Elektrophysiologische Untersuchung des Herzens, nicht kathetergestützt**
1-266.0	Bei implantiertem Schrittmacher
	Inkl.: Induktion von Vorhofflimmern zur Testung des "mode-switch"
	Reprogrammierung eines permanenten Schrittmachers
	Messung des Lungenwassers ggf. mit Programmierung der Flüssigkeitsschwelle
1-266.1	Bei implantiertem Kardioverter/Defibrillator [ICD]
	Inkl.: Zur Bestimmung der Defibrillationsschwelle
	Messung des Lungenwassers ggf. mit Programmierung der Flüssigkeitsschwelle
1-266.2	Kipptisch-Untersuchung zur Abklärung von Synkopen
1-266.3	Medikamentöser Provokationstest (zur Erkennung von Arrhythmien)
1-266.x	Sonstige
1-266.y	N.n.bez.
1-268	**Kardiales Mapping**
1-268.0	Rechter Vorhof
1-268.1	Linker Vorhof
1-268.2	Gemeinsamer Vorhof
1-268.3	Rechter Ventrikel
1-268.4	Linker Ventrikel
1-268.5	Funktionell/morphologisch univentrikuläres Herz
1-268.x	Sonstige
1-268.y	N.n.bez.
1-269	**Magnetokardiographie**

Kapitel 1: Diagnostische Maßnahmen

1-27 Diagnostische Katheteruntersuchung an Herz und Kreislauf
Exkl.: Kathetergestützte elektrophysiologische Untersuchung des Herzens (1-265 ff.)

1-273 Rechtsherz-Katheteruntersuchung
Inkl.: Katheteruntersuchung von A. pulmonalis, rechtem Ventrikel, rechtem Vorhof und V. cava
Druckmessung, Druckgradientenbestimmung, Messung des Herzzeitvolumens, Bestimmung des pulmonalen Gefäßwiderstandes und Messung unter Belastung
Hinw.: Bei einer kombinierten Links- und Rechtsherz-Katheteruntersuchung ist jeweils ein Kode für die Rechtsherz-Katheteruntersuchung und ein Kode für die Linksherz-Katheteruntersuchung anzugeben

1-273.1 Oxymetrie

1-273.2 Druckmessung mit Messung des Shuntvolumens

1-273.5 Messung der pulmonalen Flussreserve

1-273.6 Messung des Lungenwassers

1-273.x Sonstige

1-273.y N.n.bez.

1-274 Transseptale Linksherz-Katheteruntersuchung
Inkl.: Katheteruntersuchung von Aorta, linkem Ventrikel, linkem Vorhof und Pulmonalvenen
Punktion des Vorhofseptums

1-274.0 Druckmessung
Inkl.: Druckgradientenbestimmung

1-274.1 Oxymetrie

1-274.2 Druckmessung mit Messung des Shuntvolumens

1-274.3 Sondierung des Vorhofseptums
.30 Mit Nadel
.31 Mit Radiofrequenz-Sondierungsdraht
.3x Sonstige

1-274.4 Sondierung des Ventrikelseptums

1-274.x Sonstige

1-274.y N.n.bez.

1-275 Transarterielle Linksherz-Katheteruntersuchung
Hinw.: Bei einer kombinierten Links- und Rechtsherz-Katheteruntersuchung ist jeweils ein Kode für die Rechtsherz-Katheteruntersuchung und ein Kode für die Linksherz-Katheteruntersuchung anzugeben

1-275.0 Koronarangiographie ohne weitere Maßnahmen

1-275.1 Koronarangiographie und Druckmessung im linken Ventrikel

1-275.2 Koronarangiographie, Druckmessung und Ventrikulographie im linken Ventrikel

1-275.3 Koronarangiographie, Druckmessung und Ventrikulographie im linken Ventrikel, Druckmessung in der Aorta und Aortenbogendarstellung

1-275.4 Koronarangiographie, Druckmessung in der Aorta und Aortenbogendarstellung

1-275.5 Koronarangiographie von Bypassgefäßen

1-275.6 Ventrikulographie mit Druckmessung im linken Ventrikel und Aortenbogendarstellung

1-275.x Sonstige

1-275.y N.n.bez.

1-276 Angiokardiographie als selbständige Maßnahme

1-276.0 Pulmonalisangiographie

1-276.1 Aortographie

1-276.2 Ventrikulographie
.20 Rechter Ventrikel
.21 Linker Ventrikel
.22 Rechter und linker Ventrikel

1-276.x	Sonstige
1-276.y	N.n.bez.
1-277	**Herzkatheteruntersuchung bei funktionell/morphologisch univentrikulärem Herzen**
1-277.0	Ohne Duktusabhängigkeit
1-277.1	Mit duktusabhängigem Blutfluss im Lungenkreislauf
1-277.2	Mit duktusabhängigem Blutfluss im Körperkreislauf
1-277.x	Sonstige
1-277.y	N.n.bez.
1-279	**Andere diagnostische Katheteruntersuchung an Herz und Gefäßen**
1-279.0	Bestimmung des Herzvolumens und der Austreibungsfraktion
1-279.1	Quantitative regionale Funktionsanalyse
1-279.2	Densitometrie des Ventrikels
1-279.3	Densitometrie des Myokardes
1-279.4	Densitometrie der großen Gefäße
1-279.5	Intrakardiale Kontraktionsanalyse
	.50 Im dreidimensionalen System
	.51 Mit einem Druck und Kontraktilität messenden Dopplerdraht (DPDT)
	.5x Sonstige
1-279.6	Sondierung des Ductus arteriosus Botalli
1-279.7	Sondierung eines operativ angelegten Shuntes
1-279.8	Sondierung von Kollateralgefäßen
1-279.9	Angioskopie
	Hinw.: Eine durchgeführte Biopsie ist gesondert zu kodieren (1-497 ff.)
1-279.a	Koronarangiographie mit Bestimmung der intrakoronaren Druckverhältnisse durch Druckdrahtmessung
	Inkl.: Bestimmung der fraktionellen myokardialen Flussreserve (FFRmyo)
	Bestimmung von Druckindizes ohne Vasodilatation
1-279.b	Bestimmung des portovenösen Druckgradienten
	Inkl.: Messung des Hepatic-Venous-Pressure-Gradient [HVPG]
	.b0 Durch indirekte Messung des Pfortaderdruckes
	Inkl.: Messung des Lebervenenverschlussdruckes
	.b1 Durch direkte Messung des Pfortaderdruckes
	Inkl.: Endosonographisch gesteuerte Messung des Pfortader- und Lebervenendruckes durch transgastrale oder transduodenale Punktion
1-279.x	Sonstige
1-279.y	N.n.bez.

1-31   Funktionsuntersuchungen des Verdauungstraktes

Exkl.: Diagnostische Endoskopie des Verdauungstraktes (1-63, 1-64, 1-65)

1-313	**Ösophagusmanometrie**
1-313.0	Durchzugsmanometrie
1-313.1	Hochauflösende Manometrie
	Inkl.: High-Resolution-Ösophagus-Manometrie [HRM]
	Hinw.: Die Sonde verfügt über mindestens 20 Druckabnahmepunkte
	.10 Einfach
	.11 Langzeit-Manometrie
	Hinw.: Dauer mindestens 24 Stunden
1-313.2	Impedanz-Planimetrie
1-313.x	Sonstige
1-314	**Manometrie der Gallen- und Pankreasgänge**
	Inkl.: Papillenmanometrie
1-315	**Anorektale Manometrie**

1-316	**pH-Metrie des Ösophagus**	
1-316.0	Einfach	
1-316.1	Langzeit-pH-Metrie	
	.10	Ohne Langzeit-Impedanzmessung
	.11	Mit Langzeit-Impedanzmessung
1-316.x	Sonstige	
1-316.y	N.n.bez.	
1-317	**pH-Metrie des Magens**	
1-317.0	Einfach	
1-317.1	Langzeit-pH-Metrie	
1-317.x	Sonstige	
1-317.y	N.n.bez.	
1-318	**Dünndarmmanometrie**	
1-319	**Dickdarmmanometrie**	
	Inkl.: Barostat	
	Exkl.: Anorektale Manometrie	

1-33 Untersuchung des Harntraktes

1-334	**Urodynamische Untersuchung**
	Exkl.: Uroflowmetrie
1-334.0	Urodynamische Untersuchung mit gleichzeitiger Anwendung elektrophysiologischer Methoden
1-334.1	Blasendruckmessung
	Inkl.: Langzeitdruckmessung
1-334.2	Video-Urodynamik
1-334.x	Sonstige
1-334.y	N.n.bez.
1-335	**Messung des Urethradruckprofils**
1-336	**Harnröhrenkalibrierung**

Biopsie ohne Inzision (1-40...1-49)

Inkl.: Perkutane (Fein-)Nadelbiopsie, Stanzbiopsie [Punchbiopsie], durch bildgebende Verfahren gesteuerte perkutane Biopsie, endoskopische Biopsie, endosonographische Biopsie, arthroskopische Biopsie, Saugbiopsie

Exkl.: Biopsie durch Inzision, intraoperative Biopsie, Biopsie bei diagnostischer Endoskopie durch Inzision und intraoperativ (1-50 bis 1-58)

Hinw.: Das Anästhesieverfahren bei einer diagnostischen Maßnahme kann zusätzlich kodiert werden, sofern die diagnostische Maßnahme üblicherweise ohne Allgemeinanästhesie durchgeführt wird (8-90)

1-40 Biopsie ohne Inzision an Nervensystem und endokrinen Organen

1-401	**Perkutane Biopsie an intrakraniellem Gewebe mit Steuerung durch bildgebende Verfahren**
1-401.0	Großhirn
1-401.1	Stammganglien
1-401.2	Hirnstamm
1-401.3	Kleinhirn
1-401.4	Hirnnerven und Ganglien, intrakraniell
1-401.5	Hirnhäute
1-401.x	Sonstige
1-401.y	N.n.bez.

1-404 **Perkutane (Nadel-)Biopsie an intraspinalem Gewebe**
1-404.0   Rückenmark
1-404.1   Rückenmarknerven und Spinalganglien, intraspinal
1-404.2   Rückenmarkhäute
1-404.x   Sonstige
1-404.y   N.n.bez.

1-405 **Perkutane (Nadel-)Biopsie an peripheren Nerven**
1-405.0 ↔ Hirnnerven, extrakraniell
1-405.1 ↔ Plexus brachialis
1-405.2 ↔ Nerven Schulter
1-405.3 ↔ Nerven Arm
1-405.4 ↔ Nerven Hand
1-405.5   Nerven Rumpf
1-405.6 ↔ Plexus lumbosacralis
1-405.7 ↔ Nerven Leiste und Beckenboden
1-405.8 ↔ Nerven Bein
1-405.9 ↔ Nerven Fuß
1-405.x ↔ Sonstige
1-405.y   N.n.bez.

1-406 **Perkutane (Nadel-)Biopsie an endokrinen Organen**
Exkl.: Perkutane (Nadel-)Biopsie des Pankreas (1-441.2)
Perkutane (Nadel-)Biopsie am Hoden (1-463.4)
Perkutane (Nadel-)Biopsie am Ovar (1-470.0)
1-406.0   Hypophyse
1-406.1   Corpus pineale
1-406.2   Schilddrüse
1-406.3 ↔ Nebenschilddrüsen
1-406.5 ↔ Nebenniere
1-406.x ↔ Sonstige
1-406.y   N.n.bez.

1-407 **Perkutane Biopsie an endokrinen Organen mit Steuerung durch bildgebende Verfahren**
Exkl.: Perkutane (Nadel-)Biopsie des Pankreas (1-442.2)
Perkutane (Nadel-)Biopsie am Hoden (1-465.4)
Perkutane (Nadel-)Biopsie am Ovar (1-474.0)
1-407.0   Hypophyse
1-407.1   Corpus pineale
1-407.2   Schilddrüse
1-407.3 ↔ Nebenschilddrüsen
1-407.5 ↔ Nebenniere
1-407.x ↔ Sonstige
1-407.y   N.n.bez.

1-408 **Endosonographische Biopsie an endokrinen Organen**
1-408.0 ↔ Nebenniere
Hinw.: Eine Endosonographie ist gesondert zu kodieren (3-05a)
1-408.x ↔ Sonstige
1-408.y   N.n.bez.

Kapitel 1: Diagnostische Maßnahmen

1-41 **Biopsie ohne Inzision an Auge, Ohr, Nase und Haut von Gesicht und Kopf**
Inkl.: Endoskopische Biopsie

1-410 ↔	**Biopsie ohne Inzision an der Ohrmuschel**
1-411 ↔	**Biopsie ohne Inzision am äußeren Gehörgang durch Otoskopie**
1-412	**Biopsie ohne Inzision an Augenlid und Augenbraue**
1-412.0 ↔	Augenlid
1-412.1 ↔	Augenbraue
1-413	**Biopsie ohne Inzision an Konjunktiva und Kornea**
1-413.0 ↔	Konjunktiva
1-413.1 ↔	Kornea
1-414	**Biopsie ohne Inzision an der Nase**
1-414.0	Naseninnenraum
1-414.1	Nasennebenhöhlen
1-414.x	Sonstige
1-414.y	N.n.bez.
1-415	**Biopsie ohne Inzision an der Gesichtshaut**
	Inkl.: Kopfhaut

1-42 **Biopsie ohne Inzision an Mund, Mundhöhle, Larynx, Pharynx und blutbildenden Organen**
Inkl.: Endoskopische Biopsie

1-420	**Biopsie ohne Inzision an Mund und Mundhöhle**
1-420.0	Lippe
1-420.1	Zunge
1-420.2	Gaumen
1-420.3	Gingiva
1-420.4	Alveolarkamm
1-420.5	Wangenschleimhaut
1-420.6	Mundboden
1-420.7 ↔	Speicheldrüse und Speicheldrüsenausführungsgang
1-420.x ↔	Sonstige
1-420.y	N.n.bez.
1-421	**Biopsie ohne Inzision am Larynx**
1-421.0	Supraglottis
1-421.1	Glottis
1-421.2	Subglottis
1-421.x	Sonstige
1-421.y	N.n.bez.
1-422	**Biopsie ohne Inzision am Pharynx**
1-422.0	Oropharynx
	.00 Uvula
	.01 ↔ Tonsillen
	.0x ↔ Sonstige
1-422.1	Hypopharynx
1-422.2	Nasopharynx
1-422.x	Sonstige
1-422.y	N.n.bez.

1-424 **Biopsie ohne Inzision am Knochenmark**
Inkl.: Stanzbiopsie

1-425 **(Perkutane) (Nadel-)Biopsie an Lymphknoten, Milz und Thymus**
1-425.0 ↔ Lymphknoten, zervikal
1-425.1 ↔ Lymphknoten, supraklavikulär (Virchow-Drüse)
1-425.2 ↔ Lymphknoten, axillär
1-425.3   Lymphknoten, mediastinal
1-425.4   Lymphknoten, paraaortal
1-425.5 ↔ Lymphknoten, iliakal
1-425.6 ↔ Lymphknoten, pelvin
1-425.7 ↔ Lymphknoten, inguinal
1-425.8   Milz
1-425.9   Thymus
1-425.x ↔ Sonstige
1-425.y   N.n.bez.

1-426 **(Perkutane) Biopsie an Lymphknoten, Milz und Thymus mit Steuerung durch bildgebende Verfahren**
Hinw.: Eine Endosonographie ist gesondert zu kodieren
1-426.0 ↔ Lymphknoten, zervikal
1-426.1 ↔ Lymphknoten, supraklavikulär (Virchow-Drüse)
1-426.2 ↔ Lymphknoten, axillär
1-426.3   Lymphknoten, mediastinal
1-426.4   Lymphknoten, paraaortal
1-426.5 ↔ Lymphknoten, iliakal
1-426.6 ↔ Lymphknoten, pelvin
1-426.7 ↔ Lymphknoten, inguinal
1-426.8   Milz
1-426.9   Thymus
1-426.a   Lymphknoten, mesenterial
1-426.x ↔ Sonstige
1-426.y   N.n.bez.

1-43 Biopsie ohne Inzision an respiratorischen Organen
Inkl.: Endoskopische Biopsie
Hinw.: Eine Endoskopie ist gesondert zu kodieren
Eine Endosonographie ist gesondert zu kodieren

1-430 **Endoskopische Biopsie an respiratorischen Organen**
Hinw.: Die nachfolgenden Kodes umfassen die Entnahme von 1 bis 5 Biopsien
Die Entnahme von mehr als 5 Biopsien ist mit dem Kode Stufenbiopsie zu kodieren

1-430.0   Trachea
.00   Zangenbiopsie
.01   Kryobiopsie
.0x   Sonstige

1-430.1   Bronchus
.10 ↔ Zangenbiopsie
.11 ↔ Kryobiopsie
.12 ↔ Biopsie durch Schlingenabtragung
.1x ↔ Sonstige

Kapitel 1: Diagnostische Maßnahmen

1-430.2 Lunge
Inkl.: Transösophageale Biopsie, transbronchiale Biopsie
.20 ↔ Zangenbiopsie
.21 ↔ Kryobiopsie
.2x ↔ Sonstige

1-430.3 Stufenbiopsie
.30 Zangenbiospie
.31 Kryobiopsie
.3x Sonstige

1-430.x ↔ Sonstige

1-430.y N.n.bez.

1-431 Perkutane (Nadel-)Biopsie an respiratorischen Organen

1-431.0 ↔ Lunge

1-431.1 ↔ Pleura

1-431.2 Zwerchfell

1-431.x ↔ Sonstige

1-431.y N.n.bez.

1-432 Perkutane Biopsie an respiratorischen Organen mit Steuerung durch bildgebende Verfahren
Exkl.: Endoskopische Biopsie an respiratorischen Organen (1-430 ff.)

1-432.0 Lunge
.00 ↔ Durch Feinnadelaspiration
.01 ↔ Durch Stanzbiopsie ohne Clip-Markierung der Biopsieregion
.02 ↔ Durch Stanzbiopsie mit Clip-Markierung der Biopsieregion
.0x ↔ Sonstige

1-432.1 ↔ Pleura

1-432.2 Zwerchfell

1-432.x ↔ Sonstige

1-432.y N.n.bez.

1-44 Biopsie ohne Inzision an den Verdauungsorganen
Inkl.: Biopsie an hepatobiliärem System und Pankreas
Endoskopische Biopsie
Hinw.: Eine Endoskopie ist gesondert zu kodieren

1-440 Endoskopische Biopsie an oberem Verdauungstrakt, Gallengängen und Pankreas
Hinw.: Die Entnahme von mehr als 5 Biopsien ist mit dem Kode Stufenbiopsie zu kodieren

1-440.6 Gallengänge
Inkl.: Bürstenzytologie

1-440.7 Sphincter Oddi und Papilla duodeni major

1-440.8 Pankreas

1-440.9 Stufenbiopsie am oberen Verdauungstrakt
Inkl.: Bürstenzytologie

1-440.a 1 bis 5 Biopsien am oberen Verdauungstrakt
Inkl.: Bürstenzytologie

1-440.x Sonstige

1-440.y N.n.bez.

1-441 Perkutane (Nadel-)Biopsie an hepatobiliärem System und Pankreas

1-441.0 Leber

1-441.1 Gallenblase

1-441.2 Pankreas

1-442		**Perkutane Biopsie an hepatobiliärem System und Pankreas mit Steuerung durch bildgebende Verfahren**
		Exkl.: Endoskopische Biopsie an Gallengängen und Pankreas (1-440 ff.)
1-442.0		Leber
1-442.1		Gallenblase
1-442.2		Pankreas
1-442.3		Gallengänge
	.30	Nadelbiopsie
	.31	Transluminal, mit Schleuse
1-442.4		Sphincter Oddi und Papilla duodeni major
1-442.x		Sonstige
1-442.y		N.n.bez.
1-444		**Endoskopische Biopsie am unteren Verdauungstrakt**
		Hinw.: Die Entnahme von mehr als 5 Biopsien ist mit dem Kode Stufenbiopsie zu kodieren
1-444.6		Stufenbiopsie
1-444.7		1 bis 5 Biopsien
1-444.x		Sonstige
1-444.y		N.n.bez.
1-445		**Endosonographische Feinnadelpunktion am oberen Verdauungstrakt**
		Hinw.: Eine Endosonographie ist gesondert zu kodieren (3-051, 3-053, 3-054)
1-446		**Endosonographische Feinnadelpunktion am unteren Verdauungstrakt**
		Hinw.: Eine Endosonographie ist gesondert zu kodieren (3-057, 3-058)
1-447		**Endosonographische Feinnadelpunktion am Pankreas**
		Hinw.: Eine Endosonographie ist gesondert zu kodieren (3-056)
1-448		**Endosonographische Feinnadelpunktion am hepatobiliären System**
		Hinw.: Eine Endosonographie ist gesondert zu kodieren (3-055 ff., 3-05x)
1-448.0		Leber
1-448.1		Gallengänge
1-448.x		Sonstige
1-448.y		N.n.bez.
1-449		**Andere Biopsie ohne Inzision an anderen Verdauungsorganen**
1-449.0		Analkanal
1-449.1		Analrand
1-449.2		Perianalregion
1-449.x		Sonstige
1-449.y		N.n.bez.

1-46 Biopsie ohne Inzision an Harnorganen und männlichen Genitalorganen

Inkl.: Endoskopische Biopsie
Biopsie bei diagnostischer Endoskopie über ein Stoma
Hinw.: Eine Endoskopie ist gesondert zu kodieren

1-460	**Transurethrale Biopsie an Harnorganen und Prostata**
	Hinw.: Die nachfolgenden Kodes umfassen die Entnahme von 1 bis 5 Biopsien
	Die Entnahme von mehr als 5 Biopsien ist mit dem Kode Stufenbiopsie zu kodieren
	Die Art des Zystoskops ist gesondert zu kodieren (1-999.4 ff.)
1-460.0 ↔	Nierenbecken
1-460.1 ↔	Ureter
1-460.2	Harnblase
1-460.3	Urethra
1-460.4	Prostata

1-460.5 Stufenbiopsie
1-460.x ↔ Sonstige
1-460.y N.n.bez.

1-461 Perkutan-nephroskopische Biopsie an Harnorganen
Hinw.: Die Art des Zystoskops ist gesondert zu kodieren (1-999.4 ff.)

1-461.0 ↔ Nierenbecken
1-461.1 ↔ Ureter
1-461.x ↔ Sonstige
1-461.y N.n.bez.

1-462 Perkutan-zystoskopische Biopsie an Harnorganen und Prostata
Hinw.: Die Art des Zystoskops ist gesondert zu kodieren (1-999.4 ff.)

1-462.0 ↔ Nierenbecken
1-462.1 ↔ Ureter
1-462.2   Harnblase
1-462.3   Urethra
1-462.4   Prostata
1-462.x ↔ Sonstige
1-462.y N.n.bez.

1-463 Perkutane (Nadel-)Biopsie an Harnorganen und männlichen Genitalorganen
Exkl.: Perkutane Biopsie an Harnorganen und männlichen Genitalorganen mit Steuerung durch bildgebende Verfahren (1-465 ff.)

1-463.0 ↔ Niere
1-463.1   Prostata
    .10   Stanzbiopsie
    .11   Saugbiopsie
1-463.2 ↔ Vesiculae seminales
1-463.3   Penis
1-463.4 ↔ Hoden
1-463.5 ↔ Epididymis
1-463.6 ↔ Ductus deferens
1-463.7 ↔ Funiculus spermaticus
1-463.8   Skrotum
1-463.9   Perineum
1-463.x ↔ Sonstige
1-463.y N.n.bez.

1-464 Transrektale Biopsie an männlichen Genitalorganen
Exkl.: Transrektale Biopsie an männlichen Genitalorganen mit Steuerung durch bildgebende Verfahren (1-466 ff.)

1-464.0   Prostata, Stanzbiopsie
    .00   Weniger als 20 Zylinder
    .01   20 oder mehr Zylinder
        Inkl.: Extensive Prostatastanzbiopsie
1-464.1   Prostata, Saugbiopsie
1-464.2 ↔ Vesiculae seminales
1-464.x ↔ Sonstige
1-464.y N.n.bez.

1-465	**Perkutane Biopsie an Harnorganen und männlichen Genitalorganen mit Steuerung durch bildgebende Verfahren**

Hinw.: Die nachfolgenden Kodes umfassen die Entnahme von 1 bis 5 Biopsien
Die Entnahme von mehr als 5 Biopsien ist mit dem Kode Stufenbiopsie zu kodieren
Die Anwendung eines diagnostischen Navigationssystems ist gesondert zu kodieren (1-999.0 ff.)

1-465.0 ↔	Niere
1-465.2 ↔	Vesiculae seminales
1-465.3	Penis
1-465.4 ↔	Hoden
1-465.5 ↔	Epididymis
1-465.6 ↔	Ductus deferens
1-465.7 ↔	Funiculus spermaticus
1-465.8	Stufenbiopsie
1-465.9	Prostata, Stanzbiopsie
.90	Weniger als 20 Zylinder
.91	20 oder mehr Zylinder
	Inkl.: Extensive Prostatastanzbiopsie
1-465.a	Prostata, Saugbiopsie
1-465.x ↔	Sonstige
1-465.y	N.n.bez.

1-466	**Transrektale Biopsie an männlichen Genitalorganen mit Steuerung durch bildgebende Verfahren**

Hinw.: Die Anwendung eines diagnostischen Navigationssystems ist gesondert zu kodieren (1-999.0 ff.)

1-466.0	Prostata, Stanzbiopsie
.00	Weniger als 20 Zylinder
.01	20 oder mehr Zylinder
	Inkl.: Extensive Prostatastanzbiopsie
1-466.1 ↔	Vesiculae seminales
1-466.x ↔	Sonstige
1-466.y	N.n.bez.

1-47   Biopsie ohne Inzision an weiblichen Genitalorganen

Inkl.: Biopsie ohne Inzision am graviden Uterus

1-470	**(Perkutane) (Nadel-)Biopsie an weiblichen Genitalorganen**
1-470.0 ↔	Ovar
1-470.1 ↔	Tuba(e) uterina(e)
1-470.2	Uterus
1-470.3 ↔	Ligamente des Uterus
1-470.4	Vagina
1-470.5	Vulva
	Exkl.: Exzision von erkranktem Gewebe der Vulva (5-712.0)
1-470.6	Perineum
	Exkl.: Exzision an der Vulva unter Mitnahme der Haut des Perineums (5-712.0)
1-470.x ↔	Sonstige
1-470.y	N.n.bez.

1-471	**Biopsie ohne Inzision am Endometrium**
1-471.0	Diagnostische Mikrokürettage (Strichkürettage)
1-471.1	Diagnostische Aspirationskürettage
1-471.2	Diagnostische fraktionierte Kürettage
1-471.x	Sonstige
1-471.y	N.n.bez.

1-472	**Biopsie ohne Inzision an der Cervix uteri**
1-472.0	Zervixabrasio
1-472.x	Sonstige
1-472.y	N.n.bez.
1-473	**Biopsie ohne Inzision am graviden Uterus mit Steuerung durch bildgebende Verfahren**
1-473.0	Chorionzotten, perkutan
1-473.1	Chorionzotten, transvaginal
1-473.2	Fetus
1-473.3	Nabelschnurgefäße [Chordozentese]
1-473.x	Sonstige
1-473.y	N.n.bez.
1-474	**(Perkutane) Biopsie an weiblichen Genitalorganen mit Steuerung durch bildgebende Verfahren**

Hinw.: Eine durchgeführte diagnostische Kolposkopie ist gesondert zu kodieren (1-671)

1-474.0 ↔	Ovar
1-474.1 ↔	Tuba(e) uterina(e)
1-474.2	Uterus
1-474.3 ↔	Ligamente des Uterus
1-474.4	Vagina
1-474.5	Vulva

Exkl.: Exzision von erkranktem Gewebe der Vulva (5-712.0)

1-474.6	Perineum

Exkl.: Exzision an der Vulva unter Mitnahme der Haut des Perineums (5-712.0)

1-474.x ↔	Sonstige
1-474.y	N.n.bez.

1-48   Biopsie ohne Inzision an Knochen und Gelenken

Inkl.: Biopsie ohne Inzision an Schleimbeuteln
Exkl.: Biopsie ohne Inzision am Knochenmark (1-424)

1-480	**Perkutane (Nadel-)Biopsie an Knochen**
1-480.0	Skapula, Klavikula, Rippen und Sternum
1-480.1 ↔	Humerus
1-480.2 ↔	Radius und Ulna
1-480.3 ↔	Karpale, Metakarpale und Phalangen Hand
1-480.4	Wirbelsäule
1-480.5	Becken
1-480.6 ↔	Femur und Patella
1-480.7 ↔	Tibia und Fibula
1-480.8 ↔	Tarsale, Metatarsale und Phalangen Fuß
1-480.x ↔	Sonstige
1-480.y	N.n.bez.
1-481	**Biopsie ohne Inzision an Knochen mit Steuerung durch bildgebende Verfahren**
1-481.0	Skapula, Klavikula, Rippen und Sternum
1-481.1 ↔	Humerus
1-481.2 ↔	Radius und Ulna
1-481.3 ↔	Karpale, Metakarpale und Phalangen Hand
1-481.4	Wirbelsäule
1-481.5	Becken
1-481.6 ↔	Femur und Patella
1-481.7 ↔	Tibia und Fibula

1-481.8 ↔ Tarsale, Metatarsale und Phalangen Fuß
1-481.x ↔ Sonstige
1-481.y   N.n.bez.

1-482   **Arthroskopische Biopsie an Gelenken**
Hinw.: Die Arthroskopie ist gesondert zu kodieren (1-697 ff.)
1-482.0 ↔ Kiefergelenk
1-482.1 ↔ Schultergelenk
1-482.2 ↔ Akromioklavikulargelenk
1-482.3 ↔ Sternoklavikulargelenk
1-482.4 ↔ Ellenbogengelenk
1-482.5 ↔ Handgelenk
1-482.6 ↔ Hüftgelenk
1-482.7 ↔ Kniegelenk
1-482.8 ↔ Oberes Sprunggelenk
1-482.9 ↔ Sonstige Gelenke am Fuß
1-482.a ↔ Fingergelenk
1-482.x ↔ Sonstige
1-482.y   N.n.bez.

1-483   **Perkutane (Nadel-)Biopsie an Gelenken und Schleimbeuteln**
1-483.0 ↔ Kiefergelenk
1-483.1 ↔ Gelenke des Schultergürtels
1-483.2 ↔ Ellenbogengelenk
1-483.3 ↔ Handgelenk
1-483.4 ↔ Thorakales Gelenk
1-483.5 ↔ Gelenk an der Wirbelsäule
1-483.6 ↔ Hüftgelenk
1-483.7 ↔ Kniegelenk
1-483.8 ↔ Oberes Sprunggelenk
1-483.9 ↔ Sonstige Gelenke am Fuß
1-483.a   Schleimbeutel
1-483.b ↔ Fingergelenk
1-483.x ↔ Sonstige
1-483.y   N.n.bez.

1-484   **Perkutane Biopsie an Gelenken und Schleimbeuteln mit Steuerung durch bildgebende Verfahren**
1-484.0 ↔ Kiefergelenk
1-484.1 ↔ Gelenke des Schultergürtels
1-484.2   Ellenbogengelenk
1-484.3   Handgelenk
1-484.4   Thorakales Gelenk
1-484.5   Gelenk an der Wirbelsäule
1-484.6 ↔ Hüftgelenk
1-484.7 ↔ Kniegelenk
1-484.8   Oberes Sprunggelenk
1-484.9 ↔ Sonstige Gelenke am Fuß
1-484.a   Schleimbeutel
1-484.b ↔ Fingergelenk
1-484.x ↔ Sonstige
1-484.y   N.n.bez.

Kapitel 1: Diagnostische Maßnahmen

1-49 Biopsie ohne Inzision an anderen Organen und Geweben
Inkl.: Biopsie ohne Inzision an Peritoneum und Retroperitoneum
Exkl.: Biopsie ohne Inzision am männlichen Perineum (1-463.9)
Biopsie ohne Inzision am weiblichen Perineum (1-470.6)

1-490   Biopsie ohne Inzision an Haut und Unterhaut
Inkl.: Biopsie an der Haut durch Inzision

1-490.0 Hals
1-490.1 ↔ Schulterregion
1-490.2 ↔ Oberarm und Ellenbogen
1-490.3 ↔ Unterarm und Hand
1-490.4 Rumpf
1-490.5 ↔ Oberschenkel
1-490.6 ↔ Unterschenkel
1-490.7 ↔ Fuß
1-490.x ↔ Sonstige
1-490.y   N.n.bez.

1-491   Perkutane (Nadel-)Biopsie an Muskeln und Weichteilen

1-491.0 Hals
1-491.1 ↔ Schulterregion
1-491.2 ↔ Oberarm und Ellenbogen
1-491.3 ↔ Unterarm und Hand
1-491.4 Rumpf
1-491.5 ↔ Oberschenkel
1-491.6 ↔ Unterschenkel
1-491.7 ↔ Fuß
1-491.x ↔ Sonstige
1-491.y   N.n.bez.

1-492   Perkutane Biopsie an Muskeln und Weichteilen mit Steuerung durch bildgebende Verfahren

1-492.0 Hals
1-492.1 ↔ Schulterregion
1-492.2 ↔ Oberarm und Ellenbogen
1-492.3 ↔ Unterarm und Hand
1-492.4 Rumpf
1-492.5 ↔ Oberschenkel
1-492.6 ↔ Unterschenkel
1-492.7 ↔ Fuß
1-492.x ↔ Sonstige
1-492.y   N.n.bez.

1-493   Perkutane (Nadel-)Biopsie an anderen Organen und Geweben
Exkl.: Biopsie ohne Inzision an Lymphknoten, Milz und Thymus (1-425 ff.)
Biopsie ohne Inzision am männlichen Perineum (1-463.9)
Biopsie ohne Inzision am weiblichen Perineum (1-470.6)

1-493.0 Myokard
1-493.1 Perikard
1-493.2 Mediastinum
1-493.3 Mamma
.30 ↔ Durch Feinnadelaspiration
.31 ↔ Durch Stanzbiopsie ohne Clip-Markierung der Biopsieregion
.32 ↔ Durch Stanzbiopsie mit Clip-Markierung der Biopsieregion
.3x ↔ Sonstige

1-493.4	Brustwand	
1-493.5	Bauchwand	
	Inkl.: Nabel	
1-493.6	Peritoneum	
1-493.7	Beckenperitoneum	
1-493.8	Retroperitoneales Gewebe	
1-493.9	Perivesikales Gewebe	
1-493.a	Periprostatisches Gewebe	
1-493.b	Lymphozele	
1-493.c ↔	Urozele	
1-493.x ↔	Sonstige	
1-493.y	N.n.bez.	

1-494 **(Perkutane) Biopsie an anderen Organen und Geweben mit Steuerung durch bildgebende Verfahren**
Exkl.: Biopsie ohne Inzision an Lymphknoten, Milz und Thymus (1-426 ff.)
Hinw.: Das bildgebende Verfahren (z.B. Endosonographie) ist gesondert zu kodieren (Kap. 3)

1-494.0	Myokard	
	Exkl.: Transvenöse und transarterielle Biopsie (1-497 ff.)	
1-494.1	Perikard	
1-494.2	Mediastinum	
1-494.3	Mamma	
	.30 ↔ Durch Feinnadelaspiration	
	.31 ↔ Durch Stanzbiopsie ohne Clip-Markierung der Biopsieregion	
	.32 ↔ Durch Stanzbiopsie mit Clip-Markierung der Biopsieregion	
	.3x ↔ Sonstige	
1-494.4	Brustwand	
1-494.5	Bauchwand	
	Inkl.: Nabel	
1-494.6	Peritoneum	
1-494.7	Beckenperitoneum	
1-494.8	Retroperitoneales Gewebe	
1-494.9	Perivesikales Gewebe	
1-494.a	Periprostatisches Gewebe	
1-494.b	Lymphozele	
1-494.c ↔	Urozele	
1-494.x ↔	Sonstige	
1-494.y	N.n.bez.	

1-497 **Transvenöse oder transarterielle Biopsie**

1-497.0	Endokard	
1-497.1	Endomyokard	
1-497.2	Myokard	
1-497.3	Leber	
1-497.x	Sonstige	
1-497.y	N.n.bez.	

Biopsie durch Inzision
(1-50...1-58)

Inkl.: Intraoperative Biopsie, Biopsie bei diagnostischer Endoskopie durch Inzision und intraoperativ
Exkl.: Biopsie ohne Inzision (1-40 bis 1-49)
Arthroskopische Biopsie (1-482 ff.)
Biopsie bei Staging-Laparotomie zur Diagnostik lymphatischer Systemerkrankungen (5-401.6)
Biopsie bei Staging-Laparoskopie zur Diagnostik lymphatischer Systemerkrankungen (5-401.b)
Hinw.: Die Bezeichnung "durch Inzision" bezieht sich auf die Art des Zuganges
Das Anästhesieverfahren bei einer diagnostischen Maßnahme kann zusätzlich kodiert werden, sofern die diagnostische Maßnahme üblicherweise ohne Allgemeinanästhesie durchgeführt wird (8-90)

1-50   Biopsie an Mamma, Knochen und Muskeln durch Inzision

1-501 ↔ **Biopsie der Mamma durch Inzision**
Exkl.: Exzisionsbiopsie der Mamma (5-870.9 ff.)

1-502   **Biopsie an Muskeln und Weichteilen durch Inzision**
1-502.0   Hals
1-502.1 ↔ Schulterregion
1-502.2 ↔ Oberarm und Ellenbogen
1-502.3 ↔ Unterarm und Hand
1-502.4   Rumpf
1-502.5 ↔ Oberschenkel
1-502.6 ↔ Unterschenkel
1-502.7 ↔ Fuß
1-502.x ↔ Sonstige
1-502.y   N.n.bez.

1-503   **Biopsie an Knochen durch Inzision**
Exkl.: Biopsie an Schädelknochen durch Inzision (1-510 ff.)
1-503.0   Skapula, Klavikula, Rippen und Sternum
1-503.1 ↔ Humerus
1-503.2 ↔ Radius und Ulna
1-503.3 ↔ Karpale, Metakarpale und Phalangen Hand
1-503.4   Wirbelsäule
1-503.5   Becken
1-503.6 ↔ Femur und Patella
1-503.7 ↔ Tibia und Fibula
1-503.8 ↔ Tarsale, Metatarsale und Phalangen Fuß
1-503.y   N.n.bez.

1-504   **Biopsie an Gelenken und Schleimbeuteln durch Inzision**
1-504.0 ↔ Kiefergelenk
1-504.1 ↔ Gelenke des Schultergürtels
1-504.2 ↔ Ellenbogengelenk
1-504.3 ↔ Handgelenk
1-504.4 ↔ Thorakales Gelenk
1-504.5 ↔ Gelenk an der Wirbelsäule
1-504.6 ↔ Hüftgelenk
1-504.7 ↔ Kniegelenk
1-504.8 ↔ Oberes Sprunggelenk
1-504.9 ↔ Sonstige Gelenke am Fuß
1-504.a   Schleimbeutel
1-504.b ↔ Fingergelenk

1-504.c ↔ Sonstige Gelenke an der Hand
1-504.x ↔ Sonstige
1-504.y   N.n.bez.

1-51 Biopsie an Nervengewebe, Hypophyse, Corpus pineale durch Inzision und Trepanation von Schädelknochen
Inkl.: Stereotaktische Biopsie an intrakraniellem Gewebe

1-510 **Biopsie an intrakraniellem Gewebe durch Inzision und Trepanation von Schädelknochen**
Hinw.: Der Zugang ist gesondert zu kodieren (5-010 ff., 5-011 ff.)

1-510.0   Großhirn
1-510.1   Stammganglien
1-510.2   Hirnstamm
1-510.3   Kleinhirn
1-510.4   Intrakranielle Teile von Hirnnerven und Ganglien
1-510.5   Intrakranielle Blutgefäße
1-510.6   Hirnhäute
1-510.7   Kalotte
1-510.8   Schädelbasis
1-510.9   Gesichtsschädel
1-510.x   Sonstige
1-510.y   N.n.bez.

1-511 **Stereotaktische Biopsie an intrakraniellem Gewebe**
Hinw.: Der Zugang ist hier nicht gesondert zu kodieren

1-511.0   Großhirn
    .00   1 bis 5 Entnahmestellen
    .01   Mehr als 5 Entnahmestellen
1-511.1   Stammganglien
1-511.2   Hirnstamm
1-511.3   Kleinhirn
1-511.4   Intrakranielle Teile von Hirnnerven und Ganglien
1-511.5   Intrakranielle Blutgefäße
1-511.6   Hirnhäute
1-511.x   Sonstige
1-511.y   N.n.bez.

1-512 **Biopsie an intraspinalem Gewebe durch Inzision**
1-512.0   Rückenmark
1-512.1   Intraspinale Teile von Rückenmarknerven und Spinalganglien
1-512.2   Rückenmarkhäute
1-512.3   Diagnostische Eröffnung des Rückenmarkkanals
1-512.x   Sonstige
1-512.y   N.n.bez.

1-513 **Biopsie an peripheren Nerven durch Inzision**
1-513.0 ↔ Hirnnerven, extrakraniell
1-513.1 ↔ Plexus brachialis
1-513.2 ↔ Nerven Schulter
1-513.3 ↔ Nerven Arm
1-513.4 ↔ Nerven Hand
1-513.5   Nerven Rumpf
1-513.6 ↔ Plexus lumbosacralis
1-513.7 ↔ Nerven Leiste und Beckenboden

Kapitel 1: Diagnostische Maßnahmen

1-513.8 ↔ Nerven Bein
1-513.9 ↔ Nerven Fuß
1-513.x ↔ Sonstige
1-513.y N.n.bez.

1-514 Biopsie an Hypophyse und Corpus pineale durch Inzision
1-514.0 Hypophyse transseptal/transsphenoidal
1-514.1 Corpus pineale transseptal/transsphenoidal

1-515 Stereotaktische Biopsie an Hypophyse und Corpus pineale
1-515.0 Hypophyse
1-515.1 Corpus pineale

1-52   Biopsie an Augen und Augenanhangsgebilden durch Inzision

1-520 ↔   Biopsie am Augenlid durch Inzision
1-522 ↔   Biopsie an Tränendrüse und Tränendrüsenausführungsgang durch Inzision
1-529   Biopsie an anderen Teilen des Auges durch Inzision
1-529.0 ↔ Iris
1-529.1 ↔ Corpus ciliare
1-529.2 ↔ Sklera
1-529.3 ↔ Linse
1-529.4 ↔ Retina
1-529.5 ↔ Choroidea
1-529.6 ↔ Augenmuskel oder Augenmuskelsehne
1-529.7 ↔ Orbita
1-529.8 ↔ Tränenwege
1-529.x ↔ Sonstige
1-529.y   N.n.bez.

1-53   Biopsie an Ohr und Nase durch Inzision

1-531 ↔   Biopsie am äußeren Gehörgang durch Inzision
1-532   Biopsie an anderen Teilen des Ohres durch Inzision
1-532.0 ↔ Mittelohr
1-532.1 ↔ Innenohr
1-532.x ↔ Sonstige
1-532.y   N.n.bez.

1-537   Biopsie am Naseninnenraum durch Inzision
1-538 ↔   Biopsie an den Nasennebenhöhlen durch Inzision
1-539   Biopsie an anderen Teilen der Nase durch Inzision

1-54   Biopsie an Mund, Mundhöhle und Pharynx durch Inzision

1-542 ↔   Biopsie an Speicheldrüse und Speicheldrüsenausführungsgang durch Inzision
1-545   Biopsie an anderen Strukturen des Mundes und der Mundhöhle durch Inzision
          Exkl.: Biopsie an der Mundschleimhaut (1-420 ff.)
1-545.1   Alveolarkamm
1-545.3   Mundboden
1-545.x   Sonstige
1-545.y   N.n.bez.

1-546   Biopsie am Oropharynx durch Inzision
1-547   Biopsie am Hypopharynx durch Inzision

1-548	Biopsie am Nasopharynx durch Inzision
1-549	**Biopsie am Larynx durch Inzision**
1-549.0	Supraglottis
1-549.1	Glottis
1-549.2	Subglottis
1-549.x	Sonstige
1-549.y	N.n.bez.

1-55 Biopsie an anderen Verdauungsorganen, Zwerchfell und (Retro-)Peritoneum durch Inzision

1-550 **Biopsie am Zwerchfell durch Inzision**

1-551 **Biopsie an der Leber durch Inzision**
Exkl.: Biopsie an der Leber bei Staging-Laparotomie (5-401.6)
Biopsie an der Leber bei Staging-Laparoskopie (5-401.b)

1-551.0	Durch Exzision
1-551.1	Nadelbiopsie
1-551.x	Sonstige
1-551.y	N.n.bez.

1-552 **Biopsie an Gallenblase und Gallengängen durch Inzision**

1-552.0	Gallenblase
1-552.1	Gallengänge
1-552.2	Sphincter Oddi und Papilla duodeni major

1-553 **Biopsie am Pankreas durch Inzision**

1-554 **Biopsie am Magen durch Inzision**

1-555 **Biopsie am Dünndarm durch Inzision**

1-555.0	Duodenum
1-555.1	Ileum *Inkl.:* Meckel-Divertikel
1-555.2	Jejunum

1-556 **Biopsie am Kolon durch Inzision**

1-556.0	Colon ascendens
1-556.1	Colon transversum
1-556.2	Colon descendens
1-556.3	Colon sigmoideum

1-557 **Biopsie an Rektum und perirektalem Gewebe durch Inzision**

1-557.0	Rektum
1-557.1	Perirektales Gewebe

1-559 **Biopsie an anderen Verdauungsorganen, Peritoneum und retroperitonealem Gewebe durch Inzision**

1-559.0	Ösophagus
1-559.1	Darm, n.n.bez.
1-559.2	Mesenterium
1-559.3	Omentum
1-559.4	Peritoneum
1-559.5	Retroperitoneales Gewebe *Exkl.:* Retroperitoneale Lymphadenektomie (5-404.d, 5-404.e)
1-559.x	Sonstige
1-559.y	N.n.bez.

Kapitel 1: Diagnostische Maßnahmen

1-56　Biopsie an Harnwegen und männlichen Genitalorganen durch Inzision

1-560　Biopsie an Niere und perirenalem Gewebe durch Inzision
1-560.0 ↔ Niere
1-560.1 ↔ Perirenales Gewebe

1-561　Biopsie an Urethra und periurethralem Gewebe durch Inzision
1-561.0　Urethra
1-561.1　Periurethrales Gewebe

1-562　Biopsie an anderen Harnorganen durch Inzision
Exkl.:　Endoskopische Biopsie (1-46)
1-562.0 ↔ Ureter
1-562.1 ↔ Periureterales Gewebe
1-562.2　Harnblase
1-562.3　Perivesikales Gewebe
1-562.x　Sonstige
1-562.y　N.n.bez.

1-563　Biopsie an Prostata und periprostatischem Gewebe durch Inzision
1-563.0　Prostata
1-563.1　Periprostatisches Gewebe

1-564　Biopsie am Penis durch Inzision
Exkl.:　Biopsie an der Haut des Penis (1-463.3)
1-564.0　Glans penis
1-564.1　Penisschaft
1-564.y　N.n.bez.

1-565 ↔　Biopsie am Hoden durch Inzision

1-566　Biopsie am männlichen Perineum durch Inzision
Exkl.:　Biopsie an der Haut des Perineums beim Mann (1-463.9)

1-569　Biopsie an anderen männlichen Genitalorganen durch Inzision
1-569.0 ↔ Epididymis
1-569.1 ↔ Ductus deferens
1-569.2 ↔ Vesiculae seminales
1-569.3 ↔ Funiculus spermaticus
1-569.y　N.n.bez.

1-57　Biopsie an weiblichen Genitalorganen durch Inzision

1-570　Biopsie an Ovar, Tuba(e) uterina(e) und Ligamenten des Uterus durch Inzision
1-570.0 ↔ Ovar
1-570.1 ↔ Tuba(e) uterina(e)
1-570.2 ↔ Ligamente des Uterus

1-571　Biopsie an Uterus und Cervix uteri durch Inzision
Exkl.:　Endoskopische Biopsie (1-47)
1-571.0　Corpus uteri
1-571.1　Cervix uteri

1-572　Biopsie an der Vagina durch Inzision

1-574　Biopsie am weiblichen Perineum durch Inzision
Exkl.:　Biopsie an der Haut des Perineums bei der Frau (1-470.6, 1-474.6)

1-579	**Biopsie an anderen weiblichen Genitalorganen durch Inzision**
1-579.0	Vaginale Biopsie des Douglasraumes
1-579.x	Sonstige
1-579.y	N.n.bez.

1-58 Biopsie an anderen Organen durch Inzision

1-580	**Biopsie an Herz und Perikard durch Inzision**
1-580.0	Herz
1-580.1	Perikard

1-581 Biopsie am Mediastinum und anderen intrathorakalen Organen durch Inzision

1-581.0 Mediastinum
Exkl.: Biopsie an mediastinalen Lymphknoten durch Inzision (1-586.3)
1-581.1 Thymus
1-581.2 ↔ Bronchus
1-581.3 ↔ Lunge
1-581.4 ↔ Pleura
1-581.x ↔ Sonstige
1-581.y N.n.bez.

1-582 Biopsie an Schilddrüse und Nebenschilddrüsen durch Inzision
1-582.0 Schilddrüse
1-582.1 ↔ Nebenschilddrüsen

1-583 Biopsie an anderen Organen des Halses durch Inzision

1-584 ↔ Biopsie an der Nebenniere durch Inzision

1-585 Biopsie an anderen intraabdominalen Organen durch Inzision
1-585.0 Milz
1-585.x Sonstige
1-585.y N.n.bez.

1-586 Biopsie an Lymphknoten durch Inzision
Exkl.: Biopsie an Lymphknoten bei Staging-Laparotomie (5-401.6)
Biopsie an Lymphknoten bei Staging-Laparoskopie (5-401.b)
1-586.0 ↔ Zervikal
1-586.1 ↔ Supraklavikulär
1-586.2 ↔ Axillär
1-586.3 Mediastinal
1-586.4 Paraaortal
1-586.5 ↔ Iliakal
1-586.6 ↔ Inguinal
1-586.7 ↔ Pelvin
1-586.8 ↔ Mesenterial
1-586.x ↔ Sonstige
1-586.y N.n.bez.

1-587 Biopsie an Blutgefäßen durch Inzision
Exkl.: Biopsie an intrakraniellen Blutgefäßen durch Inzision (1-510.5)
1-587.0 ↔ Gefäße Kopf und Hals, extrakraniell
1-587.1 ↔ Gefäße von Schulter, Arm und Hand
1-587.2 Thorakale Gefäße
1-587.3 Abdominale Gefäße

1-587.4		Viszerale Gefäße
1-587.5	↔	Gefäße Oberschenkel
1-587.6	↔	Gefäße Unterschenkel und Fuß
1-587.x	↔	Sonstige
1-587.y		N.n.bez.

1-589　Biopsie an anderen Organen und Geweben durch Inzision
Exkl.:　Biopsie an der Haut (1-490 ff.)

1-589.0	Brustwand
1-589.1	Bauchwand
	Inkl.:　Nabel
1-589.x	Sonstige
1-589.y	N.n.bez.

Diagnostische Endoskopie (1-61...1-69)

Inkl.:　Foto- und Videodokumentation
Exkl.:　Endoskopische Fremdkörperentfernung (8-100 ff.)
Hinw.:　Eine durchgeführte endoskopische Biopsie ist gesondert zu kodieren (1-40 bis 1-49)
　　　　　Das Anästhesieverfahren bei einer diagnostischen Maßnahme kann zusätzlich kodiert werden, sofern die diagnostische Maßnahme üblicherweise ohne Allgemeinanästhesie durchgeführt wird (8-90)

1-61　Diagnostische Endoskopie der oberen Atemwege
Hinw.:　Eine durchgeführte endoskopische Biopsie ist gesondert zu kodieren
　　　　　(1-414 ff., 1-421 ff., 1-422 ff.)

1-610　Diagnostische Laryngoskopie

1-610.0	Direkt
1-610.1	Indirekt
1-610.2	Mikrolaryngoskopie
1-610.x	Sonstige
1-610.y	N.n.bez.

1-611　Diagnostische Pharyngoskopie

1-611.0	Direkt	
	.00	Ohne weitere Maßnahmen
	.01	Mit flexiblem Endoskop (unter Sedierung) im Schlaf [Schlafendoskopie]
	.0x	Sonstige
1-611.1	Indirekt	
1-611.x	Sonstige	
1-611.y	N.n.bez.	

1-612　Diagnostische Rhinoskopie

1-613　Evaluation des Schluckens mit flexiblem Endoskop
　　　　Exkl.:　Diagnostische Laryngoskopie (1-610 ff.)
　　　　　　　　Diagnostische Pharyngoskopie (1-611 ff.)
　　　　　　　　Frührehabilitationsassessment von Patienten mit Kopf-Hals-Tumoren (1-775 ff.)

1-62　Diagnostische Tracheobronchoskopie
Hinw.:　Eine durchgeführte endoskopische Biopsie ist gesondert zu kodieren (1-430 ff.)

1-620　Diagnostische Tracheobronchoskopie
　　　　Inkl.:　Über ein Stoma

1-620.0	Mit flexiblem Instrument	
	.00	Ohne weitere Maßnahmen
	.01	Mit bronchoalveolärer Lavage

	.02	Mit Alveoloskopie

          .02   Mit Alveoloskopie
          .03   Mit katheterbasierter Luftstrommessung
          .0x   Sonstige

1-620.1   Mit starrem Instrument
          .10   Ohne weitere Maßnahmen
          .11   Mit katheterbasierter Luftstrommessung
          .1x   Sonstige

1-620.2   Mit Autofluoreszenzlicht

1-620.3   Mit flexiblem ultradünnen Instrument
         Hinw.: Ultradünne Instrumente haben einen Außendurchmesser von 4 mm oder weniger
                   Diese Kodes sind nur für Patienten, die bei stationärer Aufnahme das 12. Lebensjahr
                   vollendet haben, anzugeben
          .30   Ohne weitere Maßnahmen
          .31   Mit bronchoalveolärer Lavage
          .32   Mit Alveoloskopie
          .3x   Sonstige

1-620.x   Sonstige

1-620.y   N.n.bez.

1-63   Diagnostische Endoskopie des oberen Verdauungstraktes
        Hinw.: Eine durchgeführte endoskopische Biopsie ist gesondert zu kodieren (1-440.9, 1-440.a)
                 Die Chromoendoskopie des oberen Verdauungstraktes ist gesondert zu kodieren (1-63b)
                 <u>Die Verwendung eines Einmal-Endoskops ist gesondert zu kodieren (1-999.5 ff.)</u>

1-630   Diagnostische Ösophagoskopie

1-630.0   Mit flexiblem Instrument

1-630.1   Mit starrem Instrument

1-630.x   Sonstige

1-630.y   N.n.bez.

1-631   Diagnostische Ösophagogastroskopie

1-631.0   Bei normalem Situs
         Inkl.:   Bei axialer Gleithernie
         Hinw.: Mit diesem Kode ist die diagnostische Ösophagogastroskopie bei normaler makroskopisch-
                 anatomischer Lage zu kodieren

1-631.1   Bei Anastomosen an Ösophagus und/oder Magen

1-631.x   Sonstige
         Inkl.:   Bei Lageanomalie

1-631.y   N.n.bez.

1-632   Diagnostische Ösophagogastroduodenoskopie

1-632.0   Bei normalem Situs
         Inkl.:   Bei axialer Gleithernie
         Hinw.: Mit diesem Kode ist die diagnostische Ösophagogastroduodenoskopie bei normaler
                 makroskopisch-anatomischer Lage zu kodieren

1-632.1   Bei Anastomosen an Ösophagus, Magen und/oder Duodenum

1-632.x   Sonstige
         Inkl.:   Bei Lageanomalie

1-632.y   N.n.bez.

1-635   Diagnostische Jejunoskopie

1-635.0   Bei normalem Situs
         Inkl.:   Bei axialer Gleithernie
         Hinw.: Mit diesem Kode ist die diagnostische Jejunoskopie bei normaler makroskopisch-
                 anatomischer Lage zu kodieren

1-635.1   Bei Anastomosen an Ösophagus, Magen und/oder Dünndarm

1-635.x   Sonstige
         Inkl.:   Bei Lageanomalie

1-635.y   N.n.bez.

Kapitel 1: Diagnostische Maßnahmen

1-636 **Diagnostische Intestinoskopie (Endoskopie des tiefen Jejunums und Ileums)**
Hinw.: Diese Kodes sind zu verwenden, wenn die Untersuchung peroral vorgenommen wird

1-636.0 Einfach (durch Push-Technik)

1-636.1 Durch Push-and-pull-back-Technik
Inkl.: Single-Ballon-Enteroskopie
Doppel-Ballon-Enteroskopie

1-636.2 Durch motorisierte Spiral-Endoskopie

1-636.x Sonstige

1-638 **Diagnostische Endoskopie des oberen Verdauungstraktes über ein Stoma**

1-638.0 Diagnostische Ösophagoskopie

1-638.1 Diagnostische Ösophagogastroduodenoskopie

1-638.2 Diagnostische Gastroskopie

1-638.3 Diagnostische Duodenoskopie

1-638.4 Diagnostische Jejunoskopie

1-638.x Sonstige

1-638.y N.n.bez.

1-63a **Kapselendoskopie des Dünndarmes**

1-63b **Chromoendoskopie des oberen Verdauungstraktes**
Hinw.: Dieser Kode ist ein Zusatzkode. Er kann zusätzlich zu anderen Kodes aus dem Bereich 1-63 Diagnostische Endoskopie des oberen Verdauungstraktes angegeben werden

1-64 **Diagnostische Endoskopie der Gallen- und Pankreaswege**
Exkl.: Endoskopische Operationen an Gallengängen (5-513 ff.) und am Pankreasgang (5-526 ff.)
Hinw.: Eine durchgeführte endoskopische Biopsie ist gesondert zu kodieren
(1-440.6, 1-440.7, 1-440.8, 1-440.x)

1-640 **Diagnostische retrograde Darstellung der Gallenwege**
Inkl.: Darstellung der Gallenwege (ERC)
Exkl.: Darstellung der Gallenwege mit Papillotomie (5-513.1)
Hinw.: Die Verwendung eines Einmal-Endoskops ist gesondert zu kodieren (1-999.5 ff.)

1-641 **Diagnostische retrograde Darstellung der Pankreaswege**
Inkl.: Darstellung der Pankreaswege (ERP)
Exkl.: Darstellung der Pankreaswege mit Papillotomie (5-526.1)
Hinw.: Die Verwendung eines Einmal-Endoskops ist gesondert zu kodieren (1-999.5 ff.)

1-642 **Diagnostische retrograde Darstellung der Gallen- und Pankreaswege**
Inkl.: Darstellung der Gallen- und Pankreaswege (ERCP)
Exkl.: Darstellung der Gallenwege mit Papillotomie (5-513.1)
Darstellung der Pankreaswege mit Papillotomie (5-526.1)
Hinw.: Die Verwendung eines Einmal-Endoskops ist gesondert zu kodieren (1-999.5 ff.)

1-643 **Diagnostische direkte Endoskopie der Gallenwege [duktale Endoskopie] [POCS]**

1-643.2 Cholangioskopie der Gallenwege distal der Hepatikusgabel
Inkl.: Cholangioskopie der extrahepatischen Gallenwege

1-643.3 Cholangioskopie der Gallenwege proximal der Hepatikusgabel
Inkl.: Cholangioskopie der intrahepatischen Gallenwege

1-644 **Diagnostische direkte Endoskopie des Pankreasganges [duktale Endoskopie] [POPS]**

1-645 **Zugang durch retrograde Endoskopie**
Hinw.: Dieser Kode ist ein Zusatzkode. Er ist nur anzugeben, wenn eine retrograde Endoskopie als Zugang für eines der unter 1-640 bis 1-644 aufgeführten Verfahren eingesetzt wurde
Mit diesem Kode soll ausschließlich die aufgrund von Voroperationen (z.B. nach partieller Pankreatoduodenektomie, bei Roux-Y-Anastomose nach totaler oder partieller Gastrektomie) retrograd (von weiter aboral gelegenen Darmabschnitten in Richtung weiter oral gelegener Darmabschnitte) durchgeführte Endoskopie zur diagnostischen Untersuchung der Gallen- oder Pankreaswege verschlüsselt werden

1-646	**Diagnostische Endoskopie der Gallen- und Pankreaswege bei anatomischer Besonderheit**
Hinw.: Dieser Kode ist ein Zusatzkode. Er ist nur anzugeben, wenn bei Durchführung eines der unter 1-640 bis 1-642 aufgeführten Verfahren eine der folgenden Besonderheiten vorlag:
• Lage der Papilla Vateri am Rand oder innerhalb eines Duodenaldivertikels oder
• Pancreas divisum mit Erfordernis der Kanülierung der Papilla minor oder
• Stenosierende Neubildung der Papilla Vateri bei erstmaliger, erfolgreicher Kanülierung

1-65 Diagnostische Endoskopie des unteren Verdauungstraktes

Hinw.: Eine durchgeführte endoskopische Biopsie ist gesondert zu kodieren (1-444 ff.)
Die Chromoendoskopie des unteren Verdauungstraktes ist gesondert zu kodieren (1-655)

1-650	**Diagnostische Koloskopie**
Hinw.: Eine (Ileo-)Koloskopie durch Push-and-pull-back-Technik ist gesondert zu kodieren (1-657)
Eine (Ileo-)Koloskopie durch motorisierte Spiral-Endoskopie ist gesondert zu kodieren (1-658)
1-650.0	Partiell
1-650.1	Total, bis Zäkum
1-650.2	Total, mit Ileoskopie
1-650.x	Sonstige
1-650.y	N.n.bez.
1-651	**Diagnostische Sigmoideoskopie**
1-652	**Diagnostische Endoskopie des Darmes über ein Stoma**
1-652.0	Ileoskopie
1-652.1	Koloskopie
1-652.2	Sigmoideoskopie
1-652.3	Proktoskopie
1-652.4	Rektoskopie
1-652.x	Sonstige
1-652.y	N.n.bez.
1-653	**Diagnostische Proktoskopie**
1-654	**Diagnostische Rektoskopie**
Inkl.: Pouchoskopie
1-654.0	Mit flexiblem Instrument
1-654.1	Mit starrem Instrument
1-654.x	Sonstige
1-654.y	N.n.bez.
1-655	**Chromoendoskopie des unteren Verdauungstraktes**
Hinw.: Dieser Kode ist ein Zusatzkode. Er kann zusätzlich zu anderen Kodes aus dem Bereich 1-65 Diagnostische Endoskopie des unteren Verdauungstraktes angegeben werden
1-656	**Kapselendoskopie des Kolons**
1-657	**(Ileo-)Koloskopie durch Push-and-pull-back-Technik**
Inkl.: Single-Ballon-Enteroskopie
Doppel-Ballon-Enteroskopie
Hinw.: Dieser Kode ist ein Zusatzkode. Er kann zusätzlich zu anderen Kodes aus dem Bereich 1-65 Diagnostische Endoskopie des unteren Verdauungstraktes angegeben werden
1-658	**(Ileo-)Koloskopie durch motorisierte Spiral-Endoskopie**
Hinw.: Dieser Kode ist ein Zusatzkode. Er kann zusätzlich zu anderen Kodes aus dem Bereich 1-65 Diagnostische Endoskopie des unteren Verdauungstraktes angegeben werden

1-66 Diagnostische Endoskopie der Harnwege
Hinw.: Eine durchgeführte endoskopische Biopsie ist gesondert zu kodieren (1-46)

1-660 Diagnostische Urethroskopie
Hinw.: Die Art des Zystoskops ist gesondert zu kodieren (1-999.4 ff.)

1-661 Diagnostische Urethrozystoskopie
Hinw.: Die Art des Zystoskops ist gesondert zu kodieren (1-999.4 ff.)

1-663 Diagnostische Urethrozystoskopie einer augmentierten Harnblase
Hinw.: Die Art des Zystoskops ist gesondert zu kodieren (1-999.4 ff.)

1-663.0 Ohne künstlichen Sphinkter
1-663.1 Mit künstlichem Sphinkter
1-663.y N.n.bez.

1-665 ↔ Diagnostische Ureterorenoskopie
Hinw.: Die Anwendung eines flexiblen Ureterorenoskops ist gesondert zu kodieren (1-999.2 ff.)

1-666 Diagnostische Endoskopie einer Harnableitung
Hinw.: Die Art des Zystoskops ist gesondert zu kodieren (1-999.4 ff.)

1-666.0 Darmreservoir
1-666.1 Ersatzblase
1-666.2 Conduit
1-666.x Sonstige
1-666.y N.n.bez.

1-668 Diagnostische Endoskopie der Harnwege über ein Stoma
Hinw.: Die Anwendung eines flexiblen Ureterorenoskops ist gesondert zu kodieren (1-999.2 ff.)
Die Art des Zystoskops ist gesondert zu kodieren (1-999.4 ff.)

1-668.0 Diagnostische Urethroskopie
1-668.1 Diagnostische Urethrozystoskopie
1-668.2 ↔ Diagnostische Ureterorenoskopie
1-668.x ↔ Sonstige
1-668.y N.n.bez.

1-67 Diagnostische Endoskopie der weiblichen Genitalorgane
Hinw.: Eine durchgeführte endoskopische Biopsie ist gesondert zu kodieren (1-47)

1-670 Diagnostische Vaginoskopie
1-671 Diagnostische Kolposkopie
1-672 Diagnostische Hysteroskopie
1-673 Diagnostische Hysterosalpingoskopie
1-674 Diagnostische Embryofetoskopie

1-68 Andere diagnostische Endoskopie

1-681 ↔ Diagnostische Endoskopie der Tränenwege
1-682 ↔ Diagnostische Endoskopie der Milchgänge
1-683 ↔ Diagnostische Sialendoskopie der Glandula submandibularis oder der Glandula parotis

1-69 Diagnostische Endoskopie durch Inzision und intraoperativ
Exkl.: Diagnostische Angioskopie (1-279.9)
Hinw.: Die Bezeichnung "durch Inzision" bezieht sich auf die Art des Zuganges
Eine durchgeführte Biopsie ist gesondert zu kodieren (1-50 bis 1-58)

1-690 Diagnostische Bronchoskopie und Tracheoskopie durch Inzision und intraoperativ
1-690.0 Bronchoskopie
1-690.1 Tracheoskopie

1-691	**Diagnostische Thorakoskopie und Mediastinoskopie**
1-691.0	Thorakoskopie
1-691.1	Mediastinoskopie
1-693	**Diagnostische Endoskopie der Harnwege durch Inzision und intraoperativ**

Hinw.: Die Anwendung eines flexiblen Ureterorenoskops ist gesondert zu kodieren (1-999.2 ff.)

1-693.0	↔	Pyeloskopie
1-693.1	↔	Ureterorenoskopie
1-693.2		Zystoskopie
1-693.x	↔	Sonstige
1-693.y		N.n.bez.
1-694		**Diagnostische Laparoskopie (Peritoneoskopie)**

Inkl.: Diagnostische Pelviskopie
Diagnostische Laparoskopie mittels eines Ballonsystems
Exkl.: Staging-Laparoskopie (5-401.b)

1-695	**Diagnostische Endoskopie des Verdauungstraktes durch Inzision und intraoperativ**
1-695.0	Magen
1-695.1	Dünndarm
1-695.2	Dickdarm
1-695.4	Gallenwege

    .42   Durch Inzision der Gallenwege, der Gallenblase oder über den Zystikusstumpf
    .43   Perkutan-transhepatisch mit normalkalibrigem Cholangioskop
          Hinw.: Der Außendurchmesser eines normalkalibrigen Cholangioskops beträgt mehr als 4 mm
    .44   Perkutan-transhepatisch mit kleinkalibrigem Cholangioskop
          Hinw.: Der Außendurchmesser eines kleinkalibrigen Cholangioskops beträgt 4 mm oder weniger

1-695.x	Sonstige
1-695.y	N.n.bez.
1-696	**Diagnostische Endoskopie des Douglasraumes (Kuldoskopie)**
1-697	**Diagnostische Arthroskopie**

Inkl.: Diagnostische Endoskopie periartikulär
Exkl.: Therapeutische arthroskopische Gelenkspülung (5-810.0 ff., 5-810.1 ff.)
       Therapeutische Spülung eines Gelenkes (8-178 ff.)
Hinw.: Die Gelenkspülung im Rahmen der diagnostischen Arthroskopie ist im Kode enthalten

1-697.0	↔	Kiefergelenk
1-697.1	↔	Schultergelenk
1-697.2	↔	Ellenbogengelenk
1-697.3	↔	Handgelenk
1-697.4	↔	Thorakales Gelenk
1-697.5	↔	Gelenk an der Wirbelsäule
1-697.6	↔	Hüftgelenk
1-697.7	↔	Kniegelenk
1-697.8	↔	Oberes Sprunggelenk
1-697.9	↔	Sonstige Gelenke am Fuß
1-697.a	↔	Fingergelenk
1-697.b	↔	Sonstige Gelenke an der Hand
1-697.x	↔	Sonstige
1-697.y		N.n.bez.
1-698		**Diagnostische Endoskopie durch Punktion, Inzision und intraoperativ am Zentralnervensystem**

Inkl.: Bohrlochtrepanation

1-698.0	Intrakranielle diagnostische Endoskopie

Kapitel 1: Diagnostische Maßnahmen

1-698.1 Intraspinale diagnostische Endoskopie
1-698.x Sonstige
1-698.y N.n.bez.

1-699 Andere diagnostische Endoskopie durch Punktion, Inzision und intraoperativ
1-699.0 Endoskopie der Nasennebenhöhlen
1-699.2 Amnioskopie
1-699.x Sonstige
1-699.y N.n.bez.

Funktionstests (1-70...1-79)

1-70 Provokationstestung

1-700 Spezifische allergologische Provokationstestung
Inkl.: Kutane, orale, nasale, bronchiale, subkutane oder intravenöse allergologische Provokationstestung
Allergologische Provokationstestung durch Stichprovokation
Hinw.: Die Anwendung dieses Kodes setzt die kontinuierliche ärztliche Überwachung in Notfallbereitschaft voraus

1-71 Pneumologische Funktionsuntersuchungen

1-710 Ganzkörperplethysmographie
Inkl.: Untersuchung mit Applikation pharmakodynamisch wirksamer Substanzen
Hinw.: Spirometrie und Flussvolumenkurve sind im Kode enthalten

1-711 Bestimmung der CO-Diffusionskapazität
Inkl.: Single-breath- und Steady-state-Verfahren

1-712 Spiroergometrie

1-713 Messung der funktionellen Residualkapazität [FRC] mit der Helium-Verdünnungsmethode

1-714 Messung der bronchialen Reaktivität
Inkl.: Untersuchung unter pharmakologischer Belastung, Kaltluft oder Laufbelastung

1-715 Sechs-Minuten-Gehtest nach Guyatt

1-716 Messung des fraktionierten exhalierten Stickstoffmonoxids [FeNO]

1-717 Feststellung des Beatmungsstatus und des Beatmungsentwöhnungspotenzials
Exkl.: Feststellung des Beatmungsstatus und des Beatmungsentwöhnungspotenzials im Rahmen der prolongierten Beatmungsentwöhnung auf intensivmedizinischer oder nicht intensivmedizinischer spezialisierter Beatmungsentwöhnungs-Einheit (8-718.8 ff., 8-718.9 ff.)
Hinw.: Diese Kodes sind nach der Vereinbarung gemäß § 9 Absatz 1a Nummer 8 KHEntgG über das Nähere zu Abschlägen bei Nichteinschätzung des Beatmungsstatus/Beatmungsentwöhnungspotenzials und fehlender Verordnung einer erforderlichen Anschlussversorgung (B-BEP-Abschlagsvereinbarung) in der jeweils geltenden Fassung anzugeben
Die Einleitung einer häuslichen maschinellen Beatmung während desselben stationären Aufenthaltes ist gesondert zu kodieren (8-716 ff.)
Mindestmerkmale:
• Durchführung durch einen Facharzt mit der Zusatzbezeichnung Intensivmedizin oder einen Facharzt mit mindestens 3-jähriger Erfahrung in der prolongierten Beatmungsentwöhnung auf einer auf die Beatmungsentwöhnung von langzeitbeatmeten Patienten spezialisierten Beatmungsentwöhnungs-Einheit. Die Durchführung kann auch telemedizinisch erfolgen
• Erhebung folgender Kriterien zur Entwöhnungsbereitschaft:
  ◦ Atemmechanik (z.B. Hustenstoß, Sekretion)
  ◦ Hämodynamischer Status (z.B. Blutdruck, Herzfrequenz)
  ◦ Sedierungsscore (z.B. Richmond Agitation-Sedation Scale)

- Beurteilung der NIV-Fähigkeit
- Feststellung der Gasaustauschparameter (z.b. pO_2, pH, pCO_2, sO_2) mit invasiven oder nicht invasiven Messverfahren (z.B. Blutgasanalyse, Pulsoxymetrie, transkutane Oxymetrie und CO_2-Messung)
- Feststellung der Geräteeinstellungen (mindestens Beatmungsmodus, Beatmungsdrücke, Atemfrequenz, FiO_2 oder O_2-Fluss; die Feststellung der Atemfrequenz ist entbehrlich, sofern eine Beatmungsform gewählt wurde, bei der eine Einstellung der maschinellen Atemfrequenz nicht vorgesehen ist)
- Feststellung der Gerätemesswerte (mindestens Atemfrequenz, Atemzugvolumen, Atemminutenvolumen, Beatmungsdrücke)
- Beurteilung des Beatmungsentwöhnungspotenzials unter Berücksichtigung der erhobenen Befunde

1-717.0   Mit Feststellung eines nicht vorhandenen Beatmungsentwöhnungspotenzials
1-717.1   Mit Indikationsstellung zur weiteren Beatmungsentwöhnungsbehandlung

1-76 Metabolische Funktionsuntersuchung

1-760   **Belastungstest mit Substanzen zum Nachweis einer Stoffwechselstörung**
Inkl.:   Orale Leucin-, Carnitin-, Phenylpropionsäure-, Glukose-, Laktose- oder Fettbelastung
Intravenöse Pyruvatbelastung
Fastentest
Hinw.:   Die Anwendung dieses Kodes setzt die kontinuierliche ärztliche Überwachung in Notfallbereitschaft voraus

1-761   **Pankreasfunktionstest mit Aspiration von Duodenalsaft über eine Duodenalsonde**
Inkl.:   Sekretin-Test

1-762   **Leberfunktionstest mit intravenöser Applikation eines C13-markierten Substrates**
Inkl.:   Intravenöse C13-Methacetin-Applikation
Hinw.:   Die Anwendung dieses Kodes setzt die kontinuierliche Messung der $13CO_2$-Abatmung über eine Atemmaske direkt am Patienten voraus

1-77 Palliativmedizinische, geriatrische und frührehabilitative Funktionsuntersuchung

1-770   **Multidimensionales geriatrisches Screening und Minimalassessment**
Exkl.:   Standardisiertes geriatrisches Basisassessment (1-771)
Geriatrische frührehabilitative Komplexbehandlung (8-550 ff.)
Hinw.:   Hier soll die Kurzform des Basisassessments kodiert werden
Die Anwendung dieses Kodes setzt die Untersuchung von mindestens drei Bereichen (z.B. Mobilität, Selbsthilfefähigkeit und Kognition) voraus, die mit standardisierten Messverfahren untersucht werden

1-771   **Standardisiertes geriatrisches Basisassessment (GBA)**
Exkl.:   Geriatrische frührehabilitative Komplexbehandlung (8-550 ff.)
Hinw.:   Die Anwendung dieses Kodes setzt die Untersuchung von mindestens fünf Bereichen (z.B. Mobilität, Selbsthilfefähigkeit, Stimmung, Ernährung, Kontinenz, Kognition und soziale Situation) voraus, die mit standardisierten Messverfahren untersucht werden

1-773   **Multidimensionales palliativmedizinisches Screening und Minimalassessment**
Exkl.:   Standardisiertes palliativmedizinisches Basisassessment (1-774)
Palliativmedizinische Komplexbehandlung (8-982 ff.)
Spezialisierte stationäre palliativmedizinische Komplexbehandlung (8-98e ff.)
Hinw.:   Dieser Kode ist nur einmal pro stationären Aufenthalt anzugeben
Hier soll die Kurzform des Basisassessments kodiert werden
Die Anwendung dieses Kodes setzt die Untersuchung von mindestens drei Bereichen der Palliativversorgung (z.B. Schmerzanamnese, Symptomintensität, Lebensqualität, psychosoziale Belastetheit, Alltagskompetenz) voraus, die mit standardisierten Messverfahren untersucht werden

1-774 **Standardisiertes palliativmedizinisches Basisassessment (PBA)**
Exkl.: Palliativmedizinische Komplexbehandlung (8-982 ff.)
Spezialisierte stationäre palliativmedizinische Komplexbehandlung (8-98e ff.)
Spezialisierte palliativmedizinische Komplexbehandlung durch einen Palliativdienst (8-98h ff.)
Hinw.: Dieser Kode ist nur einmal pro stationären Aufenthalt anzugeben
Die Anwendung dieses Kodes setzt die Untersuchung von mindestens fünf Bereichen der Palliativversorgung (z.B. Schmerzanamnese, Symptomintensität, Lebensqualität, Mobilität, Selbsthilfefähigkeit, Stimmung, Ernährung, soziale Situation, psychosoziale Belastetheit, Alltagskompetenz) voraus, die mit standardisierten Messverfahren untersucht werden

1-775 **Frührehabilitationsassessment von Patienten mit Kopf-Hals-Tumoren**
Inkl.: Wiederholte Erhebung einzelner Assessmentbestandteile je nach Zustand des Patienten
Exkl.: Frührehabilitative Komplexbehandlung von Patienten mit Kopf-Hals-Tumoren (8-553 ff.)
Hinw.: Diese Kodes sind nur einmal pro stationären Aufenthalt anzugeben
Die Durchführung der Evaluation des Schluckens mit flexiblem Endoskop (1-613) ist nicht gesondert zu kodieren
Mindestmerkmale:
- Standardisiertes Frührehabilitationsassessment zur Erfassung und Wertung der Funktionsdefizite in mindestens 2 der folgenden 5 Bereiche:
- Standardisiertes Assessment der Dysphonie: Stroboskopie, Stimmanalyse und ein subjektiver Bewertungsbogen (z.B. VHI)
- Standardisiertes Assessment der Dysglossie: Morphologisch-funktioneller Organbefund, Sprechanalyse und Lautbestandsprüfung, Überprüfung der Hirnnervenstatus
- Standardisiertes Assessment der Dysphagie: Fiberendoskopische Schluckuntersuchung (z.B. nach Langmore 2001) oder Videofluoroskopie, die Durchführung erfolgt interdisziplinär durch 2 Untersucher
- Standardisiertes Screening des Nutritionsstatus: Nutritional Risk Screening (NRS 2002) nach Kondrup
- Standardisiertes Assessment des Kauens: Zahnärztliches Konsil zur frühzeitigen kaufunktionellen zahnärztlichen Versorgung
- Die Zeiten beinhalten die Vor- und Nachbereitung des Patienten und die Erstellung eines differenzierten standardisierten Befundberichtes zur Entwicklung eines Frührehabilitationskonzeptes

1-775.0 Dauer mindestens 60 bis 90 Minuten

1-775.1 Dauer mehr als 90 Minuten

1-79 Physiologische Funktionstests

1-790 **Polysomnographie**
Inkl.: Kardiorespiratorische Polysomnographie
Neurologische Polysomnographie
Pneumologische Polysomnographie
Hinw.: Dauer mindestens 6 Stunden
Obligate Verfahren: Videomonitoring, 2 x EEG, 3 x EMG, 2 x EOG, Schnarchgeräusch-Messung, Bestimmung der Körperposition, Überwachung des oro-nasalen Atemflusses, Überwachung der thorakalen und abdominalen Atemexkursionen, EKG und Pulsoxymetrie (mindestens 14 Kanäle)
Fakultative Verfahren: Ösophagusdruckmessung, Bestimmung des transkutanen Sauerstoff-/Kohlendioxid-Partialdruckes, transkranielle Dopplersonographie, Körpertemperaturmessung, Aktographie, Blutdruckmessung, Tumeszenzmessung

1-791 **Kardiorespiratorische Polygraphie**
Hinw.: Dauer mindestens 6 Stunden
Obligate Verfahren: Schnarchgeräusch, Bestimmung von Körperposition, oro-nasalem Atemfluss, thorakalen und abdominalen Atemexkursionen, EKG und Pulsoxymetrie (mindestens 7 Kanäle)
Fakultative Verfahren: Ösophagusdruckmessung, Bestimmung des transkutanen Sauerstoff-/Kohlendioxid-Partialdruckes, Blutdruckmessung

1-795 **Multipler Schlaflatenztest (MSLT)/multipler Wachbleibetest (MWT)**
Hinw.: Dauer mindestens 4 x 20 Minuten, Videomonitoring, 2 x EEG, 1 x EMG, 2 x EOG, EKG, ggf. Bestimmung des oro-nasalen Atemflusses (mindestens 6 Kanäle)

1-797 **Komplexe endokrinologische Funktionsuntersuchung**
Hinw.: Die Anwendung eines Kodes aus diesem Bereich setzt die kontinuierliche ärztliche Überwachung in Notfallbereitschaft oder einen Zeitaufwand von mehr als 6 Stunden voraus

1-797.0 Ohne invasive Katheteruntersuchung
Inkl.: Durstversuch, Insulin-Basalratenermittlung, Insulinhypoglykämietest, Wachstumshormon-Spontansekretion

1-797.1 Mit invasiver Katheteruntersuchung
Inkl.: Endokrinologische Lokalisationsdiagnostik bei hormoneller Exzessproduktion
Radiologische Diagnostik

1-798 **Instrumentelle 3D-Ganganalyse**

1-798.0 Mit Kinematik
Hinw.: Hierbei ist die Erfassung der Gelenkwinkelverläufe der unteren Extremität in allen 3 Ebenen durchzuführen

1-798.1 Mit Kinetik
Hinw.: Hierbei ist die Erfassung von Bodenreaktionskräften zur Bestimmung von Gelenkkraftmomenten und Gelenkleistungen durchzuführen

1-798.2 Mit Elektromyographie
Hinw.: Hierbei ist die dynamische Erfassung der Muskelaktivität von Muskelgruppen der unteren Extremität beim Gehen durch Oberflächen-Elektromyographie durchzuführen

1-798.x Sonstige

1-798.y N.n.bez.

1-799 **Instrumentelle 3D-Funktionsanalyse der Wirbelsäule**

1-799.0 Kurzzeitmessung
Hinw.: Hierbei sollen mindestens Haltung, Dynamik, Bewegungsumfang und Form der Wirbelsäule erfasst werden

1-799.1 Langzeitmessung
Hinw.: Hierbei ist die Erfassung der Wirbelsäulenfunktion über mindestens 12 Stunden erforderlich
Die erforderliche Kurzzeitmessung ist nicht gesondert zu kodieren

1-799.x Sonstige

1-799.y N.n.bez.

1-79a **Ballon-Okklusionstest einer Arterie**
Inkl.: Ballon-Okklusionstest der A. carotis
Hinw.: Die Ultraschalluntersuchung ist im Kode enthalten

Explorative diagnostische Maßnahmen (1-84...1-85)

1-84 Diagnostische Punktion und Aspiration
Exkl.: (Nadel-)Biopsie (1-40 bis 1-49)

1-840 **Diagnostische Punktion an Auge und Augenanhangsgebilden**

1-840.0 ↔ Vordere Augenkammer

1-840.1 ↔ Glaskörper

1-840.2 ↔ Orbita

1-840.x ↔ Sonstige

1-840.y N.n.bez.

1-841 **Diagnostische Punktion und Aspiration eines intrakraniellen Hohlraumes**
Exkl.: Diagnostische Liquorpunktion (1-204.3, 1-204.4, 1-204.5)

1-842 **Diagnostische Punktion des Perikardes [Perikardiozentese]**
Exkl.: Therapeutische perkutane Punktion des Perikardes (8-152.0)

1-843 ↔ **Diagnostische Aspiration aus dem Bronchus**

Kapitel 1: Diagnostische Maßnahmen

1-844 ↔ **Diagnostische perkutane Punktion der Pleurahöhle**
Exkl.: Therapeutische perkutane Punktion der Pleurahöhle (8-152.1)
Hinw.: Dieser Kode ist nur einmal pro stationären Aufenthalt anzugeben

1-845 **Diagnostische perkutane Punktion und Aspiration der Leber**
Inkl.: Punktion einer Zyste

1-846 **Diagnostische perkutane Punktion von Harnorganen**
Inkl.: Punktion einer Zyste

1-846.0 ↔ Niere
1-846.1 ↔ Nierenbecken
1-846.2 ↔ Ureter
1-846.3 Harnblase
1-846.x ↔ Sonstige
1-846.y N.n.bez.

1-847 **Diagnostische perkutane Punktion und Aspiration der männlichen Genitalorgane**
1-847.0 ↔ Hoden
1-847.1 ↔ Nebenhoden
1-847.2 ↔ Hydrozele
1-847.3 ↔ Spermatozele
1-847.4 Prostata
1-847.5 ↔ Vesiculae seminales
1-847.x ↔ Sonstige
1-847.y N.n.bez.

1-85   Andere diagnostische Punktion und Aspiration

1-850 **Diagnostische perkutane Aspiration einer Zyste, n.n.bez.**

1-851 ↔ **Diagnostische (perkutane) Punktion des Ovars**
Inkl.: Punktion einer Zyste

1-852 **Diagnostische Amniozentese [Amnionpunktion]**
Exkl.: Therapeutische Amniozentese (5-753 ff.)

1-853 **Diagnostische (perkutane) Punktion und Aspiration der Bauchhöhle**

1-853.0 Parazentese
Inkl.: Diagnostische Peritoneallavage

1-853.1 Douglaspunktion

1-853.2 Aszitespunktion
Exkl.: Therapeutische Aszitespunktion (8-153)
Hinw.: Dieser Kode ist nur einmal pro stationären Aufenthalt anzugeben

1-853.x Sonstige
1-853.y N.n.bez.

1-854 **Diagnostische perkutane Punktion eines Gelenkes oder Schleimbeutels**
1-854.0 ↔ Kiefergelenk
1-854.1 ↔ Schultergelenk
1-854.2 ↔ Ellenbogengelenk
1-854.3 ↔ Handgelenk
1-854.4 ↔ Thorakales Gelenk
1-854.5 ↔ Gelenk an der Wirbelsäule
1-854.6 ↔ Hüftgelenk
1-854.7 ↔ Kniegelenk
1-854.8 ↔ Oberes Sprunggelenk

1-854.9 ↔	Sonstige Gelenke am Fuß
1-854.a	Schleimbeutel
1-854.x ↔	Sonstige
1-854.y	N.n.bez.
1-859	**Andere diagnostische Punktion und Aspiration**
1-859.0	Schilddrüse
1-859.1	Pankreas, perkutan
	Inkl.: Punktion einer (Pseudo-)Zyste
1-859.x	Sonstige
1-859.y	N.n.bez.

Andere diagnostische Maßnahmen (1-90...1-99)

1-90 Psychosomatische, psychotherapeutische, (neuro-)psychologische, psychosoziale und testpsychologische Untersuchung

1-900 **Psychosomatische und psychotherapeutische Diagnostik**
Hinw.: Ein Kode aus diesem Bereich ist nur für Leistungen anzugeben, die in Einrichtungen im Geltungsbereich des § 17b KHG erbracht wurden

1-900.0 Einfach
Hinw.: Dauer mindestens 60 Minuten

1-900.1 Komplex
Hinw.: Dauer mindestens 3 Stunden

1-901 **(Neuro-)psychologische und psychosoziale Diagnostik**
Inkl.: Psychologische, psychotherapeutische, psychosoziale und neuropsychologische Verfahren zur Erhebung, Indikationsstellung, Verlaufsbeurteilung und Erfolgskontrolle, ggf. Erhebung biographischer Daten
Hinw.: Ein Kode aus diesem Bereich ist nur für Leistungen anzugeben, die in Einrichtungen im Geltungsbereich des § 17b KHG erbracht wurden

1-901.0 Einfach
Hinw.: Dauer mindestens 60 Minuten

1-901.1 Komplex
Hinw.: Dauer mindestens 3 Stunden

1-902 **Testpsychologische Diagnostik**
Hinw.: Ein Kode aus diesem Bereich ist nur für Leistungen anzugeben, die in Einrichtungen im Geltungsbereich des § 17b KHG erbracht wurden

1-902.0 Einfach
Hinw.: Dauer mindestens 60 Minuten

1-902.1 Komplex
Hinw.: Dauer mindestens 3 Stunden

1-91   Diagnostik bei chronischen Schmerzzuständen

1-910   **Interdisziplinäre algesiologische Diagnostik**
Hinw.:   Mit diesem Kode ist die standardisierte interdisziplinäre (somatische, psychologische und psychosoziale) Diagnostik bei Patienten mit chronischen Schmerzzuständen zu kodieren, die mindestens drei der nachfolgenden Merkmale aufweisen:
- Manifeste oder drohende Beeinträchtigung der Lebensqualität und/oder der Arbeitsfähigkeit
- Fehlschlag einer vorherigen unimodalen Schmerztherapie, eines schmerzbedingten operativen Eingriffs oder einer Entzugsbehandlung
- Bestehende(r) Medikamentenabhängigkeit oder -fehlgebrauch
- Schmerzunterhaltende psychische Begleiterkrankung
- Gravierende somatische Begleiterkrankung

Strukturmerkmale:
- Behandlungsleitung durch einen Facharzt mit der Zusatzqualifikation Spezielle Schmerztherapie

Mindestmerkmale:
- Mitarbeit von mindestens zwei Fachdisziplinen (davon eine psychiatrische, psychosomatische oder psychologisch-psychotherapeutische Disziplin)
- Eine psychometrische und physische Funktionstestung mit anschließender Teambesprechung zur Erstellung eines Therapieplanes

1-911   **Erweiterte apparativ-überwachte interventionelle Schmerzdiagnostik mit standardisierter Erfolgskontrolle**
Inkl.:   Kontrollierte diagnostische Injektion und Infiltration in Organe und Gewebe unter Anwendung eines bildgebenden Verfahrens oder eines Neurostimulators
Testung von Medikamenten zur Schmerzdiagnostik durch systemische oder regionale Applikation
Hinw.:   Dieser Kode umfasst die Dokumentation und Auswertung der erwünschten neurophysiologischen und analgetischen sowie der unerwünschten Wirkungen über einen Zeitraum von mindestens 12 Stunden und die daraus resultierende Erstellung eines schriftlichen Behandlungsplanes

1-912   **Neurophysiologische apparative Testverfahren zur Schmerzdiagnostik**
Inkl.:   Apparative Verfahren wie Schmerzschwellenmessung, somatosensorische Testung oder Funktionsmessung am sympathischen Nervensystem
Alle zur Schmerzdiagnostik geeigneten Methoden unter Einsatz funktioneller bildgebender oder elektrophysiologischer Verfahren

1-92   Medizinische Evaluation zur Transplantation

1-920   **Medizinische Evaluation und Entscheidung über die Indikation zur Transplantation**
Hinw.:   Der Zeitpunkt der Aufnahme auf die Warteliste kann auch nach dem stationären Aufenthalt liegen, in dem die vollständige Evaluation durchgeführt wurde

1-920.0   Vollständige Evaluation, ohne Aufnahme eines Patienten auf eine Warteliste zur Organtransplantation
- .00   Nierentransplantation
- .01   Herztransplantation
- .02   Lungentransplantation
- .03   Herz-Lungen-Transplantation
- .04   Lebertransplantation
- .05   Pankreastransplantation
- .06   Dünndarmtransplantation

1-920.1   Teilweise Evaluation, ohne Aufnahme eines Patienten auf eine Warteliste zur Organtransplantation
Inkl.:   Abbruch der Evaluation
- .10   Nierentransplantation
- .11   Herztransplantation
- .12   Lungentransplantation
- .13   Herz-Lungen-Transplantation
- .14   Lebertransplantation
- .15   Pankreastransplantation
- .16   Dünndarmtransplantation

Kapitel 1: Diagnostische Maßnahmen

1-920.2 Vollständige Evaluation, mit Aufnahme eines Patienten auf eine Warteliste zur Organtransplantation
Hinw.: Ein Kode aus diesem Bereich darf pro geplanter Transplantation nur einmal angegeben werden
    .20 Nierentransplantation
    .21 Herztransplantation
    .22 Lungentransplantation
    .23 Herz-Lungen-Transplantation
    .24 Lebertransplantation
    .25 Pankreastransplantation
    .26 Dünndarmtransplantation

1-920.3 Re-Evaluation, mit Aufnahme oder Verbleib eines Patienten auf eine(r) Warteliste zur Organtransplantation
    .30 Nierentransplantation
    .31 Herztransplantation
    .32 Lungentransplantation
    .33 Herz-Lungen-Transplantation
    .34 Lebertransplantation
    .35 Pankreastransplantation
    .36 Dünndarmtransplantation

1-920.4 Re-Evaluation, mit Herausnahme eines Patienten aus einer Warteliste zur Organtransplantation
    .40 Nierentransplantation
    .41 Herztransplantation
    .42 Lungentransplantation
    .43 Herz-Lungen-Transplantation
    .44 Lebertransplantation
    .45 Pankreastransplantation
    .46 Dünndarmtransplantation

1-920.x Sonstige

1-93 Infektiologisches Monitoring und molekularbiologisch-mikrobiologische Diagnostik

1-930 **Infektiologisches Monitoring**

1-930.0 Infektiologisch-mikrobiologisches Monitoring bei Immunsuppression
Inkl.: Patienten mit Immunkompromittierung
Hinw.: Monitoring auf Infektionen (z.B. durch M. tuberculosis, nicht tuberkulöse Mykobakterien, Mykoplasmen, Legionellen, Zytomegalie-Virus, Herpes-simplex-Virus, Varicella-Zoster-Virus, Chlamydia pneumoniae, Pneumocystis carinii (jirove-ci), Toxoplasma gondii, Aspergillus und andere Fadenpilze sowie Candida) mit speziellen Methoden (Nukleinsäurenachweis, Antigennachweis, Spezialkulturen) bei Immunsuppression
Das infektiologisch-mikrobiologische Monitoring beinhaltet immer die Untersuchung mehrerer Erreger

1-930.1 Quantitative Virus-Nukleinsäurebestimmung

1-930.3 Bestimmung der HI-Viruslast zur Verlaufsbeurteilung

1-930.4 Genotypische oder phänotypische Resistenzbestimmung von Viren (HI-Viren oder Hepatitis-B-Virus) gegen antiretrovirale Substanzen

1-931 **Molekularbiologisch-mikrobiologische Diagnostik**
Inkl.: Multiplex-PCR, FISH [Fluoreszenz-in-situ-Hybridisierung], 16rDNA-Sequenzierung, Mehrfach-PCR
Exkl.: Infektiologisch-mikrobiologisches Monitoring bei Immunsuppression (1-930.0)
Hinw.: Ein Kode aus diesem Bereich ist zu verwenden bei Verfahren zur schnellen Erregeridentifikation z.B. bei Blutstrominfektionen, schweren respiratorischen Infektionen, Meningitis, Enzephalitis, Gewebs- und Implantatinfektionen
Mindestmerkmale:
• Es werden in einem einzigen diagnostischen Schritt mit einem spezialisierten Verfahren zum Nukleinsäurenachweis (mit/ohne Amplifikation) mindestens 10 Erreger gleichzeitig bestimmt

1-931.0 Ohne Resistenzbestimmung

1-931.1 Mit Resistenzbestimmung

1-94 Komplexe Diagnostik

1-940 **Komplexe Diagnostik bei hämatologischen und onkologischen Erkrankungen bei Kindern und Jugendlichen**
Hinw.: Mindestmerkmale:
- Umfassende Diagnostik im Rahmen der Initial- und Verlaufsdiagnostik einer Erkrankung aus Kapitel II bzw. III der ICD-10-GM
- Alle nachfolgenden Leistungen müssen im Rahmen desselben stationären Aufenthaltes erbracht werden
- Es müssen mindestens eine Untersuchung aus den Bereichen Knochenmarkpunktion, Histologie mit immunhistologischen Spezialfärbungen und Referenzbegutachtung und mindestens drei Untersuchungen mit mindestens zwei der folgenden Verfahren Magnetresonanztomographie [MRT], Positronenemissionstomographie [PET], Computertomographie [CT] und Szintigraphie (außer szintigraphische Teiluntersuchung) erbracht werden. Bei zwei Untersuchungen mit demselben Verfahren (z.B. CT) muss es sich um unterschiedliche Lokalisationen handeln
- Dieser Kode ist nur für Patienten mit einem Alter von unter 19 Jahren anzugeben

1-941 **Komplexe Diagnostik bei myeloischen und lymphatischen Neubildungen**
Hinw.: Ein Kode aus diesem Bereich darf nur angegeben werden, sofern die aufgeführten Zusatzuntersuchungen nicht durch Dritte getragen werden wie z.B. im Rahmen der Referenzleistungsvereinbarung für Therapieoptimierungsstudien zwischen der Gesellschaft für Pädiatrische Onkologie und Hämatologie [GPOH] und der GKV
Mindestmerkmale:
- Umfassende Diagnostik im Rahmen der Initial- bzw. Rezidivdiagnostik einer Erkrankung aus den Kategorien C82 - C88, C90 - C95, D46 und D47 der ICD-10-GM

1-941.0 Komplexe Diagnostik
Hinw.: Alle nachfolgenden Leistungen müssen im Rahmen desselben stationären Aufenthaltes erbracht werden
Die Durchführung einer niedrigauflösenden oder hochauflösenden HLA-Typisierung ist gesondert zu kodieren (1-941.2 ff., 1-941.3 ff.)
Mindestmerkmale:
- Knochenmarkpunktion/Knochenmarkaspiration
- Durchführung folgender Zusatzuntersuchungen: Morphologische Beurteilung, Immunphänotypisierung/FACS-Analyse [Fluorescence-activated cell sorting], mindestens ein molekular- oder zytogenetisches Verfahren

1-941.2 Niedrigauflösende HLA-Typisierung [Einfeldauflösung] mit Bestimmung von HLA-A, HLA-B und HLA-DR
Inkl.: Niedrigauflösende HLA-Typisierung der Eltern
Niedrigauflösende HLA-Typisierung der Geschwister
Hinw.: Mit einem Kode aus diesem Bereich ist die niedrigauflösende HLA-Typisierung zur Identifikation eines möglichen verwandten Spenders für eine allogene Stammzelltransplantation zu kodieren

.20 Beim Patienten
.21 Bei einem oder mehreren Verwandten

1-941.3 Hochauflösende HLA-Typisierung [Zweifeldauflösung] mit Bestimmung von HLA-A, HLA-B, HLA-C, HLA-DR und HLA-DQ
Hinw.: Mit einem Kode aus diesem Bereich ist die hochauflösende HLA-Typisierung [Zweifeldauflösung] als Voraussetzung zur Einleitung einer Fremdspendersuche für eine allogene Stammzelltransplantation zu kodieren

.30 Beim Patienten
.31 Bei einem oder mehreren Verwandten

1-942 **Komplexe neuropädiatrische Diagnostik**
Hinw.: Alle nachfolgenden Leistungen müssen im Rahmen desselben stationären Aufenthaltes erbracht werden
Die Kodes sind nur für Patienten bis zur Vollendung des 18. Lebensjahres anzugeben
Alle im OPS einzeln kodierbaren diagnostischen Maßnahmen sind gesondert zu kodieren (z.B. EEG, Muskel-, Nerv- oder Hautbiopsie)
Mindestmerkmale:
- Kranielle Magnetresonanztomographie in Sedierung oder i.v.-Anästhesie
- Lumbalpunktion mit mindestens folgenden Untersuchungen: Zytologie, Mikrobiologie, Liquorkultur, Nachweis von Gesamteiweiß und Glukose im Liquor
- Neurophysiologische Diagnostik (mindestens EEG)

1-942.0　Ohne weitere Maßnahmen

1-942.1　Mit neurometabolischer Labordiagnostik und/oder infektiologischer/autoimmunentzündlicher Labordiagnostik
Hinw.: Zur neurometabolischen Labordiagnostik gehören z.b. die Bestimmung von organischen Säuren, Aminosäuren, Acyl-Carnitine, ultralangkettige Fettsäuren, Guanidinoacetat, Oligosaccharide, Mukopolysaccharide, Neurotransmitter, Abklärung der angeborenen Störung der Glykosylierung
Zur infektiologischen/autoimmunentzündlichen Labordiagnostik gehören z.b. die Untersuchung auf oligoklonale Banden, Zytomegalievirus, Toxoplasmose, Herpes-simplex-Virus, Rubella, Varizella-zoster-Virus, Lues
Es müssen insgesamt mindestens 3 dieser Untersuchungen erfolgen

1-942.2　Mit erweiterter genetischer Diagnostik
Hinw.: Zur erweiterten genetischen Diagnostik gehören die Untersuchungen zur Abklärung mindestens einer Verdachtsdiagnose wie z.b. DiGeorge-Syndrom, Rett-Syndrom, Angelmann-Syndrom, Fragiles-X-Syndrom, spinale Muskelatrophie, myotone Dystrophie, Mutation des SCN1A-Gens, Prader-Willi-Syndrom, sonstige Mikrodeletionssyndrome

1-942.3　Mit neurometabolischer Labordiagnostik und/oder infektiologischer/autoimmunentzündlicher Labordiagnostik und erweiterter genetischer Diagnostik
Hinw.: Es müssen die Bedingungen von Kode 1-942.1 und von Kode 1-942.2 erfüllt sein

1-943　Komplexe Diagnostik bei Verdacht auf Lungenerkrankungen bei Kindern und Jugendlichen
Hinw.: Alle nachfolgenden Leistungen müssen im Rahmen desselben stationären Aufenthaltes erbracht werden
Die Kodes sind nur für Patienten bis zur Vollendung des 18. Lebensjahres anzugeben
Sedierungen und Anästhesien bei Untersuchungen, die gewöhnlich ohne Sedierung oder Anästhesie durchgeführt werden, sind gesondert zu kodieren (8-90)
Alle im OPS einzeln kodierbaren diagnostischen Maßnahmen sind gesondert zu kodieren (z.B. Lungenbiopsie, Bronchoskopie)
Mindestmerkmale:
• Bronchoskopie
• Bronchoalveoläre Lavage mit Mikrobiologie und Virologie (z.B. Polymerase-Kettenreaktion [PCR] oder Antigen-Nachweis) sowie Zytologie oder Histologie
• Kontinuierliche Messung der Sauerstoffsättigung über mindestens 12 Stunden
• Lungenphysiologische Diagnostik in Abhängigkeit vom Alter des Kindes (z.B. durch Impulsoszillometrie oder durch Ganzkörperplethysmographie und Fluß-Volumen-Kurve)

1-943.0　Ohne weitere Maßnahmen

1-943.1　Mit Lungenbiopsie mit Immunhistochemie oder Elektronenmikroskopie

1-943.2　Mit hochauflösender oder Spiral-Computertomographie

1-943.3　Mit Lungenbiopsie mit Immunhistochemie oder Elektronenmikroskopie und mit hochauflösender oder Spiral-Computertomographie

Kapitel 1: Diagnostische Maßnahmen

1-944 **Basisdiagnostik bei unklarem Symptomkomplex bei Neugeborenen, Säuglingen und Kindern**
Hinw.: Alle nachfolgenden Leistungen müssen im Rahmen desselben stationären Aufenthaltes erbracht werden
Sedierungen und Anästhesien bei Untersuchungen, die gewöhnlich ohne Sedierung oder Anästhesie durchgeführt werden, sind gesondert zu kodieren (8-90)
Alle im OPS einzeln kodierbaren diagnostischen Maßnahmen sind gesondert zu kodieren (z.B. EEG, Muskel-, Nerv- oder Hautbiopsie)
Mindestmerkmale:
- Ein ausführliches Konsil von jeweils mindestens 30 Minuten von mindestens 3 Fachdisziplinen (z.B. Humangenetik, Kinderradiologie, Pathologie, Neuropädiatrie, Kinder-Endokrinologie und Diabetologie, Kinderchirurgie, Kinderkardiologie, HNO-Heilkunde, Mund-Kiefer-Gesichtschirurgie, Gynäkologie, Kinder-Orthopädie)

Durchführung von mindestens 4 Untersuchungen aus mindestens 2 der folgenden Bereiche:
- Infektiologische, endokrinologische oder metabolische Untersuchungen inklusive Funktionstests (außer Astrup, Routine-Neugeborenenscreening)
- Stoffwechseldiagnostik (z.B. Bestimmungen von oder mit Enzymen, (Tandem-) Massenspektrometrie, Gaschromatographie, Hochdruck-Flüssigkeitschromatographie, Gelchromatographie oder Dünnschichtchromatographie)
- Röntgenkontrast-, CT- oder MRT-Untersuchung
- Lumbalpunktion mit Zytologie, Mikrobiologie und Serologie und/oder Polymerase-Kettenreaktion [PCR]
- Neuro- oder kardiophysiologische Diagnostik (mindestens EEG oder EKG)
- Organpunktion oder -biopsie mit histopathologischer oder molekulargenetischer Untersuchung (z.B. Nieren-, Leber-, Hirn- oder gastrointestinale Biopsie)

1-944.0 Ohne weitere Maßnahmen
 .00 Bei Neugeborenen und Säuglingen
 .01 Bei Kindern
  Hinw.: Dieser Kode gilt für Patienten, die bei stationärer Aufnahme älter als 365 Tage sind, aber das 14. Lebensjahr noch nicht vollendet haben

1-944.1 Mit erweiterter molekulargenetischer Diagnostik
Hinw.: Zur erweiterten molekulargenetischen Diagnostik gehören die Untersuchungen zur Abklärung mindestens einer Verdachtsdiagnose auf genetisch verursachte Erkrankungen wie z.B. DiGeorge-Syndrom, Rett-Syndrom, Angelmann-Syndrom, Fragiles-X-Syndrom, spinale Muskelatrophie, myotone Dystrophie, Mutation des SCN1A-Gens, Prader-Willi-Syndrom, sonstige Mikrodeletionssyndrome
 .10 Bei Neugeborenen und Säuglingen
 .11 Bei Kindern
  Hinw.: Dieser Kode gilt für Patienten, die bei stationärer Aufnahme älter als 365 Tage sind, aber das 14. Lebensjahr noch nicht vollendet haben

1-944.2 Mit Chromosomenanalyse (Zytogenetische Diagnostik)
Hinw.: Zur zytogenetischen Diagnostik (Chromosomenanalyse) gehören die Untersuchungen zur Abklärung mindestens einer Verdachtsdiagnose wie z.B. Down-Syndrom
 .20 Bei Neugeborenen und Säuglingen
 .21 Bei Kindern
  Hinw.: Dieser Kode gilt für Patienten, die bei stationärer Aufnahme älter als 365 Tage sind, aber das 14. Lebensjahr noch nicht vollendet haben

1-944.3 Mit erweiterter molekulargenetischer Diagnostik und Chromosomenanalyse (Zytogenetische Diagnostik)
 .30 Bei Neugeborenen und Säuglingen
 .31 Bei Kindern
  Hinw.: Dieser Kode gilt für Patienten, die bei stationärer Aufnahme älter als 365 Tage sind, aber das 14. Lebensjahr noch nicht vollendet haben

1-945 **Diagnostik bei Verdacht auf Gefährdung von Kindeswohl und Kindergesundheit**
Hinw.: Mit diesem Kode ist die standardisierte und multiprofessionelle (somatische, psychologische und psychosoziale) Diagnostik bei Verdacht auf Kindesmisshandlung, -missbrauch und -vernachlässigung sowie bei Münchhausen-Stellvertreter-Syndrom [Münchhausen syndrome by proxy] zu kodieren
Alle nachfolgenden Leistungen müssen im Rahmen desselben stationären Aufenthaltes erbracht werden
Die Kodes sind nur für Patienten bis zur Vollendung des 18. Lebensjahres anzugeben
Strukturmerkmale:
- Multiprofessionelles Team (mindestens ein Arzt, ein Sozialarbeiter oder eine pädagogisch-pflegerische Fachkraft, ein Psychologe oder ein Psychotherapeut oder eine sozialpädagogische oder heilpädagogische Fachkraft in psychotherapeutischer Ausbildung und eine Fachkraft für Gesundheits- und Kinderkrankenpflege) mit Behandlungsleitung durch einen Facharzt für Kinder- und Jugendmedizin, Kinderchirurgie oder Kinder- und Jugendpsychiatrie

Mindestmerkmale:
- Mehrdimensionale Diagnostik von jeweils mindestens 30 Minuten in mindestens 3 Disziplinen wie Kinder- und Jugendmedizin, Kinderchirurgie, Kinderradiologie, Kinder- und Jugendpsychiatrie, Psychologie und Sozialdienst bzw. solchen mit Expertise für Kinderschutz und/oder für Patienten des Kindes- und Jugendalters (z.B. Rechtsmedizin, Chirurgie, Radiologie, Psychiatrie und Psychotherapie, Gynäkologie, Neurologie und Neurochirurgie, Ophthalmologie, Zahnmedizin und Mund-, Kiefer-, Gesichtschirurgie). Es werden im diagnostischen Einzelkontakt durch die oben genannten Berufsgruppen alle folgenden Leistungen in Summe erbracht:
- Ausführliche ärztliche oder psychologische diagnostische Gespräche (biographische Anamnese, soziale Anamnese, Familienanamnese)
- Verhaltens- und Interaktionsbeobachtung
- Strukturierte Befunderhebung und Befunddokumentation unter Verwendung spezifischer Anamnese- und Befundbögen
- Durchführung von mindestens einer Fallbesprechung mit mindestens 3 Fachdisziplinen zusammen mit einer Fachkraft für Gesundheits- und Kinderkrankenpflege mit Dokumentation
- Ggf. Kontaktaufnahme mit der Jugendhilfe

1-945.0 Ohne weitere Maßnahmen

1-945.1 Mit Durchführung von mindestens einer spezifisch protokollierten Fallkonferenz
Hinw.: Die Fallkonferenz findet unter Mitwirkung der einbezogenen Fachdisziplinen sowie einem Vertreter der Jugendhilfe und zumeist der Eltern/Sorgeberechtigten mit einer Dauer von mindestens 30 Minuten und mit Erstellung eines Therapie- und Hilfeplanes statt

1-99 Andere diagnostische Maßnahmen

1-990 **Ex-vivo-Zellkultursystem zur prätherapeutischen Chemosensibilitätstestung**
Inkl.: Testung von bis zu 7 Medikamenten
Hinw.: Bei Testung von mehr als 7 Medikamenten ist der jeweilige Kode erneut anzugeben

1-990.0 Durch Analyse der genomischen DNA-Synthese

1-990.1 Durch Analyse von Parametern des Metabolismus
Inkl.: ATP-Gehalt oder Aktivität der Atmungskette mit Farbstoffen

1-990.2 Durch Analyse von Parametern der Apoptose
Inkl.: Anfärben toter oder apoptotischer Zellen oder Messung der Caspasenaktivität

1-990.x Sonstige

1-991 **Molekulares Monitoring der Resttumorlast [MRD]**
Hinw.: Ein Kode aus diesem Bereich darf nur angegeben werden, sofern die aufgeführten Zusatzuntersuchungen nicht durch Dritte getragen werden wie z.B. im Rahmen der Referenzleistungsvereinbarung für Therapieoptimierungsstudien zwischen der Gesellschaft für Pädiatrische Onkologie und Hämatologie [GPOH] und der GKV

1-991.0 Molekulargenetische Identifikation und Herstellung von patientenspezifischen Markern für die Bestimmung der Resttumorlast (Minimal Residual Disease [MRD])
Inkl.: PCR- und Sequenzanalyse zur Markeridentifikation
Sensitivitäts- und Spezifitätstestung
Hinw.: Dieser Kode ist nur einmal pro stationären Aufenthalt anzugeben

Kapitel 1: Diagnostische Maßnahmen

1-991.1 Patientenspezifische molekulargenetische Quantifizierung der Resttumorlast [MRD-Monitoring]
Hinw.: Es sind mindestens 2 quantitative Polymerase-Kettenreaktionen [PCR] pro Untersuchung der Resttumorlast durchzuführen

1-991.2 Molekulargenetische Identifikation von krankheitsspezifischen Markern für die Bestimmung der Resttumorlast (Minimal Residual Disease [MRD])
Hinw.: Dieser Kode ist nicht anzugeben, wenn das molekulargenetische Verfahren als Komponente in dem bereits dokumentierten Kode 1-941.0 enthalten ist

1-991.3 Krankheitsspezifische molekulargenetische Quantifizierung der Resttumorlast [MRD-Monitoring]

1-992 Durchführung von Genexpressionsanalysen in soliden bösartigen Neubildungen
Inkl.: Genexpressionsanalyse von Tumor- oder Zellmaterial aus Primärtumor oder Metastasen, Analysen zur Therapieplanung oder -steuerung in einem malignen Tumor durch quantitative Verfahren, z.B. PCR-Analyse, FISH, hybridisierungsbasierte Verfahren
Zielstrukturen: AZGP1, BIRC5, DHCR7, ERBB2(HER2)-Amplifikation, IL6ST, Ki67, MGP, PDL1, RBBP8, STC2, UBE2E
Exkl.: Molekulares Monitoring der Resttumorlast [MRD] (1-991 ff.)
Hochdurchsatz-Sequenzierungsverfahren [NGS] zur Analyse genetischer Veränderungen bei/in soliden bösartigen Neubildungen (1-996 ff.)
DNA-methylierungsspezifische Hochdurchsatzverfahren (Array- oder NGS-basiert) zur Analyse epigenetischer Veränderungen bei/in soliden bösartigen Neubildungen (1-997 ff.)
Hinw.: Ein Kode aus diesem Bereich ist jeweils nur einmal pro stationären Aufenthalt anzugeben
Bei der kombinierten Durchführung von Genexpressionsanalysen und Analysen genetischer Veränderungen sind ein Kode aus 1-992 ff. und ein Kode aus 1-995 ff. anzugeben
Für die Bestimmung der Anzahl der Zielstrukturen sind für jede durchgeführte Analyse die gemäß klinischer Indikation zu untersuchenden Veränderungen auf Expressionsebene (z.B. mRNA, Protein) zu zählen
Die Aufbereitung und Präanalytik des Tumormaterials oder der Biopsate und zusätzliche Untersuchungen zur Amplifikations-, Kontaminations- oder Identitätskontrolle sind im Kode enthalten und nicht gesondert zu kodieren
Bei Genexpressionsanalysen, die zur Identifikation von Expressionsmustern für eine gezielte medikamentöse Arzneimitteltherapie durchgeführt werden, können diese Kodes nur für die Diagnostik in Bezug auf zugelassene Anwendungsgebiete der jeweiligen Arzneimittel angegeben werden

1-992.0 Analyse von 1 bis 2 Zielstrukturen
1-992.2 Analyse von 3 bis 12 Zielstrukturen
1-992.3 Analyse von 13 oder mehr Zielstrukturen

1-993 Automatisierte Anreicherung mit immunzytochemischer Detektion zirkulierender Tumorzellen [CTC]

1-994 In-vitro-Bestimmung des Genexpressionsprofils mittels RNA aus Monozyten des peripheren Blutes bei Zustand nach Transplantation

1-995 (Gezielte) Analyse genetischer Veränderungen in soliden bösartigen Neubildungen
Inkl.: Analyse von Tumor- oder Zellmaterial aus Primärtumor und Metastasen zur molekularen Charakterisierung, Therapieplanung oder -steuerung
Exkl.: Komplexe neuropädiatrische Diagnostik mit erweiterter genetischer Diagnostik (1-942.2)
Basisdiagnostik bei unklarem Symptomkomplex bei Neugeborenen, Säuglingen und Kindern mit erweiterter genetischer Diagnostik (1-944.1 ff.)
Molekulares Monitoring der Resttumorlast [MRD] (1-991 ff.)
Diagnostik von Tumorprädispositionssyndromen in der Keimbahn
Histologische Untersuchungen eines Materials ohne topographische oder pathogenetische Beziehung zum Krankheitsprozess
Hochdurchsatz-Sequenzierungsverfahren [NGS] zur Analyse genetischer Veränderungen bei/in soliden bösartigen Neubildungen (1-996 ff.)
DNA-methylierungsspezifische Hochdurchsatzverfahren (Array- oder NGS-basiert) zur Analyse epigenetischer Veränderungen bei/in soliden bösartigen Neubildungen (1-997 ff.)
Hinw.: Bei der kombinierten Durchführung von Analysen genetischer Veränderungen und Genexpressionsanalysen sind ein Kode aus 1-992 ff. und ein Kode aus 1-995 ff. anzugeben
Für die Bestimmung der Anzahl der Zielstrukturen sind für jede durchgeführte Analyse die gemäß klinischer Indikation zu untersuchenden Mutationen zu zählen

Die Aufbereitung und Präanalytik des Tumormaterials oder der Biopsate und zusätzliche Untersuchungen zur Amplifikations-, Kontaminations- oder Identitätskontrolle sind im Kode enthalten und nicht gesondert zu kodieren

Bei Analysen tumorgenetischer Veränderungen, die zur Identifikation von Mutationen für eine gezielte medikamentöse Arzneimitteltherapie durchgeführt werden, können diese Kodes nur für die Diagnostik in Bezug auf die zugelassenen Anwendungsgebiete der jeweiligen Arzneimittel angegeben werden

1-995.0 Untersuchung auf chromosomale Alterationen/Aberrationen
Inkl.: Deletionen, Duplikationen/Amplifikationen, Translokationen, Inversionen, Insertionen, Genfusionen
Zielstrukturen: ERBB2(HER2)-Amplifikation, EML4-ALK-Inversion oder -Fusion, BCR-ABL-, BCL2-IGH-Translokation oder -Fusion

.00 Analyse von 1 Zielstruktur
.01 Analyse von 2 bis 3 Zielstrukturen
.02 Analyse von 4 bis 10 Zielstrukturen
.03 Analyse von 11 oder mehr Zielstrukturen

1-995.1 Untersuchung auf Genmutationen
Inkl.: Punktmutationen, Deletionen, Insertionen, Inversionen, dynamische Mutationen/VNTR-Veränderungen [variable number of tandem repeats]
Zielstrukturen: BRAF c.1799, KRAS c.34, EGFR c.2235-2251delins, EGFR c.2316delins, BAT25-Instabilität [VNTR]

.10 Analyse von 1 Zielstruktur
.11 Analyse von 2 bis 3 Zielstrukturen
.12 Analyse von 4 bis 10 Zielstrukturen
.13 Analyse von 11 oder mehr Zielstrukturen

1-995.2 Untersuchung auf abnorme DNA-Methylierungsmuster
Inkl.: Methylierung eines CpG (z.B. MLH1-Promoter/Enhancer)

.20 Analyse von 1 Zielstruktur
.21 Analyse von 2 bis 3 Zielstrukturen
.22 Analyse von 4 bis 10 Zielstrukturen
.23 Analyse von 11 oder mehr Zielstrukturen

1-995.3 Klonalitätsanalyse
Inkl.: Klonalität IgL (Immunglobulin leichte-Ketten-Lokus), IgH (Immunglobulin schwere-Ketten-Lokus), TCRαβ (T-Zellrezeptor alpha/beta), TCRγδ (T-Zellrezeptor gamma/delta)
Zielstrukturen: IgH FR1/FR4, IgH FR2/FR4, IgH FR3/FR4

.30 Analyse von 1 Zielstruktur
.31 Analyse von 2 bis 3 Zielstrukturen
.32 Analyse von 4 bis 10 Zielstrukturen
.33 Analyse von 11 oder mehr Zielstrukturen

Kapitel 1: Diagnostische Maßnahmen

1-996 **Hochdurchsatz-Sequenzierungsverfahren [NGS] zur Analyse genetischer Veränderungen bei/in soliden bösartigen Neubildungen**

Inkl.: Next generation sequencing [NGS], High throughput sequencing [HTS], Massive parallel sequencing
Analysen von Tumor- oder Zellmaterial aus Primärtumor und Metastasen oder Flüssigbiopsaten (zirkulierende freie Nukleinsäuren, Nukleinsäuren in Vesikeln) zur Therapieplanung und -steuerung bei einem soliden malignen Tumor

Exkl.: Komplexe neuropädiatrische Diagnostik mit erweiterter genetischer Diagnostik (1-942.2)
Basisdiagnostik bei unklarem Symptomkomplex bei Neugeborenen, Säuglingen und Kindern mit erweiterter genetischer Diagnostik (1-944.1 ff.)
Molekulares Monitoring der Resttumorlast [MRD] (1-991 ff.)
DNA-methylierungsspezifische Hochdurchsatzverfahren (Array- oder NGS-basiert) zur Analyse epigenetischer Veränderungen bei/in soliden bösartigen Neubildungen (1-997 ff.)
Diagnostik von Tumordispositionssyndromen in der Keimbahn

Hinw.: Bei einem Hochdurchsatz-Sequenzierungsverfahren werden gleichzeitig einzelne oder mehrere krankheitsrelevante oder krankheitsauslösende Gene mit ihren zugehörigen regulatorischen Sequenzen hinsichtlich genetischer Veränderungen untersucht
Die Aufbereitung und Präanalytik des Tumormaterials oder der (liquiden) Biopsate und zusätzliche Untersuchungen zur Amplifikations-, Kontaminations- oder Identitätskontrolle sind im Kode enthalten und nicht gesondert zu kodieren
Bei Genmutationsanalysen, die zur Identifikation von Mutationen für eine gezielte medikamentöse Arzneimitteltherapie durchgeführt werden, können diese Kodes nur für die Diagnostik in Bezug auf zugelassene Anwendungsgebiete der jeweiligen Arzneimittel angegeben werden
Mindestmerkmale:
• Bioinformatische Auswertung der erhobenen Sequenzdaten mit Ergebnisdokumentation (ggf. mit Darlegung möglicher Konsequenzen für den Therapieplan)

1-996.0 Analyse von kodierender Sequenz einschließlich zugehöriger regulatorischer Sequenzen, Gewebeprobe

Hinw.: Mindestmerkmale:
• Durchführung eines validierten Verfahrens, für das anhand von Vergleichsproben Nachweisgrenzen von ≤ 5 % belegt werden können

.00 bis zu 5 Kilobasen
.01 mehr als 5 bis zu 10 Kilobasen
.02 mehr als 10 bis zu 15 Kilobasen
.03 mehr als 15 bis zu 20 Kilobasen
.04 mehr als 20 bis zu 25 Kilobasen
.05 mehr als 25 bis zu 30 Kilobasen
.06 mehr als 30 bis zu 35 Kilobasen
.07 mehr als 35 bis zu 40 Kilobasen
.08 mehr als 40 Kilobasen

1-996.1 Analyse von kodierender Sequenz einschließlich zugehöriger regulatorischer Sequenzen, Flüssigbiopsat

Hinw.: Flüssigbiopsate sind durch Biopsie gewonnene Körperflüssigkeiten, z.B. Blut, Liquor
Mindestmerkmale:
• Durchführung eines validierten Verfahrens, für das anhand von Vergleichsproben Nachweisgrenzen von ≤ 1 % belegt werden können

.10 bis zu 5 Kilobasen
.11 mehr als 5 bis zu 10 Kilobasen
.12 mehr als 10 bis zu 15 Kilobasen
.13 mehr als 15 bis zu 20 Kilobasen
.14 mehr als 20 bis zu 25 Kilobasen
.15 mehr als 25 bis zu 30 Kilobasen
.16 mehr als 30 bis zu 35 Kilobasen
.17 mehr als 35 bis zu 40 Kilobasen
.18 mehr als 40 Kilobasen

Kapitel 1: Diagnostische Maßnahmen

1-997 **DNA-methylierungsspezifische Hochdurchsatzverfahren (Array- oder NGS-basiert) zur Analyse epigenetischer Veränderungen bei/in soliden bösartigen Neubildungen**

Inkl.: Analysen von Tumor- oder Zellmaterial aus Primärtumor und Metastasen oder Flüssigbiopsaten (zirkulierende freie Nukleinsäuren, Nukleinsäuren in Vesikeln) zur Therapieplanung und -steuerung bei einem soliden malignen Tumor

Exkl.: Komplexe neuropädiatrische Diagnostik mit erweiterter genetischer Diagnostik (1-942.2)
Basisdiagnostik bei unklarem Symptomkomplex bei Neugeborenen, Säuglingen und Kindern mit erweiterter genetischer Diagnostik (1-944.1 ff.)
Molekulares Monitoring der Resttumorlast [MRD] (1-991 ff.)
Hochdurchsatz-Sequenzierungsverfahren [NGS] zur Analyse genetischer Veränderungen bei/in soliden bösartigen Neubildungen (1-996 ff.)
Diagnostik von Tumordispositionssyndromen in der Keimbahn

Hinw.: Bei einem DNA-methylierungsspezifischen Hochdurchsatzverfahren werden gleichzeitig einzelne oder mehrere krankheitsrelevante oder krankheitsauslösende Gene mit ihren zugehörigen regulatorischen Sequenzen hinsichtlich epigenetischer Veränderungen untersucht
Die Aufbereitung und Präanalytik des Tumormaterials oder der (liquiden) Biopsate und zusätzliche Untersuchungen zur Amplifikations-, Kontaminations- oder Identitätskontrolle sind im Kode enthalten und nicht gesondert zu kodieren
Bei DNA-methylierungsspezifischen Analysen, die zur Identifikation von epigenetischen Veränderungen für eine gezielte medikamentöse Arzneimitteltherapie durchgeführt werden, können diese Kodes nur für die Diagnostik in Bezug auf zugelassene Anwendungsgebiete der jeweiligen Arzneimittel angegeben werden
Mindestmerkmale:
• Bioinformatische Auswertung der erhobenen Sequenzdaten mit Ergebnisdokumentation (ggf. mit Darlegung möglicher Konsequenzen für den Therapieplan)

1-997.0 Analyse von kodierender Sequenz einschließlich zugehöriger regulatorischer Sequenzen, Gewebeprobe
Hinw.: Mindestmerkmale:
• Durchführung eines validierten Verfahrens, für das anhand von Vergleichsproben Nachweisgrenzen von ≤ 5 % belegt werden können

.00 bis zu 5 Kilobasen
.01 mehr als 5 bis zu 10 Kilobasen
.02 mehr als 10 bis zu 15 Kilobasen
.03 mehr als 15 bis zu 20 Kilobasen
.04 mehr als 20 bis zu 25 Kilobasen
.05 mehr als 25 bis zu 30 Kilobasen
.06 mehr als 30 bis zu 35 Kilobasen
.07 mehr als 35 bis zu 40 Kilobasen
.08 mehr als 40 Kilobasen

1-997.1 Analyse von kodierender Sequenz einschließlich zugehöriger regulatorischer Sequenzen, Flüssigbiopsat
Hinw.: Flüssigbiopsate sind durch Biopsie gewonnene Körperflüssigkeiten, z.B. Blut, Liquor
Mindestmerkmale:
• Durchführung eines validierten Verfahrens, für das anhand von Vergleichsproben Nachweisgrenzen von ≤ 1 % belegt werden können

.10 bis zu 5 Kilobasen
.11 mehr als 5 bis zu 10 Kilobasen
.12 mehr als 10 bis zu 15 Kilobasen
.13 mehr als 15 bis zu 20 Kilobasen
.14 mehr als 20 bis zu 25 Kilobasen
.15 mehr als 25 bis zu 30 Kilobasen
.16 mehr als 30 bis zu 35 Kilobasen
.17 mehr als 35 bis zu 40 Kilobasen
.18 mehr als 40 Kilobasen

Kapitel 1: Diagnostische Maßnahmen

1-999 **Zusatzinformationen zu diagnostischen Maßnahmen**

Hinw.: Die folgenden Positionen sind ausschließlich zur Kodierung von Zusatzinformationen zu diagnostischen Maßnahmen zu benutzen, sofern sie nicht schon im Kode selbst enthalten sind. Sie dürfen nicht als selbständige Kodes benutzt werden und sind nur im Sinne einer Zusatzkodierung zulässig

1-999.0 Anwendung eines diagnostischen Navigationssystems
- .00 Radiologisch
- .01 Elektromagnetisch
  - *Inkl.:* Verwendung eines steuerbaren Katheters
- .02 Sonographisch
- .03 Optisch
- .04 Radarreflektor-Markierung
- .0x Sonstige

1-999.1 Fluoreszenzgestützte diagnostische Verfahren

1-999.2 Diagnostische Anwendung eines flexiblen Ureterorenoskops
- .20 Einmal-Ureterorenoskop
  - *Hinw.:* Dieser Kode ist nur anzugeben, wenn ein nicht wiederaufbereitetes Einmal-Ureterorenoskop verwendet wird
- .2x Sonstige

1-999.3 Teilstationäre pädiatrische Diagnostik mit der Notwendigkeit der Bewegungslosigkeit

Hinw.: Dieser Kode ist nur für Patienten bis zur Vollendung des 18. Lebensjahres anzugeben
Dieser Kode ist für jeden Tag mit teilstationärer pädiatrischer Diagnostik gesondert zu kodieren
Dieser Kode kann nur für folgende diagnostische Verfahren als Zusatzkode angegeben werden:
- Untersuchung des Liquorsystems oder Biopsie am Knochenmark (1-204 ff., 1-424)
- Endoskopische Untersuchung des oberen oder unteren Verdauungstraktes oder der Atemwege (1-61, 1-62, 1-63, 1-65)
- CT, MRT, PET oder Szintigraphie (3-20, 3-22, 3-24, 3-70, 3-74, 3-75, 3-80, 3-82, 3-84)

Strukturmerkmale:
- Vorhandensein einer Fachabteilung für Kinder- und Jugendmedizin am Standort des Krankenhauses

Mindestmerkmale:
- Analgosedierung oder Anästhesie für eine Dauer von mindestens 5 Minuten durch einen Facharzt (Facharzt für Anästhesie oder Facharzt für Kinder- und Jugendmedizin) und eine Pflegekraft

Die Analgosedierung oder Anästhesie ist nicht gesondert zu kodieren

1-999.4 Art des Zystoskops
- .40 Starres Zystoskop
- .41 Flexibles Einmal-Zystoskop
  - *Hinw.:* Dieser Kode ist nur anzugeben, wenn ein nicht wiederaufbereitetes flexibles Einmal-Zystoskop verwendet wird
- .42 Flexibles wiederverwendbares Zystoskop
- .4x Sonstige

1-999.5 Diagnostische Verwendung eines Einmal-Endoskops

Hinw.: Diese Kodes sind nur anzugeben, wenn ein nicht wiederaufbereitetes Endoskop verwendet wird
- .50 Einmal-Duodenoskop
- .51 Einmal-Gastroskop

Kapitel 3:

Bildgebende Diagnostik

Ultraschalluntersuchungen
(3-03...3-05)

Hinw.: Die Anwendung von 3D/4D-Technik und die intraoperative Anwendung der Verfahren sind gesondert zu kodieren (3-99)
Die mittels Ultraschalltechnik durchgeführten Prozeduren sind im jeweiligen Kapitel gesondert zu kodieren (z.B. Drainage, Biopsien, Punktionen ...)
Die zusätzliche quantitative Bestimmung von Parametern ist gesondert zu kodieren (3-993)

3-03 **Komplexe differenzialdiagnostische Sonographie mit digitaler Bild- und Videodokumentation**
Hinw.: Der untersuchende Arzt muss Facharzt im jeweiligen Fachgebiet sein

3-030 **Komplexe differenzialdiagnostische Sonographie mit Kontrastmittel**
Exkl.: Stress-Echokardiographie mit Kontrastmittel (3-031)
Hinw.: Die Durchführung der Kontrastmittel-Sonographie setzt eine vorher durchgeführte Farbdopplersonographie voraus

3-031 **Komplexe differenzialdiagnostische transthorakale Stress-Echokardiographie**
Inkl.: Ergometrische Stress-Echokardiographie
Pharmakologische Stress-Echokardiographie
Stress-Echokardiographie mit Kontrastmittel

3-032 **Komplexe sonographische Erkrankungs- und Fehlbildungsdiagnostik beim Fetus**
Hinw.: Die Anwendung dieses Kodes setzt das Vorhandensein eines auffälligen Befundes nach Routinediagnostik voraus

3-033 **Komplexe differenzialdiagnostische Sonographie bei Neugeborenen und Kleinkindern**
3-033.0 Sonographie des Körperstammes
Hinw.: Die Anwendung dieses Kodes setzt den Einsatz der Farbdopplersonographie voraus
Die Anwendung dieses Kodes setzt die Untersuchung von mindestens 4 Organen (z.B. Leber, Milz, Pankreas, Gallenwege, Nieren oder Herz) voraus. Die regionalen Lymphknotenstationen gehören zum jeweiligen Organ dazu

3-034 **Komplexe differenzialdiagnostische Sonographie mittels Tissue Doppler Imaging [TDI] und Verformungsanalysen von Gewebe [Speckle Tracking]**
Inkl.: Elastographie von parenchymatösen Organen und Tumoren
High-End-Echokardiographie

3-035 **Komplexe differenzialdiagnostische Sonographie des Gefäßsystems mit quantitativer Auswertung**
Inkl.: B-Flow-Verfahren, Farbdopplersonographie/Farbduplexsonographie, fetomaternale Dopplersonographie

3-036 **Komplexe differenzialdiagnostische Sonographie bei Weichteiltumoren mit quantitativer Vermessung**
Inkl.: Farbdopplersonographie, Sonographie zur postinterventionellen Kontrolle
Hinw.: Die Untersuchung der regionalen Lymphknotenstationen ist für die Anwendung des Kodes zwingend erforderlich

3-05 **Endosonographie**
Inkl.: Duplexsonographie
Hinw.: Es ist das Zielorgan der Untersuchung zu kodieren

3-050 **Endosonographie von Mundhöhle und Hypopharynx**

3-051 **Endosonographie des Ösophagus**

Kapitel 3: Bildgebende Diagnostik

3-052		**Transösophageale Echokardiographie [TEE]**
		Inkl.: Untersuchung der großen Gefäße
3-053		**Endosonographie des Magens**
3-054		**Endosonographie des Duodenums**
3-055		**Endosonographie der Gallenwege und der Leber**
3-055.0		Gallenwege
3-055.1		Leber
3-056		**Endosonographie des Pankreas**
3-057		**Endosonographie des Kolons**
3-058		**Endosonographie des Rektums**
3-059		**Endosonographie der Bauchhöhle [Laparoskopische Sonographie]**
3-05a		**Endosonographie des Retroperitonealraumes**
		Inkl.: Untersuchung der Nebennieren
3-05b		**Endosonographie der Harnblase und der Urethra**
3-05b.0		Transrektal
3-05b.1		Transurethral
3-05c		**Endosonographie der männlichen Genitalorgane**
3-05c.0		Transrektal
3-05c.1		Transurethral
3-05d		**Endosonographie der weiblichen Genitalorgane**
3-05e		**Intravaskuläre Endosonographie der Blutgefäße [IVUS]**
		Hinw.: Für die Zuordnung einzelner Gefäße zu den Gruppen siehe auch Liste der Gefäße vor 5-38
3-05e.0	↔	Gefäße Schulter und Oberarm
3-05e.1	↔	Gefäße Unterarm
3-05e.2		Aorta
3-05e.3		V. cava
3-05e.4	↔	Andere Gefäße abdominal und pelvin
3-05e.5		Gefäße viszeral
3-05e.6	↔	Gefäße Oberschenkel
3-05e.7	↔	Gefäße Unterschenkel
3-05e.x	↔	Sonstige
3-05f		**Transbronchiale Endosonographie**
3-05g		**Endosonographie des Herzens**
3-05g.0		Intravaskulärer Ultraschall der Koronargefäße [IVUS]
3-05g.1		Intrakoronare Flussmessung
3-05g.2		Intrakardiale Echokardiographie [ICE]
		Inkl.: Flussmessung
3-05g.x		Sonstige
3-05x		**Andere Endosonographie**

Projektionsradiographie (3-10...3-13)

Hinw.: Die Basisverfahren der Projektionsradiographie sind nicht zu kodieren
Die Anwendung von 3D/4D-Technik und die intraoperative Anwendung der Verfahren sind gesondert zu kodieren (3-99)
Die zusätzliche quantitative Bestimmung von Parametern ist gesondert zu kodieren (3-993)

3-10 Projektionsradiographie mit Spezialverfahren

3-100 **Mammographie**
Hinw.: Die Anwendung eines diagnostischen Navigationssystems ist gesondert zu kodieren (1-999.0 ff.)

3-100.0 Eine oder mehr Ebenen

3-100.1 Präparatradiographie

3-13 Projektionsradiographie mit Kontrastmittelverfahren
Exkl.: Endoskopisch-retrograde Cholangiographie [ERC] (1-640)
Endoskopisch-retrograde Pankreatikographie [ERP] (1-641)
Endoskopisch-retrograde Cholangiopankreatikographie [ERCP] (1-642)

3-130 **Myelographie**

3-131 **Diskographie**

3-134 **Pharyngographie**

3-135 **Bronchographie**

3-136 **Galaktographie**

3-137 **Ösophagographie**

3-138 **Gastrographie**

3-139 **Isolierte Dünndarmdarstellung [Enteroklysma]**

3-13a **Kolonkontrastuntersuchung**

3-13b **Magen-Darm-Passage (fraktioniert)**

3-13c **Cholangiographie**

3-13c.0 Intravenös

3-13c.1 Perkutan-transhepatisch [PTC]

3-13c.2 Über T-Drainage
Exkl.: Intraoperative Cholangiographie über T-Drainage (3-13c.3)

3-13c.3 Durch Zugang im Rahmen einer Laparotomie oder Laparoskopie
Inkl.: Intraoperative Cholangiographie über T-Drainage

3-13d **Urographie**

3-13d.0 Intravenös

3-13d.5 ↔ Retrograd

3-13d.6 ↔ Perkutan

3-13e **Miktionszystourethrographie**

3-13f **Zystographie**

3-13g **Urethrographie**

3-13h **Hysterosalpingographie**

3-13j **Vasovesikulographie**

3-13k **Arthrographie**

3-13m **Fistulographie**

3-13n **Sinugraphie**

3-13p **Projektionsradiographie der Leber mit Kontrastmittel**

3-13x **Andere Projektionsradiographie mit Kontrastmittelverfahren**

Kapitel 3: Bildgebende Diagnostik

Computertomographie [CT]
(3-20...3-26)

Hinw.: Die Anwendung von 3D/4D-Technik und die intraoperative Anwendung der Verfahren sind gesondert zu kodieren (3-99)
Die zusätzliche quantitative Bestimmung von Parametern ist gesondert zu kodieren (3-993)
Die virtuelle 3D-Rekonstruktionstechnik ist gesondert zu kodieren (3-994)
Die Anwendung eines 3D-Bildwandlers ist gesondert zu kodieren (3-996)

3-20 Computertomographie [CT], nativ
Hinw.: Eine durchgeführte Biopsie ist gesondert zu kodieren (1-40 bis 1-49)

3-200 **Native Computertomographie des Schädels**
Inkl.: Kraniozervikaler Übergang

3-201 **Native Computertomographie des Halses**

3-202 **Native Computertomographie des Thorax**

3-203 **Native Computertomographie von Wirbelsäule und Rückenmark**

3-204 **Native Computertomographie des Herzens**

3-205 **Native Computertomographie des Muskel-Skelett-Systems**
Inkl.: Gelenke

3-206 **Native Computertomographie des Beckens**

3-207 **Native Computertomographie des Abdomens**

3-208 **Native Computertomographie der peripheren Gefäße**

3-20x **Andere native Computertomographie**

3-22 Computertomographie [CT] mit Kontrastmittel
Hinw.: Eine durchgeführte Biopsie ist gesondert zu kodieren (1-40 bis 1-49)
Die in gleicher Sitzung durchgeführte native Computertomographie ist im Kode enthalten

3-220 **Computertomographie des Schädels mit Kontrastmittel**
Inkl.: Kraniozervikaler Übergang

3-221 **Computertomographie des Halses mit Kontrastmittel**

3-222 **Computertomographie des Thorax mit Kontrastmittel**
Inkl.: Computertomographie der A. pulmonalis mit Kontrastmittel

3-223 **Computertomographie von Wirbelsäule und Rückenmark mit Kontrastmittel**

3-224 **Computertomographie des Herzens mit Kontrastmittel**

3-224.0 In Ruhe

3-224.1 Unter physischer Belastung

3-224.2 Unter pharmakologischer Belastung

3-224.3 CT-Koronarangiographie
Hinw.: Diese Kodes setzen die Durchführung der CT-Koronarangiographie mindestens mit einem 64-Schicht-Multidetektorgerät voraus
.30 Ohne Bestimmung der fraktionellen myokardialen Flussreserve [FFRmyo]
.31 Mit Bestimmung der fraktionellen myokardialen Flussreserve [FFRmyo]

3-224.x Sonstige

3-225 **Computertomographie des Abdomens mit Kontrastmittel**

3-226 **Computertomographie des Beckens mit Kontrastmittel**

3-227 **Computertomographie des Muskel-Skelett-Systems mit Kontrastmittel**
Inkl.: Gelenke

3-228 **Computertomographie der peripheren Gefäße mit Kontrastmittel**

3-22x **Andere Computertomographie mit Kontrastmittel**

3-24 Computertomographie [CT], Spezialverfahren

3-240   CT-Ventrikulographie
3-241   CT-Myelographie
3-24x   Andere Computertomographie-Spezialverfahren

3-26 Elektronenstrahltomographie [EBT]

3-260   Elektronenstrahltomographie des Gehirns
3-261   Elektronenstrahltomographie des Herzens
3-262   Elektronenstrahltomographie der peripheren Gefäße
3-26x   Andere Elektronenstrahltomographie

Optische Verfahren (3-30...3-31)

3-30 Optische laserbasierte Verfahren

3-300   **Optische Kohärenztomographie [OCT]**
3-300.0 ↔ Retina
3-300.1   Koronargefäße
3-300.2   Haut
3-300.3   Periphere Gefäße
3-300.x   Sonstige
3-300.y   N.n.bez.

3-301   **Konfokale Mikroskopie**
3-301.0   Verdauungstrakt, endoskopisch
          Inkl.:   Konfokale Mikroskopie der Papilla duodeni major
3-301.1 ↔ Auge
          Inkl.:   Konfokale Hornhautmikroskopie
3-301.2   Haut
          Inkl.:   Endothelmikroskopie
3-301.3   Harnwege, endoskopisch
3-301.x   Sonstige
3-301.y   N.n.bez.

3-302   **3D-Oberflächenvermessung durch Laserscanning**
3-30x   Andere laserbasierte Verfahren mit digitaler Bildverarbeitung

3-31 Andere optische Verfahren

3-310   **Optische foto- und videogestützte Verfahren zur metrischen Form- und Oberflächendarstellung**
        Inkl.:   Streifenlichtscan zur metrischen Form- und Oberflächendarstellung
                   3D-Oberflächenvermessung des Schädels durch Photogrammetrie
        Exkl.:   Zahnmedizinische Abformmethoden

Kapitel 3: Bildgebende Diagnostik

Darstellung des Gefäßsystems
(3-60...3-69)

3-60 Arteriographie
Inkl.: Digitale Subtraktionsangiographie
Exkl.: Koronarangiographie (1-275 ff.)
Ventrikulographie (1-276.2 ff.)

3-600 **Arteriographie der intrakraniellen Gefäße**

3-601 **Arteriographie der Gefäße des Halses**
Inkl.: Extrakranielle hirnversorgende Gefäße

3-602 **Arteriographie des Aortenbogens**

3-603 **Arteriographie der thorakalen Gefäße**

3-604 **Arteriographie der Gefäße des Abdomens**
Inkl.: Viszerale Gefäße, indirekte Splenoportographie

3-605 **Arteriographie der Gefäße des Beckens**

3-606 ↔ **Arteriographie der Gefäße der oberen Extremitäten**

3-607 ↔ **Arteriographie der Gefäße der unteren Extremitäten**

3-608 **Superselektive Arteriographie**

3-60a **Arteriographie der Rückenmarkgefäße (Spinale Arteriographie)**

3-60x **Andere Arteriographie**

3-61 Phlebographie
Inkl.: Digitale Subtraktionsangiographie

3-610 **Phlebographie der intrakraniellen Gefäße**

3-611 **Phlebographie der Gefäße von Hals und Thorax**
3-611.0 Obere Hohlvene
3-611.1 Pulmonalvenen
3-611.2 Koronarsinusvenen
3-611.x Sonstige

3-612 **Phlebographie der Gefäße von Abdomen und Becken**
3-612.0 Untere Hohlvene
3-612.1 Nierenvene
3-612.2 Milzvene
3-612.3 Mesenterialvenen
3-612.4 Iliakalvenen
3-612.5 Pfortader
3-612.x Sonstige

3-613 ↔ **Phlebographie der Gefäße einer Extremität**

3-614 ↔ **Phlebographie der Gefäße einer Extremität mit Darstellung des Abflussbereiches**
Hinw.: Ergänzend zu den tiefen Venen am Arm Darstellung der V. subclavia, V. anonyma und V. cava superior sowie zu den tiefen Venen am Bein Darstellung der V. iliaca externa, V. iliaca communis und V. cava inferior

3-615 **Kavernosographie**

3-61x **Andere Phlebographie**

3-62 Lymphographie

3-620 **Lymphographie einer Extremität**

3-621 Lymphographie von zwei Extremitäten
3-62x Andere Lymphographie

3-69 Andere Darstellung des Gefäßsystems
3-690 ↔ Angiographie am Auge

Nuklearmedizinische diagnostische Verfahren (3-70...3-76)

Hinw.: Die Anwendung von 3D/4D-Technik und die intraoperative Anwendung der Verfahren sind gesondert zu kodieren (3-99)
Die zusätzliche quantitative Bestimmung von Parametern ist gesondert zu kodieren (3-993)
Die Dosimetrie zur Therapieplanung ist gesondert zu kodieren (3-995)

3-70 Szintigraphie

3-700 **Szintigraphie von Gehirn und Liquorräumen**

3-701 **Szintigraphie der Schilddrüse**

3-702 **Szintigraphie anderer endokriner Organe**
3-702.0 Nebenschilddrüse
3-702.1 Nebenniere
3-702.x Sonstige

3-703 **Szintigraphie der Lunge**
3-703.0 Perfusionsszintigraphie
3-703.1 Ventilationsszintigraphie
3-703.2 Perfusions- und Ventilationsszintigraphie

3-704 **Radionuklidventrikulographie des Herzens**
Exkl.: Myokardszintigraphie (3-721 ff.)
3-704.0 Radionuklidventrikulographie in Ruhe
3-704.1 Radionuklidventrikulographie unter physischer Belastung
3-704.2 Radionuklidventrikulographie unter pharmakologischer Belastung
3-704.x Sonstige

3-705 **Szintigraphie des Muskel-Skelett-Systems**
Hinw.: Die Ein-Phasen-Szintigraphie ist die Szintigraphie in der Spät- bzw. Knochenphase
Die Mehr-Phasen-Szintigraphie besteht aus der statischen Szintigraphie in der Frühphase, ggf. mit Perfusionsszintigraphie, und der Szintigraphie in der Spätphase
3-705.0 Ein-Phasen-Szintigraphie
3-705.1 Mehr-Phasen-Szintigraphie

3-706 **Szintigraphie der Nieren**
3-706.0 Statisch
3-706.1 Dynamisch
Inkl.: Clearancebestimmung, Diuresestimulation und ggf. Refluxprüfung

3-707 **Szintigraphie des Gastrointestinaltraktes**
3-707.0 Speicheldrüsen
Inkl.: Bestimmung von Uptake und Exkretion
3-707.1 Ösophagus
Inkl.: Bestimmung der Passagezeit
3-707.2 Magen
Inkl.: Bestimmung der Passagezeit

3-707.3	Intestinum	
	Inkl.: Intestinale Blutungsdiagnostik	
3-707.4	Kolon	
	Inkl.: Bestimmung der Kolontransitzeit	
3-707.5	Nachweis eines Meckel-Divertikels	
3-707.6	Hepatobiliäre Sequenzszintigraphie	
3-707.x	Sonstige	

3-708   Szintigraphie der Blutgefäße

3-708.0   Intraarterielle Applikation
Hinw.: Mit diesem Kode ist z.B. die Bestimmung des Lungenshunts vor geplanter Radioembolisation von Lebertumoren zu kodieren
Die Dosimetrie zur Therapieplanung ist gesondert zu kodieren (3-995)

.00   Evaluation mit Technetium-99m-markierten Eiweißpartikeln zur selektiven intravaskulären Radionuklidtherapie [SIRT]
.01   Evaluation mit Holmium-166-markierten Mikrosphären zur selektiven intravaskulären Radionuklidtherapie [SIRT]
.02   Evaluation mit sonstigen Substanzen zur selektiven intravaskulären Radionuklidtherapie [SIRT]
.0x   Sonstige

3-708.1   Intravenöse Applikation
Inkl.: Szintigraphie zur Diagnostik des irreversiblen Hirnfunktionsausfalls

3-709   Szintigraphie des Lymphsystems

3-709.0   Planare Lymphszintigraphie zur Lokalisationsdiagnostik
Inkl.: Darstellung des Lymphabflusses aus Tumoren

.00   Mit Gabe von radioaktiv markierten ungerichteten Substanzen
       Inkl.: Technetium-99m-markierte Kolloide, Technetium-99m-HSA
.01   Mit Gabe von radioaktiv markierten rezeptorgerichteten Substanzen
       Inkl.: Technetium-99m-Tilmanocept
.0x   Mit Gabe sonstiger Substanzen

3-709.x   Sonstige
Inkl.: Quantitative Bestimmung des Lymphabflusses der Extremitäten

3-70a   Szintigraphie des hämatopoetischen Systems

3-70a.0   Knochenmark oder retikuloendotheliales System von Leber und Milz
3-70a.1   Bestimmung der Thrombozytenüberlebenszeit
Inkl.: Leber-Milz-Szintigraphie mit Bestimmung des Thrombozytenabbaus
3-70a.2   Bestimmung der Erythrozytenüberlebenszeit und des Erythrozytenabbauortes
3-70a.3   Bestimmung des Blutvolumens
3-70a.4   Messungen zur Erythropoese (Ferrokinetik)
3-70a.x   Sonstige

3-70b   Resorptions- und Exkretionstests mit Radionukliden

3-70b.0   Radiojod-2-Phasentest
3-70b.1   Schillingtest
3-70b.2   SeHCA-Test
3-70b.3   Messung der Eisenresorption
3-70b.x   Sonstige

3-70c   Ganzkörper-Szintigraphie zur Lokalisationsdiagnostik

3-70c.0   Ganzkörper-Szintigraphie mit Radiojod
Hinw.: Ein Kode aus diesem Bereich ist nur einmal pro Behandlungsfall anzugeben

.00   Ohne Gabe von rekombinantem Thyreotropin [rh-TSH]
.01   Mit Gabe von rekombinantem Thyreotropin [rh-TSH]
       Hinw.: Dieser Kode ist nur von dem Krankenhaus zu verwenden, bei dem der Aufwand für die Gabe von rekombinantem Thyreotropin im Rahmen der stationären oder vorstationären Behandlung entstanden ist

Kapitel 3: Bildgebende Diagnostik

3-70c.1　Tumorszintigraphie mit tumorselektiven Substanzen
　　　　　Hinw.: Zu den tumorselektiven Substanzen gehören z.B. Antikörper oder rezeptorgerichtete Substanzen
　　　　　.10　Mit Technetium-99m-PSMA
　　　　　.11　Mit Technetium-99m-Octreotid
　　　　　.12　Mit Technetium-Indium-111-Octreotid
　　　　　.13　Mit Jod-123-MIBG
　　　　　.1x　Mit sonstigen tumorselektiven Substanzen

3-70c.2　Ganzkörper-Szintigraphie zur Entzündungsdiagnostik

3-70c.x　Sonstige

3-70d　**Teilkörper-Szintigraphie zur Lokalisationsdiagnostik**

3-70d.0　Teilkörper-Szintigraphie des Herzens mit rezeptorgerichteten Substanzen
　　　　　Inkl.: Teilkörper-Szintigraphie mit 123-Jod-Meta-Jod-Benzylguanidin [MIBG]

3-70d.x　Sonstige

3-70x　**Andere Szintigraphien**

3-72　Single-Photon-Emissionscomputertomographie [SPECT]

3-720　**Single-Photon-Emissionscomputertomographie des Gehirns**

3-720.0　Mit Perfusionsmarkern

3-720.1　Mit rezeptorgerichteten Substanzen
　　　　　.10　Mit Dopamin-Transporter-Liganden
　　　　　　　Inkl.: SPECT mit Jod-123-Ioflupan
　　　　　.11　Mit Dopamin-Rezeptor-Liganden
　　　　　　　Inkl.: SPECT mit 123-Jodbenzamiden (IBZM)
　　　　　.1x　Mit sonstigen rezeptorgerichteten Substanzen

3-720.x　Sonstige

3-721　**Single-Photon-Emissionscomputertomographie des Herzens**
　　　　　Hinw.: Unter Anwendung von Perfusions- oder Vitalitätsmarkern

3-721.0　Myokardszintigraphie in Ruhe
　　　　　.00　Ohne EKG-Triggerung
　　　　　.01　Mit EKG-Triggerung

3-721.1　Myokardszintigraphie unter physischer Belastung
　　　　　.10　Ohne EKG-Triggerung
　　　　　.11　Mit EKG-Triggerung

3-721.2　Myokardszintigraphie unter pharmakologischer Belastung
　　　　　.20　Ohne EKG-Triggerung
　　　　　.21　Mit EKG-Triggerung

3-721.x　Sonstige

3-722　**Single-Photon-Emissionscomputertomographie der Lunge**

3-722.0　Perfusions-Single-Photon-Emissionscomputertomographie

3-722.1　Ventilations-Single-Photon-Emissionscomputertomographie

3-722.2　Perfusions- und Ventilations-Single-Photon-Emissionscomputertomographie

3-724　**Teilkörper-Single-Photon-Emissionscomputertomographie ergänzend zur planaren Szintigraphie**
　　　　　Hinw.: Die durchgeführte Szintigraphie ist gesondert zu kodieren (3-70)

3-724.0　Knochen

3-724.1　Herz
　　　　　Inkl.: SPECT mit 123-Jod-Meta-Jod-Benzylguanidin [MIBG]

3-724.x　Sonstige

3-72x　**Andere Single-Photon-Emissionscomputertomographie**

3-73 Single-Photon-Emissionscomputertomographie mit Computertomographie [SPECT/CT]

3-730 Single-Photon-Emissionscomputertomographie mit Computertomographie [SPECT/CT] des Gehirns

3-731 Single-Photon-Emissionscomputertomographie mit Computertomographie [SPECT/CT] des Herzens

3-732 Single-Photon-Emissionscomputertomographie mit Computertomographie [SPECT/CT] der Lunge

3-732.0 Mit Niedrigdosis-Computertomographie zur Schwächungskorrektur
3-732.1 Mit diagnostischer Computertomographie
3-732.x Sonstige

3-733 Single-Photon-Emissionscomputertomographie mit Computertomographie [SPECT/CT] des Skelettsystems

3-733.0 Mit Niedrigdosis-Computertomographie zur Schwächungskorrektur
3-733.1 Mit diagnostischer Computertomographie
3-733.x Sonstige

3-73x Andere Single-Photon-Emissionscomputertomographie mit Computertomographie [SPECT/CT]

3-74 Positronenemissionstomographie [PET] mit Vollring-Scanner

3-740 Positronenemissionstomographie des Gehirns
3-741 Positronenemissionstomographie des Herzens
3-742 Positronenemissionstomographie des gesamten Körperstammes
3-74x Andere Positronenemissionstomographie

3-75 Positronenemissionstomographie mit Computertomographie [PET/CT]

3-750 Positronenemissionstomographie mit Computertomographie [PET/CT] des Gehirns
3-751 Positronenemissionstomographie mit Computertomographie [PET/CT] des Herzens
3-752 Positronenemissionstomographie mit Computertomographie [PET/CT] des gesamten Körperstammes

3-752.0 Mit Niedrigdosis-Computertomographie zur Schwächungskorrektur
3-752.1 Mit diagnostischer Computertomographie
3-752.x Sonstige

3-753 Positronenemissionstomographie mit Computertomographie [PET/CT] des ganzen Körpers

3-753.0 Mit Niedrigdosis-Computertomographie zur Schwächungskorrektur
3-753.1 Mit diagnostischer Computertomographie
3-753.x Sonstige

3-754 Positronenemissionstomographie mit Computertomographie [PET/CT] des gesamten Körperstammes und des Kopfes

3-754.0 Mit Niedrigdosis-Computertomographie zur Schwächungskorrektur
   .00 Mit rezeptorgerichteten Peptiden
       Inkl.: DOTA-markierte Somatostatinrezeptorliganden
   .0x Mit sonstigen rezeptorgerichteten Substanzen

3-754.1 Mit diagnostischer Computertomographie
   .10 Mit rezeptorgerichteten Peptiden
       Inkl.: DOTA-markierte Somatostatinrezeptorliganden
   .1x Mit sonstigen rezeptorgerichteten Substanzen

3-754.x Sonstige

3-75x Andere Positronenemissionstomographie mit Computertomographie [PET/CT]

Kapitel 3: Bildgebende Diagnostik

3-76 Sondenmessungen und Inkorporationsmessungen

3-760	Sondenmessung im Rahmen der SLNE (Sentinel Lymphnode Extirpation)
3-761	Sondenmessung bei der Parathyreoidektomie
3-762	Sondenmessung zur Tumorlokalisation
3-763	Teilkörper-Inkorporationsmessungen
3-764	Ganzkörpermessungen mit dem Ganzkörper-Inkorporationsmessplatz
3-765	Sondenmessung zur intraoperativen Leckageüberwachung bei isolierter bzw. hyperthermer Extremitätenperfusion

Magnetresonanztomographie [MRT] (3-80...3-84)

Hinw.: Die Anwendung von 3D/4D-Technik und die intraoperative Anwendung der Verfahren sind gesondert zu kodieren (3-99)
Die zusätzliche quantitative Bestimmung von Parametern ist gesondert zu kodieren (3-993)
Die virtuelle 3D-Rekonstruktionstechnik ist gesondert zu kodieren (3-994)

3-80 Magnetresonanztomographie [MRT], nativ

Hinw.: Eine durchgeführte Biopsie ist gesondert zu kodieren (1-40 bis 1-49)

3-800   **Native Magnetresonanztomographie des Schädels**
    Inkl.: Kraniozervikaler Übergang
           Gesichtsschädel
    Exkl.: Magnetresonanz-Ventrikulographie (3-840)

3-801   **Native Magnetresonanztomographie des Halses**

3-802   **Native Magnetresonanztomographie von Wirbelsäule und Rückenmark**
    Exkl.: Magnetresonanz-Myelographie (3-841)

3-803   **Native Magnetresonanztomographie des Herzens**
3-803.0   In Ruhe
3-803.1   Unter physischer Belastung
3-803.2   Unter pharmakologischer Belastung
3-803.x   Sonstige

3-804   **Native Magnetresonanztomographie des Abdomens**

3-805   **Native Magnetresonanztomographie des Beckens**

3-806   **Native Magnetresonanztomographie des Muskel-Skelett-Systems**

3-807   **Native Magnetresonanztomographie der Mamma**

3-808   **Native Magnetresonanztomographie der peripheren Gefäße**

3-809   **Native Magnetresonanztomographie des Thorax**

3-80b   **Native Magnetresonanztomographie des Fetus**
    Hinw.: Die Bestimmung fetaler und feto-pelviner Maße ist im Kode enthalten

3-80x   **Andere native Magnetresonanztomographie**

3-82 Magnetresonanztomographie [MRT] mit Kontrastmittel

Hinw.: Eine durchgeführte Biopsie ist gesondert zu kodieren (1-40 bis 1-49)
Die in gleicher Sitzung durchgeführte native Magnetresonanztomographie ist im Kode enthalten

3-820   **Magnetresonanztomographie des Schädels mit Kontrastmittel**
    Inkl.: Kraniozervikaler Übergang
           Gesichtsschädel
    Exkl.: Magnetresonanz-Ventrikulographie (3-840)

OPS Version 2024

Kapitel 3: Bildgebende Diagnostik

3-821	**Magnetresonanztomographie des Halses mit Kontrastmittel**
3-822	**Magnetresonanztomographie des Thorax mit Kontrastmittel**
3-823	**Magnetresonanztomographie von Wirbelsäule und Rückenmark mit Kontrastmittel** *Exkl.:* Magnetresonanz-Myelographie (3-841)
3-824	**Magnetresonanztomographie des Herzens mit Kontrastmittel**
3-824.0	In Ruhe
3-824.1	Unter physischer Belastung
3-824.2	Unter pharmakologischer Belastung
3-824.x	Sonstige
3-825	**Magnetresonanztomographie des Abdomens mit Kontrastmittel**
3-826	**Magnetresonanztomographie des Muskel-Skelett-Systems mit Kontrastmittel**
3-827	**Magnetresonanztomographie der Mamma mit Kontrastmittel**
3-828	**Magnetresonanztomographie der peripheren Gefäße mit Kontrastmittel**
3-82a	**Magnetresonanztomographie des Beckens mit Kontrastmittel**
3-82b	**Magnetresonanztomographie des Fetus mit Kontrastmittel** *Hinw.:* Die Bestimmung fetaler und feto-pelviner Maße ist im Kode enthalten
3-82x	**Andere Magnetresonanztomographie mit Kontrastmittel**
3-84	**Magnetresonanztomographie [MRT], Spezialverfahren** *Inkl.:* Funktionelle MRT und MR-Spektroskopie
3-840	**Magnetresonanz-Ventrikulographie**
3-841	**Magnetresonanz-Myelographie**
3-842	**Magnetresonanz-Sialographie**
3-843	**Magnetresonanz-Cholangiopankreatikographie [MRCP]**
3-843.0	Ohne Sekretin-Unterstützung
3-843.1	Mit Sekretin-Unterstützung
3-844	**Magnetresonanz-Arthrographie**
3-845	**Magnetresonanz-Elastographie**
3-846	**Magnetresonanztomographie der Leber zur Bestimmung des Eisengehaltes** *Hinw.:* Ein MRT des Abdomens ist im Kode enthalten
3-84x	**Andere Magnetresonanz-Spezialverfahren**

Andere bildgebende Verfahren (3-90...3-90)

3-90	**Andere bildgebende Verfahren**
3-900	**Knochendichtemessung (alle Verfahren)**
3-901	**Elektroimpedanzspektroskopie der Haut**
3-902	**Radiofrequenzspektroskopie von Brustgewebe**
3-903	**Elektrische Impedanztomographie**

Zusatzinformationen zu bildgebenden Verfahren (3-99…3-99)

3-99 **Zusatzinformationen zu bildgebenden Verfahren**
Hinw.: Die folgenden Positionen sind ausschließlich zur Kodierung von Zusatzinformationen zur bildgebenden Diagnostik zu benutzen, sofern sie nicht schon im Kode selbst enthalten sind. Sie dürfen nicht als selbständige Kodes benutzt werden und sind nur im Sinne einer Zusatzkodierung zulässig

3-990 Computergestützte Bilddatenanalyse mit 3D-Auswertung

3-991 Computergestützte Bilddatenanalyse mit 4D-Auswertung

3-992 Intraoperative Anwendung der Verfahren

3-993 Quantitative Bestimmung von Parametern
Hinw.: Unter "quantitativ" ist z.B. die Messung von Organfunktionen, Flussparametern, Volumenfluss oder Widerstandsindizes zu verstehen

3-994 Virtuelle 3D-Rekonstruktionstechnik

3-995 Dosimetrie zur Therapieplanung

3-996 Anwendung eines 3D-Bildwandlers
Hinw.: Dieser Kode kann als Zusatzkode zu einem Kode aus dem Kap. 5 angegeben werden

3-997 Computertechnische Bildfusion verschiedener bildgebender Modalitäten
Inkl.: PET oder PET/CT mit MRT

3-998 Serieller Vergleich von mehr als zwei PET- oder PET/CT-Untersuchungen

Kapitel 5:

Operationen

Operationen am Nervensystem
(5-01...5-05)

Hinw.: Die Anwendung mikrochirurgischer Technik ist, sofern nicht als eigener Kode angegeben, zusätzlich zu kodieren (5-984)
Die Anwendung von Lasertechnik ist, sofern nicht als eigener Kode angegeben, zusätzlich zu kodieren (5-985 ff.)
Die Anwendung von minimalinvasiver Technik ist, sofern nicht als eigener Kode angegeben, zusätzlich zu kodieren (5-986 ff.)
Die Anwendung eines OP-Roboters ist, sofern nicht als eigener Kode angegeben, zusätzlich zu kodieren (5-987 ff.)
Die Anwendung eines Navigationssystems ist, sofern nicht als eigener Kode angegeben, zusätzlich zu kodieren (5-988 ff.)
Die Durchführung der Operation im Rahmen der Versorgung einer Mehrfachverletzung ist zusätzlich zu kodieren (5-981)
Die Durchführung der Operation im Rahmen der Versorgung eines Polytraumas ist zusätzlich zu kodieren (5-982 ff.)
Die Durchführung einer Reoperation ist, sofern nicht als eigener Kode angegeben, zusätzlich zu kodieren (5-983)
Der vorzeitige Abbruch einer Operation ist zusätzlich zu kodieren (5-995)
Die Anwendung fluoreszenzgestützter Resektionsverfahren ist, sofern nicht als eigener Kode angegeben, zusätzlich zu kodieren (5-989)
Die Anwendung eines Endoskopiesystems ist gesondert zu kodieren (5-059.b), wenn der Kode für den Eingriff diese Information nicht enthält

5-01 Inzision (Trepanation), Exzision und Destruktion an Schädel, Gehirn und Hirnhäuten
Inkl.: Operationen an intrakraniellen Anteilen von Hirnnerven oder intrakraniellen Ganglien
Hinw.: Eine durchgeführte präoperative Epilepsiediagnostik ist gesondert zu kodieren (1-210, 1-211)

5-010 **Schädeleröffnung über die Kalotte**
Exkl.: Kraniotomie und Kraniektomie als selbständiger Eingriff (5-012 ff.)
Stereotaktische Operationen (5-014 ff.)
Hinw.: Diese Kodes sind lediglich zur Angabe des Zuganges im Rahmen einer Operation zu verwenden
Ausgenommen sind stereotaktische Operationen (5-014 ff.)

5-010.0 Kraniotomie (Kalotte)
.00 Kalotte
.01 Kalotte über die Mittellinie
.02 Bifrontal
.03 Temporal
.04 Subokzipital
.0x Sonstige

5-010.1 Kraniektomie (Kalotte)
.10 Kalotte
.11 Kalotte über die Mittellinie
.12 Bifrontal
.13 Temporal
.14 Subokzipital
.1x Sonstige

Kapitel 5: Operationen

5-010.2	Bohrlochtrepanation
5-010.3	Stereotaktisch geführt
5-010.4	Kombinationen
5-010.x	Sonstige
5-010.y	N.n.bez.

5-011 Zugang durch die Schädelbasis
Hinw.: Diese Kodes sind lediglich zur Angabe des Zuganges im Rahmen einer Operation zu verwenden

5-011.0	Transorbital
5-011.1	Transethmoidal
5-011.2	Transsphenoidal
5-011.3	Transoral
5-011.4	Transoral mit Spaltung des weichen Gaumens
5-011.5	Transoral mit Spaltung des weichen und harten Gaumens
5-011.6	Transpyramidal
5-011.7	Le-Fort-I-Osteotomie
5-011.8	Transkondylär
5-011.9	Translabyrinthär
5-011.a	Transmastoidal
5-011.x	Sonstige
5-011.y	N.n.bez.

5-012 Inzision der Schädelknochen [Kraniotomie und Kraniektomie]
Hinw.: Mit einem Kode aus diesem Bereich ist nur die isolierte Kraniotomie oder Kraniektomie zu kodieren. Die Kraniotomie oder Kraniektomie als Zugang im Rahmen einer Operation ist gesondert zum jeweiligen Eingriff zu kodieren (5-010 ff.)

5-012.0	Dekompression
5-012.1	Drainage epiduraler Flüssigkeit *Inkl.:* Drainage einer nicht infektiösen Zyste
5-012.2	Entleerung eines epiduralen Hämatoms *Inkl.:* Drainage
5-012.3	Entleerung eines epiduralen Empyems *Inkl.:* Drainage
5-012.4	Entfernung eines Fremdkörpers aus einem Schädelknochen *Inkl.:* Entfernung eines Fremdkörpers aus dem Epiduralraum
5-012.5	Entfernung von alloplastischem Material aus einem Schädelknochen
5-012.6	Reoperation mit Einbringen einer Drainage
5-012.7	Einlegen eines Medikamententrägers
5-012.8	Entfernung eines Medikamententrägers *Inkl.:* Wechsel eines Medikamententrägers
5-012.x	Sonstige
5-012.y	N.n.bez.

5-013 Inzision von Gehirn und Hirnhäuten
Inkl.: Instillation von Medikamenten
Exkl.: Stereotaktische Operationen (5-014 ff.)
Inzision von intrakraniellen Gefäßen (5-025.0)
Hinw.: Der Zugang ist gesondert zu kodieren (5-010 ff., 5-011 ff.)

5-013.0	Drainage von subduraler Flüssigkeit *Inkl.:* Fensterung oder Entfernung einer Membran Drainage einer nicht infektiösen Zyste
5-013.1	Entleerung eines subduralen Hämatoms *Inkl.:* Drainage

Kapitel 5: Operationen

5-013.2	Entleerung eines subduralen Empyems *Inkl.:* Drainage
5-013.3	Drainage intrazerebraler Flüssigkeit *Inkl.:* Drainage intrazerebellärer Flüssigkeit Drainage einer nicht infektiösen Zyste
5-013.4	Entleerung eines intrazerebralen Hämatoms *Inkl.:* Entleerung eines intrazerebellären Hämatoms Drainage

.40 Offen chirurgisch
.41 Endoskopisch, ohne geräteassoziierte mechanische Fragmentation
.42 Endoskopisch, mit geräteassoziierter mechanischer Fragmentation
.4x Sonstige

5-013.5 Entleerung eines intrazerebralen Abszesses
Inkl.: Entleerung eines intrazerebellären Abszesses
Entleerung einer infektiösen Zyste

.50 Offen chirurgisch
.51 Endoskopisch, ohne geräteassoziierte mechanische Fragmentation
.52 Endoskopisch, mit geräteassoziierter mechanischer Fragmentation
.5x Sonstige

5-013.6 Entfernung eines intrazerebralen Fremdkörpers
Inkl.: Entfernung eines intrazerebellären Fremdkörpers

5-013.7 Leukotomie [Lobotomie] oder Traktotomie
Inkl.: Ausschaltung epileptogener Herde

.70 Cingulotomie
.71 Pallidotomie
.72 Thalamotomie
.73 Callosotomie
.74 Multiple subpiale Transsektionen, unilobulär
.75 Multiple subpiale Transsektionen, multilobulär
.76 Multiple Lobotomie
Inkl.: Hemisphärotomie bzw. funktionelle Hemisphärektomie
.7x Sonstige

5-013.8 Debridement einer Kontusion

5-013.x Sonstige

5-013.y N.n.bez.

5-014 Stereotaktische Operationen an Schädel, Gehirn und Hirnhäuten
Exkl.: Stereotaktische Biopsie an intrakraniellem Gewebe (1-511 ff.)
Hinw.: Der Zugang ist im Kode enthalten
Die stereotaktische Lokalisation ist im Kode enthalten

5-014.0 Entleerung intrakranieller Flüssigkeit
Inkl.: Entleerung einer nicht infektiösen Zyste
Exkl.: Stereotaktische Eingriffe am Liquorsystem (5-014.3)

5-014.1 Entleerung eines intrakraniellen Hämatoms

.10 Offen chirurgisch
.11 Endoskopisch, ohne geräteassoziierte mechanische Fragmentation
.12 Endoskopisch, mit geräteassoziierter mechanischer Fragmentation
.1x Sonstige

5-014.2 Entleerung eines intrakraniellen Abszesses
Inkl.: Entleerung einer infektiösen Zyste

.20 Offen chirurgisch
.21 Endoskopisch, ohne geräteassoziierte mechanische Fragmentation
.22 Endoskopisch, mit geräteassoziierter mechanischer Fragmentation
.2x Sonstige

5-014.3 Eingriffe am Liquorsystem

5-014.4 Unterbrechung von Bahnsystemen
Inkl.: Ausschaltung epileptogener Herde
Exkl.: Destruktion durch Magnetresonanz-gesteuerten fokussierten Ultraschall (5-014.e)

OPS Version 2024

Kapitel 5: Operationen

5-014.6 Implantation oder Explantation von radioaktivem Material als selbständiger Eingriff (interstitielle Brachytherapie)
Hinw.: Die genaue Form der Brachytherapie ist gesondert zu kodieren (8-524 ff., 8-525 ff.)
  .60 Implantation entfernbarer Strahler in einer Ebene
  .61 Implantation entfernbarer Strahler in mehreren Ebenen
  .62 Implantation nicht entfernbarer Strahler in einer Ebene
  .63 Implantation nicht entfernbarer Strahler in mehreren Ebenen
  .64 Explantation von radioaktivem Material

5-014.7 Implantation von Gewebe

5-014.8 Instillation von Medikamenten als selbständiger Eingriff

5-014.9 Implantation oder Wechsel von intrazerebralen Elektroden
Inkl.: Neurophysiologische und klinisch-neurologische Untersuchung und Ersteinstellung
  Kranielle Zielpunktberechnung und Ventrikulographie
  .90 Implantation von temporären Mikroelektroden zur monolokulären Ableitung und Stimulation
  .92 Implantation oder Wechsel einer permanenten Elektrode zur Dauerstimulation
  .93 Implantation oder Wechsel mehrerer permanenter Elektroden zur Dauerstimulation
  .94 Implantation von temporären Mikroelektroden zur multilokulären Ableitung und Stimulation, 1 bis 5 Elektroden
  .95 Implantation von temporären Mikroelektroden zur multilokulären Ableitung und Stimulation, 6 bis 10 Elektroden
  .96 Implantation von temporären Mikroelektroden zur multilokulären Ableitung und Stimulation, 11 oder mehr Elektroden
  .9x Sonstige

5-014.a Implantation oder Wechsel von intrazerebralen Kathetern zur intraventrikulären Infusion

5-014.b Revision von intrazerebralen Elektroden
Inkl.: Neurophysiologische und klinisch-neurologische Untersuchung und Ersteinstellung
  .b0 Eine permanente Elektrode zur Dauerstimulation
  .b1 Mehrere permanente Elektroden zur Dauerstimulation

5-014.c Revision von intrazerebralen Kathetern zur intraventrikulären Infusion

5-014.d Instillation von magnetischen Nanopartikeln
Hinw.: Die nachfolgende Thermotherapie ist gesondert zu kodieren (8-651)

5-014.e Destruktion durch Magnetresonanz-gesteuerten fokussierten Ultraschall
Hinw.: Die Dauer der Behandlung durch Magnetresonanz-gesteuerten fokussierten Ultraschall ist gesondert zu kodieren (8-660 ff.)

5-014.x Sonstige

5-014.y N.n.bez.

5-015 Exzision und Destruktion von erkranktem intrakraniellem Gewebe
Exkl.: Stereotaktische Operationen (5-014 ff.)
  Exzision und Destruktion von intrakraniellen Gefäßen (5-025 ff.)
  Exzision und Destruktion von intrakraniellen Anteilen von Hirnnerven und Ganglien (5-017 ff.)
Hinw.: Der Zugang ist gesondert zu kodieren (5-010 ff., 5-011 ff.)

5-015.0 Intrazerebrales Tumorgewebe, hirneigen

5-015.1 Intrazerebrales Tumorgewebe, nicht hirneigen

5-015.2 Intrazerebrales sonstiges erkranktes Gewebe
Inkl.: Ausschaltung epileptogener Herde
  .20 Monolobulär
  .21 Multilobulär

5-015.3 Hirnhäute, Tumorgewebe ohne Infiltration von intrakraniellem Gewebe
Inkl.: Exzision eines Meningeoms

5-015.4 Hirnhäute, Tumorgewebe mit Präparation von infiltriertem Nachbargewebe
Inkl.: Exzision eines Meningeoms

5-015.5 Hirnhäute, sonstiges erkranktes Gewebe

5-015.x Sonstige

5-015.y N.n.bez.

Kapitel 5: Operationen

5-016 **Exzision und Destruktion von erkranktem Gewebe der Schädelknochen**
Inkl.: Gleichzeitige Exzision von Schädelknochen und Hirnhäuten
Exkl.: Behandlung einer Impressionsfraktur (5-020.1 ff.)
Exzision von erkranktem Gewebe der Gesichtsschädelknochen (5-770 ff.)
Hinw.: Der Zugang ist gesondert zu kodieren (5-010 ff., 5-011 ff.)

5-016.0 Schädelbasis, Tumorgewebe
.00 Vordere Schädelgrube
.01 Mittlere Schädelgrube
.02 Hintere Schädelgrube
.03 Kombination mehrerer Schädelgruben

5-016.1 Schädelbasis, sonstiges erkranktes Gewebe
.10 Vordere Schädelgrube
.11 Mittlere Schädelgrube
.12 Hintere Schädelgrube
.13 Kombination mehrerer Schädelgruben

5-016.2 Kalotte, Tumorgewebe

5-016.3 Kalotte, sonstiges erkranktes Gewebe
Inkl.: Debridement von infektiösem Gewebe

5-016.4 Schädelbasis und Hirnhäute, Tumorgewebe
Exkl.: Exzision eines Meningeoms (5-015.3, 5-015.4)
.40 Vordere Schädelgrube
.41 Mittlere Schädelgrube
.42 Hintere Schädelgrube
.43 Kombination mehrerer Schädelgruben

5-016.5 Schädelbasis und Hirnhäute, sonstiges erkranktes Gewebe
.50 Vordere Schädelgrube
.51 Mittlere Schädelgrube
.52 Hintere Schädelgrube
.53 Kombination mehrerer Schädelgruben

5-016.6 Kalotte und Hirnhäute, Tumorgewebe
Exkl.: Exzision eines Meningeoms (5-015.3, 5-015.4)

5-016.7 Kalotte und Hirnhäute, sonstiges erkranktes Gewebe
Inkl.: Debridement von infektiösem Gewebe

5-016.x Sonstige
5-016.y N.n.bez.

5-017 **Inzision, Resektion und Destruktion an intrakraniellen Anteilen von Hirnnerven und Ganglien**
Hinw.: Der Zugang ist gesondert zu kodieren (5-010 ff., 5-011 ff.)

5-017.0 Durchtrennung
Inkl.: Neurotomie
.00 N. trigeminus
.01 N. vestibulocochlearis
.0x Sonstige

5-017.1 Resektion
Inkl.: Tumorresektion

5-017.2 Destruktion

5-017.x Sonstige
5-017.y N.n.bez.

5-018 **Mikrovaskuläre Dekompression von intrakraniellen Nerven**
Hinw.: Der Zugang ist gesondert zu kodieren (5-010 ff., 5-011 ff.)

5-018.0 Ohne Implantat (Zwischenpolster)
5-018.1 Mit Implantation von autogenem Material
5-018.2 Mit Implantation von alloplastischem Material
5-018.x Sonstige
5-018.y N.n.bez.

5-02 Andere Operationen an Schädel, Gehirn und Hirnhäuten

Inkl.: Rekonstruktion, Verschluss und sonstige Operationen an intrakraniellen Blutgefäßen
Hinw.: Der Zugang ist gesondert zu kodieren (5-010 ff., 5-011 ff.)

5-020 Kranioplastik
Hinw.: Die Entnahme eines Knochentransplantates ist gesondert zu kodieren (5-783 ff.)

5-020.0 Eröffnung der Schädelnähte

5-020.1 Behandlung einer Impressionsfraktur
Exkl.: Reposition einer Stirnhöhlenwandfraktur (5-767 ff.)
- .10 Elevation einer geschlossenen Fraktur
- .11 Elevation einer offenen Fraktur
- .12 Elevation einer offenen Fraktur mit Debridement
- .1x Sonstige

5-020.2 Schädeldach mit Transposition (mit zuvor entferntem Schädelknochenstück)

5-020.3 Schädeldach mit Transplantation

5-020.4 Schädelbasis
Exkl.: Rekonstruktion der Stirnhöhlenvorder- und Stirnhöhlenhinterwand (5-225.1, 5-225.2)

5-020.5 Frontoorbital, zur Verlagerung

5-020.6 Rekonstruktion von Hirn- und Gesichtsschädel oder Gesichtsschädel, allein
- .60 Mit Transplantation
- .61 Mit einfachem Implantat (z.B. Knochenzement)
- .65 Rekonstruktion des Gesichtsschädels ohne Beteiligung des Hirnschädels bis zu 2 Regionen mit computerassistiert vorgefertigtem Implantat [CAD-Implantat]
- .66 Rekonstruktion des Gesichtsschädels ohne Beteiligung des Hirnschädels ab 3 Regionen mit computerassistiert vorgefertigtem Implantat [CAD-Implantat]
- .67 Rekonstruktion des Hirnschädels mit Beteiligung von Orbita, Temporalregion oder frontalem Sinus (bis zu 2 Regionen) mit computerassistiert vorgefertigtem Implantat [CAD-Implantat]
- .68 Rekonstruktion des Hirnschädels mit Beteiligung multipler Regionen des Gesichtsschädels (ab 3 Regionen) mit computerassistiert vorgefertigtem Implantat [CAD-Implantat]
- .6b Rekonstruktion des Gesichtsschädels ohne Beteiligung des Hirnschädels bis zu 2 Regionen mit computerassistiert vorgefertigtem Implantat, mit nicht resorbierbarem, mikroporösem Material mit fibrovaskulärer Integration
- .6c Rekonstruktion des Gesichtsschädels ohne Beteiligung des Hirnschädels ab 3 Regionen mit computerassistiert vorgefertigtem Implantat, mit nicht resorbierbarem, mikroporösem Material mit fibrovaskulärer Integration
- .6d Rekonstruktion des Hirnschädels mit Beteiligung von Orbita, Temporalregion oder frontalem Sinus (bis zu 2 Regionen) mit computerassistiert vorgefertigtem Implantat, mit nicht resorbierbarem, mikroporösem Material mit fibrovaskulärer Integration
- .6e Rekonstruktion des Hirnschädels mit Beteiligung multipler Regionen des Gesichtsschädels (ab 3 Regionen) mit computerassistiert vorgefertigtem Implantat, mit nicht resorbierbarem, mikroporösem Material mit fibrovaskulärer Integration

5-020.7 Rekonstruktion des Hirnschädels ohne Beteiligung des Gesichtsschädels, mit alloplastischem Material
- .70 Mit einfachem Implantat (z.B. Knochenzement)
- .71 Mit computerassistiert vorgefertigtem Implantat [CAD-Implantat], einfacher Defekt
- .72 Mit computerassistiert vorgefertigtem Implantat [CAD-Implantat], großer oder komplexer Defekt
- .74 Mit computerassistiert vorgefertigtem Implantat [CAD-Implantat], einfacher Defekt, mit nicht resorbierbarem, mikroporösem Material mit fibrovaskulärer Integration
- .75 Mit computerassistiert vorgefertigtem Implantat [CAD-Implantat], großer oder komplexer Defekt, mit nicht resorbierbarem, mikroporösem Material mit fibrovaskulärer Integration

5-020.8 Osteosynthese durch ultraschallgeformtes, resorbierbares Material
Hinw.: Dieser Kode ist ein Zusatzkode. Die durchgeführten Eingriffe sind gesondert zu kodieren

5-020.x Sonstige

5-020.y N.n.bez.

5-021 Rekonstruktion der Hirnhäute
Inkl.: Kombinierte Rekonstruktion von Hirnhäuten und Schädelknochen
Verwendung von klebbarem Material zur Durchführung einer Duraplastik
Hinw.: Die Entnahme eines Knochentransplantates ist gesondert zu kodieren (5-783 ff.)

5-021.0 Duraplastik an der Konvexität

5-021.1 Duraplastik, laterobasal

5-021.2	Duraplastik, frontobasal	

5-021.2   Duraplastik, frontobasal
           Inkl.: Verschluss einer Liquorfistel
5-021.3   Duraplastik am kraniozervikalen Übergang
5-021.4   Duraplastik mit Kranioplastik an der Konvexität
5-021.5   Duraplastik mit Kranioplastik, laterobasal
5-021.6   Duraplastik mit Kranioplastik, frontobasal
           Exkl.: Rekonstruktion der Stirnhöhlenvorder- und Stirnhöhlenhinterwand (5-225.1, 5-225.2)
5-021.7   Duraplastik mit Kranioplastik am kraniozervikalen Übergang
5-021.x   Sonstige
5-021.y   N.n.bez.

5-022   Inzision am Liquorsystem
           Exkl.: Stereotaktische Operationen (5-014 ff.)
                   Therapeutische Punktion des zerebralen Liquorsystems (8-151.4)
                   Diagnostische Liquorpunktion (1-204.2, 1-204.3, 1-204.4)
                   Diagnostische Punktion und Aspiration eines intrakraniellen Hohlraumes (1-841)
           Hinw.: Die Anwendung eines Endoskopiesystems ist gesondert zu kodieren (5-059.b)

5-022.0   Anlegen einer externen Drainage
           .00 Ventrikulär
           .01 Zisternal
           .02 Subdural
           .0x Sonstige

5-022.1   Anlegen eines Reservoirs
           .10 Ventrikulär
           .11 Zisternal
           .12 Subdural
           .13 Intrazystisch
           .1x Sonstige

5-022.2   Stomien
           .20 Ventrikulozisternostomie
           .21 Zystozisternostomie
           .22 Subdurozisternostomie
           .23 Zystoventrikulostomie
           .2x Sonstige

5-022.x   Sonstige
5-022.y   N.n.bez.

5-023   Anlegen eines Liquorshuntes [Shunt-Implantation]

5-023.0   Ableitung in den Herzvorhof
           Hinw.: Die Implantation eines telemetrischen Shuntsensors ist gesondert zu kodieren (5-023.3)
           .00 Ventrikuloatrial
           .01 Zisternoatrial
           .02 Subduroatrial
           .0x Sonstige

5-023.1   Ableitung in den Peritonealraum
           Hinw.: Die Implantation eines telemetrischen Shuntsensors ist gesondert zu kodieren (5-023.3)
           .10 Ventrikuloperitoneal
           .11 Zisternoperitoneal
           .12 Subduroperitoneal
           .1x Sonstige

5-023.2   Ableitung in den Pleuraspalt
           Hinw.: Die Implantation eines telemetrischen Shuntsensors ist gesondert zu kodieren (5-023.3)
           .20 Ventrikulopleural
           .21 Zisternopleural
           .22 Subduropleural
           .2x Sonstige

Kapitel 5: Operationen

5-023.3	Implantation oder Wechsel eines telemetrischen Shuntsensors
	Hinw.: Dieser Kode ist ein Zusatzkode. Er kann auch angegeben werden, wenn der telemetrische Shuntsensor zu einem bestehenden Shuntsystem zusätzlich implantiert wird. In diesen Fällen ist als Primärkode die Revision des zentralen Katheters anzugeben (5-024.1)
5-023.x	Sonstige
5-023.y	N.n.bez.

5-024 Revision und Entfernung von Liquorableitungen

5-024.0	Revision eines Ventils
	Inkl.: Wechsel des Ventils
	Implantation eines weiteren Ventils
5-024.1	Revision eines zentralen Katheters
	Inkl.: Wechsel des zentralen Katheters
5-024.2	Revision eines peripheren Katheters
	Inkl.: Wechsel des peripheren Katheters
	Hinw.: Der Zugang ist hier nicht gesondert zu kodieren
5-024.3	Revision, komplett
	Inkl.: Kompletter Wechsel einer Liquorableitung
5-024.4	Probatorisches Abklemmen des peripheren Katheters
	Hinw.: Der Zugang ist hier nicht gesondert zu kodieren
5-024.5	Umwandlung eines Liquorshuntes (oder Hirnwasserableitung) in eine Mehrfachableitung
5-024.6	Entfernung eines Liquorshuntes (oder Hirnwasserableitung)
5-024.7	Entfernung einer externen Drainage
5-024.8	Entfernung eines Reservoirs
5-024.9	Revision einer Pumpe zur Liquorableitung
	Hinw.: Der Zugang ist hier nicht gesondert zu kodieren
5-024.x	Sonstige
5-024.y	N.n.bez.

5-025 Inzision, Exzision, Destruktion und Verschluss von intrakraniellen Blutgefäßen

Inkl.: Operationen bei Aneurysmen und arterio-venösen Malformationen

5-025.0	Inzision
	Inkl.: Inzision zur Embolektomie
5-025.1	Exzision einer vaskulären Läsion
5-025.2	Präparation und Resektion
5-025.3	Präparation und Abklippen, intrazerebral
	Hinw.: Die Anzahl der Clips ist gesondert zu kodieren (5-026.4 ff.)
5-025.4	Präparation und Abklippen, extrazerebral
	Hinw.: Die Anzahl der Clips ist gesondert zu kodieren (5-026.4 ff.)
5-025.5	Präparation und Destruktion, intrazerebral
5-025.6	Präparation und Destruktion, extrazerebral
5-025.7	Abklippen
	Hinw.: Die Anzahl der Clips ist gesondert zu kodieren (5-026.4 ff.)
5-025.8	Ligatur
	Inkl.: Obliteration einer Carotis-Sinus-cavernosus-Fistel
5-025.9	Sonstige kombinierte Verfahren
	Hinw.: Die Anzahl der Clips ist gesondert zu kodieren (5-026.4 ff.)
5-025.x	Sonstige
5-025.y	N.n.bez.

5-026 Rekonstruktion von intrakraniellen Blutgefäßen

Inkl.: Operationen bei Aneurysmen

5-026.0	Naht (nach Verletzung)
5-026.1	Muskelumscheidung

Kapitel 5: Operationen

5-026.2 Umscheidung mit alloplastischem Material

5-026.3 Kombinierte Verfahren
Hinw.: Die Anzahl der Clips ist gesondert zu kodieren (5-026.4 ff.)

5-026.4 Anzahl der Clips an intrakraniellen Blutgefäßen
Hinw.: Diese Kodes sind Zusatzkodes. Sie können zusätzlich zu den Kodes 5-025.3, 5-025.4, 5-025.7, 5-025.9 und 5-026.3 angegeben werden
.40 1 Clip
.41 2 Clips
.42 3 Clips
.43 4 Clips
.44 5 Clips
.45 6 oder mehr Clips

5-026.x Sonstige

5-026.y N.n.bez.

5-027 Anlegen eines Bypasses und Transposition von intrakraniellen Blutgefäßen

5-027.0 ↔ Extra-intrakranieller Bypass ohne Interponat [Transposition]

5-027.1 ↔ Extra-intrakranieller Bypass mit Interponat

5-027.2 Intra-intrakranieller Bypass ohne Interponat [Transposition]

5-027.3 Intra-intrakranieller Bypass mit Interponat

5-027.x Sonstige

5-027.y N.n.bez.

5-028 Funktionelle Eingriffe an Schädel, Gehirn und Hirnhäuten
Exkl.: Stereotaktische Operationen (5-014 ff.)
Leukotomie und Traktotomie (5-013.7 ff.)

5-028.1 Implantation oder Wechsel einer Medikamentenpumpe zur intraventrikulären Infusion
.10 Vollimplantierbare Medikamentenpumpe mit konstanter Flussrate
.11 Vollimplantierbare Medikamentenpumpe mit programmierbarem variablen Tagesprofil
.1x Sonstige

5-028.2 Implantation oder Wechsel einer Neurostimulationselektrode (z.B. Epilepsiechirurgie)
Inkl.: Neurophysiologische und klinisch-neurologische Untersuchung und Ersteinstellung
.20 Implantation einer temporären Neurostimulationselektrode zur kortikalen Teststimulation
.21 Implantation oder Wechsel einer permanenten Neurostimulationselektrode zur kortikalen Dauerstimulation
.23 Implantation oder Wechsel eines Oberflächenelektrodenträgers zur auditorischen Hirnstammstimulation
.24 Implantation oder Wechsel eines Oberflächenelektrodenträgers und eines Trägers für penetrierende Elektroden zur auditorischen Hirnstamm- oder Mittelhirnstimulation
.2x Sonstige

5-028.3 Revision eines Neurostimulators zur Hirnstimulation

5-028.4 Revision einer Medikamentenpumpe zur intraventrikulären Infusion

5-028.5 Revision einer permanenten Neurostimulationselektrode zur Dauerstimulation
Inkl.: Neurophysiologische und klinisch-neurologische Untersuchung und Ersteinstellung

5-028.6 Entfernung eines Neurostimulators zur Hirnstimulation oder einer Medikamentenpumpe zur intraventrikulären Infusion

5-028.7 Entfernung einer Neurostimulationselektrode

5-028.8 Entfernung eines intrazerebralen Katheters zur intraventrikulären Infusion

Kapitel 5: Operationen

5-028.9		Implantation oder Wechsel eines Neurostimulators zur Hirnstimulation mit Implantation oder Wechsel einer Neurostimulationselektrode
	Inkl.:	Neurophysiologische und klinisch-neurologische Untersuchung und Ersteinstellung
	Exkl.:	Wechsel eines Neurostimulators zur Hirnstimulation ohne Wechsel einer Neurostimulationselektrode (5-028.a ff.)
		Implantation eines Neurostimulators zur Hirnstimulation ohne Implantation einer Neurostimulationselektrode (5-028.c ff.)
	Hinw.:	Die Implantation oder der Wechsel der Neurostimulationselektrode sind gesondert zu kodieren (5-028.2 ff., 5-014.9 ff.)
		Ein Kode aus diesem Bereich ist auch zu verwenden bei zweizeitiger Implantation einer Neurostimulationselektrode und eines Neurostimulators zur Hirnstimulation während desselben stationären Aufenthaltes
	.90	Einkanalstimulator, vollimplantierbar, nicht wiederaufladbar
	.91	Mehrkanalstimulator, vollimplantierbar, nicht wiederaufladbar
	.92	Mehrkanalstimulator, vollimplantierbar, mit wiederaufladbarem Akkumulator
5-028.a		Wechsel eines Neurostimulators zur Hirnstimulation ohne Wechsel einer Neurostimulationselektrode
	Inkl.:	Neurophysiologische und klinisch-neurologische Untersuchung und Ersteinstellung
	Exkl.:	Implantation oder Wechsel eines Neurostimulators zur Hirnstimulation mit Implantation oder Wechsel einer Neurostimulationselektrode (5-028.9 ff.)
		Implantation eines Neurostimulators zur Hirnstimulation ohne Implantation einer Neurostimulationselektrode (5-028.c ff.)
	Hinw.:	Der Zugang ist hier nicht gesondert zu kodieren
	.a0	Einkanalstimulator, vollimplantierbar, nicht wiederaufladbar
	.a1	Mehrkanalstimulator, vollimplantierbar, nicht wiederaufladbar
	.a2	Mehrkanalstimulator, vollimplantierbar, mit wiederaufladbarem Akkumulator
5-028.b		Implantation eines temporären subduralen Neuroelektrodensystems (Grid)
	.b0	1 bis 5 subdurale Neuroelektrodensysteme mit 1 bis 31 Kontakten pro System
	.b1	6 bis 10 subdurale Neuroelektrodensysteme mit 1 bis 31 Kontakten pro System
	.b2	11 oder mehr subdurale Neuroelektrodensysteme mit 1 bis 31 Kontakten pro System
	.b3	1 subdurales Neuroelektrodensystem mit 32 oder mehr Kontakten pro System
	.b4	2 oder mehr subdurale Neuroelektrodensysteme mit 32 oder mehr Kontakten pro System
5-028.c		Implantation eines Neurostimulators zur Hirnstimulation ohne Implantation einer Neurostimulationselektrode
	Inkl.:	Neurophysiologische und klinisch-neurologische Untersuchung und Ersteinstellung
	Exkl.:	Implantation oder Wechsel eines Neurostimulators zur Hirnstimulation mit Implantation oder Wechsel einer Neurostimulationselektrode (5-028.9 ff.)
		Wechsel eines Neurostimulators zur Hirnstimulation ohne Wechsel einer Neurostimulationselektrode (5-028.a ff.)
	Hinw.:	Der Zugang ist hier nicht gesondert zu kodieren
		Ein Kode aus diesem Bereich ist zu verwenden bei zweizeitiger Implantation einer Neurostimulationselektrode und eines Neurostimulators zur Hirnstimulation für die Implantation des Neurostimulators während des zweiten stationären Aufenthaltes
	.c0	Einkanalstimulator, vollimplantierbar, nicht wiederaufladbar
	.c1	Mehrkanalstimulator, vollimplantierbar, nicht wiederaufladbar
	.c2	Mehrkanalstimulator, vollimplantierbar, mit wiederaufladbarem Akkumulator
5-028.x		Sonstige
5-028.y		N.n.bez.
5-029		**Andere Operationen an Schädel, Gehirn und Hirnhäuten**
	Exkl.:	Stereotaktische Operationen (5-014 ff.)
		Leukotomie und Traktotomie (5-013.7 ff.)
5-029.1		Implantation oder Wechsel einer intrakraniellen Messsonde
	.10	Zur Messung des intrakraniellen Druckes oder der Sauerstoffsättigung im Hirngewebe
	.11	Zur kombinierten Messung des intrakraniellen Druckes und der Sauerstoffsättigung im Hirngewebe
	.12	Zur Messung des Gehirngewebestoffwechsels (zerebrale Mikrodialyse)
	.13	Zur Messung des zerebralen Blutflusses (Thermodiffusions-Flussmessung)
	.1x	Sonstige
5-029.4		Implantation oder Wechsel einer Neuroprothese
5-029.6		Revision einer intrakraniellen Messsonde

Kapitel 5: Operationen

5-029.8	Revision einer Neuroprothese
5-029.b	Entfernung einer Neuroprothese
5-029.c	Entfernung einer intrakraniellen Messsonde
	Hinw.: Dieser Kode ist nicht zu verwenden beim alleinigen Entfernen einer Messsonde ohne operativen Zugang
5-029.d	Implantation eines Katheter-Ballon-Systems zur intrazerebralen Brachytherapie
	Hinw.: Die Brachytherapie ist gesondert zu kodieren (8-530.c2)
5-029.e	Entfernung eines Katheter-Ballon-Systems zur intrazerebralen Brachytherapie
5-029.f	Implantation von Knochenankern zur Vorbereitung auf die stereotaktische Einführung von Stimulationselektroden
5-029.g	Entfernung von Knochenankern
5-029.h	Implantation einer Elektrode für ein Ultra-Langzeit-EEG, subgaleal
	Inkl.: Anbringen eines EEG-Aufzeichnungsgerätes
5-029.x	Sonstige
5-029.y	N.n.bez.

5-03 Operationen an Rückenmark, Rückenmarkhäuten und Spinalkanal
Inkl.: Operationen an intraspinalen Teilen von Rückenmarknerven oder spinalen Ganglien
Exkl.: Operationen an der knöchernen Wirbelsäule (5-83)

5-030 Zugang zum kraniozervikalen Übergang und zur Halswirbelsäule
Inkl.: Zervikothorakaler Übergang
Hinw.: Diese Kodes sind auch zur Angabe des Zuganges im Rahmen einer Operation zu verwenden

5-030.0	Kraniozervikaler Übergang, transoral
5-030.1	Kraniozervikaler Übergang, dorsal
5-030.2	Kraniozervikaler Übergang, lateral
5-030.3	HWS, dorsal
	.30 1 Segment
	.31 2 Segmente
	.32 Mehr als 2 Segmente
5-030.4	Laminotomie HWS
	.40 1 Segment
	.41 2 Segmente
	.42 Mehr als 2 Segmente
5-030.5	Hemilaminektomie HWS
	.50 1 Segment
	.51 2 Segmente
	.52 Mehr als 2 Segmente
5-030.6	Laminektomie HWS
	.60 1 Segment
	.61 2 Segmente
	.62 Mehr als 2 Segmente
5-030.7	HWS, ventral
	.70 1 Segment
	.71 2 Segmente
	.72 Mehr als 2 Segmente
5-030.8	HWS, lateral
5-030.x	Sonstige
5-030.y	N.n.bez.

Kapitel 5: Operationen

5-031 **Zugang zur Brustwirbelsäule**
Inkl.: Thorakolumbaler Übergang
Hinw.: Diese Kodes sind auch zur Angabe des Zuganges im Rahmen einer Operation zu verwenden

5-031.0 BWS, dorsal
- .00 1 Segment
- .01 2 Segmente
- .02 Mehr als 2 Segmente

5-031.1 Laminotomie BWS
- .10 1 Segment
- .11 2 Segmente
- .12 Mehr als 2 Segmente

5-031.2 Hemilaminektomie BWS
- .20 1 Segment
- .21 2 Segmente
- .22 Mehr als 2 Segmente

5-031.3 Laminektomie BWS
- .30 1 Segment
- .31 2 Segmente
- .32 Mehr als 2 Segmente

5-031.4 Obere BWS, ventral mit Sternotomie

5-031.5 BWS, transpleural

5-031.6 BWS, retropleural

5-031.7 BWS, dorsolateral

5-031.8 Kombiniert transpleural-retroperitoneal

5-031.9 Kombiniert extrapleural-retroperitoneal

5-031.x Sonstige

5-031.y N.n.bez.

5-032 **Zugang zur Lendenwirbelsäule, zum Os sacrum und zum Os coccygis**
Inkl.: Lumbosakraler Übergang
Hinw.: Diese Kodes sind auch zur Angabe des Zuganges im Rahmen einer Operation zu verwenden

5-032.0 LWS, dorsal
- .00 1 Segment
- .01 2 Segmente
- .02 Mehr als 2 Segmente

5-032.1 Flavektomie LWS
- .10 1 Segment
- .11 2 Segmente
- .12 Mehr als 2 Segmente

5-032.2 Laminotomie LWS
- .20 1 Segment
- .21 2 Segmente
- .22 Mehr als 2 Segmente

5-032.3 Hemilaminektomie LWS
Inkl.: Teil-Hemilaminektomie mit Kontinuitätsdurchtrennung des Wirbelbogens
- .30 1 Segment
- .31 2 Segmente
- .32 Mehr als 2 Segmente

5-032.4 Laminektomie LWS
- .40 1 Segment
- .41 2 Segmente
- .42 Mehr als 2 Segmente

5-032.5 LWS, transperitoneal

5-032.6 LWS, retroperitoneal

5-032.7	LWS, dorsolateral
5-032.8	Os sacrum und Os coccygis, dorsal
5-032.9	Os sacrum und Os coccygis, ventral
5-032.a	Kombiniert pararektal-retroperitoneal
5-032.b	Kombiniert thorako-retroperitoneal
5-032.c	Transiliakaler Zugang nach Judet
5-032.x	Sonstige
5-032.y	N.n.bez.

5-033 **Inzision des Spinalkanals**
Exkl.: Operationen an der knöchernen Wirbelsäule (5-83)
Hinw.: Der Zugang ist gesondert zu kodieren (5-030 ff., 5-031 ff., 5-032 ff.)

5-033.0	Dekompression
5-033.1	Drainage sonstiger epiduraler Flüssigkeit
5-033.2	Entleerung eines epiduralen Hämatoms
5-033.3	Entleerung eines epiduralen Empyems *Inkl.:* Drainage
5-033.4	Entfernung eines Fremdkörpers aus dem Epiduralraum
5-033.x	Sonstige
5-033.y	N.n.bez.

5-034 **Inzision von Rückenmark und Rückenmarkhäuten**
Hinw.: Der Zugang ist gesondert zu kodieren (5-030 ff., 5-031 ff., 5-032 ff.)

5-034.0	Drainage von subduraler Flüssigkeit
5-034.1	Entleerung eines subduralen Hämatoms
5-034.2	Entleerung eines subduralen Empyems
5-034.3	Drainage von intramedullärer Flüssigkeit
5-034.4	Entleerung eines intramedullären Hämatoms
5-034.5	Entleerung eines intramedullären Abszesses
5-034.6	Entfernung eines intraspinalen Fremdkörpers
5-034.7	Durchtrennung einer Nervenwurzel (Rhizotomie, Radikulotomie)
5-034.x	Sonstige
5-034.y	N.n.bez.

5-035 **Exzision und Destruktion von erkranktem Gewebe des Rückenmarkes und der Rückenmarkhäute**
Inkl.: Gleichzeitige Exzision von Rückenmarkhäuten und Knochen
Exkl.: Operationen an der knöchernen Wirbelsäule (5-83)
Hinw.: Der Zugang ist gesondert zu kodieren (5-030 ff., 5-031 ff., 5-032 ff.)

5-035.0	Intramedulläres Tumorgewebe
5-035.1	Intramedulläres sonstiges erkranktes Gewebe
5-035.2	Rückenmarkhäute, Tumorgewebe *Inkl.:* Epiduraler Tumor
5-035.3	Rückenmarkhäute, sonstiges erkranktes Gewebe
5-035.4	Rückenmarkhäute und Knochen, Tumorgewebe
5-035.5	Rückenmarkhäute und Knochen, sonstiges erkranktes Gewebe
5-035.6	Intraspinale Nervenwurzeln und/oder Ganglien, Tumorgewebe
5-035.7	Intraspinale Nervenwurzeln und/oder Ganglien, sonstiges erkranktes Gewebe
5-035.x	Sonstige
5-035.y	N.n.bez.

Kapitel 5: Operationen

5-036 **Plastische Operationen an Rückenmark und Rückenmarkhäuten**
Exkl.: Rekonstruktion bei Sinus pilonidalis (5-897.1 ff.)
Hinw.: Bei gleichzeitiger Korrektur mehrerer kongenitaler Anomalien des Rückenmarkes sind die einzelnen Eingriffe gesondert zu kodieren
Der Zugang ist gesondert zu kodieren (5-030 ff., 5-031 ff., 5-032 ff.)

5-036.0 Verschluss einer spinalen Meningozele (Spina bifida aperta)
5-036.1 Verschluss einer spinalen Meningozystozele
5-036.2 Verschluss einer spinalen Meningomyelozele
Inkl.: Verschluss einer Meningomyelozele mit Lipom
5-036.3 Verschluss einer spinalen Meningomyelozystozele
5-036.4 Verschluss einer Diastematomyelie
5-036.5 Verschluss einer Fistel
5-036.6 Adhäsiolyse (Sekundäreingriff)
5-036.7 Durchtrennung eines Filum terminale
5-036.8 Spinale Duraplastik
Inkl.: Verwendung von klebbarem Material zur Durchführung einer Duraplastik
5-036.x Sonstige
5-036.y N.n.bez.

5-037 **Operationen an intraspinalen Blutgefäßen**
Inkl.: Operationen bei Aneurysmen und arterio-venösen Malfomationen
Hinw.: Der Zugang ist gesondert zu kodieren (5-030 ff., 5-031 ff., 5-032 ff.)

5-037.0 Präparation und Resektion
5-037.1 Präparation und Destruktion
5-037.2 Ligatur
5-037.x Sonstige
5-037.y N.n.bez.

5-038 **Operationen am spinalen Liquorsystem**
Exkl.: Therapeutische Punktion des spinalen Liquorsystems (8-151.4)

5-038.0 Anlegen einer externen Drainage
Hinw.: Der Zugang ist gesondert zu kodieren (5-030 ff., 5-031 ff., 5-032 ff.)
5-038.1 Anlegen eines Shuntes
Hinw.: Der Zugang ist gesondert zu kodieren (5-030 ff., 5-031 ff., 5-032 ff.)
5-038.2 Implantation oder Wechsel eines Katheters zur intrathekalen und/oder epiduralen Infusion
Inkl.: Ersteinstellung
.20 Temporärer Katheter zur Testinfusion
.21 Permanenter Katheter zur Dauerinfusion
5-038.3 Anlegen eines subkutanen Reservoirs
5-038.4 Implantation oder Wechsel einer Medikamentenpumpe zur intrathekalen und/oder epiduralen Infusion
Inkl.: Ersteinstellung
.40 Vollimplantierbare Medikamentenpumpe mit konstanter Flussrate
.41 Vollimplantierbare Medikamentenpumpe mit programmierbarem variablen Tagesprofil
.4x Sonstige
5-038.5 Revision eines Shuntes
Inkl.: Wechsel eines Shuntes
Hinw.: Der Zugang ist gesondert zu kodieren (5-030 ff., 5-031 ff., 5-032 ff.)
5-038.6 Revision eines Katheters zur intrathekalen und/oder epiduralen Infusion
5-038.7 Revision eines subkutanen Reservoirs
5-038.8 Revision einer Medikamentenpumpe zur intrathekalen und/oder epiduralen Infusion
Inkl.: Ersteinstellung
5-038.9 Entfernung einer externen Drainage
5-038.a Entfernung eines Shuntes
5-038.b Entfernung eines Katheters zur intrathekalen und/oder epiduralen Infusion

5-038.c		Entfernung eines subkutanen Reservoirs
5-038.d		Entfernung einer Medikamentenpumpe zur intrathekalen und/oder epiduralen Infusion
5-038.x		Sonstige
5-038.y		N.n.bez.

5-039 Andere Operationen an Rückenmark und Rückenmarkstrukturen

Exkl.: Implantation, Revision und Entfernung einer Medikamentenpumpe (5-038 ff.)
Hinw.: Der Zugang ist gesondert zu kodieren (5-030 ff., 5-031 ff., 5-032 ff.)
Die Verwendung MRT-fähiger Materialien ist gesondert zu kodieren (5-934 ff.)

5-039.0 Chordotomie, offen chirurgisch
Inkl.: Traktotomie

5-039.1 Chordotomie, perkutan
Inkl.: Traktotomie

5-039.3 Implantation oder Wechsel einer Neurostimulationselektrode zur Rückenmarkstimulation

.32 Implantation einer temporären Elektrode zur epiduralen Teststimulation
.33 Implantation mehrerer temporärer Elektroden zur epiduralen Teststimulation
.34 Implantation oder Wechsel einer permanenten Elektrode zur epiduralen Dauerstimulation, perkutan
.35 Implantation oder Wechsel mehrerer permanenter Elektroden zur epiduralen Dauerstimulation, perkutan
.36 Implantation oder Wechsel einer permanenten Elektrode (Plattenelektrode) zur epiduralen Dauerstimulation, offen chirurgisch
.37 Implantation oder Wechsel mehrerer permanenter Elektroden (Plattenelektroden) zur epiduralen Dauerstimulation, offen chirurgisch
.38 Implantation einer temporären Multifunktionselektrode in den Epidural- oder Spinalraum zur gepulsten Radiofrequenzbehandlung, perkutan
  Inkl.: Gepulste Radiofrequenzbehandlung an Spinalganglien
.39 Implantation oder Wechsel einer permanenten Elektrode zur epiduralen Stimulation mit einem extrakorporalen Neurostimulator, perkutan

5-039.8 Implantation oder Wechsel einer subduralen Elektrode zur Vorderwurzelstimulation

5-039.a Entfernung von Elektroden

.a2 Eine epidurale Stabelektrode
.a3 Mehrere epidurale Stabelektroden
.a4 Eine epidurale Plattenelektrode
.a5 Mehrere epidurale Plattenelektroden
.a6 Eine subdurale Elektrode
.a7 Mehrere subdurale Elektroden
.a8 Spinalganglion, eine Elektrode
.a9 Spinalganglion, mehrere Elektroden

5-039.b Revision von Neurostimulatoren zur epiduralen Rückenmarkstimulation oder zur Vorderwurzelstimulation

5-039.c Revision von Elektroden

.c0 Eine epidurale Stabelektrode
.c1 Mehrere epidurale Stabelektroden
.c2 Eine epidurale Plattenelektrode
.c3 Mehrere epidurale Plattenelektroden
.c4 Eine subdurale Elektrode
.c5 Mehrere subdurale Elektroden
.c6 Spinalganglion, eine Elektrode
.c7 Spinalganglion, mehrere Elektroden

5-039.d Entfernung von Neurostimulatoren zur epiduralen Rückenmarkstimulation oder zur Vorderwurzelstimulation

Kapitel 5: Operationen

5-039.e Implantation oder Wechsel eines Neurostimulators zur epiduralen Rückenmarkstimulation mit Implantation oder Wechsel einer Neurostimulationselektrode
Inkl.: Ersteinstellung
Exkl.: Wechsel eines Neurostimulators zur epiduralen Rückenmarkstimulation ohne Wechsel einer Neurostimulationselektrode (5-039.f ff.)
Implantation eines Neurostimulators zur epiduralen Rückenmarkstimulation ohne Implantation einer Neurostimulationselektrode (5-039.n ff.)
Anlegen oder Wechsel eines extrakorporalen Neurostimulators (8-631.5)
Hinw.: Die Implantation oder der Wechsel der Neurostimulationselektrode zur epiduralen Rückenmarkstimulation ist für die Kodes 5-039.e0 bis 5-039.e2 gesondert zu kodieren (5-039.3 ff.)
Ein Kode aus diesem Bereich ist auch zu verwenden bei zweizeitiger Implantation einer Neurostimulationselektrode und eines Neurostimulators zur epiduralen Rückenmarkstimulation während desselben stationären Aufenthaltes

.e0 Einkanalstimulator, vollimplantierbar, nicht wiederaufladbar
.e1 Mehrkanalstimulator, vollimplantierbar, nicht wiederaufladbar
.e2 Mehrkanalstimulator, vollimplantierbar, mit wiederaufladbarem Akkumulator
.e3 Mehrkanalstimulator, vollimplantierbar, mit elektromagnetischer Energieübertragung, Mikrowellen
Inkl.: Neurostimulationselektrode, Empfangsantenne
Hinw.: Die Anwendung der extrakorporalen Energieversorgung ist im Kode enthalten

5-039.f Wechsel eines Neurostimulators zur epiduralen Rückenmarkstimulation ohne Wechsel einer Neurostimulationselektrode
Inkl.: Ersteinstellung
Exkl.: Implantation oder Wechsel eines Neurostimulators zur epiduralen Rückenmarkstimulation mit Implantation oder Wechsel einer Neurostimulationselektrode (5-039.e ff.)
Implantation eines Neurostimulators zur epiduralen Rückenmarkstimulation ohne Implantation einer Neurostimulationselektrode (5-039.n ff.)
Hinw.: Der Zugang ist hier nicht gesondert zu kodieren

.f0 Einkanalstimulator, vollimplantierbar, nicht wiederaufladbar
.f1 Mehrkanalstimulator, vollimplantierbar, nicht wiederaufladbar
.f2 Mehrkanalstimulator, vollimplantierbar, mit wiederaufladbarem Akkumulator

5-039.g Implantation oder Wechsel eines Neurostimulators zur Vorderwurzelstimulation mit Implantation oder Wechsel einer subduralen Elektrode
Inkl.: Ersteinstellung
Exkl.: Wechsel eines Neurostimulators zur Vorderwurzelstimulation ohne Wechsel einer subduralen Elektrode (5-039.h)
Implantation eines Neurostimulators zur Vorderwurzelstimulation ohne Implantation einer subduralen Elektrode (5-039.p)
Hinw.: Die durchgeführte Deafferenzierung ist gesondert zu kodieren (5-034.7)
Die Implantation oder der Wechsel einer subduralen Elektrode zur Vorderwurzelstimulation sind gesondert zu kodieren (5-039.8)
Ein Kode aus diesem Bereich ist auch zu verwenden bei zweizeitiger Implantation einer subduralen Elektrode und eines Neurostimulators zur Vorderwurzelstimulation während desselben stationären Aufenthaltes

5-039.h Wechsel eines Neurostimulators zur Vorderwurzelstimulation ohne Wechsel einer subduralen Elektrode
Inkl.: Ersteinstellung
Exkl.: Implantation oder Wechsel eines Neurostimulators zur Vorderwurzelstimulation mit Implantation oder Wechsel einer subduralen Elektrode (5-039.g)
Implantation eines Neurostimulators zur Vorderwurzelstimulation ohne Implantation einer subduralen Elektrode (5-039.p)
Hinw.: Die durchgeführte Deafferenzierung ist gesondert zu kodieren (5-034.7)
Der Zugang ist hier nicht gesondert zu kodieren

5-039.j Implantation oder Wechsel von Neurostimulationselektroden zur Stimulation von Spinalganglien
.j0 Eine Elektrode zur Ganglienstimulation
.j1 Mehrere Elektroden zur Ganglienstimulation

Kapitel 5: Operationen

5-039.k Implantation oder Wechsel eines Neurostimulators zur Stimulation von Spinalganglien mit Implantation oder Wechsel einer Neurostimulationselektrode
Inkl.: Ersteinstellung
Exkl.: Wechsel eines Neurostimulators zur Stimulation von Spinalganglien ohne Wechsel einer Neurostimulationselektrode (5-039.m ff.)
Implantation eines Neurostimulators zur Stimulation von Spinalganglien ohne Implantation einer Neurostimulationselektrode (5-039.q ff.)
Hinw.: Die Implantation oder der Wechsel von Neurostimulationselektroden zur Stimulation von Spinalganglien ist für die Kodes 5-039.k0 bis 5-039.k1 gesondert zu kodieren (5-039.j ff.)

.k0 Einkanalstimulator, vollimplantierbar, nicht wiederaufladbar
.k1 Mehrkanalstimulator, vollimplantierbar, nicht wiederaufladbar
.k2 Mehrkanalstimulator, vollimplantierbar, mit elektromagnetischer Energieübertragung, Mikrowellen
  Inkl.: Neurostimulationselektrode, Empfangsantenne
  Hinw.: Die Anwendung der extrakorporalen Energieversorgung ist im Kode enthalten

5-039.m Wechsel eines Neurostimulators zur Stimulation von Spinalganglien ohne Wechsel einer Neurostimulationselektrode
Inkl.: Ersteinstellung
Exkl.: Implantation oder Wechsel eines Neurostimulators zur Stimulation von Spinalganglien mit Implantation oder Wechsel einer Neurostimulationselektrode (5-039.k ff.)
Implantation eines Neurostimulators zur Stimulation von Spinalganglien ohne Implantation einer Neurostimulationselektrode (5-039.q ff.)

.m0 Einkanalstimulator, vollimplantierbar, nicht wiederaufladbar
.m1 Mehrkanalstimulator, vollimplantierbar, nicht wiederaufladbar

5-039.n Implantation eines Neurostimulators zur epiduralen Rückenmarkstimulation ohne Implantation einer Neurostimulationselektrode
Inkl.: Ersteinstellung
Exkl.: Implantation oder Wechsel eines Neurostimulators zur epiduralen Rückenmarkstimulation mit Implantation oder Wechsel einer Neurostimulationselektrode (5-039.e ff.)
Wechsel eines Neurostimulators zur epiduralen Rückenmarkstimulation ohne Wechsel einer Neurostimulationselektrode (5-039.f ff.)
Hinw.: Der Zugang ist hier nicht gesondert zu kodieren
Ein Kode aus diesem Bereich ist zu verwenden bei zweizeitiger Implantation einer Neurostimulationselektrode und eines Neurostimulators zur epiduralen Rückenmarkstimulation für die Implantation des Neurostimulators während des zweiten stationären Aufenthaltes

.n0 Einkanalstimulator, vollimplantierbar, nicht wiederaufladbar
.n1 Mehrkanalstimulator, vollimplantierbar, nicht wiederaufladbar
.n2 Mehrkanalstimulator, vollimplantierbar, mit wiederaufladbarem Akkumulator

5-039.p Implantation eines Neurostimulators zur Vorderwurzelstimulation ohne Implantation einer subduralen Elektrode
Inkl.: Ersteinstellung
Exkl.: Implantation oder Wechsel eines Neurostimulators zur Vorderwurzelstimulation mit Implantation oder Wechsel einer subduralen Elektrode (5-039.g)
Wechsel eines Neurostimulators zur Vorderwurzelstimulation ohne Wechsel einer subduralen Elektrode (5-039.h)
Hinw.: Die durchgeführte Deafferenzierung ist gesondert zu kodieren (5-034.7)
Der Zugang ist hier nicht gesondert zu kodieren
Dieser Kode ist zu verwenden bei zweizeitiger Implantation einer subduralen Elektrode und eines Neurostimulators zur Vorderwurzelstimulation für die Implantation des Neurostimulators während des zweiten stationären Aufenthaltes

5-039.q Implantation eines Neurostimulators zur Stimulation von Spinalganglien ohne Implantation einer Neurostimulationselektrode
Inkl.: Ersteinstellung
Exkl.: Implantation oder Wechsel eines Neurostimulators zur Stimulation von Spinalganglien mit Implantation oder Wechsel einer Neurostimulationselektrode (5-039.k ff.)
Wechsel eines Neurostimulators zur Stimulation von Spinalganglien ohne Wechsel einer Neurostimulationselektrode (5-039.m ff.)
Hinw.: Der Zugang ist hier nicht gesondert zu kodieren
Ein Kode aus diesem Bereich ist zu verwenden bei zweizeitiger Implantation einer Neurostimulationselektrode und eines Neurostimulators zur Stimulation von Spinalganglien für die Implantation des Neurostimulators während des zweiten stationären Aufenthaltes

.q0 Einkanalstimulator, vollimplantierbar, nicht wiederaufladbar
.q1 Mehrkanalstimulator, vollimplantierbar, nicht wiederaufladbar

5-039.r Entfernung eines Neurostimulators zur Spinalganglienstimulation
5-039.x Sonstige
5-039.y N.n.bez.

5-04 Operationen an Nerven und Nervenganglien
Exkl.: Operationen an intrakraniellen Anteilen von Hirnnerven und intrakraniellen Ganglien (5-017 ff.)
Operationen an intraspinalen Anteilen von Rückenmarknerven und intraspinalen Ganglien (5-035.6, 5-035.7)

5-040 Inzision von Nerven
Inkl.: Inzision von Nervenganglien

5-040.0 ↔ Hirnnerven extrakraniell
5-040.1 ↔ Plexus brachialis
5-040.2 ↔ Nerven Schulter
5-040.3 ↔ Nerven Arm
5-040.4 ↔ Nerven Hand
5-040.5   Nerven Rumpf
5-040.6 ↔ Plexus lumbosacralis
5-040.7 ↔ Nerven Leiste und Beckenboden
5-040.8 ↔ Nerven Bein
5-040.9 ↔ Nerven Fuß
5-040.x ↔ Sonstige
5-040.y   N.n.bez.

5-041 Exzision von (erkranktem) Gewebe von Nerven
Inkl.: Exzision an Nervenganglien

5-041.0 ↔ Hirnnerven extrakraniell
5-041.1 ↔ Plexus brachialis
5-041.2 ↔ Nerven Schulter
5-041.3 ↔ Nerven Arm
5-041.4 ↔ Nerven Hand
5-041.5   Nerven Rumpf
5-041.6 ↔ Plexus lumbosacralis
5-041.7 ↔ Nerven Leiste und Beckenboden
5-041.8 ↔ Nerven Bein
5-041.9 ↔ Nerven Fuß
5-041.x ↔ Sonstige
5-041.y   N.n.bez.

5-042	**Exzision eines Nerven zur Transplantation**
5-042.0 ↔	N. suralis, freies Transplantat
5-042.1 ↔	Plexus cervicalis, freies Transplantat
5-042.2 ↔	N. suralis, gefäßgestieltes Transplantat
5-042.3 ↔	N. saphenus, gefäßgestieltes Transplantat
5-042.4 ↔	N. obturatorius, gefäßgestieltes Transplantat
5-042.5 ↔	N. spinalis, gefäßgestieltes Transplantat
5-042.x ↔	Sonstige
5-042.y	N.n.bez.
5-043	**Sympathektomie**
5-043.0	Zervikal
5-043.1	Thorakal
5-043.2	Lumbosakral
5-043.x	Sonstige
5-043.y	N.n.bez.
5-044	**Epineurale Naht eines Nerven und Nervenplexus, primär**
5-044.0 ↔	Hirnnerven extrakraniell
5-044.1 ↔	Plexus brachialis
5-044.2 ↔	Nerven Schulter
5-044.3 ↔	Nerven Arm
5-044.4 ↔	Nerven Hand
5-044.5	Nerven Rumpf
5-044.6 ↔	Plexus lumbosacralis
5-044.7 ↔	Nerven Leiste und Beckenboden
5-044.8 ↔	Nerven Bein
5-044.9 ↔	Nerven Fuß
5-044.x ↔	Sonstige
5-044.y	N.n.bez.
5-045	**Interfaszikuläre Naht eines Nerven und Nervenplexus, primär**
5-045.0 ↔	Hirnnerven extrakraniell
5-045.1 ↔	Plexus brachialis
5-045.2 ↔	Nerven Schulter
5-045.3 ↔	Nerven Arm
5-045.4 ↔	Nerven Hand
5-045.5	Nerven Rumpf
5-045.6 ↔	Plexus lumbosacralis
5-045.7 ↔	Nerven Leiste und Beckenboden
5-045.8 ↔	Nerven Bein
5-045.9 ↔	Nerven Fuß
5-045.x ↔	Sonstige
5-045.y	N.n.bez.
5-046	**Epineurale Naht eines Nerven und Nervenplexus, sekundär**
5-046.0 ↔	Hirnnerven extrakraniell
5-046.1 ↔	Plexus brachialis
5-046.2 ↔	Nerven Schulter

Kapitel 5: Operationen

5-046.3 ↔ Nerven Arm
5-046.4 ↔ Nerven Hand
5-046.5   Nerven Rumpf
5-046.6 ↔ Plexus lumbosacralis
5-046.7 ↔ Nerven Leiste und Beckenboden
5-046.8 ↔ Nerven Bein
5-046.9 ↔ Nerven Fuß
5-046.x ↔ Sonstige
5-046.y   N.n.bez.

5-047   Interfaszikuläre Naht eines Nerven und Nervenplexus, sekundär
5-047.0 ↔ Hirnnerven extrakraniell
5-047.1 ↔ Plexus brachialis
5-047.2 ↔ Nerven Schulter
5-047.3 ↔ Nerven Arm
5-047.4 ↔ Nerven Hand
5-047.5   Nerven Rumpf
5-047.6 ↔ Plexus lumbosacralis
5-047.7 ↔ Nerven Leiste und Beckenboden
5-047.8 ↔ Nerven Bein
5-047.9 ↔ Nerven Fuß
5-047.x ↔ Sonstige
5-047.y   N.n.bez.

5-048   Epineurale Naht eines Nerven und Nervenplexus mit Transplantation
Hinw.: Die Entnahme eines Nerventransplantates ist gesondert zu kodieren (5-042 ff.)
5-048.0 ↔ Hirnnerven extrakraniell
5-048.1 ↔ Plexus brachialis
5-048.2 ↔ Nerven Schulter
5-048.3 ↔ Nerven Arm
5-048.4 ↔ Nerven Hand
5-048.5   Nerven Rumpf
5-048.6 ↔ Plexus lumbosacralis
5-048.7 ↔ Nerven Leiste und Beckenboden
5-048.8 ↔ Nerven Bein
5-048.9 ↔ Nerven Fuß
5-048.x ↔ Sonstige
5-048.y   N.n.bez.

5-049   Interfaszikuläre Naht eines Nerven und Nervenplexus mit Transplantation
Hinw.: Die Entnahme eines Nerventransplantates ist gesondert zu kodieren (5-042 ff.)
5-049.0 ↔ Hirnnerven extrakraniell
5-049.1 ↔ Plexus brachialis
5-049.2 ↔ Nerven Schulter
5-049.3 ↔ Nerven Arm
5-049.4 ↔ Nerven Hand
5-049.5   Nerven Rumpf
5-049.6 ↔ Plexus lumbosacralis
5-049.7 ↔ Nerven Leiste und Beckenboden

5-049.8 ↔ Nerven Bein
5-049.9 ↔ Nerven Fuß
5-049.x ↔ Sonstige
5-049.y N.n.bez.

5-04a **Perkutane Sympathikolyse mit Steuerung durch bildgebende Verfahren**
5-04a.0 Zervikal
5-04a.1 Thorakal
5-04a.2 Lumbosakral

5-04b **Exploration eines Nerven**
Inkl.: Exploration eines Nervenganglions
Exkl.: Neurolyse und Dekompression eines Nerven oder eines Nervenganglions
(5-056 ff., 5-057 ff.)
Hinw.: Ein Kode aus diesem Bereich ist nicht zu verwenden, wenn es sich um einen regelhaften Bestandteil einer weiteren Prozedur handelt, z.B. die zugangsbedingte Darstellung von Nerven bei einer Frakturversorgung

5-04b.0 ↔ Hirnnerven extrakraniell
5-04b.1 ↔ Plexus brachialis
5-04b.2 ↔ Nerven Schulter
5-04b.3 ↔ Nerven Arm
5-04b.4 ↔ Nerven Hand
5-04b.5 Nerven Rumpf
5-04b.6 ↔ Plexus lumbosacralis
5-04b.7 ↔ Nerven Leiste und Beckenboden
5-04b.8 ↔ Nerven Bein
5-04b.9 ↔ Nerven Fuß
5-04b.x ↔ Sonstige
5-04b.y N.n.bez.

5-04c **Destruktion von (erkranktem) Gewebe von Nerven**
Inkl.: Destruktion an Nervenganglien
Exkl.: Facetten-Thermokoagulation oder Facetten-Kryodenervierung (5-83a.0 ff.)
Thermokoagulation oder Kryodenervierung des Iliosakralgelenkes (5-83a.2)
Hinw.: Das bildgebende Verfahren ist im Kode enthalten
Die Anzahl der verwendeten Kryoablationsnadeln ist gesondert zu kodieren (5-98h ff.)

5-04c.0 ↔ Hirnnerven extrakraniell
5-04c.1 ↔ Plexus brachialis
5-04c.2 ↔ Nerven Schulter
5-04c.3 ↔ Nerven Arm
5-04c.4 ↔ Nerven Hand
5-04c.5 Nerven Rumpf
5-04c.6 ↔ Plexus lumbosacralis
5-04c.7 ↔ Nerven Leiste und Beckenboden
5-04c.8 ↔ Nerven Bein
5-04c.9 ↔ Nerven Fuß
5-04c.x ↔ Sonstige
5-04c.y N.n.bez.

5-05 Andere Operationen an Nerven und Nervenganglien

Exkl.: Operationen an intrakraniellen Anteilen von Hirnnerven und intrakraniellen Ganglien (5-017 ff.)
Operationen an intraspinalen Anteilen von Rückenmarknerven und intraspinalen Ganglien (5-035.6, 5-035.7)

5-050 Epineurale Naht eines Nerven und Nervenplexus mit Transposition, primär
Exkl.: Transposition im Rahmen einer Neurolyse und Dekompression (5-057 ff.)

- 5-050.0 ↔ Hirnnerven extrakraniell
- 5-050.1 ↔ Plexus brachialis
- 5-050.2 ↔ Nerven Schulter
- 5-050.3 ↔ Nerven Arm
- 5-050.4 ↔ Nerven Hand
- 5-050.5   Nerven Rumpf
- 5-050.6 ↔ Plexus lumbosacralis
- 5-050.7 ↔ Nerven Leiste und Beckenboden
- 5-050.8 ↔ Nerven Bein
- 5-050.9 ↔ Nerven Fuß
- 5-050.x ↔ Sonstige
- 5-050.y   N.n.bez.

5-051 Interfaszikuläre Naht eines Nerven und Nervenplexus mit Transposition, primär
Exkl.: Transposition im Rahmen einer Neurolyse und Dekompression (5-057 ff.)

- 5-051.0 ↔ Hirnnerven extrakraniell
- 5-051.1 ↔ Plexus brachialis
- 5-051.2 ↔ Nerven Schulter
- 5-051.3 ↔ Nerven Arm
- 5-051.4 ↔ Nerven Hand
- 5-051.5   Nerven Rumpf
- 5-051.6 ↔ Plexus lumbosacralis
- 5-051.7 ↔ Nerven Leiste und Beckenboden
- 5-051.8 ↔ Nerven Bein
- 5-051.9 ↔ Nerven Fuß
- 5-051.x ↔ Sonstige
- 5-051.y   N.n.bez.

5-052 Epineurale Naht eines Nerven und Nervenplexus mit Transposition, sekundär
Exkl.: Transposition im Rahmen einer Neurolyse und Dekompression (5-057 ff.)

- 5-052.0 ↔ Hirnnerven extrakraniell
- 5-052.1 ↔ Plexus brachialis
- 5-052.2 ↔ Nerven Schulter
- 5-052.3 ↔ Nerven Arm
- 5-052.4 ↔ Nerven Hand
- 5-052.5   Nerven Rumpf
- 5-052.6 ↔ Plexus lumbosacralis
- 5-052.7 ↔ Nerven Leiste und Beckenboden
- 5-052.8 ↔ Nerven Bein
- 5-052.9 ↔ Nerven Fuß
- 5-052.x ↔ Sonstige
- 5-052.y   N.n.bez.

5-053 **Interfaszikuläre Naht eines Nerven und Nervenplexus mit Transposition, sekundär**
Exkl.: Transposition im Rahmen einer Neurolyse und Dekompression (5-057 ff.)

5-053.0 ↔ Hirnnerven extrakraniell
5-053.1 ↔ Plexus brachialis
5-053.2 ↔ Nerven Schulter
5-053.3 ↔ Nerven Arm
5-053.4 ↔ Nerven Hand
5-053.5   Nerven Rumpf
5-053.6 ↔ Plexus lumbosacralis
5-053.7 ↔ Nerven Leiste und Beckenboden
5-053.8 ↔ Nerven Bein
5-053.9 ↔ Nerven Fuß
5-053.x ↔ Sonstige
5-053.y   N.n.bez.

5-054 **Epineurale Naht eines Nerven und Nervenplexus mit Transplantation und Transposition**
Hinw.: Die Entnahme eines Nerventransplantates ist gesondert zu kodieren (5-042 ff.)

5-054.0 ↔ Hirnnerven extrakraniell
5-054.1 ↔ Plexus brachialis
5-054.2 ↔ Nerven Schulter
5-054.3 ↔ Nerven Arm
5-054.4 ↔ Nerven Hand
5-054.5   Nerven Rumpf
5-054.6 ↔ Plexus lumbosacralis
5-054.7 ↔ Nerven Leiste und Beckenboden
5-054.8 ↔ Nerven Bein
5-054.9 ↔ Nerven Fuß
5-054.x ↔ Sonstige
5-054.y   N.n.bez.

5-055 **Interfaszikuläre Naht eines Nerven und Nervenplexus mit Transplantation und Transposition**
Hinw.: Die Entnahme eines Nerventransplantates ist gesondert zu kodieren (5-042 ff.)

5-055.0 ↔ Hirnnerven extrakraniell
5-055.1 ↔ Plexus brachialis
5-055.2 ↔ Nerven Schulter
5-055.3 ↔ Nerven Arm
5-055.4 ↔ Nerven Hand
5-055.5   Nerven Rumpf
5-055.6 ↔ Plexus lumbosacralis
5-055.7 ↔ Nerven Leiste und Beckenboden
5-055.8 ↔ Nerven Bein
5-055.9 ↔ Nerven Fuß
5-055.x ↔ Sonstige
5-055.y   N.n.bez.

5-056 **Neurolyse und Dekompression eines Nerven**
Inkl.: Neurolyse und Dekompression eines Nervenganglions
Exkl.: Exploration eines Nerven oder eines Nervenganglions (5-04b ff.)

5-056.0 ↔ Hirnnerven extrakraniell
5-056.1 ↔ Plexus brachialis

Kapitel 5: Operationen

5-056.2 ↔ Nerven Schulter
5-056.3 ↔ Nerven Arm
5-056.4   Nerven Hand
    .40 ↔ Offen chirurgisch
    .41 ↔ Endoskopisch
    .4x ↔ Sonstige
5-056.5   Nerven Rumpf
5-056.6 ↔ Plexus lumbosacralis
5-056.7 ↔ Nerven Leiste und Beckenboden
5-056.8 ↔ Nerven Bein
5-056.9 ↔ Nerven Fuß
5-056.x ↔ Sonstige
5-056.y   N.n.bez.

5-057   Neurolyse und Dekompression eines Nerven mit Transposition
Inkl.: Neurolyse und Dekompression eines Nervenganglions mit Transposition
Exkl.: Exploration eines Nerven oder eines Nervenganglions (5-04b ff.)

5-057.0 ↔ Hirnnerven extrakraniell
5-057.1 ↔ Plexus brachialis
5-057.2 ↔ Nerven Schulter
5-057.3 ↔ Nerven Arm
5-057.4 ↔ Nerven Hand
5-057.5   Nerven Rumpf
5-057.6 ↔ Plexus lumbosacralis
5-057.7 ↔ Nerven Leiste und Beckenboden
5-057.8 ↔ Nerven Bein
5-057.9 ↔ Nerven Fuß
5-057.x ↔ Sonstige
5-057.y   N.n.bez.

5-058   Andere Rekonstruktion eines Nerven und Nervenplexus

5-058.0 ↔ Hypoglosso-faziale Anastomose
5-058.1 ↔ Akzessorio-faziale Anastomose
5-058.2   Fazio-faziale Anastomose
5-058.3   Interkosto-faszikuläre Anastomose
5-058.4   Rekonstruktion mit Nervenröhrchen (Nerven-Conduit)
    .40 ↔ Nerven Arm
    .41 ↔ Nerven Hand
    .42 ↔ Nerven Bein
    .43 ↔ Nerven Fuß
    .4x ↔ Sonstige
5-058.5   Rekonstruktion mit Muskel-Venen-Interponat
    .50 ↔ Nerven Arm
    .51 ↔ Nerven Hand
    .52 ↔ Nerven Bein
    .53 ↔ Nerven Fuß
    .5x ↔ Sonstige
5-058.6   Masseterico-faziale Anastomose
5-058.x ↔ Sonstige
5-058.y   N.n.bez.

5-059 Andere Operationen an Nerven und Ganglien

5-059.1 Revision eines Neurostimulators zur Stimulation des peripheren Nervensystems

5-059.2 Entfernung eines Neurostimulators zur Stimulation des peripheren Nervensystems

5-059.3 Entfernung eines Nerventransplantates

5-059.5 Implantation einer peripheren Neuroprothese
- .50 Zur Elektrostimulation der motorischen Anteile des N. peronaeus communis
- .5x Sonstige

5-059.6 Revision einer peripheren Neuroprothese

5-059.7 Entfernung einer peripheren Neuroprothese

5-059.8 Implantation oder Wechsel von Neurostimulationselektroden zur Stimulation des peripheren Nervensystems
- .80 Implantation einer temporären Elektrode zur Teststimulation
- .81 Implantation mehrerer temporärer Elektroden zur Teststimulation
- .82 Implantation oder Wechsel einer permanenten Elektrode
- .83 Implantation oder Wechsel mehrerer permanenter Elektroden
- .84 Implantation oder Wechsel einer Vagusnervstimulator-Elektrode
  - *Inkl.:* Implantation oder Wechsel einer kardialen Vagusnervstimulator-Elektrode
- .85 ↔ Implantation oder Wechsel einer Elektrode für ein System zur Barorezeptoraktivierung
- .86 ↔ Implantation oder Wechsel einer Elektrode für ein System zur Hypoglossusnerv-Stimulation
  - *Inkl.:* Implantation oder Wechsel eines interkostalen Drucksensors zur Detektion des Atemsignals
  - *Hinw.:* Die Ersteinstellung oder Nachprogrammierung des Systems ist gesondert zu kodieren (8-631.3 ff.)
- .87 Implantation oder Wechsel einer Elektrode für ein System zur Phrenikusnerv-Stimulation
- .88 Implantation oder Wechsel einer Elektrode zur Stimulation mit einem extrakorporalen Neurostimulator, perkutan

5-059.9 Revision von Neurostimulationselektroden zur Stimulation des peripheren Nervensystems
- .90 Eine Elektrode
- .91 Mehrere Elektroden
- .92 Vagusnervstimulator-Elektroden
  - *Inkl.:* Revision einer kardialen Vagusnervstimulator-Elektrode
- .93 ↔ Elektrode für ein System zur Barorezeptoraktivierung
- .94 ↔ Elektrode für ein System zur Hypoglossusnerv-Stimulation
  - *Inkl.:* Revision eines interkostalen Drucksensors zur Detektion des Atemsignals
  - *Hinw.:* Die Nachprogrammierung des Systems ist gesondert zu kodieren (8-631.31)
- .95 Elektrode für ein System zur Phrenikusnerv-Stimulation

5-059.a Entfernung von Neurostimulationselektroden zur Stimulation des peripheren Nervensystems
- .a0 Eine Elektrode
- .a1 Mehrere Elektroden
- .a2 Vagusnervstimulator-Elektroden
  - *Inkl.:* Entfernung einer kardialen Vagusnervstimulator-Elektrode
- .a3 ↔ Elektrode für ein System zur Barorezeptoraktivierung
- .a4 ↔ Elektrode für ein System zur Hypoglossusnerv-Stimulation
  - *Inkl.:* Entfernung eines interkostalen Drucksensors zur Detektion des Atemsignals
- .a5 Elektrode für ein System zur Phrenikusnerv-Stimulation

5-059.b Anwendung eines Endoskopiesystems
- *Hinw.:* Dieser Kode ist ein Zusatzkode für alle Eingriffe am Nervensystem. Die durchgeführten Eingriffe sind gesondert zu kodieren
  Dieser Kode ist nur anzugeben, wenn der Kode für den Eingriff diese Information nicht enthält

Kapitel 5: Operationen

5-059.c Implantation oder Wechsel eines Neurostimulators zur Stimulation des peripheren Nervensystems mit Implantation oder Wechsel einer Neurostimulationselektrode
Inkl.: Ersteinstellung
Exkl.: Wechsel eines Neurostimulators zur Stimulation des peripheren Nervensystems ohne Wechsel einer Neurostimulationselektrode (5-059.d ff.)
Implantation eines Neurostimulators zur Stimulation des peripheren Nervensystems ohne Implantation einer Neurostimulationselektrode (5-059.g ff.)
Anlegen oder Wechsel eines extrakorporalen Neurostimulators (8-631.5)
Hinw.: Die Implantation oder der Wechsel der Neurostimulationselektrode zur Stimulation des peripheren Nervensystems ist für die Kodes 5-059.c0 bis 5-059.ce gesondert zu kodieren (5-059.8 ff.)
Ein Kode aus diesem Bereich ist auch zu verwenden bei zweizeitiger Implantation einer Neurostimulationselektrode und eines Neurostimulators zur Stimulation des peripheren Nervensystems während desselben stationären Aufenthaltes

.c0 Einkanalstimulator, vollimplantierbar, nicht wiederaufladbar
Exkl.: Implantation oder Wechsel spezieller Neurostimulationssysteme (5-059.c4 bis 5-059.cb)

.c1 Mehrkanalstimulator, vollimplantierbar, nicht wiederaufladbar
Exkl.: Implantation oder Wechsel spezieller Neurostimulationssysteme (5-059.c4 bis 5-059.cb)

.c4 Kardiales Vagusnervstimulationssystem
Hinw.: Die Verwendung eines Neurostimulators zur Stimulation des peripheren Nervensystems mit zusätzlicher Mess- und/oder Stimulationsfunktion ist gesondert zu kodieren (5-059.h ff.)

.c6 System zur Barorezeptoraktivierung

.c7 System zur Hypoglossusnerv-Stimulation
Hinw.: Die Ersteinstellung oder Nachprogrammierung ist bei diesem Verfahren gesondert zu kodieren (8-631.3 ff.)
Die Verwendung eines Neurostimulators zur Stimulation des peripheren Nervensystems mit zusätzlicher Mess- und/oder Stimulationsfunktion ist gesondert zu kodieren (5-059.h ff.)

.c8 Vagusnervstimulationssystem
Exkl.: Kardiales Vagusnervstimulationssystem (5-059.c4)
Hinw.: Die Verwendung eines Neurostimulators zur Stimulation des peripheren Nervensystems mit zusätzlicher Mess- und/oder Stimulationsfunktion ist gesondert zu kodieren (5-059.h ff.)

.cb System zur Phrenikusnerv-Stimulation
Hinw.: Die Erst- oder Neueinstellung ist bei diesem Verfahren gesondert zu kodieren (8-631.4)

.cc Mehrkanalstimulator, vollimplantierbar, mit wiederaufladbarem Akkumulator
Exkl.: Implantation oder Wechsel spezieller Neurostimulationssysteme (5-059.c4 bis 5-059.cb)

.cd Mehrkanalstimulator, vollimplantierbar, mit elektromagnetischer Energieübertragung, induktiv
Exkl.: Implantation oder Wechsel spezieller Neurostimulationssysteme (5-059.c4 bis 5-059.cb)

.ce Einkanalstimulator, vollimplantierbar, mit wiederaufladbarem Akkumulator
Exkl.: Implantation oder Wechsel spezieller Neurostimulationssysteme (5-059.c4 bis 5-059.cb)

.cf Mehrkanalstimulator, vollimplantierbar, mit elektromagnetischer Energieübertragung, Mikrowellen
Inkl.: Neurostimulationselektrode, Empfangsantenne
Hinw.: Die Anwendung der extrakorporalen Energieversorgung ist im Kode enthalten

5-059.d Wechsel eines Neurostimulators zur Stimulation des peripheren Nervensystems ohne Wechsel einer Neurostimulationselektrode
Inkl.: Ersteinstellung
Exkl.: Implantation oder Wechsel eines Neurostimulators zur Stimulation des peripheren Nervensystems mit Implantation oder Wechsel einer Neurostimulationselektrode (5-059.c ff.)
Implantation eines Neurostimulators zur Stimulation des peripheren Nervensystems ohne Implantation einer Neurostimulationselektrode (5-059.g ff.)

.d0 Einkanalstimulator, vollimplantierbar, nicht wiederaufladbar
Exkl.: Wechsel spezieller Neurostimulationssysteme (5-059.d4 bis 5-059.db)

.d1 Mehrkanalstimulator, vollimplantierbar, nicht wiederaufladbar
Exkl.: Wechsel spezieller Neurostimulationssysteme (5-059.d4 bis 5-059.db)

.d4 Kardiales Vagusnervstimulationssystem
Hinw.: Die Verwendung eines Neurostimulators zur Stimulation des peripheren Nervensystems mit zusätzlicher Mess- und/oder Stimulationsfunktion ist gesondert zu kodieren (5-059.h ff.)

.d6 System zur Barorezeptoraktivierung

.d7 System zur Hypoglossusnerv-Stimulation
Hinw.: Die Nachprogrammierung ist bei diesem Verfahren gesondert zu kodieren (8-631.31)
Die Verwendung eines Neurostimulators zur Stimulation des peripheren Nervensystems mit zusätzlicher Mess- und/oder Stimulationsfunktion ist gesondert zu kodieren (5-059.h ff.)

	.d8	Vagusnervstimulationssystem
		Exkl.: Kardiales Vagusnervstimulationssystem (5-059.d4)
		Hinw.: Die Verwendung eines Neurostimulators zur Stimulation des peripheren Nervensystems mit zusätzlicher Mess- und/oder Stimulationsfunktion ist gesondert zu kodieren (5-059.h ff.)
	.db	System zur Phrenikusnerv-Stimulation
		Hinw.: Die Neueinstellung ist bei diesem Verfahren gesondert zu kodieren (8-631.4)
	.dc	Mehrkanalstimulator, vollimplantierbar, mit wiederaufladbarem Akkumulator
		Exkl.: Wechsel spezieller Neurostimulationssysteme (5-059.d4 bis 5-059.db)
	.dd	Mehrkanalstimulator, vollimplantierbar, mit elektromagnetischer Energieübertragung, induktiv
		Exkl.: Wechsel spezieller Neurostimulationssysteme (5-059.d4 bis 5-059.db)
	.de	Einkanalstimulator, vollimplantierbar, mit wiederaufladbarem Akkumulator
		Exkl.: Wechsel spezieller Neurostimulationssysteme (5-059.d4 bis 5-059.db)

5-059.e Isolierter Wechsel des Sensors in der rechten Herzkammer bei einem kardialen Vagusnervstimulationssystem

5-059.f Gepulste Radiofrequenzbehandlung an Ganglien

    .f0 Durch Radiofrequenzkanüle
    .f1 Durch Multifunktionselektrode
    .fx Sonstige

5-059.g Implantation eines Neurostimulators zur Stimulation des peripheren Nervensystems ohne Implantation einer Neurostimulationselektrode

Inkl.: Ersteinstellung
Exkl.: Implantation oder Wechsel eines Neurostimulators zur Stimulation des peripheren Nervensystems mit Implantation oder Wechsel einer Neurostimulationselektrode (5-059.c ff.)
Wechsel eines Neurostimulators zur Stimulation des peripheren Nervensystems ohne Wechsel einer Neurostimulationselektrode (5-059.d ff.)
Hinw.: Ein Kode aus diesem Bereich ist zu verwenden bei zweizeitiger Implantation einer Neurostimulationselektrode und eines Neurostimulators zur Stimulation des peripheren Nervensystems für die Implantation des Neurostimulators während des zweiten stationären Aufenthaltes

    .g0 Einkanalstimulator, vollimplantierbar, nicht wiederaufladbar
    .g1 Mehrkanalstimulator, vollimplantierbar, nicht wiederaufladbar
    .g3 Mehrkanalstimulator, vollimplantierbar, mit wiederaufladbarem Akkumulator
    .g4 Mehrkanalstimulator, vollimplantierbar, mit elektromagnetischer Energieübertragung, induktiv
    .g5 Einkanalstimulator, vollimplantierbar, mit wiederaufladbarem Akkumulator

5-059.h Verwendung eines Neurostimulators zur Stimulation des peripheren Nervensystems mit zusätzlicher Mess- und/oder Stimulationsfunktion

Hinw.: Diese Kodes sind Zusatzkodes. Die Implantation oder der Wechsel eines Neurostimulators zur Stimulation des peripheren Nervensystems sind gesondert zu kodieren

    .h0 Mit Positionierung eines Sensors in der rechten Herzkammer
    .h1 Mit automatisierter täglicher Impedanzprüfung
    .h2 Mit herzfrequenzgestützter Erkennung zerebraler Anfälle und automatischer Stimulation
    .h3 Mit Positionierung eines interkostalen Drucksensors zur Detektion des Atemsignals
    .hx Sonstige

5-059.x Sonstige

5-059.y N.n.bez.

Operationen an endokrinen Drüsen (5-06...5-07)

Hinw.: Die Anwendung mikrochirurgischer Technik ist, sofern nicht als eigener Kode angegeben, zusätzlich zu kodieren (5-984)
Die Anwendung von Lasertechnik ist, sofern nicht als eigener Kode angegeben, zusätzlich zu kodieren (5-985 ff.)
Die Durchführung der Operation im Rahmen der Versorgung einer Mehrfachverletzung ist zusätzlich zu kodieren (5-981)
Die Durchführung der Operation im Rahmen der Versorgung eines Polytraumas ist zusätzlich zu kodieren (5-982 ff.)
Die Durchführung einer Reoperation ist, sofern nicht als eigener Kode angegeben, zusätzlich zu kodieren (5-983)
Der vorzeitige Abbruch einer Operation ist zusätzlich zu kodieren (5-995)

5-06 Operationen an Schilddrüse und Nebenschilddrüse
Hinw.: Eine durchgeführte Neck dissection ist gesondert zu kodieren (5-403 ff.)

5-060 Inzision im Gebiet der Schilddrüse
5-060.0 Ohne weitere Maßnahmen
5-060.1 Drainage
5-060.2 Exploration
Inkl.: Biopsie der Schilddrüse
5-060.3 Revision der Operationswunde
5-060.x Sonstige
5-060.y N.n.bez.

5-061 Hemithyreoidektomie
Hinw.: Eine durchgeführte Neck dissection ist gesondert zu kodieren (5-403 ff.)
Das Monitoring des N. recurrens ist gesondert zu kodieren (5-069.4 ff.)
5-061.0 Ohne Parathyreoidektomie
5-061.2 Mit Parathyreoidektomie
5-061.x Sonstige
5-061.y N.n.bez.

5-062 Andere partielle Schilddrüsenresektion
Hinw.: Das Monitoring des N. recurrens ist gesondert zu kodieren (5-069.4 ff.)
5-062.0 ↔ Exzision von erkranktem Gewebe
5-062.1 ↔ Exzision eines Knotens
5-062.4 Subtotale Resektion, einseitig mit Exzision eines Knotens der Gegenseite
5-062.5 Subtotale Resektion, einseitig mit Hemithyreoidektomie der Gegenseite
5-062.6 ↔ Reexploration mit partieller Resektion
5-062.7 Resektion des Isthmus
5-062.8 ↔ Subtotale Resektion
5-062.x Sonstige
5-062.y N.n.bez.

5-063 Thyreoidektomie
Hinw.: Eine durchgeführte Neck dissection ist gesondert zu kodieren (5-403 ff.)
Das Monitoring des N. recurrens ist gesondert zu kodieren (5-069.4 ff.)
5-063.0 Ohne Parathyreoidektomie
5-063.2 Mit Parathyreoidektomie
5-063.4 Reexploration mit Thyreoidektomie
5-063.x Sonstige
5-063.y N.n.bez.

Kapitel 5: Operationen

5-064 **Operationen an der Schilddrüse durch Sternotomie**
Hinw.: Eine durchgeführte Neck dissection ist gesondert zu kodieren (5-403 ff.)
Das Monitoring des N. recurrens ist gesondert zu kodieren (5-069.4 ff.)

5-064.0 ↔ Exzision von erkranktem Gewebe
5-064.1 ↔ Subtotale Resektion
5-064.2 Hemithyreoidektomie
5-064.3 Thyreoidektomie
5-064.x Sonstige
5-064.y N.n.bez.

5-065 **Exzision des Ductus thyreoglossus**
5-065.0 Exzision einer medianen Halszyste, ohne Resektion des medianen Zungenbeines
5-065.1 Exzision einer medianen Halszyste, mit Resektion des medianen Zungenbeines
5-065.2 Exzision einer medianen Halsfistel, ohne Resektion des medianen Zungenbeines
5-065.3 Exzision einer medianen Halsfistel, mit Resektion des medianen Zungenbeines
5-065.4 Sekundärer Eingriff, ohne Resektion des medianen Zungenbeines
5-065.5 Sekundärer Eingriff, mit Resektion des medianen Zungenbeines
5-065.x Sonstige
5-065.y N.n.bez.

5-066 **Partielle Nebenschilddrüsenresektion**
Hinw.: Das Monitoring des N. recurrens ist gesondert zu kodieren (5-069.4 ff.)

5-066.0 ↔ Exzision von erkranktem Gewebe
5-066.1 ↔ Reexploration mit partieller Resektion
5-066.x ↔ Sonstige
5-066.y N.n.bez.

5-067 **Parathyreoidektomie**
Hinw.: Das Monitoring des N. recurrens ist gesondert zu kodieren (5-069.4 ff.)

5-067.0 Ohne Replantation
5-067.1 Mit Replantation (Autotransplantation)
5-067.y N.n.bez.

5-068 **Operationen an der Nebenschilddrüse durch Sternotomie**
Hinw.: Das Monitoring des N. recurrens ist gesondert zu kodieren (5-069.4 ff.)

5-068.0 Exzision von erkranktem Gewebe
5-068.1 Parathyreoidektomie ohne Replantation
5-068.2 Parathyreoidektomie mit Replantation (Autotransplantation)
5-068.x Sonstige
5-068.y N.n.bez.

5-069 **Andere Operationen an Schilddrüse und Nebenschilddrüsen**
5-069.0 Naht (nach Verletzung)
    .00 Schilddrüse
    .01 Nebenschilddrüse
5-069.1 Plastische Rekonstruktion
    .10 Schilddrüse
    .11 Nebenschilddrüse
5-069.2 Exzision einer Zungengrundschilddrüse
    .20 Transoral
    .21 Transzervikal, ohne Resektion des medianen Zungenbeines
    .22 Transzervikal, mit Resektion des medianen Zungenbeines
    .2x Sonstige

Kapitel 5: Operationen

5-069.3 Replantation einer Nebenschilddrüse
    .30   Orthotop
    .31   Heterotop (z.B. Oberarm)

5-069.4 Monitoring des N. recurrens im Rahmen einer anderen Operation
    .40   Nicht kontinuierlich [IONM]
    .41   Kontinuierlich [CIONM]

5-069.x Sonstige

5-069.y N.n.bez.

5-06a   **Destruktion von erkranktem Gewebe der Schilddrüse**

5-06a.0 ↔ Durch Radiofrequenzablation
    Hinw.: Die Anzahl der verwendeten Nadeln zur Destruktion ist gesondert zu kodieren (5-98b ff.)

5-06a.x ↔ Sonstige

5-07 Operationen an anderen endokrinen Drüsen
Hinw.: Der Zugang ist für die Kodes 5-071 ff. bis 5-073 ff. nach folgender Liste zu kodieren:
    0 ↔ Offen chirurgisch lumbal
    1 ↔ Offen chirurgisch abdominal
    2 ↔ Thorakoabdominal
    3 ↔ Laparoskopisch
    x ↔ Sonstige

5-070   **Exploration der (Umgebung der) Nebenniere**

5-070.2 ↔ Offen chirurgisch lumbal

5-070.3 ↔ Offen chirurgisch abdominal

5-070.4 ↔ Thorakoabdominal

5-070.5 ↔ Laparoskopisch

5-070.x ↔ Sonstige

5-070.y N.n.bez.

5-071   **Partielle Adrenalektomie**
Hinw.: Der Zugang ist in der 6. Stelle nach der Liste vor Kode 5-070 zu kodieren

** 5-071.0 Exzision von erkranktem Gewebe

** 5-071.4 Partielle Adrenalektomie

** 5-071.x Sonstige

5-071.y N.n.bez.

5-072   **Adrenalektomie**
Hinw.: Der Zugang ist in der 6. Stelle nach der Liste vor Kode 5-070 zu kodieren

** 5-072.0 Ohne Ovariektomie

** 5-072.1 Mit Ovariektomie

** 5-072.2 Rest-Adrenalektomie

** 5-072.x Sonstige

5-072.y N.n.bez.

5-073   **Andere Operationen an der Nebenniere**
Hinw.: Der Zugang ist in der 6. Stelle für die mit ** gekennzeichneten Kodes nach der Liste vor Kode 5-070 zu kodieren

** 5-073.0 Inzision
    Inkl.: Mit Drainage

** 5-073.1 Plastische Rekonstruktion

** 5-073.2 Reimplantation von Nebennierengewebe (Autotransplantation)

5-073.4 Destruktion
    .40   Durch Radiofrequenzablation
        Hinw.: Die Anzahl der verwendeten Nadeln zur Destruktion ist gesondert zu kodieren (5-98b ff.)

Kapitel 5: Operationen

	.41	Durch Mikrowellenablation
		Hinw.: Die Anzahl der verwendeten Nadeln zur Destruktion ist gesondert zu kodieren (5-98h ff.)
	.42	Durch irreversible Elektroporation
		Hinw.: Die Anzahl der verwendeten Nadeln zur Destruktion ist gesondert zu kodieren (5-98h ff.)
	.43	Durch Elektrochemotherapie
	.4x	Sonstige
** 5-073.x	Sonstige	
5-073.y	N.n.bez.	

5-074   **Exzision und Resektion von erkranktem Gewebe des Corpus pineale**

5-074.0   Ohne Präparation von infiltriertem Nachbargewebe

5-074.1   Mit Präparation von infiltriertem Nachbargewebe

5-074.y   N.n.bez.

5-075   **Exzision und Resektion von erkranktem Gewebe der Hypophyse**
Hinw.: Der Zugang ist gesondert zu kodieren (5-010 ff., 5-011 ff.)
Die Anwendung eines Endoskopiesystems ist gesondert zu kodieren (5-059.b)

5-075.0   Intrasellär, partiell

5-075.1   Intrasellär, total

5-075.2   Extrasellär

5-075.3   Extrasellär mit Präparation von infiltriertem Nachbargewebe

5-075.4   Kombiniert intra- und extrasellär

5-075.x   Sonstige

5-075.y   N.n.bez.

5-076   **Andere Operationen an der Hypophyse**

5-077   **Exzision und Resektion des Thymus**

5-077.0   Exzision, durch Mediastinoskopie

5-077.1   Exzision, durch Thorakotomie

5-077.2   Exzision, durch Sternotomie

5-077.3   Exzision, durch kollare Mediastinotomie

5-077.4   Resektion

5-077.5   Exzision, durch Thorakoskopie

5-077.x   Sonstige

5-077.y   N.n.bez.

5-078   **Andere Operationen am Thymus**

5-078.0   Transplantation

5-078.x   Sonstige

5-078.y   N.n.bez.

5-079   **Operationen an anderen endokrinen Drüsen**
Exkl.: Operation an Glomus caroticum und anderen Paraganglien (5-398 ff.)
Operationen am Pankreas (5-52)
Operationen am Hoden (5-62)
Operationen am Ovar (5-65)

Operationen an den Augen (5-08...5-16)

Hinw.: Die Anwendung mikrochirurgischer Technik ist, sofern nicht als eigener Kode angegeben, zusätzlich zu kodieren (5-984)
Die Anwendung von Lasertechnik ist, sofern nicht als eigener Kode angegeben, zusätzlich zu kodieren (5-985 ff.)
Die Anwendung von minimalinvasiver Technik ist, sofern nicht als eigener Kode angegeben, zusätzlich zu kodieren (5-986 ff.)
Die Anwendung eines Navigationssystems ist, sofern nicht als eigener Kode angegeben, zusätzlich zu kodieren (5-988 ff.)
Die Durchführung der Operation im Rahmen der Versorgung einer Mehrfachverletzung ist zusätzlich zu kodieren (5-981)
Die Durchführung der Operation im Rahmen der Versorgung eines Polytraumas ist zusätzlich zu kodieren (5-982 ff.)
Die Durchführung einer Reoperation ist, sofern nicht als eigener Kode angegeben, zusätzlich zu kodieren (5-983)
Der vorzeitige Abbruch einer Operation ist zusätzlich zu kodieren (5-995)

5-08 Operationen an Tränendrüse und Tränenwegen
Exkl.: Therapeutische Spülung des Auges (8-170 ff.)
Hinw.: Eingriffe am Auge ohne näher bezeichnete Lokalisation sind unter (5-16) zu kodieren

5-080 Inzision der Tränendrüse
5-080.0 ↔ Ohne weitere Maßnahmen
5-080.2 ↔ Drainage
5-080.x ↔ Sonstige
5-080.y ↔ N.n.bez.

5-081 Exzision von (erkranktem) Gewebe der Tränendrüse
5-081.0 ↔ Partielle Exzision
5-081.1 ↔ Komplette Exzision
5-081.x ↔ Sonstige
5-081.y ↔ N.n.bez.

5-082 Andere Operationen an der Tränendrüse
5-082.0 ↔ Refixation
5-082.x ↔ Sonstige
5-082.y ↔ N.n.bez.

5-084 Inzision von Tränensack und sonstigen Tränenwegen
5-084.0 Tränensack
.00 ↔ Ohne weitere Maßnahmen
.01 ↔ Entfernung eines Fremdkörpers oder Steines
.02 ↔ Drainage
.0x ↔ Sonstige
5-084.1 Sonstige Tränenwege
.10 ↔ Ohne weitere Maßnahmen
.11 ↔ Entfernung eines Fremdkörpers oder Steines
.12 ↔ Drainage
.1x ↔ Sonstige
5-084.y N.n.bez.

5-085 Exzision von erkranktem Gewebe an Tränensack und sonstigen Tränenwegen
5-085.0 ↔ Tränenpunkt
5-085.1 ↔ Tränenkanal
5-085.2 ↔ Tränensack

5-085.3 ↔ Ductus nasolacrimalis
5-085.x ↔ Sonstige
5-085.y ↔ N.n.bez.

5-086 Rekonstruktion des Tränenkanals und Tränenpunktes

5-086.0 Invertierung des Tränenpunktes
    .00 ↔ Durch Thermokauterisation
    .01 ↔ Durch Spindel- oder Rautenexzision
    .0x ↔ Sonstige

5-086.1 ↔ Erweiterung des Tränenpunktes
5-086.2 ↔ Sonstige Rekonstruktion des Tränenpunktes
5-086.3 Rekonstruktion des Tränenkanals
    .30 ↔ Mit Ringintubation
    .31 ↔ Mit sonstiger Intubation
    .3x ↔ Sonstige

5-086.x ↔ Sonstige
5-086.y ↔ N.n.bez.

5-087 Dakryozystorhinostomie

5-087.0 Transkutan
    .00 ↔ Ohne Intubation
    .01 ↔ Mit Intubation
    .0x ↔ Sonstige

5-087.1 ↔ Endonasal
5-087.2 ↔ Canaliculorhinostomie
5-087.x ↔ Sonstige
5-087.y ↔ N.n.bez.

5-088 Andere Rekonstruktion der Tränenwege

5-088.0 Konjunktivorhinostomie
    .00 ↔ Mit Schleimhautplastik
    .01 ↔ Mit Röhrchen
    .0x ↔ Sonstige

5-088.1 Konjunktivodakryozystostomie
    .10 ↔ Mit Schleimhautplastik
    .11 ↔ Mit Röhrchen
    .1x ↔ Sonstige

5-088.2 ↔ Rekonstruktion des Ductus nasolacrimalis
5-088.3 ↔ Endoskopische Rekonstruktion
5-088.4 ↔ Stent-Implantation
5-088.x ↔ Sonstige
5-088.y ↔ N.n.bez.

5-089 Andere Operationen an den Tränenwegen

5-089.0 Verschluss eines Tränenpunktes
    .00 ↔ Temporär
    .01 ↔ Permanent

5-089.1 ↔ Wechsel eines Röhrchens
    Inkl.: Repositionierung

5-089.2 ↔ Entfernung eines Röhrchens
5-089.3 ↔ Entfernung einer Tränenwegsintubation
5-089.4 ↔ Entfernung eines temporären Verschlusses des Tränenpunktes
5-089.x ↔ Sonstige
5-089.y ↔ N.n.bez.

Kapitel 5: Operationen

5-09 Operationen an den Augenlidern
Exkl.: Operationen an den Augenlidern bei Verbrennungen (5-92)

5-090 Inzision des (erkrankten) Augenlides
Exkl.: Kanthotomie (5-092.3)
Biopsie am Augenlid durch Inzision (1-520)

5-090.0 ↔ Ohne weitere Maßnahmen
5-090.1 ↔ Kürettage
5-090.2 ↔ Drainage
5-090.3 ↔ Fremdkörperentfernung
5-090.x ↔ Sonstige
5-090.y N.n.bez.

5-091 Exzision und Destruktion von (erkranktem) Gewebe des Augenlides
Hinw.: Unter mikrographischer Chirurgie (histographisch kontrolliert) werden Eingriffe verstanden, bei denen die Exzision des Tumors mit topographischer Markierung und anschließender Aufarbeitung der gesamten Exzidataußenfläche/-grenze erfolgt

5-091.0 Oberflächliche Exzision
.00 ↔ Ohne Beteiligung der Lidkante
.01 ↔ Mit Beteiligung der Lidkante

5-091.1 Oberflächliche Exzision, histographisch kontrolliert (mikrographische Chirurgie)
.10 ↔ Ohne Beteiligung der Lidkante
.11 ↔ Mit Beteiligung der Lidkante

5-091.2 Tiefe Exzision
.20 ↔ Ohne Beteiligung der Lidkante
.21 ↔ Mit Beteiligung der Lidkante

5-091.3 Tiefe Exzision, histographisch kontrolliert (mikrographische Chirurgie)
.30 ↔ Ohne Beteiligung der Lidkante
.31 ↔ Mit Beteiligung der Lidkante

5-091.4 Destruktion
.40 ↔ Durch Thermokoagulation
.41 ↔ Durch Laserkoagulation
.42 ↔ Durch Kryokoagulation
.4x ↔ Sonstige

5-091.x ↔ Sonstige
5-091.y N.n.bez.

5-092 Operationen an Kanthus und Epikanthus

5-092.0 Tarsorrhaphie
.00 ↔ Ohne Lidkantenexzision
.01 ↔ Mit Lidkantenexzision

5-092.1 ↔ Kanthopexie, medial
5-092.2 ↔ Kanthopexie, lateral
5-092.3 ↔ Kanthotomie

5-092.4 Korrekturoperation bei Epikanthus
.40 ↔ Y-V-Plastik
.41 ↔ Doppel-Z-Plastik
.4x ↔ Sonstige

5-092.5 ↔ Eröffnen einer Tarsorrhaphie
5-092.x ↔ Sonstige
5-092.y N.n.bez.

5-093 Korrekturoperation bei Entropium und Ektropium
5-093.0 ↔ Durch Thermokoagulation

5-093.1 ↔ Durch Naht
5-093.2 ↔ Durch horizontale Verkürzung des Augenlides
5-093.3 ↔ Durch Operation an den Lidretraktoren
　　　　　Hinw.: Die Entnahme eines Faszien-Transplantates ist gesondert zu kodieren (5-852.g ff.)
5-093.4 ↔ Durch Transplantation oder Implantation
5-093.5 ↔ Durch Verschiebe- oder Schwenkplastik
5-093.6 ↔ Durch Reposition einer Lidlamelle
5-093.x ↔ Sonstige
5-093.y 　　N.n.bez.

5-094　Korrekturoperation bei Blepharoptosis
5-094.0 ↔ Tarsusresektion
5-094.1 ↔ Levator-/Aponeurosenfaltung
5-094.2 ↔ Levator-/Aponeurosenresektion
5-094.3 ↔ Levatorreinsertion
5-094.4 ↔ Frontalissuspension
5-094.x ↔ Sonstige
5-094.y 　　N.n.bez.

5-095　Naht des Augenlides
　　　　Exkl.: Naht der Augenbraue (5-900.04)
5-095.0 　Verschluss oberflächlicher Liddefekte
　　　.00 ↔ Ohne Beteiligung der Lidkante
　　　.01 ↔ Mit Beteiligung der Lidkante
5-095.1 　Verschluss tiefer Liddefekte
　　　.10 ↔ Ohne Beteiligung der Lidkante
　　　.11 ↔ Mit Beteiligung der Lidkante
5-095.2 ↔ Naht einer Avulsion
5-095.x ↔ Sonstige
5-095.y 　　N.n.bez.

5-096　Andere Rekonstruktion der Augenlider
5-096.0 　Durch Hautlappenplastik
　　　.00 ↔ Mit Hautverschiebung
　　　.01 ↔ Mit Hautschwenkung
　　　.02 ↔ Mit Hautrotation
　　　.0x ↔ Sonstige
5-096.1 　Durch Verschiebeplastik der Lidkante
　　　.10 ↔ Mit Kanthotomie
　　　.11 ↔ Mit Bogenverschiebeplastik
　　　.1x ↔ Sonstige
5-096.2 　Durch Transplantation
　　　.20 ↔ Haut
　　　.21 ↔ Schleimhaut
　　　.22 ↔ Knorpel
　　　.23 ↔ Schleimhaut und Knorpel, kombiniert
　　　.24 ↔ Alloplastisches Material
　　　.2x ↔ Sonstige
5-096.3 　Mit Tarsokonjunktival-Transplantat
　　　.30 ↔ Gestielt
　　　.31 ↔ Frei
　　　.32 ↔ Tarsomarginal
　　　.3x ↔ Sonstige

Kapitel 5: Operationen

5-096.4 Mit Verschiebe- und Rotationsplastik des Lides
- .40 ↔ Wangenrotationsplastik
- .41 ↔ Schwenklappenplastik
- .42 ↔ Oberlidersatz durch Unterlidplastik
- .4x ↔ Sonstige

5-096.5 Rekonstruktion des Lidwinkels
- .50 ↔ Medial
- .51 ↔ Lateral

5-096.6 ↔ Lideröffnung nach Lidrekonstruktion

5-096.x ↔ Sonstige

5-096.y N.n.bez.

5-097 Blepharoplastik

5-097.0 ↔ Hebung der Augenbraue

5-097.1 ↔ Blepharoplastik des Oberlides

5-097.2 ↔ Blepharoplastik des Unterlides

5-097.3 ↔ Entfernung eines Fettgewebeprolapses der Orbita

5-097.4 ↔ Oberflächenbehandlung mit Laser

5-097.x ↔ Sonstige

5-097.y N.n.bez.

5-098 Vertikale Lidverlängerung

5-098.0 Oberlidverlängerung
- .00 ↔ Mit Z-Plastik
- .01 ↔ Mit Transplantat
- .02 ↔ Durch Rezession des Oberlidretraktors
- .03 ↔ Durch Ektomie des Müller-Muskels (M. tarsalis sup.)
- .0x ↔ Sonstige

5-098.1 ↔ Unterlidverlängerung

5-098.x ↔ Sonstige

5-098.y N.n.bez.

5-099 Andere Operationen am Augenlid

5-099.0 ↔ Fixation von Gewichten am Augenlid

5-099.1 ↔ Entfernung einer Naht

5-099.x ↔ Sonstige

5-099.y N.n.bez.

5-10 Operationen an den Augenmuskeln

Hinw.: Revisionsoperationen sind mit dem Kode für den jeweiligen Eingriff und dem Zusatzkode 5-983 zu kodieren
Kombinierte Operationen an mehreren Augenmuskeln sind unter 5-10k ff. zu kodieren

5-10a Verstärkende Eingriffe an einem geraden Augenmuskel

5-10a.0 ↔ Resektion

5-10a.1 ↔ Faltung

5-10a.2 ↔ Vorlagerung

5-10a.3 ↔ Kombination aus Resektion, Faltung und/oder Vorlagerung

5-10a.x ↔ Sonstige

5-10a.y N.n.bez.

5-10b Schwächende Eingriffe an einem geraden Augenmuskel

5-10b.0 ↔ Einfache Rücklagerung

5-10b.1 ↔ Rücklagerung an Schlingen

5-10b.2 ↔ Tenotomie, Myotomie, Tenektomie und/oder Myektomie
5-10b.3 ↔ Partielle Tenotomie und/oder Myotomie
5-10b.4 ↔ Rücklagerung mit Interponat
5-10b.x ↔ Sonstige
5-10b.y N.n.bez.

5-10c   Chirurgie der Abrollstrecke (Faden-Operation, Myopexie)
5-10c.0 ↔ Einfach
5-10c.1 ↔ Kombiniert mit weiteren Maßnahmen am selben Muskel
5-10c.y N.n.bez.

5-10d   Transposition eines geraden Augenmuskels
5-10d.0 ↔ Gesamter Muskel
5-10d.1 ↔ Muskelteil
5-10d.y N.n.bez.

5-10e   Andere Operationen an den geraden Augenmuskeln
5-10e.0 ↔ Adhäsiolyse
5-10e.1 ↔ Entfernen einer Muskelnaht
5-10e.2 ↔ Absetzen eines Augenmuskels
5-10e.3 ↔ Refixation eines Augenmuskels
5-10e.4 ↔ Operation mit justierbaren Fäden
5-10e.x ↔ Sonstige
5-10e.y N.n.bez.

5-10f   Verstärkende Eingriffe an einem schrägen Augenmuskel
5-10f.0 ↔ Resektion
5-10f.1 ↔ Faltung
5-10f.2 ↔ Vorlagerung
5-10f.3 ↔ Kombination aus Resektion, Faltung und/oder Vorlagerung
5-10f.x ↔ Sonstige
5-10f.y N.n.bez.

5-10g   Schwächende Eingriffe an einem schrägen Augenmuskel
5-10g.0 ↔ Einfache Rücklagerung
5-10g.1 ↔ Rücklagerung an Schlingen
5-10g.2 ↔ Tenotomie, Myotomie, Tenektomie und/oder Myektomie
5-10g.3 ↔ Partielle Tenotomie und/oder Myotomie
5-10g.x ↔ Sonstige
5-10g.y N.n.bez.

5-10h   Transposition eines schrägen Augenmuskels
5-10h.0 ↔ Gesamter Muskel
5-10h.1 ↔ Muskelteil
5-10h.y N.n.bez.

5-10j   Andere Operationen an den schrägen Augenmuskeln
5-10j.0 ↔ Adhäsiolyse
5-10j.1 ↔ Entfernen einer Muskelnaht
5-10j.2 ↔ Absetzen eines Augenmuskels
5-10j.3 ↔ Refixation eines Augenmuskels
5-10j.x ↔ Sonstige
5-10j.y N.n.bez.

Kapitel 5: Operationen

5-10k Kombinierte Operationen an den Augenmuskeln
Hinw.: Kombinierte Operationen an mehreren Augenmuskeln sind zwingend mit einem Kode aus diesem Bereich zu kodieren
Die Anzahl der operierten Augenmuskeln (auch bei Operationen an beiden Augen) ist zu addieren und ein entsprechender Kode zu verwenden

5-10k.0 ↔ Operation an 2 geraden Augenmuskeln
5-10k.1 ↔ Operation an mindestens 3 geraden Augenmuskeln
5-10k.2 ↔ Operation an 2 schrägen Augenmuskeln
5-10k.3 Operation an mindestens 3 schrägen Augenmuskeln
5-10k.4 ↔ Operation an mindestens 2 geraden und mindestens 2 schrägen Augenmuskeln
5-10k.5 ↔ Operation an 1 geraden Augenmuskel und 1 schrägen Augenmuskel
5-10k.6 ↔ Operation an 1 geraden Augenmuskel und 2 schrägen Augenmuskeln
5-10k.7 ↔ Operation an 2 geraden Augenmuskeln und 1 schrägen Augenmuskel
5-10k.8 ↔ Myopexie an 2 geraden Augenmuskeln
5-10k.9 ↔ Myopexie an mindestens 2 geraden Augenmuskeln mit Operation an mindestens 1 weiteren Augenmuskel
5-10k.x ↔ Sonstige

5-10m Andere Operationen an den Augenmuskeln

5-11 Operationen an der Konjunktiva

5-110 Operative Entfernung eines Fremdkörpers aus der Konjunktiva
Exkl.: Entfernung eines Fremdkörpers aus der Konjunktiva ohne Inzision (8-101.2)

5-110.1 ↔ Durch Inzision
5-110.x ↔ Sonstige
5-110.y N.n.bez.

5-112 Exzision und Destruktion von (erkranktem) Gewebe der Konjunktiva
5-112.0 Destruktion
   .00 ↔ Durch Thermokoagulation
   .01 ↔ Durch Laserkoagulation
   .02 ↔ Durch Kryokoagulation
   .0x ↔ Sonstige
5-112.1 ↔ Exzision ohne Plastik
5-112.2 ↔ Exzision mit Plastik
5-112.3 ↔ Peritomie
5-112.4 ↔ Periektomie
5-112.x ↔ Sonstige
5-112.y N.n.bez.

5-113 Konjunktivaplastik
5-113.0 Transplantation von Bindehaut oder Stammzellen des Limbus
   .00 ↔ Vom ipsilateralen Auge
   .01 ↔ Vom kontralateralen Auge
   .02 ↔ Allogen
   .0x ↔ Sonstige
5-113.1 ↔ Transplantation von Nasenschleimhaut
5-113.2 ↔ Transplantation von Mundschleimhaut
5-113.3 ↔ Tenonplastik
5-113.4 ↔ Transplantation von Amnionmembran
5-113.x ↔ Sonstige
5-113.y N.n.bez.

5-114 **Lösung von Adhäsionen zwischen Konjunktiva und Augenlid**
5-114.0 ↔ Ohne Bindehautplastik
5-114.1 ↔ Mit Bindehautplastik
5-114.x ↔ Sonstige
5-114.y N.n.bez.

5-115 ↔ **Naht der Konjunktiva**

5-119 **Andere Operationen an der Konjunktiva**
5-119.0 ↔ Inzision und Drainage
5-119.1 ↔ Entfernung einer Naht
5-119.x ↔ Sonstige
5-119.y N.n.bez.

5-12 Operationen an der Kornea

5-120 **Operative Entfernung eines Fremdkörpers aus der Kornea**
Exkl.: Entfernung eines Fremdkörpers aus der Kornea ohne Inzision und ohne Magnet (8-101.1)
Entfernung einer Hornhautnaht (5-129.4)
5-120.0 ↔ Mit Magnet
5-120.1 ↔ Durch Inzision
5-120.2 ↔ Säuberung des Wundbettes
5-120.x ↔ Sonstige
5-120.y N.n.bez.

5-121 **Inzision der Kornea**
Exkl.: Keratotomie als Refraktionschirurgie (5-126.0 ff.)
5-121.0 ↔ Chirurgisch
5-121.1 ↔ Durch Laser
5-121.x ↔ Sonstige
5-121.y N.n.bez.

5-122 **Operationen bei Pterygium**
5-122.0 ↔ Exzision ohne Plastik
5-122.1 ↔ Exzision mit Bindehautplastik
5-122.2 ↔ Mit phototherapeutischer Keratektomie
5-122.3 ↔ Mit medikamentöser Rezidivprophylaxe
5-122.4 ↔ Exzision mit sonstiger Plastik oder freiem Transplantat
5-122.x ↔ Sonstige
5-122.y N.n.bez.

5-123 **Exzision und Destruktion von (erkranktem) Gewebe der Kornea**
Hinw.: Die Art der verwendeten Lasertechnik ist gesondert zu kodieren (5-985 ff.)
5-123.0 Destruktion
.00 ↔ Durch Thermokoagulation
.01 ↔ Durch Laserkoagulation
.02 ↔ Durch Kryokoagulation
.0x ↔ Sonstige
5-123.2 Keratektomie
Exkl.: Keratektomie als Refraktionschirurgie (5-126.1)
.20 ↔ Superfiziell
.21 ↔ Mit EDTA
.2x ↔ Sonstige
5-123.3 ↔ Phototherapeutische Keratektomie
5-123.4 ↔ Hornhautentnahme oder Entfernung des Augapfels [Enukleation] zur Hornhautentnahme, postmortal (zur Transplantation)

Kapitel 5: Operationen

5-123.x ↔ Sonstige
5-123.y N.n.bez.

5-124 ↔ **Naht der Kornea**

5-125 **Hornhauttransplantation und Keratoprothetik**

5-125.0 Hornhauttransplantation, lamellär
.00 ↔ Anterior
.01 ↔ Posterior

5-125.1 Hornhauttransplantation, perforierend
.10 ↔ Nicht HLA-typisiert
.11 ↔ HLA-typisiert

5-125.2 ↔ Autorotationskeratoplastik
5-125.3 ↔ Austausch-Keratoplastik
5-125.4 Insertion einer Keratoprothese
.40 ↔ Ohne biologische Beschichtung, nicht patientenindividuell
.41 ↔ Mit biologischer Beschichtung, patientenindividuell
.42 ↔ Ohne biologische Beschichtung, patientenindividuell

5-125.5 ↔ Hornhaut-Retransplantation während desselben stationären Aufenthaltes
5-125.x ↔ Sonstige
5-125.y N.n.bez.

5-126 **Refraktive Keratoplastik und andere Rekonstruktion der Kornea**
Exkl.: Keratektomie aus anderer Indikation (5-123.2 ff.)
Hinw.: Die Art der verwendeten Lasertechnik ist gesondert zu kodieren (5-985 ff.)

5-126.0 Keratotomie
.00 ↔ Radiär
.01 ↔ Nicht radiär
.0x ↔ Sonstige

5-126.1 ↔ Photorefraktive Keratektomie
5-126.2 ↔ Keratomileusis
5-126.7 ↔ Implantation eines intrastromalen Ringsegmentes
5-126.8 ↔ Vernetzung der Hornhaut mit Riboflavin und UV-A-Bestrahlung [Korneales Crosslinking]
5-126.x ↔ Sonstige
5-126.y N.n.bez.

5-129 **Andere Operationen an der Kornea**

5-129.0 ↔ Tätowierung
5-129.1 ↔ Deckung der Kornea durch Bindehaut
5-129.2 ↔ Deckung der Kornea durch eine Amnionmembran
5-129.3 ↔ Verschluss eines Defektes mit Gewebekleber
5-129.4 ↔ Entfernung einer Hornhautnaht
5-129.5 ↔ Entfernung einer Keratoprothese
5-129.x ↔ Sonstige
5-129.y N.n.bez.

5-13 Operationen an Iris, Corpus ciliare, vorderer Augenkammer und Sklera

5-130 **Operative Entfernung eines Fremdkörpers aus der vorderen Augenkammer**
Exkl.: Entfernung eines Fremdkörpers aus der Sklera ohne Inzision und ohne Magnet (8-101.0)
Entfernung eines Fremdkörpers aus der Sklera durch Inzision (5-138.01)
Entfernung einer Naht (5-139.5)

5-130.0 ↔ Mit Magnet
5-130.1 ↔ Durch Inzision

5-130.x ↔ Sonstige

5-130.y N.n.bez.

5-131 Senkung des Augeninnendruckes durch filtrierende Operationen

5-131.0 Gedeckte Goniotrepanation oder Trabekulektomie ab externo

.00 ↔ Ohne adjuvante medikamentöse Therapie
.01 ↔ Mit Einbringen von Medikamenten zur Fibrosehemmung
.0x ↔ Sonstige

5-131.4 Revision einer Sklerafistel

.40 ↔ Revision eines Sickerkissens
.41 ↔ Sekundärer Verschluss eines Skleradeckels
.42 ↔ Öffnen eines Skleradeckelfadens
.4x ↔ Sonstige

5-131.5 ↔ Lasersklerostomie

5-131.6 Filtrationsoperation

.61 ↔ Mit nicht nahtfixiertem Implantat, mit Abfluss in den Kammerwinkel
.62 ↔ Mit nicht nahtfixiertem Implantat, mit Abfluss in den suprachoroidalen Raum
.63 ↔ Mit nicht nahtfixiertem Implantat, mit Abfluss unter die Bindehaut
.64 ↔ Mit nahtfixiertem Implantat, mit Abfluss unter die Bindehaut
  Inkl.: Filtrationsoperation mit episkleralem nahtfixierten Plattenimplantat
.6x ↔ Mit sonstigem Implantat

5-131.7 ↔ Trabekulotomie ab externo

5-131.8 ↔ Goniotomie

5-131.x ↔ Sonstige

5-131.y N.n.bez.

5-132 Senkung des Augeninnendruckes durch Operationen am Corpus ciliare

5-132.1 ↔ Zyklokryotherapie

5-132.2 Zyklophotokoagulation

.20 ↔ Offen chirurgisch
.21 ↔ Endoskopisch
.22 ↔ Transskleral
.2x ↔ Sonstige

5-132.x ↔ Sonstige

5-132.y N.n.bez.

5-133 Senkung des Augeninnendruckes durch Verbesserung der Kammerwasserzirkulation

5-133.0 ↔ Chirurgische Iridektomie

5-133.3 ↔ Lasertrabekuloplastik

5-133.4 ↔ Gonioplastik oder Iridoplastik durch Laser

5-133.5 ↔ Zyklodialyse

5-133.6 ↔ Laseriridotomie

5-133.7 ↔ Aspiration am Trabekelwerk bei Pseudoexfoliationsglaukom

5-133.8 Trabekulotomie ab interno

.80 ↔ Durch Laser
.81 ↔ Durch Elektroablation
  Inkl.: Trabekulotomie ab interno durch Trabektom
.8x ↔ Sonstige

5-133.a Trabekulektomie ab interno

.a0 ↔ Durch Exzision
  Inkl.: Trabekulektomie ab interno durch mehrschneidiges Messer
.ax ↔ Sonstige

5-133.x ↔ Sonstige

5-133.y N.n.bez.

5-134 Senkung des Augeninnendruckes durch nicht filtrierende Operationen

5-134.0 Viskokanalostomie
.00 ↔ Ohne Einbringen von Medikamenten zur Fibrosehemmung
.01 ↔ Mit Einbringen von Medikamenten zur Fibrosehemmung

5-134.1 Tiefe Sklerektomie
.10 ↔ Ohne Einbringen von Medikamenten zur Fibrosehemmung
.11 ↔ Mit Einbringen von Medikamenten zur Fibrosehemmung

5-134.2 ↔ Viskokanaloplastik

5-134.x ↔ Sonstige

5-134.y N.n.bez.

5-135 Exzision und Destruktion von erkranktem Gewebe an Iris, Corpus ciliare und Sklera

5-135.0 ↔ Exzision von erkranktem Gewebe der Iris

5-135.1 ↔ Exzision von erkranktem Gewebe des Corpus ciliare

5-135.2 ↔ Exzision von erkranktem Gewebe der Sklera

5-135.3 ↔ Destruktion von erkranktem Gewebe der Iris

5-135.4 ↔ Destruktion von erkranktem Gewebe des Corpus ciliare

5-135.5 ↔ Destruktion von erkranktem Gewebe der Sklera

5-135.x ↔ Sonstige

5-135.y N.n.bez.

5-136 Andere Iridektomie und Iridotomie

5-136.1 ↔ Iridotomie mit Laser

5-136.3 ↔ Exzision der prolabierten Iris

5-136.x ↔ Sonstige

5-136.y N.n.bez.

5-137 Andere Operationen an der Iris

5-137.0 ↔ Pupillenplastik durch Laser

5-137.1 ↔ Iridoplastik, chirurgisch

5-137.2 ↔ Lösung vorderer Synechien (zwischen Iris und Kornea)

5-137.3 ↔ Lösung von Goniosynechien (Augenkammerwinkel)

5-137.4 ↔ Lösung hinterer Synechien (zwischen Iris und Linse)

5-137.5 ↔ Entfernung einer Pupillarmembran

5-137.6 ↔ Operation mit Implantation eines künstlichen Irisdiaphragmas

5-137.7 ↔ Temporäre chirurgische Pupillenerweiterung

5-137.x ↔ Sonstige

5-137.y N.n.bez.

5-138 Operationen an der Sklera

5-138.0 Entfernung eines Fremdkörpers
.00 ↔ Mit Magnet
.01 ↔ Durch Inzision
.0x ↔ Sonstige

5-138.1 Naht der Sklera
.10 ↔ Primäre Naht
.13 ↔ Revision
.1x ↔ Sonstige

5-138.x ↔ Sonstige

5-138.y N.n.bez.

5-139 Andere Operationen an Sklera, vorderer Augenkammer, Iris und Corpus ciliare

5-139.0 ↔ Parazentese

5-139.1 Vorderkammerspülung
    .10 ↔ Ohne weitere Maßnahmen
    .11 ↔ Mit Entfernung von Silikonöl
    .12 ↔ Mit Einbringen von Medikamenten
    .1x ↔ Sonstige

5-139.2 ↔ Einbringen von Gas in die Vorderkammer
5-139.3 ↔ Exzision einer Epitheleinwachsung
5-139.4 ↔ Fixation des Ziliarkörpers
5-139.5 ↔ Entfernung einer Naht
5-139.6 ↔ Implantation oder Wechsel eines telemetrischen Augeninnendrucksensors
5-139.7 ↔ Entfernung eines telemetrischen Augeninnendrucksensors
5-139.x ↔ Sonstige
5-139.y N.n.bez.

5-14 Operationen an der Linse

Hinw.: Die Angabe zur Linsenimplantation ist für die Kodes 5-143 ff. bis 5-146 ff. nach folgender Liste zu kodieren. Es ist jedoch nicht jede Listenposition mit jedem 5-stelligen Kode kombinierbar:
    0 ↔ Ohne Implantation einer alloplastischen Linse
    5 ↔ Mit Einführung einer kammerwinkelgestützten Vorderkammerlinse
    6 ↔ Mit Einführung einer irisfixierten Vorderkammerlinse
    7 ↔ Mit Einführung einer sonstigen Vorderkammerlinse
    8 ↔ Mit Einführung einer Vorderkammerlinse, n.n.bez.
    9 ↔ Mit Einführung mehrerer alloplastischer Linsen
    a ↔ Mit Einführung einer kapselfixierten Hinterkammerlinse, monofokale Intraokularlinse
    b ↔ Mit Einführung einer sulkusfixierten Hinterkammerlinse, monofokale Intraokularlinse
    c ↔ Mit Einführung einer sklerafixierten Hinterkammerlinse, monofokale Intraokularlinse
    d ↔ Mit Einführung einer Hinterkammerlinse, n.n.bez., monofokale Intraokularlinse
    e ↔ Mit Einführung einer kapselfixierten Hinterkammerlinse, Sonderform der Intraokularlinse
    f ↔ Mit Einführung einer sulkusfixierten Hinterkammerlinse, Sonderform der Intraokularlinse
    g ↔ Mit Einführung einer sklerafixierten Hinterkammerlinse, Sonderform der Intraokularlinse
    h ↔ Mit Einführung einer Hinterkammerlinse, n.n.bez., Sonderform der Intraokularlinse
    j ↔ Mit Einführung einer irisfixierten Hinterkammerlinse, monofokale Intraokularlinse
    k ↔ Mit Einführung einer irisfixierten Hinterkammerlinse, Sonderform der Intraokularlinse
    x ↔ Sonstige

5-140 Entfernung eines Fremdkörpers aus der Augenlinse

5-140.0 ↔ Mit Magnet
5-140.1 ↔ Durch Inzision
5-140.x ↔ Sonstige
5-140.y N.n.bez.

5-142 Kapsulotomie der Linse

5-142.0 ↔ Laserpolitur der Intraokularlinse
5-142.1 ↔ Kapsulotomie, chirurgisch
5-142.2 ↔ Kapsulotomie durch Laser
5-142.3 ↔ Nachstarabsaugung
5-142.x ↔ Sonstige
5-142.y N.n.bez.

Kapitel 5: Operationen

5-143 **Intrakapsuläre Extraktion der Linse**
Hinw.: Die Angabe zur Linsenimplantation ist in der 6. Stelle nach der Liste vor 5-140 zu kodieren
Die verwendete Sonderform der Intraokularlinse ist für die 6. Stelle e bis h und k gesondert zu kodieren (5-149.2 ff.)

** 5-143.0 Über sklero-kornealen Zugang
[6. Stelle: 0,5-8,a-k,x]

** 5-143.1 Über kornealen Zugang
[6. Stelle: 0,5,a-k,x]

** 5-143.x Sonstige

5-143.y N.n.bez.

5-144 **Extrakapsuläre Extraktion der Linse [ECCE]**
Inkl.: Linsenberechnung, ggf. auch optisch
Hinw.: Eine durchgeführte Iridektomie und eine Spülung sind im Kode enthalten
Eine durchgeführte Vitrektomie ist gesondert zu kodieren (5-158 ff., 5-159 ff.)
Die Angabe der Linsenimplantation ist in der 6. Stelle nach der Liste vor Kode 5-140 zu kodieren
Die verwendete Sonderform der Intraokularlinse ist für die 6. Stelle e bis h und k gesondert zu kodieren (5-149.2 ff.)

** 5-144.2 Linsenkernexpression und/oder -Aspiration über sklero-kornealen Zugang
** 5-144.3 Linsenkernverflüssigung [Phakoemulsifikation] über sklero-kornealen Zugang
** 5-144.4 Linsenkernexpression und/oder -Aspiration über kornealen Zugang
** 5-144.5 Linsenkernverflüssigung [Phakoemulsifikation] über kornealen Zugang
** 5-144.x Sonstige

5-144.y N.n.bez.

5-145 **Andere Linsenextraktionen**
Hinw.: Die Angabe der Linsenimplantation ist in der 6. Stelle nach der Liste vor Kode 5-140 zu kodieren
Die verwendete Sonderform der Intraokularlinse ist für die 6. Stelle e bis h und k gesondert zu kodieren (5-149.2 ff.)

** 5-145.0 Über die Pars plana
[6. Stelle: 0,5-8,a-k,x]

** 5-145.1 Entfernung einer luxierten Linse aus der Vorderkammer
[6. Stelle: 0,x]

** 5-145.2 Entfernung einer luxierten Linse aus dem Glaskörper
[6. Stelle: 0,5-8,a-k,x]

** 5-145.x Sonstige

5-145.y N.n.bez.

5-146 **(Sekundäre) Einführung und Wechsel einer alloplastischen Linse**
Hinw.: Die Angabe der Linsenimplantation ist in der 6. Stelle nach der Liste vor Kode 5-140 zu kodieren
Die verwendete Sonderform der Intraokularlinse ist für die 6. Stelle e bis h und k gesondert zu kodieren (5-149.2 ff.)

** 5-146.0 Sekundäre Einführung bei aphakem Auge
[6. Stelle: 0,5-8,a-k,x]

** 5-146.1 Einführung bei phakem Auge
[6. Stelle: 0,5-8,a-k,x]

** 5-146.2 Wechsel
[6. Stelle: 0,5-8,a-k,x]

** 5-146.x Sonstige

5-146.y N.n.bez.

5-147 **Revision und Entfernung einer alloplastischen Linse**

5-147.0 ↔ Revision einer Vorderkammerlinse
5-147.1 ↔ Revision einer Hinterkammerlinse
5-147.2 ↔ Entfernung einer Vorderkammerlinse

5-147.3 ↔ Entfernung einer Hinterkammerlinse
5-147.x ↔ Sonstige
5-147.y ↔ N.n.bez.

5-149 Andere Operationen an der Linse
5-149.0 ↔ Einführung eines Kapselspannringes
5-149.1 ↔ Verschluss eines Defektes mit Gewebekleber
5-149.2   Sonderform der Intraokularlinse
          Hinw.: Diese Kodes sind Zusatzkodes. Die durchgeführte Operation ist gesondert zu kodieren
          .20 ↔ Multifokale Intraokularlinse
          .21 ↔ Torische Intraokularlinse
          .22 ↔ Akkommodative Intraokularlinse
          .23 ↔ Irisprint-Intraokularlinse, patientenindividuell
          .24 ↔ Intraokularlinse mit Vergrößerungsfaktor
                 Hinw.: Der Vergrößerungsfaktor beträgt mindestens 1,3
          .25 ↔ Intraokularlinse mit Winkelverschiebung
          .2x ↔ Sonstige
5-149.x ↔ Sonstige
5-149.y ↔ N.n.bez.

5-15 Operationen an Retina, Choroidea und Corpus vitreum

5-150 Entfernung eines Fremdkörpers aus dem hinteren Augenabschnitt
5-150.0 ↔ Mit Magnet, transskleral
5-150.1 ↔ Durch Inzision, transskleral
5-150.2 ↔ Transpupillar
5-150.x ↔ Sonstige
5-150.y ↔ N.n.bez.

5-152 Fixation der Netzhaut durch eindellende Operationen
Hinw.: Weitere Maßnahmen zur Fixation der Netzhaut sind gesondert zu kodieren
5-152.0 ↔ Durch permanente Plombe
5-152.1 ↔ Durch temporäre Plombe
5-152.2 ↔ Durch Cerclage
5-152.x ↔ Sonstige
5-152.y ↔ N.n.bez.

5-153 Revision, Wechsel und Entfernung einer Cerclage oder Plombe, die zur Fixation der Netzhaut angelegt wurde
5-153.0 ↔ Revision
5-153.1 ↔ Wechsel
5-153.2 ↔ Entfernung
        Inkl.: Durchtrennung
5-153.y ↔ N.n.bez.

5-154 Andere Operationen zur Fixation der Netzhaut
Hinw.: Eine gleichzeitig durchgeführte Cerclage ist gesondert zu kodieren (5-152.2)
         Ein gleichzeitig durchgeführter Eingriff am Glaskörper ist gesondert zu kodieren (5-158 ff., 5-159 ff.)
5-154.0 ↔ Kryopexie
5-154.2 ↔ Laser-Retinopexie
5-154.3 ↔ Endotamponade (Gas)
5-154.4 ↔ Durch schwere Flüssigkeiten
5-154.x ↔ Sonstige
5-154.y ↔ N.n.bez.

5-155 Destruktion von erkranktem Gewebe an Retina und Choroidea
Hinw.: Eine durchgeführte Vitrektomie ist gesondert zu kodieren (5-158 ff., 5-159 ff.)

5-155.0 ↔ Durch Diathermie

5-155.1 ↔ Durch Kryokoagulation

5-155.2 ↔ Durch Photokoagulation

5-155.3 ↔ Durch lokale Laserkoagulation

5-155.4 ↔ Durch flächige Laserkoagulation

5-155.5 ↔ Durch transpupillare Thermotherapie

5-155.6 ↔ Durch photodynamische Therapie

5-155.7 ↔ Durch sonstige Lasertherapie

5-155.8 Brachytherapie durch Aufnähen eines strahlenden Applikators
Exkl.: Lagekorrektur eines strahlenden Applikators (5-156.7)
Entfernung eines strahlenden Applikators (5-156.8)
.80 ↔ Betastrahlend
.81 ↔ Gammastrahlend
.8x ↔ Sonstige

5-155.x ↔ Sonstige

5-155.y N.n.bez.

5-156 Andere Operationen an der Retina
Hinw.: Eine durchgeführte Vitrektomie ist gesondert zu kodieren (5-158 ff., 5-159 ff.)

5-156.0 ↔ Retinotomie

5-156.1 ↔ Retinektomie

5-156.2 ↔ Transplantation der Retina oder Zellen der Retina

5-156.3 ↔ Rotation der Netzhaut

5-156.5 ↔ Fixierung von Markierungsplättchen für die Strahlentherapie

5-156.6 ↔ Entfernung von Markierungsplättchen für die Strahlentherapie

5-156.7 ↔ Lagekorrektur eines strahlenden Applikators

5-156.8 ↔ Entfernung eines strahlenden Applikators

5-156.9 ↔ Injektion von Medikamenten in den hinteren Augenabschnitt

5-156.a Implantation einer Netzhautprothese
.a0 ↔ Subretinale Netzhautprothese
.a1 ↔ Epiretinale Netzhautprothese
.ax ↔ Sonstige

5-156.x ↔ Sonstige

5-156.y N.n.bez.

5-157 Andere Operationen an der Choroidea
Hinw· Eine durchgeführte Vitrektomie ist gesondert zu kodieren (5-158 ff., 5-159 ff.)

5-157.0 ↔ Subretinale Drainage

5-157.1 ↔ Exzision von subretinalem Gewebe

5-157.2 Blockexzision der Choroidea
.20 ↔ Mit Sklera in voller Dicke
.21 ↔ Mit lamellärem Skleradeckel

5-157.3 ↔ Transplantation von Aderhaut und Pigmentepithel

5-157.x ↔ Sonstige

5-157.y N.n.bez.

Kapitel 5: Operationen

5-158 **Pars-plana-Vitrektomie**
Hinw.: Weitere Maßnahmen an Retina und Choroidea sind gesondert zu kodieren: 5-152 ff., 5-154 ff., 5-155 ff., 5-156 ff., 5-157 ff.
Die Durchführung als nahtlose transkonjunktivale Vitrektomie mit Einmalinstrumenten ist gesondert zu kodieren (5-159.4)
Die Angabe des Glaskörperersatzes ist <u>für die mit ** gekennzeichneten Kodes</u> in der 6. Stelle nach folgender Liste zu kodieren:
0 ↔ Elektrolytlösung
1 ↔ Luft
2 ↔ Andere Gase
3 ↔ Silikonölimplantation
4 ↔ Silikonölwechsel/-auffüllung
5 ↔ Silikonölentfernung
6 ↔ Medikamente
x ↔ Sonstige

** 5-158.0 Vordere Vitrektomie über Pars plana
** 5-158.1 Ohne chirurgische Manipulation der Netzhaut
** 5-158.2 Mit Entfernung epiretinaler Membranen
** 5-158.3 Mit Entfernung subretinaler Membranen
** 5-158.4 Mit Entfernung netzhautabhebender Membranen
5-158.5 Anfärben von Glaskörper, epiretinalen Membranen oder der Membrana limitans interna mit Triamcinolon oder Farbstofflösungen
Hinw.: Dieser Kode ist ein Zusatzkode. Die durchgeführte Vitrektomie ist gesondert zu kodieren
** 5-158.x Sonstige
5-158.y N.n.bez.

5-159 **Vitrektomie über anderen Zugang und andere Operationen am Corpus vitreum**
Hinw.: Weitere Maßnahmen an Retina und Choroidea sind gesondert zu kodieren: 5-152 ff., 5-154 ff., 5-155 ff., 5-156 ff., 5-157 ff.
Die Angabe des Glaskörperersatzes ist für die mit ** gekennzeichneten Kodes in der 6. Stelle nach folgender Liste zu kodieren:
0 ↔ Elektrolytlösung
1 ↔ Luft
2 ↔ Andere Gase
3 ↔ Silikonölimplantation
4 ↔ Silikonölwechsel/-auffüllung
5 ↔ Silikonölentfernung
6 ↔ Medikamente
x ↔ Sonstige

** 5-159.0 Vordere Vitrektomie über anderen Zugang als Pars plana
[6. Stelle: 0,5,6,x]
Hinw.: Die Durchführung als nahtlose transkonjunktivale Vitrektomie mit Einmalinstrumenten ist gesondert zu kodieren (5-159.4)
Das Anfärben von Glaskörper, epiretinalen Membranen oder der Membrana limitans interna mit Triamcinolon oder Farbstofflösungen ist gesondert zu kodieren (5-158.5)
** 5-159.1 Abtragung eines Glaskörperprolapses
[6. Stelle: 0,5,6,x]
** 5-159.2 Entfernung von Glaskörpersträngen
[6. Stelle: 0,5,6,x]
5-159.3 Durchtrennung der hinteren Glaskörpermembran durch Laser
5-159.4 Nahtlose transkonjunktivale Vitrektomie mit Einmalinstrumenten
Hinw.: Dieser Kode ist ein Zusatzkode. Die durchgeführte Vitrektomie ist gesondert zu kodieren
** 5-159.x Sonstige
5-159.y N.n.bez.

Kapitel 5: Operationen

5-16 Operationen an Orbita und Augapfel
Exkl.: Offene Reposition einer Orbitafraktur (5-766 ff.)

5-160 Orbitotomie

5-160.0 ↔ Lateraler transossärer Zugang

5-160.1 ↔ Transfrontaler Zugang

5-160.2 ↔ Transkonjunktivaler anteriorer Zugang

5-160.3 ↔ Transkutaner anteriorer Zugang

5-160.4 ↔ Transethmoidaler Zugang

5-160.x ↔ Sonstige

5-160.y N.n.bez.

5-161 Entfernung eines Fremdkörpers aus Orbita und Augapfel, n.n.bez.
Inkl.: Fremdkörperentfernung mit Magnet
Hinw.: Eine durchgeführte Orbitotomie ist gesondert zu kodieren (5-160 ff.)

5-161.0 ↔ Orbita, mit Magnet

5-161.1 ↔ Augapfel, n.n.bez., mit Magnet

5-161.2 ↔ Orbita, durch Inzision

5-161.3 ↔ Augapfel, n.n.bez., durch Inzision

5-161.x ↔ Sonstige

5-161.y N.n.bez.

5-162 Entfernung des Augeninhaltes [Eviszeration]
Exkl.: Sekundäre Einführung eines Orbitaimplantates (5-165 ff.)

5-162.0 ↔ Ohne Einführung eines Orbitaimplantates

5-162.1 ↔ Mit gleichzeitiger Einführung eines Orbitaimplantates in die Skleraschale

5-162.x ↔ Sonstige

5-162.y N.n.bez.

5-163 Entfernung des Augapfels [Enukleation]
Exkl.: Sekundäre Einführung eines Orbitaimplantates (5-165 ff.)

5-163.0 ↔ Ohne Einführung eines Orbitaimplantates

5-163.1 Mit gleichzeitiger Einführung eines Orbitaimplantates in die Tenonsche Kapsel
.10 ↔ Alloplastisches Implantat
.11 ↔ Ummanteltes alloplastisches Implantat
.12 ↔ Haut-Fettgewebe-Transplantat
.13 ↔ Bulbusplatzhalter aus nicht resorbierbarem, mikroporösem Material, mit fibrovaskulärer Integration, ohne Titannetz
.14 ↔ Bulbusplatzhalter aus nicht resorbierbarem, mikroporösem Material, mit fibrovaskulärer Integration, mit Titannetz
.1x ↔ Sonstige

5-163.2 Mit gleichzeitiger Einführung eines Orbitaimplantates außerhalb der Tenonschen Kapsel
.20 ↔ Alloplastisches Implantat
.21 ↔ Ummanteltes alloplastisches Implantat
.22 ↔ Haut-Fettgewebe-Transplantat
.23 ↔ Bulbusplatzhalter aus nicht resorbierbarem, mikroporösem Material, mit fibrovaskulärer Integration, ohne Titannetz
.24 ↔ Bulbusplatzhalter aus nicht resorbierbarem, mikroporösem Material, mit fibrovaskulärer Integration, mit Titannetz
.2x ↔ Sonstige

5-163.x ↔ Sonstige

5-163.y N.n.bez.

5-164 Andere Exzision, Destruktion und Exenteration der Orbita und Orbitainnenhaut
Hinw.: Eine durchgeführte Exzision von Orbitaknochen ist gesondert zu kodieren (5-770.4)
Die Orbitotomie ist gesondert zu kodieren (5-160 ff.)

5-164.0 ↔ Destruktion

5-164.1 ↔ Teilexzision von erkranktem Gewebe

5-164.2 ↔ Totalexzision von erkranktem Gewebe

5-164.3   Exenteration der Orbita mit Erhalt der Lidhaut
.30 ↔ Ohne Einführung von Gewebe oder alloplastischem Material
.31 ↔ Mit Hauttransplantation
.32 ↔ Mit Transplantation/Transposition von sonstigem Gewebe
.33 ↔ Mit Einführung von alloplastischem Material
.3x ↔ Sonstige

5-164.4   Exenteration der Orbita ohne Erhalt der Lidhaut
.40 ↔ Ohne Einführung von Gewebe oder alloplastischem Material
.41 ↔ Mit Hauttransplantation
.42 ↔ Mit Transplantation/Transposition von sonstigem Gewebe
.43 ↔ Mit Einführung von alloplastischem Material
.4x ↔ Sonstige

5-164.x ↔ Sonstige

5-164.y   N.n.bez.

5-165   Sekundäre Einführung, Revision und Entfernung eines Orbitaimplantates
Exkl.:   Primäre Einführung eines Orbitaimplantates (5-162.1, 5-163.1 ff., 5-163.2 ff.)

5-165.0   Sekundäre Einführung eines Orbitaimplantates in die Tenonsche Kapsel
Hinw.: Als selbständiger Eingriff
.00 ↔ Alloplastisches Implantat
.01 ↔ Ummanteltes alloplastisches Implantat
.02 ↔ Haut-Fettgewebe-Transplantat
.03 ↔ Bulbusplatzhalter aus nicht resorbierbarem, mikroporösem Material, mit fibrovaskulärer Integration, ohne Titannetz
.04 ↔ Bulbusplatzhalter aus nicht resorbierbarem, mikroporösem Material, mit fibrovaskulärer Integration, mit Titannetz
.0x ↔ Sonstige

5-165.1   Sekundäre Einführung eines Orbitaimplantates außerhalb der Tenonschen Kapsel
.10 ↔ Alloplastisches Implantat
.11 ↔ Ummanteltes alloplastisches Implantat
.12 ↔ Haut-Fettgewebe-Transplantat
.13 ↔ Bulbusplatzhalter aus nicht resorbierbarem, mikroporösem Material, mit fibrovaskulärer Integration, ohne Titannetz
.14 ↔ Bulbusplatzhalter aus nicht resorbierbarem, mikroporösem Material, mit fibrovaskulärer Integration, mit Titannetz
.1x ↔ Sonstige

5-165.2 ↔ Revision eines Orbitaimplantates

5-165.3   Wechsel eines Orbitaimplantates
.30 ↔ Mit Einführung eines alloplastischen Implantates
.31 ↔ Mit Einführung eines ummantelten alloplastischen Implantates
.32 ↔ Mit Einführung eines Haut-Fettgewebe-Transplantates
.33 ↔ Mit Einführung eines Bulbusplatzhalters aus nicht resorbierbarem, mikroporösem Material, mit fibrovaskulärer Integration, ohne Titannetz
.34 ↔ Mit Einführung eines Bulbusplatzhalters aus nicht resorbierbarem, mikroporösem Material, mit fibrovaskulärer Integration, mit Titannetz
.3x ↔ Sonstige

5-165.4 ↔ Entfernung eines Orbitaimplantates

5-165.x ↔ Sonstige

5-165.y   N.n.bez.

5-166   Revision und Rekonstruktion von Orbita und Augapfel

5-166.0   Plastische Rekonstruktion der Orbita
.00 ↔ Ohne Transplantat
.01 ↔ Mit Schleimhauttransplantat
.02 ↔ Mit Hauttransplantat
.03 ↔ Mit sonstigem autogenen Material
.04 ↔ Mit alloplastischem Material
.0x ↔ Sonstige

5-166.1 ↔ Primäre Rekonstruktion des Augapfels

5-166.2 ↔ Sekundäre Rekonstruktion des Augapfels

5-166.3 ↔ Revision der Orbitahöhle

5-166.x ↔ Sonstige

5-166.y   N.n.bez.

Kapitel 5: Operationen

5-167 Rekonstruktion der Orbitawand
Hinw.: Die Orbitotomie ist gesondert zu kodieren (5-160 ff.)

5-167.0 ↔ Mit Osteoplastik
5-167.1 ↔ Mit Metallplatten oder Implantaten
5-167.2 ↔ Mit alloplastischem Material
5-167.3 ↔ Mit Galea-Lappen
5-167.4 ↔ Mit mikrovaskulärem Lappen
5-167.x ↔ Sonstige
5-167.y N.n.bez.

5-168 Operationen am N. opticus
Hinw.: Die Orbitotomie ist gesondert zu kodieren (5-160 ff.)

5-168.0 ↔ Optikusscheidenfensterung
5-168.1 ↔ Exzision von erkranktem Gewebe des N. opticus
5-168.x ↔ Sonstige
5-168.y N.n.bez.

5-169 Andere Operationen an Orbita, Auge und Augapfel
Hinw.: Die Orbitotomie ist gesondert zu kodieren (5-160 ff.)

5-169.0 Knöcherne Dekompression der Orbita
.00 ↔ Eine Wand
.01 ↔ Zwei Wände
.02 ↔ Drei Wände
.0x ↔ Sonstige

5-169.1 ↔ Resektion von Fettgewebe aus der Orbita
5-169.2 ↔ Einlegen eines intraokularen Medikamententrägers
5-169.3 ↔ Einlegen eines extrabulbären Medikamententrägers
5-169.4 ↔ Temporäre intraokulare Druckerhöhung
5-169.5 ↔ Entfernung eines Implantates nach Glaukomoperation
5-169.x ↔ Sonstige
5-169.y N.n.bez.

Operationen an den Ohren (5-18...5-20)

Hinw.: Die Anwendung mikrochirurgischer Technik ist, sofern nicht als eigener Kode angegeben, zusätzlich zu kodieren (5-984)
Die Anwendung von Lasertechnik ist, sofern nicht als eigener Kode angegeben, zusätzlich zu kodieren (5-985 ff.)
Die Anwendung eines OP Roboters ist, sofern nicht als eigener Kode angegeben, zusätzlich zu kodieren (5-987 ff.)
Die Anwendung eines Navigationssystems ist, sofern nicht als eigener Kode angegeben, zusätzlich zu kodieren (5-988 ff.)
Die Durchführung der Operation im Rahmen der Versorgung einer Mehrfachverletzung ist zusätzlich zu kodieren (5-981)
Die Durchführung der Operation im Rahmen der Versorgung eines Polytraumas ist zusätzlich zu kodieren (5-982 ff.)
Die Durchführung einer Reoperation ist, sofern nicht als eigener Kode angegeben, zusätzlich zu kodieren (5-983)
Der vorzeitige Abbruch einer Operation ist zusätzlich zu kodieren (5-995)

5-18 Operationen an Ohrmuschel und äußerem Gehörgang
Exkl.: Operationen bei Verbrennungen am äußeren Ohr (5-92)

5-180 Inzision am äußeren Ohr

5-180.0 ↔ Ohrmuschel

5-180.1 ↔ Äußerer Gehörgang
5-180.2 ↔ Präaurikulär
5-180.3 ↔ Retroaurikulär
5-180.x ↔ Sonstige
5-180.y   N.n.bez.

5-181   **Exzision und Destruktion von erkranktem Gewebe des äußeren Ohres**
Hinw.: Unter mikrographischer Chirurgie (histographisch kontrolliert) werden Eingriffe verstanden, bei denen die Exzision des Tumors mit topographischer Markierung und anschließender Aufarbeitung der gesamten Exzidataußenfläche/-grenze erfolgt

5-181.0 ↔ Exzision an der Ohrmuschel
5-181.1 ↔ Exzision an der Ohrmuschel, histographisch kontrolliert (mikrographische Chirurgie)
5-181.2 ↔ Hämatomausräumung
5-181.3 ↔ Exzision präaurikulär
5-181.4 ↔ Exzision präaurikulär, histographisch kontrolliert (mikrographische Chirurgie)
5-181.5 ↔ Exzision retroaurikulär
5-181.6 ↔ Exzision retroaurikulär, histographisch kontrolliert (mikrographische Chirurgie)
5-181.7 ↔ Exzision am äußeren Gehörgang
Exkl.: Exzision und Destruktion am knöchernen äußeren Gehörgang (5-181.9)
5-181.8 ↔ Destruktion
Exkl.: Exzision und Destruktion am knöchernen äußeren Gehörgang (5-181.9)
5-181.9 ↔ Exzision und/oder Destruktion am knöchernen äußeren Gehörgang
Inkl.: Operation eines Gehörgangscholesteatoms
Operation von Gehörgangsexostosen
5-181.x ↔ Sonstige
5-181.y   N.n.bez.

5-182   **Resektion der Ohrmuschel**
Hinw.: Unter mikrographischer Chirurgie (histographisch kontrolliert) werden Eingriffe verstanden, bei denen die Exzision des Tumors mit topographischer Markierung und anschließender Aufarbeitung der gesamten Exzidataußenfläche/-grenze erfolgt

5-182.0 ↔ Partiell
5-182.1 ↔ Partiell, histographisch kontrolliert (mikrographische Chirurgie)
5-182.2 ↔ Total
5-182.3 ↔ Total, histographisch kontrolliert (mikrographische Chirurgie)
5-182.x ↔ Sonstige
5-182.y   N.n.bez.

5-183   **Wundversorgung am äußeren Ohr**
5-183.0 ↔ Naht (nach Verletzung)
5-183.1 ↔ Replantation
5-183.x ↔ Sonstige
5-183.y   N.n.bez.

5-184   **Plastische Korrektur abstehender Ohren**
5-184.0 ↔ Durch Korrektur des Ohrknorpels
5-184.1 ↔ Durch Exzision von Weichteilen
5-184.2 ↔ Durch Korrektur des Ohrknorpels und Exzision von Weichteilen
5-184.3 ↔ Concharotation
5-184.x ↔ Sonstige
5-184.y   N.n.bez.

5-185 **Konstruktion und Rekonstruktion des äußeren Gehörganges**
5-185.0 ↔ Erweiterung (z.B. bei Gehörgangsstenose)
5-185.1 ↔ Konstruktion eines (nicht bestehenden) äußeren Gehörganges (z.B. bei Atresie)
5-185.2 ↔ Rekonstruktion eines (bestehenden) äußeren Gehörganges
5-185.x ↔ Sonstige
5-185.y   N.n.bez.

5-186 **Plastische Rekonstruktion von Teilen der Ohrmuschel**
Exkl.: Plastische Rekonstruktion der Ohrmuschel bei Verbrennungen (5-92)
5-186.0 ↔ Mit Gewebeexpander
5-186.1 ↔ Mit Galea-Lappen
5-186.2 ↔ Mit Knorpeltransplantat
5-186.3 ↔ Mit mikrovaskulärem Lappen
5-186.x ↔ Sonstige
5-186.y   N.n.bez.

5-187 **Plastische Rekonstruktion der gesamten Ohrmuschel**
Exkl.: Plastische Rekonstruktion der Ohrmuschel bei Verbrennungen (5-92)
5-187.0 ↔ Mit Gewebeexpander
5-187.1 ↔ Mit Galea-Lappen
5-187.2 ↔ Mit Knorpeltransplantat
5-187.3 ↔ Mit mikrovaskulärem Lappen
5-187.4 ↔ Mit alloplastischem Material
5-187.x ↔ Sonstige
5-187.y   N.n.bez.

5-188 **Andere Rekonstruktion des äußeren Ohres**
5-188.0 ↔ Reduktionsplastik (z.B. bei Makrotie)
5-188.1 ↔ Korrektur eines Schneckenohres
5-188.2 ↔ Korrektur eines Stahlohres
5-188.3 ↔ Plastik des Ohrläppchens
5-188.x ↔ Sonstige
5-188.y   N.n.bez.

5-189 **Andere Operationen am äußeren Ohr**
5-189.0 ↔ Entnahme von Ohrknorpel zur Transplantation
5-189.x ↔ Sonstige
5-189.y   N.n.bez.

5-19 Mikrochirurgische Operationen am Mittelohr

5-192 **Revision einer Stapedektomie**
5-192.0   Ohne Wiedereröffnung des ovalen Fensters
.00 ↔ Ohne Implantation einer Prothese
.01 ↔ Mit Implantation einer autogenen Prothese (z.B. nach Schuknecht)
.02 ↔ Mit Implantation einer alloplastischen Prothese (z.B. Piston)
5-192.1   Mit Wiedereröffnung des ovalen Fensters
.10 ↔ Ohne Implantation einer Prothese
.11 ↔ Mit Implantation einer autogenen Prothese (z.B. nach Schuknecht)
.12 ↔ Mit Implantation einer alloplastischen Prothese (z.B. Piston)
5-192.y   N.n.bez.

5-193 **Andere Operationen an den Gehörknöchelchen**
Hinw.: Siehe auch andere Operationen an Mittel- und Innenohr (5-20)

5-194 Myringoplastik [Tympanoplastik Typ I]
Hinw.: Die Entnahme von Temporalisfaszie ist gesondert zu kodieren (5-852.g ff.)

- 5-194.0 ↔ Endaural
- 5-194.1 ↔ Retroaurikulär
- 5-194.2 ↔ Aufrichtung des Trommelfells (bei frischer Verletzung)
- 5-194.x ↔ Sonstige
- 5-194.y N.n.bez.

5-195 Tympanoplastik (Verschluss einer Trommelfellperforation und Rekonstruktion der Gehörknöchelchen)
Hinw.: Siehe auch andere Operationen an Mittel- und Innenohr (5-20)
     Die Entnahme von Temporalisfaszie ist gesondert zu kodieren (5-852.g ff.)

- 5-195.9 Tympanoplastik Typ II bis V
  - .90 ↔ Ohne Implantation einer Prothese
  - .91 ↔ Mit Implantation einer autogenen Prothese (z.B. Auto-Ossikel)
  - .92 ↔ Mit Implantation einer alloplastischen Prothese
  - .93 ↔ Mit Implantation einer allogenen oder xenogenen Prothese (z.B. Homoio-Ossikel)
  - .9x ↔ Sonstige
- 5-195.a Tympanoplastik mit Attikotomie oder Attikoantrotomie
  - .a0 ↔ Ohne Implantation einer Prothese
  - .a1 ↔ Mit Implantation einer autogenen Prothese (z.B. Auto-Ossikel)
  - .a2 ↔ Mit Implantation einer alloplastischen Prothese
  - .a3 ↔ Mit Implantation einer allogenen oder xenogenen Prothese (z.B. Homoio-Ossikel)
  - .ax ↔ Sonstige
- 5-195.b Tympanoplastik mit Antrotomie oder Mastoidektomie
  Inkl.: Tympanoplastik mit posteriorem Zugang
  - .b0 ↔ Ohne Implantation einer Prothese
  - .b1 ↔ Mit Implantation einer autogenen Prothese (z.B. Auto-Ossikel)
  - .b2 ↔ Mit Implantation einer alloplastischen Prothese
  - .b3 ↔ Mit Implantation einer allogenen oder xenogenen Prothese (z.B. Homoio-Ossikel)
  - .bx ↔ Sonstige
- 5-195.c Tympanoplastik mit Anlage einer Ohrradikalhöhle
  - .c0 ↔ Ohne Implantation einer Prothese
  - .c1 ↔ Mit Implantation einer autogenen Prothese (z.B. Auto-Ossikel)
  - .c2 ↔ Mit Implantation einer alloplastischen Prothese
  - .c3 ↔ Mit Implantation einer allogenen oder xenogenen Prothese (z.B. Homoio-Ossikel)
  - .cx ↔ Sonstige
- 5-195.x ↔ Sonstige
- 5-195.y N.n.bez.

5-197 Stapesplastik
Inkl.: Stapedotomie, Stapedektomie

- 5-197.0 ↔ Ohne Implantation einer Prothese
- 5-197.1 ↔ Mit Implantation einer autogenen Prothese (z.B. nach Schuknecht)
- 5-197.2 ↔ Mit Implantation einer alloplastischen Prothese (z.B. Piston)
- 5-197.x ↔ Sonstige
- 5-197.y N.n.bez.

5-198 Fensterungsoperation des Promontoriums
- 5-198.0 ↔ Ohne Implantation einer Prothese
- 5-198.1 ↔ Mit Implantation einer autogenen Prothese (z.B. nach Schuknecht)
- 5-198.2 ↔ Mit Implantation einer alloplastischen Prothese (z.B. Piston)
- 5-198.x ↔ Sonstige
- 5-198.y N.n.bez.

5-199 Andere mikrochirurgische Operationen am Mittelohr

5-20 Andere Operationen an Mittel- und Innenohr

5-200 **Parazentese [Myringotomie]**
Hinw.: Die Durchführung mit Lasertechnik ist gesondert zu kodieren (5-985 ff.)

5-200.4 ↔ Ohne Legen einer Paukendrainage

5-200.5 ↔ Mit Einlegen einer Paukendrainage

5-200.y N.n.bez.

5-201 ↔ **Entfernung einer Paukendrainage**

5-202 **Inzision an Warzenfortsatz und Mittelohr**

5-202.0 ↔ Antrotomie

5-202.1 ↔ Attikotomie

5-202.2 ↔ Explorative Tympanotomie

5-202.5 ↔ Tympanotomie mit Abdichtung der runden und/oder ovalen Fenstermembran

5-202.x ↔ Sonstige

5-202.y N.n.bez.

5-203 **Mastoidektomie**
Exkl.: Remastoidektomie (5-209.6)
Mastoidektomie mit Tympanoplastik (5-195 ff.)
Resektion des Os temporale (5-016.2, 5-016.3)

5-203.0 ↔ Einfache Mastoidektomie

5-203.1 ↔ Radikale Mastoidektomie [Anlage einer Ohrradikalhöhle]

5-203.7 Mit Freilegung des Fazialiskanals
.70 ↔ Ohne Dekompression des Nerven
.71 ↔ Mit Dekompression des Nerven

5-203.9 ↔ Totale Resektion des Felsenbeins [Petrosektomie]

5-203.a ↔ Partielle Resektion des Felsenbeins

5-203.x ↔ Sonstige

5-203.y N.n.bez.

5-204 **Rekonstruktion des Mittelohres**
Hinw.: Die Rekonstruktion des N. facialis ist unter 5-04 zu kodieren

5-204.0 ↔ Verkleinerung der Radikalhöhle

5-204.1 ↔ Reimplantation der hinteren Gehörgangswand

5-204.2 ↔ Rekonstruktion der hinteren Gehörgangswand

5-204.3 ↔ Erweiterungsplastik des Gehörgangs oder Radikalhöhleneingangs

5-204.x ↔ Sonstige

5-204.y N.n.bez.

5-205 **Andere Exzisionen an Mittel- und Innenohr**
Inkl.: Cholesteatom- und Tumorentfernung
Exkl.: Exzision am Glomus tympanicum (5-041 ff.)

5-205.0 ↔ An der Paukenhöhle

5-205.1 ↔ Am Labyrinth

5-205.2 ↔ An der Pyramidenspitze

5-205.3 ↔ An der Otobasis

5-205.4 ↔ Am Mastoid

5-205.x ↔ Sonstige

5-205.y N.n.bez.

5-208 **Inzision [Eröffnung] und Destruktion [Ausschaltung] des Innenohres**

5-208.0 ↔ Kochleosaccotomie

5-208.1 ↔ Dekompression oder Drainage des Saccus endolymphaticus (mit Shunt)
5-208.2 ↔ Labyrinthektomie, transtympanal
5-208.3 ↔ Labyrinthektomie, transmastoidal
5-208.4 ↔ Labyrinthdestruktion, transtympanal
5-208.5 ↔ Labyrinthdestruktion, transmastoidal
5-208.x ↔ Sonstige
5-208.y N.n.bez.

5-209 Andere Operationen am Mittel- und Innenohr

5-209.0 ↔ Tympanosympathektomie
5-209.1 Operation an der Tuba auditiva
    .10 ↔ Ballondilatation
    .1x ↔ Sonstige
5-209.2 Einführung eines Kochleaimplantates
    .23 ↔ Mit mehreren Elektroden (z.B. Doppel-Array)
    .24 ↔ Mit Einzelelektrode, nicht gehörerhaltend
    .25 ↔ Mit Einzelelektrode, gehörerhaltend
    .2x ↔ Sonstige
5-209.3 Implantation von Knochenankern zur Befestigung eines Hörgerätes
    .30 ↔ Ohne Befestigung einer Kupplung am Knochenanker
    .31 ↔ Mit Befestigung einer Kupplung am Knochenanker
5-209.4 ↔ Verschluss einer Labyrinthfistel
5-209.5 ↔ Verschluss einer Mastoidfistel
5-209.6 ↔ Remastoidektomie
5-209.7 ↔ Wechsel eines Kochleaimplantates
5-209.8 ↔ Entfernung eines Kochleaimplantates
5-209.b ↔ Wechsel eines aktiven mechanischen Hörimplantates
5-209.c ↔ Entfernung eines aktiven mechanischen Hörimplantates
5-209.d ↔ Befestigung einer Kupplung an einem bereits implantierten Knochenanker als selbständiger Eingriff
5-209.e Einführung eines aktiven mechanischen Hörimplantates
    .e0 ↔ An das runde Fenster
    .e1 ↔ An das ovale Fenster
    .e2 ↔ An den Steigbügel
    .e3 ↔ An die Gehörknöchelchenkette
    .e4 ↔ An den Knochen
    .ex ↔ An sonstige Strukturen
5-209.f ↔ Einführung eines Implantates zur direkten akustischen Stimulation der Kochlea [DACI]
5-209.g ↔ Wechsel eines Implantates zur direkten akustischen Stimulation der Kochlea [DACI]
5-209.h ↔ Entfernung eines Implantates zur direkten akustischen Stimulation der Kochlea [DACI]
5-209.x ↔ Sonstige
5-209.y N.n.bez.

Operationen an Nase und Nasennebenhöhlen (5-21...5-22)

Hinw.: Die Anwendung mikrochirurgischer Technik ist, sofern nicht als eigener Kode angegeben, zusätzlich zu kodieren (5-984)
Die Anwendung von Lasertechnik ist, sofern nicht als eigener Kode angegeben, zusätzlich zu kodieren (5-985 ff.)
Die Anwendung eines Navigationssystems ist, sofern nicht als eigener Kode angegeben, zusätzlich zu kodieren (5-988 ff.)
Die Durchführung der Operation im Rahmen der Versorgung einer Mehrfachverletzung ist zusätzlich zu kodieren (5-981)
Die Durchführung der Operation im Rahmen der Versorgung eines Polytraumas ist zusätzlich zu kodieren (5-982 ff.)
Die Durchführung einer Reoperation ist, sofern nicht als eigener Kode angegeben, zusätzlich zu kodieren (5-983)
Der vorzeitige Abbruch einer Operation ist zusätzlich zu kodieren (5-995)
Der Einsatz der pESS-Technik ist, sofern nicht als eigener Kode angegeben, zusätzlich zu kodieren (5-98f)

5-21 Operationen an der Nase
Exkl.: Operationen an der Nase bei Verbrennungen (5-92)

5-210 **Operative Behandlung einer Nasenblutung**
5-210.0 Ätzung oder Kaustik
5-210.1 Elektrokoagulation
5-210.2 Kryokoagulation
5-210.3 Laserkoagulation
5-210.4 Ligatur einer Arterie (A. maxillaris oder A. ethmoidalis)
5-210.5 Dermatoplastik am Vestibulum nasi
Exkl.: Verschluss einer Septumperforation mit Schleimhaut-Verschiebelappen (5-214.4)
5-210.6 Endonasales Clippen einer Arterie
5-210.x Sonstige
5-210.y N.n.bez.

5-211 **Inzision der Nase**
5-211.0 Drainage eines Septumhämatoms
5-211.1 Drainage eines Hämatoms sonstiger Teile der Nase
   .10 Ohne Einnähen von Septumstützfolien
   .11 Mit Einnähen von Septumstützfolien
5-211.2 Drainage eines Septumabszesses
   .20 Ohne Einnähen von Septumstützfolien
   .21 Mit Einnähen von Septumstützfolien
5-211.3 Drainage eines Abszesses sonstiger Teile der Nase
5-211.4 Durchtrennung von Synechien
Exkl.: Durchtrennung von Synechien bei Verbrennungen (5-927 ff.)
   .40 Ohne Einnähen von Septumstützfolien
   .41 Mit Einnähen von Septumstützfolien
5-211.x Sonstige
5-211.y N.n.bez.

5-212 **Exzision und Destruktion von erkranktem Gewebe der Nase**
Hinw.: Unter mikrographischer Chirurgie (histographisch kontrolliert) werden Eingriffe verstanden, bei denen die Exzision des Tumors mit topographischer Markierung und anschließender Aufarbeitung der gesamten Exzidataußenfläche/-grenze erfolgt

5-212.0	Exzision an der äußeren Nase *Inkl.:* Dermabrasion Shaving *Hinw.:* Eine zusätzlich durchgeführte Hauttransplantation oder Hauttransposition ist gesondert zu kodieren (5-902 ff., 5-903 ff., 5-905 ff., 5-906 ff.)
5-212.1	Exzision an der äußeren Nase, histographisch kontrolliert (mikrographische Chirurgie) *Hinw.:* Eine zusätzlich durchgeführte Hauttransplantation oder Hauttransposition ist gesondert zu kodieren (5-902 ff., 5-903 ff., 5-905 ff., 5-906 ff.)
5-212.2	Exzision an der inneren Nase, endonasal
5-212.3	Exzision an der inneren Nase durch laterale Rhinotomie
5-212.4	Exzision an der inneren Nase mit Midfacedegloving
5-212.5	Destruktion an der äußeren Nase
5-212.6	Destruktion an der inneren Nase
5-212.x	Sonstige
5-212.y	N.n.bez.
5-213	**Resektion der Nase** *Hinw.:* Unter mikrographischer Chirurgie (histographisch kontrolliert) werden Eingriffe verstanden, bei denen die Exzision des Tumors mit topographischer Markierung und anschließender Aufarbeitung der gesamten Exzidataußenfläche/-grenze erfolgt
5-213.0	Partiell
5-213.1	Partiell, histographisch kontrolliert (mikrographische Chirurgie)
5-213.2	Subtotal
5-213.3	Subtotal, histographisch kontrolliert (mikrographische Chirurgie)
5-213.4	Total [Ablatio nasi]
5-213.5	Total, histographisch kontrolliert (mikrographische Chirurgie)
5-213.x	Sonstige
5-213.y	N.n.bez.
5-214	**Submuköse Resektion und plastische Rekonstruktion des Nasenseptums** *Hinw.:* Die Entnahme von Rippenknorpel ist gesondert zu kodieren (5-349.4) Die Entnahme von Ohrknorpel ist gesondert zu kodieren (5-189.0)
5-214.0	Submuköse Resektion
5-214.3	Septumunterfütterung (z.B. bei Ozaena)
5-214.4	Verschluss einer Septumperforation mit Schleimhaut-Verschiebelappen *Exkl.:* Dermatoplastik am Vestibulum nasi (5-210.5)
5-214.5	Plastische Korrektur ohne Resektion
5-214.6	Plastische Korrektur mit Resektion
5-214.7	Plastische Rekonstruktion des Nasenseptums 　.70　Mit lokalen autogenen Transplantaten (Austauschplastik) 　.71　Mit distalen autogenen Transplantaten (z.B. Rippenknorpel) 　.72　Mit allogenen oder xenogenen Transplantaten 　.7x　Sonstige
5-214.x	Sonstige
5-214.y	N.n.bez.
5-215	**Operationen an der unteren Nasenmuschel [Concha nasalis]** *Hinw.:* Die gleichzeitige Operation an der mittleren Nasenmuschel ist im Kode enthalten
5-215.0	Destruktion 　.00 ↔ Diathermie 　.01 ↔ Kryokoagulation 　　*Inkl.:* Kryoablation zur Denervierung 　　*Hinw.:* Die gleichzeitige Kryoablation an der lateralen Nasenwand ist im Kode enthalten 　.02 ↔ Laserkoagulation 　.0x ↔ Sonstige

Kapitel 5: Operationen

5-215.1 ↔ Konchotomie und Abtragung von hinteren Enden
5-215.2 ↔ Konchektomie
5-215.3 ↔ Submuköse Resektion
5-215.4 ↔ Lateralisation
5-215.5 ↔ Medialisation
5-215.x ↔ Sonstige
5-215.y N.n.bez.

5-216 Reposition einer Nasenfraktur
5-216.0 Geschlossen
5-216.1 Offen, endonasal
5-216.2 Offen, von außen
5-216.x Sonstige
5-216.y N.n.bez.

5-217 Plastische Rekonstruktion der äußeren Nase
Exkl.: Plastische Rekonstruktion der äußeren Nase bei Verbrennungen (5-92)
Plastische Rekonstruktion nur der Nasenhaut (5-90)
Hinw.: Die Entnahme von Ohrknorpel ist gesondert zu kodieren (5-189.0)

5-217.0 Nasensteg
Exkl.: Nasenstegverlängerung bei Lippen-Kiefer-Gaumenspalte (5-218.0 ff.)
5-217.1 Nasenflügel
Inkl.: Isolierte Nasenspitzenplastik
5-217.2 Nasenrücken
5-217.3 Mehrere Teile der Nase
5-217.x Sonstige
5-217.y N.n.bez.

5-218 Plastische Rekonstruktion der inneren und äußeren Nase [Septorhinoplastik]
Exkl.: Plastische Rekonstruktion der äußeren Nase bei Verbrennungen (5-92)

5-218.0 Septorhinoplastik mit Korrektur des Knorpels
Hinw.: Die Entnahme von Rippenknorpel ist gesondert zu kodieren (5-349.4)
Die Entnahme von Ohrknorpel ist gesondert zu kodieren (5-189.0)
Eine gleichzeitige Nasenspitzenkorrektur und/oder Nasenklappenkorrektur ist im Kode enthalten
.00 Mit lokalen autogenen Transplantaten
.01 Mit distalen autogenen Transplantaten
.02 Mit allogenen oder xenogenen Transplantaten
.03 Mit alloplastischen Implantaten
.0x Sonstige

5-218.1 Septorhinoplastik mit Korrektur des Knochens
.10 Mit lokalen autogenen Transplantaten
.11 Mit distalen autogenen Transplantaten
.12 Mit allogenen oder xenogenen Transplantaten
.13 Mit alloplastischen Implantaten
.1x Sonstige

5-218.2 Septorhinoplastik mit Korrektur des Knorpels und Knochens
Hinw.: Die Entnahme von Rippenknorpel ist gesondert zu kodieren (5-349.4)
Die Entnahme von Ohrknorpel ist gesondert zu kodieren (5-189.0)
Eine gleichzeitige Nasenspitzenkorrektur und/oder Nasenklappenkorrektur ist im Kode enthalten
.20 Mit lokalen autogenen Transplantaten
.21 Mit distalen autogenen Transplantaten
.22 Mit allogenen oder xenogenen Transplantaten
.23 Mit alloplastischen Implantaten
.2x Sonstige

5-218.3 Septorhinoplastik mit lokalen oder distalen Lappen
Hinw.: Die verwendeten Transplantate sind gesondert zu kodieren

5-218.4 Komplexe plastische Rekonstruktion der inneren und äußeren Nase
Inkl.: Aufbau einer komplexen Sattelnase, Revisions-Septorhinoplastik mit komplexer Rekonstruktion der inneren und äußeren Nase
Hinw.: Die Entnahme von Rippenknorpel ist gesondert zu kodieren (5-349.4)
Die Entnahme von Ohrknorpel ist gesondert zu kodieren (5-189.0)

.40 Mit lokalen autogenen Transplantaten
.41 Mit distalen autogenen Transplantaten
.42 Mit allogenen oder xenogenen Transplantaten
.43 Mit alloplastischen Implantaten
.4x Sonstige

5-218.x Sonstige

5-218.y N.n.bez.

5-219 Andere Operationen an der Nase

5-219.0 Exstirpation einer Nasenfistel

5-219.1 ↔ Resektion einer Choanalatresie, transpalatinal

5-219.2 ↔ Resektion einer Choanalatresie, endonasal

5-219.x Sonstige

5-219.y N.n.bez.

5-22 Operationen an den Nasennebenhöhlen

5-220 Nasennebenhöhlenpunktion

5-220.0 ↔ Scharfe Kieferhöhlenpunktion (über unteren Nasengang)
Inkl.: Spülung und Drainage

5-220.1 ↔ Stumpfe Kieferhöhlenpunktion (über mittleren Nasengang)
Inkl.: Spülung und Drainage

5-220.2 ↔ Kieferhöhlenpunktion über Fossa canina

5-220.3 ↔ Stirnhöhlenpunktion nach Beck

5-220.4 ↔ Keilbeinhöhlenpunktion, endonasal

5-220.x ↔ Sonstige

5-220.y N.n.bez.

5-221 Operationen an der Kieferhöhle
Inkl.: Polypenentfernung
Exkl.: Fistelverschluss (5-225.4, 5-225.5)
Hinw.: Der transorale Zugang entspricht dem Zugang nach Caldwell-Luc

5-221.0 ↔ Fensterung über unteren Nasengang

5-221.1 ↔ Fensterung über mittleren Nasengang

5-221.4 ↔ Radikaloperation (z.B. Operation nach Caldwell-Luc)

5-221.6 ↔ Endonasal

5-221.7 ↔ Osteoplastische Operation, transoral

5-221.x ↔ Sonstige

5-221.y N.n.bez.

5-222 Operation am Siebbein und an der Keilbeinhöhle
Inkl.: Polypenentfernung
Elektrokoagulation von Blutungen
Exkl.: Dakryozystorhinostomie (5-087 ff.)
Ethmoidsphenoidektomie (5-224.3)

5-222.0 ↔ Infundibulotomie

5-222.1 Ethmoidektomie von außen
.10 ↔ Ohne Darstellung der Schädelbasis
.11 ↔ Mit Darstellung der Schädelbasis

Kapitel 5: Operationen

5-222.2 Ethmoidektomie, endonasal
Inkl.: Infundibulotomie
.20 ↔ Ohne Darstellung der Schädelbasis
.21 ↔ Mit Darstellung der Schädelbasis

5-222.3 Ethmoidektomie, transmaxillär
.30 ↔ Ohne Darstellung der Schädelbasis
.31 ↔ Mit Darstellung der Schädelbasis

5-222.4 ↔ Sphenoidotomie, endonasal

5-222.5 Sphenoidektomie von außen
.50 ↔ Ohne Darstellung der Schädelbasis
.51 ↔ Mit Darstellung der Schädelbasis

5-222.6 ↔ Sphenoidektomie, transseptal

5-222.7 Sphenoidektomie, transmaxilloethmoidal
.70 ↔ Ohne Darstellung der Schädelbasis
.71 ↔ Mit Darstellung der Schädelbasis

5-222.8 ↔ Ballondilatation des Eingangs der Keilbeinhöhle

5-222.9 ↔ Einlegen oder Wechsel eines medikamentefreisetzenden selbstexpandierenden bioresorbierbaren Implantates
Inkl.: Einlegen oder Wechsel eines Mometasonfuroat freisetzenden selbstexpandierenden bioresorbierbaren Implantates

5-222.x ↔ Sonstige

5-222.y N.n.bez.

5-223 Operationen an der Stirnhöhle
Inkl.: Polypenentfernung

5-223.0 ↔ Von außen mit Fensterung des Stirnhöhlenbodens (OP nach Ritter-Jansen)

5-223.1 ↔ Von außen mit Fensterung des Stirnhöhlenbodens und der Stirnhöhlenvorderwand (OP nach Killian)

5-223.2 ↔ Radikaloperation von außen mit Resektion des Stirnhöhlenbodens und der Stirnhöhlenvorderwand (OP nach Riedel)

5-223.3 ↔ Osteoplastische Operation

5-223.5 ↔ Endonasale Stirnhöhlenoperation
Exkl.: Ballondilatation des Eingangs der Stirnhöhle (5-223.7)

5-223.6 Anlage einer Mediandrainage

5-223.7 ↔ Ballondilatation des Eingangs der Stirnhöhle

5-223.8 ↔ Einlegen oder Wechsel eines medikamentefreisetzenden selbstexpandierenden bioresorbierbaren Implantates
Inkl.: Einlegen oder Wechsel eines Mometasonfuroat freisetzenden selbstexpandierenden bioresorbierbaren Implantates

5-223.x Sonstige

5-223.y N.n.bez.

5-224 Operationen an mehreren Nasennebenhöhlen

5-224.0 ↔ Sanierung der Sinus maxillaris et ethmoidalis, kombiniert endonasal und transantral (Luc-de Lima)

5-224.1 ↔ Sanierung der Sinus frontalis et ethmoidalis, kombiniert endonasal und von außen (nach Lynch, osteoplastische Operation)

5-224.2 ↔ Sanierung der Sinus maxillaris, ethmoidalis et sphenoidalis, transmaxillo-ethmoidal

5-224.3 ↔ Ethmoidsphenoidektomie, endonasal

5-224.4 ↔ Mehrere Nasennebenhöhlen, radikal

5-224.5 ↔ Mehrere Nasennebenhöhlen, radikal mit Einbruch in die Flügelgaumengrube, kombiniert transfazial und transmandibulär
Inkl.: Nasenrachen
Einbruch in die Orbita

Kapitel 5: Operationen

5-224.6 Mehrere Nasennebenhöhlen, endonasal
.60 ↔ Mit Teilentfernung der Lamina papyracea
.61 ↔ Mit Schlitzung der Periorbita
.62 ↔ Mit Entlastung eines Abszesses
.63 ↔ Mit Darstellung der Schädelbasis (endonasale Pansinusoperation)
.64 ↔ Mit Versorgung der Schädelbasis
.6x ↔ Sonstige

5-224.7 Mehrere Nasennebenhöhlen, kombiniert endonasal und von außen
.70 ↔ Mit Teilentfernung der Lamina papyracea
.71 ↔ Mit Schlitzung der Periorbita
.72 ↔ Mit Entlastung eines Abszesses
.73 ↔ Mit Darstellung der Schädelbasis
.74 ↔ Mit Versorgung der Schädelbasis
.7x ↔ Sonstige

5-224.8 ↔ Ballondilatation des Eingangs mehrerer Nasennebenhöhlen

5-224.x ↔ Sonstige

5-224.y N.n.bez.

5-225 Plastische Rekonstruktion der Nasennebenhöhlen
Exkl.: Kranioplastik (5-020 ff.)

5-225.0 Durch Rekonstruktion des Stirnbeins

5-225.1 Rekonstruktion der Stirnhöhlenvorderwand

5-225.2 Rekonstruktion der Stirnhöhlenhinterwand

5-225.3 Kranialisation der Stirnhöhle

5-225.4 ↔ Verschluss einer alveoloantralen Fistel

5-225.5 ↔ Verschluss einer oroantralen Verbindung
Inkl.: Verschluss einer oroantralen Fistel
Verschluss einer akuten Mund-Antrum-Verbindung

5-225.x ↔ Sonstige

5-225.y N.n.bez.

5-229 Andere Operationen an den Nasennebenhöhlen

Operationen an Mundhöhle und Gesicht (5-23...5-28)

Hinw.: Die Anwendung mikrochirurgischer Technik ist, sofern nicht als eigener Kode angegeben, zusätzlich zu kodieren (5-984)
Die Anwendung von Lasertechnik ist, sofern nicht als eigener Kode angegeben, zusätzlich zu kodieren (5-985 ff.)
Die Anwendung eines Navigationssystems ist, sofern nicht als eigener Kode angegeben, zusätzlich zu kodieren (5-988 ff.)
Die Durchführung der Operation im Rahmen der Versorgung einer Mehrfachverletzung ist zusätzlich zu kodieren (5-981)
Die Durchführung der Operation im Rahmen der Versorgung eines Polytraumas ist zusätzlich zu kodieren (5-982 ff.)
Die Durchführung einer Reoperation ist, sofern nicht als eigener Kode angegeben, zusätzlich zu kodieren (5-983)
Der vorzeitige Abbruch einer Operation ist zusätzlich zu kodieren (5-995)

5-23 Entfernung und Wiederherstellung von Zähnen
Hinw.: Die Anzahl der Zähne ist für die Kodes 5-231 ff. und 5-232 ff. nach folgender Liste zu kodieren:
0 Ein Zahn
1 Mehrere Zähne eines Quadranten
2 Mehrere Zähne eines Kiefers
3 Mehrere Zähne beider Kiefer

Kapitel 5: Operationen

5-230 **Zahnextraktion**
Hinw.: Der Verschluss einer akuten Mund-Antrum-Verbindung ist gesondert zu kodieren (5-225.5)
5-230.0 Einwurzeliger Zahn
5-230.1 Mehrwurzeliger Zahn
5-230.2 Mehrere Zähne eines Quadranten
Inkl.: Mit Glättung des Kieferknochens
5-230.3 Mehrere Zähne verschiedener Quadranten
5-230.4 Sämtliche Zähne einer Kieferhälfte
5-230.5 Sämtliche Zähne
5-230.x Sonstige
5-230.y N.n.bez.

5-231 **Operative Zahnentfernung (durch Osteotomie)**
Hinw.: Die Anzahl der Zähne ist in der 6. Stelle nach der Liste vor Kode 5-230 zu kodieren
Der Verschluss einer akuten Mund-Antrum-Verbindung ist gesondert zu kodieren (5-225.5)
** 5-231.0 Tief zerstörter Zahn
** 5-231.1 Teilweise retinierter oder verlagerter Zahn
** 5-231.2 Vollständig retinierter oder verlagerter (impaktierter) Zahn
** 5-231.3 Hemisektion
** 5-231.4 Entnahme eines Zahnes zur Transplantation
** 5-231.5 Entfernung einer frakturierten Wurzel oder Radix relicta
** 5-231.6 Entfernung eines Zahnfragmentes aus Weichgewebe
** 5-231.x Sonstige
5-231.y N.n.bez.

5-232 **Zahnsanierung durch Füllung**
Hinw.: Die Anzahl der Zähne ist in der 6. Stelle nach der Liste vor Kode 5-230 zu kodieren
** 5-232.0 Adhäsive Füllungstechnik
** 5-232.1 Compositeadhäsive Füllungstechnik
** 5-232.2 Inlay
** 5-232.3 Aufbaufüllung
** 5-232.x Sonstige
5-232.y N.n.bez.

5-233 **Prothetischer Zahnersatz**
5-233.0 Krone
5-233.1 Brücke
5-233.2 Herausnehmbarer Zahnersatz
5-233.x Sonstige
5-233.y N.n.bez.

5-235 **Replantation, Transplantation, Implantation und Stabilisierung eines Zahnes**
5-235.0 Replantation (in die ursprüngliche Alveole)
5-235.1 Transplantation
5-235.2 Implantation, enossal
5-235.3 Implantation, subperiostal
5-235.4 Freilegung eines enossalen Implantates mit Aufsetzen einer Distanzhülse
5-235.5 Stabilisierung, endodontisch
5-235.6 Stabilisierung, transdental
5-235.7 Entfernung eines enossalen Implantates
5-235.8 Entfernung eines subperiostalen Implantates
5-235.9 Kieferaufbau durch Anwendung eines enoralen Distraktors

5-235.x Sonstige
5-235.y N.n.bez.
5-236 Entfernung eines transplantierten Zahnes
5-237 Wurzelspitzenresektion und Wurzelkanalbehandlung
Hinw.: Bei Behandlung mehrerer Zähne in einer Sitzung ist jede Zahnbehandlung gesondert zu kodieren
5-237.0 Wurzelkanalbehandlung
5-237.1 Wurzelspitzenresektion im Frontzahnbereich
   .10 Ohne Wurzelkanalbehandlung
   .11 Mit Wurzelkanalbehandlung, orthograd
   .12 Mit Wurzelkanalbehandlung, retrograd
5-237.2 Wurzelspitzenresektion im Seitenzahnbereich
   .20 Ohne Wurzelkanalbehandlung
   .21 Mit Wurzelkanalbehandlung, orthograd
   .22 Mit Wurzelkanalbehandlung, retrograd
5-237.x Sonstige
5-237.y N.n.bez.

5-24 Operationen an Zahnfleisch, Alveolen und Kiefer

5-240 Inzision des Zahnfleisches und Osteotomie des Alveolarkammes
5-240.0 Inzision des Zahnfleisches
5-240.1 Drainage des Parodonts
5-240.2 Osteotomie des Alveolarkammes [Alveolotomie]
5-240.x Sonstige
5-240.y N.n.bez.

5-241 Gingivaplastik
5-241.0 Lappenoperation
5-241.1 Mit Schleimhauttransplantat
5-241.2 Mit Knochenimplantat
5-241.3 Mit alloplastischem Implantat
5-241.4 Korrektur von Schleimhautbändern
5-241.x Sonstige
5-241.y N.n.bez.

5-242 Andere Operationen am Zahnfleisch
5-242.0 Kürettage von Zahnfleischtaschen
5-242.1 Operation am Schlotterkamm
5-242.2 Exzision von erkranktem Gewebe
5-242.3 Gingivektomie
5-242.4 Naht
5-242.5 Entnahme eines Schleimhauttransplantates vom harten Gaumen
5-242.6 Entnahme eines Schleimhauttransplantates von der Wange
5-242.x Sonstige
5-242.y N.n.bez.

5-243		**Exzision einer odontogenen pathologischen Veränderung des Kiefers**

Hinw.: Die Auffüllung mit einem Knochenersatzmaterial ist gesondert zu kodieren (5-774.70, 5-775.70)
Die Stabilisierung mit einer Interpositionsplastik ist gesondert zu kodieren (5-774.2, 5-775.3)
Die Stabilisierung mit einer Osteosynthese ist gesondert zu kodieren (5-786 ff.)
Die Knochentransplantation ist gesondert zu kodieren (5-77b ff., 5-784 ff.)
Die Entnahme eines Transplantates ist gesondert zu kodieren (5-783 ff.)
Die Augmentation durch Einbringen einer Folie/Membran oder sonstiger Materialien ist gesondert zu kodieren (5-774.6, 5-774.x, 5-775.8, 5-775.x)

5-243.0　Am Oberkiefer ohne Eröffnung der Kieferhöhle
5-243.1　Am Oberkiefer mit Eröffnung der Kieferhöhle
5-243.2　Am Oberkiefer mit Eröffnung des Nasenbodens
5-243.3　Am Unterkiefer
5-243.4　Am Unterkiefer mit Darstellung des N. alveolaris inferior
5-243.5　Am Unterkiefer mit Darstellung des N. lingualis
5-243.x　Sonstige
5-243.y　N.n.bez.

5-244　Alveolarkammplastik und Vestibulumplastik
Exkl.: Resektion des Alveolarkammes (5-771.0 ff.)
　　　　Alveolarkammerhöhung (5-774 ff., 5-775 ff.)
Hinw.: Die Entnahme eines Transplantates ist gesondert zu kodieren (5-242.5, 5-242.6, 5-783 ff., 5-858 ff., 5-901 ff., 5-904 ff.)
Die Art des Transplantates ist in der 6. Stelle nach folgender Liste zu kodieren:
　0　Ohne Transplantat
　1　Mit Hauttransplantat
　2　Mit Schleimhauttransplantat
　3　Mit Knochentransplantat
　x　Sonstige

** 5-244.0　Alveolarkammplastik (Umschlagfalte)
** 5-244.1　Mundbodensenkung
　　　　Inkl.: Verlagerung der Mundbodenmuskulatur
** 5-244.2　Vestibulumplastik
** 5-244.3　Mundbodensenkung mit Vestibulumplastik
** 5-244.4　Tuberplastik
** 5-244.x　Sonstige
　 5-244.y　N.n.bez.

5-245　Zahnfreilegung
5-245.0　Ohne Osteotomie
5-245.1　Mit Osteotomie
5-245.y　N.n.bez.

5-249　Andere Operationen und Maßnahmen an Gebiss, Zahnfleisch und Alveolen
Exkl.: Osteotomie an Mandibula und Maxilla (5-776 ff., 5-777 ff.)

5-249.0　Operative Blutstillung
5-249.1　Diastemaoperation
　　　　Inkl.: Durchtrennung des bindegewebigen Septums
5-249.2　Operative Fixation eines kieferorthopädischen Gerätes
　　　　Inkl.: Latham-Apparat
5-249.3　Operative Fixation einer Verbandplatte oder einer Gaumenplatte
5-249.4　Anpassung einer herausnehmbaren Verbandplatte
5-249.5　Entfernung einer Verbandplatte oder einer Gaumenplatte
5-249.6　Anpassung einer Gaumenplatte
　　　　Inkl.: Endoskopische Kontrolle

5-249.x   Sonstige
5-249.y   N.n.bez.

5-25 Operationen an der Zunge
Hinw.: Die Art der Rekonstruktion ist für die Kodes 5-251 ff. und 5-252 ff. nach folgender Liste zu kodieren:
    0   Rekonstruktion mit gestieltem regionalen Lappen
    1   Rekonstruktion mit nicht vaskularisiertem Transplantat
    2   Rekonstruktion mit freiem mikrovaskulär-anastomosierten Transplantat
    3   Rekonstruktion mit gestieltem Fernlappen
    x   Sonstige

5-250   Inzision, Exzision und Destruktion von erkranktem Gewebe der Zunge

5-250.0   Inzision am Zungenrand

5-250.1   Inzision am Zungenkörper

5-250.2   Exzision

5-250.3   Destruktion
    .30   Elektrokoagulation
    .31   Laserkoagulation
    .32   Thermokoagulation
    .33   Kryokoagulation
    .34   Photodynamische Therapie
    .35   Elektrochemotherapie
    .3x   Sonstige

5-250.x   Sonstige

5-250.y   N.n.bez.

5-251   Partielle Glossektomie
Hinw.: Eine durchgeführte Neck dissection ist gesondert zu kodieren (5-403 ff.)
       Die Anwendung von Lasertechnik ist gesondert zu kodieren (5-985 ff.)
       Die Entnahme eines Transplantates ist gesondert zu kodieren (5-242.5, 5-242.6, 5-858 ff., 5-901 ff.)
       Eine partielle Resektion der Mandibula und deren Rekonstruktion sind gesondert zu kodieren (5-772 ff., 5-775 ff.)
       Die Art der Rekonstruktion ist in der 6. Stelle nach der Liste vor Kode 5-250 zu kodieren

** 5-251.0   Transoral
** 5-251.1   Durch temporäre Mandibulotomie
** 5-251.2   Durch Pharyngotomie
** 5-251.x   Sonstige
5-251.y   N.n.bez.

5-252   Glossektomie
Hinw.: Eine durchgeführte Neck dissection ist gesondert zu kodieren (5-403 ff.)
       Die Entnahme eines Transplantates ist gesondert zu kodieren (5-242.5, 5-242.6, 5-858 ff., 5-901 ff., 5-904 ff.)
       Die Art der Rekonstruktion ist in der 6. Stelle nach der Liste vor Kode 5-250 zu kodieren

** 5-252.0   Transoral
** 5-252.1   Durch temporäre Mandibulotomie
** 5-252.2   Durch Pharyngotomie
** 5-252.3   Mit Resektion der Mandibula, partiell, ohne Kontinuitätsdurchtrennung
** 5-252.4   Mit Resektion der Mandibula, partiell, mit Kontinuitätsdurchtrennung
** 5-252.x   Sonstige
5-252.y   N.n.bez.

5-253   Rekonstruktion der Zunge

5-253.0   Naht (nach Verletzung)

5-253.1 Plastische Rekonstruktion
5-253.2 Reduktionsplastik
5-253.x Sonstige
5-253.y N.n.bez.

5-259 Andere Operationen an der Zunge
5-259.0 Verlagerung der Zungenaufhängung
5-259.1 Durchtrennung des Frenulum linguae
5-259.2 Plastik des Frenulum linguae
5-259.x Sonstige
5-259.y N.n.bez.

5-26 Operationen an Speicheldrüsen und Speicheldrüsenausführungsgängen

5-260 Inzision und Schlitzung einer Speicheldrüse und eines Speicheldrüsenausführungsganges
5-260.0 ↔ Ohne weitere Maßnahmen
5-260.1 Drainage
    .10 ↔ Speicheldrüse
    .11 ↔ Ausführungsgang
    .1x ↔ Sonstige
5-260.2 Entfernung eines Speichelsteines
    .20 ↔ Speicheldrüse
    .21 ↔ Ausführungsgang
    .2x ↔ Sonstige
5-260.x ↔ Sonstige
5-260.y N.n.bez.

5-261 Exzision von erkranktem Gewebe einer Speicheldrüse und eines Speicheldrüsenausführungsganges
5-261.0 ↔ Marsupialisation des Ductus parotideus [Stenon-Gang]
5-261.1 ↔ Marsupialisation des Ductus submandibularis [Wharton-Gang]
5-261.2 ↔ Marsupialisation an der Glandula sublingualis (Ranula)
5-261.3 ↔ Exzision an der Glandula parotis
5-261.4 ↔ Exzision an der Glandula submandibularis
5-261.5 ↔ Exzision an der Glandula sublingualis (Ranula)
5-261.6 Exzision an den kleinen Speicheldrüsen
5-261.x ↔ Sonstige
5-261.y N.n.bez.

5-262 Resektion einer Speicheldrüse
    Hinw.: Eine durchgeführte Neck dissection ist gesondert zu kodieren (5-403 ff.)
5-262.0 Parotidektomie, partiell
    .02 ↔ Ohne intraoperatives Fazialismonitoring, ohne Entfernung von erkranktem Gewebe im oberen Parapharyngeal- und/oder Infratemporalraum
    .03 ↔ Ohne intraoperatives Fazialismonitoring, mit Entfernung von erkranktem Gewebe im oberen Parapharyngeal- und/oder Infratemporalraum
    .04 ↔ Mit intraoperativem Fazialismonitoring, ohne Entfernung von erkranktem Gewebe im oberen Parapharyngeal- und/oder Infratemporalraum
    .05 ↔ Mit intraoperativem Fazialismonitoring, mit Entfernung von erkranktem Gewebe im oberen Parapharyngeal- und/oder Infratemporalraum
    .0x ↔ Sonstige
5-262.1 Parotidektomie, komplett mit Erhalt des N. facialis
    .12 ↔ Ohne intraoperatives Fazialismonitoring, ohne Entfernung von erkranktem Gewebe im oberen Parapharyngeal- und/oder Infratemporalraum
    .13 ↔ Ohne intraoperatives Fazialismonitoring, mit Entfernung von erkranktem Gewebe im oberen Parapharyngeal- und/oder Infratemporalraum

.14 ↔ Mit intraoperativem Fazialismonitoring, ohne Entfernung von erkranktem Gewebe im oberen Parapharyngeal- und/oder Infratemporalraum

.15 ↔ Mit intraoperativem Fazialismonitoring, mit Entfernung von erkranktem Gewebe im oberen Parapharyngeal- und/oder Infratemporalraum

.1x ↔ Sonstige

5-262.2 Parotidektomie, komplett mit Resektion des N. facialis

.22 ↔ Mit Teilresektion des N. facialis, ohne Entfernung von erkranktem Gewebe im oberen Parapharyngeal- und/oder Infratemporalraum

.23 ↔ Mit Teilresektion des N. facialis, mit Entfernung von erkranktem Gewebe im oberen Parapharyngeal- und/oder Infratemporalraum

.24 ↔ Mit Resektion des N. facialis, ohne Entfernung von erkranktem Gewebe im oberen Parapharyngeal- und/oder Infratemporalraum

.25 ↔ Mit Resektion des N. facialis, mit Entfernung von erkranktem Gewebe im oberen Parapharyngeal- und/oder Infratemporalraum

.2x ↔ Sonstige

5-262.3 ↔ Parotidektomie, komplett mit Resektion und Rekonstruktion des N. facialis

5-262.4 Glandula submandibularis

.40 ↔ Ohne intraoperatives Monitoring des Ramus marginalis des N. facialis

.41 ↔ Mit intraoperativem Monitoring des Ramus marginalis des N. facialis

5-262.5 ↔ Glandula sublingualis

5-262.6 Kleine Speicheldrüsen

5-262.x ↔ Sonstige

5-262.y N.n.bez.

5-263 Rekonstruktion einer Speicheldrüse und eines Speicheldrüsenausführungsganges

5-263.0 Naht (nach Verletzung)

.00 ↔ Speicheldrüse

.01 ↔ Ausführungsgang

.0x ↔ Sonstige

5-263.1 Verschluss einer Fistel

.10 ↔ Speicheldrüse

.11 ↔ Ausführungsgang

.1x ↔ Sonstige

5-263.2 ↔ Verlagerung eines Speicheldrüsenausführungsganges

5-263.x ↔ Sonstige

5-263.y N.n.bez.

5-269 Andere Operationen an Speicheldrüse und Speicheldrüsenausführungsgang

5-269.0 ↔ Unterbindung des Ductus parotideus (Stenon-Gang)

5-269.1 ↔ Destruktion einer Speicheldrüse

5-269.2 Sialendoskopie der Glandula submandibularis oder der Glandula parotis

.20 ↔ Mit Dilatation

.21 ↔ Mit Entfernung eines Fremdkörpers oder Steins

.22 ↔ Mit intraduktaler Lithotripsie und Entfernung eines Steins

.2x ↔ Sonstige

5-269.3 ↔ Elektrochemotherapie

5-269.4 Entfernung von erkranktem Gewebe im oberen Parapharyngeal- und/oder Infratemporalraum mit Verlagerung der Glandula parotis

.40 ↔ Ohne intraoperatives Fazialismonitoring

.41 ↔ Mit intraoperativem Fazialismonitoring

5-269.x ↔ Sonstige

5-269.y N.n.bez.

Kapitel 5: Operationen

5-27 Andere Operationen an Mund und Gesicht

5-270 Äußere Inzision und Drainage im Mund-, Kiefer- und Gesichtsbereich
Inkl.: Inzision von Logenabszessen
Fremdkörperentfernung
Exkl.: Inzision in der Mundhöhle (5-273 ff.)

5-270.0 ↔ Temporal
5-270.1 ↔ Periorbital
5-270.2 ↔ Paranasal
Inkl.: Fossa canina
5-270.3 ↔ Wangenbereich
Inkl.: Oberlippe
5-270.4 ↔ Parotisregion
5-270.5 Submandibulär
5-270.6 ↔ Submandibulär, kieferwinkelnah
5-270.7 Submental
5-270.8 Zungengrund
Inkl.: Inzision einer Mundbodenphlegmone von außen
5-270.9 ↔ Bereich des M. sternocleidomastoideus
5-270.x ↔ Sonstige
5-270.y N.n.bez.

5-271 Inzision des harten und weichen Gaumens
5-271.0 Ohne weitere Maßnahmen
5-271.1 Drainage
5-271.2 Uvulotomie
5-271.x Sonstige
5-271.y N.n.bez.

5-272 Exzision und Destruktion des (erkrankten) harten und weichen Gaumens
Hinw.: Eine durchgeführte Neck dissection ist gesondert zu kodieren (5-403 ff.)

5-272.0 Exzision, lokal
5-272.1 Exzision, partiell
5-272.2 Exstirpation, total, transoral
5-272.3 Exzision, radikal [En-bloc-Resektion], transmandibulär
5-272.4 Exzision, radikal [En-bloc-Resektion], transfazial
5-272.5 Uvulektomie
5-272.6 Destruktion
.60 Elektrokoagulation
.61 Laserkoagulation
.62 Thermokoagulation
.63 Kryokoagulation
.64 Photodynamische Therapie
.65 Elektrochemotherapie
.6x Sonstige
5-272.x Sonstige
5-272.y N.n.bez.

5-273 Inzision, Exzision und Destruktion in der Mundhöhle
Inkl.: Exzision einer Weichteilzyste
Exzision einer papillären Hyperplasie
Exkl.: Resektion des Mundbodens mit plastischer Rekonstruktion (5-277 ff.)
Resektion der Wange mit plastischer Rekonstruktion (5-278 ff.)

5-273.0 Inzision und Drainage, vestibulär submukös
5-273.1 Inzision und Drainage, vestibulär subperiostal
5-273.2 Inzision und Drainage, sublingual

5-273.3   Exzision, lokal, Mundboden
5-273.4 ↔ Exzision, lokal, Wange
5-273.5   Exzision, lokal, Lippe
5-273.6   Exzision, partiell, Mundboden
5-273.7 ↔ Exzision, partiell, Wange
5-273.8   Exzision, partiell, Lippe
5-273.9   Destruktion
          .90   Elektrokoagulation
          .91   Laserkoagulation
          .92   Thermokoagulation
          .93   Kryokoagulation
          .94   Photodynamische Therapie
          .95   Elektrochemotherapie
          .9x   Sonstige
5-273.x ↔ Sonstige
5-273.y   N.n.bez.

5-274   Mundbodenplastik
Exkl.: Mundbodensenkung (5-244.1 ff., 5-244.3 ff.)
5-274.0   Naht (nach Verletzung)
5-274.1   Plastische Rekonstruktion
5-274.2   Verschluss einer Fistel
5-274.x   Sonstige
5-274.y   N.n.bez.

5-275   Palatoplastik
Exkl.: Palatopharyngoplastik (5-294.4)
         Operative Fixation eines kieferorthopädischen Gerätes (5-249.2)
5-275.0   Naht (nach Verletzung)
5-275.1   Primäre Hartgaumenplastik ohne Knochentransplantat
5-275.2   Primäre Hartgaumenplastik mit Knochentransplantat
          Hinw.: Die Entnahme eines Knochentransplantates ist gesondert zu kodieren (5-783 ff.)
5-275.3   Sekundäre Hartgaumenplastik ohne Knochentransplantat
5-275.4   Sekundäre Hartgaumenplastik mit Knochentransplantat
          Hinw.: Die Entnahme eines Knochentransplantates ist gesondert zu kodieren (5-783 ff.)
5-275.7   Velopharyngolyse
5-275.8   Velopharyngoplastik
5-275.9   Primäre Segelplastik
          Inkl.: Uvulaplastik
5-275.a   Sekundäre Segelplastik
          Inkl.: Uvulaplastik
5-275.x   Sonstige
5-275.y   N.n.bez.

5-276   Plastische Rekonstruktion einer (angeborenen) Lippenspalte und Lippen-Kieferspalte
5-276.7 ↔ Sekundäroperation der Lippenspalte
5-276.8 ↔ Operation bei Makrostomie
5-276.9 ↔ Sekundäroperation der Kieferspalte
5-276.a ↔ Lippenplastik
5-276.b ↔ Kieferplastik
5-276.c ↔ Kieferplastik, mit Osteoplastik
5-276.x ↔ Sonstige
5-276.y   N.n.bez.

Kapitel 5: Operationen

5-277	**Resektion des Mundbodens mit plastischer Rekonstruktion**	
	Exkl.:	Partielle Exzision des Mundbodens ohne Rekonstruktion (5-273.6)
		Lokale Exzision des Mundbodens ohne Rekonstruktion (5-273.3)
	Hinw.:	Eine durchgeführte Neck dissection ist gesondert zu kodieren (5-403 ff.)
		Die Entnahme eines Transplantates ist gesondert zu kodieren (5-242.5, 5-242.6, 5-858 ff., 5-901 ff.)
		Die Art der Rekonstruktion ist in der 6. Stelle nach folgender Liste zu kodieren:
		0 Rekonstruktion mit gestieltem regionalen Lappen
		1 Rekonstruktion mit nicht vaskularisiertem Transplantat
		2 Rekonstruktion mit freiem mikrovaskulär-anastomosierten Transplantat
		3 Rekonstruktion mit gestieltem Fernlappen
		x Sonstige
** 5-277.0	Transoral	
** 5-277.1	Durch temporäre Mandibulotomie	
** 5-277.2	Mit Resektion der Mandibula, partiell, ohne Kontinuitätsdurchtrennung	
** 5-277.3	Mit Resektion der Mandibula, partiell, mit Kontinuitätsdurchtrennung	
** 5-277.x	Sonstige	
5-277.y	N.n.bez.	
5-278	**Resektion der Wange mit plastischer Rekonstruktion**	
	Exkl.:	Partielle Exzision der Wange ohne Rekonstruktion (5-273.7)
		Lokale Exzision der Wange ohne Rekonstruktion (5-273.4)
	Hinw.:	Eine durchgeführte Neck dissection ist gesondert zu kodieren (5-403 ff.)
		Die Entnahme eines Transplantates ist gesondert zu kodieren (5-242.5, 5-242.6, 5-858 ff., 5-901 ff.)
		Die Art der Rekonstruktion ist in der 6. Stelle nach folgender Liste zu kodieren:
		0 ↔ Rekonstruktion mit gestieltem regionalen Lappen
		1 ↔ Rekonstruktion mit nicht vaskularisiertem Transplantat
		2 ↔ Rekonstruktion mit einem freien mikrovaskulär-anastomosierten Transplantat
		3 ↔ Rekonstruktion mit gestieltem Fernlappen
		4 ↔ Rekonstruktion mit zwei freien mikrovaskulär-anastomosierten Transplantaten
		5 ↔ Rekonstruktion mit einer Kombination aus gestielten und mikrovaskulär-anastomosierten Lappen
		x ↔ Sonstige
** 5-278.0	Transoral	
** 5-278.1	Durch temporäre Mandibulotomie	
** 5-278.2	Mit Resektion der Mandibula, partiell, ohne Kontinuitätsdurchtrennung	
** 5-278.3	Mit Teilresektion der Mandibula, mit Kontinuitätsdurchtrennung	
** 5-278.4	Mit Teilresektion der Maxilla	
** 5-278.x	Sonstige	
5-278.y	N.n.bez.	
5-279	**Andere Operationen am Mund**	
5-279.0	Operative Blutstillung	
	Exkl.:	Operative Blutstillung an Gebiss, Zahnfleisch und Alveolen (5-249.0)
5-279.1	Frenulotomie	
5-279.x	Sonstige	
5-279.y	N.n.bez.	

5-28 Operationen im Bereich des Naso- und Oropharynx

5-280	**Transorale Inzision und Drainage eines pharyngealen oder parapharyngealen Abszesses**
5-280.0	(Peri)tonsillär
5-280.1	Parapharyngeal
5-280.2	Retropharyngeal
5-280.3	Im Bereich des Zungengrundes

5-280.x	Sonstige
5-280.y	N.n.bez.

5-281 Tonsillektomie (ohne Adenotomie)
Exkl.: Operative Blutstillung nach Tonsillektomie (5-289.1)
Hinw.: Eine durchgeführte Neck dissection ist gesondert zu kodieren (5-403 ff.)

5-281.0	Mit Dissektionstechnik
5-281.1	Abszesstonsillektomie
5-281.2	Radikal, transoral
5-281.3	Radikal, durch Pharyngotomie
5-281.4	Rest-Tonsillektomie
5-281.5	Partiell, transoral *Inkl.:* Tonsillotomie
5-281.x	Sonstige
5-281.y	N.n.bez.

5-282 Tonsillektomie mit Adenotomie

5-282.0	Mit Dissektionstechnik
5-282.1	Partiell, transoral *Inkl.:* Tonsillotomie mit Adenotomie *Hinw.:* Dieser Kode ist im Geltungsbereich des G-DRG-Systems (§ 17b KHG) nicht zu verwenden. Dafür ist bei einer partiellen Tonsillektomie mit gleichzeitiger Adenotomie der Kode 5-281.5 zusammen mit einem Kode aus 5-285 ff. anzugeben
5-282.x	Sonstige
5-282.y	N.n.bez.

5-284 Exzision und Destruktion einer Zungengrundtonsille

5-284.0	Transoral
5-284.1	Durch Pharyngotomie
5-284.x	Sonstige
5-284.y	N.n.bez.

5-285 Adenotomie (ohne Tonsillektomie)
Exkl.: Operative Blutstillung nach Adenotomie (5-289.2)

5-285.0	Primäreingriff
5-285.1	Readenotomie
5-285.x	Sonstige
5-285.y	N.n.bez.

5-289 Andere Operationen an Gaumen- und Rachenmandeln

5-289.0	Destruktion von erkranktem Gewebe	
	.00	Elektrokoagulation
	.01	Laserkoagulation
	.02	Thermokoagulation
	.03	Kryokoagulation
	.04	Photodynamische Therapie
	.0x	Sonstige
5-289.1	Operative Blutstillung nach Tonsillektomie	
5-289.2	Operative Blutstillung nach Adenotomie	
5-289.3	Narbenexzision	
5-289.4	Exzision von erkranktem Gewebe	
5-289.x	Sonstige	
5-289.y	N.n.bez.	

Operationen an Pharynx, Larynx und Trachea (5-29...5-31)

Hinw.: Die Anwendung mikrochirurgischer Technik ist, sofern nicht als eigener Kode angegeben, zusätzlich zu kodieren (5-984)
Die Anwendung von Lasertechnik ist, sofern nicht als eigener Kode angegeben, zusätzlich zu kodieren (5-985 ff.)
Die Anwendung minimalinvasiver Technik ist, sofern nicht als eigener Kode angegeben, zusätzlich zu kodieren (5-986 ff.)
Die Durchführung der Operation im Rahmen der Versorgung einer Mehrfachverletzung ist zusätzlich zu kodieren (5-981)
Die Durchführung der Operation im Rahmen der Versorgung eines Polytraumas ist zusätzlich zu kodieren (5-982 ff.)
Die Durchführung einer Reoperation ist, sofern nicht als eigener Kode angegeben, zusätzlich zu kodieren (5-983)
Der vorzeitige Abbruch einer Operation ist zusätzlich zu kodieren (5-995)

5-29 Operationen am Pharynx

5-290 Pharyngotomie
Hinw.: Eine durchgeführte Neck dissection ist gesondert zu kodieren (5-403 ff.)
Mit einem Kode aus diesem Bereich ist nur die isolierte Pharyngotomie zu kodieren. Die Pharyngotomie als Zugang im Rahmen einer nachfolgenden Operation ist unter dem jeweiligen Eingriff zu kodieren

5-290.0	Median
5-290.1	Median, translingual
5-290.2	Median, transhyoidal
5-290.3	Lateral
5-290.x	Sonstige
5-290.y	N.n.bez.

5-291 Operationen an Kiemengangsresten

5-291.0	Inzision
5-291.1	Exzision einer lateralen Halszyste
5-291.2	Exzision einer lateralen Halsfistel
5-291.3	Sekundärer Eingriff
5-291.x	Sonstige
5-291.y	N.n.bez.

5-292 Exzision und Destruktion von erkranktem Gewebe des Pharynx
Hinw.: Eine durchgeführte Neck dissection ist gesondert zu kodieren (5-403 ff.)

5-292.0	Exzision, lokal	
5-292.3	Destruktion	
	.30	Elektrokoagulation
	.31	Laserkoagulation
	.32	Thermokoagulation
	.33	Kryokoagulation
	.34	Photodynamische Therapie
	.35	Elektrochemotherapie
	.3x	Sonstige
5-292.x	Sonstige	
5-292.y	N.n.bez.	

5-293 Pharyngoplastik
Exkl.: Partielle Resektion des Pharynx mit Rekonstruktion (5-295 ff.)
Radikale Resektion des Pharynx mit Rekonstruktion (5-296 ff.)
Hinw.: Diese Kodes sind für die alleinige Pharyngoplastik ohne Resektion des Pharynx zu verwenden

5-293.0 Mit lokaler Schleimhaut
5-293.1 Mit gestieltem myokutanen Lappen
5-293.2 Mit mikrovaskulär anastomosiertem Transplantat
5-293.3 Mit freiem Hautlappen
5-293.4 Mit freiem Darmtransplantat
5-293.5 Mit Magenhochzug
5-293.x Sonstige
5-293.y N.n.bez.

5-294 Andere Rekonstruktionen des Pharynx
5-294.0 Naht (nach Verletzung)
5-294.1 Verschluss einer Fistel
5-294.2 Verschluss einer Hypopharynxperforation
5-294.3 Adhäsiolyse
5-294.4 (Uvulo-)Palatopharyngoplastik
5-294.x Sonstige
5-294.y N.n.bez.

5-295 Partielle Resektion des Pharynx [Pharynxteilresektion]
Hinw.: Eine durchgeführte Neck dissection ist gesondert zu kodieren (5-403 ff.)
Die Art der Rekonstruktion ist in der 6. Stelle nach folgender Liste zu kodieren:
   0   Ohne Rekonstruktion
   1   Rekonstruktion mit lokaler Schleimhaut
   2   Rekonstruktion mit gestieltem regionalen Lappen
   3   Rekonstruktion mit nicht vaskularisiertem Transplantat
   4   Rekonstruktion mit freiem mikrovaskulär-anastomosierten Transplantat
   5   Rekonstruktion mit gestieltem Fernlappen
   x   Sonstige
** 5-295.0 Transoral
** 5-295.1 Durch Pharyngotomie
** 5-295.2 Durch Spaltung des weichen und/oder harten Gaumens
** 5-295.3 Transmandibulär
** 5-295.x Sonstige
5-295.y N.n.bez.

5-296 Radikale Resektion des Pharynx [Pharyngektomie]
Hinw.: Eine durchgeführte Neck dissection ist gesondert zu kodieren (5-403 ff.)
Die Art der Rekonstruktion ist in der 6. Stelle nach folgender Liste zu kodieren:
   0   Ohne Rekonstruktion
   1   Rekonstruktion mit lokaler Schleimhaut
   2   Rekonstruktion mit gestieltem regionalen Lappen
   3   Rekonstruktion mit nicht vaskularisiertem Transplantat
   4   Rekonstruktion mit freiem mikrovaskulär-anastomosierten Transplantat
   5   Rekonstruktion mit gestieltem Fernlappen
   6   Rekonstruktion mit freiem Darmtransplantat
   7   Rekonstruktion mit Magenhochzug
   x   Sonstige
** 5-296.0 Transoral
** 5-296.1 Durch Pharyngotomie
** 5-296.2 Durch Spaltung des weichen und/oder harten Gaumens
** 5-296.3 Transmandibulär
** 5-296.x Sonstige
5-296.y N.n.bez.

5-299 Andere Operationen am Pharynx

5-299.0 Myotomie des M. constrictor pharyngis
    .00 Ohne Pharyngotomie
    .01 Mit Pharyngotomie

5-299.1 Ausstopfen eines Zenker-Divertikels, endoskopisch

5-299.2 Schwellendurchtrennung eines Zenker-Divertikels, endoskopisch

5-299.x Sonstige

5-299.y N.n.bez.

5-30 Exzision und Resektion am Larynx

5-300 Exzision und Destruktion von erkranktem Gewebe des Larynx
Hinw.: Eine durchgeführte Neck dissection ist gesondert zu kodieren (5-403 ff.)

5-300.0 Exzision, endolaryngeal
Inkl.: Exzision einer Laryngozele

5-300.1 Exzision, laryngoskopisch

5-300.2 Exzision, mikrolaryngoskopisch

5-300.3 Destruktion
    .30 Elektrokoagulation
    .31 Laserkoagulation
    .32 Thermokoagulation
    .33 Kryokoagulation
    .34 Photodynamische Therapie
    .35 Elektrochemotherapie
    .3x Sonstige

5-300.4 Dekortikation einer Stimmlippe, durch Thyreotomie

5-300.5 Dekortikation einer Stimmlippe, mikrolaryngoskopisch

5-300.6 Stripping einer Stimmlippe, durch Thyreotomie

5-300.7 Stripping einer Stimmlippe, mikrolaryngoskopisch

5-300.x Sonstige

5-300.y N.n.bez.

5-301 Hemilaryngektomie
Hinw.: Eine durchgeführte Neck dissection ist gesondert zu kodieren (5-403 ff.)

5-301.0 Horizontal, supraglottisch

5-301.1 Horizontal, supraglottisch mit Zungengrundresektion

5-301.2 Vertikal, modifiziert (Hautant)

5-301.3 Vertikal, komplett (Gluck-Sörensen)

5-301.x Sonstige

5-301.y N.n.bez.

5-302 Andere partielle Laryngektomie
Hinw.: Eine durchgeführte Neck dissection ist gesondert zu kodieren (5-403 ff.)

5-302.0 Epiglottektomie, endolaryngeal

5-302.1 Chordektomie, endolaryngeal

5-302.2 Chordektomie durch Thyreotomie

5-302.3 Cricothyreoidektomie

5-302.4 Partielle Larynx-Pharynx-Resektion

5-302.5 Endoskopische Laserresektion

5-302.6 Teilresektion, frontal (Huet)

5-302.7 Teilresektion, frontolateral (Leroux-Robert)

5-302.8 Arytenoidektomie, laryngoskopisch

5-302.9		Arytenoidektomie, mikrolaryngoskopisch
5-302.x		Sonstige
5-302.y		N.n.bez.

5-303 Laryngektomie
Inkl.: Tracheotomie
Hinw.: Eine durchgeführte Neck dissection ist gesondert zu kodieren (5-403 ff.)
Die Art der Rekonstruktion ist in der 6. Stelle nach folgender Liste zu kodieren:
    0 Ohne Rekonstruktion
    1 Rekonstruktion mit lokaler Schleimhaut
    2 Rekonstruktion mit gestieltem regionalen Lappen
    3 Rekonstruktion mit nicht vaskularisiertem Transplantat
    4 Rekonstruktion mit freiem mikrovaskulär-anastomosierten Transplantat
    5 Rekonstruktion mit gestieltem Fernlappen
    6 Rekonstruktion mit freiem Darmtransplantat
    7 Rekonstruktion mit Magenhochzug
    x Sonstige

** 5-303.0 Einfache Laryngektomie
** 5-303.1 Mit Pharyngektomie
** 5-303.2 Mit Pharyngektomie und Schilddrüsenresektion
** 5-303.x Sonstige
    5-303.y N.n.bez.

5-31 Andere Larynxoperationen und Operationen an der Trachea

5-310 Larynxverengende Eingriffe
5-310.0 Injektion in die Stimmlippen (z.B. zur Verschmälerung der Stimmritze)
5-310.1 Injektion in die Taschenfalten
5-310.2 Thyroplastik
Inkl.: Thyroplastik zur Stimmlippenmedialisierung
  .20 Mit autogenem Gewebe
  .21 Mit sekundär adjustierbarem alloplastischen Implantat
        Inkl.: Titankeil mit nachfüllbarem Silikonkissen
  .2x Sonstige
5-310.3 Arytänoidadduktion
Inkl.: Arytänoidadduktion zur Stellknorpelmedialisierung
5-310.x Sonstige
5-310.y N.n.bez.

5-311 Temporäre Tracheostomie
Inkl.: Notfalltracheotomie
5-311.0 Tracheotomie
5-311.1 Punktionstracheotomie
5-311.2 Minitracheotomie
5-311.3 Koniotomie [Interkrikothyreotomie]
5-311.x Sonstige
5-311.y N.n.bez.

5-312 Permanente Tracheostomie
Exkl.: Erweiterungsplastik eines Tracheostomas (5-316.3)
       Sternale Tracheostomie bei Resektion der Trachea (5-314.1 ff.)
5-312.0 Tracheotomie
5-312.1 Re-Tracheotomie
5-312.2 Tracheotomie mit mukokutaner Anastomose
5-312.x Sonstige
5-312.y N.n.bez.

Kapitel 5: Operationen

5-313		**Inzision des Larynx und andere Inzisionen der Trachea**
5-313.0		Larynx, endolaryngeal
		Inkl.: Thyreotomie, Laryngofissur
5-313.1		Larynx, laryngoskopisch
5-313.2		Larynx, mikrolaryngoskopisch
5-313.3		Trachea
5-313.x		Sonstige
5-313.y		N.n.bez.
5-314		**Exzision, Resektion und Destruktion (von erkranktem Gewebe) der Trachea**
5-314.0		Exzision
	.00	Offen chirurgisch
	.01	Thorakoskopisch
	.02	Tracheobronchoskopisch
	.0x	Sonstige
5-314.1		Resektion
	.11	Mit End-zu-End-Anastomose
	.12	Mit Anlegen eines Tracheostomas
	.13	Mit Plastik (Stent)
	.1x	Sonstige
5-314.2		Destruktion
		Hinw.: Die Anwendung einer Kryosonde ist gesondert zu kodieren (5-31a.0)
	.20	Offen chirurgisch
	.21	Thorakoskopisch
	.22	Tracheobronchoskopisch
	.2x	Sonstige
5-314.3		Resektion, krikotracheal
	.30	Mit End-zu-End-Anastomose
	.31	Mit Anlegen eines Tracheostomas
	.32	Mit Plastik (Stent)
	.3x	Sonstige
5-314.x		Sonstige
5-314.y		N.n.bez.
5-315		**Rekonstruktion des Larynx**
		Exkl.: Dilatation des Larynx (5-319.0)
5-315.0		Naht (nach Verletzung)
		Inkl.: Larynxfraktur
5-315.1		Verschluss einer Fistel
5-315.2		Erweiterungsplastik der Glottis (endolaryngeal)
5-315.3		Konstruktion einer Neoglottis
5-315.4		Erweiterungsplastik des Larynx
5-315.5		Plastische Rekonstruktion des Larynx
		Exkl.: Laryngektomie mit Rekonstruktion (5-303 ff.)
5-315.6		Plastische Rekonstruktion einer Stimmlippe
5-315.7		Revision einer Neoglottis
5-315.8		Revision einer Stimmlippenplastik
5-315.9		Lateralfixation der Stimmlippen von außen
5-315.a		Implantation oder Wechsel eines künstlichen Larynx
5-315.b		Entfernung eines künstlichen Larynx
5-315.c		Einsetzen oder Wechsel eines Ventilsystems für den künstlichen Larynx
5-315.d		Entfernung eines Ventilsystems für den künstlichen Larynx
5-315.x		Sonstige
5-315.y		N.n.bez.

5-316	**Rekonstruktion der Trachea**	
	Exkl.: Dilatation der Trachea (5-319.1 ff.)	
5-316.0	Naht (nach Verletzung)	
5-316.1	Verschluss einer Fistel	
	Exkl.: Verschluss einer erworbenen Ösophagotrachealfistel (5-429.4 ff.)	
5-316.2	Verschluss eines Tracheostomas	
5-316.3	Erweiterungsplastik eines Tracheostomas	
5-316.4	Resektion mit Implantation einer Prothese	
5-316.5	Plastische Rekonstruktion (Tracheatransplantation)	
	.50	Zervikal
	.51	Zervikal mit Tracheostomie
	.52	Intrathorakal
	.5x	Sonstige
5-316.6	Beseitigung einer Trachealstenose	
	.60	Mit End-zu-End-Anastomose
	.61	Mit Plastik (Stent)
	.6x	Sonstige
5-316.7	Tracheopexie	
5-316.8	End-zu-End-Anastomose (bei Ruptur)	
5-316.x	Sonstige	
5-316.y	N.n.bez.	
5-319	**Andere Operationen an Larynx und Trachea**	
	Exkl.: Einführung, Wechsel und Entfernung einer Sprechkanüle	
5-319.0	Dilatation des Larynx	
	Hinw.: Die Anwendung eines Ballonkatheters ist gesondert zu kodieren (5-31a.1)	
5-319.1	Dilatation der Trachea (endoskopisch)	
	Hinw.: Die Anwendung von Lasertechnik ist gesondert zu kodieren (5-985 ff.)	
	Die Anwendung eines Ballonkatheters ist gesondert zu kodieren (5-31a.1)	
	.11	Ohne Einlegen einer Schiene (Stent)
	.13	Mit Einlegen einer Schiene (Stent), hybrid/dynamisch
	.14	Mit Einlegen einer Schiene (Stent), Kunststoff
	.15	Mit Einlegen einer Schiene (Stent), Metall
5-319.2	Adhäsiolyse	
5-319.3	Wechsel einer Prothese (Platzhalter) nach Larynxrekonstruktion	
5-319.4	Entfernung einer Prothese (Platzhalter) nach Larynxrekonstruktion	
5-319.6	Wechsel einer trachealen Schiene (Stent)	
	Inkl.: Dilatation	
	.60	Auf eine Schiene (Stent), hybrid/dynamisch
	.61	Auf eine Schiene (Stent), Kunststoff
	.62	Auf eine Schiene (Stent), Metall
5-319.7	Entfernung einer trachealen Schiene (Stent)	
5-319.9	Einlegen oder Wechsel einer Stimmprothese	
	Hinw.: Die Anlage einer ösophagotrachealen Fistel ist gesondert zu kodieren (5-429.0)	
5-319.a	Entfernung einer Stimmprothese	
	Hinw.: Der Verschluss einer ösophagotrachealen Fistel ist gesondert zu kodieren (5-429.n)	
5-319.b	Endoskopische Injektion in die Trachea	
	Inkl.: Injektion von Fibrinkleber	
5-319.c	Plastische laryngotracheale Rekonstruktion mit Rippenknorpel	
	Inkl.: End-zu-End-Anastomose	
	Hinw.: Die Entnahme von Rippenknorpel ist gesondert zu kodieren (5-349.4)	
5-319.x	Sonstige	
5-319.y	N.n.bez.	

Kapitel 5: Operationen

5-31a   **Zusatzinformationen zu Operationen an Larynx und Trachea**
Hinw.: Diese Kodes sind Zusatzkodes. Die durchgeführten Eingriffe sind gesondert zu kodieren

5-31a.0   Anwendung einer Kryosonde

5-31a.1   Anwendung eines Ballonkatheters

Operationen an Lunge und Bronchus (5-32...5-34)

Inkl.: Thorakoskopische Eingriffe, Lasereingriffe, photodynamische Eingriffe

Hinw.: Die Anwendung mikrochirurgischer Technik ist, sofern nicht als eigener Kode angegeben, zusätzlich zu kodieren (5-984)
Die Anwendung von Lasertechnik ist, sofern nicht als eigener Kode angegeben, zusätzlich zu kodieren (5-985 ff.)
Die Anwendung von minimalinvasiver Technik ist, sofern nicht als eigener Kode angegeben, zusätzlich zu kodieren (5-986 ff.)
Die Durchführung der Operation im Rahmen der Versorgung einer Mehrfachverletzung ist zusätzlich zu kodieren (5-981)
Die Durchführung der Operation im Rahmen der Versorgung eines Polytraumas ist zusätzlich zu kodieren (5-982 ff.)
Die Durchführung einer Reoperation ist, sofern nicht als eigener Kode angegeben, zusätzlich zu kodieren (5-983)
Der vorzeitige Abbruch einer Operation ist zusätzlich zu kodieren (5-995)

5-32   **Exzision und Resektion an Lunge und Bronchus**
Inkl.: Simultan mit Lungenparenchymresektion durchgeführte Dekortikationen und viszerale Pleurektomien
Exkl.: Pleurektomie ohne Lungenresektion (5-344 ff.)

5-320   **Exzision und Destruktion von erkranktem Gewebe eines Bronchus**
Exkl.: Bronchoskopische Biopsie
Biopsie eines Bronchus durch Inzision (1-581.2)

5-320.0 ↔ Durch Bronchoskopie
Inkl.: Bronchoskopische Blutstillung
Exkl.: Nicht destruierende bronchoskopische Blutstillung als selbständiger Eingriff (5-339.a)
Hinw.: Die Anwendung von Lasertechnik ist gesondert zu kodieren (5-985 ff.)
Die Anwendung eines ultradünnen Tracheobronchoskops ist gesondert zu kodieren (5-339.b)

5-320.1 ↔ Durch Thorakotomie

5-320.2 ↔ Durch Thorakoskopie

5-320.3 ↔ Bronchoskopische photodynamische Therapie

5-320.4 ↔ Bronchoskopische Kryotherapie

5-320.5 ↔ Bronchoskopische Radiofrequenzablation an der Bronchialmuskulatur

5-320.6   Bronchoskopische Radiofrequenzablation zur Denervierung
Inkl.: Targeted lung denervation
.60 ↔ Mit 1 Katheter
.61 ↔ Mit 2 oder mehr Kathetern

5-320.7 ↔ Bronchoskopische Ablation durch gepulste elektrische Felder

5-320.x ↔ Sonstige

5-320.y   N.n.bez.

5-321   **Andere Exzision und Resektion eines Bronchus (ohne Resektion des Lungenparenchyms)**
Exkl.: Exzision und Resektion eines Bronchus mit Resektion des Lungenparenchyms (5-323 ff.)

5-321.0 ↔ Keilexzision

5-321.1 ↔ Bronchusresektion mit End-zu-End-Anastomose

5-321.2   Bifurkationsresektion (mit Rekonstruktion)

5-321.3 ↔ Revision einer Bronchusstumpfinsuffizienz (mit partieller Resektion), ohne plastische Deckung

5-321.4 Revision einer Bronchusstumpfinsuffizienz mit plastischer Deckung
.40 ↔ Mit Omentum majus
.41 ↔ Mit Muskeltransposition
.42 ↔ Mit Perikard
.43 ↔ Mit Zwerchfell
.44 ↔ Mit V. azygos
.45 ↔ Mit Pleura
.46 ↔ Mit perikardialem Fett
.4x ↔ Sonstige

5-321.x ↔ Sonstige

5-321.y N.n.bez.

5-322 Atypische Lungenresektion
Inkl.: Resektion einer Kaverne oder eines Lungenabszesses
Lungenresektion zur Entfernung eines Fremdkörpers
Viszerale Pleurektomie

5-322.c Enukleation, offen chirurgisch
.c4 ↔ Eine Läsion, ohne Lymphadenektomie
.c5 ↔ Eine Läsion, mit Entfernung einzelner Lymphknoten
.c6 ↔ Eine Läsion, mit radikaler Lymphadenektomie
.c7 ↔ 2 bis 5 Läsionen, ohne Lymphadenektomie
.c8 ↔ 2 bis 5 Läsionen, mit Entfernung einzelner Lymphknoten
.c9 ↔ 2 bis 5 Läsionen, mit radikaler Lymphadenektomie
.ca ↔ 6 bis 9 Läsionen, ohne Lymphadenektomie
.cb ↔ 6 bis 9 Läsionen, mit Entfernung einzelner Lymphknoten
.cc ↔ 6 bis 9 Läsionen, mit radikaler Lymphadenektomie
.cd ↔ 10 bis 19 Läsionen, ohne Lymphadenektomie
.ce ↔ 10 bis 19 Läsionen, mit Entfernung einzelner Lymphknoten
.cf ↔ 10 bis 19 Läsionen, mit radikaler Lymphadenektomie
.cg ↔ 20 oder mehr Läsionen, ohne Lymphadenektomie
.ch ↔ 20 oder mehr Läsionen, mit Entfernung einzelner Lymphknoten
.cj ↔ 20 oder mehr Läsionen, mit radikaler Lymphadenektomie

5-322.d Keilresektion, einfach, offen chirurgisch
.d1 ↔ Ohne Lymphadenektomie
.d2 ↔ Mit Entfernung einzelner Lymphknoten
.d3 ↔ Mit radikaler Lymphadenektomie

5-322.e Keilresektion, mehrfach, offen chirurgisch
.e4 ↔ 2 bis 5 Keile, ohne Lymphadenektomie
.e5 ↔ 2 bis 5 Keile, mit Entfernung einzelner Lymphknoten
.e6 ↔ 2 bis 5 Keile, mit radikaler Lymphadenektomie
.e7 ↔ 6 bis 9 Keile, ohne Lymphadenektomie
.e8 ↔ 6 bis 9 Keile, mit Entfernung einzelner Lymphknoten
.e9 ↔ 6 bis 9 Keile, mit radikaler Lymphadenektomie
.ea ↔ 10 bis 19 Keile, ohne Lymphadenektomie
.eb ↔ 10 bis 19 Keile, mit Entfernung einzelner Lymphknoten
.ec ↔ 10 bis 19 Keile, mit radikaler Lymphadenektomie
.ed ↔ 20 oder mehr Keile, ohne Lymphadenektomie
.ee ↔ 20 oder mehr Keile, mit Entfernung einzelner Lymphknoten
.ef ↔ 20 oder mehr Keile, mit radikaler Lymphadenektomie

5-322.f Enukleation, thorakoskopisch
.f4 ↔ Eine Läsion, ohne Lymphadenektomie
.f5 ↔ Eine Läsion, mit Entfernung einzelner Lymphknoten
.f6 ↔ Eine Läsion, mit radikaler Lymphadenektomie
.f7 ↔ 2 bis 5 Läsionen, ohne Lymphadenektomie
.f8 ↔ 2 bis 5 Läsionen, mit Entfernung einzelner Lymphknoten
.f9 ↔ 2 bis 5 Läsionen, mit radikaler Lymphadenektomie
.fa ↔ 6 bis 9 Läsionen, ohne Lymphadenektomie

Kapitel 5: Operationen

.fb ↔ 6 bis 9 Läsionen, mit Entfernung einzelner Lymphknoten
.fc ↔ 6 bis 9 Läsionen, mit radikaler Lymphadenektomie
.fd ↔ 10 bis 19 Läsionen, ohne Lymphadenektomie
.fe ↔ 10 bis 19 Läsionen, mit Entfernung einzelner Lymphknoten
.ff ↔ 10 bis 19 Läsionen, mit radikaler Lymphadenektomie
.fg ↔ 20 oder mehr Läsionen, ohne Lymphadenektomie
.fh ↔ 20 oder mehr Läsionen, mit Entfernung einzelner Lymphknoten
.fj ↔ 20 oder mehr Läsionen, mit radikaler Lymphadenektomie

5-322.g **Keilresektion, einfach, thorakoskopisch**
.g1 ↔ Ohne Lymphadenektomie
.g2 ↔ Mit Entfernung einzelner Lymphknoten
.g3 ↔ Mit radikaler Lymphadenektomie

5-322.h **Keilresektion, mehrfach, thorakoskopisch**
.h4 ↔ 2 bis 5 Keile, ohne Lymphadenektomie
.h5 ↔ 2 bis 5 Keile, mit Entfernung einzelner Lymphknoten
.h6 ↔ 2 bis 5 Keile, mit radikaler Lymphadenektomie
.h7 ↔ 6 bis 9 Keile, ohne Lymphadenektomie
.h8 ↔ 6 bis 9 Keile, mit Entfernung einzelner Lymphknoten
.h9 ↔ 6 bis 9 Keile, mit radikaler Lymphadenektomie
.ha ↔ 10 bis 19 Keile, ohne Lymphadenektomie
.hb ↔ 10 bis 19 Keile, mit Entfernung einzelner Lymphknoten
.hc ↔ 10 bis 19 Keile, mit radikaler Lymphadenektomie
.hd ↔ 20 oder mehr Keile, ohne Lymphadenektomie
.he ↔ 20 oder mehr Keile, mit Entfernung einzelner Lymphknoten
.hf ↔ 20 oder mehr Keile, mit radikaler Lymphadenektomie

5-322.x Sonstige
5-322.y N.n.bez.

5-323 Segmentresektion der Lunge
Inkl.: Viszerale Pleurektomie
Hinw.: Eine in derselben Sitzung durchgeführte Enukleation oder Keilresektion im selben Segment ist im Kode enthalten
Mit einem Kode aus diesem Bereich sind nur anatomische Segmentresektionen zu kodieren
Segmentresektionen aus unterschiedlichen Lappen sind gesondert zu kodieren
Die Lymphadenektomie ist in der 6. Stelle nach folgender Liste zu kodieren:
1 ↔ Ohne Lymphadenektomie
2 ↔ Mit Entfernung einzelner Lymphknoten
3 ↔ Mit radikaler Lymphadenektomie

** 5-323.4 1 Segment, offen chirurgisch
** 5-323.5 1 Segment, thorakoskopisch
** 5-323.6 2 Segmente, offen chirurgisch
Inkl.: Bisegmentresektion
** 5-323.7 2 Segmente, thorakoskopisch
Inkl.: Bisegmentresektion
** 5-323.8 3 Segmente, offen chirurgisch
** 5-323.9 3 Segmente, thorakoskopisch
** 5-323.a 4 Segmente, offen chirurgisch
** 5-323.b 4 Segmente, thorakoskopisch
** 5-323.x Sonstige
5-323.y N.n.bez.

Kapitel 5: Operationen

5-324   Einfache Lobektomie und Bilobektomie der Lunge
Inkl.: Viszerale Pleurektomie
Hinw.: Mit einem Kode aus diesem Bereich sind nur die Lobektomie oder Bilobektomie der Lunge ohne Resektion an extrapulmonalen Strukturen oder Organen zu kodieren
Eine in derselben Sitzung durchgeführte Enukleation, Keil- oder Segmentresektion im selben Lungenlappen ist im Kode enthalten

5-324.2   Bilobektomie ohne radikale Lymphadenektomie, offen chirurgisch
.21   Ohne bronchoplastische oder angioplastische Erweiterung
.22   Mit bronchoplastischer Erweiterung
.23   Mit angioplastischer Erweiterung
.2x   Sonstige

5-324.3   Bilobektomie mit radikaler Lymphadenektomie, offen chirurgisch
.31   Ohne bronchoplastische oder angioplastische Erweiterung
.32   Mit bronchoplastischer Erweiterung
.33   Mit angioplastischer Erweiterung
.34   Mit bronchoplastischer und angioplastischer Erweiterung
.3x   Sonstige

5-324.6   Lobektomie, einseitig ohne radikale Lymphadenektomie, thorakoskopisch
.61   Ohne bronchoplastische oder angioplastische Erweiterung
.62   Mit bronchoplastischer Erweiterung
.6x   Sonstige

5-324.7   Lobektomie, einseitig mit radikaler Lymphadenektomie, thorakoskopisch
.71   Ohne bronchoplastische oder angioplastische Erweiterung
.72   Mit bronchoplastischer Erweiterung
.73   Mit angioplastischer Erweiterung
.74   Mit bronchoplastischer und angioplastischer Erweiterung
.7x   Sonstige

5-324.8   Bilobektomie ohne radikale Lymphadenektomie, thorakoskopisch
.81   Ohne bronchoplastische oder angioplastische Erweiterung
.8x   Sonstige

5-324.9   Bilobektomie mit radikaler Lymphadenektomie, thorakoskopisch
.91   Ohne bronchoplastische oder angioplastische Erweiterung
.9x   Sonstige

5-324.a   Lobektomie ohne radikale Lymphadenektomie, offen chirurgisch
.a1 ↔   Ohne bronchoplastische oder angioplastische Erweiterung
.a2 ↔   Mit bronchoplastischer Erweiterung
.a3 ↔   Mit angioplastischer Erweiterung
.a4 ↔   Mit bronchoplastischer und angioplastischer Erweiterung
.a5 ↔   Mit Bifurkationsresektion
.ax ↔   Sonstige

5-324.b   Lobektomie mit radikaler Lymphadenektomie, offen chirurgisch
.b1 ↔   Ohne bronchoplastische oder angioplastische Erweiterung
.b2 ↔   Mit bronchoplastischer Erweiterung
.b3 ↔   Mit angioplastischer Erweiterung
.b4 ↔   Mit bronchoplastischer und angioplastischer Erweiterung
.b5 ↔   Mit Bifurkationsresektion
.bx ↔   Sonstige

5-324.c   Lobektomie zur Lebend-Organspende, offen chirurgisch

5-324.x   Sonstige
.x1 ↔   Ohne bronchoplastische oder angioplastische Erweiterung
.x2 ↔   Mit bronchoplastischer Erweiterung
.x3 ↔   Mit angioplastischer Erweiterung
.x4 ↔   Mit bronchoplastischer und angioplastischer Erweiterung
.x5 ↔   Mit Bifurkationsresektion
.xx ↔   Sonstige

5-324.y   N.n.bez.

Kapitel 5: Operationen

5-325   Erweiterte Lobektomie und Bilobektomie der Lunge
Inkl.:   Viszerale Pleurektomie
          Radikale Lymphadenektomie
Hinw.: Mit einem Kode aus diesem Bereich sind nur die Lobektomie oder Bilobektomie der Lunge mit Resektion an extrapulmonalen Strukturen oder Organen zu kodieren
          Eine in derselben Sitzung durchgeführte Enukleation, Keil- oder Segmentresektion im selben Lungenlappen ist im Kode enthalten

5-325.0   Lobektomie ohne broncho- oder angioplastische Erweiterung
.01 ↔ Mit Gefäßresektion intraperikardial
.02 ↔ Mit Perikardresektion
.03 ↔ Mit Vorhofresektion
.04 ↔ Mit Brustwandresektion
.05 ↔ Mit Zwerchfellresektion
.06 ↔ Mit Ösophagusresektion
.07 ↔ Mit Resektion an der Wirbelsäule
.08 ↔ Mit Resektion an mehreren Organen
.0x ↔ Sonstige

5-325.1   Lobektomie mit bronchoplastischer Erweiterung (Bronchusmanschette)
.11 ↔ Mit Gefäßresektion intraperikardial
.12 ↔ Mit Perikardresektion
.13 ↔ Mit Vorhofresektion
.14 ↔ Mit Brustwandresektion
.15 ↔ Mit Zwerchfellresektion
.16 ↔ Mit Ösophagusresektion
.17 ↔ Mit Resektion an der Wirbelsäule
.18 ↔ Mit Resektion an mehreren Organen
.1x ↔ Sonstige

5-325.2   Lobektomie mit angioplastischer Erweiterung (Gefäßmanschette)
.21 ↔ Mit Gefäßresektion intraperikardial
.22 ↔ Mit Perikardresektion
.23 ↔ Mit Vorhofresektion
.24 ↔ Mit Brustwandresektion
.25 ↔ Mit Zwerchfellresektion
.26 ↔ Mit Ösophagusresektion
.27 ↔ Mit Resektion an der Wirbelsäule
.28 ↔ Mit Resektion an mehreren Organen
.2x ↔ Sonstige

5-325.3   Lobektomie mit bronchoplastischer und angioplastischer Erweiterung (Bronchus- und Gefäßmanschette)
.31 ↔ Mit Gefäßresektion intraperikardial
.32 ↔ Mit Perikardresektion
.33 ↔ Mit Vorhofresektion
.34 ↔ Mit Brustwandresektion
.35 ↔ Mit Zwerchfellresektion
.36 ↔ Mit Ösophagusresektion
.37 ↔ Mit Resektion an der Wirbelsäule
.38 ↔ Mit Resektion an mehreren Organen
.3x ↔ Sonstige

5-325.4   Lobektomie mit Bifurkationsresektion
Inkl.:   Trachearesektion
.41 ↔ Mit Gefäßresektion intraperikardial
.42 ↔ Mit Perikardresektion
.43 ↔ Mit Vorhofresektion
.44 ↔ Mit Brustwandresektion
.4x ↔ Sonstige

5-325.5   Bilobektomie ohne broncho- oder angioplastische Erweiterung
.51   Mit Gefäßresektion intraperikardial
.52   Mit Perikardresektion
.53   Mit Vorhofresektion

	.54	Mit Brustwandresektion
	.55	Mit Zwerchfellresektion
	.56	Mit Ösophagusresektion
	.57	Mit Resektion an der Wirbelsäule
	.58	Mit Resektion an mehreren Organen
	.5x	Sonstige

5-325.6 Bilobektomie mit bronchoplastischer Erweiterung (Bronchusmanschette)
    .61 Mit Gefäßresektion intraperikardial
    .62 Mit Perikardresektion
    .63 Mit Vorhofresektion
    .64 Mit Brustwandresektion
    .65 Mit Zwerchfellresektion
    .66 Mit Ösophagusresektion
    .67 Mit Resektion an der Wirbelsäule
    .68 Mit Resektion an mehreren Organen
    .6x Sonstige

5-325.7 Bilobektomie mit angioplastischer Erweiterung (Gefäßmanschette)
    .71 Mit Gefäßresektion intraperikardial
    .72 Mit Perikardresektion
    .73 Mit Vorhofresektion
    .74 Mit Brustwandresektion
    .75 Mit Zwerchfellresektion
    .76 Mit Ösophagusresektion
    .77 Mit Resektion an der Wirbelsäule
    .78 Mit Resektion an mehreren Organen
    .7x Sonstige

5-325.8 Bilobektomie mit bronchoplastischer und angioplastischer Erweiterung (Bronchus- und Gefäßmanschette)
    .81 Mit Gefäßresektion intraperikardial
    .82 Mit Perikardresektion
    .83 Mit Vorhofresektion
    .84 Mit Brustwandresektion
    .85 Mit Zwerchfellresektion
    .86 Mit Ösophagusresektion
    .87 Mit Resektion an der Wirbelsäule
    .88 Mit Resektion an mehreren Organen
    .8x Sonstige

5-325.9 Bilobektomie mit Bifurkationsresektion
    Inkl.: Trachearesektion
    .91 Mit Gefäßresektion intraperikardial
    .92 Mit Perikardresektion
    .93 Mit Vorhofresektion
    .94 Mit Brustwandresektion
    .95 Mit Zwerchfellresektion
    .96 Mit Ösophagusresektion
    .97 Mit Resektion an der Wirbelsäule
    .98 Mit Resektion an mehreren Organen
    .9x Sonstige

5-325.x Sonstige
    .x1 ↔ Mit Gefäßresektion intraperikardial
    .x2 ↔ Mit Perikardresektion
    .x3 ↔ Mit Vorhofresektion
    .x4 ↔ Mit Brustwandresektion
    .x5 ↔ Mit Zwerchfellresektion
    .x6 ↔ Mit Ösophagusresektion
    .x7 ↔ Mit Resektion an der Wirbelsäule
    .x8 ↔ Mit Resektion an mehreren Organen
    .xx ↔ Sonstige

5-325.y N.n.bez.

Kapitel 5: Operationen

5-327 **Einfache (Pleuro-)Pneum(on)ektomie**
       Hinw.: Mit einem Kode aus diesem Bereich ist nur die (Pleuro-)Pneum(on)ektomie ohne Resektion an extrapulmonalen Strukturen oder Organen zu kodieren

5-327.0 Pneum(on)ektomie ohne radikale Lymphadenektomie
5-327.1 Pneum(on)ektomie mit radikaler Lymphadenektomie
5-327.2 Pneum(on)ektomie mit gegenseitiger Lungenresektion, ohne radikale Lymphadenektomie
5-327.3 Pneum(on)ektomie mit gegenseitiger Lungenresektion, mit radikaler Lymphadenektomie
5-327.4 Pleuropneum(on)ektomie ohne radikale Lymphadenektomie
5-327.5 Pleuropneum(on)ektomie mit radikaler Lymphadenektomie
5-327.7 Pleuropneum(on)ektomie mit gegenseitiger Lungenresektion, mit radikaler Lymphadenektomie
5-327.8 Pneum(on)ektomie, postmortal [zur Transplantation]
         Hinw.: Dieser Kode ist auch zu verwenden, wenn die Leistung nicht abschließend erbracht wird oder sich erst intraoperativ die Nichtverwendbarkeit des Organs für eine spätere Transplantation herausstellt
         Dieser Kode und der im Fall eines vorzeitigen Abbruchs dieses Eingriffs zusätzlich zu kodierende Zusatzkode 5-995 werden nicht im Rahmen des Datensatzes nach § 301 SGB V bzw. § 21 KHEntgG übermittelt
         Die Aufrechterhaltung der Homöostase für die postmortale Organspende ist im Kode enthalten

5-327.x Sonstige
5-327.y N.n.bez.

5-328 **Erweiterte (Pleuro-)Pneum(on)ektomie**
       Inkl.: Radikale Lymphadenektomie
       Hinw.: Mit einem Kode aus diesem Bereich ist nur die (Pleuro-)Pneum(on)ektomie mit Resektion an extrapulmonalen Strukturen oder Organen zu kodieren
       Die Resektion von Nachbarorganen ist für die mit ** gekennzeichneten Kodes in der 6. Stelle nach folgender Liste zu kodieren:
       1 Mit Gefäßresektion intraperikardial
       2 Mit Perikardresektion
       3 Mit Vorhofresektion
       4 Mit Brustwandresektion
       5 Mit Zwerchfellresektion
       6 Mit Ösophagusresektion
       7 Mit Resektion an der Wirbelsäule
       8 Mit Resektion an mehreren Organen
       x Sonstige

** 5-328.0 Pneum(on)ektomie
** 5-328.1 Pneum(on)ektomie als Manschettenpneumektomie
** 5-328.2 Pneum(on)ektomie mit gegenseitiger Lungenresektion
            [6. Stelle: 1-3,x]
** 5-328.3 Pleuropneum(on)ektomie
** 5-328.4 Pleuropneum(on)ektomie als Manschettenpneumektomie
** 5-328.5 Pleuropneum(on)ektomie mit gegenseitiger Lungenresektion
            [6. Stelle: 1-3,x]
   5-328.6 Pleuropneum(on)ektomie mit Zwerchfell- und Perikardresektion
** 5-328.x Sonstige
   5-328.y N.n.bez.

5-329 ↔ **Andere Exzisionen an Lunge und Bronchus**

5-33 **Andere Operationen an Lunge und Bronchus**
          Exkl.: Diagnostische Bronchoskopie (1-620 ff.)

5-330 **Inzision eines Bronchus**
5-330.0 ↔ Ohne weitere Maßnahmen

5-330.1 ↔	Entfernung eines Fremdkörpers
	Exkl.: Fremdkörperentfernung durch Bronchoskopie (8-100.4 ff., 8-100.5 ff.)
5-330.2 ↔	Implantation einer Prothese in das Bronchialsystem
5-330.x ↔	Sonstige
5-330.y	N.n.bez.

5-331 ↔ **Inzision der Lunge**

5-333 **Adhäsiolyse an Lunge und Brustwand**

5-333.0 ↔	Pleurolyse, offen chirurgisch
5-333.1 ↔	Pleurolyse, thorakoskopisch
5-333.x ↔	Sonstige
5-333.y	N.n.bez.

5-334 **Rekonstruktion an Lunge und Bronchien**

5-334.0 ↔	Naht der Lunge (nach Verletzung), offen chirurgisch
5-334.1 ↔	Naht der Lunge (nach Verletzung), thorakoskopisch
5-334.2 ↔	Naht eines Bronchus (nach Verletzung)
5-334.3 ↔	Plastische Rekonstruktion der Lunge
5-334.4 ↔	Plastische Rekonstruktion eines Bronchus
5-334.5 ↔	Verschluss einer Bronchusfistel, offen chirurgisch
5-334.6 ↔	Verschluss einer Bronchusfistel, thorakoskopisch
5-334.7 ↔	Verschluss einer Lungenparenchymfistel, offen chirurgisch
5-334.8 ↔	Verschluss einer Lungenparenchymfistel, thorakoskopisch
5-334.x ↔	Sonstige
5-334.y	N.n.bez.

5-335 **Lungentransplantation**
Exkl.: Herz-Lungen-Transplantation (5-375 ff.)
Hinw.: Die Art der Konservierung von Organtransplantaten ist gesondert zu kodieren (5-939 ff.)

5-335.2	Transplantation
	.20 ↔ Komplett (gesamtes Organ)
	.21 ↔ Partiell (Lungenlappen)
5-335.3	Retransplantation während desselben stationären Aufenthaltes
	.30 ↔ Komplett (gesamtes Organ)
	.31 ↔ Partiell (Lungenlappen)

5-339 **Andere Operationen an Lunge und Bronchien**

5-339.0	Dilatation eines Bronchus, bronchoskopisch
	.01 ↔ Ohne Einlegen einer Schiene (Stent)
	.03 ↔ Mit Einlegen von 1 Schiene (Stent), hybrid/dynamisch
	.04 ↔ Mit Einlegen von 1 Schiene (Stent), Kunststoff
	.05 ↔ Mit Einlegen von 1 Schiene (Stent), Metall
	.06 Mit Einlegen oder Wechsel von 1 Bifurkationsstent
	Hinw.: Die Dilatation der Trachea ist im Kode enthalten
	.07 ↔ Mit Einlegen von 2 Schienen (Stents), Kunststoff
	.08 ↔ Mit Einlegen von 2 Schienen (Stents), Metall
	.09 ↔ Mit Einlegen von 3 oder mehr Schienen (Stents), Kunststoff
	.0a ↔ Mit Einlegen von 3 oder mehr Schienen (Stents), Metall
	.0b ↔ Mit Einlegen oder Wechsel von 2 oder mehr Bifurkationsstents
	Hinw.: Die Dilatation der Trachea ist im Kode enthalten
	.0x ↔ Sonstige
5-339.1 ↔	Ligatur eines Bronchus

Kapitel 5: Operationen

5-339.2 Destruktion von erkranktem Lungengewebe

.20 ↔ Durch Thermoablation, perkutan
  Exkl.: Destruktion von erkranktem Lungengewebe durch perkutane Radiofrequenzablation (5-339.25)
    Destruktion von erkranktem Lungengewebe durch perkutane Mikrowellenablation (5-339.26)
  Hinw.: Das bildgebende Verfahren ist im Kode enthalten

.21 ↔ Durch thermische Dampfablation, bronchoskopisch
  Hinw.: Die Anwendung eines ultradünnen Tracheobronchoskops ist gesondert zu kodieren (5-339.b)

.22 ↔ Durch irreversible Elektroporation, perkutan
  Hinw.: Die Anzahl der verwendeten Nadeln zur Destruktion ist gesondert zu kodieren (5-98h ff.)

.23 ↔ Durch Kryoablation, perkutan
  Hinw.: Das bildgebende Verfahren ist im Kode enthalten
    Die Anzahl der verwendeten Nadeln zur Destruktion ist gesondert zu kodieren (5-98h ff.)

.24 ↔ Durch Elektrochemotherapie

.25 ↔ Durch Radiofrequenzablation, perkutan
  Hinw.: Das bildgebende Verfahren ist im Kode enthalten
    Die Anzahl der verwendeten Nadeln zur Destruktion ist gesondert zu kodieren (5-98h ff.)

.26 ↔ Durch Mikrowellenablation, perkutan
  Hinw.: Das bildgebende Verfahren ist im Kode enthalten
    Die Anzahl der verwendeten Nadeln zur Destruktion ist gesondert zu kodieren (5-98h ff.)

.2x ↔ Sonstige

5-339.3 Wechsel einer oder mehrerer bronchialer Schienen (Stents)
Hinw.: Die Dilatation ist im Kode enthalten

.30 ↔ Auf 1 Schiene (Stent), hybrid/dynamisch
.31 ↔ Auf 1 Schiene (Stent), Kunststoff
.32 ↔ Auf 1 Schiene (Stent), Metall
.33 ↔ Auf 2 Schienen (Stents), Kunststoff
.34 ↔ Auf 2 Schienen (Stents), Metall
.35 ↔ Auf 3 oder mehr Schienen (Stents), Kunststoff
.36 ↔ Auf 3 oder mehr Schienen (Stents), Metall

5-339.4 ↔ Entfernung einer bronchialen Schiene (Stent)

5-339.5 Implantation oder Wechsel eines endobronchialen Klappensystems, endoskopisch
Hinw.: Die Entfernung eines Ventils ist unter 8-100 ff. zu kodieren

.50 1 Ventil
.51 2 Ventile
.52 3 Ventile
.53 4 Ventile
.55 5 Ventile
.56 6 Ventile
.57 7 Ventile
.58 8 oder mehr Ventile

5-339.6 Plastische Deckung bronchialer oder vaskulärer Anastomosen und/oder Nähte
Inkl.: Plastische Deckung eines Bronchusstumpfes
Hinw.: Diese Kodes sind Zusatzkodes für Operationen im Bereich Operationen an Lunge und Bronchus. Die durchgeführten Operationen sind gesondert zu kodieren. Diese Kodes sind nur anzugeben, wenn der Kode für die Operation diese Information nicht enthält

.60 ↔ Mit Omentum majus
.61 ↔ Mit Muskeltransposition
.62 ↔ Mit Perikard
.63 ↔ Mit Zwerchfell
.64 ↔ Mit Vena azygos
.65 ↔ Mit Pleura
.66 ↔ Mit perikardialem Fett
.6x ↔ Sonstige

5-339.7 Einführung von polymerisierendem Hydrogelschaum, bronchoskopisch

.70 In 1 pulmonales Subsegment
.71 In 2 pulmonale Subsegmente
.72 In 3 pulmonale Subsegmente
.73 In 4 oder mehr pulmonale Subsegmente

Kapitel 5: Operationen

5-339.8 Einlegen von endobronchialen Nitinolspiralen, bronchoskopisch
.80 1 bis 2 Nitinolspiralen
.81 3 bis 4 Nitinolspiralen
.82 5 bis 6 Nitinolspiralen
.83 7 bis 8 Nitinolspiralen
.84 9 bis 10 Nitinolspiralen
.85 11 bis 12 Nitinolspiralen
.86 13 bis 14 Nitinolspiralen
.87 15 bis 16 Nitinolspiralen
.88 17 oder mehr Nitinolspiralen

5-339.9 Implantation von Bestrahlungsmarkern an der Lunge
Hinw.: Das bildgebende Verfahren ist gesondert zu kodieren (Kap. 3)
.90 Perkutan
.91 Bronchoskopisch
Hinw.: Die Anwendung eines ultradünnen Tracheobronchoskops ist gesondert zu kodieren (5-339.b)
.92 Ösophagoskopisch und/oder gastroskopisch
.93 Thorakoskopisch
.94 Laparoskopisch
.9x Sonstige

5-339.a Blutstillung, bronchoskopisch, nicht destruierend, als selbständiger Eingriff
Inkl.: Injektion von blutstillenden Medikamenten, Fibrinklebung, Einlage eines resorbierbaren Hämostyptikums
Exkl.: Bronchoskopische Blutstillung durch Destruktion (5-320.0)

5-339.b Anwendung eines ultradünnen Tracheobronchoskops
Hinw.: Dieser Kode ist ein Zusatzkode
Ultradünne Tracheobronchoskope haben einen Außendurchmesser von 4 mm oder weniger
Dieser Kode ist nur für Patienten, die bei stationärer Aufnahme das 12. Lebensjahr vollendet haben, anzugeben

5-339.x ↔ Sonstige
5-339.y N.n.bez.

5-34 Operationen an Brustwand, Pleura, Mediastinum und Zwerchfell

5-340 Inzision von Brustwand und Pleura

5-340.0 ↔ Drainage der Brustwand oder Pleurahöhle, offen chirurgisch
Exkl.: Einlage einer Thoraxdrainage durch Mini-Thorakotomie (8-144.0)

5-340.1 Explorative Thorakotomie

5-340.2 ↔ Thorakotomie zur Fremdkörperentfernung

5-340.5 ↔ Thorakoskopie zur Fremdkörperentfernung

5-340.7 ↔ Osteotomie der Rippe

5-340.8 ↔ Osteotomie der Rippe mit Osteosynthese
Hinw.: Eine durchgeführte Osteosynthese ist gesondert zu kodieren (5-786 ff.)

5-340.9 Osteotomie des Sternums
Hinw.: Dieser Kode ist nicht zur Verschlüsselung einer Osteotomie des Sternums als Zugang anzugeben

5-340.a ↔ Entfernung von erkranktem Gewebe aus der Pleurahöhle, offen chirurgisch
Inkl.: Destruktion eines Pleuraempyems, Hämatomausräumung

5-340.b ↔ Entfernung von erkranktem Gewebe aus der Pleurahöhle, thorakoskopisch
Inkl.: Destruktion eines Pleuraempyems, Hämatomausräumung

5-340.c ↔ Thorakotomie zur Hämatomausräumung
Inkl.: Blutstillung

5-340.d ↔ Thorakoskopie zur Hämatomausräumung
Inkl.: Blutstillung

5-340.x ↔ Sonstige
5-340.y N.n.bez.

OPS Version 2024 173

Kapitel 5: Operationen

5-341 **Inzision des Mediastinums**
Exkl.: Mediastinoskopie (1-691.1)
Thorakoskopie (1-691.0)

5-341.0 Kollare Mediastinotomie
Inkl.: Drainage

5-341.1 Transpleural

5-341.2 Extrapleural, durch Sternotomie
.20 Stabilisierung
.21 Spülung
.22 Blutstillung
.23 Hämatomausräumung
.2x Sonstige

5-341.3 Extrapleural, durch Resternotomie
.30 Stabilisierung
.31 Spülung
.32 Blutstillung
.33 Hämatomausräumung
.3x Sonstige

5-341.x Sonstige

5-341.y N.n.bez.

5-342 **Exzision und Destruktion von erkranktem Gewebe des Mediastinums**
Exkl.: Mediastinoskopie mit Biopsie (1-691.1)

5-342.0 Exzision
.01 Offen chirurgisch
.02 Durch Mediastinoskopie
  Exkl.: Mediastinoskopische Exzision einzelner mediastinaler Lymphknoten (5-401.7 ff.)
  Mediastinoskopische regionale mediastinale Lymphadenektomie (5-402.d)
.03 Durch Thorakoskopie
.0x Sonstige

5-342.1 Resektion
.11 Ohne Resektion an mediastinalen Organen
.12 Mit Lungenresektion
.13 Mit Perikardteilresektion
.14 Mit prothetischem Gefäßersatz
.15 Mit Lungenresektion und Gefäßersatz
.16 Mit Lungenresektion und Perikardteilresektion
.17 Mit Perikardteilresektion und Gefäßersatz
.18 Mit Lungen-, Perikardteilresektion und Gefäßersatz
.19 Mit Brustwandteilresektion
.1x Sonstige

5-342.2 Destruktion

5-342.x Sonstige

5-342.y N.n.bez.

5-343 **Exzision und Destruktion von (erkranktem) Gewebe der Brustwand**
Inkl.: Entnahme von Gewebe zur Transplantation

5-343.0 Exzision von Weichteilen
Exkl.: Inzision und Exzision an Haut und Unterhaut (5-89)
Exzision von Muskel, Sehne und Faszie (5-852 ff.)

5-343.1 Destruktion von Weichteilen
Exkl.: Destruktion von erkranktem Gewebe an Haut und Unterhaut (5-915 ff.)

5-343.2 ↔ Partielle Resektion am knöchernen Thorax, Rippe
Exkl.: Partielle Resektion der Rippe mit Rekonstruktion (5-346.60)

5-343.3 Partielle Resektion am knöchernen Thorax, Sternum
Exkl.: Partielle Resektion am Sternum mit Rekonstruktion (5-346.61)

5-343.4 ↔ Komplette Resektion am knöchernen Thorax, Rippe
Exkl.: Komplette Resektion der Rippe mit Rekonstruktion (5-346.62)

5-343.5 ↔ Komplette Resektion einer Halsrippe

5-343.6 Komplette Resektion am knöchernen Thorax, Sternum
Exkl.: Thorakoplastik (5-346.9 ff.)
Komplette Resektion am Sternum mit Rekonstruktion (5-346.63)

5-343.7 Brustwandteilresektion ohne plastische Deckung
Exkl.: Thorakoplastik
Komplette Resektion am Sternum mit Rekonstruktion (5-346.63)

5-343.x ↔ Sonstige

5-343.y N.n.bez.

5-344 Pleurektomie
Exkl.: Pleurektomie im Rahmen von Lungenresektion oder in Kombination mit Pneum(on)ektomie (5-32)

5-344.0 ↔ Dekortikation der Lunge [Resektion der viszeralen Pleura], offen chirurgisch
Exkl.: Pleurodese mit Dekortikation (5-345.1)

5-344.1 Pleurektomie, partiell, offen chirurgisch

.10 ↔ Lokal
Exkl.: Biopsie der Pleura durch Inzision (1-581.4)
Hinw.: Mit diesem Kode ist die Resektion umschriebener erkrankter Bezirke der Pleura zu kodieren

.11 ↔ Subtotal, viszeral
Hinw.: Mit diesem Kode ist die (sub)totale Pleurektomie der Pleura viszeralis aller Lungenlappen einer Seite zu kodieren

.12 ↔ Subtotal, parietal
Hinw.: Mit diesem Kode ist die (sub)totale Pleurektomie der Pleura parietalis der Pleura der Thoraxwand, des Mediastinums und des Zwerchfells einer Seite zu kodieren

.13 ↔ Subtotal, viszeral und parietal kombiniert
Hinw.: Mit diesem Kode ist die (sub)totale Pleurektomie der Pleura viszeralis aller Lungenlappen einer Seite und die (sub)totale Pleurektomie der Pleura parietalis der Pleura der Thoraxwand, des Mediastinums und des Zwerchfells einer Seite zu kodieren

5-344.2 ↔ Pleurektomie, total, offen chirurgisch

5-344.3 ↔ Dekortikation der Lunge [Resektion der viszeralen Pleura], thorakoskopisch
Exkl.: Pleurodese mit Dekortikation (5-345.4)

5-344.4 Pleurektomie, partiell, thorakoskopisch

.40 ↔ Lokal
Exkl.: Biopsie der Pleura durch Inzision (1-581.4)
Hinw.: Mit diesem Kode ist die Resektion umschriebener erkrankter Bezirke der Pleura zu kodieren

.41 ↔ Subtotal, viszeral
Hinw.: Mit diesem Kode ist die (sub)totale Pleurektomie der Pleura viszeralis aller Lungenlappen einer Seite zu kodieren

.42 ↔ Subtotal, parietal
Hinw.: Mit diesem Kode ist die (sub)totale Pleurektomie der Pleura parietalis der Pleura der Thoraxwand, des Mediastinums und des Zwerchfells einer Seite zu kodieren

.43 ↔ Subtotal, viszeral und parietal kombiniert
Hinw.: Mit diesem Kode ist die (sub)totale Pleurektomie der Pleura viszeralis aller Lungenlappen einer Seite und die (sub)totale Pleurektomie der Pleura parietalis der Pleura der Thoraxwand, des Mediastinums und des Zwerchfells einer Seite zu kodieren

5-344.5 ↔ Pleurektomie, total, thorakoskopisch

5-344.x ↔ Sonstige

5-344.y N.n.bez.

5-345 Pleurodese [Verödung des Pleuraspaltes]

5-345.0 ↔ Ohne Dekortikation, offen chirurgisch

5-345.1 ↔ Mit Dekortikation, offen chirurgisch

5-345.2 ↔ Durch Poudrage, offen chirurgisch

5-345.3 ↔ Ohne Dekortikation, thorakoskopisch

Kapitel 5: Operationen

5-345.4 ↔	Mit Dekortikation, thorakoskopisch
5-345.5 ↔	Durch Poudrage, thorakoskopisch
5-345.6 ↔	Durch Instillation
5-345.x ↔	Sonstige
5-345.y	N.n.bez.

5-346 Plastische Rekonstruktion der Brustwand
Hinw.: Eine durchgeführte Osteosynthese ist gesondert zu kodieren (5-786 ff.)

5-346.0	Naht (nach Verletzung), offen chirurgisch
5-346.1	Naht (nach Verletzung), thorakoskopisch
5-346.2	Verschluss einer Fistel, offen chirurgisch
5-346.3	Verschluss einer Fistel, thorakoskopisch
5-346.4	Sekundärer Verschluss einer Thorakotomie
5-346.6	Resektion am knöchernen Thorax mit Rekonstruktion

    .60 ↔ Partielle Resektion, Rippe
    .61   Partielle Resektion, Sternum
    .62 ↔ Komplette Resektion, Rippe
    .63   Komplette Resektion, Sternum
    .6x ↔ Sonstige

5-346.7   Knochenplastik und/oder Knochentransplantation
Hinw.: Die Entnahme eines Knochentransplantates ist gesondert zu kodieren (5-783 ff.)

5-346.8   Brustwandteilresektion mit plastischer Deckung
    .80   Durch autogenes Material
    .81   Durch alloplastisches Material
        Hinw.: Die Art des verwendeten Materials für Gewebeersatz oder Gewebeverstärkung ist gesondert zu kodieren (5-932 ff.)
    .82   Durch allogenes Material
    .8x   Sonstige

5-346.9   Thorakoplastik
    .90   Partiell
    .91   Komplett

5-346.a   Korrektur einer Brustkorbdeformität
    .a0   Trichterbrust, konventionell
    .a1   Trichterbrust, mit subkutaner Prothese
    .a2   Kielbrust
    .a3 ↔ Korrektur eines Rippenbuckels
        Inkl.: Rippenbuckelresektion nach Naravzevic
    .a4 ↔ Konkavseitige Rippenlösung und Korrektur eines Rippentals mit konkavseitiger Thorakoplastik
        Inkl.: Operation nach Stagnara oder Metz-Stavenhagen
    .a5   Konkavseitige Rippenköpfchenresektion
    .a6   Trichterbrust, Korrektur nach D. Nuss
    .ax ↔ Sonstige

5-346.b   Rekonstruktion der Brustwand mit Omentum
Exkl.: Omentumplastik (5-546.3)

5-346.c   Stabilisierung der Thoraxwand, offen chirurgisch, einseitig
Inkl.: Operation bei Rippenserienfraktur mit instabilem Thorax
Exkl.: Offene Reposition einer Sternumfraktur (5-349.0)
Hinw.: Die operierten Rippen sind zu addieren und es ist ein der Anzahl entsprechender Kode zu verwenden
    .c0   Mit Reposition und Osteosynthese, 1 Rippe
    .c1   Mit Reposition und Osteosynthese, 2 Rippen
    .c2   Mit Reposition und Osteosynthese, 3 bis 5 Rippen
    .c3   Mit Reposition und Osteosynthese, 6 oder mehr Rippen
    .cx   Sonstige
        Inkl.: Brustwandabstützung durch Metallbügel

5-346.d Stabilisierung der Thoraxwand, offen chirurgisch, beidseitig
   Inkl.: Operation bei Rippenserienfraktur mit instabilem Thorax
   Exkl.: Offene Reposition einer Sternumfraktur (5-349.0)
   Hinw.: Die operierten Rippen beider Seiten sind zu addieren und es ist ein der Anzahl entsprechender Kode zu verwenden
   .d0 Mit Reposition und Osteosynthese, 2 Rippen
   .d1 Mit Reposition und Osteosynthese, 3 bis 4 Rippen
   .d2 Mit Reposition und Osteosynthese, 5 bis 8 Rippen
   .d3 Mit Reposition und Osteosynthese, 9 oder mehr Rippen
   .dx Sonstige
   Inkl.: Brustwandabstützung durch Metallbügel

5-346.x ↔ Sonstige

5-346.y N.n.bez.

5-347 Operationen am Zwerchfell
   Exkl.: Verschluss einer Hernia diaphragmatica (5-538 ff.)

5-347.0 Inzision (Zwerchfellspaltung)

5-347.1 Naht (nach Verletzung), offen chirurgisch

5-347.2 Naht (nach Verletzung), thorakoskopisch

5-347.3 Exzision von erkranktem Gewebe
   .30 Ohne Verschluss durch alloplastisches Material
   .31 Mit Verschluss durch alloplastisches Material
   Hinw.: Die Art des verwendeten Materials für Gewebeersatz oder Gewebeverstärkung ist gesondert zu kodieren (5-932 ff.)

5-347.4 Zwerchfellplastik, partiell
   Inkl.: Zwerchfellraffung
   .40 Ohne alloplastisches Material
   .41 Mit alloplastischem Material
   Hinw.: Die Art des verwendeten Materials für Gewebeersatz oder Gewebeverstärkung ist gesondert zu kodieren (5-932 ff.)

5-347.5 Zwerchfellplastik, komplett
   .50 Ohne alloplastisches Material
   .51 Mit alloplastischem Material
   Hinw.: Die Art des verwendeten Materials für Gewebeersatz oder Gewebeverstärkung ist gesondert zu kodieren (5-932 ff.)

5-347.6 Implantation oder Wechsel eines Zwerchfellschrittmachers
   Exkl.: Implantation oder Wechsel eines Systems zur Stimulation des Zwerchfells über den Phrenikusnerv (5-059.cb, 5-059.db)
   Ersteinstellung eines Systems zur Stimulation des Zwerchfells über den Phrenikusnerv (8-631.4)
   Hinw.: Beim Wechsel eines temporären Zwerchfellschrittmachers in einen permanenten Zwerchfellschrittmacher ist die Entfernung mit 5-347.7 zu kodieren und die Implantation des permanenten Schrittmachers zusätzlich mit 5-347.62 oder 5-347.63
   .60 Implantation oder Wechsel eines temporären Zwerchfellschrittmachers mit Implantation oder Wechsel von Elektroden
   .61 Wechsel eines temporären Zwerchfellschrittmachers ohne Wechsel von Elektroden
   .62 Implantation oder Wechsel eines permanenten Zwerchfellschrittmachers mit Implantation oder Wechsel von Elektroden
   .63 Implantation oder Wechsel eines permanenten Zwerchfellschrittmachers ohne Implantation oder Wechsel von Elektroden

5-347.7 Entfernung eines Zwerchfellschrittmachers
   Inkl.: Elektrodenentfernung

5-347.x Sonstige

5-347.y N.n.bez.

5-349 Andere Operationen am Thorax
   Exkl.: Diagnostische Pleurapunktion (1-844)
   Therapeutische Pleurapunktion (8-152.1)

Kapitel 5: Operationen

5-349.0 Offene Reposition einer Sternumfraktur
Hinw.: Eine durchgeführte Osteosynthese ist gesondert zu kodieren (5-786 ff.)

5-349.1 Sequesterotomie an Rippe oder Sternum
Inkl.: Debridement
Entfernung eines Sequesters

5-349.2 Sequesterotomie an Rippe oder Sternum mit Einlegen eines Medikamententrägers

5-349.3 Entfernung von Osteosynthesematerial
Exkl.: Entfernung von Osteosynthesematerial an der Wirbelsäule (5-839.0)

5-349.4 Entnahme von Rippenknorpel zur Transplantation

5-349.5 Entfernung eines Implantates nach Korrektur einer Trichterbrust

5-349.6 Reoperation an Lunge, Bronchus, Brustwand, Pleura, Mediastinum oder Zwerchfell
Exkl.: Rethorakotomie mit Revision einer Bronchusstumpfinsuffizienz (5-321.3)
Hinw.: Dieser Kode ist ein Zusatzkode. Die durchgeführten Eingriffe sind gesondert zu kodieren

5-349.7 Operative Entfernung eines Verweilsystems zur Drainage der Pleurahöhle

5-349.x Sonstige

5-349.y N.n.bez.

Operationen am Herzen (5-35...5-37)

Exkl.: (Perkutan-)transluminale Gefäßintervention (8-836 ff.)
Perkutan-transluminale Koronarangioplastie (8-837.0 ff., 8-837.1 ff.)
Shuntoperationen zwischen großem und kleinem Kreislauf (5-390 ff.)

Hinw.: Die Anwendung mikrochirurgischer Technik ist, sofern nicht als eigener Kode angegeben, zusätzlich zu kodieren (5-984)
Die Anwendung von Lasertechnik ist, sofern nicht als eigener Kode angegeben, zusätzlich zu kodieren (5-985 ff.)
Anwendung von minimalinvasiver Technik ist, sofern nicht als eigener Kode angegeben, zusätzlich zu kodieren (5-986 ff.)
Die Anwendung eines OP-Roboters ist, sofern nicht als eigener Kode angegeben, zusätzlich zu kodieren (5-987 ff.)
Die Anwendung eines Navigationssystems ist, sofern nicht als eigener Kode angegeben, zusätzlich zu kodieren (5-988 ff.)
Die Durchführung der Operation im Rahmen der Versorgung einer Mehrfachverletzung ist zusätzlich zu kodieren (5-981)
Die Durchführung der Operation im Rahmen der Versorgung eines Polytraumas ist zusätzlich zu kodieren (5-982 ff.)
Die Durchführung einer Reoperation ist, sofern nicht als eigener Kode angegeben, zusätzlich zu kodieren (5-983)
Der vorzeitige Abbruch einer Operation ist zusätzlich zu kodieren (5-995)
Eine Volumenreduktion im Rahmen der Anwendung der Herz-Lungen-Maschine ist nicht gesondert zu kodieren
Eine durchgeführte Osteosynthese (außer Drahtcerclagen) ist gesondert zu kodieren (5-786 ff.)

5-35 Operationen an Klappen und Septen des Herzens und herznaher Gefäße
Hinw.: Die Anwendung der Herz-Lungen-Maschine ist, sofern nicht im Kode enthalten, gesondert zu kodieren (8-851 ff.)

5-350 **Valvulotomie**
Exkl.: Valvulotomie bei kongenitalen Klappenanomalien (5-358 ff.)
Valvulotomie im Rahmen einer Totalkorrektur einer Tetralogie nach Fallot (5-359.0)
Hinw.: Die Anwendung der Herz-Lungen-Maschine ist für die offene Valvulotomie im Kode enthalten
Wenn der Einsatz der Herz-Lungen-Maschine bei der offenen Valvulotomie in tiefer oder profunder Hypothermie erfolgt, ist der entsprechende Kode (8-851.40, 8-851.41, 8-851.50, 8-851.51) zusätzlich anzugeben
Wenn die Anwendung der Herz-Lungen-Maschine mit intraaortaler Ballonokklusion erfolgt, ist der entsprechende Kode aus dem Bereich 8-851 ff. zusätzlich anzugeben

5-350.0	Aortenklappe, geschlossen
5-350.1	Aortenklappe, offen
5-350.2	Mitralklappe, geschlossen
5-350.3	Mitralklappe, offen
5-350.4	Pulmonalklappe, geschlossen
5-350.5	Pulmonalklappe, offen
5-350.6	Trikuspidalklappe, geschlossen
5-350.7	Trikuspidalklappe, offen
5-350.x	Sonstige
5-350.y	N.n.bez.

5-351   Ersatz von Herzklappen durch Prothese
Hinw.: Die Anwendung der Herz-Lungen-Maschine ist im Kode enthalten
Wenn der Einsatz der Herz-Lungen-Maschine in tiefer oder profunder Hypothermie erfolgt, ist der entsprechende Kode (8-851.40, 8-851.41, 8-851.50, 8-851.51) zusätzlich anzugeben
Wenn die Anwendung der Herz-Lungen-Maschine mit intraaortaler Ballonokklusion erfolgt, ist der entsprechende Kode aus dem Bereich 8-851 ff. zusätzlich anzugeben
Eine gleichzeitig durchgeführte Valvuloplastik ist gesondert zu kodieren (5-353 ff.)
Bei Ersatz mehrerer Herzklappen ist jede Klappe einzeln zu kodieren
Die Art des Transplantates ist in der 6. Stelle nach folgender Liste zu kodieren:

1	Durch Allotransplantat
2	Durch Xenotransplantat (Bioprothese)
3	Durch Xenotransplantat, stentless
4	Durch Kunstprothese
5	Durch selbstexpandierendes Xenotransplantat, nahtfrei
6	Durch ballonexpandierendes Xenotransplantat mit Fixierungsnähten
7	Durch dezellularisiertes Allotransplantat mit klappentragender Gefäßprothese
8	Durch Allotransplantat mit klappentragender Gefäßprothese
9	Durch Xenotransplantat mit klappentragender Gefäßprothese
a	Durch Kunstprothese mit klappentragender Gefäßprothese
b	Durch Autotransplantat und Allotransplantat/Xenotransplantat (Ross-Operation)
c	Durch Autotransplantat und Allotransplantat/Xenotransplantat mit Erweiterungsplastik des linksventrikulären Ausflusstraktes (Ross-Konno-Operation)
d	Durch Autotransplantat und dezellularisiertes Allotransplantat mit klappentragender Gefäßprothese (Ross-Operation)
e	Durch Autotransplantat und dezellularisiertes Allotransplantat mit klappentragender Gefäßprothese mit Erweiterungsplastik des linksventrikulären Ausflusstraktes (Ross-Konno-Operation)
x	Sonstige

** 5-351.0	Aortenklappe
	Hinw.: Bei Ersatz der Aortenklappe durch Autotransplantat (Ross-(Konno-)Operation) ist der Ersatz der Pulmonalklappe im Kode enthalten
** 5-351.1	Mitralklappe, offen chirurgisch
	[6. Stelle: 1-4,x]
	Inkl.: Offen chirurgischer Ersatz der Mitralklappe mit Mini-Thorakotomie
** 5-351.2	Mitralklappe, thorakoskopisch
	[6. Stelle: 1-4,x]
** 5-351.3	Pulmonalklappe
	[6. Stelle: 1-4,7-a,x]
** 5-351.4	Trikuspidalklappe
	[6. Stelle: 1-4,x]
** 5-351.x	Sonstige
	[6. Stelle: 1-4,x]
5-351.y	N.n.bez.

Kapitel 5: Operationen

5-352 **Wechsel von Herzklappenprothesen**
Hinw.: Die Anwendung der Herz-Lungen-Maschine ist im Kode enthalten
Wenn der Einsatz der Herz-Lungen-Maschine in tiefer oder profunder Hypothermie erfolgt, ist der entsprechende Kode (8-851.40, 8-851.41, 8-851.50, 8-851.51) zusätzlich anzugeben
Wenn die Anwendung der Herz-Lungen-Maschine mit intraaortaler Ballonokklusion erfolgt, ist der entsprechende Kode aus dem Bereich 8-851 ff. zusätzlich anzugeben
Die Art des Wechsels ist in der 6. Stelle nach folgender Liste zu kodieren:
- 0 Xenotransplantat durch Kunstprothese
- 1 Kunstprothese durch Xenotransplantat
- 2 Kunstprothese durch Kunstprothese
- 3 Xenotransplantat durch Xenotransplantat
- 4 Xenotransplantat/Kunstprothese durch Kunstprothese mit klappentragender Gefäßprothese
- 6 Xenotransplantat/Kunstprothese durch selbstexpandierendes Xenotransplantat, nahtfrei
- 7 Xenotransplantat/Kunstprothese durch ballonexpandierendes Xenotransplantat mit Fixierungsnähten
- 8 Xenotransplantat/Kunstprothese durch dezellularisiertes Allotransplantat mit klappentragender Gefäßprothese
- 9 Dezellularisiertes Allotransplantat mit klappentragender Gefäßprothese durch dezellularisiertes Allotransplantat mit klappentragender Gefäßprothese
- a Xenotransplantat/Kunstprothese durch Xenotransplantat mit klappentragender Gefäßprothese
- b Xenotransplantat/Kunstprothese durch Allotransplantat mit klappentragender Gefäßprothese
- x Sonstige

** 5-352.0 Aortenklappe
** 5-352.1 Mitralklappe
[6. Stelle: 0-3,x]
** 5-352.2 Pulmonalklappe
[6. Stelle: 0-4,8-b,x]
** 5-352.3 Trikuspidalklappe
[6. Stelle: 0-3,x]
5-352.y N.n.bez.

5-353 **Valvuloplastik**
Exkl.: Valvuloplastik bei kongenitalen Klappenanomalien (5-358 ff.)
Hinw.: Die Anwendung der Herz-Lungen-Maschine ist im Kode enthalten
Wenn der Einsatz der Herz-Lungen-Maschine in tiefer oder profunder Hypothermie erfolgt, ist der entsprechende Kode (8-851.40, 8-851.41, 8-851.50, 8-851.51) zusätzlich anzugeben
Wenn die Anwendung der Herz-Lungen-Maschine mit intraaortaler Ballonokklusion erfolgt, ist der entsprechende Kode aus dem Bereich 8-851 ff. zusätzlich anzugeben
Ein gleichzeitig durchgeführter Herzklappenersatz ist gesondert zu kodieren (5-351 ff.)

5-353.0 Aortenklappe, Raffung
5-353.1 Mitralklappe, Anuloplastik
5-353.2 Mitralklappe, Segelrekonstruktion
5-353.3 Pulmonalklappe, Anuloplastik
5-353.4 Trikuspidalklappe, Anuloplastik
5-353.5 Trikuspidalklappe, Segelrekonstruktion
5-353.6 Aortenklappe, Anuloplastik mit Implantat
5-353.7 Aortenklappe, Taschenrekonstruktion
5-353.x Sonstige
5-353.y N.n.bez.

5-354 Andere Operationen an Herzklappen

Hinw.: Die Anwendung der Herz-Lungen-Maschine ist im Kode enthalten
Wenn der Einsatz der Herz-Lungen-Maschine in tiefer oder profunder Hypothermie erfolgt, ist der entsprechende Kode (8-851.40, 8-851.41, 8-851.50, 8-851.51) zusätzlich anzugeben
Wenn die Anwendung der Herz-Lungen-Maschine mit intraaortaler Ballonokklusion erfolgt, ist der entsprechende Kode aus dem Bereich 8-851 ff. zusätzlich anzugeben

5-354.0 Aortenklappe
- .01 Exploration (mit Thrombektomie)
- .02 Subvalvuläre fibröse Resektion
- .03 Subvalvuläre muskuläre Resektion
- .04 Supravalvuläre Resektion
- .05 Prothesenrefixation
- .06 Entkalkung
- .0a Rekonstruktion der Aortenwurzel mit Implantation einer Gefäßprothese nach David
- .0b Rekonstruktion der Aortenwurzel mit Implantation einer Gefäßprothese nach Yacoub
- .0x Sonstige

5-354.1 Mitralklappe
- .11 Exploration (mit Thrombektomie)
- .12 Rekonstruktion Chordae tendineae und/oder Papillarmuskeln
- .13 Prothesenrefixation
- .14 Entkalkung
- .1x Sonstige

5-354.2 Pulmonalklappe
- .21 Exploration (mit Thrombektomie)
- .22 Subvalvuläre fibröse Resektion
- .23 Subvalvuläre muskuläre Resektion
- .24 Supravalvuläre Resektion
- .25 Prothesenrefixation
- .26 Entkalkung
- .2x Sonstige

5-354.3 Trikuspidalklappe
- .31 Exploration (mit Thrombektomie)
- .32 Rekonstruktion Chordae tendineae und/oder Papillarmuskeln
- .33 Prothesenrefixation
- .34 Entkalkung
- .3x Sonstige

5-354.x Sonstige

5-354.y N.n.bez.

5-355 Herstellung und Vergrößerung eines Septumdefektes des Herzens

Hinw.: Die Anwendung der Herz-Lungen-Maschine ist im Kode enthalten
Wenn der Einsatz der Herz-Lungen-Maschine in tiefer oder profunder Hypothermie erfolgt, ist der entsprechende Kode (8-851.40, 8-851.41, 8-851.50, 8-851.51) zusätzlich anzugeben
Wenn die Anwendung der Herz-Lungen-Maschine mit intraaortaler Ballonokklusion erfolgt, ist der entsprechende Kode aus dem Bereich 8-851 ff. zusätzlich anzugeben

5-355.0 Vergrößerung eines bestehenden Septumdefektes

5-355.1 Herstellung eines Septumdefektes (Blalock-Hanlon)

5-355.x Sonstige

5-355.y N.n.bez.

Kapitel 5: Operationen

5-356 **Plastische Rekonstruktion des Herzseptums bei angeborenen Herzfehlern**
Exkl.: Verschluss eines erworbenen Ventrikelseptumdefektes (5-374.6)
Verschluss eines erworbenen Vorhofseptumdefektes (5-374.7)
Verschluss eines Septumdefektes im Rahmen einer Fallot-Korrektur (5-359.0)
Hinw.: Die Anwendung der Herz-Lungen-Maschine ist im Kode enthalten
Wenn der Einsatz der Herz-Lungen-Maschine in tiefer oder profunder Hypothermie erfolgt, ist der entsprechende Kode (8-851.40, 8-851.41, 8-851.50, 8-851.51) zusätzlich anzugeben
Wenn die Anwendung der Herz-Lungen-Maschine mit intraaortaler Ballonokklusion erfolgt, ist der entsprechende Kode aus dem Bereich 8-851 ff. zusätzlich anzugeben

- 5-356.0 Vorhofseptumdefekt, Verschluss n.n.bez.
- 5-356.1 Vorhofseptumdefekt, Verschluss partiell
- 5-356.2 Vorhofseptumdefekt, Verschluss total
- 5-356.3 Ventrikelseptumdefekt, Verschluss n.n.bez.
- 5-356.4 Ventrikelseptumdefekt, Verschluss partiell
- 5-356.5 Ventrikelseptumdefekt, Verschluss total
- 5-356.6 Atrioventrikulärer Defekt, n.n.bez., Korrektur
- 5-356.7 Atrioventrikulärer Defekt, partiell, Korrektur
- 5-356.8 Atrioventrikulärer Defekt, total, Korrektur
- 5-356.x Sonstige
- 5-356.y N.n.bez.

5-357 **Operationen bei kongenitalen Gefäßanomalien**
Hinw.: Die Verwendung eines dezellularisierten Allotransplantats ist gesondert zu kodieren (5-930.22)

- 5-357.0 Ductus arteriosus apertus (Botalli)
- 5-357.1 Aortenisthmus(stenose)
- 5-357.2 A. lusoria
- 5-357.3 A. pulmonalis (Schlingen)
  Exkl.: Shuntoperationen zwischen großem und kleinem Kreislauf (5-390 ff.)
- 5-357.4 V. cava
- 5-357.5 V. pulmonalis
- 5-357.6 Koronargefäße
  Inkl.: Inzision einer koronaren Muskelbrücke
  Korrektur von fehlmündenden Koronararterien
- 5-357.7 Unterbrochener Aortenbogen
- 5-357.8 Kollateralgefäße, Unifokalisierung
- 5-357.9 Durchtrennung des Lig. arteriosum bei Kompression der intrathorakalen Trachea
- 5-357.x Sonstige
- 5-357.y N.n.bez.

5-358 **Operationen bei kongenitalen Klappenanomalien des Herzens**
Exkl.: Operationen im Rahmen einer Fallot-Korrektur (5-359.0)
Hinw.: Bei Ersatz mehrerer Herzklappen ist jede Klappe einzeln zu kodieren
Die Art der Operation ist in der 6. Stelle nach folgender Liste zu kodieren:
- 0 Klappenrekonstruktion
- 1 Klappenersatz durch Allotransplantat
- 2 Klappenersatz durch Xenotransplantat (Bioprothese)
- 3 Klappenersatz durch Xenotransplantat, stentless
- 4 Klappenersatz durch Kunstprothese
- 6 Klappenersatz durch Autotransplantat und Allotransplantat/Xenotransplantat (Ross-Operation)
- 7 Klappenersatz durch Autotransplantat und Allotransplantat/Xenotransplantat mit Erweiterungsplastik des linksventrikulären Ausflusstraktes (Ross-Konno-Operation)
- 8 Valvulotomie, offen chirurgisch
- 9 Klappenersatz durch dezellularisiertes Allotransplantat mit klappentragender Gefäßprothese

		a	Klappenersatz durch Xenotransplantat mit klappentragender Gefäßprothese

        a   Klappenersatz durch Xenotransplantat mit klappentragender Gefäßprothese
        b   Klappenersatz durch Kunstprothese mit klappentragender Gefäßprothese
        c   Klappenersatz durch Allotransplantat mit klappentragender Gefäßprothese
        d   Klappenersatz durch Autotransplantat und dezellularisiertes Allotransplantat mit klappentragender Gefäßprothese (Ross-Operation)
        e   Klappenersatz durch Autotransplantat und dezellularisiertes Allotransplantat mit klappentragender Gefäßprothese mit Erweiterungsplastik des linksventrikulären Ausflusstraktes (Ross-Konno-Operation)
        x   Sonstige

** 5-358.0   Aortenklappe
Hinw.: Bei Ersatz der Aortenklappe durch Autotransplantat (Ross-(Konno-)Operation) ist der Ersatz der Pulmonalklappe im Kode enthalten

** 5-358.1   Mitralklappe
[6. Stelle: 0-4,8,a-c,x]

** 5-358.2   Pulmonalklappe
[6. Stelle: 0-4,8-c,x]

** 5-358.3   Trikuspidalklappe
[6. Stelle: 0-4,8,a-c,x]

** 5-358.4   AV-Klappe
[6. Stelle: 0-4,8,a-c,x]

** 5-358.5   Truncusklappe
[6. Stelle: 0-4,8,a-c,x]

5-358.y   N.n.bez.

5-359   **Andere Operationen am Herzen bei kongenitalen Anomalien**
Hinw.: Die Verwendung eines dezellularisierten Allotransplantats ist gesondert zu kodieren (5-930.22)

5-359.0   Totalkorrektur einer Tetralogie nach Fallot

5-359.1   Korrektur einer Transposition der großen Arterien (TGA)
    .10   Atriale Switch-Operation
    .11   Arterielle Switch-Operation
    .12   Double Switch-Operation
    .1x   Sonstige

5-359.2   Korrektur einer Lungenvenenfehlmündung
    .20   Total
    .21   Partiell

5-359.3   Korrektur eines Double-outlet-right-ventricle
    .30   Fallot-Typ
    .31   Nicht Fallot-Typ

5-359.4   Korrektur eines Double-outlet-left-ventricle

5-359.5   Korrektur eines Truncus arteriosus
Hinw.: Die Korrektur einer Aortenisthmusstenose ist gesondert zu kodieren (5-357.1)

5-359.6   Operation an einem funktionell/morphologisch univentrikulären Herzen
    .60   Glenn-Operation, unidirektional
    .61   Glenn-Operation, bidirektional
    .62   Glenn-Operation, bilateral
    .63   Fontan-Typ-Operation, intrakardialer Tunnel
    .64   Fontan-Typ-Operation, extrakardialer Tunnel
    .65   Fontan-Typ-Operation, sonstige
    .66   Damus-Kaye-Stansel-Operation
    .67   Norwood-Typ-Operation
    .6x   Sonstige

5-359.7   Korrektur eines Cor triatriatum

5-359.8   Korrektur eines Absent Pulmonary Valve Syndrom

5-359.x   Sonstige

5-359.y   N.n.bez.

Kapitel 5: Operationen

5-35a **Minimalinvasive Operationen an Herzklappen**
Exkl.: Endovaskuläre Implantation einer Stent-Prothese mit Klappenfunktion in die V. cava (5-38a.91, 5-38a.92)
Hinw.: Die Anwendung der transösophagealen Echokardiographie ist im Kode enthalten
Die intraoperative Anwendung eines Embolieprotektionssystems ist gesondert zu kodieren (5-39a.0)

5-35a.0 Implantation eines Aortenklappenersatzes
Hinw.: Die Anwendung spezieller Methoden bei minimalinvasivem Aortenklappenersatz ist gesondert zu kodieren (5-35b.1 ff.)

.05 Endovaskulär
.06 Transapikal

5-35a.1 Implantation eines Pulmonalklappenersatzes

.10 Endovaskulär
.11 Transapikal

5-35a.3 Implantation eines Mitralklappenersatzes
Hinw.: Die Anwendung spezieller Methoden bei minimalinvasivem Mitralklappenersatz ist gesondert zu kodieren (5-35b.2 ff.)

.30 Endovaskulär
.33 Transapikal

5-35a.4 Mitralklappenrekonstruktion

.40 Mitralklappensegelplastik, transarteriell
Inkl.: Transarterielle ventrikuläre Mitralklappenrekonstruktion

.41 Mitralklappensegelplastik, transvenös
Inkl.: Transvenöse Clip-Rekonstruktion der Mitralklappe
Hinw.: Die Anzahl der Clips ist gesondert zu kodieren (5-35b.0 ff.)

.42 Mitralklappensegelplastik, transapikal
Inkl.: Implantation von Neochordae (PTFE)

.43 Mitralklappenanuloplastik, transarteriell
Inkl.: Mitralklappenanulorhaphie mit Naht

.44 Mitralklappenanuloplastik, transvenös
Inkl.: Mitralklappenanulorhaphie mit Band

.45 Mitralklappenanuloplastik, über den Koronarsinus
Inkl.: Mitralklappenanulorhaphie mit Spange

.4x Sonstige

5-35a.5 Endovaskuläre Trikuspidalklappenrekonstruktion

.50 Trikuspidalklappensegelplastik, transvenös
Inkl.: Transvenöse Clip-Rekonstruktion der Trikuspidalklappe
Hinw.: Die Anzahl der Clips ist gesondert zu kodieren (5-35b.0 ff.)

.51 Trikuspidalklappenanuloplastik, transvenös
Inkl.: Trikuspidalklappenanulorhaphie mit Band

.5x Sonstige

5-35a.7 Verschluss einer paravalvulären Leckage, transapikal
Exkl.: Perkutan-transluminaler Verschluss einer paravalvulären Leckage (8-83d.7)
Hinw.: Die Verwendung von Okkludern ist gesondert zu kodieren (8-83b.r ff.)

5-35a.x Sonstige
5-35a.y N.n.bez.

5-35b **Zusatzinformationen zu Operationen an Herzklappen**
Hinw.: Die folgenden Positionen sind ausschließlich zur Kodierung von Zusatzinformationen zu Operationen an Herzklappen zu benutzen, sofern sie nicht schon im Kode selbst enthalten sind. Sie dürfen nicht als selbständige Kodes benutzt werden und sind nur im Sinne einer Zusatzkodierung zulässig

5-35b.0 Anzahl der Clips bei einer transvenösen Mitral- oder Trikuspidalklappensegelplastik
Hinw.: Diese Kodes können zusätzlich zu den Kodes 5-35a.41 und 5-35a.50 angegeben werden

.00 1 Clip
.01 2 Clips
.02 3 Clips
.03 4 Clips
.04 5 oder mehr Clips

Kapitel 5: Operationen

5-35b.1 Anwendung spezieller Methoden bei minimalinvasivem Aortenklappenersatz
Hinw.: Diese Kodes sind nur anzugeben, wenn bei einem der unter 5-35a.0 ff. aufgeführten Verfahren zum minimalinvasiven Aortenklappenersatz die Anwendung einer speziellen Methode erfolgt
.10 Anwendung eines perkutanen apikalen Zugangs- und Verschlusssystems
.11 Anwendung eines primär ballonexpandierbaren Implantates
.12 Anwendung eines primär selbstexpandierenden Implantates
.1x Sonstige

5-35b.2 Anwendung spezieller Methoden bei minimalinvasivem Mitralklappenersatz
Hinw.: Diese Kodes sind nur anzugeben, wenn bei einem der unter 5-35a.3 ff. aufgeführten Verfahren zum minimalinvasiven Mitralklappenersatz die Anwendung einer speziellen Methode erfolgt
.20 Anwendung eines perkutanen apikalen Zugangs- und Verschlusssystems
.21 Anwendung eines apikalen Verankerungssystems
.2x Sonstige

5-36 Operationen an den Koronargefäßen
Exkl.: Operationen bei kongenitalen Gefäßanomalien (5-357 ff.)
Hinw.: Die Anwendung der Herz-Lungen-Maschine ist, sofern nicht im Kode enthalten, gesondert zu kodieren (8-851 ff.)
Die Art des Transplantates ist für die Kodes 5-361 ff. und 5-362 ff. nach folgender Liste zu kodieren:
3 Mit autogenen Arterien
5 Mit Xenotransplantat
6 Mit Prothese
7 Mit autogenen Venen ohne externes Stabilisierungsnetz
8 Mit autogenen Venen mit externem Stabilisierungsnetz
x Sonstige

5-360 **Desobliteration (Endarteriektomie) der Koronararterien**
Inkl.: Laserdesobliteration
Offene Ballon-Angioplastie
Thrombendarteriektomie (TEA)
Anwendung eines Embolieprotektionssystems
Exkl.: Perkutan-transluminale Gefäßintervention an Herz und Koronargefäßen (8-837 ff.)
(Perkutan-)transluminale Gefäßintervention an Gefäßen des Lungenkreislaufes (8-838 ff.)

5-360.0 Endarteriektomie, offen chirurgisch
5-360.1 Endarteriektomie, offen chirurgisch, mit Patch
5-360.2 Endarteriektomie, offen chirurgisch, mit Einbringen eines Stents in eine Koronararterie
5-360.3 Endarteriektomie, offen chirurgisch, mit Einbringen von zwei Stents in eine Koronararterie
5-360.4 Endarteriektomie, offen chirurgisch, mit Einbringen eines Stents in mehrere Koronararterien
5-360.x Sonstige
5-360.y N.n.bez.

5-361 **Anlegen eines aortokoronaren Bypass**
Hinw.: Die Anwendung der Herz-Lungen-Maschine ist im Kode enthalten
Wenn der Einsatz der Herz-Lungen-Maschine in tiefer oder profunder Hypothermie erfolgt, ist der entsprechende Kode (8-851.40, 8-851.41, 8-851.50, 8-851.51) zusätzlich anzugeben
Eine gleichzeitig durchgeführte Aneurysmaresektion ist gesondert zu kodieren (5-369.1)
Die offen chirurgische Entnahme eines Gefäßes zur Transplantation ist im Kode enthalten
Die endoskopische Entnahme eines Gefäßes zur Transplantation ist gesondert zu kodieren (5-38b ff.)
Die Art der Konditionierung von entnommenen Gefäßen zur Transplantation ist gesondert zu kodieren (5-93a ff.)
Die Art des Transplantates ist in der 6. Stelle nach der Liste vor Kode 5-360 zu kodieren

** 5-361.0 Bypass einfach
** 5-361.1 Bypass zweifach
** 5-361.2 Bypass dreifach
** 5-361.3 Bypass vierfach

OPS Version 2024

Kapitel 5: Operationen

** 5-361.4 Bypass fünffach
** 5-361.5 Bypass sechsfach oder mehr
    5-361.y N.n.bez.

5-362 Anlegen eines aortokoronaren Bypass durch minimalinvasive Technik
Hinw.: Die Anwendung der Herz-Lungen-Maschine ist gesondert zu kodieren (8-851 ff.)
Die offen chirurgische Entnahme eines Gefäßes zur Transplantation ist im Kode enthalten
Die endoskopische Entnahme eines Gefäßes zur Transplantation ist gesondert zu kodieren (5-38b ff.)
Die Art der Konditionierung von entnommenen Gefäßen zur Transplantation ist gesondert zu kodieren (5-93a ff.)
Die Art des Transplantates ist in der 6. Stelle nach der Liste vor Kode 5-360 zu kodieren

** 5-362.0 Bypass einfach, durch Sternotomie
[6. Stelle: 3,5-7,x]

** 5-362.1 Bypass einfach, durch Thorakotomie
[6. Stelle: 3,5-7,x]

** 5-362.2 Bypass einfach, durch Endoskopie
[6. Stelle: 3,5-7,x]
Inkl.: Telemanipulator

** 5-362.3 Bypass zweifach, durch Sternotomie
[6. Stelle: 3,5-7,x]

** 5-362.4 Bypass zweifach, durch Thorakotomie
[6. Stelle: 3,5-7,x]

** 5-362.5 Bypass zweifach, durch Endoskopie
[6. Stelle: 3,5-7,x]
Inkl.: Telemanipulator

** 5-362.6 Bypass dreifach, durch Sternotomie
[6. Stelle: 3,5-7,x]

** 5-362.7 Bypass dreifach, durch Thorakotomie
[6. Stelle: 3,5-7,x]

** 5-362.8 Bypass dreifach, durch Endoskopie
[6. Stelle: 3,5-7,x]
Inkl.: Telemanipulator

** 5-362.9 Bypass vierfach, durch Sternotomie
[6. Stelle: 3,5-7,x]

** 5-362.a Bypass vierfach, durch Thorakotomie
[6. Stelle: 3,5-7,x]

** 5-362.b Bypass vierfach, durch Endoskopie
[6. Stelle: 3,5-7,x]
Inkl.: Telemanipulator

** 5-362.c Bypass fünffach, durch Sternotomie
[6. Stelle: 3,5-7,x]

** 5-362.d Bypass fünffach, durch Thorakotomie
[6. Stelle: 3,5-7,x]

** 5-362.e Bypass fünffach, durch Endoskopie
[6. Stelle: 3,5-7,x]
Inkl.: Telemanipulator

** 5-362.f Bypass sechsfach oder mehr, durch Sternotomie
[6. Stelle: 3,5-7,x]

** 5-362.g Bypass sechsfach oder mehr, durch Thorakotomie
[6. Stelle: 3,5-7,x]

** 5-362.h Bypass sechsfach oder mehr, durch Endoskopie
[6. Stelle: 3,5-7,x]
Inkl.: Telemanipulator

** 5-362.x Sonstige
[6. Stelle: 3,5-7,x]

    5-362.y N.n.bez.

5-363	**Andere Revaskularisation des Herzens**
	Hinw.: Die Art der Konditionierung von entnommenen Gefäßen zur Transplantation ist gesondert zu kodieren (5-93a ff.)
5-363.0	Koronararterienpatch
	Exkl.: Koronararterienpatch kombiniert mit Endarteriektomie (5-360.1)
5-363.1	Koronararterienbypass-Revision
5-363.2	Koronararterienbypass-Neuanlage
5-363.3	Koronararterientransposition
5-363.4	Revaskularisation mit freiem A. mammaria interna-Transplantat (IMA-Transplantat)
5-363.5	Implantation der A. mammaria interna in das Herzmuskelgewebe
5-363.6	Transmyokardiale Laserrevaskularisation (TMLR)
5-363.x	Sonstige
5-363.y	N.n.bez.
5-364	**Anwendung eines mechanischen Anastomosensystems bei Operationen an den Koronargefäßen**
	Hinw.: Diese Kodes sind Zusatzkodes und zu den jeweiligen Operationskodes aus dem Bereich 5-36 anzuwenden
	Die Anwendung von mechanischen Anastomosensystemen zur Anlage proximaler Anastomosen und die Anwendung von mechanischen Anastomosensystemen zur Anlage distaler Anastomosen sind getrennt zu kodieren
5-364.0	Anwendung eines mechanischen Anastomosensystems, proximal (an der Aorta)
	.00 1 Anastomose
	.01 2 Anastomosen
	.02 3 oder mehr Anastomosen
5-364.1	Anwendung eines mechanischen Anastomosensystems, distal (an den Koronargefäßen)
	.10 1 Anastomose
	.11 2 Anastomosen
	.12 3 Anastomosen
	.13 4 Anastomosen
	.14 5 oder mehr Anastomosen
5-369	**Andere Operationen an den Koronargefäßen**
5-369.0	Naht (nach Verletzung)
5-369.1	Korrektur eines Aneurysmas
5-369.2	Verschluss einer erworbenen koronaren Fistel
5-369.3	Rekonstruktion des Koronarostiums
5-369.4	Sympathektomie der Koronararterien
5-369.5	Verschluss von Kollateralgefäßen
5-369.x	Sonstige
5-369.y	N.n.bez.

5-37   Rhythmuschirurgie und andere Operationen an Herz und Perikard

Hinw.: Die Anwendung der Herz-Lungen-Maschine ist, sofern nicht im Kode enthalten, gesondert zu kodieren (8-851 ff.)

5-370	**Perikardiotomie und Kardiotomie**
5-370.0	Perikarddrainage
5-370.1	Perikardiotomie
5-370.2	Adhäsiolyse am Perikard
5-370.3	Kardiotomie
	Inkl.: Thrombektomie
	Fremdkörperentfernung
5-370.4	Epikardiale Inzision

5-370.5	Endokardiale Inzision	
5-370.6	Epimyokardiale Inzision	
5-370.x	Sonstige	
5-370.y	N.n.bez.	

5-371 Chirurgische ablative Maßnahmen bei Herzrhythmusstörungen

5-371.3 Endokardial
- .30 Durch unipolare konventionelle Radiofrequenzablation
- .31 Durch unipolare gekühlte Radiofrequenzablation
- .32 Durch bipolare Radiofrequenzablation
- .33 Durch Kryoablation
- .34 Durch Mikrowellenablation
- .35 Durch Hochfrequenzultraschallablation
- .36 Durch Laserablation
- .3x Durch sonstige Energiequellen

5-371.4 Epikardial, offen chirurgisch
- .40 Durch unipolare konventionelle Radiofrequenzablation
- .41 Durch unipolare gekühlte Radiofrequenzablation
- .42 Durch bipolare Radiofrequenzablation
- .43 Durch Kryoablation
- .44 Durch Mikrowellenablation
- .45 Durch Hochfrequenzultraschallablation
- .46 Durch Laserablation
- .4x Durch sonstige Energiequellen

5-371.5 Epikardial, endoskopisch
- .50 Durch unipolare konventionelle Radiofrequenzablation
- .51 Durch unipolare gekühlte Radiofrequenzablation
- .52 Durch bipolare Radiofrequenzablation
- .53 Durch Kryoablation
- .54 Durch Mikrowellenablation
- .55 Durch Hochfrequenzultraschallablation
- .56 Durch Laserablation
- .5x Durch sonstige Energiequellen

5-371.x Sonstige
5-371.y N.n.bez.

5-372 Exzision und Destruktion von erkranktem Gewebe des Perikardes und Perikardektomie

5-372.0 Lokale Exzision, offen chirurgisch
Exkl.: Biopsie am Perikard durch Inzision (1-580.1)

5-372.1 Lokale Exzision, thorakoskopisch
5-372.2 Perikardektomie, partiell (Perikardfenster), offen chirurgisch
5-372.3 Perikardektomie, partiell (Perikardfenster), thorakoskopisch
5-372.4 Perikardektomie, subtotal
5-372.5 Perikardektomie, total (Dekortikation)
5-372.6 Perikardpatchentnahme
5-372.7 Destruktion
5-372.x Sonstige
5-372.y N.n.bez.

5-373 Exzision und Destruktion von erkranktem Gewebe des Herzens

5-373.0 Exzision am Vorhof
5-373.1 Exzision am Ventrikel
5-373.2 Partielle linksventrikuläre Reduktionsplastik (Batista)
5-373.3 Resektion eines Aneurysmas, am Vorhof

Kapitel 5: Operationen

5-373.4	Resektion eines Aneurysmas, am Ventrikel
5-373.5	MAZE-Verfahren (Alternative Verfahren)
5-373.6	Exzision am Reizleitungssystem, am Ventrikel
5-373.7	Destruktion am Reizleitungssystem, am Vorhof *Exkl.:* Radiofrequenzablation durch Katheterisierung (8-835 ff.)
5-373.8	Destruktion am Reizleitungssystem, am Ventrikel *Exkl.:* Radiofrequenzablation durch Katheterisierung (8-835 ff.)
5-373.x	Sonstige
5-373.y	N.n.bez.

5-374 Rekonstruktion des Perikardes und des Herzens

Exkl.: Plastische Rekonstruktion des Herzseptums bei angeborenen Herzfehlern (5-356 ff.)
Hinw.: Die Anwendung der Herz-Lungen-Maschine ist im Kode enthalten
Wenn der Einsatz der Herz-Lungen-Maschine in tiefer oder profunder Hypothermie erfolgt, ist der entsprechende Kode (8-851.40, 8-851.41, 8-851.50, 8-851.51) zusätzlich anzugeben
Wenn die Anwendung der Herz-Lungen-Maschine mit intraaortaler Ballonokklusion erfolgt, ist der entsprechende Kode aus dem Bereich 8-851 ff. zusätzlich anzugeben

5-374.0	Naht des Perikardes (nach Verletzung)
5-374.1	Plastische Rekonstruktion des Perikardes ohne Implantat
5-374.2	Plastische Rekonstruktion des Perikardes mit Implantat
5-374.3	Naht des Myokardes (nach Verletzung)
5-374.4	Plastische Rekonstruktion des Myokardes ohne Implantat
5-374.5	Plastische Rekonstruktion des Myokardes mit Implantat *Exkl.:* Plastische Rekonstruktion des Myokardes mit myokardialem Verankerungssystem (5-374.8)
5-374.6	Verschluss eines erworbenen Ventrikelseptumdefektes (z.B. nach Herzinfarkt)
5-374.7	Verschluss eines erworbenen Vorhofseptumdefektes
5-374.8	Plastische Rekonstruktion des Myokardes mit myokardialem Verankerungssystem *Exkl.:* Minimalinvasive plastische Rekonstruktion des Myokardes mit myokardialem Verankerungssystem, Hybrideingriff (5-37a.1)
5-374.x	Sonstige
5-374.y	N.n.bez.

5-375 Herz- und Herz-Lungen-Transplantation

Hinw.: Die Anwendung der Herz-Lungen-Maschine ist im Kode enthalten
Wenn der Einsatz der Herz-Lungen-Maschine in tiefer oder profunder Hypothermie erfolgt, ist der entsprechende Kode (8-851.40, 8-851.41, 8-851.50, 8-851.51) zusätzlich anzugeben
Wenn die Anwendung der Herz-Lungen-Maschine mit intraaortaler Ballonokklusion erfolgt, ist der entsprechende Kode aus dem Bereich 8-851 ff. zusätzlich anzugeben
Die Art der Konservierung von Organtransplantaten ist gesondert zu kodieren (5-939 ff.)

5-375.0	Herztransplantation, orthotop
5-375.1	Herztransplantation, heterotop (Assistenzherz)
5-375.2	Herz-Lungen-Transplantation (En-bloc)
5-375.3	Herz-Retransplantation während desselben stationären Aufenthaltes
5-375.4	Herz-Lungen-Retransplantation (En-bloc) während desselben stationären Aufenthaltes
5-375.y	N.n.bez.

5-376	**Implantation und Entfernung eines herzunterstützenden Systems, offen chirurgisch**
	Exkl.: Perkutane Einführung einer intraaortalen Ballonpumpe (8-839.0)
	Endovaskuläre Implantation oder Entfernung einer extrakorporalen Zentrifugalpumpe zur Kreislaufunterstützung (8-839.a ff.)
	Endovaskuläre Implantation oder Entfernung einer parakorporalen pulsatilen Membranpumpe mit integrierter Gegenpulsation zur Kreislaufunterstützung (8-839.b ff.)
	Hinw.: Bei einem isolierten, nicht offen chirurgischen Pumpenwechsel ist der Kode entsprechend der neu eingesetzten Pumpe zu wählen
	Die Anwendung der ECMO ist gesondert zu kodieren (8-852 ff.)

5-376.0 **Intraaortale Ballonpumpe**
Hinw.: Die Dauer der Behandlung mit einer intraaortalen Ballonpumpe ist gesondert zu kodieren (8-83a.0 ff.)
.00 Implantation
.01 Entfernung

5-376.2 **Extrakorporale Pumpe (z.B. Kreiselpumpe oder Zentrifugalpumpe), univentrikulär**
Hinw.: Die Dauer der Behandlung mit einer extrakorporalen univentrikulären Pumpe ist gesondert zu kodieren (8-83a.1 ff.)
.20 Implantation, mit Sternotomie
.21 Entfernung, mit Sternotomie
.22 Isolierter Pumpenwechsel, nicht offen chirurgisch
.23 Implantation, transapikal
.24 Entfernung, transapikal

5-376.3 **Extrakorporale Pumpe (z.B. Kreiselpumpe oder Zentrifugalpumpe), biventrikulär**
Hinw.: Die Dauer der Behandlung mit einer extrakorporalen biventrikulären Pumpe ist gesondert zu kodieren (8-83a.2 ff.)
.30 Implantation
.31 Entfernung
.33 Isolierter Pumpenwechsel einer Pumpe, nicht offen chirurgisch
.34 Isolierter Pumpenwechsel beider Pumpen, nicht offen chirurgisch

5-376.4 **Intrakorporale Pumpe, univentrikulär**
.40 Implantation
.41 Entfernung

5-376.5 **Intrakorporale Pumpe, biventrikulär**
.50 Implantation
.51 Entfernung

5-376.6 **Kunstherz (totaler Herzersatz)**
.60 Implantation
.61 Entfernung

5-376.7 **Parakorporale Pumpe, univentrikulär**
Exkl.: Zentrifugal- oder Kreiselpumpen zur Kurzzeitunterstützung (5-376.2 ff.)
.70 Implantation
.71 Entfernung
.72 Isolierter Pumpenwechsel, nicht offen chirurgisch

5-376.8 **Parakorporale Pumpe, biventrikulär**
Exkl.: Zentrifugal- oder Kreiselpumpen zur Kurzzeitunterstützung (5-376.3 ff.)
.80 Implantation
.81 Entfernung
.83 Isolierter Pumpenwechsel einer Pumpe, nicht offen chirurgisch
.84 Isolierter Pumpenwechsel beider Pumpen, nicht offen chirurgisch

5-376.9 **Permanent implantierbares extra-aortales Herzunterstützungssystem**
.90 Implantation
.91 Wechsel des Gesamtsystems
.92 Isolierter Wechsel der Verbindungsleitung
Hinw.: Die Verbindungsleitung enthält die Luftleitung zur Manschette und das Kabel für die EKG-Elektrode
.93 Isolierter Wechsel der epikardialen EKG-Elektrode und der Verbindungsleitung
.94 Entfernung
.9x Sonstige

5-376.x Sonstige

5-376.y N.n.bez.

Kapitel 5: Operationen

5-377   Implantation eines Herzschrittmachers, Defibrillators und Ereignis-Rekorders
Inkl.:   Sonden bei den Kodes 5-377.1 bis 5-377.8
Hinw.:   Die Verwendung eines Herzschrittmachers oder Defibrillators mit zusätzlicher Mess- oder Stimulationsfunktion ist gesondert zu kodieren (5-377.f ff., 5-377.h ff.)
Die Verwendung eines MRT-fähigen Herzschrittmachers ist gesondert zu kodieren (5-934.0)

5-377.1   Schrittmacher, Einkammersystem

5-377.2   Schrittmacher, Zweikammersystem, mit einer Schrittmachersonde

5-377.3   Schrittmacher, Zweikammersystem, mit zwei Schrittmachersonden
.30   Ohne antitachykarde Stimulation
.31   Mit antitachykarder Stimulation

5-377.4   Schrittmacher, biventrikuläre Stimulation [Dreikammersystem]
.40   Ohne Vorhofelektrode
.41   Mit Vorhofelektrode

5-377.5   Defibrillator mit Einkammer-Stimulation
.50   Ohne atriale Detektion
.51   Mit atrialer Detektion

5-377.6   Defibrillator mit Zweikammer-Stimulation

5-377.7   Defibrillator mit biventrikulärer Stimulation
.70   Ohne Vorhofelektrode
.71   Mit Vorhofelektrode

5-377.8   Ereignis-Rekorder

5-377.b   System zur nicht invasiven Überwachung von Abstoßungsreaktionen nach Herztransplantation
Inkl.:   Intramyokardiales Elektrogramm (IMEG)

5-377.c   Isolierte Sondenimplantation, offen chirurgisch
.c0   Epikardial, linksventrikulär
.c1   Epikardial, rechtsventrikulär
.c2   Epithorakal

5-377.d   Verwendung von Herzschrittmachern, Defibrillatoren oder Ereignis-Rekordern mit automatischem Fernüberwachungssystem
Hinw.:   Dieser Kode ist ein Zusatzkode. Die Implantation oder der Wechsel eines Herzschrittmachers, Defibrillators oder Ereignis-Rekorders sind gesondert zu kodieren

5-377.f   Verwendung von Defibrillatoren mit zusätzlicher Mess- oder spezieller Stimulationsfunktion
Hinw.:   Diese Kodes sind Zusatzkodes. Die Implantation oder der Wechsel eines Defibrillators sind gesondert zu kodieren
.f0   Mit zusätzlicher Messfunktion für das Lungenwasser
.f1   Mit zusätzlichem Drucksensor zur nicht invasiven Messung des rechtsventrikulären Druckes
Inkl.:   Messung des Lungenwassers
.f2   Mit zusätzlicher Messfunktion für die Kontraktilität des Herzmuskels
.f3   Mit zusätzlicher Funktion zum Monitoring der ST-Strecke
.f4   Mit quadripolarer Stimulationsfunktion
.fx   Sonstige

5-377.g   Isolierte Sondenimplantation, endovaskulär
.g0   Linksventrikulär
.g1   Rechtsventrikulär
.g2   Rechtsatrial

5-377.h   Verwendung von Herzschrittmachern mit zusätzlicher Mess- oder spezieller Stimulationsfunktion
Hinw.:   Diese Kodes sind Zusatzkodes. Die Implantation oder der Wechsel eines Herzschrittmachers sind gesondert zu kodieren
.h0   Mit zusätzlicher Messfunktion für das Lungenwasser
.h1   Mit quadripolarer Stimulationsfunktion
.hx   Sonstige

5-377.j   Defibrillator mit subkutaner Elektrode

Kapitel 5: Operationen

5-377.k		Intrakardialer Impulsgenerator
		Hinw.: Der intrakardiale Impulsgenerator wird endovaskulär implantiert
		Die Folgeimplantation eines intrakardialen Impulsgenerators ohne Entfernung des alten intrakardialen Impulsgenerators ist mit diesem Kode und dem Kode 5-983 zu kodieren
5-377.m		Kabelloses Stimulationssystem
		Inkl.: Kabelloses Stimulationssystem zur Resynchronisationstherapie (CRT)
	.m0	Transmitter
		Hinw.: Die Implantation der Batterie ist im Kode enthalten
	.m1	Energieempfangende Elektrode, endokardial, linksventrikulär
		Hinw.: Die energieempfangende Elektrode wird endovaskulär implantiert
5-377.n		System zur Stimulation des Leitungssystems
		Inkl.: Conduction System Pacing [CSP]
		Stimulation des His-Bündels [His Bundle Pacing]
		Stimulation der Tawara-Schenkel
	.n0	Mit 2 Elektroden
	.n1	Mit 3 Elektroden
	.n2	Mit 1 Elektrode
5-377.x		Sonstige
5-377.y		N.n.bez.

5-378 Entfernung, Wechsel und Korrektur eines Herzschrittmachers und Defibrillators

Hinw.: Die Verwendung eines Herzschrittmachers oder Defibrillators mit zusätzlicher Mess- oder Stimulationsfunktion ist gesondert zu kodieren (5-377.f ff., 5-377.h ff.)
Die Verwendung eines MRT-fähigen Herzschrittmachers ist gesondert zu kodieren (5-934.0)
Mit Aggregat ist auch der Transmitter oder die Batterie eines kabellosen Stimulationssystems gemeint
Mit Sonde ist auch eine energieempfangende Elektrode des kabellosen Stimulationssystems gemeint
Die Entfernung bzw. der Wechsel eines intrakardialen Impulsgenerators wird als "Aggregat- und Sondenentfernung" bzw. "Aggregat- und Sondenwechsel", die Lagekorrektur als "Sondenkorrektur" kodiert
Der Systemtyp ist für die mit ** gekennzeichneten Kodes in der 6. Stelle nach folgender Liste zu kodieren:

1	Schrittmacher, Einkammersystem
2	Schrittmacher, Zweikammersystem
5	Defibrillator mit Zweikammer-Stimulation
7	Ereignis-Rekorder
a	Schrittmacher, biventrikuläre Stimulation [Dreikammersystem], ohne Vorhofelektrode
b	Schrittmacher, biventrikuläre Stimulation [Dreikammersystem], mit Vorhofelektrode
c	Defibrillator mit Einkammer-Stimulation, ohne atriale Detektion
d	Defibrillator mit Einkammer-Stimulation, mit atrialer Detektion
e	Defibrillator mit biventrikulärer Stimulation, ohne Vorhofelektrode
f	Defibrillator mit biventrikulärer Stimulation, mit Vorhofelektrode
g	Defibrillator mit subkutaner Elektrode
h	Intrakardialer Impulsgenerator
j	Kabelloses Stimulationssystem
x	Sonstige

** 5-378.0 Aggregatentfernung
[6. Stelle: 1,2,5,7,a-g,j,x]

5-378.1 Sondenentfernung
Hinw.: Die Sondenentfernung mit Laser und die Sondenentfernung mit sonstiger technischer Unterstützung sind gesondert zu kodieren (5-378.a ff.)

.18	Schrittmacher
.19	Defibrillator
.1a	Synchronisationssystem
.1b	Energieempfangende Elektrode eines kabellosen Stimulationssystems

** 5-378.2 Aggregat- und Sondenentfernung
[6. Stelle: 1,2,5,a-h,x]
Hinw.: Die Sondenentfernung mit Laser und die Sondenentfernung mit sonstiger technischer Unterstützung sind gesondert zu kodieren (5-378.a ff.)

Kapitel 5: Operationen

** 5-378.3	Sondenkorrektur	
	[6. Stelle: 1,2,5,a-j,x]	
** 5-378.4	Lagekorrektur des Aggregats	
	[6. Stelle: 1,2,5,7,a-g,j,x]	
** 5-378.5	Aggregatwechsel (ohne Änderung der Sonde)	
	[6. Stelle: 1,2,5,7,a-g,j,x]	
** 5-378.6	Aggregat- und Sondenwechsel	
	[6. Stelle: 1,2,5,7,a-h,x]	
	Hinw.: Die Sondenentfernung mit Laser und die Sondenentfernung mit sonstiger technischer Unterstützung sind gesondert zu kodieren (5-378.a ff.)	
** 5-378.7	Sondenwechsel	
	[6. Stelle: 1,2,5,a-g,j,x]	
	Hinw.: Die Sondenentfernung mit Laser und die Sondenentfernung mit sonstiger technischer Unterstützung sind gesondert zu kodieren (5-378.a ff.)	
** 5-378.8	Kupplungskorrektur	
	[6. Stelle: 1,2,5,7,a-g,j,x]	
5-378.a	Zusatzinformation für die Sondenentfernung	
	Hinw.: Diese Kodes sind Zusatzkodes. Sie dürfen nur gemeinsam mit den Kodes aus 5-378.1 ff., 5-378.2 ff., 5-378.6 ff. und 5-378.7 ff. verwendet werden	
	.a0	Einsatz eines Excimer-Lasers
	.a2	Einsatz eines elektrochirurgischen Dissektionsgerätes
	.a3	Einsatz einer mechanischen, kontrolliert drehenden Extraktionsschleuse
	.a4	Einsatz von 1 intraluminalen expandierenden Extraktionshilfe
	.a5	Einsatz von 2 intraluminalen expandierenden Extraktionshilfen
	.a6	Einsatz von 3 oder mehr intraluminalen expandierenden Extraktionshilfen
	.ax	Einsatz sonstiger technischer Unterstützung
5-378.b	Systemumstellung Herzschrittmacher auf Herzschrittmacher, Defibrillator oder intrakardialen Impulsgenerator	
	.b0	Herzschrittmacher, Einkammersystem auf Herzschrittmacher, Zweikammersystem
	.b1	Herzschrittmacher, Einkammersystem auf Herzschrittmacher, biventrikuläre Stimulation [Dreikammersystem], ohne Vorhofelektrode
	.b2	Herzschrittmacher, Einkammersystem auf Herzschrittmacher, biventrikuläre Stimulation [Dreikammersystem], mit Vorhofelektrode
	.b3	Herzschrittmacher, Zweikammersystem auf Herzschrittmacher, Einkammersystem
	.b4	Herzschrittmacher, Zweikammersystem auf Herzschrittmacher, biventrikuläre Stimulation [Dreikammersystem], ohne Vorhofelektrode
	.b5	Herzschrittmacher, Zweikammersystem auf Herzschrittmacher, biventrikuläre Stimulation [Dreikammersystem], mit Vorhofelektrode
	.b6	Herzschrittmacher, biventrikuläre Stimulation [Dreikammersystem] auf Herzschrittmacher, Einkammersystem
	.b7	Herzschrittmacher, biventrikuläre Stimulation [Dreikammersystem] auf Herzschrittmacher, Zweikammersystem
	.b8	Herzschrittmacher auf Defibrillator mit Einkammer-Stimulation, ohne atriale Detektion
	.b9	Herzschrittmacher auf Defibrillator mit Einkammer-Stimulation, mit atrialer Detektion
	.ba	Herzschrittmacher auf Defibrillator mit Zweikammer-Stimulation
	.bb	Herzschrittmacher auf Defibrillator mit biventrikulärer Stimulation, ohne Vorhofelektrode
	.bc	Herzschrittmacher auf Defibrillator mit biventrikulärer Stimulation, mit Vorhofelektrode
	.bd	Herzschrittmacher auf Defibrillator mit subkutaner Elektrode
	.be	Herzschrittmacher auf intrakardialen Impulsgenerator
	.bx	Sonstige
5-378.c	Systemumstellung Defibrillator auf Defibrillator, Herzschrittmacher oder intrakardialen Impulsgenerator	
	.c0	Defibrillator mit Einkammer-Stimulation auf Defibrillator mit Zweikammer-Stimulation
	.c1	Defibrillator mit Einkammer-Stimulation auf Defibrillator mit biventrikulärer Stimulation, ohne Vorhofelektrode
	.c2	Defibrillator mit Einkammer-Stimulation auf Defibrillator mit biventrikulärer Stimulation, mit Vorhofelektrode
	.c3	Defibrillator mit Zweikammer-Stimulation auf Defibrillator mit Einkammer-Stimulation, ohne atriale Detektion
	.c4	Defibrillator mit Zweikammer-Stimulation auf Defibrillator mit Einkammer-Stimulation, mit atrialer Detektion
	.c5	Defibrillator mit Zweikammer-Stimulation auf Defibrillator mit biventrikulärer Stimulation, ohne Vorhofelektrode
	.c6	Defibrillator mit Zweikammer-Stimulation auf Defibrillator mit biventrikulärer Stimulation, mit Vorhofelektrode
	.c7	Defibrillator mit biventrikulärer Stimulation auf Defibrillator mit Einkammer-Stimulation, ohne atriale Detektion

Kapitel 5: Operationen

.c8	Defibrillator mit biventrikulärer Stimulation auf Defibrillator mit Einkammer-Stimulation, mit atrialer Detektion
.c9	Defibrillator mit biventrikulärer Stimulation auf Defibrillator mit Zweikammer-Stimulation
.ca	Defibrillator auf Herzschrittmacher, Einkammersystem
.cb	Defibrillator auf Herzschrittmacher, Zweikammersystem
.cc	Defibrillator auf Herzschrittmacher, biventrikuläre Stimulation [Dreikammersystem], ohne Vorhofelektrode
.cd	Defibrillator auf Herzschrittmacher, biventrikuläre Stimulation [Dreikammersystem], mit Vorhofelektrode
.ce	Defibrillator auf Defibrillator mit subkutaner Elektrode
.cf	Defibrillator mit subkutaner Elektrode auf Defibrillator mit Einkammer-Stimulation, ohne atriale Detektion
.cg	Defibrillator mit subkutaner Elektrode auf Defibrillator mit Einkammer-Stimulation, mit atrialer Detektion
.ch	Defibrillator mit subkutaner Elektrode auf Defibrillator mit Zweikammer-Stimulation
.cj	Defibrillator mit subkutaner Elektrode auf Defibrillator mit biventrikulärer Stimulation, ohne Vorhofelektrode
.ck	Defibrillator mit subkutaner Elektrode auf Defibrillator mit biventrikulärer Stimulation, mit Vorhofelektrode
.cm	Defibrillator auf intrakardialen Impulsgenerator
.cx	Sonstige

5-378.d Systemumstellung intrakardialer Impulsgenerator auf Herzschrittmacher oder Defibrillator

.d0	Intrakardialer Impulsgenerator auf Herzschrittmacher, Einkammersystem
.d1	Intrakardialer Impulsgenerator auf Herzschrittmacher, Zweikammersystem
.d2	Intrakardialer Impulsgenerator auf Herzschrittmacher, biventrikuläre Stimulation [Dreikammersystem], ohne Vorhofelektrode
.d3	Intrakardialer Impulsgenerator auf Herzschrittmacher, biventrikuläre Stimulation [Dreikammersystem], mit Vorhofelektrode
.d4	Intrakardialer Impulsgenerator auf Defibrillator mit Einkammer-Stimulation, ohne atriale Detektion
.d5	Intrakardialer Impulsgenerator auf Defibrillator mit Einkammer-Stimulation, mit atrialer Detektion
.d6	Intrakardialer Impulsgenerator auf Defibrillator mit Zweikammer-Stimulation
.d7	Intrakardialer Impulsgenerator auf Defibrillator mit biventrikulärer Stimulation, ohne Vorhofelektrode
.d8	Intrakardialer Impulsgenerator auf Defibrillator mit biventrikulärer Stimulation, mit Vorhofelektrode
.d9	Intrakardialer Impulsgenerator auf Defibrillator mit subkutaner Elektrode
.dx	Sonstige

5-378.x Sonstige

5-378.y N.n.bez.

5-379 Andere Operationen an Herz und Perikard

5-379.0 Offene Herzmassage

5-379.1 Ligatur eines Herzohres
Inkl.:   Clip, Klammernahtgerät
Exkl.:   Perkutan-transluminaler Verschluss eines Herzohres durch perkutan epikardial eingebrachte Schlinge (8-837.s1)

5-379.2 Herzentnahme postmortal (zur Transplantation)
Hinw.: Dieser Kode ist auch zu verwenden, wenn die Leistung nicht abschließend erbracht wird oder sich erst intraoperativ die Nichtverwendbarkeit des Organs für eine spätere Transplantation herausstellt
Dieser Kode und der im Fall eines vorzeitigen Abbruchs dieses Eingriffs zusätzlich zu kodierende Zusatzkode 5-995 werden nicht im Rahmen des Datensatzes nach § 301 SGB V bzw. § 21 KHEntgG übermittelt
Die Aufrechterhaltung der Homöostase für die postmortale Organspende ist im Kode enthalten

5-379.3 Entnahme von Herzgewebe postmortal (zur Transplantation)
Hinw.: Dieser Kode ist auch zu verwenden, wenn die Leistung nicht abschließend erbracht wird oder sich erst intraoperativ die Nichtverwendbarkeit des Organs für eine spätere Transplantation herausstellt
Dieser Kode und der im Fall eines vorzeitigen Abbruchs dieses Eingriffs zusätzlich zu kodierende Zusatzkode 5-995 werden nicht im Rahmen des Datensatzes nach § 301 SGB V bzw. § 21 KHEntgG übermittelt
Die Aufrechterhaltung der Homöostase für die postmortale Organspende ist im Kode enthalten

Kapitel 5: Operationen

5-379.4 Herz-Lungen-Entnahme postmortal (zur Transplantation)
 Hinw.: Dieser Kode ist auch zu verwenden, wenn die Leistung nicht abschließend erbracht wird oder sich erst intraoperativ die Nichtverwendbarkeit des Organs für eine spätere Transplantation herausstellt
 Dieser Kode und der im Fall eines vorzeitigen Abbruchs dieses Eingriffs zusätzlich zu kodierende Zusatzkode 5-995 werden nicht im Rahmen des Datensatzes nach § 301 SGB V bzw. § 21 KHEntgG übermittelt
 Die Aufrechterhaltung der Homöostase für die postmortale Organspende ist im Kode enthalten

5-379.5 Reoperation

5-379.6 Kardiomyoplastie
 Exkl.: Präkonditionierte und elektrostimulierte Kardiomyoplastie (5-379.c ff.)

5-379.7 Implantation oder Entfernung eines äußeren Myokardunterstützungssystems

5-379.8 Implantation, Wechsel oder Revision eines myokardmodulierenden Systems [CCM]
 .80 Implantation oder Wechsel eines Systems mit Vorhofelektrode
 .81 Revision eines Systems mit Vorhofelektrode
 .82 Implantation oder Wechsel eines Systems ohne Vorhofelektrode
 .83 Revision eines Systems ohne Vorhofelektrode

5-379.9 Implantation, Wechsel oder Entfernung eines epikardialen Ventrikel-Unterstützungssystems
 .90 Implantation oder Wechsel
 .91 Entfernung

5-379.a Anlage eines apikoaortalen Conduits mit bioklappentragender Gefäßprothese

5-379.b Anpassung eines dynamischen Anuloplastierings

5-379.c Präkonditionierte und elektrostimulierte Kardiomyoplastie
 Exkl.: Sondenimplantation zur externen Prästimulation (Präkonditionierung) für die Kardiomyoplastie (5-859.4 ff.)
 .c0 Anlage mit Implantation eines Muskelstimulators
 .c1 Wechsel eines Muskelstimulators
 .c2 Revision ohne Neuanlage von Elektroden
 .c3 Revision mit Neuanlage von Elektroden

5-379.d Offen chirurgische Entfernung von Implantaten aus Herz oder Koronargefäßen
 Inkl.: Entfernung von Stents und Okkludern
 Exkl.: Offen chirurgische Entfernung von Kanülen für die Anwendung eines extrakorporalen (herz- und) lungenunterstützenden Systems (5-37b.3 ff.)

5-379.x Sonstige

5-379.y N.n.bez.

5-37a Minimalinvasive Rekonstruktion des Perikardes und des Herzens

5-37a.0 Transarterielle Implantation eines ventrikulären Partitionierungsimplantates

5-37a.1 Plastische Rekonstruktion des Myokardes mit myokardialem Verankerungssystem, Hybrideingriff
 Exkl.: Plastische Rekonstruktion des Myokardes mit myokardialem Verankerungssystem (5-374.8)
 Hinw.: Die Mini-Thorakotomie ist im Kode enthalten
 Unter Hybrideingriff wird in diesem Fall die Kombination von minimalinvasiv chirurgischem und endovaskulärem Eingriff verstanden

5-37a.x Sonstige

5-37a.y N.n.bez.

5-37b Offen chirurgische Implantation und Entfernung von Kanülen für die Anwendung eines extrakorporalen (herz- und) lungenunterstützenden Systems mit Gasaustausch
 Hinw.: Die Anwendung der ECMO oder der minimalisierten Herz-Lungen-Maschine ist gesondert zu kodieren (8-852 ff.)
 Die Differenzierung in zentrale und periphere Gefäße erfolgt nach der Eintrittsstelle der Kanüle

5-37b.0 Offen chirurgische Implantation von Kanülen in das Herz und/oder zentrale Gefäße
 Hinw.: Der Zugang erfolgt über eine Sterno- oder Thorakotomie
 .00 1 Kanüle
 .01 2 Kanülen
 .02 3 oder mehr Kanülen

Kapitel 5: Operationen

5-37b.1　Offen chirurgische Implantation von Kanülen in periphere Gefäße ohne Gefäßprothese
Hinw.: Der Zugang erfolgt über eine offen chirurgische Freilegung des Gefäßes
.10　1 Kanüle
.11　2 Kanülen
.12　3 oder mehr Kanülen

5-37b.2　Offen chirurgische Implantation von Kanülen in periphere Gefäße mit Gefäßprothese
Hinw.: Der Zugang erfolgt über eine offen chirurgische Freilegung des Gefäßes
.20　1 Kanüle
.21　2 Kanülen
.22　3 oder mehr Kanülen

5-37b.3　Offen chirurgische Entfernung von Kanülen
.30　1 Kanüle
.31　2 Kanülen
.32　3 oder mehr Kanülen

Operationen an den Blutgefäßen (5-38...5-39)

Exkl.:　Operationen an den Koronargefäßen (5-36)
　　　　Operationen an intrakraniellen Blutgefäßen (5-025 ff., 5-026 ff., 5-027 ff.)
　　　　Operationen an intraspinalen Blutgefäßen (5-037 ff.)
　　　　(Perkutan-)transluminale Gefäßinterventionen (8-836 ff.)

Hinw.:　Die Anwendung mikrochirurgischer Technik ist, sofern nicht als eigener Kode angegeben, zusätzlich zu kodieren (5-984)
　　　　Die Anwendung von Lasertechnik ist, sofern nicht als eigener Kode angegeben, zusätzlich zu kodieren (5-985 ff.)
　　　　Die Anwendung von minimalinvasiver Technik ist, sofern nicht als eigener Kode angegeben, zusätzlich zu kodieren (5-986 ff.)
　　　　Die Durchführung der Operation im Rahmen der Versorgung einer Mehrfachverletzung ist zusätzlich zu kodieren (5-981)
　　　　Die Durchführung der Operation im Rahmen der Versorgung eines Polytraumas ist zusätzlich zu kodieren (5-982 ff.)
　　　　Die Durchführung einer Reoperation ist, sofern nicht als eigener Kode angegeben, zusätzlich zu kodieren (5-983)
　　　　Der vorzeitige Abbruch einer Operation ist zusätzlich zu kodieren (5-995)
　　　　Die Implantation von Stents (8-84) und die Ballon-Angioplastie (8-836.0 ff.) sind gesondert zu kodieren
　　　　Die Anwendung der Hybridchirurgie ist gesondert zu kodieren (5-98a.0)
　　　　Die intraoperative Anwendung eines Embolieprotektionssystems ist gesondert zu kodieren (5-39a.0)
　　　　Die Art der Beschichtung von Gefäßprothesen ist gesondert zu kodieren (5-938 ff.)
　　　　Die nähere Lokalisationsangabe ist für die Kodes 5-380 ff. bis 5-383 ff., 5-386 ff., 5-388 ff., 5-389 ff. und 5-395 ff. bis 5-397 ff. nach folgender Liste zu kodieren:

.0　Arterien Kopf, extrakraniell, und Hals
.00 ↔ A. carotis n.n.bez.
.01 ↔ A. carotis communis mit Sinus caroticus
.02 ↔ A. carotis interna extrakraniell
.03 ↔ A. carotis externa
.04 ↔ A. vertebralis extrakraniell
.05 ↔ A. carotis, Stent
.06 ↔ Gefäßprothese
.0x ↔ Sonstige

.1　Arterien Schulter und Oberarm
.11 ↔ A. axillaris
.12 ↔ A. brachialis
.13 ↔ Gefäßprothese
.1x ↔ Sonstige

.2 Arterien Unterarm und Hand
.20 ↔ A. ulnaris
.21 ↔ Arcus palmaris profundus
.22 ↔ Arcus palmaris superficialis
.23 ↔ Aa. digitales palmares communes
.24 ↔ A. radialis
.25 ↔ R. carpalis palmaris
.26 ↔ R. carpalis dorsalis
.27 ↔ A. princeps pollicis
.28 ↔ Gefäßprothese
.2x ↔ Sonstige
.3 Aorta
.30 Aorta ascendens
.31 Arcus aortae
.32 Aorta thoracica
.33 Aorta abdominalis
.34 Aorta, Stent
.35 Gefäßprothese
.3x Sonstige
.4 Arterien thorakal
.40 ↔ A. subclavia
.41 ↔ Truncus brachiocephalicus
.42 ↔ A. pulmonalis
.43 ↔ Gefäßprothese
.44 Truncus pulmonalis
.4x ↔ Sonstige
.5 Arterien abdominal und pelvin
.51 ↔ Aa. lumbales
.52 ↔ A. iliaca n.n.bez.
.53 ↔ A. iliaca communis
.54 ↔ A. iliaca externa
.55 ↔ A. iliaca interna
.56 ↔ Gefäßprothese
.5x ↔ Sonstige
.6 Arterien viszeral
.60 Truncus coeliacus
.61 A. hepatica
.62 A. gastrica
.63 A. lienalis
.64 ↔ A. renalis
.65 A. mesenterica superior
.66 A. mesenterica inferior
.67 Gefäßprothese
.6x ↔ Sonstige
.7 Arterien Oberschenkel
.70 ↔ A. femoralis
.71 ↔ A. profunda femoris

.72	↔	A. poplitea
.73	↔	Gefäßprothese
.7x	↔	Sonstige
.8		Arterien Unterschenkel und Fuß
.80	↔	A. tibialis anterior
.81	↔	Aa. recurrentes
.82	↔	A. dorsalis pedis
.83	↔	A. tibialis posterior
.84	↔	A. fibularis
.85	↔	A. plantaris medialis
.86	↔	A. plantaris lateralis
.87	↔	Gefäßprothese
.8x	↔	Sonstige
.9		Tiefe Venen
.91	↔	V. jugularis
.92	↔	V. pulmonalis
.93	↔	V. subclavia
.94	↔	V. axillaris
.95	↔	V. brachiocephalica
.96		V. cava superior
.97		V. cava inferior
.98	↔	V. iliaca communis
.99	↔	V. iliaca externa
.9a	↔	V. iliaca interna
.9b	↔	V. femoralis
.9c	↔	V. poplitea
.9d		V. portae
.9e	↔	V. gastrica
.9f		V. lienalis
.9g		V. mesenterica superior
.9h		V. mesenterica inferior
.9j		Vv. hepaticae
.9k	↔	V. renalis
.9m	↔	Gefäßprothese
.9x	↔	Sonstige
.a		Oberflächliche Venen
.a0	↔	Kopf, extrakraniell und Hals
.a1	↔	Schulter und Oberarm
.a2	↔	Unterarm und Hand
.a3		Thorakal
.a4	↔	Abdominal
.a5		Oberschenkel
.a6	↔	Unterschenkel und Fuß
.a7	↔	Gefäßprothese
.ax	↔	Sonstige
.x	↔	Sonstige
.y		N.n.bez.

Kapitel 5: Operationen

5-38 Inzision, Exzision und Verschluss von Blutgefäßen

5-380 **Inzision, Embolektomie und Thrombektomie von Blutgefäßen**
Inkl.: Fremdkörperentfernung
Exploration
Hinw.: Die Inzision, Embolektomie und Thrombektomie aus Gefäßprothesen sind in der 5. Stelle entsprechend der Region für den proximalen Anschluss und in der 6. Stelle mit dem jeweiligen Kode für die Gefäßprothese zu kodieren
Die nähere Lokalisationsangabe ist <u>für die mit ** gekennzeichneten Kodes</u> in der 6. Stelle nach der Liste vor Kode 5-38 zu kodieren

** 5-380.0   Arterien Kopf, extrakraniell, und Hals
           [6. Stelle: 0-6,x]

** 5-380.1   Arterien Schulter und Oberarm
           [6. Stelle: 1-3,x]

** 5-380.2   Arterien Unterarm und Hand
           [6. Stelle: 0-8,x]

** 5-380.3   Aorta
           [6. Stelle: 0-5,x]

** 5-380.4   Arterien thorakal
           [6. Stelle: 0-3,x]

** 5-380.5   Arterien abdominal und pelvin
           [6. Stelle: 1-6,x]

** 5-380.6   Arterien viszeral
           [6. Stelle: 0-7,x]

** 5-380.7   Arterien Oberschenkel
           [6. Stelle: 0-3,x]

** 5-380.8   Arterien Unterschenkel und Fuß
           [6. Stelle: 0-7,x]

** 5-380.9   Tiefe Venen
           [6. Stelle: 1-m,x]

** 5-380.a   Oberflächliche Venen
           [6. Stelle: 0-7,x]

5-380.x ↔ Sonstige
5-380.y   N.n.bez.

5-381 **Endarteriektomie**
Inkl.: Anbringen eines Patches
Thrombendarteriektomie
Exkl.: Endarteriektomie der Koronararterien (5-360.0)
Hinw.: Die intraoperative Anlage eines temporären arterio-arteriellen Shuntes ist gesondert zu kodieren (5-393.9)
Die Endarteriektomie aus Gefäßprothesen ist in der 5. Stelle entsprechend der Region für den proximalen Anschluss und in der 6. Stelle mit dem jeweiligen Kode für die Gefäßprothese zu kodieren
Die nähere Lokalisationsangabe ist <u>für die mit ** gekennzeichneten Kodes</u> in der 6. Stelle nach der Liste vor Kode 5-38 zu kodieren

** 5-381.0   Arterien Kopf, extrakraniell, und Hals
           [6. Stelle: 0-6,x]

** 5-381.1   Arterien Schulter und Oberarm
           [6. Stelle: 1-3,x]

** 5-381.2   Arterien Unterarm und Hand
           [6. Stelle: 0,4,8,x]

** 5-381.3   Aorta
           [6. Stelle: 0-3,5,x]

** 5-381.4   Arterien thorakal
           [6. Stelle: 0-3,x]

** 5-381.5   Arterien abdominal und pelvin
           [6. Stelle: 1-6,x]

Kapitel 5: Operationen

** 5-381.6 Arterien viszeral
  [6. Stelle: 0-7,x]

** 5-381.7 Arterien Oberschenkel
  [6. Stelle: 0-3,x]

** 5-381.8 Arterien Unterschenkel und Fuß
  [6. Stelle: 0,2-4,7,x]

5-381.x ↔ Sonstige

5-381.y N.n.bez.

5-382 Resektion von Blutgefäßen mit Reanastomosierung
  Inkl.: Resektion eines Aneurysmas
  Fensterung (partielle Resektion der Dissektionsmembran) an der Aorta
  Hinw.: Die nähere Lokalisationsangabe ist <u>für die mit ** gekennzeichneten Kodes</u> in der 6. Stelle nach der Liste vor Kode 5-38 zu kodieren
  Die Verwendung eines Gefäßkopplers zur mikrovaskulären Anastomosierung ist gesondert zu kodieren (5-98c.7 ff.)

** 5-382.0 Arterien Kopf, extrakraniell, und Hals
  [6. Stelle: 0-4,x]

** 5-382.1 Arterien Schulter und Oberarm
  [6. Stelle: 1,2,x]

** 5-382.2 Arterien Unterarm und Hand
  [6. Stelle: 0,4,x]

** 5-382.3 Aorta
  [6. Stelle: 0,2,3,x]

** 5-382.4 Arterien thorakal
  [6. Stelle: 0-2,x]

** 5-382.5 Arterien abdominal und pelvin
  [6. Stelle: 3-5,x]

** 5-382.6 Arterien viszeral
  [6. Stelle: 0-6,x]

** 5-382.7 Arterien Oberschenkel
  [6. Stelle: 0-2,x]

** 5-382.8 Arterien Unterschenkel und Fuß
  [6. Stelle: 0,2-4,x]

** 5-382.9 Tiefe Venen
  [6. Stelle: 1-k,x]

** 5-382.a Oberflächliche Venen
  [6. Stelle: 0-2,5,6,x]

5-382.x ↔ Sonstige

5-382.y N.n.bez.

5-383 Resektion und Ersatz (Interposition) von (Teilen von) Blutgefäßen
  Inkl.: Resektion eines Aneurysmas
  Exkl.: Resektion und Ersatz (Interposition) an der Aorta (5-384 ff.)
  Ausschaltungsoperation bei Aneurysmen (Bypass-Anastomose) (5-393 ff.)
  Endovaskuläre Implantationen von Stent-Prothesen zur Ausschaltung von Aneurysmen (5-38a ff.)
  Hinw.: Die Verwendung einer intraoperativ angefertigten Gefäßprothese ist gesondert zu kodieren (5-39a.4)
  Die Verwendung eines dezellularisierten Allotransplantats ist gesondert zu kodieren (5-930.22)
  Die nähere Lokalisationsangabe ist <u>für die mit ** gekennzeichneten Kodes</u> in der 6. Stelle nach der Liste vor Kode 5-38 zu kodieren
  Die Verwendung eines Gefäßkopplers zur mikrovaskulären Anastomosierung ist gesondert zu kodieren (5-98c.7 ff.)

** 5-383.0 Arterien Kopf, extrakraniell, und Hals
  [6. Stelle: 0-3,x]

Kapitel 5: Operationen

** 5-383.1   Arterien Schulter und Oberarm
[6. Stelle: 1,2,x]

** 5-383.2   Arterien Unterarm und Hand
[6. Stelle: 0,4,x]

** 5-383.4   Arterien thorakal
[6. Stelle: 0-2,4,x]

** 5-383.5   Arterien abdominal und pelvin
[6. Stelle: 2-5,x]

** 5-383.6   Arterien viszeral
[6. Stelle: 0-6,x]

** 5-383.7   Arterien Oberschenkel
[6. Stelle: 0-2,x]

** 5-383.8   Arterien Unterschenkel und Fuß
[6. Stelle: 0,3,4,x]

** 5-383.9   Tiefe Venen
[6. Stelle: 1-k,x]

** 5-383.a   Oberflächliche Venen
[6. Stelle: 0-2,5,6,x]

5-383.x ↔ Sonstige

5-383.y   N.n.bez.

5-384   **Resektion und Ersatz (Interposition) an der Aorta**
Hinw.: Die Verwendung einer intraoperativ angefertigten Gefäßprothese ist gesondert zu kodieren (5-39a.4)
Die Verwendung eines dezellularisierten Allotransplantats ist gesondert zu kodieren (5-930.22)
Die Art der Prothese ist für die mit ** gekennzeichneten Kodes in der 6. Stelle nach folgender Liste zu kodieren:
  1   Mit Rohrprothese
  2   Mit Rohrprothese bei Aneurysma
  3   Mit Bifurkationsprothese biiliakal
  4   Mit Bifurkationsprothese biiliakal bei Aneurysma
  5   Mit Bifurkationsprothese bifemoral
  6   Mit Bifurkationsprothese bifemoral bei Aneurysma
  x   Sonstige

** 5-384.0   Aorta ascendens
[6. Stelle: 1,2,x]
Hinw.: Die Anwendung der Herz-Lungen-Maschine ist gesondert zu kodieren (8-851 ff.)

** 5-384.1   Aorta ascendens mit Reimplantation der Koronararterien
[6. Stelle: 1,2,x]
Hinw.: Die Anwendung der Herz-Lungen-Maschine ist gesondert zu kodieren (8-851 ff.)

** 5-384.3   Aorta thoracica
[6. Stelle: 1,2,x]

** 5-384.4   Aorta thoracoabdominalis

** 5-384.5   Aorta abdominalis, n.n.bez.

** 5-384.6   Aorta abdominalis, suprarenal
Hinw.: Diese Kodes sind bei der Abklemmung der Aorta oberhalb einer oder beider Nierenarterien zu verwenden

** 5-384.7   Aorta abdominalis, infrarenal

5-384.8   Aorta ascendens, Aortenbogen oder Aorta descendens mit Hybridprothese

** 5-384.d   Aortenbogen, aufsteigender Teil
[6. Stelle: 1,2,x]
Hinw.: Die Anwendung der Herz-Lungen-Maschine ist gesondert zu kodieren (8-851 ff.)

** 5-384.e   Aortenbogen, absteigender Teil
[6. Stelle: 1,2,x]
Hinw.: Die Anwendung der Herz-Lungen-Maschine ist gesondert zu kodieren (8-851 ff.)

** 5-384.f Gesamter Aortenbogen
[6. Stelle: 1,2,x]
Hinw.: Die Anwendung der Herz-Lungen-Maschine ist gesondert zu kodieren (8-851 ff.)

** 5-384.x Sonstige

5-384.y N.n.bez.

5-385 Entfernung und Verschluss von Varizen
Hinw.: Die Lokalisation ist für die mit ** gekennzeichneten Kodes in der 6. Stelle nach folgender Liste zu kodieren:
0 ↔ V. saphena magna
4 ↔ Vv. saphenae magna et parva
8 ↔ Vv. saphenae magna et accessoria(e)
9 ↔ Vv. saphenae magna et accessoria(e) et parva
a ↔ V. saphena parva
b ↔ V(v). saphena(e) accessoria(e)
c ↔ Vv. perforantes
d ↔ Seitenastvene
x ↔ Sonstige

5-385.0 ↔ Lokale Sklerotherapie (durch Injektion)

5-385.1 ↔ Umstechung

5-385.2 ↔ Lokale Exzision

5-385.3 ↔ Inzision eines Varixknotens

5-385.4 ↔ Transkutaner Verschluss der Vv. perforantes (als selbständiger Eingriff)

5-385.5 ↔ Endoskopischer Verschluss der Vv. perforantes (als selbständiger Eingriff)

5-385.6 ↔ Endoskopischer Verschluss der Vv. perforantes mit Fasziotomie (als selbständiger Eingriff)

** 5-385.7 Crossektomie und Exhairese
[6. Stelle: 0,4,8-b,x]
Inkl.: Phlebektomie und/oder Verschluss von Vv. perforantes

** 5-385.8 (Isolierte) Crossektomie
[6. Stelle: 0,4,8-b,x]

** 5-385.9 Exhairese (als selbständiger Eingriff)

** 5-385.b Endoluminale Radiofrequenzablation
[6. Stelle: 0,4,8-c,x]

** 5-385.c Endoluminale Rotationsablation mit gleichzeitiger Sklerosierung
[6. Stelle: 0,4,8-c,x]

** 5-385.d (Isolierte) Rezidivcrossektomie
[6. Stelle: 0,4,8-b,x]

** 5-385.e Venenokklusion durch Venenkleber
[6. Stelle: 0,4,8-c,x]
Inkl.: N-Butyl-2-Cyanoacrylat [N-BCA], Enbucrilat

** 5-385.f Duplexsonographische Schaumsklerosierung

** 5-385.g Endovenöse Lasertherapie [EVLT]
[6. Stelle: 0,4,8-c,x]

** 5-385.h Endovenöse Lasertherapie [EVLT], bei Rezidiv
[6. Stelle: 0,4,8-b,x]

** 5-385.j Endoluminale Radiofrequenzablation, bei Rezidiv
[6. Stelle: 0,4,8-c,x]

** 5-385.k Rezidivcrossektomie und Exhairese
[6. Stelle: 0,4,8-b,x]

** 5-385.x Sonstige

5-385.y N.n.bez.

Kapitel 5: Operationen

5-386 **Andere Exzision von (erkrankten) Blutgefäßen und Transplantatentnahme**
Inkl.: Exzision eines Aneurysmas
Exkl.: Endoskopische Entnahme eines Gefäßes zur Transplantation (5-38b ff.)
Hinw.: Die Art der Konditionierung von entnommenen Gefäßen zur Transplantation ist gesondert zu kodieren (5-93a ff.)
Die nähere Lokalisationsangabe ist für die mit ** gekennzeichneten Kodes in der 6. Stelle nach der Liste vor Kode 5-38 zu kodieren
Die Verwendung eines Gefäßkopplers zur mikrovaskulären Anastomosierung ist gesondert zu kodieren (5-98c.7 ff.)

** 5-386.0 Arterien Kopf, extrakraniell, und Hals
[6. Stelle: 0-5,x]

** 5-386.1 Arterien Schulter und Oberarm
[6. Stelle: 1,2,x]

** 5-386.2 Arterien Unterarm und Hand
[6. Stelle: 0-7,x]

** 5-386.3 Aorta
[6. Stelle: 0-4,x]

** 5-386.4 Arterien thorakal
[6. Stelle: 0-2,x]

** 5-386.5 Arterien abdominal und pelvin
[6. Stelle: 1-5,x]

** 5-386.6 Arterien viszeral
[6. Stelle: 0-6,x]

** 5-386.7 Arterien Oberschenkel
[6. Stelle: 0-2,x]

** 5-386.8 Arterien Unterschenkel und Fuß
[6. Stelle: 0-6,x]

** 5-386.9 Tiefe Venen
[6. Stelle: 1-k,x]

** 5-386.a Oberflächliche Venen
[6. Stelle: 0-6,x]

5-386.x ↔ Sonstige

5-386.y N.n.bez.

5-387 **Ligatur und Teilverschluss der Vena cava**

5-387.0 Ligatur

5-387.1 Clippen

5-387.2 Einführung eines Antiembolie-Schirmes, offen chirurgisch
Exkl.: Perkutan-transluminale Einführung eines Antiembolie-Schirmes (8-839.1 ff.)

5-387.x Sonstige

5-387.y N.n.bez.

5-388 **Naht von Blutgefäßen**
Hinw.: Die nähere Lokalisationsangabe ist für die mit ** gekennzeichneten Kodes in der 6. Stelle nach der Liste vor Kode 5-38 zu kodieren
Die Verwendung eines Gefäßkopplers zur mikrovaskulären Anastomosierung ist gesondert zu kodieren (5-98c.7 ff.)

** 5-388.0 Arterien Kopf, extrakraniell, und Hals
[6. Stelle: 0-5,x]

** 5-388.1 Arterien Schulter und Oberarm
[6. Stelle: 1,2,x]

** 5-388.2 Arterien Unterarm und Hand
[6. Stelle: 0-4,x]

** 5-388.3 Aorta
[6. Stelle: 0-3,x]

** 5-388.4	Arterien thorakal	
	[6. Stelle: 0-2,x]	
** 5-388.5	Arterien abdominal und pelvin	
	[6. Stelle: 1-5,x]	
** 5-388.6	Arterien viszeral	
	[6. Stelle: 0-6,x]	
** 5-388.7	Arterien Oberschenkel	
	[6. Stelle: 0-2,x]	
** 5-388.8	Arterien Unterschenkel und Fuß	
	[6. Stelle: 0,2-4,x]	
** 5-388.9	Tiefe Venen	
	[6. Stelle: 1-k,x]	
** 5-388.a	Oberflächliche Venen	
	[6. Stelle: 0-2,4-6,x]	
5-388.x ↔	Sonstige	
5-388.y	N.n.bez.	

5-389   **Anderer operativer Verschluss an Blutgefäßen**
Inkl.:   Ligatur von Blutgefäßen
Exkl.:   Delay-Operation vor autogener Brustrekonstruktion (5-399.f)
Hinw.:   Die nähere Lokalisationsangabe ist <u>für die mit ** gekennzeichneten Kodes</u> in der 6. Stelle nach der Liste vor Kode 5-38 zu kodieren

** 5-389.0	Arterien Kopf, extrakraniell, und Hals	
	[6. Stelle: 0-5,x]	
** 5-389.1	Arterien Schulter und Oberarm	
	[6. Stelle: 1,2,x]	
** 5-389.2	Arterien Unterarm und Hand	
	[6. Stelle: 0-7,x]	
** 5-389.3	Aorta	
	[6. Stelle: 0-4,x]	
** 5-389.4	Arterien thorakal	
	[6. Stelle: 0-2,x]	
** 5-389.5	Arterien abdominal und pelvin	
	[6. Stelle: 1-5,x]	
** 5-389.6	Arterien viszeral	
	[6. Stelle: 0-6,x]	
** 5-389.7	Arterien Oberschenkel	
	[6. Stelle: 0-2,x]	
** 5-389.8	Arterien Unterschenkel und Fuß	
	[6. Stelle: 0-6,x]	
** 5-389.9	Tiefe Venen	
	[6. Stelle: 1-k,x]	
** 5-389.a	Oberflächliche Venen	
	[6. Stelle: 0-6,x]	
5-389.x ↔	Sonstige	
5-389.y	N.n.bez.	

5-38a Endovaskuläre Implantation von Stent-Prothesen

Inkl.: Ausschaltung von arteriellen Aneurysmen
Anwendung eines Embolieprotektionssystems
Perkutan-transluminale Einbringung von Stent-Prothesen (Stent-Graft) in die Aorta

Hinw.: Jede Stent-Prothese ist gesondert zu kodieren mit Ausnahme der iliakalen Stent-Prothesen ohne Seitenarm. Hier ist die Anzahl der Stent-Prothesen zu verschlüsseln
Die zusätzliche Verwendung von nicht großlumigen Stent-Prothesen zur Versorgung thorakaler oder abdominaler Gefäßabgänge ist gesondert zu kodieren (8-842 ff.)
Zu den Öffnungen zählen Seitenarme und Fenster. Der Scallop (Mulde am Prothesenoberrand) gilt nicht als Öffnung
Die Verwendung einer patientenindividuell hergestellten Stent-Prothese ist gesondert zu kodieren (5-38a.w ff.)
Ein Gefäßverschluss durch Naht/Clip oder perkutanes Nahtsystem ist nicht gesondert zu kodieren
Das Hybridverfahren ist gesondert zu kodieren (5-38a.a, 5-38a.b)

5-38a.0 Aorta n.n.bez.

5-38a.4 Arterien Becken

.41 ↔ Stent-Prothese, iliakal mit Seitenarm
Exkl.: Versorgung eines iliakalen Gefäßabganges in Chimney-Technik (5-38a.42)

.42 ↔ Stent-Prothese, mit Versorgung eines Gefäßabganges in Chimney-Technik
Inkl.: Stent-Prothese mit Versorgung eines Gefäßabganges in Schnorchel-Technik, in Periskop-Technik, in Sandwich-Technik oder in Parallelgraft-Technik
Hinw.: Dieser Kode ist für die gleichzeitige Implantation einer Stent-Prothese in die A. iliaca communis und einer kleinlumigen Stent-Prothese in die A. iliaca interna zu verwenden

.43 1 Stent-Prothese, iliakal ohne Seitenarm
.44 2 Stent-Prothesen, iliakal ohne Seitenarm
.46 3 Stent-Prothesen, iliakal ohne Seitenarm
.47 4 Stent-Prothesen, iliakal ohne Seitenarm
.48 5 Stent-Prothesen, iliakal ohne Seitenarm
.49 6 oder mehr Stent-Prothesen, iliakal ohne Seitenarm

5-38a.7 Aorta thoracica
Inkl.: Aorta ascendens, Aortenbogen
Hinw.: Die Verwendung von mehreren aortalen Stent-Prothesen ist gesondert zu kodieren (5-38a.v ff.)

.70 Stent-Prothese, ohne Öffnung
.7b Stent-Prothese, mit 1 Öffnung
.7c Stent-Prothese, mit 2 Öffnungen
.7d Stent-Prothese, mit 3 oder mehr Öffnungen
.7e Stent-Prothese, mit Versorgung eines Gefäßabganges in Chimney-Technik
Inkl.: Stent-Prothese mit Versorgung eines Gefäßabganges in Schnorchel-Technik, in Periskop-Technik, in Sandwich-Technik oder in Parallelgraft-Technik
Hinw.: Dieser Kode ist für die gleichzeitige Implantation einer großlumigen Stent-Prothese in die Aorta thoracica und einer kleinlumigen Stent-Prothese in den Seitenast zu verwenden

.7f Stent-Prothese, mit Versorgung von zwei oder mehr Gefäßabgängen in Chimney-Technik
Inkl.: Stent-Prothese mit Versorgung von Gefäßabgängen in Schnorchel-Technik, in Periskop-Technik, in Sandwich-Technik oder in Parallelgraft-Technik
Hinw.: Dieser Kode ist für die gleichzeitige Implantation einer großlumigen Stent-Prothese in die Aorta thoracica und von kleinlumigen Stent-Prothesen in die Seitenäste zu verwenden

.7x Sonstige

5-38a.8 Aorta thoracoabdominalis
Hinw.: Die Verwendung von mehreren aortalen Stent-Prothesen ist gesondert zu kodieren (5-38a.v ff.)
Die zusätzliche Verwendung von iliakalen Stent-Prothesen ist gesondert zu kodieren (5-38a.4 ff.)
Die Art des Endes der untersten aortalen Prothese ist gesondert zu kodieren (5-38a.u ff.)

.80 Stent-Prothese, ohne Öffnung
.8c Stent-Prothese, mit 1 Öffnung
.8d Stent-Prothese, mit 2 Öffnungen
.8e Stent-Prothese, mit 3 Öffnungen
.8f Stent-Prothese, mit 4 oder mehr Öffnungen

Kapitel 5: Operationen

.8g Stent-Prothese, mit Versorgung eines Gefäßabganges in Chimney-Technik
Inkl.: Stent-Prothese mit Versorgung eines Gefäßabganges in Schnorchel-Technik, in Periskop-Technik, in Sandwich-Technik oder in Parallelgraft-Technik
Hinw.: Dieser Kode ist für die gleichzeitige Implantation einer großlumigen Stent-Prothese in die Aorta thoracoabdominalis und einer kleinlumigen Stent-Prothese in den Seitenast zu verwenden

.8h Stent-Prothese, mit Versorgung von zwei oder mehr Gefäßabgängen in Chimney-Technik
Inkl.: Stent-Prothese mit Versorgung von Gefäßabgängen in Schnorchel-Technik, in Periskop-Technik, in Sandwich-Technik oder in Parallelgraft-Technik
Hinw.: Dieser Kode ist für die gleichzeitige Implantation einer großlumigen Stent-Prothese in die Aorta thoracoabdominalis und von kleinlumigen Stent-Prothesen in die Seitenäste zu verwenden

.8x Sonstige

5-38a.9 V. cava
.90 Stent-Prothese ohne Klappenfunktion
.91 Stent-Prothese mit Klappenfunktion, monokaval
Hinw.: Eine singuläre Stent-Prothese mit einem klappentragenden Element wird beide Vv. cavae übergreifend implantiert
.92 Stent-Prothese mit Klappenfunktion, bikaval
Hinw.: Je eine klappentragende Stent-Prothese wird getrennt sowohl in V. cava superior als auch in V. cava inferior implantiert
.9x Sonstige

5-38a.a Bei Hybridverfahren an Aorta ascendens, Aortenbogen oder Aorta thoracica
Hinw.: Dieser Kode ist ein Zusatzkode. Jede verwendete Stent-Prothese ist gesondert zu kodieren
Ein Kode aus diesem Bereich ist bei der Implantation von einer oder mehreren Stent-Prothese(n) bei ein- oder mehrzeitigem Hybrideingriff während eines stationären Aufenthaltes zu verwenden. Die Anlage des Bypasses (Debranching), z.B. an den supraaortalen Ästen, ist gesondert zu kodieren
Der Ursprung der Revaskularisation für das Debranching als offenes Verfahren muss nicht direkt an der Aorta liegen, die Transposition von Blutgefäßen (5-396 ff.) zählt nicht als Bypass

5-38a.b Bei Hybridverfahren an der Aorta thoracoabdominalis
Hinw.: Dieser Kode ist ein Zusatzkode. Jede verwendete Stent-Prothese ist gesondert zu kodieren
Ein Kode aus diesem Bereich ist bei der Implantation von einer oder mehreren Stent-Prothese(n) bei ein- oder mehrzeitigem Hybrideingriff während eines stationären Aufenthaltes zu verwenden. Die Anlage des Bypasses (Debranching), z.B. an der A. iliaca, ist gesondert zu kodieren
Der Ursprung der Revaskularisation für das Debranching als offenes Verfahren muss nicht direkt an der Aorta liegen, die Transposition von Blutgefäßen (5-396 ff.) zählt nicht als Bypass

5-38a.c Aorta abdominalis
Hinw.: Reicht die aortale Stent-Prothese kranial über den Truncus coeliacus hinaus und wird dieser mit einer Stent-Prothese versorgt, ist eine thorakoabdominale Stent-Prothese zu kodieren (5-38a.8 ff.)
Die Verwendung von mehreren aortalen Stent-Prothesen ist gesondert zu kodieren (5-38a.v ff.)
Die zusätzliche Verwendung von iliakalen Stent-Prothesen ist gesondert zu kodieren (5-38a.4 ff.)
Die Art des Endes der untersten aortalen Prothese ist gesondert zu kodieren (5-38a.u ff.)

.c0 Stent-Prothese, ohne Öffnung
.c1 Stent-Prothese, mit 1 Öffnung
.c2 Stent-Prothese, mit 2 Öffnungen
.c3 Stent-Prothese, mit 3 oder mehr Öffnungen
.c4 Stent-Prothese, mit Versorgung eines Gefäßabganges in Chimney-Technik
Inkl.: Stent-Prothese mit Versorgung eines Gefäßabganges in Schnorchel-Technik, in Periskop-Technik, in Sandwich-Technik oder in Parallelgraft-Technik
Hinw.: Dieser Kode ist für die gleichzeitige Implantation einer großlumigen Stent-Prothese in die Aorta abdominalis und einer kleinlumigen Stent-Prothese in den Seitenast zu verwenden

.c5 Stent-Prothese, mit Versorgung von zwei oder mehr Gefäßabgängen in Chimney-Technik
Inkl.: Stent-Prothese mit Versorgung von Gefäßabgängen in Schnorchel-Technik, in Periskop-Technik, in Sandwich-Technik oder in Parallelgraft-Technik
Hinw.: Dieser Kode ist für die gleichzeitige Implantation einer großlumigen Stent-Prothese in die Aorta abdominalis und von kleinlumigen Stent-Prothesen in die Seitenäste zu verwenden

.cx Sonstige

5-38a.u		Art des Endes der untersten Stent-Prothese
		Hinw.: Diese Kodes sind Zusatzkodes. Die durchgeführten Eingriffe sind gesondert zu kodieren
		Mit diesen Kodes ist zu dokumentieren, wie die unterste Stent-Prothese in der Aorta endet
		Die zusätzliche Verwendung von iliakalen Stent-Prothesen ist gesondert zu kodieren (5-38a.4 ff.)
	.u0	Aortale Stent-Prothese
	.u1	Aortomonoiliakale Stent-Prothese
	.u2	Aortobiiliakale Stent-Prothese
5-38a.v		Anzahl der verwendeten (großlumigen) aortalen Stent-Prothesen
		Hinw.: Diese Kodes sind Zusatzkodes. Die durchgeführten Eingriffe sind gesondert zu kodieren
	.v0	2 aortale Stent-Prothesen
	.v1	3 aortale Stent-Prothesen
	.v2	4 oder mehr aortale Stent-Prothesen
5-38a.w		Patientenindividuell hergestellte Stent-Prothesen
		Exkl.: Modifizierte konfektionierte Stent-Prothesen
		Hinw.: Diese Kodes sind Zusatzkodes. Die durchgeführten Eingriffe sind gesondert zu kodieren
	.w0	Ohne Öffnung
	.w1	Mit Öffnung
5-38a.x		Sonstige
5-38a.y		N.n.bez.
5-38b		**Endoskopische Entnahme von Blutgefäßen zur Transplantation**
5-38b.2		Arterien Unterarm und Hand
	.24 ↔	A. radialis
	.2x ↔	Sonstige
5-38b.a		Oberflächliche Venen
	.a5 ↔	Oberschenkel
	.a6 ↔	Unterschenkel und Fuß
	.ax ↔	Sonstige
5-38b.x ↔		Sonstige
5-38b.y		N.n.bez.

5-39 Andere Operationen an Blutgefäßen und Zusatzinformationen zu Operationen an Blutgefäßen

5-390	**Shuntoperationen zwischen großem und kleinem Kreislauf [Links-Rechts-Shunt]**
5-390.0	Anastomose zwischen A. subclavia und A. pulmonalis (Blalock-Taussig)
5-390.1	Anastomose zwischen Aorta und A. pulmonalis dextra (Waterston-Cooley)
5-390.2	Anastomose zwischen Aorta descendens und A. pulmonalis sinistra (Potts-Smith)
5-390.3	Prothesenshunt zwischen A. pulmonalis und Aorta, zentral
5-390.4	Prothesenshunt zwischen A. pulmonalis und Aorta, peripher
5-390.5	Anastomose zwischen A. pulmonalis sinistra und A. pulmonalis dextra
5-390.6	Anlage eines ventrikulär-pulmonalarteriellen Conduit
5-390.7	Zentrales pulmonalarterielles Banding
	.70 Nicht telemetrisch adjustierbar
	.71 Telemetrisch adjustierbar
5-390.8	Bilaterales pulmonalarterielles Banding (linker und rechter Lungenhauptast)
5-390.x	Sonstige
5-390.y	N.n.bez.
5-391	**Anlegen eines intraabdominalen venösen Shuntes**
5-391.0	Splenorenal
5-391.1	Portokaval
5-391.2	Mesokaval

Kapitel 5: Operationen

5-391.3 Mesenterikoportal
5-391.x Sonstige
5-391.y N.n.bez.

5-392 Anlegen eines arteriovenösen Shuntes
Hinw.: Die Anwendung einer Gefäßprothese mit integriertem Stent ist gesondert zu kodieren (5-39a.2)
Die Verwendung eines Gefäßkopplers zur mikrovaskulären Anastomosierung ist gesondert zu kodieren (5-98c.7 ff.)

5-392.0 Äußerer AV-Shunt
5-392.1 Innere AV-Fistel (Cimino-Fistel)
   .10 Ohne Vorverlagerung der Vena basilica
   .11 Mit Vorverlagerung der Vena basilica
5-392.2 Innere AV-Fistel mit allogenem Material
5-392.3 Innere AV-Fistel mit alloplastischem Material
   .30 Mit Implantat ohne Abstrom in den rechten Vorhof
   .31 Mit Implantat mit Abstrom in den rechten Vorhof
   .3x Sonstige
5-392.4 Temporärer Shunt (intraoperativ)
5-392.5 Innere AV-Fistel mit autogenem Material (autogene Vene)
Hinw.: Die Entnahme der Vene ist gesondert zu kodieren (5-386 ff.)
5-392.7 Vorverlagerung einer Vene als selbständiger Eingriff
   .70 Vena basilica
   .71 Vena cephalica
5-392.8 Verwendung eines extraluminalen Stabilisators
Hinw.: Diese Kodes sind Zusatzkodes. Die jeweilige Gefäßoperation ist gesondert zu kodieren
   .80 Adaptierbarer alloplastischer Anastomosenstabilisator
      Hinw.: Ein externer (extraluminaler) adaptierbarer Anastomosenstabilisator wird zur geometrischen Korrektur, zur Stabilisierung des Anastomosierungswinkels und zur Flussoptimierung der AV-Fistel verwendet
   .81 Alloplastischer Venenstabilisator
      Hinw.: Ein externer (extraluminaler) Venenstabilisator wird zur Behandlung einer High-Flow-Situation oder eines Aneurysmas der Shunt-Vene verwendet
   .8x Sonstige
5-392.x Sonstige
5-392.y N.n.bez.

5-393 Anlegen eines anderen Shuntes und Bypasses an Blutgefäßen
Inkl.: Mit Prothesenimplantation
Exkl.: Anlegen eines arteriovenösen Shuntes (5-392 ff.)
Hinw.: Die Art des Transplantates kann zusätzlich kodiert werden (5-930 ff.)
Die Anwendung einer Gefäßprothese mit integriertem Stent ist gesondert zu kodieren (5-39a.2)
Das Zusammenfügen eines Venenbypass-Grafts aus mindestens zwei Teilstücken ist gesondert zu kodieren (5-39a.3)
Die Verwendung einer intraoperativ angefertigten Gefäßprothese ist gesondert zu kodieren (5-39a.4)

5-393.0 Arterien Kopf, extrakraniell, und Hals
   .00 ↔ A. carotis
   .01 A. carotis - A. carotis
   .02 ↔ A. carotis - A. subclavia
   .03 ↔ A. carotis - A. vertebralis
   .0x ↔ Sonstige
5-393.1 Arterien Schulter
   .11 ↔ A. subclavia
   .12 ↔ A. subclavia - A. subclavia, extraanatomisch
   .13 ↔ Subclaviafemoral
   .14 ↔ Subclaviabifemoral

Kapitel 5: Operationen

.15 ↔ A. axillaris
.16 ↔ Axilloaxillär, extraanatomisch
.17 ↔ Axillofemoral, extraanatomisch
.18 ↔ Axillobifemoral, extraanatomisch
.1x ↔ Sonstige

5-393.2 ↔ Arterien obere Extremität

5-393.3 Aorta
.30 ↔ Aorta - A. carotis
.31 ↔ Aorta - A. subclavia
.32 Aortoaortal
.33 ↔ Aortoiliakal
.35 Aortoiliofemoral
.36 ↔ Aortofemoral
.38 ↔ Aortopopliteal
.39 Aortomesenterial
.3a ↔ Aortorenal
.3x Sonstige

5-393.4 A. iliaca und viszerale Arterien
.41 ↔ Ilioiliakal
.42 ↔ Iliofemoral
.43 ↔ Iliopopliteal n.n.bez.
.44 ↔ Iliopopliteal, oberhalb des Kniegelenkes
.45 ↔ Iliopopliteal, unterhalb des Kniegelenkes
.46 ↔ Iliocrural
.47 ↔ Obturator-Bypass, extraanatomisch
.48 ↔ A. renalis
.49 ↔ Sonstige viszerale Arterien
.4x ↔ Sonstige

5-393.5 A. femoralis
.51 ↔ Femorofemoral
.52 ↔ Femoropopliteal n.n.bez.
.53 ↔ Femoropopliteal, oberhalb des Kniegelenkes
.54 ↔ Femoropopliteal, unterhalb des Kniegelenkes
.55 ↔ Femorocrural
.56 ↔ Femoropedal
.57 ↔ Femorofemoral, extraanatomisch
.5x ↔ Sonstige

5-393.6 A. poplitea
.61 ↔ Popliteocrural
.62 ↔ Popliteopedal
.63 ↔ Popliteopopliteal
.6x ↔ Sonstige

5-393.7 ↔ Arterien Unterschenkel

5-393.8 Venös
Exkl.: Vorverlagerung der Vena basilica oder Vena cephalica als selbständiger Eingriff (5-392.7 ff.)

5-393.9 Temporärer arterio-arterieller Shunt (intraoperativ)

5-393.x ↔ Sonstige

5-393.y N.n.bez.

5-394 Revision einer Blutgefäßoperation
Hinw.: Die Verwendung eines Gefäßkopplers zur mikrovaskulären Anastomosierung ist gesondert zu kodieren (5-98c.7 ff.)

5-394.0 Operative Behandlung einer Blutung nach Gefäßoperation

Kapitel 5: Operationen

5-394.1 Revision einer Anastomose
Hinw.: Spezifisch kodierbare Eingriffe sind gesondert zu kodieren
.10 Implantat
 Inkl.: Revision einer Patchplastik
.11 Transplantat
 Inkl.: Revision einer Patchplastik
.12 Arteriovenöser Shunt
.13 Gefäßanastomose ohne Interponat

5-394.2 Revision eines vaskulären Implantates
Hinw.: Spezifisch kodierbare Eingriffe sind gesondert zu kodieren

5-394.3 Wechsel eines vaskulären Implantates
Hinw.: Spezifisch kodierbare Eingriffe sind gesondert zu kodieren
.30 In ein vaskuläres Implantat
.31 In ein vaskuläres Transplantat

5-394.4 Entfernung eines vaskulären Implantates

5-394.5 Revision eines arteriovenösen Shuntes
Hinw.: Spezifisch kodierbare Eingriffe sind gesondert zu kodieren

5-394.6 Verschluss eines arteriovenösen Shuntes

5-394.7 Ersatz eines kardialen Conduit

5-394.8 Revision eines vaskulären Transplantates
Hinw.: Spezifisch kodierbare Eingriffe sind gesondert zu kodieren

5-394.9 Wechsel eines vaskulären Transplantates
Hinw.: Spezifisch kodierbare Eingriffe sind gesondert zu kodieren
.90 In ein vaskuläres Transplantat
.91 In ein vaskuläres Implantat

5-394.a Entfernung eines vaskulären Transplantates

5-394.b Revision einer Naht
Exkl.: Revision einer Naht einer Anastomose, eines vaskulären Implantates, eines arteriovenösen Shuntes oder eines vaskulären Transplantates (5-394.1 ff., 5-394.2, 5-394.5, 5-394.8)
Hinw.: Spezifisch kodierbare Eingriffe sind gesondert zu kodieren

5-394.x Sonstige

5-394.y N.n.bez.

5-395 Patchplastik an Blutgefäßen
Hinw.: Die nähere Lokalisationsangabe ist für die mit ** gekennzeichneten Kodes in der 6. Stelle nach der Liste vor Kode 5-38 zu kodieren

** 5-395.0 Arterien Kopf, extrakraniell, und Hals
[6. Stelle: 0-4,x]

** 5-395.1 Arterien Schulter und Oberarm
[6. Stelle: 1,2,x]

** 5-395.2 Arterien Unterarm und Hand
[6. Stelle: 0,4,x]

** 5-395.3 Aorta
[6. Stelle: 2,3,x]

** 5-395.4 Arterien thorakal
[6. Stelle: 0-2,x]

** 5-395.5 Arterien abdominal und pelvin
[6. Stelle: 2-6,x]

** 5-395.6 Arterien viszeral
[6. Stelle: 0-6,x]

** 5-395.7 Arterien Oberschenkel
[6. Stelle: 0-3,x]

** 5-395.8 Arterien Unterschenkel und Fuß
[6. Stelle: 0,2-4,7,x]

** 5-395.9 Tiefe Venen
[6. Stelle: 1-k,x]

Kapitel 5: Operationen

** 5-395.a Oberflächliche Venen
[6. Stelle: 0-2,5,x]

5-395.x ↔ Sonstige

5-395.y N.n.bez.

5-396 Transposition von Blutgefäßen
Exkl.: Transposition von Venen (5-393.8)
Hinw.: Die nähere Lokalisationsangabe ist <u>für die mit ** gekennzeichneten Kodes</u> in der 6. Stelle nach der Liste vor Kode 5-38 zu kodieren
Die Verwendung eines Gefäßkopplers zur mikrovaskulären Anastomosierung ist gesondert zu kodieren (5-98c.7 ff.)

** 5-396.0 Arterien Kopf, extrakraniell, und Hals
[6. Stelle: 0-4,x]

** 5-396.2 Arterien Unterarm und Hand
[6. Stelle: 0,4,x]

** 5-396.4 Arterien thorakal
[6. Stelle: 0-2,x]

** 5-396.5 Arterien abdominal und pelvin
[6. Stelle: 2,4,5,x]

** 5-396.6 Arterien viszeral
[6. Stelle: 1-6,x]

** 5-396.7 Arterien Oberschenkel
[6. Stelle: 0,1,x]

** 5-396.8 Arterien Unterschenkel und Fuß
[6. Stelle: 0,3,4,x]

5-396.x ↔ Sonstige

5-396.y N.n.bez.

5-397 Andere plastische Rekonstruktion von Blutgefäßen
Inkl.: Extraluminale Valvuloplastie
Hinw.: Die nähere Lokalisationsangabe ist <u>für die mit ** gekennzeichneten Kodes</u> in der 6. Stelle nach der Liste vor Kode 5-38 zu kodieren

** 5-397.0 Arterien Kopf, extrakraniell, und Hals
[6. Stelle: 0-5,x]

** 5-397.1 Arterien Schulter und Oberarm
[6. Stelle: 1,2,x]

** 5-397.2 Arterien Unterarm und Hand
[6. Stelle: 0-7,x]

** 5-397.3 Aorta
[6. Stelle: 0-4,x]

** 5-397.4 Arterien thorakal
[6. Stelle: 0-2,x]

** 5-397.5 Arterien abdominal und pelvin
[6. Stelle: 1-5,x]

** 5-397.6 Arterien viszeral
[6. Stelle: 0-6,x]

** 5-397.7 Arterien Oberschenkel
[6. Stelle: 0-2,x]

** 5-397.8 Arterien Unterschenkel und Fuß
[6. Stelle: 0-6,x]

** 5-397.9 Tiefe Venen
[6. Stelle: 1-k,x]

** 5-397.a Oberflächliche Venen
[6. Stelle: 0-6,x]

5-397.x ↔ Sonstige

5-397.y N.n.bez.

5-398 Operationen am Glomus caroticum und anderen Paraganglien
- 5-398.0 Exploration
- 5-398.1 Exzision, ohne Nervenmonitoring
- 5-398.2 Exzision, mit Nervenmonitoring
- 5-398.x Sonstige
- 5-398.y N.n.bez.

5-399 Andere Operationen an Blutgefäßen
- 5-399.0 Aortopexie
- 5-399.1 Verschluss einer arteriovenösen Fistel
- 5-399.2 Adhäsiolyse und/oder Dekompression
- 5-399.3 Operative Einführung eines Katheters in eine Arterie
- 5-399.4 Operative Einführung eines Katheters in eine Vene
  Inkl.: Venae sectio
- 5-399.5 Implantation oder Wechsel von venösen Katheterverweilsystemen (z.B. zur Chemotherapie oder zur Schmerztherapie)
  Inkl.: Portsystem, zentralvenöser Katheter zu Dialysezwecken (Demers-Katheter)
- 5-399.6 Revision von venösen Katheterverweilsystemen (z.B. zur Chemotherapie oder zur Schmerztherapie)
  Inkl.: Portsystem
- 5-399.7 Entfernung von venösen Katheterverweilsystemen (z.B. zur Chemotherapie oder zur Schmerztherapie)
  Inkl.: Portsystem
- 5-399.8 Venenklappenplastik
- 5-399.b Implantation oder Wechsel einer implantierbaren Medikamentenpumpe (z.B. zur Chemotherapie oder zur Schmerztherapie)
  - .b0 Medikamentenpumpe mit konstanter Flussrate
  - .b1 Programmierbare Medikamentenpumpe mit kontinuierlicher Abgabe bei variablem Tagesprofil
  - .b2 Medikamentenpumpe mit integrierter elektronischer Okklusionsüberwachung
  - .bx Sonstige
- 5-399.c Revision einer implantierbaren Medikamentenpumpe (z.B. zur Chemotherapie oder zur Schmerztherapie)
- 5-399.d Entfernung einer implantierbaren Medikamentenpumpe (z.B. zur Chemotherapie oder zur Schmerztherapie)
- 5-399.f Delay-Operation vor autogener Brustrekonstruktion
  Inkl.: Stromumkehr durch Unterbindung der Vasa epigastrica inferiora
- 5-399.g Elektrochemotherapie bei Gefäßmalformation
- 5-399.x Sonstige
- 5-399.y N.n.bez.

5-39a Zusatzinformationen zu Operationen an Blutgefäßen
Hinw.: Die folgenden Positionen sind ausschließlich zur Kodierung von Zusatzinformationen zu benutzen, sofern sie nicht schon im Kode selbst enthalten sind. Sie dürfen nicht als selbständige Kodes benutzt werden und sind nur im Sinne einer Zusatzkodierung zulässig

- 5-39a.0 Intraoperative Anwendung eines Embolieprotektionssystems
  Hinw.: Die jeweilige Herz- oder Gefäßoperation ist gesondert zu kodieren
- 5-39a.1 Temporäre atraumatische Okklusion von Blutgefäßen mit viskösem Polymer mit Umkehrphase
  Hinw.: Die jeweilige Gefäßoperation oder Operation an den Koronargefäßen ist gesondert zu kodieren
- 5-39a.2 Anwendung einer Gefäßprothese mit integriertem Stent
  Hinw.: Die jeweilige Gefäßoperation ist gesondert zu kodieren
  Bei dieser Gefäßprothese wird ein Schenkel offen chirurgisch konventionell anastomosiert (End-zu-Seit-Anastomose). Der andere Prothesenschenkel ist als selbstexpandierender gecoverter Stent ausgebildet

5-39a.3 Zusammenfügen eines Venenbypass-Grafts aus mindestens zwei Teilstücken
Hinw.: Die jeweilige Gefäßoperation ist gesondert zu kodieren

5-39a.4 Intraoperativ angefertigte Gefäßprothese
Hinw.: Die jeweilige Gefäßoperation ist gesondert zu kodieren
Mit diesem Kode ist die Verwendung einer durch Zusammennähen von Patches oder Rohrprothesen intraoperativ angefertigten Gefäßprothese zu kodieren
Die Art des Transplantates oder Implantates ist gesondert zu kodieren (5-930 ff.)

Operationen am hämatopoetischen und Lymphgefäßsystem (5-40...5-41)

Hinw.: Die Anwendung mikrochirurgischer Technik ist, sofern nicht als eigener Kode angegeben, zusätzlich zu kodieren (5-984)
Die Anwendung von Lasertechnik ist, sofern nicht als eigener Kode angegeben, zusätzlich zu kodieren (5-985 ff.)
Die Anwendung von minimalinvasiver Technik ist, sofern nicht als eigener Kode angegeben, zusätzlich zu kodieren (5-986 ff.)
Die Durchführung der Operation im Rahmen der Versorgung einer Mehrfachverletzung ist zusätzlich zu kodieren (5-981)
Die Durchführung der Operation im Rahmen der Versorgung eines Polytraumas ist zusätzlich zu kodieren (5-982 ff.)
Die Durchführung einer Reoperation ist, sofern nicht als eigener Kode angegeben, zusätzlich zu kodieren (5-983)
Der vorzeitige Abbruch einer Operation ist zusätzlich zu kodieren (5-995)

5-40 Operationen am Lymphgewebe

5-400 **Inzision von Lymphknoten und Lymphgefäßen**

5-401 **Exzision einzelner Lymphknoten und Lymphgefäße**
Inkl.: Entfernung mehrerer Sentinel-Lymphknoten
Hinw.: Eine durchgeführte regionale oder radikale Lymphadenektomie in Folge einer Sentinel-Lymphonodektomie ist gesondert zu kodieren (5-402 ff., 5-404 ff., 5-406 ff., 5-407 ff.)

5-401.0 Zervikal
.00 ↔ Ohne Markierung
.01 ↔ Mit Radionuklidmarkierung (Sentinel-Lymphonodektomie)
.02 ↔ Mit Farbmarkierung (Sentinel-Lymphonodektomie)
.03 ↔ Mit Radionuklid- und Farbmarkierung, kombiniert (Sentinel-Lymphonodektomie)
.0x ↔ Sonstige

5-401.1 Axillär
.10 ↔ Ohne Markierung
.11 ↔ Mit Radionuklidmarkierung (Sentinel-Lymphonodektomie)
.12 ↔ Mit Farbmarkierung (Sentinel-Lymphonodektomie)
.13 ↔ Mit Radionuklid- und Farbmarkierung, kombiniert (Sentinel-Lymphonodektomie)
.1x ↔ Sonstige

5-401.2 Mediastinal, offen chirurgisch
Hinw.: Zu den mediastinalen Lymphknoten gehören die tracheobronchialen, subkarinalen, paratrachealen, paraösophagealen Lymphknoten sowie Lymphknoten im Lig. pulmonale
.20 Ohne Markierung
.21 Mit Radionuklidmarkierung (Sentinel-Lymphonodektomie)
.22 Mit Farbmarkierung (Sentinel-Lymphonodektomie)
.23 Mit Radionuklid- und Farbmarkierung, kombiniert (Sentinel-Lymphonodektomie)
.2x Sonstige

5-401.3 Paraaortal, offen chirurgisch
.30 Ohne Markierung
.31 Mit Radionuklidmarkierung (Sentinel-Lymphonodektomie)
.32 Mit Farbmarkierung (Sentinel-Lymphonodektomie)
.33 Mit Radionuklid- und Farbmarkierung, kombiniert (Sentinel-Lymphonodektomie)
.3x Sonstige

Kapitel 5: Operationen

5-401.4 Iliakal, offen chirurgisch
 .40 ↔ Ohne Markierung
 .41 ↔ Mit Radionuklidmarkierung (Sentinel-Lymphonodektomie)
 .42 ↔ Mit Farbmarkierung (Sentinel-Lymphonodektomie)
 .43 ↔ Mit Radionuklid- und Farbmarkierung, kombiniert (Sentinel-Lymphonodektomie)
 .4x ↔ Sonstige

5-401.5 Inguinal, offen chirurgisch
 .50 ↔ Ohne Markierung
 .51 ↔ Mit Radionuklidmarkierung (Sentinel-Lymphonodektomie)
 .52 ↔ Mit Farbmarkierung (Sentinel-Lymphonodektomie)
 .53 ↔ Mit Radionuklid- und Farbmarkierung, kombiniert (Sentinel-Lymphonodektomie)
 .5x ↔ Sonstige

5-401.6 Mehrere abdominale Lymphknotenstationen mit Leberbiopsie, offen chirurgisch [Staging-Laparotomie]
 Hinw.: Zur Diagnostik lymphatischer Systemerkrankungen

5-401.7 Mediastinal, thorakoskopisch
 Inkl.: Mediastinoskopische Entfernung von mediastinalen Lymphknoten
 Hinw.: Zu den mediastinalen Lymphknoten gehören die tracheobronchialen, subkarinalen, paratrachealen, paraösophagealen Lymphknoten sowie Lymphknoten im Lig. pulmonale
 .70 Ohne Markierung
 .71 Mit Radionuklidmarkierung (Sentinel-Lymphonodektomie)
 .72 Mit Farbmarkierung (Sentinel-Lymphonodektomie)
 .73 Mit Radionuklid- und Farbmarkierung, kombiniert (Sentinel-Lymphonodektomie)
 .7x Sonstige

5-401.8 Paraaortal, laparoskopisch
 .80 Ohne Markierung
 .81 Mit Radionuklidmarkierung (Sentinel-Lymphonodektomie)
 .82 Mit Farbmarkierung (Sentinel-Lymphonodektomie)
 .83 Mit Radionuklid- und Farbmarkierung, kombiniert (Sentinel-Lymphonodektomie)
 .8x Sonstige

5-401.9 Iliakal, laparoskopisch
 .90 ↔ Ohne Markierung
 .91 ↔ Mit Radionuklidmarkierung (Sentinel-Lymphonodektomie)
 .92 ↔ Mit Farbmarkierung (Sentinel-Lymphonodektomie)
 .93 ↔ Mit Radionuklid- und Farbmarkierung, kombiniert (Sentinel-Lymphonodektomie)
 .9x ↔ Sonstige

5-401.a Inguinal, laparoskopisch
 .a0 ↔ Ohne Markierung
 .a1 ↔ Mit Radionuklidmarkierung (Sentinel-Lymphonodektomie)
 .a2 ↔ Mit Farbmarkierung (Sentinel-Lymphonodektomie)
 .a3 ↔ Mit Radionuklid- und Farbmarkierung, kombiniert (Sentinel-Lymphonodektomie)
 .ax ↔ Sonstige

5-401.b Mehrere abdominale Lymphknotenstationen mit Leberbiopsie, laparoskopisch [Staging-Laparoskopie]
 Hinw.: Zur Diagnostik lymphatischer Systemerkrankungen

5-401.c Lymphangiom oder Hygroma cysticum

5-401.d ↔ Peribronchial, offen chirurgisch
 Hinw.: Zu den peribronchialen Lymphknoten gehören die intersegmentalen, intralobären, interlobären und hilären Lymphknoten

5-401.e ↔ Peribronchial, thorakoskopisch
 Hinw.: Zu den peribronchialen Lymphknoten gehören die intersegmentalen, intralobären, interlobären und hilären Lymphknoten

5-401.f Entnahme von Lymphgefäßen zur Transplantation
 Inkl.: Mikrochirurgische Technik
 .f0 ↔ Oberschenkel
 .fx ↔ Sonstige

5-401.g Parasternal, offen chirurgisch
Hinw.: Zu den parasternalen Lymphknoten gehören Lymphknoten im Stromgebiet der A. thoracica interna
.g0 ↔ Ohne Markierung
.g1 ↔ Mit Radionuklidmarkierung (Sentinel-Lymphonodektomie)
.g2 ↔ Mit Farbmarkierung (Sentinel-Lymphonodektomie)
.g3 ↔ Mit Radionuklid- und Farbmarkierung, kombiniert (Sentinel-Lymphonodektomie)
.gx ↔ Sonstige

5-401.h Abdominal, offen chirurgisch
Hinw.: Zu den abdominalen Lymphknoten gehören die Lymphknoten entlang der A. gastrica, A. hepatica, A. gastroduodenalis, A. lienalis, A. coeliaca, A. mesenterica superior und inferior sowie perigastrische, periportale, kolische und rektosigmoidale Lymphknoten

5-401.j Abdominal, laparoskopisch
Hinw.: Zu den abdominalen Lymphknoten gehören die Lymphknoten entlang der A. gastrica, A. hepatica, A. gastroduodenalis, A. lienalis, A. coeliaca, A. mesenterica superior und inferior sowie perigastrische, periportale, kolische und rektosigmoidale Lymphknoten

5-401.x ↔ Sonstige

5-401.y N.n.bez.

5-402 Regionale Lymphadenektomie (Ausräumung mehrerer Lymphknoten einer Region) als selbständiger Eingriff
Exkl.: Entfernung mehrerer Sentinel-Lymphknoten (5-401 ff.)
Radikale (systematische) Lymphadenektomie als selbständiger Eingriff (5-404 ff.)

5-402.0 ↔ Zervikal

5-402.1 Axillär
Hinw.: Eine axilläre Lymphadenektomie Level 1 bezieht sich auf die Lymphknoten lateral des lateralen Randes des M. pectoralis minor
Eine axilläre Lymphadenektomie Level 2 bezieht sich auf die Lymphknoten zwischen lateralem und medialem Rand des M. pectoralis minor und auf die interpektoralen Lymphknoten
Eine axilläre Lymphadenektomie Level 3 bezieht sich auf die apikalen Lymphknoten und auf die Lymphknoten medial des medialen Randes des M. pectoralis minor
.10 ↔ Ohne Zuordnung eines Levels
Hinw.: Dieser Kode ist bei Tumoren anzuwenden, bei denen es keine Leveleinteilung der axillären Lymphadenektomie gibt
.11 ↔ Level 1
.12 ↔ Level 1 und 2
.13 ↔ Level 1, 2 und 3
.1x ↔ Sonstige

5-402.2 Paraaortal, offen chirurgisch

5-402.3 ↔ Iliakal, offen chirurgisch

5-402.4 ↔ Inguinal, offen chirurgisch

5-402.5 ↔ Pelvin, offen chirurgisch

5-402.6 ↔ Obturatorisch, offen chirurgisch

5-402.7 Paraaortal, laparoskopisch

5-402.8 ↔ Iliakal, laparoskopisch

5-402.9 ↔ Inguinal, laparoskopisch

5-402.a ↔ Pelvin, laparoskopisch

5-402.b ↔ Obturatorisch, laparoskopisch

5-402.c Mediastinal, offen chirurgisch
Hinw.: Zu den mediastinalen Lymphknoten gehören die tracheobronchialen, subkarinalen, paratrachealen, paraösophagealen Lymphknoten sowie Lymphknoten im Lig. pulmonale

5-402.d Mediastinal, thorakoskopisch
Inkl.: Mediastinoskopische Entfernung von mediastinalen Lymphknoten
Hinw.: Zu den mediastinalen Lymphknoten gehören die tracheobronchialen, subkarinalen, paratrachealen, paraösophagealen Lymphknoten sowie Lymphknoten im Lig. pulmonale

Kapitel 5: Operationen

5-402.e ↔ Peribronchial, offen chirurgisch
Hinw.: Zu den peribronchialen Lymphknoten gehören die intersegmentalen, intralobären, interlobären und hilären Lymphknoten

5-402.f ↔ Peribronchial, thorakoskopisch
Hinw.: Zu den peribronchialen Lymphknoten gehören die intersegmentalen, intralobären, interlobären und hilären Lymphknoten

5-402.g Abdominal, offen chirurgisch
Hinw.: Zu den abdominalen Lymphknoten gehören die Lymphknoten entlang der A. gastrica, A. hepatica, A. gastroduodenalis, A. lienalis, A. coeliaca, A. mesenterica superior und inferior sowie perigastrische, periportale, kolische und rektosigmoidale Lymphknoten

5-402.h Abdominal, laparoskopisch
Hinw.: Zu den abdominalen Lymphknoten gehören die Lymphknoten entlang der A. gastrica, A. hepatica, A. gastroduodenalis, A. lienalis, A. coeliaca, A. mesenterica superior und inferior sowie perigastrische, periportale, kolische und rektosigmoidale Lymphknoten

5-402.x ↔ Sonstige

5-402.y N.n.bez.

5-403 Radikale zervikale Lymphadenektomie [Neck dissection]
Hinw.: Das Zusatzkennzeichen für "beidseitig" ist nur zu verwenden bei Entfernung der gleichen Anzahl von Lymphknotenregionen auf beiden Seiten in einer Operation. In allen anderen Fällen ist eine getrennte Kodierung erforderlich

5-403.0 Selektiv (funktionell)
.00 ↔ 1 Region
.01 ↔ 2 Regionen
.02 ↔ 3 Regionen
.03 ↔ 4 Regionen
.04 ↔ 5 Regionen
.05 ↔ 6 Regionen

5-403.1 Radikal
.10 ↔ 4 Regionen
.11 ↔ 5 Regionen
.12 ↔ 6 Regionen

5-403.2 Radikal, modifiziert
.20 ↔ 4 Regionen
.21 ↔ 5 Regionen
.22 ↔ 6 Regionen

5-403.3 Radikal, erweitert
.30 ↔ 4 Regionen
.31 ↔ 5 Regionen
.32 ↔ 6 Regionen

5-403.x ↔ Sonstige

5-403.y N.n.bez.

5-404 Radikale (systematische) Lymphadenektomie als selbständiger Eingriff

5-404.0 Axillär
Hinw.: Eine axilläre Lymphadenektomie Level 1 bezieht sich auf die Lymphknoten lateral des lateralen Randes des M. pectoralis minor
Eine axilläre Lymphadenektomie Level 2 bezieht sich auf die Lymphknoten zwischen lateralem und medialem Rand des M. pectoralis minor und auf die interpektoralen Lymphknoten
Eine axilläre Lymphadenektomie Level 3 bezieht sich auf die apikalen Lymphknoten und auf die Lymphknoten medial des medialen Randes des M. pectoralis minor
.00 ↔ Ohne Zuordnung eines Levels
Hinw.: Dieser Kode ist bei Tumoren anzuwenden, bei denen es keine Leveleinteilung der axillären Lymphadenektomie gibt
.01 ↔ Level 1
.02 ↔ Level 1 und 2
.03 ↔ Level 1, 2 und 3
.0x ↔ Sonstige

5-404.1　Mediastinal, offen chirurgisch
　　　　Hinw.: Zu den mediastinalen Lymphknoten gehören die tracheobronchialen, subkarinalen, paratrachealen, paraösophagealen Lymphknoten sowie Lymphknoten im Lig. pulmonale

5-404.8　Mediastinal, thorakoskopisch
　　　　Inkl.: Mediastinoskopische Entfernung von mediastinalen Lymphknoten
　　　　Hinw.: Zu den mediastinalen Lymphknoten gehören die tracheobronchialen, subkarinalen, paratrachealen, paraösophagealen Lymphknoten sowie Lymphknoten im Lig. pulmonale

5-404.d ↔　Retroperitoneal (iliakal, paraaortal, parakaval), offen chirurgisch
　　　　Hinw.: Eine durchgeführte Neurolyse ist gesondert zu kodieren (5-056 ff.)

5-404.e ↔　Retroperitoneal (iliakal, paraaortal), laparoskopisch
　　　　Hinw.: Eine durchgeführte Neurolyse ist gesondert zu kodieren (5-056 ff.)

5-404.f ↔　Pelvin, offen chirurgisch

5-404.g ↔　Pelvin, laparoskopisch

5-404.h ↔　Inguinal

5-404.j ↔　Peribronchial, offen chirurgisch
　　　　Hinw.: Zu den peribronchialen Lymphknoten gehören die intersegmentalen, intralobären, interlobären und hilären Lymphknoten

5-404.k ↔　Peribronchial, thorakoskopisch
　　　　Hinw.: Zu den peribronchialen Lymphknoten gehören die intersegmentalen, intralobären, interlobären und hilären Lymphknoten

5-404.m　Abdominal, offen chirurgisch
　　　　Hinw.: Zu den abdominalen Lymphknoten gehören die Lymphknoten entlang der A. gastrica, A. hepatica, A. gastroduodenalis, A. lienalis, A. coeliaca, A. mesenterica superior und inferior sowie perigastrische, periportale, kolische und rektosigmoidale Lymphknoten

5-404.n　Abdominal, laparoskopisch
　　　　Hinw.: Zu den abdominalen Lymphknoten gehören die Lymphknoten entlang der A. gastrica, A. hepatica, A. gastroduodenalis, A. lienalis, A. coeliaca, A. mesenterica superior und inferior sowie perigastrische, periportale, kolische und rektosigmoidale Lymphknoten

5-404.x ↔　Sonstige

5-404.y　N.n.bez.

5-405　Operationen am Ductus thoracicus

5-405.0　Verschluss einer Chylusfistel, offen chirurgisch

5-405.1　Verschluss einer Chylusfistel, thorakoskopisch

5-405.2　Verschluss einer sonstigen Fistel

5-405.x　Sonstige

5-405.y　N.n.bez.

5-406　Regionale Lymphadenektomie (Ausräumung mehrerer Lymphknoten einer Region) im Rahmen einer anderen Operation
　　　　Exkl.: Entfernung mehrerer Sentinel-Lymphknoten (5-401 ff.)
　　　　Radikale (systematische) Lymphadenektomie im Rahmen einer anderen Operation (5-407 ff.)
　　　　Hinw.: Ein Kode aus diesem Bereich ist nur dann anzugeben, wenn die Lymphadenektomie nicht im Kode für die Organresektion enthalten ist

5-406.0 ↔　Zervikal

5-406.1　Axillär
　　　　Hinw.: Eine axilläre Lymphadenektomie Level 1 bezieht sich auf die Lymphknoten lateral des lateralen Randes des M. pectoralis minor
　　　　Eine axilläre Lymphadenektomie Level 2 bezieht sich auf die Lymphknoten zwischen lateralem und medialem Rand des M. pectoralis minor und auf die interpektoralen Lymphknoten
　　　　Eine axilläre Lymphadenektomie Level 3 bezieht sich auf die apikalen Lymphknoten und auf die Lymphknoten medial des medialen Randes des M. pectoralis minor

　　.10 ↔　Ohne Zuordnung eines Levels
　　　　Hinw.: Dieser Kode ist bei Tumoren anzuwenden, bei denen es keine Leveleinteilung der axillären Lymphadenektomie gibt

… Kapitel 5: Operationen

    .11 ↔ Level 1
    .12 ↔ Level 1 und 2
    .13 ↔ Level 1, 2 und 3
    .1x ↔ Sonstige

5-406.2   Paraaortal

5-406.3 ↔ Iliakal

5-406.4 ↔ Inguinal

5-406.5 ↔ Pelvin

5-406.6 ↔ Obturatorisch

5-406.7   Mediastinal
Hinw.: Zu den mediastinalen Lymphknoten gehören die tracheobronchialen, subkarinalen, paratrachealen, paraösophagealen Lymphknoten sowie Lymphknoten im Lig. pulmonale

5-406.8 ↔ Peribronchial
Hinw.: Zu den peribronchialen Lymphknoten gehören die intersegmentalen, intralobären, interlobären und hilären Lymphknoten

5-406.9 ↔ Mesenterial
Hinw.: Zu den mesenterialen Lymphknoten gehören die Lymphknoten an folgenden Gefäßstämmen: A. mesenterica superior, A. mesenterica inferior, A. ileocolica, A. colica dextra, A. colica media, A. colica sinistra, A. sigmoidea

5-406.a   Abdominal, offen chirurgisch
Hinw.: Zu den abdominalen Lymphknoten gehören die Lymphknoten entlang der A. gastrica, A. hepatica, A. gastroduodenalis, A. lienalis, A. coeliaca, A. mesenterica superior und inferior sowie perigastrische, periportale, kolische und rektosigmoidale Lymphknoten

5-406.b   Abdominal, laparoskopisch
Hinw.: Zu den abdominalen Lymphknoten gehören die Lymphknoten entlang der A. gastrica, A. hepatica, A. gastroduodenalis, A. lienalis, A. coeliaca, A. mesenterica superior und inferior sowie perigastrische, periportale, kolische und rektosigmoidale Lymphknoten

5-406.x ↔ Sonstige

5-406.y   N.n.bez.

5-407   **Radikale (systematische) Lymphadenektomie im Rahmen einer anderen Operation**
Exkl.: Radikale zervikale Lymphadenektomie [Neck dissection] (5-403 ff.)
Hinw.: Ein Kode aus diesem Bereich ist nur dann anzugeben, wenn die Lymphadenektomie nicht im Kode für die Organresektion enthalten ist

5-407.0   Axillär
Hinw.: Eine axilläre Lymphadenektomie Level 1 bezieht sich auf die Lymphknoten lateral des lateralen Randes des M. pectoralis minor
Eine axilläre Lymphadenektomie Level 2 bezieht sich auf die Lymphknoten zwischen lateralem und medialem Rand des M. pectoralis minor und auf die interpektoralen Lymphknoten
Eine axilläre Lymphadenektomie Level 3 bezieht sich auf die apikalen Lymphknoten und auf die Lymphknoten medial des medialen Randes des M. pectoralis minor

    .00 ↔ Ohne Zuordnung eines Levels
        Hinw.: Dieser Kode ist bei Tumoren anzuwenden, bei denen es keine Leveleinteilung der axillären Lymphadenektomie gibt
    .01 ↔ Level 1
    .02 ↔ Level 1 und 2
    .03 ↔ Level 1, 2 und 3
    .0x ↔ Sonstige

5-407.1   Mediastinal
Hinw.: Zu den mediastinalen Lymphknoten gehören die tracheobronchialen, subkarinalen, paratrachealen, paraösophagealen Lymphknoten sowie Lymphknoten im Lig. pulmonale

5-407.2 ↔ Retroperitoneal (iliakal, paraaortal, parakaval)
Hinw.: Eine durchgeführte Neurolyse ist gesondert zu kodieren (5-056 ff.)

5-407.3 ↔ Pelvin

5-407.4 ↔ Inguinal

Kapitel 5: Operationen

5-407.5 ↔ Peribronchial
Hinw.: Zu den peribronchialen Lymphknoten gehören die intersegmentalen, intralobären, interlobären und hilären Lymphknoten

5-407.6 Abdominal, offen chirurgisch
Hinw.: Zu den abdominalen Lymphknoten gehören die Lymphknoten entlang der A. gastrica, A. hepatica, A. gastroduodenalis, A. lienalis, A. coeliaca, A. mesenterica superior und inferior sowie perigastrische, periportale, kolische und rektosigmoidale Lymphknoten

5-407.7 Abdominal, laparoskopisch
Hinw.: Zu den abdominalen Lymphknoten gehören die Lymphknoten entlang der A. gastrica, A. hepatica, A. gastroduodenalis, A. lienalis, A. coeliaca, A. mesenterica superior und inferior sowie perigastrische, periportale, kolische und rektosigmoidale Lymphknoten

5-407.x ↔ Sonstige

5-407.y N.n.bez.

5-408 Andere Operationen am Lymphgefäßsystem
Exkl.: Lymphdrainage
Therapeutische perkutane Punktion einer Lymphozele (8-159.2)

5-408.0 Anastomose zur Beseitigung eines Lymphödems
Inkl.: Lymphovenöse Anastomose

5-408.1 Inzision einer Lymphozele
Inkl.: Drainage

5-408.2 Drainage einer Lymphozele
.20 Offen chirurgisch
.21 Laparoskopisch

5-408.3 Drainage eines Lymphödems, offen chirurgisch

5-408.4 Drainage eines Lymphödems, laparoskopisch

5-408.5 Destruktion von erkrankten Lymphknoten durch Thermoablation, perkutan
Hinw.: Das bildgebende Verfahren ist im Kode enthalten

5-408.6 Transplantation oder Transposition von Lymphgefäßen
Inkl.: Mikrochirurgische Technik
Hinw.: Die Transplantatentnahme ist gesondert zu kodieren (5-401.f ff.)
.60 ↔ Axillär
Inkl.: Brachiale und zervikale Anastomosen
.61 ↔ Inguinal
Inkl.: Iliakale und skrotale Anastomosen
.6x ↔ Sonstige

5-408.7 Revision nach einer Lymphadenektomie mit Entfernung von erkranktem Gewebe
Hinw.: Unter erkranktem Gewebe ist z.B. ein lokales Tumorrezidiv zu verstehen. Bei Entfernung eines Lymphknotenrezidivs ist eine erneute Lymphadenektomie zu kodieren (5-401 ff. bis 5-407 ff.)
.70 ↔ Zervikal
.71 ↔ Axillär
.72 ↔ Inguinal
.7x ↔ Sonstige

5-408.8 (Teil-)Resektion einer Lymphozele
.80 Offen chirurgisch
.81 Laparoskopisch

5-408.9 Implantation von Bestrahlungsmarkern an einem oder mehreren Lymphknoten
Hinw.: Das bildgebende Verfahren ist gesondert zu kodieren (Kap. 3)
.90 Perkutan
.91 Endoskopisch
.9x Sonstige

5-408.x Sonstige
5-408.y N.n.bez.

5-41 Operationen an Milz und Knochenmark

5-410 Entnahme von hämatopoetischen Stammzellen aus Knochenmark und peripherem Blut zur Transplantation und von peripheren Blutzellen zur Transfusion

5-410.0 Hämatopoetische Stammzellen aus Knochenmark
.00 Zur Eigenspende
.01 Zur allogenen Spende (verwandt oder nicht verwandt)

5-410.1 Hämatopoetische Stammzellen aus peripherem Blut
Hinw.: Die medikamentöse Stimulation vor der Entnahme und die apparative Aufbereitung der Stammzellen sind im Kode enthalten
Wenn das Medikament zur Stimulation in der Liste der Medikamente unter 6-001 ff. bis 6-006 ff. enthalten ist, ist dieser Kode zusätzlich anzugeben
.10 Zur Eigenspende
.11 Zur allogenen Spende (verwandt oder nicht verwandt)

5-410.2 Art der In-vitro-Aufbereitung bei Entnahme von hämatopoetischen Stammzellen
Exkl.: Art der In-vitro-Aufbereitung der transplantierten oder transfundierten hämatopoetischen Stammzellen (5-411.7 ff.)
Hinw.: Diese Kodes sind Zusatzkodes. Sie sind von dem Krankenhaus zu verwenden, bei dem der Aufwand für die In-vitro-Aufbereitung bei Entnahme von hämatopoetischen Stammzellen entstanden ist
.20 Positivanreicherung
.21 T- und/oder B-Zell-Depletion
.22 Erythrozytendepletion
.2x Sonstige

5-410.3 Periphere Blutzellen, Lymphozyten
.30 Autogen, T-Zellen zur Ex-vivo-Kultur und tumorspezifischen In-vitro-Aufbereitung
Inkl.: Entnahme von T-Zellen zur Herstellung von CAR-T-Zellen
.31 Allogen (verwandt oder nicht verwandt)

5-411 Transplantation von hämatopoetischen Stammzellen aus dem Knochenmark
Exkl.: Transfusion von peripher gewonnenen hämatopoetischen Stammzellen (8-805 ff.)
Autogene Stammzelltherapie (8-860 ff.)
Hinw.: Die Art der In-vitro-Aufbereitung bei Entnahme der Stammzellen ist von dem Krankenhaus gesondert zu kodieren, bei dem der Aufwand für die In-vitro-Aufbereitung entstanden ist (5-410.2 ff.)
Die Art der In-vitro-Aufbereitung der transplantierten oder transfundierten hämatopoetischen Stammzellen ist gesondert zu kodieren (5-411.7 ff.)
Die Verwendung von Arzneimitteln für neuartige Therapien ist gesondert zu kodieren (5-936 ff.)

5-411.0 Autogen
.00 Ohne In-vitro-Aufbereitung
.02 Nach In-vitro-Aufbereitung

5-411.2 Allogen, nicht HLA-identisch, verwandter Spender
.24 Nach In-vitro-Aufbereitung bei Differenz in 1 Antigen
.25 Nach In-vitro-Aufbereitung bei Differenz in 2-3 Antigenen (haploident)
.26 Ohne In-vitro-Aufbereitung bei Differenz in 1 Antigen
.27 Ohne In-vitro-Aufbereitung bei Differenz in 2-3 Antigenen (haploident)

5-411.3 Allogen, nicht HLA-identisch, nicht verwandter Spender
.30 Ohne In-vitro-Aufbereitung
.32 Nach In-vitro-Aufbereitung

5-411.4 Allogen, HLA-identisch, verwandter Spender
.40 Ohne In-vitro-Aufbereitung
.42 Nach In-vitro-Aufbereitung

5-411.5 Allogen, HLA-identisch, nicht verwandter Spender
.50 Ohne In-vitro-Aufbereitung
.52 Nach In-vitro-Aufbereitung

5-411.6 Retransplantation während desselben stationären Aufenthaltes
Hinw.: Dieser Kode ist ein Zusatzkode
Eine Retransplantation meint nicht die fraktionierte Gabe eines Transplantats über mehrere Tage verteilt. Mit diesem Kode ist nur eine komplett neue Transplantation hämatopoetischer Stammzellen nach Versagen der vorherigen Transplantation während desselben stationären Aufenthaltes (ungeplante Retransplantation) zu kodieren. Dabei wird nach Ausschöpfung aller Mittel zur Erhaltung des ersten Transplantats eine neue Transplantation mit erneuter Konditionierung und/oder einem Wechsel des Stammzellspenders durchgeführt

5-411.7 Art der In-vitro-Aufbereitung der transplantierten oder transfundierten hämatopoetischen Stammzellen
Hinw.: Diese Kodes sind Zusatzkodes. Die Transplantation oder Transfusion ist gesondert zu kodieren
- .70 Positivanreicherung
- .71 T- und/oder B-Zell-Depletion
- .72 Erythrozytendepletion
- .7x Sonstige

5-411.x Sonstige

5-411.y N.n.bez.

5-412 Inzision der Milz

5-413 Splenektomie

5-413.0 Partiell
- .00 Offen chirurgisch
- .01 Laparoskopisch
- .02 Umsteigen laparoskopisch - offen chirurgisch

5-413.1 Total
- .10 Offen chirurgisch
- .11 Laparoskopisch
- .12 Umsteigen laparoskopisch - offen chirurgisch

5-413.x Sonstige
Inkl.: Exstirpation einer Nebenmilz

5-413.y N.n.bez.

5-418 Andere Operationen am Knochenmark

5-419 Andere Operationen an der Milz

5-419.0 Naht (nach Verletzung)

5-419.1 Autotransplantation von Milz oder Milzgewebe

5-419.2 Fibrinklebung

5-419.3 Thermokoagulation

5-419.4 Laserkoagulation

5-419.5 Vicrylnetzimplantation

5-419.x Sonstige

5-419.y N.n.bez.

Operationen am Verdauungstrakt (5-42...5-54)

Hinw.: Die Anwendung mikrochirurgischer Technik ist, sofern nicht als eigener Kode angegeben, zusätzlich zu kodieren (5-984)
Die Anwendung von Lasertechnik ist, sofern nicht als eigener Kode angegeben, zusätzlich zu kodieren (5-985 ff.)
Die Anwendung minimalinvasiver Technik ist, sofern nicht als eigener Kode angegeben, zusätzlich zu kodieren (5-986 ff.)
Die Durchführung der Operation im Rahmen der Versorgung einer Mehrfachverletzung ist zusätzlich zu kodieren (5-981)
Die Durchführung der Operation im Rahmen der Versorgung eines Polytraumas ist zusätzlich zu kodieren (5-982 ff.)
Die Durchführung einer Reoperation ist, sofern nicht als eigener Kode angegeben, zusätzlich zu kodieren (5-983)
Der vorzeitige Abbruch einer Operation ist zusätzlich zu kodieren (5-995)
Die Verwendung von Membranen oder sonstigen Materialien zur Prophylaxe von Adhäsionen ist gesondert zu kodieren (5-933 ff.)

5-42 Operationen am Ösophagus
Hinw.: Die Verwendung eines Einmal-Endoskops ist gesondert zu kodieren (5-98m ff.)

5-420 **Inzision des Ösophagus**
Inkl.: Entfernung eines Fremdkörpers
Exkl.: Endoskopische Entfernung eines Fremdkörpers (8-100 ff.)
Hinw.: Der Zugang ist in der 6. Stelle nach folgender Liste zu kodieren:
0 Offen chirurgisch abdominal
1 Offen chirurgisch thorakal
2 Laparoskopisch
3 Thorakoskopisch
4 Umsteigen laparoskopisch - offen chirurgisch
5 Umsteigen thorakoskopisch - offen chirurgisch
6 Endoskopisch
x Sonstige

** 5-420.0 Ösophagomyotomie
** 5-420.1 Ösophagomyotomie, pharyngozervikal
** 5-420.2 Ösophago-Gastromyotomie [Kardiomyotomie]
** 5-420.x Sonstige
5-420.y N.n.bez.

5-421 **Ösophagostomie als selbständiger Eingriff**
Inkl.: Ösophagostomie bei kongenitaler Ösophagusstenose

5-421.0 Zervikal (Speichelfistel)
5-421.x Sonstige
5-421.y N.n.bez.

5-422 **Lokale Exzision und Destruktion von erkranktem Gewebe des Ösophagus**
Inkl.: Abtragung eines Zenker-Divertikels oder epiphrenischen Divertikels
Blutstillung
Exkl.: Sklerosierung von Ösophagusvarizen (5-429.1)
Umstechung von Ösophagusvarizen (5-429.2)
Ligatur (Banding) von Ösophagusvarizen (5-429.a)
Hinw.: Die Verwendung von autogener thrombozytenangereicherter Fibrinmatrix ist gesondert zu kodieren (5-932.a)
Die Art der Destruktion ist für die mit ** gekennzeichneten Kodes in der 6. Stelle nach folgender Liste zu kodieren:
0 Elektrokoagulation
1 Laserkoagulation
2 Thermokoagulation
3 Kryokoagulation

Kapitel 5: Operationen

        4   Photodynamische Therapie
        5   Radiofrequenzablation
        6   Mikrowellenablation
        7   Irreversible Elektroporation
        8   Elektrochemotherapie
        x   Sonstige

5-422.0   Exzision, offen chirurgisch

5-422.1   Exzision, thorakoskopisch

5-422.2   Exzision, endoskopisch
Hinw.: Die Blutstillung durch einen auf ein Endoskop aufgesteckten ringförmigen Clip (5-429.u) oder durch Auftragen von Substanzen (5-429.v ff.) ist gesondert zu kodieren
    .20   Exzision ohne weitere Maßnahmen
    .21   Polypektomie von 1-2 Polypen mit Schlinge
            Hinw.: Die Anzahl der Polypen mit mindestens 2 cm Durchmesser ist gesondert zu kodieren (5-422.6 ff.)
    .22   Polypektomie von mehr als 2 Polypen mit Schlinge
            Hinw.: Die Anzahl der Polypen mit mindestens 2 cm Durchmesser ist gesondert zu kodieren (5-422.6 ff.)
    .23   Endoskopische Mukosaresektion
            Hinw.: Die Anzahl der Polypen mit mindestens 2 cm Durchmesser ist gesondert zu kodieren (5-422.6 ff.)
    .24   Endoskopische submukosale Dissektion [ESD]
    .2x   Sonstige

** 5-422.3   Destruktion, offen chirurgisch
[6. Stelle: 0-4,x]
Hinw.: Die Anzahl der verwendeten Nadeln zur Destruktion ist gesondert zu kodieren (5-98h ff.)

** 5-422.4   Destruktion, thorakoskopisch
[6. Stelle: 0-4,x]
Hinw.: Die Anzahl der verwendeten Nadeln zur Destruktion ist gesondert zu kodieren (5-98h ff.)

** 5-422.5   Destruktion, endoskopisch

5-422.6   Anzahl der Polypen mit mindestens 2 cm Durchmesser
Hinw.: Diese Kodes sind Zusatzkodes. Sie können zusätzlich zu den Kodes 5-422.21, 5-422.22 und 5-422.23 verwendet werden
    .60   1 Polyp
    .61   2 oder mehr Polypen

5-422.y   N.n.bez.

5-423   **Partielle Ösophagusresektion ohne Wiederherstellung der Kontinuität**

5-423.0   Zervikal

5-423.1   Thorakal

5-423.2   Thorakoabdominal

5-423.3   Abdominal

5-423.x   Sonstige

5-423.y   N.n.bez.

5-424   **Partielle Ösophagusresektion mit Wiederherstellung der Kontinuität**
Exkl.: Kardiaresektion mit Hochzug des Restmagens (5-434.1)
        Gastrektomie (5-437 ff.)
Hinw.: <u>Die Verwendung von autogener thrombozytenangereicherter Fibrinmatrix ist gesondert zu kodieren (5-932.a)</u>

5-424.0   Thorakal

5-424.1   Thorakoabdominal
    .10   Ohne proximale Magenresektion
    .11   Mit proximaler Magenresektion (Kardia und Fundus) und Hochzug des Restmagens, transhiatal
    .12   Mit proximaler Magenresektion (Kardia und Fundus) und Hochzug des Restmagens, durch Thorakotomie
    .1x   Sonstige

5-424.2   Abdominal

5-424.x   Sonstige

5-424.y   N.n.bez.

Kapitel 5: Operationen

5-425	**(Totale) Ösophagektomie ohne Wiederherstellung der Kontinuität**
	Hinw.: Eine Ösophagektomie entspricht einer Resektion bis kranial der V. azygos
5-425.0	Abdominozervikal (transmediastinal), stumpfe Dissektion
5-425.1	Thorakoabdominal, ohne Lymphadenektomie
5-425.2	Thorakoabdominal, mit Lymphadenektomie
5-425.x	Sonstige
5-425.y	N.n.bez.

5-426 **(Totale) Ösophagektomie mit Wiederherstellung der Kontinuität**
Hinw.: Eine durchgeführte Pyloroplastik ist gesondert zu kodieren (5-432.1)
Eine Ösophagektomie entspricht einer Resektion bis kranial der V. azygos
<ins>Die Verwendung von autogener thrombozytenangereicherter Fibrinmatrix ist gesondert zu kodieren (5-932.a)</ins>
Die Art der Rekonstruktion ist in der 6. Stelle nach folgender Liste zu kodieren. Es ist jedoch nicht jede Listenposition mit jedem 5-stelligen Kode kombinierbar
  1 Mit Magenhochzug (Schlauchmagen) und intrathorakaler Anastomose
  2 Mit Magenhochzug (Schlauchmagen) und zervikaler Anastomose
  3 Mit freier Dünndarminterposition
  4 Mit Koloninterposition
  x Sonstige

** 5-426.0	Abdominozervikal (transmediastinal), stumpfe Dissektion
** 5-426.1	Thorakoabdominal, ohne Lymphadenektomie
** 5-426.2	Thorakoabdominal, mit Lymphadenektomie (En-bloc-Ösophagektomie)
** 5-426.x	Sonstige
5-426.y	N.n.bez.

5-427 **Rekonstruktion der Ösophaguspassage (als selbständiger Eingriff)**
Exkl.: Primäre Rekonstruktion bei Ösophagusatresie ohne Darminterposition (5-428 ff.)
Hinw.: Die endoskopische Rekonstruktion der Ösophaguspassage im kombinierten antegrad-retrograden Verfahren ist gesondert zu kodieren (5-42a.1)
Die Art der Rekonstruktion ist in der 6. Stelle nach folgender Liste zu kodieren. Es ist jedoch nicht jede Listenposition mit jedem 5-stelligen Kode kombinierbar
  1 Mit Magenhochzug (Schlauchmagen) und intrathorakaler Anastomose
  2 Mit Magenhochzug (Schlauchmagen) und zervikaler Anastomose
  3 Mit freier Dünndarminterposition
  4 Mit Koloninterposition
  x Sonstige

** 5-427.0	Im Retrosternalraum (vorderes Mediastinum)
** 5-427.1	Im Ösophagusbett (hinteres Mediastinum)
** 5-427.2	Erweiterungsplastik
** 5-427.x	Sonstige
5-427.y	N.n.bez.

5-428 **Rekonstruktion der Ösophaguspassage bei Atresie und Versorgung einer kongenitalen ösophagotrachealen Fistel**

5-428.0	Mit ösophago-ösophagealer Anastomose (retro- oder transpleural)
5-428.1	Mit ösophago-ösophagealer Anastomose und Fistelverschluss (retro- oder transpleural)
5-428.2	Mit Interposition (z.B. Livaditis-Muskelplastik)
5-428.3	Mit Interposition (z.B. Livaditis-Muskelplastik) und Fistelverschluss
5-428.4	Transmediastinale Fadeneinlage
5-428.5	Transmediastinale Fadeneinlage und Fistelverschluss
5-428.6	Ösophaguselongation (zur Vorbereitung einer sekundären Ösophagusanastomose)
5-428.7	Unterbindung einer H-Fistel
5-428.x	Sonstige
5-428.y	N.n.bez.

Kapitel 5: Operationen

5-429 Andere Operationen am Ösophagus
Exkl.: Endoskopische Fremdkörperentfernung (8-100.6, 8-100.7)
Tamponade einer Ösophagusblutung (8-501)
Hinw.: Weitere Operationen am Ösophagus sind unter 5-42a ff. zu finden

5-429.0 Anlegen einer ösophagotrachealen Fistel
Inkl.: Zum Einlegen einer Stimmprothese

5-429.1 (Endoskopische) Sklerosierung von Ösophagusvarizen

5-429.2 Umstechung von Ösophagusvarizen

5-429.3 Sperr-Operation

5-429.4 Naht, primär
Inkl.: Verschluss einer erworbenen ösophagotrachealen Fistel
Exkl.: Verschluss einer kongenitalen ösophagotrachealen Fistel (5-428 ff.)
    .40 Offen chirurgisch
    .41 Endoskopisch

5-429.5 Sprengung der Kardia (transluminal)

5-429.7 Ballondilatation

5-429.8 Bougierung

5-429.a (Endoskopische) Ligatur (Banding) von Ösophagusvarizen

5-429.c Endo-Loop
Hinw.: Das Abtragen mit Schlinge ist im Kode enthalten

5-429.d Endoskopisches Clippen
Exkl.: Endoskopische(r) Geweberaffung oder Gewebeverschluss durch einen auf ein Endoskop aufgesteckten ringförmigen Clip (5-429.u)

5-429.e Endoskopische Injektion
Inkl.: Fibrinkleber

5-429.h Endoskopisches Einbringen eines strahlenden Applikators

5-429.j Maßnahmen bei selbstexpandierender Prothese
    .j0 Einlegen oder Wechsel, offen chirurgisch, eine Prothese ohne Antirefluxventil
    .j1 Einlegen oder Wechsel, endoskopisch, eine Prothese ohne Antirefluxventil
    .j2 Entfernung
    .j3 Einlegen oder Wechsel, offen chirurgisch, zwei Prothesen ohne Antirefluxventil
    .j4 Einlegen oder Wechsel, endoskopisch, zwei Prothesen ohne Antirefluxventil
    .j9 Einlegen oder Wechsel, offen chirurgisch, mehr als zwei Prothesen ohne Antirefluxventil
    .ja Einlegen oder Wechsel, endoskopisch, mehr als zwei Prothesen ohne Antirefluxventil
    .jb Einlegen oder Wechsel, offen chirurgisch, eine Prothese mit Antirefluxventil
    .jc Einlegen oder Wechsel, endoskopisch, eine Prothese mit Antirefluxventil
    .jd Einlegen oder Wechsel, offen chirurgisch, zwei Prothesen, eine davon mit Antirefluxventil
    .je Einlegen oder Wechsel, endoskopisch, zwei Prothesen, eine davon mit Antirefluxventil
    .jf Einlegen oder Wechsel, offen chirurgisch, mehr als zwei Prothesen, eine davon mit Antirefluxventil
    .jg Einlegen oder Wechsel, endoskopisch, mehr als zwei Prothesen, eine davon mit Antirefluxventil
    .jh Wiedereröffnung, endoskopisch
    .jx Sonstige

5-429.k Maßnahmen bei nicht selbstexpandierender Prothese
    .k0 Einlegen oder Wechsel, offen chirurgisch
    .k1 Einlegen oder Wechsel, endoskopisch
    .k2 Entfernung
    .k3 Wiedereröffnung, endoskopisch
    .kx Sonstige

5-429.m Endoskopische Antirefluxverfahren
    .m0 Naht- und/oder Klammertechniken
    .m1 Injektionstechniken
    .m2 Implantationstechniken
    .m3 Radiofrequenzablation
    .mx Sonstige

Kapitel 5: Operationen

5-429.n Verschluss einer chirurgisch angelegten ösophagotrachealen Fistel
5-429.p Implantation oder Wechsel eines magnetischen Antirefluxsystems
    .p0 Offen chirurgisch
    .p1 Laparoskopisch
    .p2 Umsteigen laparoskopisch - offen chirurgisch
5-429.q Revision oder Entfernung eines magnetischen Antirefluxsystems
    .q0 Offen chirurgisch
    .q1 Laparoskopisch
    .q2 Umsteigen laparoskopisch - offen chirurgisch
5-429.r Implantation eines Antireflux-Stimulationssystems
Inkl.: Ersteinstellung
5-429.s (Teil-)Wechsel eines Antireflux-Stimulationssystems
Inkl.: Ersteinstellung
    .s0 Kompletter Wechsel
    .s1 Sondenwechsel
    .s2 Aggregatwechsel
5-429.t Entfernung eines Antireflux-Stimulationssystems
5-429.u Endoskopische(r) Geweberaffung oder Gewebeverschluss durch einen auf ein Endoskop aufgesteckten ringförmigen Clip
5-429.v Endoskopische Blutstillung durch Auftragen von Substanzen
    .v0 Absorbierend
    .v1 Peptid-Hydrogel bildend
5-429.w Endoskopische Entfernung von Clips durch elektrische Desintegration
5-429.x Sonstige
5-429.y N.n.bez.

5-42a **Weitere Operationen am Ösophagus**
Hinw.: Weitere Operationen am Ösophagus sind unter 5-429 ff. zu finden
5-42a.0 Implantation von Bestrahlungsmarkern am Ösophagus
Hinw.: Das bildgebende Verfahren ist gesondert zu kodieren (Kap. 3)
    .00 Endoskopisch
    .0x Sonstige
5-42a.1 Endoskopische Rekonstruktion der Ösophaguspassage im kombinierten antegrad-retrograden Verfahren
Hinw.: Die Verwendung einer selbstexpandierenden Prothese ist gesondert zu kodieren (5-429.j ff.)
5-42a.2 Endoskopische Stentfixierung durch einen auf ein Endoskop aufgesteckten ringförmigen Clip

5-43 Inzision, Exzision und Resektion am Magen
Inkl.: Innere Schienung
Hinw.: Die Verwendung eines Einmal-Endoskops ist gesondert zu kodieren (5-98m ff.)

5-430 **Gastrotomie**
Inkl.: Entfernung eines Fremdkörpers
Exkl.: Endoskopische Entfernung eines Fremdkörpers (8-100.8)
5-430.0 Ohne weitere Maßnahmen
5-430.1 Mit Einlegen eines Ösophagustubus
5-430.x Sonstige
5-430.y N.n.bez.

5-431 **Gastrostomie**
Hinw.: Die Fixierung des Magens an der Bauchdecke durch Naht ("Gastropexie") ist nicht mit einem Kode aus 5-448.2 ff. gesondert zu kodieren
5-431.0 Offen chirurgisch
5-431.1 Laparoskopisch

5-431.2 Perkutan-endoskopisch (PEG)
Exkl.: Wechsel und Entfernung einer PEG (8-123 ff.)
.22 Durch Fadendurchzugsmethode ohne Fixierung durch Naht, ohne jejunale Sonde
.23 Durch Fadendurchzugsmethode ohne Fixierung durch Naht, mit jejunaler Sonde
.24 Durch Fadendurchzugsmethode mit Fixierung durch Naht, ohne jejunale Sonde
.25 Durch Fadendurchzugsmethode mit Fixierung durch Naht, mit jejunaler Sonde
.26 Durch Direktpunktionstechnik ohne Fixierung durch Naht, ohne jejunale Sonde
.27 Durch Direktpunktionstechnik ohne Fixierung durch Naht, mit jejunaler Sonde
.28 Durch Direktpunktionstechnik mit Fixierung durch Naht, ohne jejunale Sonde
.29 Durch Direktpunktionstechnik mit Fixierung durch Naht, mit jejunaler Sonde
.2x Sonstige

5-431.3 Freilegung und Entfernung einer eingewachsenen PEG-Halteplatte
.30 Offen chirurgisch
.31 Endoskopisch
.3x Sonstige

5-431.4 Perkutan durch Direktpunktionstechnik mit Fixierung durch Naht und Steuerung durch bildgebende Verfahren
.40 Ohne jejunale Sonde
.41 Mit jejunaler Sonde

5-431.x Sonstige

5-431.y N.n.bez.

5-432 Operationen am Pylorus

5-432.0 Pyloromyotomie
.00 Offen chirurgisch
.01 Laparoskopisch
.02 Umsteigen laparoskopisch - offen chirurgisch
.03 Endoskopisch
.0x Sonstige

5-432.1 Pyloroplastik

5-432.2 Pylorusresektion mit Gastroduodenostomie (z.B. bei Pylorusatresie)

5-432.x Sonstige

5-432.y N.n.bez.

5-433 Lokale Exzision und Destruktion von erkranktem Gewebe des Magens
Inkl.: Destruktion zur Blutstillung
Exkl.: Injektion zur Blutstillung (5-449.e ff.)
Hinw.: Die Art der Destruktion ist für die mit ** gekennzeichneten Kodes in der 6. Stelle nach folgender Liste zu kodieren:
0 Elektrokoagulation
1 Laserkoagulation
2 Thermokoagulation
3 Kryokoagulation
4 Photodynamische Therapie
5 Radiofrequenzablation
6 Mikrowellenablation
7 Irreversible Elektroporation
8 Elektrochemotherapie
x Sonstige

5-433.0 Exzision, offen chirurgisch
Inkl.: Exzision eines Ulkus
Exkl.: Exzision eines Ulcus ad pylorum bei Pyloroplastik (5-432.1)
Exzision eines Ulcus im Rahmen einer Vagotomie (5-444.1 ff., 5-444.2 ff.)
Übernähung eines Ulcus duodeni (5-469.7 ff.)
Umstechung eines Ulcus duodeni (5-469.8 ff.)
Umstechung eines Ulcus ventriculi (5-449.5 ff.)

5-433.1 Exzision, laparoskopisch

5-433.2　Exzision, endoskopisch
　　　　　Hinw.: Die Blutstillung durch einen auf ein Endoskop aufgesteckten ringförmigen Clip (5-449.s3) oder durch Auftragen von Substanzen (5-449.t3, 5-449.v3) ist gesondert zu kodieren
　　　　　.20　Exzision ohne weitere Maßnahmen
　　　　　.21　Polypektomie von 1-2 Polypen mit Schlinge
　　　　　　　Hinw.: Die Anzahl der Polypen mit mindestens 2 cm Durchmesser ist gesondert zu kodieren (5-433.6 ff.)
　　　　　.22　Polypektomie von mehr als 2 Polypen mit Schlinge
　　　　　　　Hinw.: Die Anzahl der Polypen mit mindestens 2 cm Durchmesser ist gesondert zu kodieren (5-433.6 ff.)
　　　　　.23　Endoskopische Mukosaresektion
　　　　　　　Hinw.: Die Anzahl der Polypen mit mindestens 2 cm Durchmesser ist gesondert zu kodieren (5-433.6 ff.)
　　　　　.24　Endoskopische submukosale Dissektion [ESD]
　　　　　.25　Endoskopische Vollwandexzision [EFTR]
　　　　　.2x　Sonstige

** 5-433.3　Destruktion, offen chirurgisch
　　　　　Hinw.: Die Anzahl der verwendeten Nadeln zur Destruktion ist gesondert zu kodieren (5-98h ff.)

** 5-433.4　Destruktion, laparoskopisch
　　　　　Hinw.: Die Anzahl der verwendeten Nadeln zur Destruktion ist gesondert zu kodieren (5-98h ff.)

** 5-433.5　Destruktion, endoskopisch
　　　　　Hinw.: Die Anzahl der verwendeten Nadeln zur Destruktion ist gesondert zu kodieren (5-98h ff.)

5-433.6　Anzahl der Polypen mit mindestens 2 cm Durchmesser
　　　　　Hinw.: Diese Kodes sind Zusatzkodes. Sie können zusätzlich zu den Kodes 5-433.21, 5-433.22 und 5-433.23 verwendet werden
　　　　　.60　1 Polyp
　　　　　.61　2 oder mehr Polypen

5-433.x　Sonstige
5-433.y　N.n.bez.

5-434　Atypische partielle Magenresektion

5-434.0　Segmentresektion
5-434.1　Kardiaresektion mit Hochzug des Restmagens
　　　　　Exkl.: Partielle thorakoabdominale Ösophagusresektion mit proximaler Magenresektion (Kardia und Fundus) und Hochzug des Restmagens (5-424.11, 5-424.12)
　　　　　Hinw.: Die aus operationstechnischen Gründen erforderliche Mitresektion einer Ösophagusmanschette von weniger als 4 cm ist im Kode enthalten
5-434.2　Antrektomie
5-434.3　Biliopankreatische Diversion nach Scopinaro
　　　　　.30　Offen chirurgisch
　　　　　.31　Laparoskopisch
　　　　　.32　Umsteigen laparoskopisch - offen chirurgisch
5-434.4　Biliopankreatische Diversion mit Duodenal-Switch
　　　　　.40　Offen chirurgisch
　　　　　.41　Laparoskopisch
　　　　　.42　Umsteigen laparoskopisch - offen chirurgisch
5-434.5　Herstellung eines Schlauchmagens [Sleeve Resection]
　　　　　Inkl.: Als vorbereitender Eingriff für eine biliopankreatische Diversion mit Duodenal-Switch (erste Sitzung)
　　　　　.50　Offen chirurgisch
　　　　　.51　Laparoskopisch
　　　　　.52　Umsteigen laparoskopisch - offen chirurgisch
5-434.6　Duodenal-Switch mit Bildung eines gemeinsamen Dünndarmschenkels [Common Channel] nach Herstellung eines Schlauchmagens (zweite Sitzung)
　　　　　.60　Offen chirurgisch
　　　　　.61　Laparoskopisch
　　　　　.62　Umsteigen laparoskopisch - offen chirurgisch
5-434.x　Sonstige
5-434.y　N.n.bez.

Kapitel 5: Operationen

5-435 **Partielle Magenresektion (2/3-Resektion)**
5-435.0 Mit Gastroduodenostomie [Billroth I]
5-435.1 Mit Gastrojejunostomie [Billroth II]
5-435.2 Mit Gastrojejunostomie durch Roux-Y-Anastomose
5-435.x Sonstige
5-435.y N.n.bez.

5-436 **Subtotale Magenresektion (4/5-Resektion)**
Hinw.: Die Lymphadenektomie ist in der 6. Stelle nach folgender Liste zu kodieren:
    1   Ohne Lymphadenektomie
    2   Exzision einzelner Lymphknoten des Kompartimentes II oder III
    3   Systematische Lymphadenektomie Kompartiment II
    4   Systematische Lymphadenektomie Kompartiment II und partiell III
    5   Systematische Lymphadenektomie Kompartiment II und III
    x   Sonstige

** 5-436.0 Mit Gastrojejunostomie analog Billroth II
** 5-436.1 Mit Gastrojejunostomie durch Roux-Y-Anastomose
** 5-436.2 Mit Dünndarminterposition
** 5-436.x Sonstige
5-436.y N.n.bez.

5-437 **(Totale) Gastrektomie**
Hinw.: Die aus operationstechnischen Gründen erforderliche Mitresektion einer Ösophagusmanschette von weniger als 4 cm ist im Kode enthalten
Die Lymphadenektomie ist in der 6. Stelle nach folgender Liste zu kodieren:
    1   Ohne Lymphadenektomie
    2   Exzision einzelner Lymphknoten des Kompartimentes II oder III
    3   Systematische Lymphadenektomie Kompartiment II
    4   Systematische Lymphadenektomie Kompartiment II und partiell III
    5   Systematische Lymphadenektomie Kompartiment II und III
    x   Sonstige

** 5-437.0 Mit Ösophagojejunostomie analog Billroth II, ohne Reservoirbildung
** 5-437.1 Mit Ösophagojejunostomie analog Billroth II, mit Reservoirbildung
** 5-437.2 Mit Ösophagojejunostomie durch Roux-Y-Anastomose, ohne Reservoirbildung
** 5-437.3 Mit Ösophagojejunostomie durch Roux-Y-Anastomose, mit Reservoirbildung
** 5-437.4 Mit Dünndarminterposition, ohne Reservoirbildung
** 5-437.5 Mit Dünndarminterposition, mit Reservoirbildung
** 5-437.6 Ektomie eines Restmagens
** 5-437.x Sonstige
5-437.y N.n.bez.

5-438 **(Totale) Gastrektomie mit Ösophagusresektion**
Hinw.: Die Lymphadenektomie ist in der 6. Stelle nach folgender Liste zu kodieren:
    1   Ohne Lymphadenektomie
    2   Exzision einzelner Lymphknoten des Kompartimentes II oder III
    3   Systematische Lymphadenektomie Kompartiment II
    4   Systematische Lymphadenektomie Kompartiment II und partiell III
    5   Systematische Lymphadenektomie Kompartiment II und III
    x   Sonstige

** 5-438.0 Mit (sub)totaler Ösophagusresektion, mit Dünndarminterposition
Hinw.: Eine subtotale Ösophagusresektion entspricht der Resektion mindestens bis kranial der V. azygos

** 5-438.1 Mit (sub)totaler Ösophagusresektion, mit Dickdarminterposition
Hinw.: Eine subtotale Ösophagusresektion entspricht der Resektion mindestens bis kranial der V. azygos

Kapitel 5: Operationen

** 5-438.2 Mit partieller Ösophagusresektion, mit Dünndarminterposition
Hinw.: Eine partielle Ösophagusresektion entspricht hier der Resektion von mindestens 4 cm des distalen Ösophagus

** 5-438.3 Mit partieller Ösophagusresektion, mit Dickdarminterposition
Hinw.: Eine partielle Ösophagusresektion entspricht hier der Resektion von mindestens 4 cm des distalen Ösophagus

** 5-438.x Sonstige

5-438.y N.n.bez.

5-439 **Andere Inzision, Exzision und Resektion am Magen**

5-44 Andere Operationen am Magen
Inkl.: Innere Schienung
Hinw.: Die Verwendung eines Einmal-Endoskops ist gesondert zu kodieren (5-98m ff.)

5-444 **Vagotomie**

5-444.0 Trunkulär

5-444.1 Selektiv, gastrisch
    .11 Ohne Pyloroplastik
    .12 Mit Pyloroplastik

5-444.2 Selektiv, proximal
    .21 Ohne Pyloroplastik
    .22 Mit Pyloroplastik

5-444.3 Magenstumpf-Vagotomie (im Rahmen von Rezidivoperationen am Magen)

5-444.4 Laparoskopisch (alle Verfahren)

5-444.5 Thorakoskopisch (alle Verfahren)

5-444.x Sonstige

5-444.y N.n.bez.

5-445 **Gastroenterostomie ohne Magenresektion [Bypassverfahren]**
Hinw.: Die Verwendung von selbstexpandierenden Stents ist gesondert zu kodieren (z.B. 5-449.h ff.)
Der Zugang ist in der 6. Stelle nach folgender Liste zu kodieren:
  0 Offen chirurgisch
  1 Laparoskopisch
  2 Umsteigen laparoskopisch - offen chirurgisch
  3 Endoskopisch

** 5-445.0 Gastroduodenostomie (z.B. nach Jaboulay)
[6. Stelle: 0-2]

** 5-445.1 Gastroenterostomie, vordere

** 5-445.2 Gastroenterostomie, hintere

** 5-445.3 Revision
[6. Stelle: 0-2]

** 5-445.4 Mit Staplernaht oder Transsektion (bei Adipositas), mit Gastrojejunostomie durch Roux-Y-Anastomose
[6. Stelle: 0-2]

** 5-445.5 Mit Staplernaht oder Transsektion (bei Adipositas), mit Gastrojejunostomie analog Billroth II
[6. Stelle: 0-2]

** 5-445.6 Korrektur einer Gastrojejunostomie bei umgewandeltem Schlauchmagen
[6. Stelle: 0-2]

** 5-445.7 Korrektur einer Jejunojejunostomie bei umgewandeltem Schlauchmagen
[6. Stelle: 0-2]

** 5-445.x Sonstige

5-445.y N.n.bez.

5-447 **Revision nach Magenresektion**
Hinw.: Die Neufixierung, der Wechsel und die Entfernung eines Magenbandes sind gesondert zu kodieren (5-448.b ff., 5-448.c ff., 5-448.d ff., 5-448.e ff.)
Der Zugang ist für die mit ** gekennzeichneten Kodes in der 6. Stelle nach folgender Liste zu kodieren:
0   Offen chirurgisch
1   Laparoskopisch
2   Umsteigen laparoskopisch - offen chirurgisch
3   Endoskopisch

5-447.0 Nachresektion nach Billroth-I-Resektion
5-447.1 Umwandlung einer Billroth-I-Resektion in eine Billroth-II-Rekonstruktion
5-447.2 Umwandlung einer Billroth-I-Resektion in eine Roux-Y-Anastomose
5-447.3 Nachresektion nach Billroth-II-Resektion
5-447.4 Umwandlung einer Billroth-II-Resektion in eine Billroth-I-Rekonstruktion
5-447.5 Umwandlung einer Billroth-II-Resektion in eine Roux-Y-Anastomose
5-447.6 Umwandlung mit Dünndarminterposition
5-447.7 Revision eines Dünndarm-Interponates oder einer Roux-Y-Anastomose
Exkl.: Verkleinerung einer Anastomose (5-447.e ff.)

** 5-447.8 Umwandlung eines Schlauchmagens in einen Ein-Anastomosen-Magenbypass durch Transsektion und Blindverschluss des Schlauchmagens und Gastrojejunostomie analog Billroth-II
[6. Stelle: 0-2]
Inkl.: One Anastomosis Gastric Bypass [OAGB], Omega-Loop Gastric Bypass [OLGB], Mini Gastric Bypass [MGB]

** 5-447.9 Umwandlung eines Schlauchmagens in einen Magenbypass durch Transsektion und Blindverschluss des Schlauchmagens und Gastrojejunostomie mit Roux-Y-Anastomose
[6. Stelle: 0-2]
Inkl.: Roux-Y-Gastroenterostomie, Roux-Y Gastric Bypass [RYGB]

** 5-447.a Anlage eines Ein-Anastomosen-Ileumbypass mit Gastroileostomie analog Billroth-II, ohne Transsektion, bei vorbestehendem Schlauchmagen
[6. Stelle: 0-2]
Inkl.: Single Anastomosis Sleeve Ileal [SASI], Transit Bipartition [TB], SASI-TB

** 5-447.b Umwandlung eines Ein-Anastomosen-Magenbypasses in einen Magenbypass mit Roux-Y-Anastomose
[6. Stelle: 0-2]

** 5-447.c Nachresektion eines Schlauchmagens
[6. Stelle: 0-2]
Inkl.: Re-Sleeve

** 5-447.d Strikturoplastik eines Schlauchmagens
[6. Stelle: 0-2]

** 5-447.e Verkleinerung einer Anastomose
Inkl.: Magen-Darm-Anastomose

** 5-447.x Sonstige
5-447.y N.n.bez.

5-448 **Andere Rekonstruktion am Magen**
Hinw.: Der Zugang ist für die mit ** gekennzeichneten Kodes in der 6. Stelle nach folgender Liste zu kodieren:
0   Offen chirurgisch abdominal
1   Offen chirurgisch thorakal
2   Laparoskopisch
3   Umsteigen laparoskopisch - offen chirurgisch
x   Sonstige

** 5-448.0 Naht (nach Verletzung)
** 5-448.1 Verschluss einer Gastrostomie oder (Ernährungs-)Fistel
** 5-448.2 Gastropexie

Kapitel 5: Operationen

** 5-448.3	Kardiaplastik (z.B. nach Belsey)	
** 5-448.4	Fundoplikatio	
5-448.5	Hemifundoplikatio	
	.50	Offen chirurgisch abdominal
	.51	Offen chirurgisch thorakal
	.52	Laparoskopisch
	.53	Umsteigen laparoskopisch - offen chirurgisch
	.54	Endoskopisch
	.5x	Sonstige
** 5-448.6	Hemifundoplikatio mit Hiatusnaht	
** 5-448.a	Vertikale Gastroplastik nach Mason	
** 5-448.b	Implantation oder Wechsel eines nicht anpassbaren Magenbandes	
** 5-448.c	Implantation oder Wechsel eines anpassbaren Magenbandes	
** 5-448.d	Neufixierung eines dislozierten Magenbandes	
** 5-448.e	Entfernung eines Magenbandes	
5-448.f	Magenplikatur	
	.f0	Offen chirurgisch
	.f1	Laparoskopisch
	.f2	Umsteigen laparoskopisch - offen chirurgisch
	.f3	Endoskopisch
	.fx	Sonstige
** 5-448.x	Sonstige	
5-448.y	N.n.bez.	

5-449 **Andere Operationen am Magen**
Exkl.: Wechsel eines Gastrostomiekatheters (8-123.0 ff.)
Hinw.: Weitere Operationen am Magen sind unter 5-44a ff. zu finden
Der Zugang ist für die mit ** gekennzeichneten Kodes in der 6. Stelle nach folgender Liste zu kodieren:
- 0   Offen chirurgisch
- 1   Laparoskopisch
- 2   Umsteigen laparoskopisch - offen chirurgisch
- 3   Endoskopisch
- x   Sonstige

** 5-449.0	Sklerosierung von Fundusvarizen
** 5-449.1	Umstechung von Fundusvarizen
** 5-449.2	Sperr-Operation am Fundus
** 5-449.3	Beseitigung eines Magenvolvulus
	Inkl.: Bei Kindern
** 5-449.4	Verschluss einer Kolon-Magen-Fistel
** 5-449.5	Umstechung oder Übernähung eines Ulcus ventriculi
** 5-449.7	Dilatation
** 5-449.8	Ligatur (Banding) von Fundusvarizen
** 5-449.b	Bougierung
** 5-449.c	Endo-Loop
	Hinw.: Das Abtragen mit Schlinge ist im Kode enthalten
** 5-449.d	Clippen
	Exkl.: Endoskopische(r) Geweberaffung oder Gewebeverschluss durch einen auf ein Endoskop aufgesteckten ringförmigen Clip (5-449.s3)
** 5-449.e	Injektion
	Inkl.: Fibrinkleber
** 5-449.h	Einlegen oder Wechsel einer selbstexpandierenden Prothese
** 5-449.j	Entfernung einer selbstexpandierenden Prothese

Kapitel 5: Operationen

** 5-449.k   Einlegen oder Wechsel einer nicht selbstexpandierenden Prothese

** 5-449.m   Entfernung einer nicht selbstexpandierenden Prothese

5-449.n   Implantation oder Wechsel eines Magenschrittmachers oder Wechsel von Sonden eines Magenschrittmachers ohne Wechsel des Magenschrittmachers

Inkl.:   Nahrungsaufnahmegetriggerter Gastrostimulator

    .n0   Implantation oder Wechsel eines Magenschrittmachers, mit offen chirurgischer/-m Implantation oder Wechsel der Sonden

    .n1   Implantation oder Wechsel eines Magenschrittmachers, mit laparoskopischer/-m Implantation oder Wechsel der Sonden

    .n2   Implantation oder Wechsel eines Magenschrittmachers, mit Implantation oder Wechsel der Sonden durch Umsteigen von laparoskopischen auf offen chirurgische Verfahren

    .n3   Wechsel eines Magenschrittmachers ohne Wechsel der Sonden

    .n4   Wechsel von Sonden eines Magenschrittmachers ohne Wechsel des Magenschrittmachers, offen chirurgisch

    .n5   Wechsel von Sonden eines Magenschrittmachers ohne Wechsel des Magenschrittmachers, laparoskopisch

    .n6   Wechsel von Sonden eines Magenschrittmachers ohne Wechsel des Magenschrittmachers, durch Umsteigen von laparoskopischen auf offen chirurgische Verfahren

** 5-449.p   Revision oder Entfernung von Sonden eines Magenschrittmachers

[6. Stelle: 0-2]

Inkl.:   Neuanlage einer Sonde bei Sondendefekt oder Dislokation
Nahrungsaufnahmegetriggerter Gastrostimulator

5-449.q   Revision oder Entfernung des Aggregats eines Magenschrittmachers

Inkl.:   Nahrungsaufnahmegetriggerter Gastrostimulator

** 5-449.s   Geweberaffung oder Gewebeverschluss durch einen auf ein Endoskop aufgesteckten ringförmigen Clip

[6. Stelle: 3]

** 5-449.t   Blutstillung durch Auftragen absorbierender Substanzen

[6. Stelle: 3]

** 5-449.u   Entfernung von Clips durch elektrische Desintegration

[6. Stelle: 3]

** 5-449.v   Blutstillung durch Auftragen von Peptid-Hydrogel bildenden Substanzen

[6. Stelle: 3]

** 5-449.w   Implantation von Bestrahlungsmarkern

[6. Stelle: 3,x]

Hinw.:   Das bildgebende Verfahren ist gesondert zu kodieren (Kap. 3)

** 5-449.x   Sonstige

5-449.y   N.n.bez.

5-44a   **Weitere Operationen am Magen**

Hinw.:   Weitere Operationen am Magen sind unter 5-449 ff. zu finden

5-44a.0   Endoskopische Stentfixierung durch einen auf ein Endoskop aufgesteckten ringförmigen Clip

5-44a.1   Implantation oder Wechsel eines Antirefluxsystems mit Widerlager

    .10   Offen chirurgisch

    .11   Laparoskopisch

    .12   Umsteigen laparoskopisch - offen chirurgisch

5-44a.2   Revision oder Entfernung eines Antirefluxsystems mit Widerlager

    .20   Offen chirurgisch

    .21   Laparoskopisch

    .22   Umsteigen laparoskopisch - offen chirurgisch

5-44a.3   Endoskopische Wiedereröffnung einer Prothese

Kapitel 5: Operationen

5-45 Inzision, Exzision, Resektion und Anastomose an Dünn- und Dickdarm
Inkl.: Innere Schienung
Hinw.: Das Anlegen eines Enterostomas als protektive Maßnahme im Rahmen eines anderen Eingriffs ist gesondert zu kodieren (5-462 ff.)
Die Verwendung eines Einmal-Endoskops ist gesondert zu kodieren (5-98m ff.)
Die Art der Destruktion ist für die Kodes 5-451 ff. und 5-452 ff. nach folgender Liste zu kodieren:
- 0 Elektrokoagulation
- 1 Laserkoagulation
- 2 Thermokoagulation
- 3 Kryokoagulation
- 4 Photodynamische Therapie
- x Sonstige

5-450 Inzision des Darmes
Inkl.: Entfernung eines Fremdkörpers
Exkl.: Endoskopische Entfernung eines Fremdkörpers (8-100.8, 8-100.9, 8-100.a)

- 5-450.0 Duodenum
- 5-450.1 Jejunum oder Ileum
- 5-450.2 Kolon
- 5-450.3 Perkutan-endoskopische Jejunostomie (PEJ)
  Exkl.: Wechsel und Entfernung einer PEJ (8-124 ff.)
- 5-450.x Sonstige
- 5-450.y N.n.bez.

5-451 Lokale Exzision und Destruktion von erkranktem Gewebe des Dünndarmes
Inkl.: Blutstillung
Hinw.: Die Art der Destruktion ist für die mit ** gekennzeichneten Kodes in der 6. Stelle nach der Liste vor Kode 5-450 zu kodieren

- 5-451.0 Exzision intraluminaler Membranen
- 5-451.1 Sonstige Exzision, offen chirurgisch
- 5-451.2 Exzision, laparoskopisch
- ** 5-451.4 Destruktion, offen chirurgisch
- ** 5-451.5 Destruktion, laparoskopisch
- 5-451.7 Exzision, endoskopisch, einfach (Push-Technik)
  Hinw.: Die Blutstillung durch einen auf ein Endoskop aufgesteckten ringförmigen Clip (5-469.s3) oder durch Auftragen von Substanzen (5-469.t3, 5-469.w3) ist gesondert zu kodieren
  - .70 Exzision ohne weitere Maßnahmen
  - .71 Polypektomie von 1-2 Polypen mit Schlinge
    Hinw.: Die Anzahl der Polypen mit mindestens 2 cm Durchmesser ist gesondert zu kodieren (5-451.b ff.)
  - .72 Polypektomie von mehr als 2 Polypen mit Schlinge
    Hinw.: Die Anzahl der Polypen mit mindestens 2 cm Durchmesser ist gesondert zu kodieren (5-451.b ff.)
  - .73 Endoskopische Mukosaresektion
    Hinw.: Die Anzahl der Polypen mit mindestens 2 cm Durchmesser ist gesondert zu kodieren (5-451.b ff.)
  - .74 Endoskopische submukosale Dissektion [ESD]
  - .75 Endoskopische Vollwandexzision [EFTR]
  - .7x Sonstige
- 5-451.8 Exzision, endoskopisch, Push-and-pull-back-Technik
  Inkl.: Exzision durch Single- oder Doppel-Ballon-Enteroskopie
  Hinw.: Die Blutstillung durch einen auf ein Endoskop aufgesteckten ringförmigen Clip (5-469.s3) oder durch Auftragen von Substanzen (5-469.t3, 5-469.w3) ist gesondert zu kodieren
  - .80 Exzision ohne weitere Maßnahmen
  - .81 Polypektomie von 1-2 Polypen mit Schlinge
    Hinw.: Die Anzahl der Polypen mit mindestens 2 cm Durchmesser ist gesondert zu kodieren (5-451.b ff.)
  - .82 Polypektomie von mehr als 2 Polypen mit Schlinge
    Hinw.: Die Anzahl der Polypen mit mindestens 2 cm Durchmesser ist gesondert zu kodieren (5-451.b ff.)
  - .83 Endoskopische Mukosaresektion
    Hinw.: Die Anzahl der Polypen mit mindestens 2 cm Durchmesser ist gesondert zu kodieren (5-451.b ff.)
  - .8x Sonstige

Kapitel 5: Operationen

** 5-451.9 Destruktion, endoskopisch, einfach (Push-Technik)
** 5-451.a Destruktion, endoskopisch, Push-and-pull-back-Technik
  Inkl.: Destruktion durch Single- oder Doppel-Ballon-Enteroskopie
  5-451.b Anzahl der Polypen mit mindestens 2 cm Durchmesser
  Hinw.: Diese Kodes sind Zusatzkodes. Sie können zusätzlich zu den Kodes 5-451.71, 5-451.72, 5-451.73, 5-451.81, 5-451.82, 5-451.83, 5-451.c1, 5-451.c2 und 5-451.c3 verwendet werden
  .b0 1 Polyp
  .b1 2 oder mehr Polypen
  5-451.c Exzision, endoskopisch, motorisierte Spiral-Endoskopie
  Hinw.: Die Blutstillung durch einen auf ein Endoskop aufgesteckten ringförmigen Clip (5-469.s3) oder durch Auftragen von Substanzen (5-469.t3, 5-469.w3) ist gesondert zu kodieren
  .c0 Exzision ohne weitere Maßnahmen
  .c1 Polypektomie von 1-2 Polypen mit Schlinge
  Hinw.: Die Anzahl der Polypen mit mindestens 2 cm Durchmesser ist gesondert zu kodieren (5-451.b ff.)
  .c2 Polypektomie von mehr als 2 Polypen mit Schlinge
  Hinw.: Die Anzahl der Polypen mit mindestens 2 cm Durchmesser ist gesondert zu kodieren (5-451.b ff.)
  .c3 Endoskopische Mukosaresektion
  Hinw.: Die Anzahl der Polypen mit mindestens 2 cm Durchmesser ist gesondert zu kodieren (5-451.b ff.)
  .c4 Endoskopische Vollwandexzision [EFTR]
  .cx Sonstige
** 5-451.d Destruktion, endoskopisch, motorisierte Spiral-Endoskopie
  5-451.e Endoskopische Thermoablation der Duodenalschleimhaut zur Reduktion der Insulin-Resistenz
** 5-451.x Sonstige
  5-451.y N.n.bez.

5-452 Lokale Exzision und Destruktion von erkranktem Gewebe des Dickdarmes
  Inkl.: Blutstillung
  Hinw.: Die Art der Destruktion ist für die mit ** gekennzeichneten Kodes in der 6. Stelle nach der Liste vor Kode 5-450 zu kodieren

  5-452.0 Exzision, offen chirurgisch
  5-452.1 Exzision, laparoskopisch
** 5-452.3 Destruktion, offen chirurgisch
** 5-452.4 Destruktion, laparoskopisch
  5-452.6 Exzision, endoskopisch, einfach (Push-Technik)
  Hinw.: Die Blutstillung durch einen auf ein Endoskop aufgesteckten ringförmigen Clip (5-469.s3) oder durch Auftragen von Substanzen (5-469.t3, 5-469.w3) ist gesondert zu kodieren
  .60 Exzision ohne weitere Maßnahmen
  .61 Polypektomie von 1-2 Polypen mit Schlinge
  Hinw.: Die Anzahl der Polypen mit mindestens 2 cm Durchmesser ist gesondert zu kodieren (5-452.a ff.)
  .62 Polypektomie von mehr als 2 Polypen mit Schlinge
  Hinw.: Die Anzahl der Polypen mit mindestens 2 cm Durchmesser ist gesondert zu kodieren (5-452.a ff.)
  .63 Endoskopische Mukosaresektion
  Hinw.: Die Anzahl der Polypen mit mindestens 2 cm Durchmesser ist gesondert zu kodieren (5-452.a ff.)
  .64 Endoskopische submukosale Dissektion [ESD]
  .65 Endoskopische Vollwandexzision [EFTR]
  .6x Sonstige
  5-452.7 Exzision, endoskopisch, Push-and-pull-back-Technik
  Inkl.: Exzision durch Single- oder Doppel-Ballon-Enteroskopie
  Hinw.: Die Blutstillung durch einen auf ein Endoskop aufgesteckten ringförmigen Clip (5-469.s3) oder durch Auftragen von Substanzen (5-469.t3, 5-469.w3) ist gesondert zu kodieren
  .70 Exzision ohne weitere Maßnahmen
  .71 Polypektomie von 1-2 Polypen mit Schlinge
  Hinw.: Die Anzahl der Polypen mit mindestens 2 cm Durchmesser ist gesondert zu kodieren (5-452.a ff.)
  .72 Polypektomie von mehr als 2 Polypen mit Schlinge
  Hinw.: Die Anzahl der Polypen mit mindestens 2 cm Durchmesser ist gesondert zu kodieren (5-452.a ff.)
  .73 Endoskopische Mukosaresektion
  Hinw.: Die Anzahl der Polypen mit mindestens 2 cm Durchmesser ist gesondert zu kodieren (5-452.a ff.)
  .74 Endoskopische submukosale Dissektion [ESD]
  .7x Sonstige

Kapitel 5: Operationen

** 5-452.8	Destruktion, endoskopisch, einfach (Push-Technik)	
** 5-452.9	Destruktion, endoskopisch, Push-and-pull-back-Technik	
	Inkl.: Destruktion durch Single- oder Doppel-Ballon-Enteroskopie	
5-452.a	Anzahl der Polypen mit mindestens 2 cm Durchmesser	
	Hinw.: Diese Kodes sind Zusatzkodes. Sie können zusätzlich zu den Kodes 5-452.61, 5-452.62, 5-452.63, 5-452.71, 5-452.72, 5-452.73, 5-452.b1, 5-452.b2 und 5-452.b3 verwendet werden	
	.a0	1 Polyp
	.a1	2 Polypen
	.a2	3 Polypen
	.a3	4 Polypen
	.a4	5 Polypen
	.a5	6 Polypen
	.a6	7 Polypen
	.a7	8 Polypen
	.a8	9 Polypen
	.a9	10 oder mehr Polypen
5-452.b	Exzision, endoskopisch, motorisierte Spiral-Endoskopie	
	Hinw.: Die Blutstillung durch einen auf ein Endoskop aufgesteckten ringförmigen Clip (5-469.s3) oder durch Auftragen von Substanzen (5-469.t3, 5-469.w3) ist gesondert zu kodieren	
	.b0	Exzision ohne weitere Maßnahmen
	.b1	Polypektomie von 1-2 Polypen mit Schlinge
		Hinw.: Die Anzahl der Polypen mit mindestens 2 cm Durchmesser ist gesondert zu kodieren (5-452.a ff.)
	.b2	Polypektomie von mehr als 2 Polypen mit Schlinge
		Hinw.: Die Anzahl der Polypen mit mindestens 2 cm Durchmesser ist gesondert zu kodieren (5-452.a ff.)
	.b3	Endoskopische Mukosaresektion
		Hinw.: Die Anzahl der Polypen mit mindestens 2 cm Durchmesser ist gesondert zu kodieren (5-452.a ff.)
	.b4	Endoskopische submukosale Dissektion [ESD]
	.b5	Endoskopische Vollwandexzision [EFTR]
	.bx	Sonstige
** 5-452.c	Destruktion, endoskopisch, motorisierte Spiral-Endoskopie	
** 5-452.x	Sonstige	
5-452.y	N.n.bez.	
5-453	**Ausschaltung eines Darmsegmentes als selbständiger Eingriff (z.B. bei zweizeitigen plastischen Operationen)**	
5-453.0	Duodenum	
5-453.1	Jejunum oder Ileum	
5-453.2	Kolon	
5-453.x	Sonstige	
5-453.y	N.n.bez.	
5-454	**Resektion des Dünndarmes**	
	Inkl.: Entnahme von Dünndarm zur Transplantation	
	Resektion bei kongenitaler Anomalie des Dünndarmes	
	Rekonstruktion	
	Innere Schienung	
	Hinw.: Eine durchgeführte Verschmälerungsplastik ist gesondert zu kodieren (5-467.4 ff.)	
	Die Anlage eines Enterostomas ist gesondert zu kodieren (5-462.0, 5-462.1)	
	Der Zugang ist für die mit ** gekennzeichneten Kodes in der 6. Stelle nach folgender Liste zu kodieren:	
	0	Offen chirurgisch
	1	Laparoskopisch
	2	Umsteigen laparoskopisch - offen chirurgisch
** 5-454.0	Segmentresektion des Duodenums	
	Inkl.: Resektion einer Dünndarmanastomose	
** 5-454.1	Segmentresektion des Jejunums	
	Inkl.: Resektion einer Dünndarmanastomose	

Kapitel 5: Operationen

** 5-454.2		Segmentresektion des Ileums
		Inkl.: Resektion einer Dünndarmanastomose
** 5-454.3		Multiple Segmentresektionen
** 5-454.4		(Teil-)Resektion des Duodenums
** 5-454.5		(Teil-)Resektion des Jejunums
** 5-454.6		(Teil-)Resektion des Ileums
5-454.7		Resektion des Dünndarmes postmortal (zur Transplantation)
		Hinw.: Dieser Kode ist auch zu kodieren, wenn die Leistung nicht abschließend erbracht wird oder sich erst intraoperativ die Nichtverwendbarkeit des Organs für eine spätere Transplantation herausstellt
		Dieser Kode und der im Fall eines vorzeitigen Abbruchs dieses Eingriffs zusätzlich zu kodierende Zusatzkode 5-995 werden nicht im Rahmen des Datensatzes nach § 301 SGB V bzw. § 21 KHEntgG übermittelt
		Die Aufrechterhaltung der Homöostase für die postmortale Organspende ist im Kode enthalten
5-454.8		Entfernung eines Dünndarmtransplantates
5-454.x		Sonstige
5-454.y		N.n.bez.
5-455		**Partielle Resektion des Dickdarmes**
		Hinw.: Das Anlegen eines protektiven Enterostomas ist gesondert zu kodieren (5-462 ff.)
		Die (Teil-)Resektion von Nachbarorganen ist gesondert zu kodieren
		Die Nachbarorgane umfassen z.B. Dünndarm, Leber, Milz, Pankreas, Magen und Niere
		Das Omentum majus gehört nicht zu den Nachbarorganen
		Die regionale Lymphadenektomie ist gesondert zu kodieren (5-406.2, 5-406.3, 5-406.4, 5-406.5, 5-406.6, 5-406.9, 5-406.a, 5-406.b)
		Die radikale Lymphadenektomie ist gesondert zu kodieren (5-407.2, 5-407.3, 5-407.4, 5-407.6, 5-407.7)
		Die Art des verwendeten Materials für Gewebeersatz oder Gewebeverstärkung ist gesondert zu kodieren (5-932 ff.)
		Die Resektion einer Anastomose zwischen Dünn- und Dickdarm ist als Segmentresektion des Dickdarmes zu kodieren
		Zugang und Art der Rekonstruktion sind für die mit ** gekennzeichneten Kodes in der 6. Stelle nach folgender Liste zu kodieren. Nicht alle Verfahren sind von allen Zugängen durchführbar:
	1	Offen chirurgisch mit Anastomose
	2	Offen chirurgisch mit Enterostoma und Blindverschluss
	3	Offen chirurgisch mit zwei Enterostomata
	4	Offen chirurgisch mit Anastomosen-Anus praeter
	5	Laparoskopisch mit Anastomose
	6	Laparoskopisch mit Enterostoma
	7	Umsteigen laparoskopisch - offen chirurgisch
	x	Sonstige
** 5-455.0		Segmentresektion
		Inkl.: Resektion einer Dickdarmanastomose
** 5-455.1		Multiple Segmentresektionen
** 5-455.2		Ileozäkalresektion
5-455.3		Zäkumresektion
	.31	Offen chirurgisch
	.35	Laparoskopisch
	.37	Umsteigen laparoskopisch - offen chirurgisch
** 5-455.4		Resektion des Colon ascendens mit Coecum und rechter Flexur [Hemikolektomie rechts]
		Hinw.: Die aus operationstechnischen Gründen erforderliche Mitresektion einer Ileummanschette ist im Kode enthalten
** 5-455.5		Resektion des Colon transversum
		Inkl.: Transversumresektion mit Resektion von rechter und/oder linker Flexur
		Hinw.: Wurde weniger als ¾ des Colon transversum reseziert, ist der Kode für die Segmentresektion (5-455.0 ff.) anzugeben

Kapitel 5: Operationen

** 5-455.6   Resektion des Colon descendens mit linker Flexur [Hemikolektomie links]

** 5-455.7   Sigmaresektion
- *Inkl.:* Sigmaresektion mit Resektion von intraperitonealen Rektumanteilen
- *Exkl.:* Sigmaresektion mit Resektion von extraperitonealen Rektumanteilen (Rektosigmoidektomie) (5-484 ff.)
- *Hinw.:* Wurde weniger als ¾ des Colon sigmoideum reseziert, ist der Kode für die Segmentresektion (5-455.0 ff.) anzugeben

** 5-455.9   Resektion des Colon ascendens mit Coecum und rechter Flexur und Colon transversum [Hemikolektomie rechts mit Transversumresektion]
- *Inkl.:* Resektion des Colon ascendens mit Coecum, rechter Flexur und Colon transversum, ohne oder mit Resektion der linken Flexur
- *Hinw.:* Wurde weniger als ¾ des Colon transversum reseziert, ist der Kode für die Hemikolektomie rechts (5-455.4 ff.) anzugeben

** 5-455.a   Resektion des Colon descendens mit linker Flexur und Colon transversum [Hemikolektomie links mit Transversumresektion]
- *Inkl.:* Resektion des Colon descendens mit linker Flexur und Colon transversum, ohne oder mit Resektion der rechten Flexur
- *Hinw.:* Wurde weniger als ¾ des Colon transversum reseziert, ist der Kode für die Hemikolektomie links (5-455.6 ff.) anzugeben

** 5-455.b   Resektion des Colon descendens und Colon sigmoideum
- *Inkl.:* Resektion des Colon descendens und Colon sigmoideum, ohne oder mit Resektion der linken Flexur
- *Hinw.:* Wurde weniger als ¾ des Colon descendens reseziert, ist der Kode für die Sigmaresektion (5-455.7 ff.) anzugeben

** 5-455.c   Resektion des Colon ascendens, transversum und descendens mit Coecum und rechter und linker Flexur [Hemikolektomie rechts und links mit Transversumresektion]

** 5-455.d   Resektion des Colon transversum, Colon descendens mit linker Flexur und Colon sigmoideum [Hemikolektomie links mit Transversumresektion und Sigmaresektion]
- *Inkl.:* Resektion des Colon transversum, Colon descendens mit linker Flexur und Colon sigmoideum, ohne oder mit Resektion der rechten Flexur
- *Hinw.:* Wurde weniger als ¾ des Colon transversum reseziert, ist der Kode für die Resektion des Colon descendens und Colon sigmoideum (5-455.b ff.) anzugeben

** 5-455.x   Sonstige

5-455.y   N.n.bez.

5-456   **(Totale) Kolektomie und Proktokolektomie**
- *Hinw.:* Das Anlegen eines protektiven Enterostomas ist gesondert zu kodieren (5-462 ff.)
- Die aus operationstechnischen Gründen erforderliche Mitresektion einer Ileummanschette ist im Kode enthalten
- Die (Teil-)Resektion von Nachbarorganen ist gesondert zu kodieren
- Die Nachbarorgane umfassen z.B. Dünndarm, Leber, Milz, Pankreas, Magen und Niere
- Das Omentum majus gehört nicht zu den Nachbarorganen
- Die regionale Lymphadenektomie ist gesondert zu kodieren (5-406.2, 5-406.3, 5-406.4, 5-406.5, 5-406.6, 5-406.9, 5-406.a, 5-406.b)
- Die radikale Lymphadenektomie ist gesondert zu kodieren (5-407.2, 5-407.3, 5-407.4, 5-407.6, 5-407.7)
- Die Art des verwendeten Materials für Gewebeersatz oder Gewebeverstärkung ist gesondert zu kodieren (5-932 ff.)
- Der Zugang ist in der 6. Stelle nach folgender Liste zu kodieren:

    0   Offen chirurgisch mit Ileostoma
    1   Offen chirurgisch mit ileorektaler Anastomose mit Reservoir (Pouch)
    2   Offen chirurgisch mit ileorektaler Anastomose ohne Reservoir (Pouch)
    3   Offen chirurgisch mit ileoanaler Anastomose mit Reservoir (Pouch)
    4   Offen chirurgisch mit ileoanaler Anastomose ohne Reservoir (Pouch)
    5   Laparoskopisch mit Anastomose mit Reservoir (Pouch)
    6   Laparoskopisch mit Anastomose ohne Reservoir (Pouch)
    7   Laparoskopisch mit Ileostoma
    8   Umsteigen laparoskopisch - offen chirurgisch
    x   Sonstige

** 5-456.0	Kolektomie	
	Hinw.: Ohne Rektumexstirpation	
** 5-456.1	Proktokolektomie	
	Hinw.: Kolon einschließlich Rektum	
** 5-456.2	Kolektomie mit Proktomukosektomie	
** 5-456.x	Sonstige	
5-456.y	N.n.bez.	
5-459	**Bypass-Anastomose des Darmes**	
5-459.0	Dünndarm zu Dünndarm	
5-459.1	Duodenum zu Duodenum	
5-459.2	Dünndarm zu Dickdarm	
5-459.3	Dickdarm zu Dickdarm	
5-459.4	Mehrfache Anastomosen	
5-459.x	Sonstige	
5-459.y	N.n.bez.	

5-46 Andere Operationen an Dünn- und Dickdarm
Inkl.: Innere Schienung

5-460 Anlegen eines Enterostomas, doppelläufig, als selbständiger Eingriff
Hinw.: Die Art des verwendeten Materials für Gewebeersatz oder Gewebeverstärkung ist gesondert zu kodieren (5-932 ff.)
Zugang ist in der 6. Stelle nach folgender Liste zu kodieren:
0 Offen chirurgisch
1 Laparoskopisch
2 Umsteigen laparoskopisch - offen chirurgisch

** 5-460.0 Jejunostoma
** 5-460.1 Ileostoma
** 5-460.2 Aszendostoma
** 5-460.3 Transversostoma
** 5-460.4 Deszendostoma
** 5-460.5 Sigmoideostoma
** 5-460.x Sonstige
5-460.y N.n.bez.

5-461 Anlegen eines Enterostomas, endständig, als selbständiger Eingriff
Hinw.: Die Art des verwendeten Materials für Gewebeersatz oder Gewebeverstärkung ist gesondert zu kodieren (5-932 ff.)
Der Zugang ist in der 6. Stelle nach folgender Liste zu kodieren:
0 Offen chirurgisch
1 Laparoskopisch
2 Umsteigen laparoskopisch - offen chirurgisch

** 5-461.0 Zäkostoma
** 5-461.1 Aszendostoma
** 5-461.2 Transversostoma
** 5-461.3 Deszendostoma
** 5-461.4 Sigmoideostoma
** 5-461.5 Ileostoma
** 5-461.6 Appendikostoma, nicht kontinent
** 5-461.7 Appendikostoma, kontinent
Exkl.: Kontinente Harnableitung über ein Appendikostoma (5-566.b ff.)
** 5-461.x Sonstige
5-461.y N.n.bez.

Kapitel 5: Operationen

5-462	**Anlegen eines Enterostomas (als protektive Maßnahme) im Rahmen eines anderen Eingriffs** *Hinw.:* Die Art des verwendeten Materials für Gewebeersatz oder Gewebeverstärkung ist gesondert zu kodieren (5-932 ff.)
5-462.0	Jejunostoma
5-462.1	Ileostoma
5-462.2	Zäkostoma [Zäkale Lippenfistel]
5-462.3	Aszendostoma
5-462.4	Transversostoma
5-462.5	Deszendostoma
5-462.6	Sigmoideostoma
5-462.7	Appendikostoma
5-462.x	Sonstige
5-462.y	N.n.bez.

5-463	**Anlegen anderer Enterostomata**
	Hinw.: Die Art des verwendeten Materials für Gewebeersatz oder Gewebeverstärkung ist gesondert zu kodieren (5-932 ff.)
	Der Zugang ist in der 6. Stelle nach folgender Liste zu kodieren:
	  0 Offen chirurgisch
	  1 Laparoskopisch
	  2 Umsteigen laparoskopisch - offen chirurgisch

** 5-463.0	Duodenostomie (Anlegen einer Ernährungsfistel)
** 5-463.1	Jejunostomie (Anlegen einer Ernährungsfistel)
** 5-463.2	Kolostomie, n.n.bez.
** 5-463.3	Bishop-Koop-Anastomose
** 5-463.x	Sonstige
5-463.y	N.n.bez.

5-464	**Revision und andere Eingriffe an einem Enterostoma**
	Hinw.: Die Art des verwendeten Materials für Gewebeersatz oder Gewebeverstärkung ist gesondert zu kodieren (5-932 ff.)
	Die Lokalisation ist in der 6. Stelle nach folgender Liste zu kodieren:
	  0 Duodenum
	  1 Jejunum
	  2 Ileum
	  3 Kolon
	  x Sonstige

** 5-464.0	Plastische Erweiterung
** 5-464.1	Plastische Einengung
** 5-464.2	Neueinpflanzung
** 5-464.3	Abtragung des vorverlagerten Teiles
** 5-464.4	Umwandlung in ein kontinentes Stoma (z.B. Kock-Pouch)
** 5-464.5	Korrektur einer parastomalen Hernie
** 5-464.x	Sonstige
5-464.y	N.n.bez.
5-465	**Rückverlagerung eines doppelläufigen Enterostomas** *Hinw.:* Die aus operationstechnischen Gründen erforderliche Mitresektion einer Manschette ist im Kode enthalten Eine über die Mitresektion einer Manschette hinausgehende Resektion eines Segmentes mit seiner radiären mesenterialen Gefäßversorgung ist gesondert zu kodieren (5-454 ff., 5-455 ff.)
5-465.0	Jejunostoma
5-465.1	Ileostoma
5-465.2	Kolostoma

5-465.x	Sonstige	
5-465.y	N.n.bez.	
5-466	**Wiederherstellung der Kontinuität des Darmes bei endständigen Enterostomata**	

Hinw.: Die aus operationstechnischen Gründen erforderliche Mitresektion einer Manschette ist im Kode enthalten
Eine über die Mitresektion einer Manschette hinausgehende Resektion eines Segmentes mit seiner radiären mesenterialen Gefäßversorgung ist gesondert zu kodieren
(5-454 ff., 5-455 ff.)

5-466.0	Jejunostoma
5-466.1	Ileostoma
5-466.2	Kolostoma
5-466.x	Sonstige
5-466.y	N.n.bez.

5-467 **Andere Rekonstruktion des Darmes**

Exkl.: Rekonstruktion des Rektums (5-486 ff.)
Hinw.: Die Lokalisation ist für die mit ** gekennzeichneten Kodes in der 6. Stelle nach folgender Liste zu kodieren:
   0   Duodenum
   1   Jejunum
   2   Ileum
   3   Kolon
   x   Sonstige

** 5-467.0	Naht (nach Verletzung)
** 5-467.1	Verschluss einer Darmfistel, offen chirurgisch
** 5-467.2	Verschluss einer Darmfistel, endoskopisch
** 5-467.3	Erweiterungsplastik
** 5-467.4	Verschmälerungsplastik
** 5-467.5	Revision einer Anastomose

Hinw.: Spezifisch kodierbare Eingriffe sind gesondert zu kodieren

** 5-467.6	Dünndarmtransplantation

[6. Stelle: 0-2,x]

** 5-467.7	Anlegen eines Reservoirs

Exkl.: Anlegen eines Reservoirs zur Harnableitung (5-566 ff.)

** 5-467.8	Revision eines Reservoirs
** 5-467.9	Dünndarm-Retransplantation während desselben stationären Aufenthaltes

[6. Stelle: 0-2,x]

5-467.a	Plastische Darmverlängerung

  .a0   Longitudinale Darmverlängerung nach Bianchi
        Hinw.: Die notwendigen Anastomosen sind im Kode enthalten
  .a1   Serielle transverse Enteroplastie [STEP]
  .ax   Sonstige

5-467.b	Entfernung eines Reservoirs

Inkl.: Entfernung eines Dünndarm-Pouches, Entfernung eines Dickdarm-Pouches
Hinw.: Die Art des Reservoirs ist bei einer Neuanlage gesondert zu kodieren (5-467.7 ff.)

  .b0   Offen chirurgisch mit jejunoanaler oder ileoanaler Anastomose
  .b1   Offen chirurgisch mit koloanaler Anastomose
  .b2   Offen chirurgisch mit Blindverschluss und endständigem Jejunostoma oder Ileostoma
  .b3   Offen chirurgisch mit Blindverschluss und endständigem Kolostoma
  .b4   Offen chirurgisch mit Exstirpation des Anus und endständigem Jejunostoma oder Ileostoma
  .b5   Offen chirurgisch mit Exstirpation des Anus und endständigem Kolostoma
  .b6   Offen chirurgisch mit Neuanlage eines Reservoirs
  .b7   Laparoskopisch mit jejunoanaler oder ileoanaler Anastomose
  .b8   Laparoskopisch mit koloanaler Anastomose
  .b9   Laparoskopisch mit Blindverschluss und endständigem Jejunostoma oder Ileostoma

Kapitel 5: Operationen

.ba Laparoskopisch mit Blindverschluss und endständigem Kolostoma
.bb Kombiniert offen chirurgisch - laparoskopisch mit Exstirpation des Anus und endständigem Jejunostoma oder Ileostoma
.bc Kombiniert offen chirurgisch - laparoskopisch mit Exstirpation des Anus und endständigem Kolostoma
.bd Laparoskopisch mit Neuanlage eines Reservoirs
.be Umsteigen laparoskopisch - offen chirurgisch
Hinw.: Der offen chirurgische Eingriff ist gesondert zu kodieren (5-467.b0 bis 5-467.b6)
.bx Sonstige

** 5-467.x Sonstige
5-467.y N.n.bez.

5-468 Intraabdominale Manipulation am Darm
Inkl.: Operation bei Säuglingen und Kleinkindern
Fixation des Darmes
Hinw.: Die Lokalisation ist in der 6. Stelle nach folgender Liste zu kodieren:
0 Duodenum
1 Jejunum
2 Ileum
3 Kolon
x Sonstige

** 5-468.0 Desinvagination (z.B. nach Hutchinson)
** 5-468.1 Detorsion eines Volvulus
** 5-468.x Sonstige
5-468.y N.n.bez.

5-469 Andere Operationen am Darm
Hinw.: Die Durchführung der endoskopischen Verfahren in Push-and-pull-back-Technik ist gesondert zu kodieren (5-46b.0)
Die Durchführung der endoskopischen Verfahren mit motorisierter Spiral-Endoskopie ist gesondert zu kodieren (5-46b.1)
Weitere Operationen am Darm sind unter 5-46a ff. zu finden
Der Zugang ist in der 6. Stelle nach folgender Liste zu kodieren:
0 Offen chirurgisch
1 Laparoskopisch
2 Umsteigen laparoskopisch - offen chirurgisch
3 Endoskopisch
x Sonstige

** 5-469.0 Dekompression
** 5-469.1 Bridenlösung
[6. Stelle: 0-2,x]
** 5-469.2 Adhäsiolyse
[6. Stelle: 0-2,x]
Hinw.: Seromuskuläre Übernähungen akzidenteller Darmläsionen sind im Kode enthalten. Eine Naht bei akzidenteller Eröffnung des Darmlumens ist gesondert zu kodieren (5-467.0 ff.)
** 5-469.3 Dünndarmfaltung (Jejunoplikatio nach Noble) (OP nach Philipps-Child)
[6. Stelle: 0-2,x]
** 5-469.4 Myotomie (quere Einkerbung der freien Tänie des Dickdarmes)
[6. Stelle: 0-2,x]
** 5-469.5 Fixation des Dünndarmes an der rechten Bauchwandseite und des Dickdarmes an der linken Bauchwandseite
[6. Stelle: 0-2,x]
** 5-469.6 Durchtrennung der Laddschen Bänder
[6. Stelle: 0-2,x]
Hinw.: Diese Verfahren sind nur bei Mal- oder Nonrotation des Darmes kodierbar
** 5-469.7 Übernähung eines Ulkus
Inkl.: Übernähung eines Ulcus duodeni
** 5-469.8 Umstechung eines Ulkus
Inkl.: Umstechung eines Ulcus duodeni

** 5-469.b	Bougierung
** 5-469.c	Endo-Loop
	Hinw.: Das Abtragen mit Schlinge ist im Kode enthalten
** 5-469.d	Clippen
	Exkl.: Endoskopische(r) Geweberaffung oder Gewebeverschluss durch einen auf ein Endoskop aufgesteckten ringförmigen Clip (5-469.s3)
** 5-469.e	Injektion
	Inkl.: Fibrinkleber
** 5-469.h	Dilatation des Dünndarmes
** 5-469.j	Dilatation des Dickdarmes
	Exkl.: Peranale Dilatation am Rektum (5-489.2)
** 5-469.k	Einlegen oder Wechsel einer selbstexpandierenden Prothese
** 5-469.m	Entfernung einer selbstexpandierenden Prothese
** 5-469.n	Einlegen oder Wechsel einer nicht selbstexpandierenden Prothese
** 5-469.p	Entfernung einer nicht selbstexpandierenden Prothese
** 5-469.q	Einlegen oder Wechsel eines Kunststoffconduits zur biliodigestiven Diversion
	[6. Stelle: 3]
	Inkl.: Schlauchendoprothese
** 5-469.r	Entfernung eines Kunststoffconduits zur biliodigestiven Diversion
	[6. Stelle: 3]
	Inkl.: Schlauchendoprothese
** 5-469.s	Geweberaffung oder Gewebeverschluss durch einen auf ein Endoskop aufgesteckten ringförmigen Clip
	[6. Stelle: 3]
** 5-469.t	Blutstillung durch Auftragen absorbierender Substanzen
	[6. Stelle: 3]
** 5-469.u	Endoskopische Entfernung von Clips durch elektrische Desintegration
	[6. Stelle: 3]
** 5-469.w	Blutstillung durch Auftragen von Peptid-Hydrogel bildenden Substanzen
	[6. Stelle: 3]
** 5-469.x	Sonstige
5-469.y	N.n.bez.
5-46a	**Weitere Operationen am Darm**
	Hinw.: Weitere Operationen am Darm sind unter 5-469 ff. zu finden
5-46a.0	Endoskopische Stentfixierung durch einen auf ein Endoskop aufgesteckten ringförmigen Clip
5-46a.2	Endoskopische Wiedereröffnung einer Prothese
5-46b	**Zusatzinformationen zu Operationen am Darm**
	Hinw.: Die folgenden Positionen sind ausschließlich zur Kodierung von Zusatzinformationen zu Operationen am Darm zu benutzen, sofern sie nicht schon im Kode selbst enthalten sind. Sie dürfen nicht als selbständige Kodes benutzt werden und sind nur im Sinne einer Zusatzkodierung zulässig
5-46b.0	Endoskopie durch Push-and-pull-back-Technik
	Hinw.: Dieser Kode kann zusätzlich zu anderen Kodes aus dem Bereich 5-469 ff. Andere Operationen am Darm angegeben werden
5-46b.1	Motorisierte Spiral-Endoskopie
	Hinw.: Dieser Kode kann zusätzlich zu den Kodes aus dem Bereich 5-469 ff. Andere Operationen am Darm angegeben werden
5-46b.2	Einlegen eines Systems zum Anastomosenschutz

5-47 Operationen an der Appendix

5-470	**Appendektomie**
5-470.0	Offen chirurgisch

5-470.1	Laparoskopisch
.10	Absetzung durch (Schlingen)ligatur
.11	Absetzung durch Klammern (Stapler)
.1x	Sonstige

5-470.2 Umsteigen laparoskopisch - offen chirurgisch
5-470.x Sonstige
5-470.y N.n.bez.

5-471 Simultane Appendektomie
5-471.0 Während einer Laparotomie aus anderen Gründen
5-471.1 Während einer Laparoskopie aus anderen Gründen
    .10 Absetzung durch (Schlingen)ligatur
    .11 Absetzung durch Klammern (Stapler)
    .1x Sonstige
5-471.x Sonstige
5-471.y N.n.bez.

5-479 Andere Operationen an der Appendix
5-479.0 Inzision und Drainage eines perityphlitischen Abszesses
5-479.1 Sekundäre Appendektomie (nach Drainage eines perityphlitischen Abszesses)
5-479.x Sonstige
5-479.y N.n.bez.

5-48 Operationen am Rektum
Hinw.: Die Verwendung von autogener thrombozytenangereicherter Fibrinmatrix ist gesondert zu kodieren (5-932.a)

5-480 Inzision des Rektums
Inkl.: Entfernung eines Fremdkörpers
Exkl.: Endoskopische Entfernung eines Fremdkörpers (8-100.9, 8-100.a)

5-482 Peranale lokale Exzision und Destruktion von erkranktem Gewebe des Rektums
Inkl.: Eingriffe in der Perirektalregion
      Blutstillung
Hinw.: Die Blutstillung durch einen auf ein Endoskop aufgesteckten ringförmigen Clip (5-489.j) oder durch Auftragen von Substanzen (5-489.k ff.) ist bei endoskopischen Verfahren gesondert zu kodieren
Der Zugang ist für die mit ** gekennzeichneten Kodes in der 6. Stelle nach folgender Liste zu kodieren:
  0   Peranal
  1   Endoskopisch
  2   Endoskopisch-mikrochirurgisch
  x   Sonstige

** 5-482.0 Schlingenresektion
Inkl.: Endoskopische Mukosaresektion
Hinw.: Die Anzahl der Polypen mit mindestens 2 cm Durchmesser ist gesondert zu kodieren (5-482.f ff.)

** 5-482.1 Submukosale Exzision
Exkl.: Endoskopische submukosale Dissektion [ESD] (5-482.g)

** 5-482.3 Elektrokoagulation
** 5-482.4 Laserkoagulation
** 5-482.5 Thermokoagulation
** 5-482.6 Kryokoagulation
** 5-482.7 Photodynamische Therapie
** 5-482.8 Vollwandexzision, lokal
Hinw.: Eine endoskopische Vollwandexzision [EFTR] ist mit 5-482.81 zu kodieren

Kapitel 5: Operationen

** 5-482.9 Vollwandexzision, zirkulär [Manschettenresektion]
 Hinw.: Bei einer zirkulären Vollwandexzision wird eine Rektummanschette von weniger als 4 cm Länge (weniger als 2 cm Länge bei Kindern bis zum vollendeten 14. Lebensjahr) reseziert

5-482.a Vollwandexzision, zirkulär [Manschettenresektion], intraperitoneal, endoskopisch-mikrochirurgisch
 Hinw.: Bei einer zirkulären Vollwandexzision wird eine Rektummanschette von weniger als 4 cm Länge (weniger als 2 cm Länge bei Kindern bis zum vollendeten 14. Lebensjahr) reseziert

5-482.b Vollwandexzision, mit Stapler, peranal
 .b0 Zirkulär [Manschettenresektion]
  Hinw.: Bei einer zirkulären Vollwandexzision wird eine Rektummanschette von weniger als 4 cm Länge (weniger als 2 cm Länge bei Kindern bis zum vollendeten 14. Lebensjahr) reseziert
 .b1 Semizirkulär

** 5-482.c Radiofrequenzablation
 Hinw.: Die Anzahl der verwendeten Nadeln zur Destruktion ist gesondert zu kodieren (5-98h ff.)

** 5-482.d Mikrowellenablation
 Hinw.: Die Anzahl der verwendeten Nadeln zur Destruktion ist gesondert zu kodieren (5-98h ff.)

** 5-482.e Irreversible Elektroporation
 Hinw.: Die Anzahl der verwendeten Nadeln zur Destruktion ist gesondert zu kodieren (5-98h ff.)

5-482.f Anzahl der Polypen mit mindestens 2 cm Durchmesser
 Hinw.: Diese Kodes sind Zusatzkodes. Sie können zusätzlich zu den Kodes 5-482.0 ff. angegeben werden
 .f0 1 Polyp
 .f1 2 Polypen
 .f2 3 Polypen
 .f3 4 Polypen
 .f4 5 Polypen
 .f5 6 Polypen
 .f6 7 Polypen
 .f7 8 Polypen
 .f8 9 Polypen
 .f9 10 oder mehr Polypen

5-482.g Endoskopische submukosale Dissektion [ESD]
** 5-482.h Elektrochemotherapie
** 5-482.x Sonstige
5-482.y N.n.bez.

5-484 Rektumresektion unter Sphinktererhaltung
 Inkl.: Rektosigmoidektomie
 Hinw.: Die Anlage eines protektiven Enterostomas ist gesondert zu kodieren (5-462 ff.)
 Die (Teil-)Resektion von Nachbarorganen ist gesondert zu kodieren
 Die Art des verwendeten Materials für Gewebeersatz oder Gewebeverstärkung ist gesondert zu kodieren (5-932 ff.)
 Zugang und Art der Rekonstruktion sind in der 6. Stelle nach folgender Liste zu kodieren. Nicht alle Verfahren sind von allen Zugängen aus durchführbar:
 1 Offen chirurgisch mit Anastomose
 2 Offen chirurgisch mit Enterostoma und Blindverschluss
 5 Laparoskopisch mit Anastomose
 6 Laparoskopisch mit Enterostoma und Blindverschluss
 7 Peranal
 8 Umsteigen laparoskopisch - offen chirurgisch mit Anastomose
 9 Umsteigen laparoskopisch - offen chirurgisch mit Enterostoma und Blindverschluss
 x Sonstige

** 5-484.0 Anteriore Manschettenresektion
 [6. Stelle: 1,2,5,6,8,9,x]

** 5-484.1 Posteriore Manschettenresektion [Rectotomia posterior]
 [6. Stelle: 1,2,5,6,8,9,x]

OPS Version 2024

Kapitel 5: Operationen

** 5-484.2   Tubuläre Resektion unter Belassen des Paraproktiums
Inkl.:   Anwendung eines Staplers
De-la-Torre-Operation
Hinw.: Die peranale tubuläre Resektion einer Rektummanschette von weniger als 4 cm Länge (weniger als 2 cm Länge bei Kindern bis zum vollendeten 14. Lebensjahr) ist als peranale lokale Exzision zu kodieren (5-482.90, 5-482.a, 5-482.b0)

** 5-484.3   Anteriore Resektion
[6. Stelle: 1,2,5,6,8,9,x]

** 5-484.5   Tiefe anteriore Resektion
[6. Stelle: 1,2,5,6,8,9,x]
Inkl.:   Tiefe anteriore Resektion mit peranaler Anastomose durch Klammernahtgerät
Hinw.: Die Resektionshöhe liegt für die tiefe anteriore Rektumresektion im Bereich der Ampulla recti unterhalb der Plica transversa recti inferior

** 5-484.6   Tiefe anteriore Resektion mit peranaler Anastomose
[6. Stelle: 1,5,8,x]

** 5-484.x   Sonstige
[6. Stelle: 1,2,5,6,8,9,x]

5-484.y   N.n.bez.

5-485   **Rektumresektion ohne Sphinktererhaltung**
Inkl.:   Rektosigmoidektomie
Hinw.: Die Art des verwendeten Materials für Gewebeersatz oder Gewebeverstärkung ist gesondert zu kodieren (5-932 ff.)

5-485.0   Abdominoperineal
Hinw.: Die (Teil-)Resektion von Nachbarorganen ist gesondert zu kodieren
     .01   Offen chirurgisch
     .02   Kombiniert offen chirurgisch-laparoskopisch
     .0x   Sonstige

5-485.1   Abdominoperineal mit Entfernung von Nachbarorganen
Hinw.: Die (Teil-)Resektion von Nachbarorganen ist gesondert zu kodieren
Dieser Kode ist im Geltungsbereich des G-DRG-Systems (§ 17b KHG) nicht zu verwenden. Dafür sind bei einer abdominoperinealen Rektumresektion mit gleichzeitiger Entfernung von Nachbarorganen ein Kode aus 5-485.0 ff. und die entsprechenden Kodes für die (Teil-)Resektion von Nachbarorganen anzugeben

5-485.2   Abdominosakral
Hinw.: Die (Teil-)Resektion von Nachbarorganen ist gesondert zu kodieren
     .21   Offen chirurgisch
     .22   Kombiniert offen chirurgisch-laparoskopisch
     .2x   Sonstige

5-485.3   Abdominosakral mit Entfernung von Nachbarorganen
Hinw.: Die (Teil-)Resektion von Nachbarorganen ist gesondert zu kodieren
Dieser Kode ist im Geltungsbereich des G-DRG-Systems (§ 17b KHG) nicht zu verwenden. Dafür sind bei einer abdominosakralen Rektumresektion mit gleichzeitiger Entfernung von Nachbarorganen ein Kode aus 5-485.2 ff. und die entsprechenden Kodes für die (Teil-)Resektion von Nachbarorganen anzugeben

5-485.4   Sakroperineal
5-485.5   Perineal
5-485.x   Sonstige
5-485.y   N.n.bez.

5-486   **Rekonstruktion des Rektums**
5-486.0   Naht (nach Verletzung)
5-486.1   Plastische Rekonstruktion
5-486.2   Verschluss einer Rektum-Haut-Fistel
5-486.3   Abdominale Rektopexie, offen chirurgisch
5-486.4   Abdominale Rektopexie, laparoskopisch

Kapitel 5: Operationen

5-486.5	Rektopexie durch Rectotomia posterior
5-486.6	Extraanale Mukosaresektion (Rehn-Delorme)
5-486.7	Exzision einer Fistel mit innerer Fistelöffnung oberhalb der Linea dentata mit plastischer Rekonstruktion der Rektumwand
5-486.x	Sonstige
5-486.y	N.n.bez.

5-489 Andere Operation am Rektum

5-489.0	Ligatur *Inkl.:* Gummiring *Exkl.:* Ligatur von Hämorrhoiden (5-493.0 ff.)
5-489.1	Sklerosierung, peranal
5-489.2	Dilatation, peranal *Exkl.:* Dilatation des Anus (5-499.0)
5-489.b	Endoskopische Bougierung
5-489.c	Endo-Loop *Hinw.:* Das Abtragen mit Schlinge ist im Kode enthalten
5-489.d	Endoskopisches Clippen *Exkl.:* Endoskopische(r) Geweberaffung oder Gewebeverschluss durch einen auf ein Endoskop aufgesteckten ringförmigen Clip (5-489.j)
5-489.e	Endoskopische Injektion *Inkl.:* Fibrinkleber
5-489.g	Einlegen oder Wechsel einer Prothese, endoskopisch
.g0	Selbstexpandierend
.g1	Nicht selbstexpandierend
5-489.h	Entfernung einer Prothese, endoskopisch
.h0	Selbstexpandierend
.h1	Nicht selbstexpandierend
5-489.j	Endoskopische(r) Geweberaffung oder Gewebeverschluss durch einen auf ein Endoskop aufgesteckten ringförmigen Clip
5-489.k	Endoskopische Blutstillung durch Auftragen von Substanzen
.k0	Absorbierend
.k1	Peptid-Hydrogel bildend
5-489.m	Endoskopische Entfernung von Clips durch elektrische Desintegration
5-489.n	Implantation von Bestrahlungsmarkern *Hinw.:* Das bildgebende Verfahren ist gesondert zu kodieren (Kap. 3)
5-489.p	Endoskopische Stentfixierung durch einen auf ein Endoskop aufgesteckten ringförmigen Clip
5-489.x	Sonstige
5-489.y	N.n.bez.

5-49 Operationen am Anus

5-490	**Inzision und Exzision von Gewebe der Perianalregion** *Inkl.:* Inzision oder Exzision bei perianaler Thrombose
5-490.0	Inzision
5-490.1	Exzision
5-490.x	Sonstige
5-490.y	N.n.bez.
5-491	**Operative Behandlung von Analfisteln** *Hinw.:* Eine gleichzeitige Rekonstruktion (5-496.3) oder Naht (5-496.0) des Sphinkters ist gesondert zu kodieren
5-491.0	Inzision (Spaltung)

Kapitel 5: Operationen

5-491.1 Exzision
- .10 Subkutan
- .11 Intersphinktär
- .12 Transsphinktär
- .13 Suprasphinktär
- .14 Extrasphinktär
- .15 Submukös
- .16 Subanodermal
- .1x Sonstige

5-491.2 Fadendrainage

5-491.3 Verschluss von Analfisteln durch Plug-Technik
Inkl.: Analfistelverschluss mit dreidimensionaler Kollagenmatrix SIS [Small Intestinal Submucosa]

5-491.4 Exzision einer inter- oder transsphinktären Analfistel mit Verschluss durch Schleimhautlappen

5-491.5 Exzision einer Analfistel mit Verschluss durch Muskel-Schleimhaut-Lappen

5-491.x Sonstige

5-491.y N.n.bez.

5-492 Exzision und Destruktion von erkranktem Gewebe des Analkanals
Inkl.: Blutstillung

5-492.0 Exzision
Hinw.: Eine tiefe Exzision reicht mindestens bis zur Muskulatur
- .00 Lokal
- .01 Tief
  Inkl.: Exzision einer Analfissur
- .02 Tief, mit Teilresektion des Muskels
  Inkl.: Exzision eines Analtumors
- .0x Sonstige

5-492.1 Destruktion, lokal

5-492.2 Exzision, endoskopisch, lokal

5-492.3 Destruktion, endoskopisch, lokal

5-492.x Sonstige

5-492.y N.n.bez.

5-493 Operative Behandlung von Hämorrhoiden

5-493.0 Ligatur
Inkl.: Gummiring
- .00 1 Hämorrhoide
- .01 2 Hämorrhoiden
- .02 3 oder mehr Hämorrhoiden

5-493.1 Sklerosierung

5-493.2 Exzision (z.B. nach Milligan-Morgan)
- .20 1 Segment
- .21 2 Segmente
- .22 3 oder mehr Segmente

5-493.4 Destruktion

5-493.5 Mit Stapler
Hinw.: Die operative Behandlung eines Prolapses von Rektummukosa und/oder Anoderm im Rahmen einer Hämorrhoidenoperation nach Longo ist im Kode enthalten

5-493.6 Exzision mit plastischer Rekonstruktion (z.B. nach Fansler, Arnold, Parks)
- .60 1 Segment
- .61 2 Segmente
- .62 3 oder mehr Segmente

5-493.7 Ligatur einer A. haemorrhoidalis
Hinw.: Die dopplersonographische Steuerung ist im Kode enthalten
- .70 Ohne rektoanale Rekonstruktion [Recto-anal-repair]
- .71 Mit rektoanaler Rekonstruktion [Recto-anal-repair]

5-493.x	Sonstige
5-493.y	N.n.bez.
5-494	**Durchtrennung des Sphincter ani [Sphinkterotomie]**
5-494.1	Lateral
5-494.2	Medial
5-494.x	Sonstige
5-494.y	N.n.bez.
5-495	**Primäre plastische Rekonstruktion bei anorektalen Anomalien**

Hinw.: Der Zugang ist für die mit ** gekennzeichneten Kodes in der 6. Stelle nach folgender Liste zu kodieren:
- 0 Offen chirurgisch
- 1 Perineal
- 2 Laparoskopisch
- x Sonstige

** 5-495.0	Anteriore Anorektoplastik
** 5-495.1	Posteriore sagittale Anorektoplastik [PSARP] [OP nach Pena und de Vries]
** 5-495.2	Posteriore sagittale Anorektoplastik [PSARP] mit Fistelverschluss zum Urogenitaltrakt
** 5-495.3	Posteriore sagittale Anorektoplastik [PSARP] mit Korrektur einer Fehlbildung der Vagina mit ortsständigem Gewebe

Inkl.: Umwandlung einer Vagina duplex in ein unpaariges Organ
Hinw.: Die Rekonstruktion aus nicht ortsständigem Gewebe ist gesondert zu kodieren (5-705 ff.)

** 5-495.4	Durchzugsoperation, abdominoperineal [6. Stelle: 0,2,x]
5-495.6	Analplastik, perineal
** 5-495.x	Sonstige
5-495.y	N.n.bez.
5-496	**Rekonstruktion des Anus und des Sphinkterapparates**

Inkl.: Sekundäre plastische Rekonstruktion bei Analatresie
Exkl.: Primäre plastische Rekonstruktion bei Analatresie (5-495 ff.)

5-496.0	Naht (nach Verletzung)
5-496.1	Cerclage
5-496.2	Sphinkteromyektomie
5-496.3	Sphinkterplastik

Inkl.: Rekonstruktion des Sphinkterapparates nach Exzision einer Analfistel (primär und sekundär)
Hinw.: Die gleichzeitige Exzision einer Analfistel ist gesondert zu kodieren (5-491 ff.)

5-496.4	Erweiterungsplastik
5-496.5	Grazilisplastik

Hinw.: Die Implantation, der Wechsel und die Entfernung von Neurostimulatoren und Elektroden bei der dynamischen Grazilisplastik sind gesondert zu kodieren (5-059 ff.)

5-496.9	Implantation eines künstlichen Analsphinkters
	.90 Hydraulisches System

Inkl.: Implantation von Cuff, Verbindungspumpe und Ballon

	.91 Magnetisches System
	.9x Sonstige
5-496.a	Wechsel eines künstlichen Analsphinkters und seiner Komponenten
	.a0 Cuff
	.a1 Verbindungspumpe
	.a2 Ballon
	.a3 Zwei Komponenten (z.B. Verbindungspumpe und Ballon) eines hydraulischen Systems
	.a4 Alle Komponenten eines hydraulischen Systems
	.a5 Magnetisches System
5-496.b	Entfernung eines künstlichen Analsphinkters

Kapitel 5: Operationen

5-496.c Implantation, Wechsel oder Entfernung von selbstexpandierenden Implantaten im intersphinktären Raum
    .c0   Implantation
    .c1   Wechsel
    .c2   Entfernung

5-496.x Sonstige
5-496.y N.n.bez.

5-499 Andere Operationen am Anus
5-499.0 Dilatation
    Exkl.: Peranale Dilatation des Rektums (5-489.2)
5-499.e Endoskopische Injektion
    Inkl.: Fibrinkleber
5-499.f Implantation von Bestrahlungsmarkern
    Hinw.: Das bildgebende Verfahren ist gesondert zu kodieren (Kap. 3)
5-499.x Sonstige
5-499.y N.n.bez.

5-50 Operationen an der Leber

5-500 Inzision der Leber
    Exkl.: Therapeutische perkutane Punktion der Leber (8-154.1)
5-500.0 Ohne weitere Maßnahmen
5-500.1 Drainage
5-500.x Sonstige
5-500.y N.n.bez.

5-501 Lokale Exzision und Destruktion von erkranktem Gewebe der Leber (atypische Leberresektion)
    Inkl.: Blutstillung
    Exkl.: Exzision einer Zyste mit Drainage über Hepatojejunostomie
            (5-512.2 ff., 5-512.3 ff., 5-512.4 ff.)
    Hinw.: Der Zugang ist in der 6. Stelle nach folgender Liste zu kodieren:
        0   Offen chirurgisch
        1   Laparoskopisch
        2   Umsteigen laparoskopisch - offen chirurgisch
        3   Perkutan
        x   Sonstige

** 5-501.0 Exzision, lokal
    Inkl.: Exzision einer Zyste (Perizystektomie)
** 5-501.1 Endozystenresektion (bei Echinokokkuszyste)
** 5-501.2 Keilexzision
** 5-501.4 Destruktion, lokal, durch Alkoholinjektion mit Steuerung durch bildgebende Verfahren
    Hinw.: Das bildgebende Verfahren ist im Kode enthalten
** 5-501.6 Destruktion, lokal, durch Laser
    Hinw.: Das bildgebende Verfahren ist im Kode enthalten
** 5-501.7 Destruktion, lokal, durch irreversible Elektroporation
    Hinw.: Das bildgebende Verfahren ist im Kode enthalten
           Die Anzahl der verwendeten Nadeln zur Destruktion ist gesondert zu kodieren (5-98h ff.)
** 5-501.8 Destruktion, lokal, durch Elektrochemotherapie
** 5-501.9 Destruktion, lokal, durch Radiofrequenzablation
    Hinw.: Das bildgebende Verfahren ist im Kode enthalten
           Die Anzahl der verwendeten Nadeln zur Destruktion ist gesondert zu kodieren (5-98h ff.)
** 5-501.a Destruktion, lokal, durch Mikrowellenablation
    Hinw.: Das bildgebende Verfahren ist im Kode enthalten
           Die Anzahl der verwendeten Nadeln zur Destruktion ist gesondert zu kodieren (5-98h ff.)

** 5-501.b	Destruktion, lokal, durch Kryoablation *Hinw.:* Das bildgebende Verfahren ist im Kode enthalten Die Anzahl der verwendeten Nadeln zur Destruktion ist gesondert zu kodieren (5-98h ff.)
** 5-501.x	Sonstige
5-501.y	N.n.bez.
5-502	**Anatomische (typische) Leberresektion**
5-502.0	Segmentresektion (ein Segment)
5-502.1	Hemihepatektomie links [Resektion der Segmente 2, 3, 4a und 4b]
5-502.2	Hemihepatektomie rechts [Resektion der Segmente 5 bis 8]
5-502.3	So genannte Trisegmentektomie [Resektion der Segmente 4 bis 8]
5-502.4	Bisegmentektomie [Lobektomie links] [Resektion der Segmente 2 und 3]
5-502.5	Resektion sonstiger Segmentkombinationen *Hinw.:* Mit diesem Kode ist auch die Resektion mehrerer nicht zusammenhängender Segmente zu kodieren
5-502.6	Trisektorektomie [Resektion der Segmente 1 und 4 bis 8]
5-502.7	In-situ-Split mit Ligatur der Pfortader bei einer zweizeitigen Leberresektion
5-502.8	Leberresektion nach vorangegangenem In-situ-Split
5-502.x	Sonstige
5-502.y	N.n.bez.
5-503	**Leberteilresektion und Hepatektomie (zur Transplantation)**
5-503.0	Hepatektomie, postmortal *Hinw.:* Dieser Kode ist auch zu verwenden, wenn die Leistung nicht abschließend erbracht wird oder sich erst intraoperativ die Nichtverwendbarkeit des Organs für eine spätere Transplantation herausstellt Dieser Kode und der im Fall eines vorzeitigen Abbruchs dieses Eingriffs zusätzlich zu kodierende Zusatzkode 5-995 werden nicht im Rahmen des Datensatzes nach § 301 SGB V bzw. § 21 KHEntgG übermittelt Die Aufrechterhaltung der Homöostase für die postmortale Organspende ist im Kode enthalten
5-503.1	Entfernung einer Transplantatleber als selbständiger Eingriff *Exkl.:* Hepatektomie im Rahmen einer Transplantation (5-504.0)
5-503.2	Entfernung einer Eigenleber als selbständiger Eingriff *Exkl.:* Hepatektomie im Rahmen einer Transplantation (5-504.0)
5-503.3	Bisegmentektomie [Lobektomie links] [Resektion der Segmente 2 und 3], zur Lebend-Organspende
5-503.4	Hemihepatektomie links [Resektion der Segmente (1), 2, 3, 4a und 4b] zur Lebend-Organspende
5-503.5	Hemihepatektomie rechts [Resektion der Segmente 5 bis 8] zur Lebend-Organspende
5-503.6	Resektion sonstiger Segmentkombinationen zur Lebend-Organspende
5-503.x	Sonstige
5-503.y	N.n.bez.
5-504	**Lebertransplantation** *Exkl.:* Allogene Hepatozytentransplantation (8-862 ff.) *Hinw.:* Bei nicht AB0-kompatibler Transplantation ist der Kode 5-930.21 zusätzlich anzugeben Die Art der Konservierung von Organtransplantaten ist gesondert zu kodieren (5-939 ff.)
5-504.0	Komplett (gesamtes Organ) *Inkl.:* Simultane Hepatektomie
5-504.1	Partiell (Split-Leber)
5-504.2	Auxiliär (linker Leberlappen zusätzlich zum eigenen Organ)
5-504.3	Retransplantation, komplett (gesamtes Organ) während desselben stationären Aufenthaltes *Inkl.:* Simultane Hepatektomie
5-504.4	Retransplantation, partiell (Split-Leber) während desselben stationären Aufenthaltes

Kapitel 5: Operationen

5-504.5 Retransplantation, auxiliär (linker Leberlappen zusätzlich zum vorhandenen Organ) während desselben stationären Aufenthaltes
5-504.x Sonstige
5-504.y N.n.bez.

5-505 Rekonstruktion der Leber
5-505.0 Naht und blutstillende Umstechung (nach Verletzung)
5-505.1 Tamponade
5-505.2 Mit Omentumplastik
5-505.x Sonstige
5-505.y N.n.bez.

5-506 Implantation, Wechsel und Entfernung eines Katheterverweilsystems in Leberarterie und Pfortader (zur Chemotherapie) und offen chirurgische intrahepatische Chemoperfusion
5-506.0 Implantation
5-506.1 Wechsel
5-506.2 Entfernung
5-506.3 Offen chirurgische intrahepatische Chemoperfusion
.30 Hypertherm
.3x Sonstige
5-506.x Sonstige
5-506.y N.n.bez.

5-509 Andere Operationen an der Leber
5-509.0 Implantation von Bestrahlungsmarkern
Hinw.: Das bildgebende Verfahren ist gesondert zu kodieren (Kap. 3)
.00 Perkutan
.01 Endoskopisch
.0x Sonstige
5-509.x Sonstige

5-51 Operationen an Gallenblase und Gallenwegen
Exkl.: Extrakorporale Stoßwellenlithotripsie in Gallenblase und Gallengängen (8-111 ff.)

5-510 Cholezystotomie und Cholezystostomie
5-510.0 Cholezystotomie, n.n.bez.
5-510.1 Cholezystotomie, offen chirurgisch
5-510.2 Cholezystotomie, laparoskopisch
5-510.3 Cholezystotomie, Umsteigen laparoskopisch - offen chirurgisch
5-510.4 Cholezystostomie
.40 Offen chirurgisch
.41 Laparoskopisch
.42 Umsteigen laparoskopisch - offen chirurgisch
.43 Endoskopisch
Hinw.: Die Verwendung von selbstexpandierenden Stents ist gesondert zu kodieren (5-449.h3, 5-469.k3)
Die Verwendung von auf ein Kauterisierungssystem vorgeladenen selbstexpandierenden Stents ist gesondert zu kodieren (5-549.a)
.4x Sonstige

5-511 Cholezystektomie
Inkl.: Blutstillung im Bereich des Gallenblasenlagers (mit Leberbettnaht)
Einlage einer Gallengangs-/T-Drainage bei Gallengangsrevision
Hinw.: Eine intraoperative Cholangiographie durch Zugang im Rahmen einer Laparotomie oder Laparoskopie ist gesondert zu kodieren (3-13c.3)

5-511.0 Einfach, offen chirurgisch
.01 Ohne operative Revision der Gallengänge
.02 Mit operativer Revision der Gallengänge

Kapitel 5: Operationen

5-511.1	Einfach, laparoskopisch	
	.11	Ohne laparoskopische Revision der Gallengänge
	.12	Mit laparoskopischer Revision der Gallengänge
5-511.2	Einfach, Umsteigen laparoskopisch - offen chirurgisch	
	.21	Ohne operative Revision der Gallengänge
	.22	Mit operativer Revision der Gallengänge
5-511.3	Erweitert	
	Inkl.: Leberbettresektion	
5-511.4	Simultan, während einer Laparotomie aus anderen Gründen	
	.41	Ohne operative Revision der Gallengänge
	.42	Mit operativer Revision der Gallengänge
5-511.5	Simultan, während einer Laparoskopie aus anderen Gründen	
	.51	Ohne operative Revision der Gallengänge
	.52	Mit operativer Revision der Gallengänge
5-511.x	Sonstige	
5-511.y	N.n.bez.	

5-512 **Biliodigestive Anastomose (von Ductus hepaticus, Ductus choledochus und Leberparenchym)**
Inkl.: Operationen bei kongenitaler Gallengangsatresie
Einlage einer Gallengangs-/T-Drainage
Hinw.: Die Resektion von Gallengangsgewebe ist gesondert zu kodieren (5-515 ff.)
Eine intraoperative Cholangiographie durch Zugang im Rahmen einer Laparotomie oder Laparoskopie ist gesondert zu kodieren (3-13c.3)
Die Verwendung von selbstexpandierenden Stents ist gesondert zu kodieren (5-449.h ff., 5-469.k ff.)
Die Verwendung von auf ein Kauterisierungssystem vorgeladenen selbstexpandierenden Stents ist gesondert zu kodieren (5-549.a)
Der Zugang ist in der 6. Stelle nach folgender Liste zu kodieren:
  0   Offen chirurgisch
  1   Laparoskopisch
  2   Umsteigen laparoskopisch - offen chirurgisch
  3   Endoskopisch
  x   Sonstige

** 5-512.0	Zum Magen
** 5-512.1	Zum Duodenum
** 5-512.2	Zum Jejunum
** 5-512.3	Zum Jejunum, mit Interposition einer Darmschlinge
	[6. Stelle: 0-2,x]
** 5-512.4	Zum Jejunum, mit Roux-Y-Anastomose
	[6. Stelle: 0-2,x]
	Inkl.: Zur Ableitung einer Leberzyste mit Anschluss an das Gallensystem
** 5-512.x	Sonstige
5-512.y	N.n.bez.

5-513 **Endoskopische Operationen an den Gallengängen**
Inkl.: Röntgendarstellung der Gallenwege (ERC) sowie der Gallen- und Pankreaswege (ERCP)
Exkl.: Diagnostische Endoskopie der Gallen- und Pankreaswege (1-64)
Extrakorporale Stoßwellenlithotripsie in Gallenblase und Gallengängen (8-111 ff.)
<u>*Hinw.:* Die Verwendung eines Einmal-Endoskops ist gesondert zu kodieren (5-98m ff.)</u>

5-513.1	Inzision der Papille (Papillotomie)	
5-513.2	Steinentfernung	
	.20	Mit Körbchen
	.21	Mit Ballonkatheter
	.22	Mit mechanischer Lithotripsie
	.23	Mit elektrohydraulischer Lithotripsie
	.24	Mit elektrohydraulischer Lithotripsie und Laseranwendung
	.25	Mit Laserlithotripsie
	.2x	Sonstige

Kapitel 5: Operationen

5-513.3 **Exzision**
Exkl.: Endoskopische Biopsie an den Gallengängen oder an Sphincter Oddi und Papilla duodeni major (1-440.6, 1-440.7)
Biopsie durch Inzision an den Gallengängen oder an Sphincter Oddi und Papilla duodeni major (1-552.1, 1-552.2)

.30 Exzision an der Papille
.31 Papillektomie
Exkl.: Exzision der Papilla duodeni major mit Replantation des Ductus choledochus (5-518.4 ff.)
.32 Exzision am Gallengang

5-513.4 **Destruktion**
.40 Elektrokoagulation
.41 Photodynamische Therapie
.42 Radiofrequenzablation
Hinw.: Die Anzahl der verwendeten Nadeln zur Destruktion ist gesondert zu kodieren (5-98h ff.)
.43 Mikrowellenablation
Hinw.: Die Anzahl der verwendeten Nadeln zur Destruktion ist gesondert zu kodieren (5-98h ff.)
.44 Irreversible Elektroporation
Hinw.: Die Anzahl der verwendeten Nadeln zur Destruktion ist gesondert zu kodieren (5-98h ff.)
.45 Elektrochemotherapie
.4x Sonstige

5-513.5 **Einlegen einer Drainage**
Inkl.: Einlegen einer nasobiliären Verweilsonde

5-513.a **Dilatation**

5-513.b **Entfernung von alloplastischem Material**

5-513.c **Blutstillung**

5-513.d **Bougierung**

5-513.f **Einlegen von nicht selbstexpandierenden Prothesen**
.f0 1 Prothese
.f1 2 oder mehr Prothesen

5-513.h **Wechsel von nicht selbstexpandierenden Prothesen**
.h0 1 Prothese
.h1 2 oder mehr Prothesen

5-513.k **Zugang durch retrograde Endoskopie**
Hinw.: Dieser Kode ist ein Zusatzkode. Er ist nur anzugeben, wenn eine retrograde Endoskopie als Zugang für eines der unter 5-513.1 bis 5-513.h ff. und 5-513.m ff. bis 5-513.n ff. aufgeführten Verfahren eingesetzt wurde. Mit diesem Kode soll ausschließlich die aufgrund von Voroperationen (z.B. nach partieller Pankreatoduodenektomie, bei Roux-Y-Anastomose nach totaler oder partieller Gastrektomie) retrograd (von weiter aboral gelegenen Darmabschnitten in Richtung weiter oral gelegener Darmabschnitte) durchgeführte Endoskopie zur therapeutischen Intervention an den Gallenwegen verschlüsselt werden

5-513.m **Einlegen oder Wechsel von selbstexpandierenden ungecoverten Stents**
Hinw.: Beim Wechsel ist entsprechend der Zahl der neu eingelegten selbstexpandierenden ungecoverten Stents zu kodieren
.m0 1 Stent
.m1 2 Stents
.m2 3 oder mehr Stents

5-513.n **Einlegen oder Wechsel von selbstexpandierenden gecoverten Stent-Prothesen**
Hinw.: Beim Wechsel ist entsprechend der Zahl der neu eingelegten selbstexpandierenden gecoverten Stent-Prothesen zu kodieren
.n0 1 Stent-Prothese
.n1 2 Stent-Prothesen
.n2 3 oder mehr Stent-Prothesen

5-513.p   Endoskopische Operation an den Gallengängen bei anatomischer Besonderheit
Hinw.: Dieser Kode ist ein Zusatzkode. Er ist nur anzugeben, wenn bei Durchführung eines der unter 5-513.1 bis 5-513.h ff. und 5-513.m ff. bis 5-513.n ff. aufgeführten Verfahren eine der folgenden Besonderheiten vorlag:
- Lage der Papilla Vateri am Rand oder innerhalb eines Duodenaldivertikels oder
- Klatskin-Tumor (Stadium III oder IV) mit Drainageeinlage im rechten und linken Gallengang oder
- Stenosierende Neubildung der Papilla Vateri bei erstmaliger, erfolgreicher Kanülierung

5-513.q   Therapeutische direkte Endoskopie der Gallenwege [duktale Endoskopie]
Hinw.: Diese Kodes sind Zusatzkodes. Sie sind nur anzugeben, wenn eine duktale Endoskopie der Gallenwege als Zugang für eines der unter 5-513.1 bis 5-513.h ff. und 5-513.m ff. bis 5-513.n ff. aufgeführten Verfahren eingesetzt wurde

    .q0   Cholangioskopie der Gallenwege distal der Hepatikusgabel
        Inkl.: Cholangioskopie der extrahepatischen Gallenwege
    .q1   Cholangioskopie der Gallenwege proximal der Hepatikusgabel
        Inkl.: Cholangioskopie der intrahepatischen Gallenwege

5-513.r   Transgastrale oder transduodenale Punktion der Gallengänge
Exkl.: Biliodigestive Anastomose (5-512 ff.)
Hinw.: Das Einlegen von Drainagen oder Prothesen (im Rendezvous-Verfahren) ist gesondert zu kodieren (5-513.5, 5-513.f ff., 5-513.m ff., 5-513.n ff.)

5-513.t   Wiedereröffnung eines Stents oder einer Prothese

5-513.x   Sonstige

5-513.y   N.n.bez.

5-514   Andere Operationen an den Gallengängen
Exkl.: Dilatation an Sphincter Oddi und Papilla duodeni major (5-518.0 ff.)
Papillotomie (5-518.1 ff.)
Hinw.: Eine intraoperative Cholangiographie durch Zugang im Rahmen einer Laparotomie oder Laparoskopie ist gesondert zu kodieren (3-13c.3)
Der Zugang ist **für die mit ** gekennzeichneten Kodes** in der 6. Stelle nach folgender Liste zu kodieren:
    0   Offen chirurgisch
    1   Laparoskopisch
    2   Umsteigen laparoskopisch - offen chirurgisch
    3   Perkutan-transhepatisch
    x   Sonstige

** 5-514.0   Inzision des Ductus choledochus
** 5-514.2   Steinentfernung
** 5-514.3   Exzision
** 5-514.5   Einlegen einer Drainage
    Inkl.: Umwandlung einer externen in eine interne Drainage (Rendezvous-Manöver)
** 5-514.b   Entfernung von alloplastischem Material
** 5-514.c   Blutstillung
** 5-514.d   Revision (als selbständiger Eingriff)
** 5-514.g   Einlegen einer nicht selbstexpandierenden Prothese
** 5-514.h   Einlegen von zwei oder mehr nicht selbstexpandierenden Prothesen
** 5-514.k   Wechsel von nicht selbstexpandierenden Prothesen
** 5-514.m   Dilatation
    [6. Stelle: 3]
** 5-514.n   Bougierung
    [6. Stelle: 3]
** 5-514.p   Wechsel einer Drainage
** 5-514.q   Destruktion durch Elektrokoagulation
** 5-514.r   Destruktion durch photodynamische Therapie
** 5-514.s   Destruktion durch Radiofrequenzablation

Kapitel 5: Operationen

** 5-514.t   Destruktion durch sonstige Verfahren

5-514.u   Therapeutische perkutan-transhepatische Endoskopie der Gallenwege
Hinw.: Diese Kodes sind Zusatzkodes. Sie sind nur anzugeben, wenn eine perkutan-transhepatische Endoskopie der Gallenwege als Zugang für eines der unter 5-514.0 ff. bis 5-514.t ff. aufgeführten Verfahren eingesetzt wurde

    .u0   Normalkalibriges Cholangioskop
            Hinw.: Der Außendurchmesser eines normalkalibrigen Cholangioskops beträgt mehr als 4 mm

    .u1   Kleinkalibriges Cholangioskop
            Hinw.: Der Außendurchmesser eines kleinkalibrigen Cholangioskops beträgt 4 mm oder weniger

** 5-514.x   Sonstige

5-514.y   N.n.bez.

5-515   **Exzision und Resektion von erkranktem Gewebe der Gallengänge**
Inkl.: Einlage einer Gallengangs-/T-Drainage
Hinw.: Eine intraoperative Cholangiographie durch Zugang im Rahmen einer Laparotomie oder Laparoskopie ist gesondert zu kodieren (3-13c.3)

5-515.0   Exzision eines Reststumpfes des Ductus cysticus

5-515.1   Resektion, mit End-zu-End-Anastomose

5-515.2   Resektion, mit biliodigestiver Anastomose
Hinw.: Die biliodigestive Anastomose ist gesondert zu kodieren (5-512 ff.)

5-515.x   Sonstige

5-515.y   N.n.bez.

5-516   **Andere Rekonstruktion der Gallengänge**
Inkl.: Einlage einer Gallengangs-/T-Drainage
Hinw.: Eine intraoperative Cholangiographie durch Zugang im Rahmen einer Laparotomie oder Laparoskopie ist gesondert zu kodieren (3-13c.3)

5-516.0   Naht (nach Verletzung)

5-516.1   Plastische Rekonstruktion

5-516.x   Sonstige

5-516.y   N.n.bez.

5-517   **Einlegen oder Wechseln von selbstexpandierenden Stents und Stent-Prothesen in die Gallengänge**
Exkl.: Endoskopisches Einlegen oder Wechseln von selbstexpandierenden Stents oder Stent-Prothesen in die Gallengänge (5-513.m ff., 5-513.n ff.)
Hinw.: Eine intraoperative Cholangiographie durch Zugang im Rahmen einer Laparotomie oder Laparoskopie ist gesondert zu kodieren (3-13c.3)
Der Zugang ist in der 6. Stelle nach folgender Liste zu kodieren:

     0   Offen chirurgisch
     1   Laparoskopisch
     2   Umsteigen laparoskopisch - offen chirurgisch
     3   Perkutan-transhepatisch
     x   Sonstige

** 5-517.0   Einlegen oder Wechsel von 1 selbstexpandierenden ungecoverten Stent
Hinw.: Beim Wechsel ist entsprechend der Zahl der neu eingelegten selbstexpandierenden ungecoverten Stents zu kodieren

** 5-517.1   Einlegen oder Wechsel von 2 selbstexpandierenden ungecoverten Stents
Hinw.: Beim Wechsel ist entsprechend der Zahl der neu eingelegten selbstexpandierenden ungecoverten Stents zu kodieren

** 5-517.2   Einlegen oder Wechsel von 3 selbstexpandierenden ungecoverten Stents
Hinw.: Beim Wechsel ist entsprechend der Zahl der neu eingelegten selbstexpandierenden ungecoverten Stents zu kodieren

** 5-517.3   Einlegen oder Wechsel von 4 oder mehr selbstexpandierenden ungecoverten Stents
Hinw.: Beim Wechsel ist entsprechend der Zahl der neu eingelegten selbstexpandierenden ungecoverten Stents zu kodieren

Kapitel 5: Operationen

** 5-517.4 Einlegen oder Wechsel von 1 selbstexpandierenden gecoverten Stent-Prothese
Hinw.: Beim Wechsel ist entsprechend der Zahl der neu eingelegten selbstexpandierenden gecoverten Stent-Prothesen zu kodieren

** 5-517.5 Einlegen oder Wechsel von 2 selbstexpandierenden gecoverten Stent-Prothesen
Hinw.: Beim Wechsel ist entsprechend der Zahl der neu eingelegten selbstexpandierenden gecoverten Stent-Prothesen zu kodieren

** 5-517.6 Einlegen oder Wechsel von 3 selbstexpandierenden gecoverten Stent-Prothesen
Hinw.: Beim Wechsel ist entsprechend der Zahl der neu eingelegten selbstexpandierenden gecoverten Stent-Prothesen zu kodieren

** 5-517.7 Einlegen oder Wechsel von 4 oder mehr selbstexpandierenden gecoverten Stent-Prothesen
Hinw.: Beim Wechsel ist entsprechend der Zahl der neu eingelegten selbstexpandierenden gecoverten Stent-Prothesen zu kodieren

** 5-517.x Sonstige

5-517.y N.n.bez.

5-518 Operationen an Sphincter Oddi und Papilla duodeni major
Exkl.: Papillotomie, endoskopisch (ERCP) (5-513.1)
Papillektomie, endoskopisch (5-513.31)
Endoskopische Operationen an den Gallengängen (5-513 ff.)
Endoskopische Eingriffe am Pankreasgang (5-526 ff.)
Hinw.: Eine intraoperative Cholangiographie durch Zugang im Rahmen einer Laparotomie oder Laparoskopie ist gesondert zu kodieren (3-13c.3)
Der Zugang ist in der 6. Stelle nach folgender Liste zu kodieren:
0 Offen chirurgisch
1 Laparoskopisch
2 Umsteigen laparoskopisch - offen chirurgisch
x Sonstige

** 5-518.0 Dilatation
** 5-518.1 Inzision [Papillotomie]
** 5-518.2 Sonstige Inzision (mit Duodenotomie)
** 5-518.3 Destruktion von erkranktem Gewebe der Papilla duodeni major
** 5-518.4 Exzision der Papilla duodeni major mit Replantation des Ductus choledochus
** 5-518.5 Sonstige Exzision oder Destruktion
** 5-518.6 Plastische Rekonstruktion
** 5-518.x Sonstige
5-518.y N.n.bez.

5-519 Andere Operationen an Gallenblase und Gallengängen
Exkl.: Therapeutische perkutane Punktion der Gallenblase (8-154.2)
Hinw.: Eine intraoperative Cholangiographie durch Zugang im Rahmen einer Laparotomie oder Laparoskopie ist gesondert zu kodieren (3-13c.3)

5-519.0 Naht der Gallenblase
5-519.1 Aufhebung einer biliodigestiven Anastomose
5-519.2 Umwandlung einer biliodigestiven Anastomose (refluxiv in antirefluxiv)
5-519.3 Revision einer Gallengangsanastomose
5-519.4 Verschluss einer Fistel des Ductus choledochus
5-519.x Sonstige
5-519.y N.n.bez.

5-52 Operationen am Pankreas

Inkl.: Intraoperative Pankreatikographie
Exkl.: Extrakorporale Stoßwellenlithotripsie von Steinen in Gallenblase und Gallengängen (8-111 ff.)

5-520 Inzision des Pankreas
Exkl.: Inzision des Ductus pancreaticus (5-529.0 ff.)

5-520.0	Ohne weitere Maßnahmen
5-520.1	Drainage
5-520.2	Mit Steinentfernung
5-520.x	Sonstige
5-520.y	N.n.bez.

5-521 Lokale Exzision und Destruktion von erkranktem Gewebe des Pankreas

5-521.0 Exzision
Exkl.: Endoskopische transgastrale Entfernung von Pankreasnekrosen (5-529.p ff.)
Endoskopische transduodenale Entfernung von Pankreasnekrosen (5-529.s ff.)
Perkutan-endoskopische Entfernung von Pankreasnekrosen über Punktionskanal (5-529.v)

5-521.1 Destruktion ohne Spülung

5-521.2 Destruktion mit Spülung

5-521.3 Destruktion durch irreversible Elektroporation
Hinw.: Die Anzahl der verwendeten Nadeln zur Destruktion ist gesondert zu kodieren (5-98h ff.)

5-521.4 Destruktion durch Radiofrequenzablation
.40 Offen chirurgisch
.41 Endoskopisch transgastral oder endoskopisch transduodenal
.4x Sonstige

5-521.5 Destruktion durch Elektrochemotherapie

5-521.x Sonstige

5-521.y N.n.bez.

5-522 Marsupialisation einer Pankreaszyste

5-523 Innere Drainage des Pankreas
Inkl.: Drainage von Pankreaszysten und Pankreaspseudozysten

5-523.0 Pankreatogastrostomie

5-523.1 Pankreatoduodenostomie

5-523.2 Pankreatojejunostomie

5-523.x Sonstige

5-523.y N.n.bez.

5-524 Partielle Resektion des Pankreas
Hinw.: Eine ggf. durchgeführte simultane Cholezystektomie ist gesondert zu kodieren (5-511.4 ff., 5-511.5 ff.)

5-524.0 Linksseitige Resektion (ohne Anastomose)
.00 Offen chirurgisch
.01 Laparoskopisch
.02 Umsteigen laparoskopisch - offen chirurgisch

5-524.1 Partielle Duodenopankreatektomie mit Teilresektion des Magens (OP nach Whipple)
Inkl.: Gallenableitung

5-524.2 Pankreaskopfresektion, pyloruserhaltend
Inkl.: Gallenableitung

5-524.3 Pankreaskopfresektion, duodenumerhaltend

5-524.4 Pankreassegmentresektion
Exkl.: Pankreasschwanzresektion (5-524.0 ff.)
Hinw.: Hier sind Segmente von Pankreaskörper oder Pankreasschwanz gemeint

5-524.x Sonstige

Kapitel 5: Operationen

5-524.y N.n.bez.

5-525 (Totale) Pankreatektomie
Hinw.: Eine ggf. durchgeführte simultane Cholezystektomie ist gesondert zu kodieren (5-511.4 ff., 5-511.5 ff.)

5-525.0 Mit Teilresektion des Magens
Inkl.: Gallenableitung

5-525.1 Pyloruserhaltend
Inkl.: Gallenableitung

5-525.2 Duodenumerhaltend

5-525.3 Entfernung eines Pankreastransplantates

5-525.4 Pankreatektomie postmortal (zur Transplantation)
Hinw.: Dieser Kode ist auch zu kodieren, wenn die Leistung nicht abschließend erbracht wird oder sich erst intraoperativ die Nichtverwendbarkeit des Organs für eine spätere Transplantation herausstellt
Dieser Kode und der im Fall eines vorzeitigen Abbruchs dieses Eingriffs zusätzlich zu kodierende Zusatzkode 5-995 werden nicht im Rahmen des Datensatzes nach § 301 SGB V bzw. § 21 KHEntgG übermittelt
Die Aufrechterhaltung der Homöostase für die postmortale Organspende ist im Kode enthalten

5-525.x Sonstige

5-525.y N.n.bez.

5-526 Endoskopische Operationen am Pankreasgang
Inkl.: Röntgendarstellung der Pankreaswege (ERP)
Exkl.: Diagnostische Endoskopie der Gallen- und Pankreaswege (1-64)
Extrakorporale Stoßwellenlithotripsie von Steinen in Gallenblase und Gallengängen (8-111 ff.)
Hinw.: Die Verwendung eines Einmal-Endoskops ist gesondert zu kodieren (5-98m ff.)

5-526.1 Inzision der Papille (Papillotomie)

5-526.2 Steinentfernung
.20 Mit Körbchen
.21 Mit Ballonkatheter
.22 Mit mechanischer Lithotripsie
.23 Mit elektrohydraulischer Lithotripsie
.24 Mit elektrohydraulischer Lithotripsie und Laseranwendung
.25 Mit Laserlithotripsie
.2x Sonstige

5-526.3 Exzision

5-526.4 Destruktion

5-526.5 Einlegen einer Drainage

5-526.a Dilatation

5-526.b Entfernung von alloplastischem Material

5-526.c Blutstillung

5-526.d Bougierung

5-526.e Einlegen einer Prothese
.e0 Selbstexpandierend
.e1 Nicht selbstexpandierend

5-526.f Wechsel einer Prothese
.f0 Selbstexpandierend
.f1 Nicht selbstexpandierend

5-526.g	Zugang durch retrograde Endoskopie
	Hinw.: Dieser Kode ist ein Zusatzkode. Er ist nur anzugeben, wenn eine retrograde Endoskopie als Zugang für eines der unter 5-526.1 bis 5-526.f ff. aufgeführten Verfahren eingesetzt wurde. Mit diesem Kode soll ausschließlich die aufgrund von Voroperationen (z.B. nach partieller Pankreatoduodenektomie, bei Roux-Y-Anastomose nach totaler oder partieller Gastrektomie) retrograd (von weiter aboral gelegenen Darmabschnitten in Richtung weiter oral gelegener Darmabschnitte) durchgeführte Endoskopie zur therapeutischen Intervention am Pankreasgang verschlüsselt werden
5-526.h	Endoskopische Operation am Pankreasgang bei anatomischer Besonderheit
	Hinw.: Dieser Kode ist ein Zusatzkode. Er ist nur anzugeben, wenn bei Durchführung eines der unter 5-526.1 bis 5-526.f ff. aufgeführten Verfahren die folgende Besonderheit vorlag: • Pancreas divisum mit Erfordernis der Kanülierung der Papilla minor
5-526.j	Therapeutische Endoskopie des Pankreasganges [duktale Endoskopie]
	Hinw.: Dieser Kode ist ein Zusatzkode. Er ist nur anzugeben, wenn eine duktale Endoskopie des Pankreasganges als Zugang für eines der unter 5-526.1 bis 5-526.f ff. aufgeführten Verfahren eingesetzt wurde
5-526.k	Transgastrale oder transduodenale Punktion des Pankreasganges
	Exkl.: Transgastrale Drainage einer Pankreaszyste (5-529.n ff.) Transduodenale Drainage einer Pankreaszyste (5-529.r ff.) Transgastrale Chemoablation einer neoplastischen Pankreaszyste (5-529.t) Transduodenale Chemoablation einer neoplastischen Pankreaszyste (5-529.u) Endoskopische transgastrale Entfernung von Pankreasnekrosen (5-529.p ff.) Endoskopische transduodenale Entfernung von Pankreasnekrosen (5-529.s ff.) Perkutan-endoskopische Entfernung von Pankreasnekrosen über Punktionskanal (5-529.v)
	Hinw.: Das Einlegen von Drainagen oder Prothesen (im Rendezvous-Verfahren) ist gesondert zu kodieren (5-526.5, 5-526.e ff.)
5-526.n	Wiedereröffnung einer Prothese
5-526.x	Sonstige
5-526.y	N.n.bez.
5-527	**Anastomose des Ductus pancreaticus**
5-527.0	Zum Magen
5-527.1	Zum Jejunum
5-527.2	Zum Duodenum
5-527.3	Zum Jejunum, mit Roux-Y-Anastomose
5-527.x	Sonstige
5-527.y	N.n.bez.
5-528	**Transplantation von Pankreas(gewebe)**
5-528.0	Injektion von Pankreasgewebe (Pankreas-Inseltransplantation)
5-528.1	Transplantation eines Pankreassegmentes
5-528.2	Transplantation des Pankreas (gesamtes Organ)
5-528.3	Retransplantation von Pankreasgewebe während desselben stationären Aufenthaltes
5-528.4	Retransplantation eines Pankreassegmentes während desselben stationären Aufenthaltes
5-528.5	Retransplantation des Pankreas (gesamtes Organ) während desselben stationären Aufenthaltes
5-528.x	Sonstige
5-528.y	N.n.bez.

5-529 Andere Operationen am Pankreas und am Pankreasgang

Inkl.: Röntgendarstellung der Pankreaswege (ERP)
Hinw.: Der Zugang ist für die mit ** gekennzeichneten Kodes in der 6. Stelle nach folgender Liste zu kodieren:
  0 Offen chirurgisch
  1 Laparoskopisch
  2 Umsteigen laparoskopisch - offen chirurgisch
  x Sonstige

** 5-529.0 Inzision des Ductus pancreaticus
** 5-529.1 Inzision der Papille (Papillotomie)
** 5-529.2 Steinentfernung aus dem Ductus pancreaticus
** 5-529.3 Exzision des Ductus pancreaticus
** 5-529.4 Destruktion des Ductus pancreaticus
** 5-529.5 Einlegen einer Drainage in den Ductus pancreaticus
** 5-529.a Dilatation
** 5-529.b Entfernung von alloplastischem Material
** 5-529.c Blutstillung
** 5-529.d Revision (als selbständiger Eingriff)
** 5-529.e Plastische Rekonstruktion des Ductus pancreaticus
** 5-529.f Plastische Rekonstruktion des Pankreas
** 5-529.g Einlegen einer selbstexpandierenden Prothese
** 5-529.h Einlegen einer nicht selbstexpandierenden Prothese
** 5-529.j Wechsel einer selbstexpandierenden Prothese
** 5-529.k Wechsel einer nicht selbstexpandierenden Prothese
** 5-529.m Naht (nach Verletzung)

5-529.n Transgastrale Drainage einer Pankreaszyste
  .n0 Offen chirurgisch
  .n2 Endoskopisch ohne Einlegen eines Stents
  .n3 Endoskopisch mit Einlegen eines nicht selbstexpandierenden Stents
     Inkl.: Einlegen eines Kunststoffstents
  .n4 Endoskopisch mit Einlegen eines selbstexpandierenden Stents
     Exkl.: Einlegen einer selbstexpandierenden Prothese in den Pankreasgang (5-526.e0)
     Hinw.: Die Verwendung von auf ein Kauterisierungssystem vorgeladenen selbstexpandierenden Stents ist gesondert zu kodieren (5-549.a)
  .nx Sonstige

5-529.p Endoskopische transgastrale Entfernung von Pankreasnekrosen
  Inkl.: Drainage
     Entfernung von intra-/retroperitonealen postpankreatitischen Nekrosen/Flüssigkeitsansammlungen
  .p0 Ohne Einlegen eines Stents
  .p1 Mit Einlegen eines nicht selbstexpandierenden Stents
     Inkl.: Einlegen eines Kunststoffstents
  .p2 Mit Einlegen eines selbstexpandierenden Stents
     Exkl.: Einlegen einer selbstexpandierenden Prothese in den Pankreasgang (5-526.e0)
     Hinw.: Die Verwendung von auf ein Kauterisierungssystem vorgeladenen selbstexpandierenden Stents ist gesondert zu kodieren (5-549.a)
  .px Sonstige

5-529.q Implantation von Bestrahlungsmarkern am Pankreas
  Hinw.: Das bildgebende Verfahren ist gesondert zu kodieren (Kap. 3)
  .q0 Perkutan
  .q1 Endoskopisch
  .qx Sonstige

Kapitel 5: Operationen

5-529.r Transduodenale Drainage einer Pankreaszyste
    .r0 Offen chirurgisch
    .r1 Endoskopisch ohne Einlegen eines Stents
    .r2 Endoskopisch mit Einlegen eines nicht selbstexpandierenden Stents
        Inkl.: Einlegen eines Kunststoffstents
    .r3 Endoskopisch mit Einlegen eines selbstexpandierenden Stents
        Exkl.: Einlegen einer selbstexpandierenden Prothese in den Pankreasgang (5-526.e0)
        Hinw.: Die Verwendung von auf ein Kauterisierungssystem vorgeladenen selbstexpandierenden Stents ist gesondert zu kodieren (5-549.a)
    .rx Sonstige

5-529.s Endoskopische transduodenale Entfernung von Pankreasnekrosen
    Inkl.: Drainage
           Entfernung von intra-/retroperitonealen postpankreatitischen Nekrosen/Flüssigkeitsansammlungen
    .s0 Ohne Einlegen eines Stents
    .s1 Mit Einlegen eines nicht selbstexpandierenden Stents
        Inkl.: Einlegen eines Kunststoffstents
    .s2 Mit Einlegen eines selbstexpandierenden Stents
        Exkl.: Einlegen einer selbstexpandierenden Prothese in den Pankreasgang (5-526.e0)
        Hinw.: Die Verwendung von auf ein Kauterisierungssystem vorgeladenen selbstexpandierenden Stents ist gesondert zu kodieren (5-549.a)

5-529.t Transgastrale Chemoablation einer neoplastischen Pankreaszyste
    Inkl.: Ethanol
    Hinw.: Dieser Kode setzt eine vorher durchgeführte zytologische oder histologische Diagnostik voraus

5-529.u Transduodenale Chemoablation einer neoplastischen Pankreaszyste
    Inkl.: Ethanol
    Hinw.: Dieser Kode setzt eine vorher durchgeführte zytologische oder histologische Diagnostik voraus

5-529.v Perkutan-endoskopische Entfernung von Pankreasnekrosen über Punktionskanal
    Inkl.: Entfernung der Drainage, Wechsel der Drainage
    Exkl.: Therapeutische Drainage des Pankreas (8-146.2)
           Therapeutische Drainage des Peritonealraumes (8-148.0)
           Therapeutische Drainage des Retroperitonealraumes (8-148.1)
    Hinw.: Mit diesem Kode ist die perkutan-endoskopische Entfernung von Pankreasnekrosen über einen vorhandenen Punktionskanal nach Entfernung einer Drainage zu kodieren

** 5-529.x Sonstige
5-529.y N.n.bez.

5-53 Verschluss abdominaler Hernien

5-530 Verschluss einer Hernia inguinalis
    Inkl.: Verschluss eines offenen Processus vaginalis peritonei und einer kongenitalen Hydrocele testis
    Hinw.: Unter Rezidiv ist hier ein Wiederauftreten nach operativem Hernienverschluss zu verstehen, nicht jedoch eine erneute Hernierung nach konservativer Reposition

5-530.0 Offen chirurgisch, ohne plastischen Bruchpfortenverschluss
    Inkl.: Operation nach Ferguson-Grob
    .00 ↔ Mit hoher Bruchsackunterbindung und Teilresektion
    .01 ↔ Mit Hydrozelenwandresektion
    .02 ↔ Mit Funikulolyse und Hodenverlagerung
    .03 ↔ Ohne weitere Maßnahmen
    .0x ↔ Sonstige

5-530.1 ↔ Offen chirurgisch, mit plastischem Bruchpfortenverschluss
    Inkl.: Operation nach Shouldice, Bassini-Kirschner, Zimmermann oder Desarda

5-530.3 Mit alloplastischem, allogenem oder xenogenem Material
    Hinw.: Die Art des verwendeten Materials für Gewebeersatz oder Gewebeverstärkung ist gesondert zu kodieren (5-932 ff.)
    .31 ↔ Laparoskopisch transperitoneal [TAPP]
    .32 ↔ Endoskopisch total extraperitoneal [TEP]

Kapitel 5: Operationen

.33 ↔ Offen chirurgisch, epifaszial (anterior)
Inkl.: Operation nach Lichtenstein, Onlay-Technik
.34 ↔ Offen chirurgisch, präperitoneal/retromuskulär (posterior)
Inkl.: Operation nach Gilbert oder Pellissier, Sublay-Technik, TIPP, Plug-Verfahren
.3x ↔ Sonstige

5-530.4 ↔ Offen chirurgisch, mit Darmresektion, ohne zusätzliche Laparotomie

5-530.5 ↔ Bei Rezidiv, offen chirurgisch, mit plastischem Bruchpfortenverschluss
Inkl.: Operation nach Lotheissen/McVay oder Desarda

5-530.7 Bei Rezidiv, mit alloplastischem, allogenem oder xenogenem Material
Hinw.: Die Art des verwendeten Materials für Gewebeersatz oder Gewebeverstärkung ist gesondert zu kodieren (5-932 ff.)
.71 ↔ Laparoskopisch transperitoneal [TAPP]
.72 ↔ Endoskopisch total extraperitoneal [TEP]
.73 ↔ Offen chirurgisch, epifaszial (anterior)
Inkl.: Operation nach Lichtenstein, Onlay-Technik
.74 ↔ Offen chirurgisch, präperitoneal/retromuskulär (posterior)
Inkl.: Operation nach Gilbert oder Pellissier, Sublay-Technik, TIPP, Plug-Verfahren
.7x ↔ Sonstige

5-530.8 ↔ Bei Rezidiv, offen chirurgisch, mit Darmresektion, ohne zusätzliche Laparotomie

5-530.9 Laparoskopisch, ohne plastischen Bruchpfortenverschluss
.90 ↔ Mit hoher Bruchsackunterbindung und Teilresektion
.91 ↔ Ohne weitere Maßnahmen
.9x ↔ Sonstige

5-530.x ↔ Sonstige
5-530.y ↔ N.n.bez.

5-531 Verschluss einer Hernia femoralis
Hinw.: Unter Rezidiv ist hier ein Wiederauftreten nach operativem Hernienverschluss zu verstehen, nicht jedoch eine erneute Hernierung nach konservativer Reposition

5-531.0 ↔ Offen chirurgisch, ohne plastischen Bruchpfortenverschluss

5-531.1 ↔ Offen chirurgisch, mit plastischem Bruchpfortenverschluss
Inkl.: Operation nach Lotheissen/McVay

5-531.3 Mit alloplastischem, allogenem oder xenogenem Material
Hinw.: Die Art des verwendeten Materials für Gewebeersatz oder Gewebeverstärkung ist gesondert zu kodieren (5-932 ff.)
.31 ↔ Laparoskopisch transperitoneal [TAPP]
.32 ↔ Endoskopisch total extraperitoneal [TEP]
.33 ↔ Offen chirurgisch, epifaszial (anterior)
Inkl.: Operation nach Lichtenstein, Onlay-Technik
.34 ↔ Offen chirurgisch, präperitoneal/retromuskulär (posterior)
Inkl.: Operation nach Gilbert oder Pellissier, Sublay-Technik, TIPP, Plug-Verfahren
.3x ↔ Sonstige

5-531.4 ↔ Offen chirurgisch, mit Darmresektion, ohne zusätzliche Laparotomie

5-531.5 ↔ Bei Rezidiv, offen chirurgisch, mit plastischem Bruchpfortenverschluss
Inkl.: Operation nach Lotheissen/McVay

5-531.7 Bei Rezidiv, mit alloplastischem, allogenem oder xenogenem Material
Hinw.: Die Art des verwendeten Materials für Gewebeersatz oder Gewebeverstärkung ist gesondert zu kodieren (5-932 ff.)
.71 ↔ Laparoskopisch transperitoneal [TAPP]
.72 ↔ Endoskopisch total extraperitoneal [TEP]
.73 ↔ Offen chirurgisch, epifaszial (anterior)
Inkl.: Operation nach Lichtenstein, Onlay-Technik
.74 ↔ Offen chirurgisch, präperitoneal/retromuskulär (posterior)
Inkl.: Operation nach Gilbert oder Pellissier, Sublay-Technik, TIPP, Plug-Verfahren
.7x ↔ Sonstige

5-531.8 ↔ Bei Rezidiv, offen chirurgisch, mit Darmresektion, ohne zusätzliche Laparotomie
5-531.x ↔ Sonstige
5-531.y ↔ N.n.bez.

Kapitel 5: Operationen

5-534 **Verschluss einer Hernia umbilicalis**
Exkl.: Verschluss einer Hernia umbilicalis bei Rezidiv (5-536 ff.)
Verschluss einer Omphalozele (5-537 ff.)
Hinw.: Eine durchgeführte Darmresektion ist gesondert zu kodieren
(Dünndarm 5-454 ff., Dickdarm 5-455 ff.)

5-534.0 Offen chirurgisch, ohne plastischen Bruchpfortenverschluss
Inkl.: Operation nach Spitzy
.01 Mit Exstirpation einer Nabelzyste
.02 Mit Abtragung des Urachus
Inkl.: Abtragung des Ductus omphaloentericus
.03 Ohne weitere Maßnahmen
.0x Sonstige

5-534.1 Offen chirurgisch, mit plastischem Bruchpfortenverschluss
Inkl.: Operation nach Mayo

5-534.3 Mit alloplastischem, allogenem oder xenogenem Material
Hinw.: Die Art des verwendeten Materials für Gewebeersatz oder Gewebeverstärkung ist gesondert zu kodieren (5-932 ff.)
.33 Offen chirurgisch, mit intraperitonealem Onlay-Mesh [IPOM]
.34 Offen chirurgisch, mit Onlay-Technik
.35 Offen chirurgisch, mit Sublay-Technik
.36 Laparoskopisch transperitoneal, mit intraperitonealem Onlay-Mesh [IPOM]
.37 Laparoskopisch transperitoneal, mit Sublay-Technik
.38 Endoskopisch (assistiert), total extraperitoneal, mit Onlay-Technik
.39 Endoskopisch (assistiert), total extraperitoneal, mit Sublay-Technik
Inkl.: EMILOS, eTEP, TES, MILOS
.3x Sonstige

5-534.x Sonstige

5-534.y N.n.bez.

5-535 **Verschluss einer Hernia epigastrica**
Exkl.: Verschluss einer Hernia epigastrica bei Rezidiv (5-536 ff.)
Verschluss einer Omphalozele (5-537 ff.)

5-535.0 Offen chirurgisch, ohne plastischen Bruchpfortenverschluss

5-535.1 Offen chirurgisch, mit plastischem Bruchpfortenverschluss
Inkl.: Operation nach Mayo

5-535.3 Mit alloplastischem, allogenem oder xenogenem Material
Hinw.: Die Art des verwendeten Materials für Gewebeersatz oder Gewebeverstärkung ist gesondert zu kodieren (5-932 ff.)
.33 Offen chirurgisch, mit intraperitonealem Onlay-Mesh [IPOM]
.34 Offen chirurgisch, mit Onlay-Technik
.35 Offen chirurgisch, mit Sublay-Technik
.36 Laparoskopisch transperitoneal, mit intraperitonealem Onlay-Mesh [IPOM]
.37 Laparoskopisch transperitoneal, mit Sublay-Technik
.38 Endoskopisch (assistiert), total extraperitoneal mit Onlay-Technik
.39 Endoskopisch (assistiert), total extraperitoneal mit Sublay-Technik
Inkl.: EMILOS, eTEP, TES, MILOS
.3x Sonstige

5-535.x Sonstige

5-535.y N.n.bez.

5-536 **Verschluss einer Narbenhernie**
Inkl.: Bei Rezidiv nach Verschluss einer Bauchdeckenhernie
Sekundäre Bauchwandplastik bei kongenitalen Bauchwanddefekten
Exkl.: Korrektur einer parastomalen Hernie (5-464.5 ff.)
Verschluss einer Omphalozele (5-537 ff.)
Hinw.: Mit einem Kode aus diesem Bereich ist nur der Verschluss abdominaler Narbenhernien zu kodieren

5-536.0 Offen chirurgisch, ohne plastischen Bruchpfortenverschluss

Kapitel 5: Operationen

5-536.1 Offen chirurgisch, mit plastischem Bruchpfortenverschluss
- .10 Ohne alloplastisches, allogenes oder xenogenes Material
  Inkl.: Operation nach Mayo
- .11 Mit Komponentenseparation (nach Ramirez), ohne alloplastisches, allogenes oder xenogenes Material
- .1x Sonstige

5-536.4 Mit alloplastischem, allogenem oder xenogenem Material
Hinw.: Die Art des verwendeten Materials für Gewebeersatz oder Gewebeverstärkung ist gesondert zu kodieren (5-932 ff.)
- .44 Offen chirurgisch als Bauchwandersatz, bei einer horizontalen Defektbreite von weniger als 10 cm
- .45 Offen chirurgisch als Bauchwandverstärkung, mit intraperitoncalem Onlay-Mesh [IPOM], bei einer horizontalen Defektbreite von weniger als 10 cm
- .46 Offen chirurgisch als Bauchwandverstärkung, mit Onlay-Technik, bei einer horizontalen Defektbreite von weniger als 10 cm
- .47 Offen chirurgisch als Bauchwandverstärkung, mit Sublay-Technik, bei einer horizontalen Defektbreite von weniger als 10 cm
- .48 Offen chirurgisch, mit Komponentenseparation (nach Ramirez), mit alloplastischem, allogenem oder xenogenem Material, bei einer horizontalen Defektbreite von weniger als 10 cm
- .49 Laparoskopisch transperitoneal, mit intraperitonealem Onlay-Mesh [IPOM], bei einer horizontalen Defektbreite von weniger als 10 cm
- .4a Laparoskopisch transperitoneal, mit Sublay-Technik, bei einer horizontalen Defektbreite von weniger als 10 cm
- .4b Endoskopisch (assistiert), total extraperitoneal Onlay-Technik, bei einer horizontalen Defektbreite von weniger als 10 cm
- .4c Endoskopisch (assistiert), total extraperitoneal mit Sublay-Technik, bei einer horizontalen Defektbreite von weniger als 10 cm
  Inkl.: EMILOS, eTEP, TES, MILOS
- .4d Offen chirurgisch als Bauchwandersatz, bei einer horizontalen Defektbreite von 10 cm oder mehr
- .4e Offen chirurgisch als Bauchwandverstärkung, mit intraperitonealem Onlay-Mesh [IPOM], bei einer horizontalen Defektbreite von 10 cm oder mehr
- .4f Offen chirurgisch als Bauchwandverstärkung, mit Onlay-Technik, bei einer horizontalen Defektbreite von 10 cm oder mehr
- .4g Offen chirurgisch als Bauchwandverstärkung, mit Sublay-Technik, bei einer horizontalen Defektbreite von 10 cm oder mehr
- .4h Offen chirurgisch, mit Komponentenseparation (nach Ramirez), mit alloplastischem, allogenem oder xenogenem Material, bei einer horizontalen Defektbreite von 10 cm oder mehr
- .4j Laparoskopisch transperitoneal, mit intraperitonealem Onlay-Mesh [IPOM] bei einer horizontalen Defektbreite von 10 cm oder mehr
- .4k Laparoskopisch transperitoneal, mit Sublay-Technik, bei einer horizontalen Defektbreite von 10 cm oder mehr
- .4m Endoskopisch (assistiert), total extraperitoneal mit Onlay-Technik, bei einer horizontalen Defektbreite von 10 cm oder mehr
- .4n Endoskopisch (assistiert), total extraperitoneal mit Sublay-Technik, bei einer horizontalen Defektbreite von 10 cm oder mehr
  Inkl.: EMILOS, eTEP, TES, MILOS
- .4x Sonstige

5-536.x Sonstige

5-536.y N.n.bez.

5-537 Verschluss kongenitaler Bauchwanddefekte (Omphalozele, Laparoschisis)
Inkl.: Reposition vorgefallener Abdominalorgane
Exkl.: Verschluss einer Blasenekstrophie (5-578.7 ff.)
Hinw.: Bei gleichzeitiger Korrektur mehrerer kongenitaler Bauchwand- und Brustwanddefekte sind die einzelnen Eingriffe gesondert zu kodieren

5-537.0 Ohne plastischen Bruchpfortenverschluss (primärer Bauchwandverschluss)

5-537.1 Mit plastischem Bruchpfortenverschluss

5-537.3 Mit allogenem oder xenogenem Material

5-537.4 Mit alloplastischem Material
Hinw.: Die Art des verwendeten Materials für Gewebeersatz oder Gewebeverstärkung ist gesondert zu kodieren (5-932 ff.)

5-537.5 Temporär (Schuster-Plastik)

5-537.x Sonstige

5-537.y N.n.bez.

Kapitel 5: Operationen

5-538 **Verschluss einer Hernia diaphragmatica**
Inkl.: Verschluss kongenitaler Zwerchfelldefekte
Hinw.: Unter Rezidiv ist hier ein Wiederauftreten nach operativem Hernienverschluss zu verstehen, nicht jedoch eine erneute Hernierung nach konservativer Reposition

5-538.0 Offen chirurgisch, ohne plastischen Bruchpfortenverschluss
5-538.1 Offen chirurgisch, mit plastischem Bruchpfortenverschluss
5-538.3 Mit allogenem oder xenogenem Material
5-538.4 Mit alloplastischem Material
Hinw.: Die Art des verwendeten Materials für Gewebeersatz oder Gewebeverstärkung ist gesondert zu kodieren (5-932 ff.)

 .40 Offen chirurgisch, abdominal
 .41 Laparoskopisch
 .43 Offen chirurgisch, transthorakal
 .44 Offen chirurgisch, thorakoabdominal
 .45 Thorakoskopisch
 .4x Sonstige

5-538.5 Bei Rezidiv, offen chirurgisch, ohne plastischen Bruchpfortenverschluss
5-538.6 Bei Rezidiv, offen chirurgisch, mit plastischem Bruchpfortenverschluss
5-538.8 Bei Rezidiv, mit allogenem oder xenogenem Material
5-538.9 Bei Rezidiv, mit alloplastischem Material
Hinw.: Die Art des verwendeten Materials für Gewebeersatz oder Gewebeverstärkung ist gesondert zu kodieren (5-932 ff.)

 .90 Offen chirurgisch, abdominal
 .91 Laparoskopisch
 .93 Offen chirurgisch, transthorakal
 .94 Offen chirurgisch, thorakoabdominal
 .95 Thorakoskopisch
 .9x Sonstige

5-538.a Laparoskopisch, ohne alloplastisches, allogenes oder xenogenes Material
5-538.b Bei Rezidiv, laparoskopisch, ohne alloplastisches, allogenes oder xenogenes Material
5-538.x Sonstige
5-538.y N.n.bez.

5-539 **Verschluss anderer abdominaler Hernien**
Exkl.: Verschluss einer Omphalozele (5-537 ff.)
Verschluss von Bauchdeckenhernien bei Rezidiv (5-536 ff.)

5-539.0 Offen chirurgisch, ohne plastischen Bruchpfortenverschluss
5-539.1 Offen chirurgisch, mit plastischem Bruchpfortenverschluss
5-539.3 Mit alloplastischem, allogenem oder xenogenem Material
Hinw.: Die Art des verwendeten Materials für Gewebeersatz oder Gewebeverstärkung ist gesondert zu kodieren (5-932 ff.)

 .30 Offen chirurgisch
 .31 Laparoskopisch transperitoneal [TAPP]
 .32 Endoskopisch total extraperitoneal [TEP]
 .3x Sonstige

5-539.4 Laparoskopisch, ohne alloplastisches, allogenes oder xenogenes Material
5-539.x Sonstige
5-539.y N.n.bez.

5-54 Andere Operationen in der Bauchregion

Exkl.: Inzision und Exzision von retroperitonealem Gewebe (5-590 ff.)

5-540 **Inzision der Bauchwand**
Inkl.: Nabel

5-540.0 Exploration
Inkl.: Revision

5-540.1 Extraperitoneale Drainage

5-540.2 Entfernung eines Fremdkörpers
Exkl.: Fremdkörperentfernung aus der Haut ohne Inzision (8-102.3)

5-540.x Sonstige

5-540.y N.n.bez.

5-541 **Laparotomie und Eröffnung des Retroperitoneums**

5-541.0 Explorative Laparotomie
Exkl.: Staging-Laparotomie (5-401.6)

5-541.1 Laparotomie mit Drainage
Inkl.: Intraoperative Spülung
Exkl.: Spülung bei liegender Drainage (8-176.0)
Hinw.: Mit diesem Kode ist nur die Laparotomie mit Drainage z.B. bei Abszess zu kodieren
Die Laparotomie als Zugang ist unter dem jeweiligen Organeingriff zu kodieren

5-541.2 Relaparotomie
Exkl.: Revision einer Blutgefäßanastomose (5-394.1 ff.)
Adhäsiolyse des Darmes (5-469.2 ff.)
Adhäsiolyse an Ovar und Tuba uterina (5-657.7 ff., 5-657.8 ff., 5-657.9 ff.)
Adhäsiolyse am Peritoneum des weiblichen Beckens (5-657.6 ff.)

5-541.3 Second-look-Laparotomie (programmierte Relaparotomie)

5-541.4 Anlegen eines temporären Bauchdeckenverschlusses
Exkl.: Spülung bei temporärem Bauchdeckenverschluss (8-176.1)
Spülung bei offenem Abdomen (8-176.2)

5-541.5 ↔ Explorative Lumbotomie

5-541.6 ↔ Relumbotomie

5-541.x ↔ Sonstige

5-541.y N.n.bez.

5-542 **Exzision und Destruktion von erkranktem Gewebe der Bauchwand**
Inkl.: Exzision und Destruktion am Nabel

5-542.0 Exzision

5-542.2 Omphalektomie

5-542.3 Destruktion

5-542.x Sonstige

5-542.y N.n.bez.

5-543 **Exzision und Destruktion von peritonealem Gewebe**

5-543.0 Exzision einer Appendix epiploica

5-543.1 Mesenteriumresektion

5-543.2 Resektion des Omentum
Exkl.: Omentektomie im Rahmen einer (Mit-)Resektion des Magens und des Colon transversum
.20 Partiell
Exkl.: Partielle Omentumresektion im Rahmen einer (Mit-)Resektion der linken oder rechten Kolonflexur, z.B. bei Hemikolektomie links oder rechts
.21 (Sub-)total

5-543.3 Destruktion

Kapitel 5: Operationen

5-543.4 Parietale Peritonektomie
- .40 Partiell
  - *Hinw.:* Mit diesem Kode ist die parietale Peritonektomie von ein bis zwei Quadranten oder dem kleinen Becken zu kodieren
- .41 (Sub-)total
  - *Hinw.:* Mit diesem Kode ist die parietale Peritonektomie von mindestens drei Quadranten oder dem kleinen Becken und zwei Quadranten zu kodieren
- .42 Lokal
  - *Exkl.:* Biopsie des Peritoneums (1-559.4)

5-543.x Sonstige
5-543.y N.n.bez.

5-545 Verschluss von Bauchwand und Peritoneum
Exkl.: Anlegen eines temporären Bauchdeckenverschlusses (5-541.4)

5-545.0 Sekundärer Verschluss der Bauchwand (bei postoperativer Wunddehiszenz)
5-545.1 Definitiver Verschluss eines temporären Bauchdeckenverschlusses
Inkl.: Verschluss eines Laparostomas
5-545.x Sonstige
5-545.y N.n.bez.

5-546 Plastische Rekonstruktion von Bauchwand und Peritoneum
5-546.0 Naht der Bauchwand (nach Verletzung)
5-546.1 Naht von Mesenterium, Omentum majus oder minus (nach Verletzung)
5-546.2 Plastische Rekonstruktion der Bauchwand
Inkl.: Rekonstruktion bei Rektusdiastase
Verschluss einer Fistel
Exkl.: Implantation von alloplastischem, allogenem oder xenogenem Material zum Verschluss abdominaler Hernien (5-53)
Hinw.: Die Art des verwendeten Materials für Gewebeersatz oder Gewebeverstärkung ist gesondert zu kodieren (5-932 ff.)
- .20 Ohne Implantation von alloplastischem, allogenem oder xenogenem Material
- .21 Mit Implantation von alloplastischem, allogenem oder xenogenem Material in Onlay-Technik
- .22 Mit Implantation von alloplastischem, allogenem oder xenogenem Material in Sublay-Technik
- .2x Sonstige

5-546.3 Omentumplastik
5-546.x Sonstige
5-546.y N.n.bez.

5-547 Resektion von Gewebe in der Bauchregion ohne sichere Organzuordnung
Inkl.: "Debulking" von Tumorgewebe
Exkl.: "Debulking" von Tumorgewebe retroperitoneal (5-590.8 ff.)

5-547.0 Intraperitoneal
5-547.1 Beckenwand
5-547.x Sonstige
5-547.y N.n.bez.

5-549 Andere Bauchoperationen
Exkl.: Implantation von Medikamententrägern in die Bauchwand (5-892.3 ff.)

5-549.0 Entfernung eines Fremdkörpers aus der Bauchhöhle
5-549.1 Anlegen eines peritoneovaskulären Shuntes
5-549.2 Implantation eines Katheterverweilsystems in den Bauchraum, subkutan getunnelt
- .20 Zur Peritonealdialyse
- .21 Zur Aszitesdrainage
- .2x Sonstige

5-549.3 Revision eines Katheterverweilsystems im Bauchraum, subkutan getunnelt
- .30 Zur Peritonealdialyse
- .31 Zur Aszitesdrainage
- .3x Sonstige

Kapitel 5: Operationen

5-549.4 Entfernung eines Katheterverweilsystems aus dem Bauchraum, subkutan getunnelt
    .40   Zur Peritonealdialyse
    .41   Zur Aszitesdrainage
    .4x   Sonstige

5-549.5 Laparoskopie mit Drainage
    Inkl.:   Intraoperative Spülung
    Exkl.: Spülung des Bauchraumes bei liegender Drainage (8-176.0)
            Diagnostische Laparoskopie (1-694)
    Hinw.: Mit diesem Kode ist nur die Laparoskopie mit Drainage z.B. bei Abszess zu kodieren. Die Laparoskopie als Zugang ist unter dem jeweiligen Organeingriff zu kodieren

5-549.6 Anlegen eines peritoneovesikalen Shuntes mit Implantation einer wiederaufladbaren Pumpe

5-549.7 Drainage, präsakral nach Rektumexstirpation
    Inkl.:   Drainage durch perinealen Zugang

5-549.8 Entfernung von alloplastischem Material für Gewebeersatz oder Gewebeverstärkung
    .80   Offen chirurgisch
    .81   Laparoskopisch
    .8x   Sonstige

5-549.9 Implantation einer Medikamentenpumpe zur intraperitonealen Medikamenteninfusion

5-549.a Verwendung von auf ein Kauterisierungssystem vorgeladenen selbstexpandierenden Prothesen/Stents
    Hinw.: Dieser Kode ist ein Zusatzkode. Die durchgeführten Eingriffe sind gesondert zu kodieren

5-549.b Intraperitoneale Druck-Aerosolchemotherapie [PIPAC]
    Inkl.:   Laparoskopie als Zugang

5-549.c Implantation von Bestrahlungsmarkern in den Bauchraum
    Exkl.: Implantation von Bestrahlungsmarkern an einem oder mehreren Lymphknoten (5-408.9 ff.)
            Implantation von Bestrahlungsmarkern am Magen (5-449.w ff.)
            Implantation von Bestrahlungsmarkern an der Leber (5-509.0 ff.)
            Implantation von Bestrahlungsmarkern am Pankreas (5-529.q ff.)
    Hinw.: Das bildgebende Verfahren ist gesondert zu kodieren (Kap. 3)
    .c0   Perkutan
    .c1   Endoskopisch
    .cx   Sonstige

5-549.d Wechsel eines Katheterverweilsystems im Bauchraum, subkutan getunnelt
    .d0   Zur Peritonealdialyse
    .d1   Zur Aszitesdrainage
    .dx   Sonstige

5-549.x Sonstige

5-549.y N.n.bez.

Operationen an den Harnorganen (5-55...5-59)

Hinw.: Die Anwendung mikrochirurgischer Technik ist, sofern nicht als eigener Kode angegeben, zusätzlich zu kodieren (5-984)
Die Anwendung von Lasertechnik ist, sofern nicht als eigener Kode angegeben, zusätzlich zu kodieren (5-985 ff.)
Die Anwendung von minimalinvasiver Technik ist, sofern nicht als eigener Kode angegeben, zusätzlich zu kodieren (5-986 ff.)
Die Anwendung eines OP-Roboters ist, sofern nicht als eigener Kode angegeben, zusätzlich zu kodieren (5-987 ff.)
Die Durchführung einer Operation im Rahmen der Versorgung einer Mehrfachverletzung ist zusätzlich zu kodieren (5-981)
Die Durchführung der Operation im Rahmen der Versorgung eines Polytraumas ist zusätzlich zu kodieren (5-982 ff.)
Die Durchführung einer Reoperation ist, sofern nicht als eigener Kode angegeben, zusätzlich zu kodieren (5-983)
Der vorzeitige Abbruch einer Operation ist zusätzlich zu kodieren (5-995)
Die Anwendung fluoreszenzgestützter Resektionsverfahren ist, sofern nicht als eigener Kode angegeben, zusätzlich zu kodieren (5-989)

5-55 Operationen an der Niere
Exkl.: Operationen an den Nierengefäßen (5-38, 5-39)
(Perkutan-)transluminale Gefäßinterventionen (8-836 ff.)
Extrakorporale Stoßwellenlithotripsie von Harnsteinen (8-110 ff.)
Therapeutische perkutane Punktion der Niere (8-155.0) und des Nierenbeckens (8-155.1)

5-550 Perkutan-transrenale Nephrotomie, Nephrostomie, Steinentfernung, Pyeloplastik und ureterorenoskopische Steinentfernung
Exkl.: Perkutan-transrenale (antegrad-ureteroskopische) Steinentfernung aus dem Ureter (5-562.6)
Diagnostische Ureterorenoskopie (1-665)
Hinw.: Perkutan-transrenale Operationen entsprechen den antegrad-nephroskopischen Operationen
Die Anwendung eines flexiblen Ureterorenoskops ist gesondert zu kodieren (5-98b ff.)

5-550.0 ↔ Nephrotomie

5-550.1 ↔ Nephrostomie
Exkl.: Wechsel eines Nephrostomiekatheters (8-138.0)
Einlegen eines Nephrostomiekatheters über bestehenden Nephrostomiekanal (8-138.2)

5-550.2 Entfernung eines Steines
.20 ↔ Perkutan-transrenal
.21 ↔ Ureterorenoskopisch
Hinw.: Die Art des Zystoskops ist gesondert zu kodieren (5-98k ff.)
.2x ↔ Sonstige

5-550.3 Entfernung eines Steines mit Desintegration (Lithotripsie)
.30 ↔ Perkutan-transrenal
.31 ↔ Ureterorenoskopisch
Hinw.: Die Art des Zystoskops ist gesondert zu kodieren (5-98k ff.)
.3x ↔ Sonstige

5-550.4 ↔ Erweiterung des pyeloureteralen Überganges
Inkl.: Erweiterung des Ureters

5-550.5 ↔ Punktion einer Zyste
Exkl.: Therapeutische perkutane Punktion der Niere (8-155.0)

5-550.6 ↔ Operative Dilatation eines Nephrostomiekanals mit Einlegen eines dicklumigen Nephrostomiekatheters
Hinw.: Ein dicklumiger Nephrostomiekatheter hat eine Dicke von mindestens 10 Charrière

5-550.x ↔ Sonstige
5-550.y N.n.bez.

Kapitel 5: Operationen

5-551 Offen chirurgische Nephrotomie, Nephrostomie, Pyelotomie und Pyelostomie
Inkl.: Steinentfernung
Steinentfernung mit Desintegration (Lithotripsie)

5-551.0 ↔ Nephrotomie

5-551.1 ↔ Nephrostomie
Exkl.: Wechsel eines Nephrostomiekatheters (8-138.0)
Einlegen eines Nephrostomiekatheters über bestehenden Nephrostomiekanal (8-138.2)

5-551.2 ↔ Pyelotomie

5-551.3 ↔ Pyelostomie

5-551.4 ↔ Pyelokalikotomie

5-551.5 ↔ Nephropyelokalikotomie

5-551.6 ↔ Punktion einer Zyste

5-551.x ↔ Sonstige

5-551.y ↔ N.n.bez.

5-552 Exzision und Destruktion von (erkranktem) Gewebe der Niere
Inkl.: Exzision und Destruktion von (erkranktem) Gewebe des Nierenbeckens
Exzisionsbiopsie
Exzision und Marsupialisation einer Zyste
Hinw.: Die Anwendung eines flexiblen Ureterorenoskops ist gesondert zu kodieren (5-98b ff.)
Die Anzahl der verwendeten Nadeln zur Destruktion ist gesondert zu kodieren (5-98h ff.)

5-552.0 ↔ Exzision, offen chirurgisch

5-552.1 ↔ Exzision, perkutan-transrenal

5-552.2 ↔ Exzision, ureterorenoskopisch

5-552.3 ↔ Exzision, laparoskopisch oder retroperitoneoskopisch

5-552.4 Destruktion, offen chirurgisch
.40 ↔ Durch Kryoablation
.41 ↔ Durch Ultraschallablation
   Inkl.: HIFU
.42 ↔ Durch Radiofrequenzablation
.43 ↔ Durch Mikrowellenablation
.4x ↔ Sonstige

5-552.5 Destruktion, perkutan-transrenal
.50 ↔ Durch Thermoablation
   Inkl.: Bildgebendes Verfahren
   Exkl.: Perkutan-transrenale Destruktion durch Radiofrequenzablation (5-552.54)
   Perkutan-transrenale Destruktion durch Mikrowellenablation (5-552.55)
.51 ↔ Durch irreversible Elektroporation
   Hinw.: Die Anzahl der verwendeten Nadeln zur Destruktion ist gesondert zu kodieren (5-98h ff.)
.52 ↔ Durch Kryoablation
.53 ↔ Durch Ultraschallablation
   Inkl.: HIFU
.54 ↔ Durch Radiofrequenzablation
.55 ↔ Durch Mikrowellenablation
   Hinw.: Die Anzahl der verwendeten Nadeln zur Destruktion ist gesondert zu kodieren (5-98h ff.)
.5x ↔ Sonstige

5-552.6 ↔ Destruktion, ureterorenoskopisch

5-552.7 Destruktion, laparoskopisch oder retroperitoneoskopisch
.70 ↔ Durch Kryoablation
.71 ↔ Durch Radiofrequenzablation
.72 ↔ Durch Mikrowellenablation
.7x ↔ Sonstige

5-552.x ↔ Sonstige

5-552.y ↔ N.n.bez.

Kapitel 5: Operationen

5-553 **Partielle Resektion der Niere**
Exkl.: Extrakorporale Resektion mit Autotransplantation (5-555.4)
Hinw.: Der Zugang ist in der 6. Stelle nach folgender Liste zu kodieren:
- 0 ↔ Offen chirurgisch lumbal
- 1 ↔ Offen chirurgisch abdominal
- 2 ↔ Thorakoabdominal
- 3 ↔ Laparoskopisch oder retroperitoneoskopisch
- x ↔ Sonstige

** 5-553.0 Teilresektion

** 5-553.1 Teilresektion mit Ureterektomie
Hinw.: Die Resektion einer Blasenwandmanschette ist gesondert zu kodieren (5-575 ff.)

** 5-553.2 Teilresektion mit Kaltperfusion

** 5-553.x Sonstige

5-553.y N.n.bez.

5-554 **Nephrektomie**
Hinw.: Eine gleichzeitig durchgeführte radikale paraaortale Lymphadenektomie ist gesondert zu kodieren (5-407.2)

5-554.4 Nephrektomie, radikal
Inkl.: Regionale Lymphadenektomie
Hinw.: Die Adrenalektomie der gleichen Seite ist im Kode enthalten
- .40 ↔ Offen chirurgisch lumbal
- .41 ↔ Offen chirurgisch abdominal
- .42 ↔ Thorakoabdominal
- .43 ↔ Laparoskopisch oder retroperitoneoskopisch
- .4x ↔ Sonstige

5-554.5 Nephrektomie, radikal, mit Ureterektomie
Inkl.: Regionale Lymphadenektomie
Hinw.: Die Resektion einer Blasenwandmanschette ist gesondert zu kodieren (5-575 ff.)
Die Adrenalektomie der gleichen Seite ist im Kode enthalten
- .50 ↔ Offen chirurgisch lumbal
- .51 ↔ Offen chirurgisch abdominal
- .52 ↔ Thorakoabdominal
- .53 ↔ Laparoskopisch oder retroperitoneoskopisch
- .5x ↔ Sonstige

5-554.6 Nephrektomie, radikal, mit endoskopischer Ureterexhairese
Inkl.: Regionale Lymphadenektomie
Hinw.: Die Adrenalektomie der gleichen Seite ist im Kode enthalten
- .60 ↔ Offen chirurgisch lumbal
- .61 ↔ Offen chirurgisch abdominal
- .62 ↔ Thorakoabdominal
- .63 ↔ Laparoskopisch oder retroperitoneoskopisch
- .6x ↔ Sonstige

5-554.7 Nephrektomie einer transplantierten Niere
- .70 Offen chirurgisch lumbal
- .71 Offen chirurgisch abdominal
- .72 Thorakoabdominal
- .73 Laparoskopisch oder retroperitoneoskopisch
- .7x Sonstige

5-554.8 Nephrektomie zur Transplantation, Lebendspender
- .80 Offen chirurgisch lumbal
- .81 Offen chirurgisch abdominal
- .82 Thorakoabdominal
- .83 Laparoskopisch oder retroperitoneoskopisch
- .8x Sonstige

Kapitel 5: Operationen

5-554.9 Nephrektomie zur Transplantation, postmortal
Inkl.: Beidseitige Nephrektomie
Hinw.: Diese Kodes sind auch zu verwenden, wenn die Leistung nicht abschließend erbracht wird oder sich erst intraoperativ die Nichtverwendbarkeit des Organs für eine spätere Transplantation herausstellt
Diese Kodes und der im Fall eines vorzeitigen Abbruchs dieses Eingriffs zusätzlich zu kodierende Zusatzkode 5-995 werden nicht im Rahmen des Datensatzes nach § 301 SGB V bzw. § 21 KHEntgG übermittelt
Die Aufrechterhaltung der Homöostase für die postmortale Organspende ist im Kode enthalten

.90 Offen chirurgisch lumbal
.91 Offen chirurgisch abdominal
.92 Thorakoabdominal
.93 Laparoskopisch oder retroperitoneoskopisch
.9x Sonstige

5-554.a Nephrektomie ohne weitere Maßnahmen
.a0 ↔ Offen chirurgisch lumbal
.a1 ↔ Offen chirurgisch abdominal
.a2 ↔ Thorakoabdominal
.a3 ↔ Laparoskopisch oder retroperitoneoskopisch
.ax ↔ Sonstige

5-554.b Nephrektomie, mit Ureterektomie
Hinw.: Die Resektion einer Blasenwandmanschette ist gesondert zu kodieren (5-575 ff.)
.b0 ↔ Offen chirurgisch lumbal
.b1 ↔ Offen chirurgisch abdominal
.b2 ↔ Thorakoabdominal
.b3 ↔ Laparoskopisch oder retroperitoneoskopisch
.bx ↔ Sonstige

5-554.x Sonstige
.x0 ↔ Offen chirurgisch lumbal
.x1 ↔ Offen chirurgisch abdominal
.x2 ↔ Thorakoabdominal
.x3 ↔ Laparoskopisch oder retroperitoneoskopisch
.xx ↔ Sonstige

5-554.y N.n.bez.

5-555 **Nierentransplantation**
Hinw.: Bei nicht AB0-kompatibler Transplantation ist der Kode 5-930.21 zusätzlich anzugeben
Die Art der Konservierung von Organtransplantaten ist gesondert zu kodieren (5-939 ff.)

5-555.0 Allogen, Lebendspender
5-555.1 Allogen, Leichenniere
5-555.2 Syngen
5-555.3 Autotransplantation
5-555.4 Autotransplantation nach extrakorporaler Resektion
5-555.5 En-bloc-Transplantat
5-555.6 Retransplantation, allogen, Lebendspender während desselben stationären Aufenthaltes
5-555.7 Retransplantation, allogen, Leichenniere während desselben stationären Aufenthaltes
5-555.8 Retransplantation, En-bloc-Transplantat während desselben stationären Aufenthaltes
5-555.x Sonstige
5-555.y N.n.bez.

5-557 **Rekonstruktion der Niere**
Inkl.: Rekonstruktion des Nierenhohlsystems

Kapitel 5: Operationen

5-557.0 Naht (nach Verletzung)
.00 ↔ Offen chirurgisch lumbal
.01 ↔ Offen chirurgisch abdominal
.02 ↔ Thorakoabdominal
.03 ↔ Laparoskopisch oder retroperitoneoskopisch
.0x ↔ Sonstige

5-557.1 Plastische Rekonstruktion
.10 ↔ Offen chirurgisch lumbal
.11 ↔ Offen chirurgisch abdominal
.12 ↔ Thorakoabdominal
.13 ↔ Laparoskopisch oder retroperitoneoskopisch
.1x ↔ Sonstige

5-557.2 Verschluss einer Fistel
.20 ↔ Offen chirurgisch lumbal
.21 ↔ Offen chirurgisch abdominal
.22 ↔ Thorakoabdominal
.23 ↔ Laparoskopisch oder retroperitoneoskopisch
.2x ↔ Sonstige

5-557.3 Trennung einer Hufeisenniere
.30   Offen chirurgisch lumbal
.31   Offen chirurgisch abdominal
.32   Thorakoabdominal
.33   Laparoskopisch oder retroperitoneoskopisch
.3x   Sonstige

5-557.4 Nierenbeckenplastik
.40 ↔ Offen chirurgisch lumbal
.41 ↔ Offen chirurgisch abdominal
.42 ↔ Thorakoabdominal
.43 ↔ Laparoskopisch oder retroperitoneoskopisch
.4x ↔ Sonstige

5-557.5 Ureterokalikostomie
.50 ↔ Offen chirurgisch lumbal
.51 ↔ Offen chirurgisch abdominal
.52 ↔ Thorakoabdominal
.53 ↔ Laparoskopisch oder retroperitoneoskopisch
.5x ↔ Sonstige

5-557.6 Ureteropyelostomie
.60 ↔ Offen chirurgisch lumbal
.61 ↔ Offen chirurgisch abdominal
.62 ↔ Thorakoabdominal
.63 ↔ Laparoskopisch oder retroperitoneoskopisch
.6x ↔ Sonstige

5-557.7 Pyelopyelostomie (bei Doppelsystem)
.70 ↔ Offen chirurgisch lumbal
.71 ↔ Offen chirurgisch abdominal
.72 ↔ Thorakoabdominal
.73 ↔ Laparoskopisch oder retroperitoneoskopisch
.7x ↔ Sonstige

5-557.8 Transureteropyelostomie
.80 ↔ Offen chirurgisch lumbal
.81 ↔ Offen chirurgisch abdominal
.82 ↔ Thorakoabdominal
.83 ↔ Laparoskopisch oder retroperitoneoskopisch
.8x ↔ Sonstige

5-557.9　Verschluss eines Nephrostomas
.90 ↔ Offen chirurgisch lumbal
.91 ↔ Offen chirurgisch abdominal
.92 ↔ Thorakoabdominal
.93 ↔ Laparoskopisch oder retroperitoneoskopisch
.9x ↔ Sonstige

5-557.a　Dilatation eines rekonstruktiven Nephrostomas
Exkl.:　Wechsel eines Nephrostomiekatheters ohne operative Dilatation (8-138.0)
　　　　Operative Dilatation eines Nephrostomiekanals mit Einlegen eines dicklumigen Nephrostomiekatheters (5-550.6)
.a0 ↔ Offen chirurgisch lumbal
.a1 ↔ Offen chirurgisch abdominal
.a2 ↔ Thorakoabdominal
.a3 ↔ Laparoskopisch oder retroperitoneoskopisch
.ax ↔ Sonstige

5-557.x　Sonstige
.x0 ↔ Offen chirurgisch lumbal
.x1 ↔ Offen chirurgisch abdominal
.x2 ↔ Thorakoabdominal
.x3 ↔ Laparoskopisch oder retroperitoneoskopisch
.xx ↔ Sonstige

5-557.y　N.n.bez.

5-559　Andere Operationen an der Niere
Exkl.:　Biopsie der Niere durch Inzision (1-560.0)
　　　　Perkutane und endoskopische Biopsie der Niere und des Nierenbeckens
Hinw.:　Der Zugang ist in der 6. Stelle nach folgender Liste zu kodieren:
　　0 ↔ Offen chirurgisch lumbal
　　1 ↔ Offen chirurgisch abdominal
　　2 ↔ Thorakoabdominal
　　3 ↔ Laparoskopisch oder retroperitoneoskopisch
　　x ↔ Sonstige

** 5-559.0　Freilegung der Niere (zur Exploration)
** 5-559.1　Dekapsulation
** 5-559.2　Nephropexie
** 5-559.3　Revisionsoperation
** 5-559.x　Sonstige
5-559.y　N.n.bez.

5-56　Operationen am Ureter

5-560　Transurethrale und perkutan-transrenale Erweiterung des Ureters
Inkl.:　Erweiterung des pyeloureteralen Überganges
Hinw.:　Die Anwendung eines flexiblen Ureterorenoskops ist gesondert zu kodieren (5-98b ff.)

5-560.0 ↔ Inzision, ureterorenoskopisch
5-560.1 ↔ Ballondilatation, transurethral
5-560.2 ↔ Bougierung, transurethral
5-560.3　Einlegen eines Stents, transurethral
Exkl.:　Transurethrales Einlegen einer Ureterschiene [Ureterkatheter] (8-137.00)
.30 ↔ Einlegen eines permanenten Metallstents
.3x ↔ Einlegen eines permanenten sonstigen Stents

5-560.4 ↔ Inzision, perkutan-transrenal
5-560.5 ↔ Ballondilatation, perkutan-transrenal
5-560.6 ↔ Bougierung, perkutan-transrenal

5-560.7　Einlegen eines Stents, perkutan-transrenal
　　　　Exkl.:　Perkutan-transrenales Einlegen einer Ureterschiene [Ureterkatheter] (8-137.01)
　　　　.70 ↔　Einlegen eines permanenten Metallstents
　　　　.7x ↔　Einlegen eines permanenten sonstigen Stents

5-560.8 ↔　Entfernung eines Stents, transurethral

5-560.x ↔　Sonstige

5-560.y　　N.n.bez.

5-561　　**Inzision, Resektion und (andere) Erweiterung des Ureterostiums**
　　　　Inkl.:　Inzision oder Resektion einer Ureterozele

5-561.0 ↔　Inzision, offen chirurgisch

5-561.1 ↔　Inzision, perkutan-transvesikal

5-561.2 ↔　Inzision, transurethral

5-561.3 ↔　Resektion, offen chirurgisch

5-561.4 ↔　Resektion, perkutan-transvesikal

5-561.5 ↔　Resektion, transurethral

5-561.6 ↔　Ballondilatation, transurethral

5-561.7 ↔　Bougierung, transurethral

5-561.8 ↔　Resektion, laparoskopisch oder retroperitoneoskopisch

5-561.x ↔　Sonstige

5-561.y　　N.n.bez.

5-562　　**Ureterotomie, perkutan-transrenale und transurethrale Steinbehandlung**
　　　　Inkl.:　Ureterolithotomie
　　　　Hinw.:　Die Anwendung eines flexiblen Ureterorenoskops ist gesondert zu kodieren (5-98b ff.)

5-562.0 ↔　Ureterotomie, offen chirurgisch

5-562.1 ↔　Ureterotomie, laparoskopisch oder retroperitoneoskopisch

5-562.2 ↔　Schlingenextraktion

5-562.3 ↔　Einlegen einer Verweilschlinge

5-562.4 ↔　Entfernung eines Steines, ureterorenoskopisch

5-562.5 ↔　Entfernung eines Steines, ureterorenoskopisch, mit Desintegration (Lithotripsie)

5-562.6 ↔　Entfernung eines Steines, perkutan-transrenal

5-562.7 ↔　Entfernung eines Steines, perkutan-transrenal, mit Desintegration (Lithotripsie)

5-562.8 ↔　Extraktion mit Dormia-Körbchen

5-562.9 ↔　Steinreposition

5-562.x ↔　Sonstige

5-562.y　　N.n.bez.

5-563　　**Exzision und Destruktion von erkranktem Gewebe des Ureters, Ureterresektion und Ureterektomie**
　　　　Exkl.:　Ureterresektion bei Nephrektomie (5-554 ff.)
　　　　Hinw.:　Die Anwendung eines flexiblen Ureterorenoskops ist gesondert zu kodieren (5-98b ff.)
　　　　　　　　Der Zugang ist für die mit ** gekennzeichneten Kodes in der 6. Stelle nach folgender Liste zu kodieren:
　　　　　　　　0 ↔　Offen chirurgisch lumbal
　　　　　　　　1 ↔　Offen chirurgisch abdominal
　　　　　　　　2 ↔　Laparoskopisch
　　　　　　　　x ↔　Sonstige

** 5-563.0　　Ureterresektion, partiell

** 5-563.1　　Ureterektomie
　　　　Inkl.:　Resektion einer Blasenwandmanschette

** 5-563.2　　Resektion eines Ureterstumpfes

5-563.3 ↔　Exzision von erkranktem Gewebe des Ureters, ureterorenoskopisch

5-563.4 ↔　Destruktion von erkranktem Gewebe des Ureters, ureterorenoskopisch

** 5-563.x   Sonstige
5-563.y   N.n.bez.

5-564   Kutane Harnableitung durch Ureterokutaneostomie (nicht kontinentes Stoma)
Exkl.:   Temporäre Harnableitung durch perkutane Nephrostomie (5-550.1)
Hinw.:   Der Zugang ist in der 6. Stelle nach folgender Liste zu kodieren:
    0 ↔ Offen chirurgisch lumbal
    1 ↔ Offen chirurgisch abdominal
    2 ↔ Laparoskopisch
    x ↔ Sonstige

** 5-564.2   Ringureterokutaneostomie
** 5-564.3   Transureterokutaneostomie
** 5-564.4   Revision des Stomas
** 5-564.5   Verschluss des Stomas
** 5-564.6   Umwandlung einer anderen supravesikalen Harnableitung in eine Ureterokutaneostomie
** 5-564.7   Ureterokutaneostomie
** 5-564.x   Sonstige
5-564.y   N.n.bez.

5-565   Kutane Harnableitung mit Darminterponat [Conduit] (nicht kontinentes Stoma)
Hinw.:   Der Zugang ist in der 6. Stelle nach folgender Liste zu kodieren:
    0 ↔ Offen chirurgisch
    1 ↔ Laparoskopisch
    x ↔ Sonstige

** 5-565.0   Ureteroileokutaneostomie [Ileum-Conduit]
** 5-565.1   Ureterokolokutaneostomie [Kolon-/Sigma-Conduit]
** 5-565.2   Revision des Stomas
** 5-565.3   Revision der Ureter-Darm-Anastomose
** 5-565.4   Revision des Darminterponates
** 5-565.5   Umwandlung einer anderen supravesikalen Harnableitung in eine Harnableitung mit Darminterponat
** 5-565.x   Sonstige
5-565.y   N.n.bez.

5-566   Kutane Harnableitung mit Darmreservoir (kontinentes Stoma)

5-566.0   Anlegen eines Ileumreservoirs
    .00   Offen chirurgisch
    .01   Laparoskopisch
    .0x   Sonstige

5-566.1   Anlegen eines Ileozäkalreservoirs
    .10   Offen chirurgisch
    .11   Laparoskopisch
    .1x   Sonstige

5-566.2   Anlegen eines Kolonreservoirs
    .20   Offen chirurgisch
    .21   Laparoskopisch
    .2x   Sonstige

5-566.3   Anlegen eines Magenreservoirs
Inkl.:   Reservoir mit Magenanteilen
    .30   Offen chirurgisch
    .31   Laparoskopisch
    .3x   Sonstige

5-566.4   Revision des Stomas
    .40   Offen chirurgisch
    .41   Laparoskopisch
    .4x   Sonstige

Kapitel 5: Operationen

5-566.5 Revision des Kontinenzventils
    .50   Offen chirurgisch
    .51   Laparoskopisch
    .5x   Sonstige

5-566.8 Revision des Darmreservoirs
    .80   Offen chirurgisch
    .81   Laparoskopisch
    .8x   Sonstige

5-566.9 Umwandlung einer anderen supravesikalen Harnableitung in eine Harnableitung mit Darmreservoir
    .90   Offen chirurgisch
    .91   Laparoskopisch
    .9x   Sonstige

5-566.a Revision der Ureter-Darm-Anastomose
    .a0 ↔ Offen chirurgisch
    .a1 ↔ Laparoskopisch
    .ax ↔ Sonstige

5-566.b Kontinente Harnableitung über ein Appendikostoma
    .b0 ↔ Offen chirurgisch
    .b1 ↔ Laparoskopisch
    .bx ↔ Sonstige

5-566.c Kontinente Harnableitung über ein tubuliertes Dünndarmsegment
    .c0 ↔ Offen chirurgisch
    .c1 ↔ Laparoskopisch
    .cx ↔ Sonstige

5-566.x Sonstige
    .x0 ↔ Offen chirurgisch
    .x1 ↔ Laparoskopisch
    .xx ↔ Sonstige

5-566.y N.n.bez.

5-567 Interne Harnableitung über den Darm

5-567.0 Ureterosigmoideostomie (ohne Reservoirbildung)
    .05 ↔ Ohne antirefluxive Ureter-Darm-Anastomose
    .06 ↔ Mit antirefluxiver Ureter-Darm-Anastomose

5-567.1 ↔ Ureterosigmoideostomie mit Reservoirbildung aus Dickdarm, offen chirurgisch

5-567.2 ↔ Ureterosigmoideostomie mit Reservoirbildung aus Dickdarm, laparoskopisch

5-567.3 ↔ Ureterosigmoideostomie mit Reservoirbildung aus Dünndarm, offen chirurgisch

5-567.4 ↔ Ureterosigmoideostomie mit Reservoirbildung aus Dünndarm, laparoskopisch

5-567.7 ↔ Umwandlung einer anderen supravesikalen Harnableitung in eine interne Harnableitung über den Darm

5-567.8 ↔ Revision der Ureter-Darm-Anastomose (mit oder ohne Reservoirbildung)

5-567.x ↔ Sonstige

5-567.y N.n.bez.

5-568 Rekonstruktion des Ureters
Inkl.: Rekonstruktion des Ureterostiums
Exkl.: Inzision, Resektion und (andere) Erweiterung des Ureterostiums (5-561 ff.)
        Verschluss einer ureterovaginalen Fistel (5-706.3 ff.)
Hinw.: Der Zugang ist für die mit ** gekennzeichneten Kodes in der 6. Stelle nach folgender Liste zu kodieren:
        0 ↔ Offen chirurgisch
        1 ↔ Laparoskopisch
        x ↔ Sonstige

** 5-568.0 Naht (nach Verletzung)

** 5-568.1 Reanastomose

** 5-568.2		Verschluss einer ureterokutanen Fistel
** 5-568.3		Verschluss einer Ureter-Darm-Fistel
** 5-568.8		Ureterozystoneostomie mit Uretermodellage
	Inkl.:	Antirefluxplastik
** 5-568.9		Isolierte Antirefluxplastik (z.B. nach Lich-Gregoir)
** 5-568.a		(Trans-)Ureteroureterostomie
** 5-568.b		Ureterersatz, partiell
	Exkl.:	Partieller Ureterersatz mit Verwendung von Darmsegmenten (5-568.g ff.)
		Subkutane Implantation eines renovesikalen künstlichen Ureters (5-568.h)
** 5-568.c		Ureterersatz, total
	Exkl.:	Totaler Ureterersatz mit Verwendung von Darmsegmenten (5-568.g ff.)
		Subkutane Implantation eines renovesikalen künstlichen Ureters (5-568.h)
** 5-568.d		Ureterozystoneostomie
	Inkl.:	Antirefluxplastik
** 5-568.e		Ureterozystoneostomie bei Doppelureter
	Inkl.:	Antirefluxplastik
5-568.f		Transposition eines Eigenureters auf eine Transplantatniere, offen chirurgisch
** 5-568.g		Ureterersatz, partiell oder total, mit Verwendung von Darmsegmenten
5-568.h		Subkutane Implantation oder subkutaner Wechsel eines renovesikalen künstlichen Ureters
5-568.j		Entfernung eines renovesikalen künstlichen Ureters
** 5-568.x		Sonstige
5-568.y		N.n.bez.
5-569		**Andere Operationen am Ureter**
	Exkl.:	Biopsie des Ureters durch Inzision (1-562.0)
		Biopsie an periureteralem Gewebe durch Inzision (1-562.1)
		Perkutane und endoskopische Biopsie des Ureters (1-460.1, 1-461.1)
		Einlegen, Wechsel und Entfernung einer Ureterschiene [Ureterkatheter] (8-137 ff.)
	Hinw.:	Der Zugang ist in der 6. Stelle nach folgender Liste zu kodieren:
		0 ↔ Offen chirurgisch
		1 ↔ Laparoskopisch
		2 ↔ Transurethral
		x ↔ Sonstige
** 5-569.0		Freilegung des Ureters (zur Exploration)
** 5-569.1		Ligatur des Ureters
** 5-569.2		Verschluss des Ureters
** 5-569.3		Ureterolyse (ohne intraperitoneale Verlagerung)
** 5-569.4		Ureterolyse mit intraperitonealer Verlagerung
** 5-569.5		Ureterolyse mit Umscheidung mit Omentum
** 5-569.6		Injektion bei Ostiuminsuffizienz
** 5-569.7		Revisionsoperation
** 5-569.x		Sonstige
5-569.y		N.n.bez.

5-57 Operationen an der Harnblase

Exkl.: Harninkontinenz-Operationen (5-592 bis 5-598 ff., 5-599.0 ff.)
Hinw.: Prozeduren an einer Ersatzharnblase oder einem Pouch sind, sofern sie mit dem OPS nicht spezifisch kodierbar sind, mit dem Kode der jeweiligen Prozedur an der Harnblase zu verschlüsseln

5-570 **Endoskopische Entfernung von Steinen, Fremdkörpern und Tamponaden der Harnblase**
Exkl.: Transurethrale Entfernung eines Steines oder Fremdkörpers (8-100.b)
Extrakorporale Stoßwellenlithotripsie eines Harnblasensteines (8-110.0)

5-570.0 Entfernung eines Steines, transurethral, mit Desintegration (Lithotripsie)
5-570.1 Entfernung eines Steines, perkutan-transvesikal

Kapitel 5: Operationen

5-570.2 Entfernung eines Steines, perkutan-transvesikal, mit Desintegration (Lithotripsie)
5-570.3 Entfernung eines Fremdkörpers, perkutan-transvesikal
5-570.4 Operative Ausräumung einer Harnblasentamponade, transurethral
5-570.x Sonstige
5-570.y N.n.bez.

5-571 Zystotomie [Sectio alta]
5-571.0 Ohne weitere Maßnahmen
5-571.1 Entfernung eines Steines
5-571.2 Entfernung eines Fremdkörpers
  Inkl.: Entfernung eines Fremdkörpers aus der Urethra über Sectio alta
5-571.3 Operative Ausräumung einer Harnblasentamponade
5-571.x Sonstige
5-571.y N.n.bez.

5-572 Zystostomie
5-572.0 Offen chirurgisch
5-572.1 Perkutan
  Inkl.: Anlegen eines suprapubischen Katheters
5-572.2 Vesikokutaneostomie mit nicht kontinentem Stoma
5-572.3 Vesikokutaneostomie mit kontinentem Stoma
5-572.4 Revision
5-572.5 Operative Dilatation eines Zystostomiekanals mit Anlegen eines dicklumigen suprapubischen Katheters
5-572.x Sonstige
5-572.y N.n.bez.

5-573 Transurethrale Inzision, Exzision, Destruktion und Resektion von (erkranktem) Gewebe der Harnblase
5-573.0 Inzision
  Inkl.: Divertikulotomie
5-573.1 Inzision des Harnblasenhalses
5-573.2 Exzision
  .20 Nicht fluoreszenzgestützt
  .21 Fluoreszengestützt mit Hexaminolävulinsäure
  .2x Fluoreszenzgestützt mit sonstigen Substanzen
5-573.3 Destruktion
  .30 Durch Radiofrequenzablation
  .31 Durch Mikrowellenablation
  .32 Durch Elektrokoagulation
  .3x Sonstige
5-573.4 Resektion
  .40 Nicht fluoreszenzgestützt
  .41 Fluoreszenzgestützt mit Hexaminolävulinsäure
  .4x Fluoreszenzgestützt mit sonstigen Substanzen
5-573.x Sonstige
5-573.y N.n.bez.

5-574 Offen chirurgische und laparoskopische Exzision und Destruktion von (erkranktem) Gewebe der Harnblase
5-574.0 Exzision, offen chirurgisch
  Inkl.: Divertikelektomie
5-574.1 Exzision, laparoskopisch
  Inkl.: Divertikelektomie

Kapitel 5: Operationen

5-574.2 Destruktion, offen chirurgisch
5-574.3 Destruktion, laparoskopisch
5-574.4 Myektomie
5-574.x Sonstige
5-574.y N.n.bez.

5-575 Partielle Harnblasenresektion
Hinw.: Eine durchgeführte Augmentation der Harnblase ist gesondert zu kodieren (5-578.6 ff.)
Der Zugang ist in der 6. Stelle nach folgender Liste zu kodieren:
  0 Offen chirurgisch
  1 Laparoskopisch
  2 Umsteigen laparoskopisch - offen chirurgisch
  x Sonstige

** 5-575.0 Teilresektion ohne Ureterneoimplantation
** 5-575.2 Teilresektion mit einseitiger Ureterneoimplantation
** 5-575.3 Teilresektion mit beidseitiger Ureterneoimplantation
** 5-575.4 Supratrigonale Resektion ohne Ureterneoimplantation
** 5-575.6 Supratrigonale Resektion mit einseitiger Ureterneoimplantation
** 5-575.7 Supratrigonale Resektion mit beidseitiger Ureterneoimplantation
** 5-575.8 Subtotale Resektion mit einseitiger Ureterneoimplantation
** 5-575.9 Subtotale Resektion mit beidseitiger Ureterneoimplantation
** 5-575.x Sonstige
5-575.y N.n.bez.

5-576 Zystektomie
Exkl.: Ersatz der Harnblase als selbständiger Eingriff (5-577 ff.)
Revision nach Zystektomie (5-579.7 ff.)
Hinw.: Die Harnableitung ist gesondert zu kodieren (5-564 ff., 5-565 ff., 5-566 ff., 5-567 ff.)
Ein durchgeführter Harnblasenersatz ist gesondert zu kodieren (5-577 ff.)
Eine gleichzeitig durchgeführte radikale paraaortale Lymphadenektomie ist gesondert zu kodieren (5-407.2)
Der Zugang ist in der 6. Stelle nach folgender Liste zu kodieren:
  0 Offen chirurgisch
  1 Laparoskopisch
  2 Umsteigen laparoskopisch - offen chirurgisch
  x Sonstige

** 5-576.0 Einfach, beim Mann
** 5-576.1 Einfach, bei der Frau
** 5-576.2 Radikale Zystektomie ohne Urethrektomie, beim Mann
Inkl.: Entfernung des inneren Genitale
Regionale Lymphadenektomie

** 5-576.3 Radikale Zystektomie ohne Urethrektomie, unter Schonung des Gefäß-Nerven-Bündels (potenzerhaltend), beim Mann
Inkl.: Entfernung des inneren Genitale
Regionale Lymphadenektomie

** 5-576.4 Radikale Zystektomie mit Urethrektomie, beim Mann
Inkl.: Entfernung des inneren Genitale
Regionale Lymphadenektomie

** 5-576.5 Radikale Zystektomie mit Urethrektomie, unter Schonung des Gefäß-Nerven-Bündels (potenzerhaltend), beim Mann
Inkl.: Entfernung des inneren Genitale
Regionale Lymphadenektomie

** 5-576.6 Radikale Zystektomie ohne Urethrektomie bei der Frau
Inkl.: Regionale Lymphadenektomie
Exkl.: Entfernung des inneren Genitale (vordere pelvine Eviszeration) (5-687.6)

Kapitel 5: Operationen

** 5-576.7 Radikale Zystektomie mit Urethrektomie bei der Frau
Inkl.: Regionale Lymphadenektomie
Exkl.: Entfernung des inneren Genitale (vordere pelvine Eviszeration) (5-687.0)

** 5-576.8 Eviszeration des kleinen Beckens beim Mann
Hinw.: Die Darmableitung ist gesondert zu kodieren (5-462 ff.)

** 5-576.x Sonstige

5-576.y N.n.bez.

5-577 Ersatz der Harnblase
Exkl.: Supravesikale Harnableitung über Darminterponat (5-565 ff.) oder Darmreservoir (5-566 ff.)
Hinw.: Der Zugang ist in der 6. Stelle nach folgender Liste zu kodieren:
    0   Offen chirurgisch
    1   Laparoskopisch
    2   Umsteigen laparoskopisch - offen chirurgisch
    x   Sonstige

** 5-577.0 Rekonstruktion mit Ileum
** 5-577.1 Rekonstruktion mit Kolon
** 5-577.2 Rekonstruktion mit Ileozäkum
** 5-577.3 Rekonstruktion mit Magen
** 5-577.4 Umwandlung einer anderen supravesikalen Harnableitung in eine Ersatzharnblase
** 5-577.x Sonstige
5-577.y N.n.bez.

5-578 Andere plastische Rekonstruktion der Harnblase
Exkl.: Verschluss einer vesikovaginalen Fistel (5-706.4 ff.)
       Verschluss einer uterovesikalen Fistel (5-695.2 ff.)
Hinw.: Der Zugang ist in der 6. Stelle nach folgender Liste zu kodieren:
    0   Offen chirurgisch
    1   Laparoskopisch
    2   Umsteigen laparoskopisch - offen chirurgisch
    x   Sonstige

** 5-578.0 Naht (nach Verletzung)
** 5-578.1 Verschluss einer Zystostomie
** 5-578.2 Verschluss einer vesikokutanen Fistel
** 5-578.3 Verschluss einer Harnblasen-Darm-Fistel
** 5-578.4 Harnblasenhalsplastik
** 5-578.5 Reduktionsplastik
** 5-578.6 Augmentation der Harnblase
** 5-578.7 Verschluss einer Blasenekstrophie
** 5-578.8 Verschluss eines offenen Urachus
** 5-578.x Sonstige
5-578.y N.n.bez.

5-579 Andere Operationen an der Harnblase
Inkl.: Operationen an Ersatzharnblase und Darmreservoir
Exkl.: Biopsie der Harnblase durch Inzision (1-562.2)
       Perkutane und endoskopische Biopsie der Harnblase (1-460.2, 1-462.2)
       Implantation von Elektroden zur Neurostimulation der Harnblase (5-039.3 ff.)
Hinw.: Der Zugang ist in der 6. Stelle nach folgender Liste zu kodieren:
    0   Offen chirurgisch
    1   Laparoskopisch
    2   Transurethral
    3   Perkutan
    4   Über ein Stoma
    5   Umsteigen laparoskopisch - offen chirurgisch
    x   Sonstige

** 5-579.0	Entfernung eines Steines aus einer Ersatzharnblase	

** 5-579.0 Entfernung eines Steines aus einer Ersatzharnblase
              Inkl.: Entfernung eines Steines aus einem Darmreservoir
** 5-579.1 Entfernung eines Fremdkörpers aus einer Ersatzharnblase
              Inkl.: Entfernung eines Fremdkörpers aus einem Darmreservoir
** 5-579.2 Entfernung von Schleim aus einer Ersatzharnblase
** 5-579.3 Exzision von erkranktem Gewebe aus einer Ersatzharnblase
** 5-579.4 Operative Blutstillung
** 5-579.5 Operative Dehnung
              Exkl.: Operative Dilatation eines Zystostomiekanals mit Anlegen eines dicklumigen suprapubischen Katheters (5-572.5)
** 5-579.6 Injektionsbehandlung
              Inkl.: Injektionsbehandlung mit Botulinumtoxin
** 5-579.7 Revision
** 5-579.x Sonstige
5-579.y   N.n.bez.

5-57a **Perkutane Destruktion von (erkranktem) Gewebe der Harnblase**
5-57a.0 Durch Radiofrequenzablation
5-57a.1 Durch Mikrowellenablation
5-57a.x Sonstige
5-57a.y N.n.bez.

5-58 Operationen an der Urethra
Exkl.: Harninkontinenz-Operationen (5-592 bis 5-598 ff., 5-599.0 ff.)

5-580 **Offen chirurgische Urethrotomie und Urethrostomie**
            Inkl.: Steinentfernung
                      Entfernung eines Fremdkörpers
            Exkl.: Transurethrale Entfernung eines Steines oder Fremdkörpers (8-100.b)
5-580.0 Urethrotomie
5-580.1 Urethrostomie

5-581 **Plastische Meatotomie der Urethra**
5-581.0 Inzision
5-581.1 Meatusplastik
5-581.x Sonstige
5-581.y N.n.bez.

5-582 **Exzision, Destruktion und Resektion von (erkranktem) Gewebe der Urethra**
            Exkl.: Strikturresektion mit (Re-)Anastomose (5-584.6)
5-582.0 Exzision, offen chirurgisch
            Inkl.: Exzision eines Urethradivertikels
5-582.1 Resektion, transurethral
            Inkl.: Resektion eines Urethrapolypen
                      Resektion von Urethraklappen
5-582.2 Resektion, perkutan-transvesikal
            Inkl.: Resektion von Urethraklappen
5-582.3 Destruktion, transurethral
5-582.4 Destruktion, perkutan-transvesikal
5-582.x Sonstige
5-582.y N.n.bez.

5-583 **Urethrektomie als selbständiger Eingriff**
            Exkl.: Urethrektomie im Rahmen einer Zystektomie (5-576 ff.)
5-583.0 Einfach, beim Mann

Kapitel 5: Operationen

5-583.1 Einfach, bei der Frau
5-583.2 Radikal, beim Mann
5-583.3 Radikal, bei der Frau
5-583.x Sonstige
5-583.y N.n.bez.

5-584 Rekonstruktion der Urethra
Exkl.: Verschluss einer urethrovaginalen Fistel (5-706.5 ff.)
Plastik bei männlicher Epispadie (5-644 ff.)
Plastik bei männlicher Hypospadie (5-645 ff.)
Plastik bei Urethrozystozele der Frau (5-704.0 ff.)

5-584.0 Rekonstruktion der Pars prostatica oder der Pars membranacea (nach Verletzung)
5-584.1 Rekonstruktion des distalen Teils (nach Verletzung)
5-584.2 Verschluss einer Urethrostomie
Inkl.: Zweite Sitzung einer zweizeitigen Urethroplastik
5-584.3 Verschluss einer urethrokutanen Fistel
5-584.4 Verschluss einer urethrorektalen Fistel
5-584.5 (Re-)Anastomose nach Verletzung
5-584.6 (Re-)Anastomose mit Strikturresektion
5-584.7 Plastische Rekonstruktion, einzeitig
    .70 Mit Präputialhaut
    .71 Mit Penishaut
    .72 Transplantation von Mundschleimhaut
        Exkl.: Transplantation von in vitro hergestelltem Gewebe aus autogener Mundschleimhaut (5-584.74)
    .73 Transplantation von Harnblasenschleimhaut
    .74 Transplantation von in vitro hergestelltem Gewebe aus autogener Mundschleimhaut
    .7x Sonstige
5-584.8 Plastische Rekonstruktion, zweizeitig, erste Sitzung
    .80 Mit Präputialhaut
    .81 Mit Penishaut
    .82 Transplantation von Mundschleimhaut
        Exkl.: Transplantation von in vitro hergestelltem Gewebe aus autogener Mundschleimhaut (5-584.84)
    .83 Transplantation von Harnblasenschleimhaut
    .84 Transplantation von in vitro hergestelltem Gewebe aus autogener Mundschleimhaut
    .8x Sonstige
5-584.9 Plastische (Re-)Konstruktion bei weiblicher Epispadie
5-584.a Plastische (Re-)Konstruktion bei weiblicher Hypospadie
5-584.x Sonstige
5-584.y N.n.bez.

5-585 Transurethrale Inzision von (erkranktem) Gewebe der Urethra
5-585.0 Urethrotomia interna, ohne Sicht
5-585.1 Urethrotomia interna, unter Sicht
Inkl.: Inzision eines Urethradivertikels
Hinw.: Eine gleichzeitig durchgeführte Ballondilatation der Urethra ist gesondert zu kodieren (8-139.1 ff.)
5-585.2 Urethrotomia interna, mit Laser
Hinw.: Eine gleichzeitig durchgeführte Ballondilatation der Urethra ist gesondert zu kodieren (8-139.1 ff.)
5-585.3 Inzision des Sphincter urethrae externus
5-585.x Sonstige
5-585.y N.n.bez.

Kapitel 5: Operationen

5-589 **Andere Operationen an Urethra und periurethralem Gewebe**
Exkl.: Endoskopische Entfernung eines Steines oder Fremdkörpers (8-100.b)
Entfernung eines Steines oder Fremdkörpers durch Urethrotomie (5-580.0)
Biopsie der Urethra durch Inzision (1-561.0)
Biopsie an periurethralem Gewebe (1-561.1)

5-589.0 Einlegen eines Stents
Exkl.: Einlegen eines Stents in die prostatische Harnröhre im Rahmen von Operationen an der Prostata (5-609.4)

5-589.1 Entfernung eines Stents
5-589.2 Inzision von periurethralem Gewebe
5-589.3 Exzision von periurethralem Gewebe
5-589.4 Adhäsiolyse
5-589.x Sonstige
5-589.y N.n.bez.

5-59 Andere Operationen an den Harnorganen

5-590 **Inzision und Exzision von retroperitonealem Gewebe**
Exkl.: Biopsie durch Inzision an perirenalem Gewebe (1-560.1)
Hinw.: Der Zugang ist in der 6. Stelle nach folgender Liste zu kodieren. Nicht alle Verfahren sind von allen Zugängen aus durchführbar:
    0   Offen chirurgisch lumbal
    1   Offen chirurgisch abdominal
    2   Thorakoabdominal
    3   Laparoskopisch
    4   Perkutan
    5   Umsteigen laparoskopisch - offen chirurgisch
    x   Sonstige

** 5-590.0 Inzision, perirenal
** 5-590.1 Drainage, perirenal
[6. Stelle: 0-3,5,x]
Inkl.: Drainage eines paranephritischen Abszesses
Exkl.: Perkutane perirenale Drainage (8-148.2)

** 5-590.2 Drainage, retroperitoneal
[6. Stelle: 0-3,5,x]
Inkl.: Drainage eines Psoasabszesses
Exkl.: Perkutane Drainage des Retroperitonealraumes (8-148.1)

** 5-590.3 Drainage, pelvin
[6. Stelle: 0-3,5,x]
Inkl.: Drainage von Flüssigkeitsansammlungen
Exkl.: Perkutane pelvine Drainage (8-148.3)

** 5-590.4 Exzision von perirenalem Gewebe
** 5-590.5 Exzision von retroperitonealem Gewebe
** 5-590.8 Resektion von Gewebe ohne sichere Organzuordnung
Inkl.: Debulking-Operation

** 5-590.x Sonstige
5-590.y N.n.bez.

5-591 **Inzision und Exzision von perivesikalem Gewebe**
Exkl.: Biopsie durch Inzision an perivesikalem Geweben (1-562.3)
Inzision einer Lymphozele (5-408.1)

5-591.0 Inzision
5-591.1 Exzision
Inkl.: Exzision eines perivesikalen Tumors
Exzision einer Urachuszyste

5-591.x Sonstige
5-591.y N.n.bez.

5-592 Raffung des urethrovesikalen Überganges
Exkl.: Plastik bei Zystozele (5-704.0 ff.)
Plastik bei Rektozele (5-704.1 ff.)
Plastische Rekonstruktion des kleinen Beckens und des Douglasraumes (5-707 ff.)

5-593 Transvaginale Suspensionsoperation [Zügeloperation]

5-593.0 Mit autogenem Material
.00 Levatorplastik
.01 Pubokokzygeusplastik
.02 Faszienzügelplastik
.0x Sonstige

5-593.1 Mit allogenem Material
.10 Dura
.11 Faszie
.1x Sonstige

5-593.2 Mit alloplastischem Material
Hinw.: Die Art des verwendeten Materials für Gewebeersatz oder Gewebeverstärkung ist gesondert zu kodieren (5-932 ff.)
.20 Spannungsfreies vaginales Band (TVT) oder transobturatorisches Band (TOT, TVT-O)
.2x Sonstige

5-593.x Sonstige
5-593.y N.n.bez.

5-594 Suprapubische (urethrovesikale) Zügeloperation [Schlingenoperation]

5-594.0 Mit Faszie
5-594.1 Mit Muskulatur
5-594.2 Mit Dura
5-594.3 Mit alloplastischem Material
Hinw.: Die Art des verwendeten Materials für Gewebeersatz oder Gewebeverstärkung ist gesondert zu kodieren (5-932 ff.)
.30 Nicht adjustierbar
.31 Adjustierbar

5-594.x Sonstige
5-594.y N.n.bez.

5-595 Abdominale retropubische und paraurethrale Suspensionsoperation

5-595.0 Urethropubopexie (z.B. nach Marshall-Marchetti-Krantz)

5-595.1 Urethrokolposuspension (z.B. nach Burch)
.10 Offen chirurgisch (abdominal)
.11 Laparoskopisch
.1x Sonstige

5-595.2 Urethrokolposuspension mit lateraler Fixation der Scheide
.20 Offen chirurgisch (abdominal), ohne alloplastisches Material
.21 Offen chirurgisch (abdominal), mit alloplastischem Material
  Hinw.: Die Art des verwendeten Materials für Gewebeersatz oder Gewebeverstärkung ist gesondert zu kodieren (5-932 ff.)
.22 Laparoskopisch, ohne alloplastisches Material
.23 Laparoskopisch, mit alloplastischem Material
  Hinw.: Die Art des verwendeten Materials für Gewebeersatz oder Gewebeverstärkung ist gesondert zu kodieren (5-932 ff.)
.24 Vaginal, ohne alloplastisches Material
.25 Vaginal, mit alloplastischem Material
  Hinw.: Die Art des verwendeten Materials für Gewebeersatz oder Gewebeverstärkung ist gesondert zu kodieren (5-932 ff.)
.2x Sonstige

5-595.3 Paraurethrale Nadelsuspension (z.B. nach Stamey-Pereyra, nach Raz)

Kapitel 5: Operationen

5-595.x	Sonstige
5-595.y	N.n.bez.
5-596	**Andere Harninkontinenzoperationen**
5-596.0	Paraurethrale Injektionsbehandlung
.00	Mit Dextranomer-Hyaluronsäure-Gel
.01	Mit Polyacrylamid-Hydrogel
.02	Mit nicht resorbierbarem Silikon-Elastomer
.0x	Mit sonstigen Substanzen

Exkl.: Paraurethrale Stammzelltherapie (8-860.2 ff.)

5-596.1	Konstruktion einer Neourethra, einzeitig
5-596.2	Konstruktion einer Neourethra, zweizeitig, erste Sitzung
5-596.3	Durchzug einer Neourethra, zweizeitig, zweite Sitzung
5-596.4	Urethropexie, n.n.bez.
5-596.5	Interpositionsoperation
5-596.6	Urethro(zysto)lyse bei der Frau
5-596.7	Adjustierbare Kontinenztherapie

Exkl.: Adjustierbare Schlingenoperation mit alloplastischem Material (5-594.31)

.71	Explantation
.72	Revision
.73 ↔	Wechsel des Ballons
.74	Implantation unter den Harnblasenhals
.75	Implantation in die Region der bulbären Harnröhre
5-596.x	Sonstige
5-596.y	N.n.bez.
5-597	**Eingriffe bei artifiziellem Harnblasensphinkter**
5-597.0	Implantation
.00	Bulbär, 1 Cuff
.01	Bulbär, 2 Cuffs
.02	Am Blasenhals
.0x	Sonstige
5-597.2	Entfernung
5-597.3	Wechsel
.30	Vollständig, bulbär, 1 Cuff
.31	Vollständig, bulbär, 2 Cuffs
.32	Vollständig, am Blasenhals
.33	Isolierter Pumpenwechsel
.34	Isolierter Wechsel, 1 Cuff
.35	Isolierter Wechsel, 2 Cuffs
.36	Isolierter Wechsel des Reservoirs [Ballon]
.3x	Sonstige
5-597.4	Revision
5-597.x	Sonstige
5-597.y	N.n.bez.
5-598	**Suspensionsoperation [Zügeloperation] bei Harninkontinenz des Mannes**
5-598.0	Mit alloplastischem Material

Inkl.: Transobturatorisches Band [TOT]
Hinw.: Die Art des verwendeten Materials für Gewebeersatz oder Gewebeverstärkung ist gesondert zu kodieren (5-932 ff.)

5-598.x	Sonstige
5-598.y	N.n.bez.

Kapitel 5: Operationen

5-599   Andere Operationen am Harntrakt

5-599.0   (Teil-)Resektion oder Durchtrennung eines alloplastischen Bandes oder Netzes als Revision nach Operationen wegen Harninkontinenz oder Prolaps
- .00   Vaginal
- .01   Perineal
- .02   Abdominal
- .03   Kombiniert abdominal und vaginal
- .04   Kombiniert abdominal und perineal
- .0x   Sonstige

5-599.x   Sonstige

5-599.y   N.n.bez.

Operationen an den männlichen Genitalorganen (5-60...5-64)

Hinw.: Die Anwendung mikrochirurgischer Technik ist, sofern nicht als eigener Kode angegeben, zusätzlich zu kodieren (5-984)
Die Anwendung von Lasertechnik ist, sofern nicht als eigener Kode angegeben, zusätzlich zu kodieren (5-985 ff.)
Die Anwendung von minimalinvasiver Technik ist, sofern nicht als eigener Kode angegeben, zusätzlich zu kodieren (5-986 ff.)
Die Durchführung der Operation im Rahmen der Versorgung einer Mehrfachverletzung ist zusätzlich zu kodieren (5-981)
Die Durchführung der Operation im Rahmen der Versorgung eines Polytraumas ist zusätzlich zu kodieren (5-982 ff.)
Die Durchführung einer Reoperation ist, sofern nicht als eigener Kode angegeben, zusätzlich zu kodieren (5-983)
Der vorzeitige Abbruch einer Operation ist zusätzlich zu kodieren (5-995)

5-60   Operationen an Prostata und Vesiculae seminales

5-600   Inzision der Prostata
Exkl.: Therapeutische perkutane Punktion der Prostata

5-600.0   Transurethral

5-600.1   Perineal

5-600.2   Transrektal

5-600.x   Sonstige

5-600.y   N.n.bez.

5-601   Transurethrale Exzision und Destruktion von Prostatagewebe
Inkl.: Blutstillung
Hinw.: Die intraoperative Spülung der Harnblase ist im Kode enthalten
Bei Kombination von mehreren Verfahren ist das führende (primäre) Verfahren mit einem Kode aus 5-601.0 bis 5-601.a zusammen mit einem Zusatzkode aus 5-601.b bis 5-601.d für das zusätzlich durchgeführte (sekundäre) Verfahren zu kodieren

5-601.0   Elektroresektion

5-601.1   Elektroresektion mit Trokarzystostomie

5-601.2   Destruktion durch Kälte

5-601.3   Destruktion durch Hitze
- .30   Radiofrequenzablation
  Exkl.: Nadelablation [TUNA]
  Hinw.: Die Anzahl der verwendeten Nadeln zur Destruktion ist gesondert zu kodieren (5-98h ff.)
- .31   Mikrowellenablation
  Hinw.: Die Anzahl der verwendeten Nadeln zur Destruktion ist gesondert zu kodieren (5-98h ff.)
- .32   Wasserdampfablation
- .33   Thermotherapie
  Exkl.: Wasserinduzierte Thermotherapie [WIT]
- .34   Hyperthermie
- .3x   Sonstige

Kapitel 5: Operationen

5-601.4 Laserdestruktion
  Hinw.: Die Art der Lasertechnik ist gesondert zu kodieren (5-985.0 bis 5-985.7, 5-985.x, 5-985.y)
  .42 Laservaporisation
  .4x Sonstige

5-601.6 Elektrische Vaporisation

5-601.7 Exzision durch Laser
  Inkl.: Morcellement des Enukleats
  .70 Holmium-Laser-Enukleation
  .71 Holmium-Laser-Resektion
  .72 Thulium-Laser-Enukleation
  .73 Thulium-Laser-Resektion
  .7x Sonstige

5-601.9 Exzision durch fokussierten Wasserstrahl
  Hinw.: Die Steuerung erfolgt durch transrektale Ultraschallbildgebung [TRUS]

5-601.a Destruktion durch Magnetresonanz-gesteuerten Ultraschall

5-601.b Elektroresektion im Rahmen eines anderen Eingriffs
  Hinw.: Dieser Kode ist ein Zusatzkode. Er ist nur in Kombination mit einem unter 5-601.0 bis 5-601.a kodierten führenden (primären) Verfahren anzugeben

5-601.c Elektrische Vaporisation im Rahmen eines anderen Eingriffs
  Hinw.: Dieser Kode ist ein Zusatzkode. Er ist nur in Kombination mit einem unter 5-601.0 bis 5-601.4 ff., 5-601.9 oder 5-601.a kodierten führenden (primären) Verfahren anzugeben

5-601.d Laserdestruktion im Rahmen eines anderen Eingriffs
  Hinw.: Dieser Kode ist ein Zusatzkode. Er ist nur in Kombination mit einem unter 5-601.0 bis 5-601.3 ff. oder 5-601.6 bis 5-601.a kodierten führenden (primären) Verfahren anzugeben

5-601.e Destruktion durch Elektrolyse

5-601.x Sonstige

5-601.y N.n.bez.

5-602 **Transrektale und perkutane Destruktion von Prostatagewebe**

5-602.0 Durch Hitze

5-602.1 Durch Ultraschall

5-602.2 Durch Strahlenträger
  Hinw.: Die genaue Form der Brachytherapie ist gesondert zu kodieren (8-524 ff., 8-525 ff.)

5-602.3 Durch Kälte
  Hinw.: Die Anzahl der verwendeten Nadeln zur Destruktion ist gesondert zu kodieren (5-98h ff.)

5-602.4 Durch magnetische Nanopartikel
  Hinw.: Mit diesem Kode ist die Instillation von magnetischen Nanopartikeln zu kodieren. Die nachfolgende Thermotherapie ist gesondert zu kodieren (8-651)

5-602.5 Durch transperineale, nicht thermische, lasergesteuerte photodynamische Therapie

5-602.6 Durch irreversible Elektroporation
  Hinw.: Die Anzahl der verwendeten Nadeln zur Destruktion ist gesondert zu kodieren (5-98h ff.)

5-602.x Sonstige

5-602.y N.n.bez.

5-603 **Exzision und Destruktion von Prostatagewebe**

5-603.0 Suprapubisch-transvesikal
  .00 Offen chirurgisch
  .01 Endoskopisch extraperitoneal

5-603.1 Retropubisch
  .10 Offen chirurgisch
  .11 Laparoskopisch
  .12 Umsteigen laparoskopisch - offen chirurgisch

5-603.2 Offen chirurgisch, perineal

5-603.x Sonstige

5-603.y N.n.bez.

Kapitel 5: Operationen

5-604 Radikale Prostatovesikulektomie
Exkl.: Radikale pelvine Lymphadenektomie als selbständiger Eingriff (5-404.f, 5-404.g)
Revision nach radikaler Prostatovesikulektomie (5-609.7)

5-604.0 Retropubisch
.01 Ohne regionale Lymphadenektomie
.02 Mit regionaler Lymphadenektomie

5-604.1 Retropubisch, gefäß- und nervenerhaltend
.11 Ohne regionale Lymphadenektomie
.12 Mit regionaler Lymphadenektomie

5-604.2 Perineal
.21 Ohne regionale Lymphadenektomie
.22 Mit laparoskopischer regionaler Lymphadenektomie

5-604.3 Perineal, gefäß- und nervenerhaltend
.31 Ohne regionale Lymphadenektomie
.32 Mit laparoskopischer regionaler Lymphadenektomie

5-604.4 Laparoskopisch
.41 Ohne regionale Lymphadenektomie
.42 Mit regionaler Lymphadenektomie

5-604.5 Laparoskopisch, gefäß- und nervenerhaltend
.51 Ohne regionale Lymphadenektomie
.52 Mit regionaler Lymphadenektomie

5-604.x Sonstige
5-604.y N.n.bez.

5-605 Andere Exzision und Destruktion von Prostatagewebe

5-606 Operationen an den Vesiculae seminales
5-606.0 ↔ Inzision
5-606.1 ↔ Exzision
5-606.2 ↔ Exstirpation
5-606.x ↔ Sonstige
5-606.y N.n.bez.

5-607 Inzision und Exzision von periprostatischem Gewebe
5-607.0 Inzision
5-607.1 Inzision und Drainage
5-607.2 Exzision
5-607.x Sonstige
5-607.y N.n.bez.

5-609 Andere Operationen an der Prostata
5-609.0 Behandlung einer Prostatablutung, transurethral
5-609.1 Behandlung einer Prostatablutung, offen chirurgisch
5-609.2 Rekonstruktion der Prostata nach Verletzung
5-609.3 Dilatation der prostatischen Harnröhre
Exkl.: Bougierung der Urethra unter Durchleuchtung (8-139.01)
Bougierung der Urethra ohne Durchleuchtung (8-139.00)
Ballondilatation der Urethra mit Medikamentenbeschichtung des Ballonkatheters (8-139.11)
Ballondilatation der Urethra ohne Medikamentenbeschichtung des Ballonkatheters (8-139.10)
5-609.4 Einlegen eines Stents in die prostatische Harnröhre
5-609.5 Wechsel eines Stents in der prostatischen Harnröhre
5-609.6 Entfernung eines Stents aus der prostatischen Harnröhre
5-609.7 Revision

Kapitel 5: Operationen

5-609.8	Transurethrale Implantation von Prostatagewebe-Retraktoren	
	.80	1 Prostatagewebe-Retraktor
	.81	2 Prostatagewebe-Retraktoren
	.82	3 Prostatagewebe-Retraktoren
	.83	4 Prostatagewebe-Retraktoren
	.84	5 Prostatagewebe-Retraktoren
	.85	6 Prostatagewebe-Retraktoren
	.86	7 Prostatagewebe-Retraktoren
	.87	8 oder mehr Prostatagewebe-Retraktoren
5-609.9	Protektive Maßnahme vor Prostatabestrahlung	
	.90	Transperineale Injektion eines Polyethylenglykol(PEG)-Hydrogels
	.91	Transperineale Implantation eines Ballon-Abstandhalters
5-609.a	Implantation von Bestrahlungsmarkern an der Prostata	
	Hinw.: Das bildgebende Verfahren ist gesondert zu kodieren (Kap. 3)	
	.a0	Perineal
	.a1	Transrektal
	.ax	Sonstige
5-609.x	Sonstige	
5-609.y	N.n.bez.	

5-61 Operationen an Skrotum und Tunica vaginalis testis

5-610 **Inzision an Skrotum und Tunica vaginalis testis**
Exkl.: Inzision an der Haut des Skrotums (5-892 ff.)

5-610.0	Ohne weitere Maßnahmen
5-610.1	Drainage
5-610.2	Entfernung eines Fremdkörpers
5-610.x	Sonstige
5-610.y	N.n.bez.

5-611 ↔ **Operation einer Hydrocele testis**
Exkl.: Verschluss einer kongenitalen Hydrocele testis (5-530 ff.)
Verschluss eines offenen Processus vaginalis peritonei (5-530 ff.)

5-612 **Exzision und Destruktion von erkranktem Skrotumgewebe**
Exkl.: Exzision von erkrankter Haut des Skrotums (5-894 ff., 5-895 ff.)

5-612.0	Exzision einer Fistel
5-612.1	Partielle Resektion
5-612.2	Totale Resektion
5-612.3	Radikale Resektion
5-612.x	Sonstige
5-612.y	N.n.bez.

5-613 **Plastische Rekonstruktion von Skrotum und Tunica vaginalis testis**
Hinw.: Siehe auch Operationen zur Genitalorganumwandlung (5-646 ff.)

5-613.0	Naht (nach Verletzung)
5-613.1	Plastische Rekonstruktion
5-613.2	Konstruktion und/oder Rekonstruktion des Skrotums
5-613.x	Sonstige
5-613.y	N.n.bez.

5-619 **Andere Operationen an Skrotum und Tunica vaginalis testis**

Kapitel 5: Operationen

5-62   Operationen am Hoden

5-620 ↔ Inzision des Hodens

5-621 ↔ Exzision und Destruktion von erkranktem Gewebe des Hodens

5-622   Orchidektomie

5-622.0 ↔ Skrotal, ohne Epididymektomie
5-622.1 ↔ Skrotal, mit Epididymektomie
5-622.2 ↔ Inguinalhoden, ohne Epididymektomie
5-622.3 ↔ Abdominalhoden, offen chirurgisch
5-622.4 ↔ Abdominalhoden, laparoskopisch
5-622.5   Radikale (inguinale) Orchidektomie (mit Epididymektomie und Resektion des Samenstranges)
5-622.6 ↔ Inguinalhoden, mit Epididymektomie
5-622.7 ↔ Inguinalhoden, Entfernung eines Resthodens
5-622.8 ↔ Skrotalhoden, Entfernung eines Resthodens
5-622.x ↔ Sonstige
5-622.y   N.n.bez.

5-624   **Orchidopexie**
Hinw.: Der Verschluss eines offenen Processus vaginalis peritonei mit Funikulolyse ist unter 5-530 ff. zu kodieren

5-624.4 ↔ Mit Funikulolyse
5-624.5 ↔ Skrotal
5-624.x ↔ Sonstige
5-624.y   N.n.bez.

5-625   **Exploration bei Kryptorchismus**
Exkl.: Entfernung eines Abdominalhodens (5-622.3, 5-622.4)

5-625.4 ↔ Inguinal
5-625.5 ↔ Abdominal, offen chirurgisch
5-625.6 ↔ Abdominal, laparoskopisch
5-625.x ↔ Sonstige
5-625.y   N.n.bez.

5-626   **Operative Verlagerung eines Abdominalhodens**
Exkl.: Orchidopexie und Funikulolyse (5-624 ff.)

5-626.0 ↔ Ohne mikrovaskuläre Anastomose, offen chirurgisch
5-626.1 ↔ Mit mikrovaskulärer Anastomose, offen chirurgisch
5-626.2 ↔ Ohne mikrovaskuläre Anastomose, laparoskopisch
5-626.3 ↔ Mit mikrovaskulärer Anastomose, laparoskopisch
5-626.x ↔ Sonstige
5-626.y   N.n.bez.

5-627   **Rekonstruktion des Hodens**

5-627.2 ↔ Naht (nach Verletzung)
5-627.x ↔ Sonstige
5-627.y   N.n.bez.

5-628   **Implantation, Wechsel und Entfernung einer Hodenprothese**

5-628.2 ↔ Wechsel
5-628.3 ↔ Entfernung
5-628.4 ↔ Implantation
5-628.x ↔ Sonstige
5-628.y   N.n.bez.

5-629 Andere Operationen am Hoden
5-629.0 ↔ Entnahme von Hodengewebe zur Aufbereitung für die künstliche Insemination
5-629.x ↔ Sonstige
5-629.y   N.n.bez.

5-63 Operationen an Funiculus spermaticus, Epididymis und Ductus deferens

5-630 Operative Behandlung einer Varikozele und einer Hydrocele funiculi spermatici
5-630.0 ↔ Sklerosierung der V. spermatica, skrotal
5-630.1 ↔ Resektion der V. spermatica (und A. spermatica) [Varikozelenoperation], inguinal
5-630.2 ↔ Resektion der V. spermatica (und A. spermatica) [Varikozelenoperation], lumbal
5-630.3 ↔ Resektion der V. spermatica (und A. spermatica) [Varikozelenoperation], abdominal, offen chirurgisch
5-630.4 ↔ Resektion der V. spermatica (und A. spermatica) [Varikozelenoperation], abdominal, laparoskopisch
5-630.5 ↔ Operation einer Hydrocele funiculi spermatici
5-630.x ↔ Sonstige
5-630.y   N.n.bez.

5-631 Exzision im Bereich der Epididymis
5-631.0 ↔ Zyste
5-631.1 ↔ Spermatozele
5-631.2 ↔ Morgagni-Hydatide
5-631.x ↔ Sonstige
5-631.y   N.n.bez.

5-633 Epididymektomie
5-633.0 ↔ Partiell
5-633.1 ↔ Total
5-633.x ↔ Sonstige
5-633.y   N.n.bez.

5-634 Rekonstruktion des Funiculus spermaticus
5-634.0 ↔ Naht (nach Verletzung)
5-634.1 ↔ Plastische Rekonstruktion
5-634.2 ↔ Rücklagerung bei Torsion
Inkl.: Prophylaktische Orchidopexie, kontralateral
5-634.x ↔ Sonstige
5-634.y   N.n.bez.

5-635 ↔ **Vasotomie des Ductus deferens**

5-636 Destruktion, Ligatur und Resektion des Ductus deferens
5-636.0 ↔ Sklerosierung
5-636.1 ↔ Ligatur
5-636.2 ↔ Resektion [Vasoresektion]
5-636.x ↔ Sonstige
5-636.y   N.n.bez.

5-637 Rekonstruktion von Ductus deferens und Epididymis
5-637.0 ↔ Naht (nach Verletzung)
5-637.1 ↔ Vasovasostomie
5-637.3 ↔ Epididymovasostomie
5-637.4 ↔ Tubulovasostomie

Kapitel 5: Operationen

5-637.5 ↔ Anlegen einer artifiziellen Spermatozele
5-637.x ↔ Sonstige
5-637.y   N.n.bez.

5-639   **Andere Operationen an Funiculus spermaticus, Epididymis und Ductus deferens**
5-639.0 ↔ Epididymotomie
5-639.1 ↔ Inzision des Funiculus spermaticus
5-639.2 ↔ Adhäsiolyse des Funiculus spermaticus
5-639.3 ↔ Entnahme von Nebenhodengewebe zur Aufbereitung für die künstliche Insemination
5-639.x ↔ Sonstige
5-639.y   N.n.bez.

5-64   Operationen am Penis

5-640   **Operationen am Präputium**
5-640.0   Frenulotomie
5-640.1   Dorsale Spaltung
5-640.2   Zirkumzision
5-640.3   Frenulum- und Präputiumplastik
5-640.4   Reposition einer Paraphimose in Narkose
5-640.5   Lösung von Präputialverklebungen
5-640.x   Sonstige
5-640.y   N.n.bez.

5-641   **Lokale Exzision und Destruktion von erkranktem Gewebe des Penis**
   Inkl.:   Destruktion mit Laser
5-641.0   Exzision
   Exkl.:   Exzision von erkrankter Haut des Penis (5-894 ff., 5-895 ff.)
5-641.1   Destruktion
5-641.x   Sonstige
5-641.y   N.n.bez.

5-642   **Amputation des Penis**
5-642.0   Partiell
5-642.1   Total
5-642.2   Emaskulation
   Inkl.:   Orchidektomie und Skrotumteilresektion
5-642.y   N.n.bez.

5-643   **Plastische Rekonstruktion des Penis**
   Exkl.:   Plastische Rekonstruktion bei Hypospadie (5-645 ff.)
           Plastische Rekonstruktion bei Epispadie (5-644 ff.)
5-643.0   Naht (nach Verletzung)
   Inkl.:   Naht des Schwellkörpers
5-643.1   Streckung des Penisschaftes
5-643.2   (Re-)Konstruktion des Penis
   Hinw.:   Siehe auch Operationen zur Genitalorganumwandlung (5-646 ff.)
5-643.3   Korrektur einer penoskrotalen Transposition
5-643.4   Korrektur eines vergrabenen Penis (concealed penis oder buried penis)
5-643.x   Sonstige
5-643.y   N.n.bez.

5-644 Plastische Rekonstruktion bei männlicher Epispadie

- 5-644.0 Schaftaufrichtung und Chordektomie
- 5-644.1 Mobilisation der Corpora cavernosa und Verlagerung der Urethra nach ventral
- 5-644.2 Konstruktion der Urethra
  - .20 Mit Präputialhaut
  - .21 Mit Penishaut
  - .22 Transplantation von Mundschleimhaut
  - .23 Transplantation von Harnblasenschleimhaut
  - .2x Sonstige
- 5-644.x Sonstige
- 5-644.y N.n.bez.

5-645 Plastische Rekonstruktion bei männlicher Hypospadie

- 5-645.0 Meatoglanduloplastik (bei Hypospadia coronaria)
- 5-645.1 Schaftaufrichtung und Chordektomie
  Inkl.: Proximale Verlagerung der Urethra
- 5-645.2 Konstruktion der Urethra
  - .20 Mit Präputialhaut
  - .21 Mit Penishaut
  - .22 Transplantation von Mundschleimhaut
  - .23 Transplantation von Harnblasenschleimhaut
  - .2x Sonstige
- 5-645.3 Sekundärer Eingriff
- 5-645.x Sonstige
- 5-645.y N.n.bez.

5-646 Operationen zur Genitalorganumwandlung

- 5-646.0 Genitalorgantransformation von weiblich zu männlich
  Hinw.: Die durchgeführten Eingriffe sind gesondert zu kodieren:
  Konstruktion der Urethra (5-584 ff.)
  Konstruktion des Penis (5-643.2)
  Konstruktion des Skrotums (5-613.2)
  Implantation einer Hodenprothese (5-628 ff.)
- 5-646.1 Genitalorgantransformation von männlich zu weiblich
  Hinw.: Die durchgeführten Eingriffe sind gesondert zu kodieren:
  Emaskulation (5-642.2)
  Konstruktion der Vagina (5-705 ff.)
  Konstruktion der Vulva (5-716 ff.)
- 5-646.x Sonstige
- 5-646.y N.n.bez.

5-649 Andere Operationen am Penis

- 5-649.0 Inzision
  Inkl.: Entfernung eines Fremdkörpers
- 5-649.1 Adhäsiolyse
- 5-649.2 Venöse Sperroperation (bei erektiler Dysfunktion)
- 5-649.3 Revaskularisierungsoperation (bei erektiler Dysfunktion)
- 5-649.4 Shuntoperation am Corpus cavernosum (bei Priapismus)
- 5-649.5 Implantation einer Penisprothese
  - .50 Semirigide Prothese
  - .51 Hydraulische Prothese
  - .5x Sonstige
- 5-649.6 Revision einer Penisprothese
- 5-649.8 Entfernung einer Penisprothese
- 5-649.9 Replantation

Kapitel 5: Operationen

5-649.a Wechsel einer semirigiden Penisprothese
    .a0   In eine semirigide Prothese
    .a1   In eine hydraulische Prothese
    .ax   Sonstige

5-649.b Wechsel einer hydraulischen Penisprothese
    .b0   Vollständig, in eine semirigide Prothese
    .b1   Vollständig, in eine hydraulische Prothese
    .b2   Isolierter Pumpenwechsel
    .b3   Isolierter Reservoirwechsel [Ballon]
    .b4   Isolierter Wechsel des Schwellkörperimplantates [Zylinder]
    .bx   Sonstige

5-649.x Sonstige
5-649.y N.n.bez.

Operationen an den weiblichen Genitalorganen (5-65...5-71)

Hinw.: Die Anwendung mikrochirurgischer Technik ist, sofern nicht als eigener Kode angegeben, zusätzlich zu kodieren (5-984)
Die Anwendung von Lasertechnik ist, sofern nicht als eigener Kode angegeben, zusätzlich zu kodieren (5-985 ff.)
Die Durchführung der Operation im Rahmen der Versorgung einer Mehrfachverletzung ist zusätzlich zu kodieren (5-981)
Die Durchführung der Operation im Rahmen der Versorgung eines Polytraumas ist zusätzlich zu kodieren (5-982 ff.)
Die Durchführung einer Reoperation ist, sofern nicht als eigener Kode angegeben, zusätzlich zu kodieren (5-983)
Der vorzeitige Abbruch einer Operation ist zusätzlich zu kodieren (5-995)
Die Verwendung von Membranen oder sonstigen Materialien zur Prophylaxe von Adhäsionen ist gesondert zu kodieren (5-933 ff.)

5-65 **Operationen am Ovar**
Hinw.: Der Zugang ist für die Kodes 5-651 ff., 5-652 ff., 5-656 ff. und 5-659 ff. nach folgender Liste zu kodieren:
    0 ↔ Offen chirurgisch (abdominal)
    1 ↔ Vaginal, laparoskopisch assistiert
    2 ↔ Endoskopisch (laparoskopisch)
    3 ↔ Umsteigen endoskopisch - offen chirurgisch
    4 ↔ Umsteigen vaginal - offen chirurgisch
    5 ↔ Vaginal
    x ↔ Sonstige

5-650 **Inzision des Ovars**
5-650.2 ↔ Offen chirurgisch (abdominal)
5-650.3 ↔ Vaginal, laparoskopisch assistiert
5-650.4 ↔ Endoskopisch (laparoskopisch)
5-650.5 ↔ Umsteigen endoskopisch - offen chirurgisch
5-650.6 ↔ Umsteigen vaginal - offen chirurgisch
5-650.7 ↔ Vaginal
5-650.x ↔ Sonstige
5-650.y   N.n.bez.

5-651 **Lokale Exzision und Destruktion von Ovarialgewebe**
Hinw.: Der Zugang ist in der 6. Stelle nach der Liste vor Kode 5-650 zu kodieren

** 5-651.8 Exzisionsbiopsie
Inkl.: Zystenpunktion mit Exzision an der Zystenwand

Kapitel 5: Operationen

** 5-651.9	Exzision einer Ovarialzyste	
	Inkl.: Zysten-/Tumorausschälung	
** 5-651.a	Keilexzision des Ovars	
** 5-651.b	Destruktion von Endometrioseherden	
** 5-651.x	Sonstige	
5-651.y	N.n.bez.	

5-652 Ovariektomie
Hinw.: Der Zugang ist in der 6. Stelle nach der Liste vor Kode 5-650 zu kodieren

** 5-652.4	Restovariektomie
** 5-652.5	Partiell
** 5-652.6	Total
5-652.y	N.n.bez.

5-653 Salpingoovariektomie

5-653.2 Einseitige Ovariektomie mit bilateraler Salpingektomie
.20 Offen chirurgisch (abdominal)
.21 Vaginal, laparoskopisch assistiert
.22 Endoskopisch (laparoskopisch)
.23 Umsteigen endoskopisch - offen chirurgisch
.24 Umsteigen vaginal - offen chirurgisch
.25 Vaginal
.2x Sonstige

5-653.3 Salpingoovariektomie (ohne weitere Maßnahmen)
.30 ↔ Offen chirurgisch (abdominal)
.31 ↔ Vaginal, laparoskopisch assistiert
.32 ↔ Endoskopisch (laparoskopisch)
.33 ↔ Umsteigen endoskopisch - offen chirurgisch
.34 ↔ Umsteigen vaginal - offen chirurgisch
.35 ↔ Vaginal
.3x ↔ Sonstige

5-653.y N.n.bez.

5-656 Plastische Rekonstruktion des Ovars
Hinw.: Der Zugang ist in der 6. Stelle nach der Liste vor Kode 5-650 zu kodieren

** 5-656.8	Rekonstruktion (nach Verletzung oder Ruptur)
** 5-656.9	Ovariopexie
** 5-656.a	Beseitigung einer Torsion
** 5-656.b	Replantation
** 5-656.x	Sonstige
5-656.y	N.n.bez.

5-657 Adhäsiolyse an Ovar und Tuba uterina ohne mikrochirurgische Versorgung

5-657.6 Am Peritoneum des weiblichen Beckens
Inkl.: Uterus und Parametrien
.60 Offen chirurgisch (abdominal)
.61 Vaginal, laparoskopisch assistiert
.62 Endoskopisch (laparoskopisch)
.63 Umsteigen endoskopisch - offen chirurgisch
.64 Umsteigen vaginal - offen chirurgisch
.65 Vaginal
.6x Sonstige

Kapitel 5: Operationen

5-657.7 Am Ovar
    .70 ↔ Offen chirurgisch (abdominal)
    .71 ↔ Vaginal, laparoskopisch assistiert
    .72 ↔ Endoskopisch (laparoskopisch)
    .73 ↔ Umsteigen endoskopisch - offen chirurgisch
    .74 ↔ Umsteigen vaginal - offen chirurgisch
    .75 ↔ Vaginal
    .7x ↔ Sonstige

5-657.8 An der Tuba uterina
    .80 ↔ Offen chirurgisch (abdominal)
    .81 ↔ Vaginal, laparoskopisch assistiert
    .82 ↔ Endoskopisch (laparoskopisch)
    .83 ↔ Umsteigen endoskopisch - offen chirurgisch
    .84 ↔ Umsteigen vaginal - offen chirurgisch
    .85 ↔ Vaginal
    .8x ↔ Sonstige

5-657.9 An Ovar und Tuba uterina, kombiniert
    .90 ↔ Offen chirurgisch (abdominal)
    .91 ↔ Vaginal, laparoskopisch assistiert
    .92 ↔ Endoskopisch (laparoskopisch)
    .93 ↔ Umsteigen endoskopisch - offen chirurgisch
    .94 ↔ Umsteigen vaginal - offen chirurgisch
    .95 ↔ Vaginal
    .9x ↔ Sonstige

5-657.x Sonstige
    .x0 ↔ Offen chirurgisch (abdominal)
    .x1 ↔ Vaginal, laparoskopisch assistiert
    .x2 ↔ Endoskopisch (laparoskopisch)
    .x3 ↔ Umsteigen endoskopisch - offen chirurgisch
    .x4 ↔ Umsteigen vaginal - offen chirurgisch
    .x5 ↔ Vaginal
    .xx ↔ Sonstige

5-657.y N.n.bez.

5-658 Adhäsiolyse an Ovar und Tuba uterina mit mikrochirurgischer Versorgung

5-658.6 Am Peritoneum des weiblichen Beckens
    Inkl.: Uterus und Parametrien

5-658.7 ↔ Am Ovar

5-658.8 ↔ An der Tuba uterina

5-658.9 ↔ An Ovar und Tuba uterina, kombiniert

5-658.x ↔ Sonstige

5-658.y N.n.bez.

5-659 Andere Operationen am Ovar
    Hinw.: Der Zugang ist in der 6. Stelle nach der Liste vor Kode 5-650 zu kodieren

** 5-659.2 Exzision einer Parovarialzyste
** 5-659.x Sonstige
5-659.y N.n.bez.

5-66 Operationen an der Tuba uterina

Exkl.: Operationen bei Extrauteringravidität (5-744 ff.)
Hinw.: Der Zugang ist für die Kodes 5-661 ff., 5-665 ff. und 5-666 ff. nach folgender Liste zu kodieren:
    0 ↔ Offen chirurgisch (abdominal)
    1 ↔ Vaginal, laparoskopisch assistiert
    2 ↔ Endoskopisch (laparoskopisch)
    3 ↔ Umsteigen endoskopisch - offen chirurgisch
    4 ↔ Umsteigen vaginal - offen chirurgisch
    5 ↔ Vaginal
    x ↔ Sonstige

5-660 Salpingotomie

5-660.2 ↔ Offen chirurgisch (abdominal)

5-660.3 ↔ Vaginal, laparoskopisch assistiert

5-660.4 ↔ Endoskopisch (laparoskopisch)

5-660.5 ↔ Umsteigen endoskopisch - offen chirurgisch

5-660.6 ↔ Umsteigen vaginal - offen chirurgisch

5-660.7 ↔ Vaginal

5-660.x ↔ Sonstige

5-660.y ↔ N.n.bez.

5-661 Salpingektomie
Hinw.: Der Zugang ist in der 6. Stelle nach der Liste vor Kode 5-660 zu kodieren

** 5-661.4 Restsalpingektomie

** 5-661.5 Partiell

** 5-661.6 Total

5-661.y N.n.bez.

5-663 Destruktion und Verschluss der Tubae uterinae [Sterilisationsoperation]
Hinw.: Der Zugang ist in der 6. Stelle nach folgender Liste zu kodieren:
    0 Offen chirurgisch (abdominal)
    1 Vaginal, laparoskopisch assistiert
    2 Endoskopisch (laparoskopisch)
    3 Umsteigen endoskopisch - offen chirurgisch
    4 Umsteigen vaginal - offen chirurgisch
    5 Vaginal
    x Sonstige

** 5-663.0 Elektrokoagulation

** 5-663.1 Anbringen von Clips

** 5-663.2 Anbringen von "Fallopian rings"

** 5-663.3 Fimbriektomie

** 5-663.4 Salpingektomie, partiell

** 5-663.5 Unterbindung mit Durchtrennung oder Destruktion

** 5-663.x Sonstige

5-663.y N.n.bez.

5-665 Exzision und Destruktion von erkranktem Gewebe der Tuba uterina
Hinw.: Der Zugang ist in der 6. Stelle nach der Liste vor Kode 5-660 zu kodieren

** 5-665.4 Exzision

** 5-665.5 Destruktion

** 5-665.x Sonstige

5-665.y N.n.bez.

5-666		**Plastische Rekonstruktion der Tuba uterina**
		Exkl.: Adhäsiolyse an Ovar und Tuba uterina (5-657 ff., 5-658 ff.)
		Hinw.: Der Zugang ist in der 6. Stelle nach der Liste vor Kode 5-660 zu kodieren

** 5-666.8 Tubostomie
** 5-666.9 Fimbrioplastik
** 5-666.a Tubenanastomose
** 5-666.b Salpingouterostomie
** 5-666.x Sonstige
5-666.y N.n.bez.

5-667 Insufflation der Tubae uterinae
5-667.0 Pertubation
5-667.1 Chromopertubation
5-667.2 Hydropertubation
5-667.x Sonstige
5-667.y N.n.bez.

5-669 ↔ **Andere Operationen an der Tuba uterina**

5-67 Operationen an der Cervix uteri

5-670 Dilatation des Zervikalkanals

5-671 Konisation der Cervix uteri
5-671.0 Konisation
    .00 Laserexzision
    .01 Schlingenexzision
    .02 Messerkonisation
    .03 Exzision mit elektrischer Nadel/Messer
    .0x Sonstige
5-671.1 Rekonisation
    .10 Laserexzision
    .11 Schlingenexzision
    .12 Messerkonisation
    .13 Exzision mit elektrischer Nadel/Messer
    .1x Sonstige
5-671.y N.n.bez.

5-672 Andere Exzision und Destruktion von erkranktem Gewebe der Cervix uteri
5-672.0 Exzision
5-672.1 Destruktion
    .10 Kauterisation
    .11 Elektrokoagulation
    .12 Laserkoagulation
    .13 Kryokoagulation
    .1x Sonstige
5-672.x Sonstige
5-672.y N.n.bez.

5-673 Amputation der Cervix uteri

5-674 Rekonstruktion der Cervix uteri in der Gravidität
5-674.0 Cerclage
5-674.1 Muttermundverschluss
5-674.x Sonstige
5-674.y N.n.bez.

5-675 Andere Rekonstruktion der Cervix uteri

5-675.0 Naht (nach Verletzung)

5-675.1 Plastische Rekonstruktion
Inkl.: Verschluss einer Fistel

5-675.2 Portioplastik

5-675.x Sonstige

5-675.y N.n.bez.

5-679 Andere Operationen an der Cervix uteri

5-679.0 Entfernung von Cerclagematerial

5-679.x Sonstige

5-679.y N.n.bez.

5-68 Inzision, Exzision und Exstirpation des Uterus

Inkl.: Exenteration des kleinen Beckens
Hinw.: Die Durchführung einer spezifischen Scheidenstumpffixation im Rahmen einer Vorder- und/oder Hinterwandplastik ist gesondert zu kodieren (5-704.46 bis 5-704.4v)
Die Durchführung einer spezifischen Zervixstumpffixation im Rahmen einer Vorder- und/oder Hinterwandplastik ist gesondert zu kodieren (5-704.56 bis 5-704.5v)

5-680 Inzision des Uterus [Hysterotomie]

5-681 Exzision und Destruktion von erkranktem Gewebe des Uterus

5-681.0 Exzision von Endometriumsynechien
   .01 Hysteroskopisch
   .0x Sonstige

5-681.1 Exzision eines kongenitalen Septums
   .10 Vaginal
   .11 Hysteroskopisch ohne Kontrolle
   .12 Hysteroskopisch, laparoskopisch assistiert
   .13 Hysteroskopisch, sonographisch assistiert
   .1x Sonstige

5-681.3 Exzision sonstigen erkrankten Gewebes des Uterus
   .30 Offen chirurgisch (abdominal)
   .31 Vaginal, laparoskopisch assistiert
   .32 Endoskopisch (laparoskopisch)
   .33 Hysteroskopisch
   .34 Umsteigen endoskopisch - offen chirurgisch
   .35 Umsteigen vaginal - offen chirurgisch
   .36 Vaginal
   .3x Sonstige

5-681.4 Morcellieren des Uterus als Vorbereitung zur Uterusexstirpation

5-681.5 Endometriumablation
   .50 Ablation durch Rollerball und/oder Schlingenresektion
   .51 Laserablation
   .52 Ablation durch Heißwasserballon
   .53 Hochfrequenzablation
   .5x Sonstige

Kapitel 5: Operationen

5-681.6 **Destruktion**
.60 Elektrokoagulation
.61 Laserkoagulation
.62 Thermokoagulation
.63 Kryokoagulation
.64 Photodynamische Therapie
.65 Magnetresonanz-gesteuerte fokussierte Ultraschallkoagulation [MRgFUS]
Hinw.: Die Dauer der Behandlung durch Magnetresonanz-gesteuerten fokussierten Ultraschall ist gesondert zu kodieren (8-660 ff.)
.67 Radiofrequenzablation, ohne intrauterine Ultraschallführung
.68 Radiofrequenzablation, mit intrauteriner Ultraschallführung
.6x Sonstige

5-681.7 Dopplersonographisch gesteuerte transvaginale temporäre Gefäßokklusion der Uterusarterien

5-681.8 Entfernung eines oder mehrerer Myome ohne ausgedehnte Naht des Myometriums
Inkl.: Entfernung eines oder mehrerer Myome ausschließlich mit Serosanaht
Hinw.: Die plastische Rekonstruktion des Uterus ist nicht gesondert zu kodieren
.80 Offen chirurgisch (abdominal)
.81 Vaginal, laparoskopisch assistiert
.82 Endoskopisch (laparoskopisch)
.83 Hysteroskopisch
.84 Umsteigen endoskopisch - offen chirurgisch
.85 Umsteigen vaginal - offen chirurgisch
.86 Vaginal
.8x Sonstige

5-681.9 Entfernung eines oder mehrerer Myome mit ausgedehnter Naht des Myometriums
Hinw.: Eine ausgedehnte Naht des Myometriums liegt vor, wenn eine Adaptation der Wundflächen stattgefunden hat und der Durchmesser von mindestens einem der entfernten Myome 5 cm oder mehr betrug. Die Durchmesser mehrerer Myome sind nicht zu addieren
Die plastische Rekonstruktion des Uterus ist nicht gesondert zu kodieren
.90 Offen chirurgisch (abdominal)
.91 Vaginal, laparoskopisch assistiert
.92 Endoskopisch (laparoskopisch)
.93 Hysteroskopisch
.94 Umsteigen endoskopisch - offen chirurgisch
.95 Umsteigen vaginal - offen chirurgisch
.96 Vaginal
.9x Sonstige

5-681.x Sonstige
5-681.y N.n.bez.

5-682 Subtotale Uterusexstirpation
Hinw.: Der Zugang ist für die mit ** gekennzeichneten Kodes in der 6. Stelle nach folgender Liste zu kodieren:
0 Offen chirurgisch (abdominal)
1 Vaginal, laparoskopisch assistiert
2 Endoskopisch (laparoskopisch)
3 Umsteigen endoskopisch - offen chirurgisch
4 Umsteigen vaginal - offen chirurgisch
5 Vaginal
x Sonstige

** 5-682.0 Suprazervikal
** 5-682.1 Supravaginal
5-682.2 Hemihysterektomie (bei Uterus bicornis)
.20 Offen chirurgisch (abdominal)
.21 Endoskopisch (laparoskopisch)
.22 Umsteigen endoskopisch - offen chirurgisch
.2x Sonstige

** 5-682.x Sonstige
5-682.y N.n.bez.

5-683 Uterusexstirpation [Hysterektomie]
Exkl.: Geburtshilfliche Uterusexstirpation (5-757)
Hinw.: Der Zugang ist für die mit ** gekennzeichneten Kodes in der 6. Stelle nach folgender Liste zu kodieren:
  0   Offen chirurgisch (abdominal)
  1   Vaginal
  2   Vaginal, laparoskopisch assistiert
  3   Endoskopisch (laparoskopisch)
  4   Umsteigen endoskopisch - offen chirurgisch
  5   Umsteigen vaginal - offen chirurgisch
  x   Sonstige

** 5-683.0 Ohne Salpingoovariektomie
** 5-683.1 Mit Salpingoovariektomie, einseitig
** 5-683.2 Mit Salpingoovariektomie, beidseitig
** 5-683.4 Zur Transplantation, Lebendspenderin
5-683.5   Mit ausgedehnter retroperitonealer Präparation, ohne Salpingoovariektomie
  Inkl.: Bei Endometriose
5-683.6   Mit ausgedehnter retroperitonealer Präparation, mit Salpingoovariektomie, einseitig
  Inkl.: Bei Endometriose
5-683.7   Mit ausgedehnter retroperitonealer Präparation, mit Salpingoovariektomie, beidseitig
  Inkl.: Bei Endometriose
** 5-683.x Sonstige
5-683.y   N.n.bez.

5-684 Zervixstumpfexstirpation
5-684.0 Offen chirurgisch (abdominal)
5-684.1 Vaginal
5-684.2 Umsteigen vaginal - offen chirurgisch
5-684.3 Vaginal, laparoskopisch assistiert
5-684.4 Endoskopisch (laparoskopisch)
5-684.5 Umsteigen endoskopisch - offen chirurgisch
5-684.x Sonstige
5-684.y N.n.bez.

5-685 Radikale Uterusexstirpation
Exkl.: Geburtshilfliche Uterusexstirpation (5-757)
Hinw.: Eine durchgeführte (Teil-)Exstirpation der weiblichen Adnexe ist gesondert zu kodieren:
• Salpingoovariektomie (5-653 ff.)
• Salpingektomie (5-661 ff.)

5-685.0 Ohne Lymphadenektomie
  .00 Offen chirurgisch (abdominal)
  .01 Vaginal
  .02 Vaginal, laparoskopisch assistiert
  .03 Umsteigen vaginal - offen chirurgisch
  .0x Sonstige
5-685.1 Mit pelviner Lymphadenektomie
5-685.2 Mit paraaortaler Lymphadenektomie
5-685.3 Mit pelviner und paraaortaler Lymphadenektomie

Kapitel 5: Operationen

5-685.4 **Totale mesometriale Resektion des Uterus [TMMR]**
Hinw.: Diese Form der radikalen Uterusexstirpation beinhaltet die Freilegung und Schonung der Nervi splanchnici lumbales, der Plexus hypogastrici superiores, der Nervi hypogastrici, der Plexus hypogastrici inferiores und der bilateralen Gefäß-Nerven-Versorgung der Harnblase

 .40 Ohne Lymphadenektomie
 .41 Mit pelviner Lymphadenektomie
  Inkl.: Resektion zusätzlicher Lymphknotenstationen, z.B. präsakrale Lymphknoten, Glutea-superior- und Glutea-inferior-Lymphknoten
 .42 Mit paraaortaler Lymphadenektomie
 .43 Mit pelviner und paraaortaler Lymphadenektomie
  Inkl.: Resektion zusätzlicher Lymphknotenstationen, z.B. präsakrale Lymphknoten, Glutea-superior- und Glutea-inferior-Lymphknoten
 .4x Sonstige

5-685.x Sonstige

5-685.y N.n.bez.

5-686 **Radikale Zervixstumpfexstirpation**
Hinw.: Eine durchgeführte (Teil-)Exstirpation der weiblichen Adnexe ist gesondert zu kodieren:
• Salpingoovariektomie (5-653 ff.)
• Salpingektomie (5-661 ff.)

5-686.0 Ohne Lymphadenektomie
 .00 Offen chirurgisch (abdominal)
 .01 Vaginal
 .02 Vaginal, laparoskopisch assistiert
 .03 Umsteigen vaginal - offen chirurgisch
 .0x Sonstige

5-686.1 Mit pelviner Lymphadenektomie

5-686.2 Mit paraaortaler Lymphadenektomie

5-686.3 Mit pelviner und paraaortaler Lymphadenektomie

5-686.x Sonstige

5-686.y N.n.bez.

5-687 **Exenteration [Eviszeration] des weiblichen kleinen Beckens**
Exkl.: Resektion von Gewebe ohne sichere Organzuordnung (Debulking-Operation) (5-547 ff.)
Hinw.: Eine durchgeführte Harnableitung ist gesondert zu kodieren (5-564 ff., 5-565 ff., 5-566 ff., 5-567 ff., 5-577 ff.)
Eine durchgeführte Darmrekonstruktion ist gesondert zu kodieren (5-460 ff.)
Eine durchgeführte Genital(re)konstruktion ist gesondert zu kodieren:
• Vagina (5-705 ff.)
• Vulva (5-716 ff.)

5-687.0 Vordere

5-687.1 Hintere

5-687.2 Totale

5-687.3 Laterale erweiterte endopelvine Resektion [LEER]
Hinw.: Bei dieser Operation erfolgt zusätzlich zur totalen Entfernung der Beckenorgane eine Resektion der Beckenwand- und Beckenbodenmuskulatur und des Iliaca-interna-Gefäßsystems
 .30 Abdominal
 .31 Abdominoperineal
  Hinw.: Eine Rekonstruktion des Beckenbodens und der Perinealregion mit Muskellappen oder myokutanen Lappen ist im Kode enthalten
 .3x Sonstige

5-687.y N.n.bez.

Kapitel 5: Operationen

5-689 Andere Inzision und Exzision des Uterus

5-689.0 Radikale Trachelektomie
Inkl.: Entfernung großer Teile der Zervix und der anhängenden Parametrien
Hinw.: Die Lymphadenektomie ist gesondert zu kodieren (5-406 ff., 5-407 ff.)
Die Anwendung eines OP-Roboters ist zusätzlich zu kodieren (5-987 ff.)
.00 Offen chirurgisch (abdominal)
.01 Vaginal
.02 Vaginal, laparoskopisch assistiert
.03 Endoskopisch (laparoskopisch)
.04 Umsteigen endoskopisch - offen chirurgisch
.05 Umsteigen vaginal - offen chirurgisch
.0x Sonstige

5-689.x Sonstige
5-689.y N.n.bez.

5-69 Andere Operationen am Uterus und Operationen an den Parametrien

5-690 Therapeutische Kürettage [Abrasio uteri]
Inkl.: Dilatation, Kürettage nach Abort [Abortkürettage]
Exkl.: Kürettage zur Beendigung der Schwangerschaft [Abruptio] (5-751)
Kürettage zur postpartalen Entfernung zurückgebliebener Plazenta (5-756.1)
Hinw.: Eine durchgeführte diagnostische Hysteroskopie ist gesondert zu kodieren (1-672)

5-690.0 Ohne lokale Medikamentenapplikation
5-690.1 Mit lokaler Medikamentenapplikation
5-690.2 Mit Polypentfernung
5-690.x Sonstige
5-690.y N.n.bez.

5-691 Entfernung eines intrauterinen Fremdkörpers
Inkl.: Entfernung eines Lost-IUD
Hinw.: Eine durchgeführte Fremdkörperentfernung durch Hysteroskopie ist unter 8-100.d zu kodieren

5-692 Exzision und Destruktion von erkranktem Gewebe der Parametrien
Exkl.: Exzision einer Parovarialzyste (5-659.2 ff.)
Hinw.: Der Zugang ist in der 6. Stelle nach folgender Liste zu kodieren:
0 ↔ Offen chirurgisch (abdominal)
1 ↔ Vaginal, laparoskopisch assistiert
2 ↔ Endoskopisch (laparoskopisch)
3 ↔ Umsteigen endoskopisch - offen chirurgisch
4 ↔ Umsteigen vaginal - offen chirurgisch
5 ↔ Vaginal
x ↔ Sonstige

** 5-692.0 Exzision
** 5-692.1 Destruktion
** 5-692.x Sonstige
5-692.y N.n.bez.

5-693 ↔ Plastische Rekonstruktion der Parametrien (bei Lagekorrektur des Uterus)

5-694 Parazervikale Uterusdenervierung

5-695 Rekonstruktion des Uterus
Hinw.: Der Zugang ist in der 6. Stelle nach folgender Liste zu kodieren:
0 Offen chirurgisch (abdominal)
1 Vaginal, laparoskopisch assistiert
2 Endoskopisch (laparoskopisch)
3 Umsteigen endoskopisch - offen chirurgisch
4 Umsteigen vaginal - offen chirurgisch
5 Vaginal
x Sonstige

** 5-695.0	Naht (nach Verletzung)	
** 5-695.1	Plastische Rekonstruktion	
** 5-695.2	Verschluss einer Fistel	
	Inkl.: Verschluss einer uterovesikalen Fistel	
** 5-695.3	Metroplastik	
** 5-695.x	Sonstige	
5-695.y	N.n.bez.	
5-699	**Andere Operationen an Uterus und Parametrien**	
5-699.0	Uterustransplantation	
5-699.x	Sonstige	

5-70 Operationen an Vagina und Douglasraum

5-700	**Kuldotomie**	
5-701	**Inzision der Vagina**	
5-701.0	Hymenotomie	
5-701.1	Adhäsiolyse	
5-701.2	Vaginotomie	
	Inkl.: Drainage	
5-701.x	Sonstige	
5-701.y	N.n.bez.	
5-702	**Lokale Exzision und Destruktion von erkranktem Gewebe der Vagina und des Douglasraumes**	
5-702.0	Hymenektomie	
5-702.1	Exzision von erkranktem Gewebe der Vagina	
5-702.2	Exzision von erkranktem Gewebe des Douglasraumes	
	Inkl.: Endometrioseherde	
5-702.3	Destruktion von erkranktem Gewebe der Vagina	
	.30	Kauterisation
	.31	Elektrokoagulation
	.32	Laserkoagulation
	.33	Kryokoagulation
	.3x	Sonstige
5-702.4	Destruktion von erkranktem Gewebe des Douglasraumes	
	Inkl.: Endometrioseherde	
5-702.x	Sonstige	
5-702.y	N.n.bez.	
5-703	**Verschluss und (sub-)totale Exstirpation der Vagina**	
5-703.0	Kolpokleisis	
5-703.1	Kolpektomie, subtotal	
5-703.2	Kolpektomie, total	
5-703.3	Kolpektomie, erweitert (radikal)	
5-703.x	Sonstige	
5-703.y	N.n.bez.	

5-704 Vaginale Kolporrhaphie und Beckenbodenplastik

Exkl.: Urethrokolposuspension (5-595.1 ff.)
Transvaginale Suspensionsoperation bei Inkontinenz (5-593 ff.)

Hinw.: Bei gleichzeitiger Vorder- und Hinterwandplastik sind beide gesondert zu kodieren
Eine ggf. durchgeführte Zervixamputation ist gesondert zu kodieren (5-673)
Die Durchführung einer spezifischen Scheidenstumpffixation im Rahmen einer Vorder- und/oder Hinterwandplastik ist gesondert zu kodieren (5-704.46 bis 5-704.4v)
Die Durchführung einer spezifischen Zervixstumpffixation im Rahmen einer Vorder- und/oder Hinterwandplastik ist gesondert zu kodieren (5-704.56 bis 5-704.5v)

5-704.0 Vorderwandplastik (bei (Urethro-)Zystozele)

.00 Ohne alloplastisches Material

.01 Mit alloplastischem Material
Exkl.: Obturatorplastik und TVT (5-593.2 ff.)
Hinw.: Die Art des verwendeten Materials für Gewebeersatz oder Gewebeverstärkung ist gesondert zu kodieren (5-932 ff.)

5-704.1 Hinterwandplastik (bei Rektozele)

.10 Ohne alloplastisches Material

.11 Mit alloplastischem Material
Hinw.: Die Art des verwendeten Materials für Gewebeersatz oder Gewebeverstärkung ist gesondert zu kodieren (5-932 ff.)

5-704.4 Scheidenstumpffixation

.46 Offen chirurgisch (abdominal), ohne alloplastisches Material, mit medianer Fixation am Promontorium oder im Bereich des Os sacrum

.47 Offen chirurgisch (abdominal), ohne alloplastisches Material, mit lateraler Fixation an den Ligg. sacrouterina

.48 Offen chirurgisch (abdominal), mit alloplastischem Material, mit medianer Fixation am Promontorium oder im Bereich des Os sacrum
Hinw.: Die Art des verwendeten Materials für Gewebeersatz oder Gewebeverstärkung ist gesondert zu kodieren (5-932 ff.)

.49 Offen chirurgisch (abdominal), mit alloplastischem Material, mit lateraler Fixation an den Ligg. sacrouterina
Hinw.: Die Art des verwendeten Materials für Gewebeersatz oder Gewebeverstärkung ist gesondert zu kodieren (5-932 ff.)

.4a Laparoskopisch, ohne alloplastisches Material, mit medianer Fixation am Promontorium oder im Bereich des Os sacrum

.4b Laparoskopisch, ohne alloplastisches Material, mit lateraler Fixation an den Ligg. sacrouterina

.4c Laparoskopisch, mit alloplastischem Material, mit medianer Fixation am Promontorium oder im Bereich des Os sacrum
Hinw.: Die Art des verwendeten Materials für Gewebeersatz oder Gewebeverstärkung ist gesondert zu kodieren (5-932 ff.)

.4d Laparoskopisch, mit alloplastischem Material, mit lateraler Fixation an den Ligg. sacrouterina
Hinw.: Die Art des verwendeten Materials für Gewebeersatz oder Gewebeverstärkung ist gesondert zu kodieren (5-932 ff.)

.4e Vaginal, ohne alloplastisches Material, mit Fixation an den Ligg. sacrouterina

.4f Vaginal, ohne alloplastisches Material, mit Fixation am Lig. sacrospinale oder Lig. sacrotuberale

.4g Vaginal, mit alloplastischem Material
Inkl.: Fixation am Lig. sacrospinale, Lig. sacrotuberale oder Lig. sacrouterinum
Hinw.: Die Art des verwendeten Materials für Gewebeersatz oder Gewebeverstärkung ist gesondert zu kodieren (5-932 ff.)

.4h Umsteigen laparoskopisch - offen chirurgisch, ohne alloplastisches Material

.4j Umsteigen vaginal - offen chirurgisch, ohne alloplastisches Material

.4k Umsteigen vaginal - laparoskopisch, ohne alloplastisches Material

.4m Umsteigen laparoskopisch - offen chirurgisch, mit alloplastischem Material
Exkl.: Scheidenstumpffixation durch Umsteigen laparoskopisch - offen chirurgisch mit alloplastischem Material mit beidseitiger Fixation am Lig. pectineale (5-704.4u, 5-704.4v)
Hinw.: Die Art des verwendeten Materials für Gewebeersatz oder Gewebeverstärkung ist gesondert zu kodieren (5-932 ff.)

.4n Umsteigen vaginal - offen chirurgisch, mit alloplastischem Material
Hinw.: Die Art des verwendeten Materials für Gewebeersatz oder Gewebeverstärkung ist gesondert zu kodieren (5-932 ff.)

.4p Umsteigen vaginal - laparoskopisch, mit alloplastischem Material
Hinw.: Die Art des verwendeten Materials für Gewebeersatz oder Gewebeverstärkung ist gesondert zu kodieren (5-932 ff.)

Kapitel 5: Operationen

.4q Offen chirurgisch (abdominal), mit alloplastischem Material, mit beidseitiger Fixation am Lig. pectineale, ohne tiefe Netzeinlage
Inkl.: Offen chirurgische Pektopexie
Hinw.: Die Art des verwendeten Materials für Gewebeersatz oder Gewebeverstärkung ist gesondert zu kodieren (5-932 ff.)

.4r Offen chirurgisch (abdominal), mit alloplastischem Material, mit beidseitiger Fixation am Lig. pectineale, mit tiefer Netzeinlage
Inkl.: Offen chirurgische Pektopexie mit tiefer Netzeinlage
Hinw.: Die Art des verwendeten Materials für Gewebeersatz oder Gewebeverstärkung ist gesondert zu kodieren (5-932 ff.)

.4s Laparoskopisch, mit alloplastischem Material, mit beidseitiger Fixation am Lig. pectineale, ohne tiefe Netzeinlage
Inkl.: Laparoskopische Pektopexie
Hinw.: Die Art des verwendeten Materials für Gewebeersatz oder Gewebeverstärkung ist gesondert zu kodieren (5-932 ff.)

.4t Laparoskopisch, mit alloplastischem Material, mit beidseitiger Fixation am Lig. pectineale, mit tiefer Netzeinlage
Inkl.: Laparoskopische Pektopexie mit tiefer Netzeinlage
Hinw.: Die Art des verwendeten Materials für Gewebeersatz oder Gewebeverstärkung ist gesondert zu kodieren (5-932 ff.)

.4u Umsteigen laparoskopisch - offen chirurgisch, mit alloplastischem Material, mit beidseitiger Fixation am Lig. pectineale, ohne tiefe Netzeinlage
Hinw.: Die Art des verwendeten Materials für Gewebeersatz oder Gewebeverstärkung ist gesondert zu kodieren (5-932 ff.)

.4v Umsteigen laparoskopisch - offen chirurgisch, mit alloplastischem Material, mit beidseitiger Fixation am Lig. pectineale, mit tiefer Netzeinlage
Hinw.: Die Art des verwendeten Materials für Gewebeersatz oder Gewebeverstärkung ist gesondert zu kodieren (5-932 ff.)

.4x Sonstige

5-704.5 Zervixstumpffixation

.56 Offen chirurgisch (abdominal), ohne alloplastisches Material, mit medianer Fixation am Promontorium oder im Bereich des Os sacrum

.57 Offen chirurgisch (abdominal), ohne alloplastisches Material, mit lateraler Fixation an den Ligg. sacrouterina

.58 Offen chirurgisch (abdominal), mit alloplastischem Material, mit medianer Fixation am Promontorium oder im Bereich des Os sacrum
Hinw.: Die Art des verwendeten Materials für Gewebeersatz oder Gewebeverstärkung ist gesondert zu kodieren (5-932 ff.)

.59 Offen chirurgisch (abdominal), mit alloplastischem Material, mit lateraler Fixation an den Ligg. sacrouterina
Hinw.: Die Art des verwendeten Materials für Gewebeersatz oder Gewebeverstärkung ist gesondert zu kodieren (5-932 ff.)

.5a Laparoskopisch, ohne alloplastisches Material, mit medianer Fixation am Promontorium oder im Bereich des Os sacrum

.5b Laparoskopisch, ohne alloplastisches Material, mit lateraler Fixation an den Ligg. sacrouterina

.5c Laparoskopisch, mit alloplastischem Material, mit medianer Fixation am Promontorium oder im Bereich des Os sacrum
Hinw.: Die Art des verwendeten Materials für Gewebeersatz oder Gewebeverstärkung ist gesondert zu kodieren (5-932 ff.)

.5d Laparoskopisch, mit alloplastischem Material, mit lateraler Fixation an den Ligg. sacrouterina
Hinw.: Die Art des verwendeten Materials für Gewebeersatz oder Gewebeverstärkung ist gesondert zu kodieren (5-932 ff.)

.5e Vaginal, ohne alloplastisches Material, mit Fixation an den Ligg. sacrouterina

.5f Vaginal, ohne alloplastisches Material, mit Fixation am Lig. sacrospinale oder Lig. sacrotuberale

.5g Vaginal, mit alloplastischem Material
Inkl.: Fixation am Lig. sacrospinale, Lig. sacrotuberale oder Lig. sacrouterinum
Hinw.: Die Art des verwendeten Materials für Gewebeersatz oder Gewebeverstärkung ist gesondert zu kodieren (5-932 ff.)

.5h Umsteigen laparoskopisch - offen chirurgisch, ohne alloplastisches Material

.5j Umsteigen vaginal - offen chirurgisch, ohne alloplastisches Material

.5k Umsteigen vaginal - laparoskopisch, ohne alloplastisches Material

.5m Umsteigen laparoskopisch - offen chirurgisch, mit alloplastischem Material
Exkl.: Zervixstumpffixation durch Umsteigen laparoskopisch - offen chirurgisch mit alloplastischem Material mit beidseitiger Fixation am Lig. pectineale (5-704.5u, 5-704.5v)
Hinw.: Die Art des verwendeten Materials für Gewebeersatz oder Gewebeverstärkung ist gesondert zu kodieren (5-932 ff.)

Kapitel 5: Operationen

.5n Umsteigen vaginal - offen chirurgisch, mit alloplastischem Material
Hinw.: Die Art des verwendeten Materials für Gewebeersatz oder Gewebeverstärkung ist gesondert zu kodieren (5-932 ff.)

.5p Umsteigen vaginal - laparoskopisch, mit alloplastischem Material
Hinw.: Die Art des verwendeten Materials für Gewebeersatz oder Gewebeverstärkung ist gesondert zu kodieren (5-932 ff.)

.5q Offen chirurgisch (abdominal), mit alloplastischem Material, mit beidseitiger Fixation am Lig. pectineale, ohne tiefe Netzeinlage
Inkl.: Offen chirurgische Pektopexie
Hinw.: Die Art des verwendeten Materials für Gewebeersatz oder Gewebeverstärkung ist gesondert zu kodieren (5-932 ff.)

.5r Offen chirurgisch (abdominal), mit alloplastischem Material, mit beidseitiger Fixation am Lig. pectineale, mit tiefer Netzeinlage
Inkl.: Offen chirurgische Pektopexie mit tiefer Netzeinlage
Hinw.: Die Art des verwendeten Materials für Gewebeersatz oder Gewebeverstärkung ist gesondert zu kodieren (5-932 ff.)

.5s Laparoskopisch, mit alloplastischem Material, mit beidseitiger Fixation am Lig. pectineale, ohne tiefe Netzeinlage
Inkl.: Laparoskopische Pektopexie
Hinw.: Die Art des verwendeten Materials für Gewebeersatz oder Gewebeverstärkung ist gesondert zu kodieren (5-932 ff.)

.5t Laparoskopisch, mit alloplastischem Material, mit beidseitiger Fixation am Lig. pectineale, mit tiefer Netzeinlage
Inkl.: Laparoskopische Pektopexie mit tiefer Netzeinlage
Hinw.: Die Art des verwendeten Materials für Gewebeersatz oder Gewebeverstärkung ist gesondert zu kodieren (5-932 ff.)

.5u Umsteigen laparoskopisch - offen chirurgisch, mit alloplastischem Material, mit beidseitiger Fixation am Lig. pectineale, ohne tiefe Netzeinlage
Hinw.: Die Art des verwendeten Materials für Gewebeersatz oder Gewebeverstärkung ist gesondert zu kodieren (5-932 ff.)

.5v Umsteigen laparoskopisch - offen chirurgisch, mit alloplastischem Material, mit beidseitiger Fixation am Lig. pectineale, mit tiefer Netzeinlage
Hinw.: Die Art des verwendeten Materials für Gewebeersatz oder Gewebeverstärkung ist gesondert zu kodieren (5-932 ff.)

.5x Sonstige

5-704.6 Uterusfixation

.60 Offen chirurgisch (abdominal), ohne alloplastisches Material, mit medianer Fixation am Promontorium oder im Bereich des Os sacrum

.61 Offen chirurgisch (abdominal), ohne alloplastisches Material, mit lateraler Fixation an den Ligg. sacrouterina

.62 Offen chirurgisch (abdominal), mit alloplastischem Material, mit medianer Fixation am Promontorium oder im Bereich des Os sacrum
Hinw.: Die Art des verwendeten Materials für Gewebeersatz oder Gewebeverstärkung ist gesondert zu kodieren (5-932 ff.)

.63 Offen chirurgisch (abdominal), mit alloplastischem Material, mit lateraler Fixation an den Ligg. sacrouterina
Hinw.: Die Art des verwendeten Materials für Gewebeersatz oder Gewebeverstärkung ist gesondert zu kodieren (5-932 ff.)

.64 Laparoskopisch, ohne alloplastisches Material, mit medianer Fixation am Promontorium oder im Bereich des Os sacrum

.65 Laparoskopisch, ohne alloplastisches Material, mit lateraler Fixation an den Ligg. sacrouterina

.66 Laparoskopisch, mit alloplastischem Material, mit medianer Fixation am Promontorium oder im Bereich des Os sacrum
Hinw.: Die Art des verwendeten Materials für Gewebeersatz oder Gewebeverstärkung ist gesondert zu kodieren (5-932 ff.)

.67 Laparoskopisch, mit alloplastischem Material, mit lateraler Fixation an den Ligg. sacrouterina
Hinw.: Die Art des verwendeten Materials für Gewebeersatz oder Gewebeverstärkung ist gesondert zu kodieren (5-932 ff.)

.68 Vaginal, ohne alloplastisches Material, mit Fixation an den Ligg. sacrouterina

.69 Vaginal, ohne alloplastisches Material, mit Fixation am Lig. sacrospinale oder Lig. sacrotuberale

.6a Vaginal, mit alloplastischem Material
Inkl.: Fixation am Lig. sacrospinale, Lig. sacrotuberale oder Lig. sacrouterinum
Hinw.: Die Art des verwendeten Materials für Gewebeersatz oder Gewebeverstärkung ist gesondert zu kodieren (5-932 ff.)

.6b Umsteigen laparoskopisch - offen chirurgisch, ohne alloplastisches Material

.6c Umsteigen vaginal - offen chirurgisch, ohne alloplastisches Material

Kapitel 5: Operationen

.6d Umsteigen vaginal - laparoskopisch, ohne alloplastisches Material

.6e Umsteigen laparoskopisch - offen chirurgisch, mit alloplastischem Material
Exkl.: Uterusfixation durch Umsteigen laparoskopisch - offen chirurgisch mit alloplastischem Material mit beidseitiger Fixation am Lig. pectineale (5-704.6n, 5-704.6p)
Hinw.: Die Art des verwendeten Materials für Gewebeersatz oder Gewebeverstärkung ist gesondert zu kodieren (5-932 ff.)

.6f Umsteigen vaginal - offen chirurgisch, mit alloplastischem Material
Hinw.: Die Art des verwendeten Materials für Gewebeersatz oder Gewebeverstärkung ist gesondert zu kodieren (5-932 ff.)

.6g Umsteigen vaginal - laparoskopisch, mit alloplastischem Material
Hinw.: Die Art des verwendeten Materials für Gewebeersatz oder Gewebeverstärkung ist gesondert zu kodieren (5-932 ff.)

.6h Offen chirurgisch (abdominal), mit alloplastischem Material, mit beidseitiger Fixation am Lig. pectineale, ohne tiefe Netzeinlage
Inkl.: Offen chirurgische Pektopexie
Hinw.: Die Art des verwendeten Materials für Gewebeersatz oder Gewebeverstärkung ist gesondert zu kodieren (5-932 ff.)

.6j Offen chirurgisch (abdominal), mit alloplastischem Material, mit beidseitiger Fixation am Lig. pectineale, mit tiefer Netzeinlage
Inkl.: Offen chirurgische Pektopexie mit tiefer Netzeinlage
Hinw.: Die Art des verwendeten Materials für Gewebeersatz oder Gewebeverstärkung ist gesondert zu kodieren (5-932 ff.)

.6k Laparoskopisch, mit alloplastischem Material, mit beidseitiger Fixation am Lig. pectineale, ohne tiefe Netzeinlage
Inkl.: Laparoskopische Pektopexie
Hinw.: Die Art des verwendeten Materials für Gewebeersatz oder Gewebeverstärkung ist gesondert zu kodieren (5-932 ff.)

.6m Laparoskopisch, mit alloplastischem Material, mit beidseitiger Fixation am Lig. pectineale, mit tiefer Netzeinlage
Inkl.: Laparoskopische Pektopexie mit tiefer Netzeinlage
Hinw.: Die Art des verwendeten Materials für Gewebeersatz oder Gewebeverstärkung ist gesondert zu kodieren (5-932 ff.)

.6n Umsteigen laparoskopisch - offen chirurgisch, mit alloplastischem Material, mit beidseitiger Fixation am Lig. pectineale, ohne tiefe Netzeinlage
Hinw.: Die Art des verwendeten Materials für Gewebeersatz oder Gewebeverstärkung ist gesondert zu kodieren (5-932 ff.)

.6p Umsteigen laparoskopisch - offen chirurgisch, mit alloplastischem Material, mit beidseitiger Fixation am Lig. pectineale, mit tiefer Netzeinlage
Hinw.: Die Art des verwendeten Materials für Gewebeersatz oder Gewebeverstärkung ist gesondert zu kodieren (5-932 ff.)

.6x Sonstige

5-704.x Sonstige

5-704.y N.n.bez.

5-705 Konstruktion und Rekonstruktion der Vagina

5-705.0 Mit freiem Hauttransplantat

5-705.1 Mit Darmtransplantat

5-705.2 Mit myokutanem Transpositionslappen

5-705.3 Mit Peritoneum

5-705.4 Mit Dura

5-705.5 Nach Vecchetti

5-705.6 Mit gestielter Haut des Penis (Genitalorganumwandlung)

5-705.7 Eröffnungsplastik (bei Gynatresie)

5-705.x Sonstige

5-705.y N.n.bez.

5-706 Andere plastische Rekonstruktion der Vagina

5-706.0 Naht (nach Verletzung)

5-706.1 Hymenraffung

5-706.2 Verschluss einer rekto(kolo-)vaginalen Fistel
- .20 Offen chirurgisch (abdominal)
- .21 Vaginal
- .22 Umsteigen vaginal - offen chirurgisch
- .23 Laparoskopisch
- .2x Sonstige

5-706.3 Verschluss einer ureterovaginalen Fistel
- .30 Offen chirurgisch (abdominal)
- .31 Vaginal
- .32 Umsteigen vaginal - offen chirurgisch
- .33 Laparoskopisch
- .3x Sonstige

5-706.4 Verschluss einer vesikovaginalen Fistel
- .40 Offen chirurgisch (abdominal)
- .41 Vaginal
- .42 Transvesikal
- .43 Laparoskopisch
- .44 Umsteigen vesikal oder vaginal - offen chirurgisch
- .4x Sonstige

5-706.5 Verschluss einer urethrovaginalen Fistel
- .50 Offen chirurgisch (abdominal)
- .51 Vaginal
- .52 Umsteigen vaginal - offen chirurgisch
- .53 Laparoskopisch
- .5x Sonstige

5-706.6 Verschluss einer sonstigen Fistel
- .60 Offen chirurgisch (abdominal)
- .61 Vaginal
- .62 Umsteigen vaginal - offen chirurgisch
- .63 Laparoskopisch
- .6x Sonstige

5-706.x Sonstige
5-706.y N.n.bez.

5-707 Plastische Rekonstruktion des kleinen Beckens und des Douglasraumes

5-707.1 Douglasplastik

5-707.2 Enterozelenplastik ohne alloplastisches Material
- .20 Offen chirurgisch (abdominal)
- .21 Vaginal
- .22 Umsteigen vaginal - offen chirurgisch
- .2x Sonstige

5-707.3 Enterozelenplastik mit alloplastischem Material
Hinw.: Die Art des verwendeten Materials für Gewebeersatz oder Gewebeverstärkung ist gesondert zu kodieren (5-932 ff.)
- .30 Offen chirurgisch (abdominal)
- .31 Vaginal
- .32 Umsteigen vaginal - offen chirurgisch
- .3x Sonstige

5-707.x Sonstige
5-707.y N.n.bez.

Kapitel 5: Operationen

5-709	**Andere Operationen an Vagina und Douglasraum**
5-709.0	Teilstationäre Dilatation der Vagina bei Kindern und Jugendlichen

  Hinw.: Dieser Kode ist nur für Patienten bis zur Vollendung des 18. Lebensjahres anzugeben
  Strukturmerkmale:
  • Vorhandensein einer Fachabteilung für Kinder- und Jugendmedizin am Standort des Krankenhauses
  Mindestmerkmale:
  • Die Dilatation der Vagina erfolgt durch einen Facharzt für Kinderchirurgie unter Analgosedierung oder Anästhesie durch einen Facharzt für Anästhesie und eine Pflegekraft
  Die Analgosedierung oder Anästhesie ist nicht gesondert zu kodieren

5-709.x	Sonstige
5-709.y	N.n.bez.

5-71 Operationen an der Vulva

Exkl.: Operationen im Zusammenhang mit einer Geburt (5-758 ff., 5-759.1)
Hinw.: Operationen an der Urethra, der Vagina oder am Anus sind gesondert zu kodieren (5-58, 5-70, 5-49)
Lappenplastiken sind gesondert zu kodieren (5-903.1 ff. bis 5-903.4 ff., 5-903.6 ff. bis 5-903.x ff., 5-857 ff.)

5-710	**Inzision der Vulva**

  Inkl.: Inzision an der Haut der Vulva

5-711		**Operationen an der Bartholin-Drüse (Zyste)**
5-711.0	↔	Inzision
5-711.1	↔	Marsupialisation
5-711.2	↔	Exzision
5-711.x	↔	Sonstige
5-711.y		N.n.bez.

5-712	**Andere Exzision und Destruktion von erkranktem Gewebe der Vulva**
5-712.0	Exzision

  Inkl.: Exzision von erkrankter Haut der Vulva
  Exzision an der Vulva unter Mitnahme der Haut des Perineums
  Exkl.: Chirurgische Wundtoilette [Wunddebridement] mit Entfernung von erkranktem Gewebe an Haut und Unterhaut (5-896 ff.)
  Exzision und Resektion der Klitoris (5-713 ff.)
  Exzision und Resektion der Urethra (5-58)
  Exzision von mindestens einem Viertel (90 oder mehr Grad) der Vulva (5-714 ff.)
  Alleinige Exzision an der Bartholin-Drüse (5-711.2)
  Hinw.: Hier ist die Exzision von weniger als einem Viertel der Vulva (weniger als 90 Grad) zu kodieren
  Eine Lymphadenektomie ist gesondert zu kodieren (5-40)

5-712.1	Destruktion
.10	Kauterisation
.11	Elektrokoagulation
.12	Laserkoagulation

  Inkl.: Laservaporisation

.13	Kryokoagulation
.1x	Sonstige
5-712.x	Sonstige
5-712.y	N.n.bez.

5-713	**Operationen an der Klitoris**

  Exkl.: (Teil-)Resektion der Klitoris im Rahmen einer Vulvektomie (5-714 ff.)
  Hinw.: Eine Lymphadenektomie ist gesondert zu kodieren (5-40)

5-713.0	Teilresektion
5-713.1	Klitoridektomie
5-713.2	Plastische Rekonstruktion

| 5-713.x | Sonstige |
| 5-713.y | N.n.bez. |

5-714 **Vulvektomie**
Hinw.: Eine ggf. durchgeführte (Teil-)Resektion von Klitoris und/oder Meatus urethrae externus ist im Kode enthalten

5-714.4 Partiell
Exkl.: Exzision von weniger als einem Viertel der Vulva (weniger als 90 Grad) (5-712.0)
Hinw.: Eine Lymphadenektomie ist gesondert zu kodieren (5-40)
.40 Mit Entfernung von einem Viertel bis weniger als der Hälfte der Vulva (90 Grad bis weniger als 180 Grad)
.41 Mit Entfernung von mindestens der Hälfte der Vulva (180 oder mehr Grad)
Inkl.: Hemivulvektomie (lateral, ventral, dorsal)

5-714.5 Total
Inkl.: Entfernung der kompletten Vulva (360 Grad)
Hinw.: Eine Lymphadenektomie ist gesondert zu kodieren (5-40)

5-714.6 En bloc, mit inguinaler und femoraler Lymphadenektomie
Hinw.: Hierbei handelt es sich um ein spezielles Operationsverfahren mit En-bloc-Entnahme der kompletten Haut der Vulva und ggf. der Inguinalfalte sowie inguinaler und femoraler Lymphknoten
Die Lymphadenektomie inguinaler und femoraler Lymphknoten ist hier nicht gesondert zu kodieren
.60 Ohne Entfernung der Haut der Inguinalfalte
.61 Mit Entfernung der Haut der Inguinalfalte

5-714.y N.n.bez.

5-716 **Konstruktion und Rekonstruktion der Vulva (und des Perineums)**

5-716.0	Naht (nach Verletzung)
5-716.1	Plastische Rekonstruktion
5-716.2	Plastische Rekonstruktion, mikrochirurgisch (bei kongenitalen Fehlbildungen)
5-716.3	Erweiterungsplastik des Introitus vaginae
5-716.4	Konstruktion des Introitus vaginae (bei kongenitalen Fehlbildungen)
5-716.5	Fistelverschluss
5-716.x	Sonstige
5-716.y	N.n.bez.

5-718 **Andere Operationen an der Vulva**

5-718.0 Adhäsiolyse der Labien
Exkl.: Durchtrennung von Labiensynechien bei Verbrennungen (5-927 ff.)

| 5-718.x | Sonstige |
| 5-718.y | N.n.bez. |

5-719 **Andere Operationen an den weiblichen Genitalorganen**

Geburtshilfliche Operationen (5-72...5-75)

Exkl.: Überwachung und Leitung einer normalen und einer Risikogeburt (9-260, 9-261)

Hinw.: Die Anwendung mikrochirurgischer Technik ist, sofern nicht als eigener Kode angegeben, zusätzlich zu kodieren (5-984)
Die Anwendung von Lasertechnik ist, sofern nicht als eigener Kode angegeben, zusätzlich zu kodieren (5-985 ff.)
Die Durchführung einer Reoperation ist, sofern nicht als eigener Kode angegeben, zusätzlich zu kodieren (5-983)

5-72 Entbindung aus Beckenendlage und instrumentelle Entbindung
Hinw.: Eine durchgeführte Episiotomie ist im Kode enthalten
Die postnatale Versorgung des Neugeborenen ist gesondert zu kodieren (9-262 ff.)

5-720 Zangenentbindung
5-720.0 Aus Beckenausgang
5-720.1 Aus Beckenmitte
5-720.x Sonstige
5-720.y N.n.bez.

5-724 Drehung des kindlichen Kopfes mit Zange

5-725 Extraktion bei Beckenendlage
Inkl.: Armlösung
Exkl.: Wendung mit Extraktion (5-732.2, 5-732.3, 5-732.4)
5-725.0 Manuell
5-725.1 Instrumentell
5-725.2 Kombiniert manuell/instrumentell
5-725.x Sonstige
5-725.y N.n.bez.

5-727 Spontane und vaginale operative Entbindung bei Beckenendlage
5-727.0 Spontane Entbindung ohne Komplikationen
Inkl.: Manualhilfe nach Bracht
5-727.1 Assistierte Entbindung mit Spezialhandgriffen
5-727.2 Assistierte Entbindung mit Instrumentenhilfe
5-727.3 Kombinierte Entbindung mit Spezialhandgriffen und Instrumentenhilfe
5-727.x Sonstige
5-727.y N.n.bez.

5-728 Vakuumentbindung
5-728.0 Aus Beckenausgang
5-728.1 Aus Beckenmitte
5-728.x Sonstige
5-728.y N.n.bez.

5-729 Andere instrumentelle Entbindung

5-73 Andere Operationen zur Geburtseinleitung und unter der Geburt
Hinw.: Die postnatale Versorgung des Neugeborenen ist gesondert zu kodieren (9-262 ff.)

5-730 Künstliche Fruchtblasensprengung [Amniotomie]
Hinw.: Die Überwachung und Leitung einer normalen Geburt oder einer Risikogeburt sind gesondert zu kodieren (9-260, 9-261)

5-731 Andere operative Geburtseinleitung

Kapitel 5: Operationen

5-732		**Innere und kombinierte Wendung ohne und mit Extraktion**
		Hinw.: Die Überwachung und Leitung einer normalen Geburt oder einer Risikogeburt sind bei den Kodes 5-732.0, 5-732.1, 5-732.5 und 5-732.y gesondert zu kodieren (9-260, 9-261)
5-732.0		Innere Wendung, ohne Extraktion
5-732.1		Kombinierte Wendung, ohne Extraktion
5-732.2		Mit Extraktion, ohne weitere Komplikationen
5-732.3		Mit Extraktion durch Zange am (nachfolgenden) Becken
5-732.4		Mit Extraktion bei sonstiger Komplikation
5-732.5		Am zweiten Zwilling
5-732.y		N.n.bez.
5-733		**Misslungene vaginale operative Entbindung**
		Hinw.: Die Überwachung und Leitung einer normalen Geburt oder einer Risikogeburt sind gesondert zu kodieren (9-260, 9-261)
5-733.0		Misslungene Zangenentbindung
5-733.1		Misslungene Vakuumextraktion
5-733.2		Misslungene innere Wendung
5-733.3		Misslungene kombinierte Wendung
5-733.x		Sonstige
5-733.y		N.n.bez.
5-734		**Operative Maßnahmen am Fetus zur Geburtserleichterung**
		Exkl.: Intrauterine Therapie des Fetus (5-754 ff.)
5-734.0		Punktion eines Hydrozephalus
5-734.1		Aszitespunktion
5-734.2		Embryotomie
5-734.3		Destruktion des Fetus
5-734.4		Dekapitation des Fetus
5-734.x		Sonstige
5-734.y		N.n.bez.
5-738		**Episiotomie und Naht**
		Hinw.: Die Überwachung und Leitung einer normalen Geburt oder einer Risikogeburt sind gesondert zu kodieren (9-260, 9-261)
5-738.0		Episiotomie
		Hinw.: Die Naht ist im Kode enthalten
5-738.2		Naht einer Episiotomie als selbständige Maßnahme
		Exkl.: Rekonstruktion weiblicher Genitalorgane nach Ruptur, post partum (5-758 ff.)
5-738.x		Sonstige
5-738.y		N.n.bez.
5-739		**Andere Operationen zur Unterstützung der Geburt**
		Exkl.: Dilatation des Zervikalkanals (5-670)
5-739.0		Inzision der Cervix uteri
5-739.1		Symphyseotomie
5-739.2		Rückverlagerung einer prolabierten Nabelschnur
5-739.x		Sonstige
5-739.y		N.n.bez.

5-74 Sectio caesarea und Entwicklung des Kindes
Hinw.: Die postnatale Versorgung des Neugeborenen ist gesondert zu kodieren (9-262 ff.)

5-740 Klassische Sectio caesarea
Inkl.: Entfernung zurückgebliebener Plazenta (postpartal)
Hinw.: Mit einem Kode aus diesem Bereich ist die Sectio mit transisthmischem Querschnitt zu kodieren

5-740.0	Primär
5-740.1	Sekundär
5-740.y	N.n.bez.

5-741 Sectio caesarea, suprazervikal und korporal
Inkl.: Entfernung zurückgebliebener Plazenta (postpartal)

5-741.0	Primär, suprazervikal
5-741.1	Sekundär, suprazervikal
5-741.2	Primär, korporal, T-Inzision
5-741.3	Sekundär, korporal, T-Inzision
5-741.4	Primär, korporal, Längsinzision
5-741.5	Sekundär, korporal, Längsinzision
5-741.x	Sonstige
5-741.y	N.n.bez.

5-742 Sectio caesarea extraperitonealis
Inkl.: Entfernung zurückgebliebener Plazenta (postpartal)

5-742.0	Primär
5-742.1	Sekundär
5-742.y	N.n.bez.

5-743 Entfernung eines intraperitonealen Embryos

5-743.0	Offen chirurgisch
5-743.1	Laparoskopisch
5-743.2	Umsteigen von laparoskopischem auf offen chirurgisches Vorgehen
5-743.3	Über Kuldoskopie
5-743.x	Sonstige
5-743.y	N.n.bez.

5-744 Operationen bei Extrauteringravidität
Hinw.: Der Zugang ist in der 6. Stelle nach folgender Liste zu kodieren:
- 0 ↔ Offen chirurgisch (abdominal)
- 1 ↔ Vaginal, laparoskopisch assistiert
- 2 ↔ Endoskopisch (laparoskopisch)
- 3 ↔ Umsteigen endoskopisch - offen chirurgisch
- 4 ↔ Umsteigen vaginal - offen chirurgisch
- 5 ↔ Vaginal
- x ↔ Sonstige

** 5-744.0	Salpingotomie
** 5-744.1	Salpingotomie mit Rekonstruktion
** 5-744.2	Partielle Salpingektomie
** 5-744.3	Partielle Salpingektomie mit Rekonstruktion
** 5-744.4	Totale Salpingektomie
** 5-744.5	Behandlung lokal medikamentös bei Tubargravidität
** 5-744.x	Sonstige
5-744.y	N.n.bez.

5-749	**Andere Sectio caesarea**
	Inkl.: Entfernung zurückgebliebener Plazenta (postpartal)
5-749.0	Resectio
	Hinw.: Dieser Kode ist ein Zusatzkode
	Die durchgeführten Eingriffe sind einzeln zu kodieren
5-749.1	Misgav-Ladach-Sectio
	.10 Primär
	.11 Sekundär
5-749.x	Sonstige
5-749.y	N.n.bez.

5-75 Andere geburtshilfliche Operationen

5-750	**Intraamniale Injektion zur Beendigung der Schwangerschaft**
	Exkl.: Intraamniale Injektion zur Geburtseinleitung (5-731)
5-751	**Kürettage zur Beendigung der Schwangerschaft [Abruptio]**
	Exkl.: Kürettage nach Abort [Abortkürettage] (5-690 ff.)
	Kürettage zur postpartalen Entfernung zurückgebliebener Plazenta (5-756.1)
5-752	**Andere Operationen zur Beendigung einer Schwangerschaft**
5-753	**Therapeutische Amniozentese [Amnionpunktion]**
5-753.0	Mit anschließender Auffüllung
5-753.1	Mit Nabelschnurpunktion
5-753.2	Fetozid
5-753.x	Sonstige
5-753.y	N.n.bez.
5-754	**Intrauterine Therapie des Fetus**
	Exkl.: Diagnostische Fetoskopie (1-674)
	Fetale Biopsie (1-473.2)
	Über die Mutter verabreichte, am Fetus wirksame Medikamente zur Prognoseverbesserung bei drohender Frühgeburt
	Hinw.: Die Überwachung und Leitung einer normalen Geburt oder einer Risikogeburt sind gesondert zu kodieren (9-260, 9-261)
5-754.0	Transfusion
	Hinw.: Die Menge der verabreichten Blutprodukte ist gesondert zu kodieren (8-800 ff., 8-810.w ff.)
5-754.1	Anlegen von Drainagen
	.10 Intrauterine Drainagetherapie am Fetus
	.11 Amniondrainage
	.1x Sonstige
5-754.2	Medikamentös
	Hinw.: Die Menge der verabreichten Medikamente ist gesondert zu kodieren (Kap. 6)
5-754.3	Anlegen eines feto-amnialen Shunts
5-754.4	Lasertherapie (z.B. bei Gefäßanastomosen)
5-754.5	Serieller Fruchtwasseraustausch
5-754.6	Hochfrequenzablation von Tumorgefäßen und/oder Plazentagefäßen
5-754.7	Kontinuierliche Amnioninfusion über ein subkutan implantiertes Portsystem
5-754.8	Kontinuierliche Amnioninfusion über einen intraamnialen Katheter
5-754.x	Sonstige
5-754.y	N.n.bez.

Kapitel 5: Operationen

5-755 **Andere intrauterine Operationen am Fetus**
Exkl.: Diagnostische Fetoskopie (1-674)
Fetale Biopsie (1-473.2)
Hinw.: Die Überwachung und Leitung einer normalen Geburt oder einer Risikogeburt sind gesondert zu kodieren (9-260, 9-261)

5-755.0	Fetoskopischer temporärer Verschluss der Luftröhre durch Latexballons
5-755.1	Fetoskopische Entfernung eines Latexballons
5-755.2	Fetoskopische Überstimulation bei Herzrhythmusstörungen
5-755.3	Vorgeburtliche Eröffnung einer Herzklappe
5-755.4	Vorgeburtliche Eröffnung des Foramen ovale
5-755.5	EXIT [Ex utero intrapartum treatment]-Operation beim Fetus mit Kehlkopf- oder Luftröhrenverschluss unter Entbindung
5-755.6	Fetoskopische Eröffnung von posterioren Harnklappen
5-755.7	Operativer Verschluss oder Abdeckung des offenen Rückens
5-755.8	Implantation eines Herzschrittmachers
5-755.9	Eröffnung eines Kehlkopf- oder Luftröhrenverschlusses
5-755.x	Sonstige
5-755.y	N.n.bez.

5-756 **Entfernung zurückgebliebener Plazenta (postpartal)**
Exkl.: Abortkürettage (5-690 ff.)
Kürettage zur Beendigung der Schwangerschaft [Abruptio] (5-751)
Hinw.: Ein Kode aus diesem Bereich ist nicht anzugeben, wenn eine Sectio caesarea durchgeführt wurde
Die Überwachung und Leitung einer normalen Geburt oder einer Risikogeburt sind gesondert zu kodieren (9-260, 9-261)

5-756.0	Manuell
5-756.1	Instrumentell
5-756.x	Sonstige
5-756.y	N.n.bez.

5-757 **Uterusexstirpation, geburtshilflich**
Hinw.: Die Überwachung und Leitung einer normalen Geburt oder einer Risikogeburt sind gesondert zu kodieren (9-260, 9-261)

5-758 **Rekonstruktion weiblicher Genitalorgane nach Ruptur, post partum [Dammriss]**
Hinw.: Die Überwachung und Leitung einer normalen Geburt oder einer Risikogeburt sind gesondert zu kodieren (9-260, 9-261)

5-758.0	Cervix uteri
5-758.1	Uterus
5-758.2	Vagina
5-758.3	Naht an der Haut von Perineum und Vulva
5-758.4	Naht an Haut und Muskulatur von Perineum und Vulva
5-758.5	Naht an Haut und Muskulatur von Perineum und Vulva und Naht des Sphincter ani
5-758.6	Naht an Haut und Muskulatur von Perineum und Vulva, Naht des Sphincter ani und Naht am Rektum
5-758.7	Rekonstruktion von Blase und Urethra
5-758.8	Rekonstruktion von Rektum und Sphincter ani
5-758.x	Sonstige
5-758.y	N.n.bez.

5-759 **Andere geburtshilfliche Operationen**
Hinw.: Die Überwachung und Leitung einer normalen Geburt oder einer Risikogeburt sind gesondert zu kodieren (9-260, 9-261)

5-759.0 Tamponade von Uterus und Vagina
Hinw.: Der lokale Zusatz von blutstillenden Medikamenten ist im Kode enthalten
.00 Ohne Einführung eines Tamponade-Ballons
.01 Mit Einführung eines Tamponade-Ballons

5-759.1 Entleerung eines Hämatoms an Vulva, Perineum und/oder paravaginalem Gewebe

5-759.2 Operative Korrektur einer Inversio uteri

5-759.x Sonstige

5-759.y N.n.bez.

Operationen an Kiefer- und Gesichtsschädelknochen (5-76...5-77)

Hinw.: Die Anwendung mikrochirurgischer Technik ist, sofern nicht als eigener Kode angegeben, zusätzlich zu kodieren (5-984)
Die Anwendung von Lasertechnik ist, sofern nicht als eigener Kode angegeben, zusätzlich zu kodieren (5-985 ff.)
Die Anwendung eines OP-Roboters ist, sofern nicht als eigener Kode angegeben, zusätzlich zu kodieren (5-987 ff.)
Die Anwendung eines Navigationssystems ist, sofern nicht als eigener Kode angegeben, zusätzlich zu kodieren (5-988 ff.)
Die Durchführung der Operation im Rahmen der Versorgung einer Mehrfachverletzung ist zusätzlich zu kodieren (5-981)
Die Durchführung der Operation im Rahmen der Versorgung eines Polytraumas ist zusätzlich zu kodieren (5-982 ff.)
Die Durchführung einer Reoperation ist, sofern nicht als eigener Kode angegeben, zusätzlich zu kodieren (5-983)
Der vorzeitige Abbruch einer Operation ist zusätzlich zu kodieren (5-995)

5-76 **Operationen bei Gesichtsschädelfrakturen**
Exkl.: Reposition einer Nasenbeinfraktur (5-216 ff.)
Replantation eines Zahnes (5-235 ff.)
Rekonstruktion der Weichteile im Gesicht (5-778 ff.)
Hinw.: Die Entnahme eines Transplantates zur mikrovaskulären Anastomosierung ist gesondert zu kodieren (5-858 ff.)

5-760 **Reposition einer lateralen Mittelgesichtsfraktur**
Hinw.: Die Art der Osteosynthese ist für die mit ** gekennzeichneten Kodes in der 6. Stelle nach folgender Liste zu kodieren:
0 ↔ Externe Fixation
1 ↔ Osteosynthese durch Draht
2 ↔ Osteosynthese durch Schraube
3 ↔ Osteosynthese durch Platte
4 ↔ Osteosynthese durch Materialkombinationen
x ↔ Sonstige

5-760.0 ↔ Jochbeinkörper, geschlossen
Inkl.: Externe Fixation

** 5-760.1 Jochbeinkörper, offen, Einfachfraktur

** 5-760.2 Jochbeinkörper, offen, Mehrfachfraktur

5-760.3 ↔ Jochbogen, geschlossen
Inkl.: Externe Fixation

** 5-760.4 Jochbogen, offen

5-760.5 ↔ Jochbeinkörper und Jochbogen, geschlossen
Inkl.: Externe Fixation

** 5-760.6 Jochbeinkörper und Jochbogen, offen

Kapitel 5: Operationen

** 5-760.x   Sonstige
5-760.y   N.n.bez.

5-761   **Reposition einer zentralen Mittelgesichtsfraktur**
Hinw.: Die Art der Osteosynthese ist für die mit ** gekennzeichneten Kodes in der 6. Stelle nach folgender Liste zu kodieren:
- 0   Externe Fixation
- 1   Osteosynthese durch Draht
- 2   Osteosynthese durch Schraube
- 3   Osteosynthese durch Platte
- 4   Osteosynthese durch Materialkombinationen
- x   Sonstige

5-761.0   Maxilla, geschlossen
Inkl.: Externe Fixation

** 5-761.1   Maxilla, offen

5-761.2   Processus alveolaris maxillae, geschlossen

** 5-761.3   Processus alveolaris maxillae, offen

** 5-761.4   Nasoethmoidal, offen
Exkl.: Rekonstruktion der Hirnhäute (5-021 ff.)
Rekonstruktion des Tränenkanales (5-086 ff.)
Operationen am Kanthus/Epikanthus (5-092 ff.)
Operationen an den Nasennebenhöhlen (5-22)

** 5-761.x   Sonstige
5-761.y   N.n.bez.

5-762   **Reposition einer zentrolateralen Mittelgesichtsfraktur**
Hinw.: Die Art der Osteosynthese ist für die mit ** gekennzeichneten Kodes in der 6. Stelle nach folgender Liste zu kodieren:
- 0   Externe Fixation
- 1   Osteosynthese durch Draht
- 2   Osteosynthese durch Schraube
- 3   Osteosynthese durch Platte
- 4   Osteosynthese durch Materialkombinationen
- x   Sonstige

5-762.0   Geschlossen
Inkl.: Externe Fixation

** 5-762.1   Offen

** 5-762.x   Sonstige

5-762.y   N.n.bez.

5-763   **Reposition anderer kombinierter Mittelgesichtsfrakturen (Mehrfachfraktur)**
Hinw.: Die Art der Osteosynthese ist für die mit ** gekennzeichneten Kodes in der 6. Stelle nach folgender Liste zu kodieren:
- 0   Externe Fixation
- 1   Osteosynthese durch Draht
- 2   Osteosynthese durch Schraube
- 3   Osteosynthese durch Platte
- 4   Osteosynthese durch Materialkombinationen
- x   Sonstige

5-763.0   Kombiniert zentrolateral und zentrolateral, geschlossen
Inkl.: Externe Fixation

** 5-763.1   Kombiniert zentrolateral und zentrolateral, offen

5-763.2   Kombiniert zentrolateral und lateral, geschlossen
Inkl.: Externe Fixation

** 5-763.3   Kombiniert zentrolateral und lateral, offen

5-763.4   Kombiniert zentrolateral und zentral, geschlossen
Inkl.: Externe Fixation

Kapitel 5: Operationen

** 5-763.5   Kombiniert zentrolateral und zentral, offen
5-763.6   Kombiniert zentrolateral und andere, geschlossen
    Inkl.:   Externe Fixation
** 5-763.7   Kombiniert zentrolateral und andere, offen
** 5-763.x   Sonstige
5-763.y   N.n.bez.

5-764   **Reposition einer Fraktur des Corpus mandibulae und des Processus alveolaris mandibulae**
    Hinw.:   Die Art der Osteosynthese ist für die mit ** gekennzeichneten Kodes in der 6. Stelle nach folgender Liste zu kodieren:
    0 ↔   Externe Fixation
    1 ↔   Osteosynthese durch Draht
    2 ↔   Osteosynthese durch Schraube
    3 ↔   Osteosynthese durch Platte
    4 ↔   Osteosynthese durch Materialkombinationen
    x ↔   Sonstige

5-764.0 ↔   Corpus mandibulae, geschlossen
    Inkl.:   Externe Fixation
** 5-764.1   Corpus mandibulae, offen, Einfachfraktur
** 5-764.2   Corpus mandibulae, offen, Mehrfachfraktur
5-764.3   Processus alveolaris mandibulae, geschlossen
5-764.4   Processus alveolaris mandibulae, offen
    .40   Mit externer Fixation
    .41   Mit Osteosynthese durch Draht
    .42   Mit Osteosynthese durch Schraube
    .43   Mit Osteosynthese durch Platte
    .44   Mit Osteosynthese durch Materialkombinationen
    .4x   Mit sonstiger Osteosynthese
** 5-764.x   Sonstige
5-764.y   N.n.bez.

5-765   **Reposition einer Fraktur des Ramus mandibulae und des Processus articularis mandibulae**
    Exkl.:   Geschlossene Reposition des Kiefergelenkes
    Hinw.:   Die Art der Osteosynthese ist für die mit ** gekennzeichneten Kodes in der 6. Stelle nach folgender Liste zu kodieren:
    0 ↔   Externe Fixation
    1 ↔   Osteosynthese durch Draht
    2 ↔   Osteosynthese durch Schraube
    3 ↔   Osteosynthese durch Platte
    4 ↔   Osteosynthese durch Materialkombinationen
    x ↔   Sonstige

5-765.0 ↔   Ramus mandibulae, geschlossen
    Inkl.:   Externe Fixation
** 5-765.1   Ramus mandibulae, offen transoral, Einfachfraktur
** 5-765.2   Ramus mandibulae, offen transoral, Mehrfachfraktur
** 5-765.3   Ramus mandibulae, offen von außen, Einfachfraktur
** 5-765.4   Ramus mandibulae, offen von außen, Mehrfachfraktur
5-765.5 ↔   Processus articularis mandibulae, geschlossen
** 5-765.6   Processus articularis mandibulae, offen, transoral
** 5-765.7   Processus articularis mandibulae, offen, von außen
5-765.8 ↔   Operative Funktions- oder Extensionsbehandlung
** 5-765.x   Sonstige
5-765.y   N.n.bez.

Kapitel 5: Operationen

5-766 **Reposition einer Orbitafraktur**
Inkl.: Osteosynthese, Membranen, Folien
Exkl.: Operation an Orbita und Augapfel (5-16)

5-766.0 ↔ Orbitadach, offen
5-766.1 ↔ Orbitawand, lateral, offen
5-766.2 ↔ Orbitawand, medial, offen
5-766.3 ↔ Orbitaboden, offen, von außen
5-766.4 ↔ Orbitaboden, offen, transantral
5-766.5 ↔ Orbitaboden, offen, transkonjunktival
5-766.6 ↔ Orbitaboden, offen, kombiniert
5-766.x ↔ Sonstige
5-766.y   N.n.bez.

5-767 **Reposition einer Stirnhöhlenwandfraktur**
Inkl.: Osteosynthese
Exkl.: Kranioplastik (5-020 ff.)
Rekonstruktion der Schädelbasis (5-020.4)
Rekonstruktion der Hirnhäute (5-021 ff.)
Operation am Sinus frontalis (5-223 ff.)

5-767.0   Vorderwand, offen
5-767.1   Vorderwand, endoskopisch
5-767.2   Vorderwand, Heben einer Impressionsfraktur
5-767.3   Hinterwand, offen
5-767.4   Hinterwand und Vorderwand, offen
5-767.x   Sonstige
5-767.y   N.n.bez.

5-768 **Reosteotomien disloziert verheilter Gesichtsschädelfrakturen**
Inkl.: Osteosynthese
Exkl.: Primäre Versorgung von Gesichtsschädelfrakturen (5-760 ff., 5-761 ff., 5-762 ff., 5-763 ff., 5-764 ff., 5-765 ff., 5-766 ff., 5-767 ff.)

5-768.0 ↔ Im lateralen Mittelgesicht
5-768.1   Im zentralen Mittelgesicht
5-768.2   Im zentrolateralen Mittelgesicht
5-768.3 ↔ An der Mandibula
5-768.x ↔ Sonstige
5-768.y   N.n.bez.

5-769 **Andere Operationen bei Gesichtsschädelfrakturen**
Exkl.: Kranioplastik, Dekompression einer Fraktur des Hirnschädels (5-020 ff.)

5-769.0   Maßnahmen zur Okklusionssicherung an der Maxilla
5-769.1   Maßnahmen zur Okklusionssicherung an der Mandibula
5-769.2   Maßnahmen zur Okklusionssicherung an Maxilla und Mandibula
5-769.3   Extension von Gesichtsschädelfrakturen
5-769.4   Entfernung von Schienenverbänden der Maxilla
5-769.5   Entfernung von Schienenverbänden der Mandibula
5-769.6   Entfernung intermaxillärer Fixationsgeräte
5-769.x   Sonstige
5-769.y   N.n.bez.

5-77 Andere Operationen an Gesichtsschädelknochen

Hinw.: Die Entnahme eines Transplantates zur mikrovaskulären Anastomosierung ist gesondert zu kodieren (5-858 ff.)

5-770 Inzision (Osteotomie), lokale Exzision und Destruktion (von erkranktem Gewebe) eines Gesichtsschädelknochens
Inkl.: Dekortikation und Entfernung von periostalem Narbengewebe
Hinw.: Eine Knochentransplantation ist gesondert zu kodieren (5-77b ff.)

5-770.0 Inzision (z.B. sagittale Spaltung)

5-770.1 Sequesterotomie (z.B. bei Kieferosteomyelitis)
.10 Mit Debridement und Drainage
.11 Mit Entfernung eines Sequesters
.12 Mit Einlegen eines Medikamententrägers
.1x Sonstige

5-770.2 Eröffnung eines Hohlraumes
Exkl.: Entfernung einer Zyste (5-243 ff.)

5-770.3 Entfernung eines Fremdkörpers

5-770.4 Exzision

5-770.5 Dekortikation (z.B. bei Kieferosteomyelitis)

5-770.6 Exzision von periostalem Narbengewebe (nach Dekortikation)

5-770.7 Abtragung (modellierende Osteotomie)

5-770.8 Destruktion

5-770.x Sonstige

5-770.y N.n.bez.

5-771 Partielle und totale Resektion eines Gesichtsschädelknochens
Exkl.: Kombinierte Rekonstruktion von Hirnschädel und Gesichtsschädel (5-020.6 ff.)
Hinw.: Eine Knochentransplantation ist gesondert zu kodieren (5-77b ff.)
Der Einsatz der pESS-Technik ist, sofern nicht als eigener Kode angegeben, zusätzlich zu kodieren (5-98f)
Die Rekonstruktion ist in der 6. Stelle nach folgender Liste zu kodieren:
0 Ohne Rekonstruktion
1 Rekonstruktion mit nicht vaskularisiertem Transplantat
2 Rekonstruktion mit mikrovaskulär-anastomisiertem Transplantat
3 Rekonstruktion von Weich- und Hartgewebe (einschließlich alloplastische Rekonstruktion)
x Sonstige

** 5-771.0 Alveolarkamm

** 5-771.1 Maxilla, partiell
Inkl.: Hemimaxillektomie

** 5-771.2 Maxilla, (sub-)total

** 5-771.3 Sonstiger Gesichtsschädelknochen, partiell

** 5-771.4 Sonstiger Gesichtsschädelknochen, (sub-)total

** 5-771.5 Mehrere Gesichtsschädelknochen, partiell

** 5-771.6 Mehrere Gesichtsschädelknochen, (sub-)total

** 5-771.7 Ein Gesichtsschädelknochen, radikal (mit umgebendem Gewebe)

** 5-771.8 Mehrere Gesichtsschädelknochen, radikal (mit umgebendem Gewebe)

** 5-771.x Sonstige

5-771.y N.n.bez.

Kapitel 5: Operationen

5-772 **Partielle und totale Resektion der Mandibula**
Hinw.: Eine Knochentransplantation ist gesondert zu kodieren (5-77b ff.)
Die Rekonstruktion ist in der 6. Stelle nach folgender Liste zu kodieren:
- 0 Ohne Rekonstruktion
- 1 Rekonstruktion mit nicht vaskularisiertem Transplantat
- 2 Rekonstruktion mit mikrovaskulär-anastomisiertem Transplantat
- 3 Alloplastische Rekonstruktion
- x Sonstige

** 5-772.0 Resektion, partiell, ohne Kontinuitätsdurchtrennung
** 5-772.1 Resektion, partiell, mit Kontinuitätsdurchtrennung
** 5-772.2 Hemimandibulektomie
** 5-772.3 Mandibulektomie, (sub-)total
** 5-772.4 Mandibulektomie, radikal (mit umgebendem Gewebe)
** 5-772.x Sonstige
5-772.y N.n.bez.

5-773 **Arthroplastik am Kiefergelenk**
Inkl.: Osteosynthese
Exkl.: Kondylotomie (5-775.0)
Hinw.: Die Entnahme eines Transplantates ist gesondert zu kodieren (5-783 ff.)
Eine Knochentransplantation ist gesondert zu kodieren (5-77b ff.)

5-773.0 ↔ Hohe Kondylektomie
5-773.1 Kondylektomie
.10 ↔ Ohne Rekonstruktion
.11 ↔ Mit Rekonstruktion n.n.bez.
.12 ↔ Mit Rekonstruktion durch Knochen
.13 ↔ Mit Rekonstruktion durch Muskeltransplantat
.14 ↔ Mit Rekonstruktion durch alloplastisches Material
.1x ↔ Sonstige

5-773.2 Exstirpation des Discus articularis
.20 ↔ Ohne Rekonstruktion
.21 ↔ Mit Rekonstruktion n.n.bez.
.22 ↔ Mit Rekonstruktion durch Knochen
.23 ↔ Mit Rekonstruktion durch Weichteilersatz
.24 ↔ Mit Rekonstruktion durch Muskeltransplantat
.25 ↔ Mit Rekonstruktion durch alloplastisches Material
.2x ↔ Sonstige

5-773.3 ↔ Diskusreposition
5-773.4 Diskoplastik
.40 ↔ Ohne Rekonstruktion
.41 ↔ Mit Rekonstruktion n.n.bez.
.42 ↔ Mit Rekonstruktion durch Knochen
.43 ↔ Mit Rekonstruktion durch Weichteilersatz
.44 ↔ Mit Rekonstruktion durch Muskeltransplantat
.45 ↔ Mit Rekonstruktion durch alloplastisches Material
.4x ↔ Sonstige

5-773.5 ↔ Resektion am Tuberculum articulare
5-773.6 ↔ Gelenkstabilisierung (bewegungseinschränkend)
5-773.7 Entfernung eines freien Gelenkkörpers
.70 ↔ Offen chirurgisch
.71 ↔ Arthroskopisch
.7x ↔ Sonstige

5-773.8 ↔ Synovektomie
5-773.9 ↔ Plastische Rekonstruktion

5-773.a   Implantation einer Endoprothese
           Exkl.: Wechsel einer Endoprothese (5-779.2 ff.)
           .a0 ↔ Totalendoprothese mit vorgefertigten Komponenten
           .a1 ↔ Totalendoprothese mit CAD-CAM-gefertigten Komponenten
                 Hinw.: Die CT-Planung ist im Kode enthalten
           .a2 ↔ Gelenkkopfprothese
           .ax ↔ Sonstige
5-773.x ↔ Sonstige
5-773.y   N.n.bez.

5-774   Plastische Rekonstruktion und Augmentation der Maxilla
           Inkl.: Osteosynthese
           Hinw.: Die Entnahme eines Transplantates ist gesondert zu kodieren (5-783 ff.)
                     Eine Knochentransplantation ist gesondert zu kodieren (5-77b ff.)

5-774.0   Auflagerungsplastik, partiell
5-774.1   Auflagerungsplastik, total
5-774.2   Interpositionsplastik, ohne Kontinuitätsdurchtrennung (horizontal)
5-774.3   Interpositionsplastik, mit Kontinuitätsdurchtrennung (vertikal), partiell
5-774.4   Interpositionsplastik, mit Kontinuitätsdurchtrennung (vertikal), subtotal
5-774.5 ↔ Anheben des Kieferhöhlenbodens [Sinuslifting]
5-774.6   Durch Einbringen einer Folie/Membran
5-774.7   Durch alloplastische Implantate
           .70 Mit einfachem Implantat (z.B. Knochenzement)
           .71 Mit computerassistiert vorgefertigtem Implantat [CAD-Implantat], einfacher Defekt
           .72 Mit computerassistiert vorgefertigtem Implantat [CAD-Implantat], großer oder komplexer Defekt
5-774.8   Durch autogenes Knochentransplantat, mit mittels CAD-Verfahren geplanten und hergestellten Schablonen
5-774.x ↔ Sonstige
5-774.y   N.n.bez.

5-775   Plastische Rekonstruktion und Augmentation der Mandibula
           Inkl.: Osteosynthese
           Hinw.: Die Entnahme eines Transplantates ist gesondert zu kodieren (5-783 ff.)
                     Eine Knochentransplantation ist gesondert zu kodieren (5-77b ff.)

5-775.0 ↔ Kondylotomie
5-775.1   Auflagerungsplastik, partiell
5-775.2   Auflagerungsplastik, total
5-775.3   Interpositionsplastik, ohne Kontinuitätsdurchtrennung (horizontal)
5-775.4   Interpositionsplastik, mit Kontinuitätsdurchtrennung (vertikal), partiell
5-775.5   Interpositionsplastik, mit Kontinuitätsdurchtrennung (vertikal), subtotal
5-775.6   Kinnplastik
5-775.7   Durch alloplastische Implantate
           .70 Mit einfachem Implantat (z.B. Knochenzement)
           .71 Mit computerassistiert vorgefertigtem Implantat [CAD-Implantat], einfacher Defekt
           .72 Mit computerassistiert vorgefertigtem Implantat [CAD-Implantat], großer oder komplexer Defekt
5-775.8   Durch Einbringen einer Folie/Membran
5-775.9   Durch autogenes Knochentransplantat, mit mittels CAD-Verfahren geplanten und hergestellten Schablonen
5-775.x ↔ Sonstige
5-775.y   N.n.bez.

Kapitel 5: Operationen

5-776   **Osteotomie zur Verlagerung des Untergesichtes**
Inkl.: Positionierung der Osteotomiesegmente mit Hilfseinrichtungen
Hinw.: Die Entnahme eines Transplantates ist gesondert zu kodieren (5-783 ff.)
Eine Knochentransplantation ist gesondert zu kodieren (5-77b ff.)

5-776.0   Im Alveolarkammbereich frontal
5-776.1 ↔ Im Alveolarkammbereich seitlich
5-776.2   Mit Kontinuitätsdurchtrennung der Mandibula frontal
5-776.3 ↔ Mit Kontinuitätsdurchtrennung am horizontalen Mandibulaast
5-776.4 ↔ Mit Kontinuitätsdurchtrennung am aufsteigenden Mandibulaast
5-776.5   Kinnverlagerung
5-776.6 ↔ Verlagerung des Unterkiefers durch Distraktion mit Kontinuitätsdurchtrennung im aufsteigenden Mandibulaast
5-776.7 ↔ Verlagerung der Mandibula durch Distraktion nach Osteotomie im horizontalen Mandibulaast
5-776.9 ↔ Verlagerung des Alveolarfortsatzes durch horizontale Distraktion nach Osteotomie
5-776.x ↔ Sonstige
5-776.y   N.n.bez.

5-777   **Osteotomie zur Verlagerung des Mittelgesichtes**
Inkl.: Positionierung der Osteotomiesegmente mit Hilfseinrichtungen
Hinw.: Die Entnahme eines Transplantates ist gesondert zu kodieren (5-783 ff.)
Eine Knochentransplantation ist gesondert zu kodieren (5-77b ff.)
Die Anwendung der Distraktion ist für die mit ** gekennzeichneten Kodes in der 6. Stelle nach folgender Liste zu kodieren:
0   Ohne Distraktion
1   Mit Distraktion

** 5-777.0   Im Alveolarkammbereich frontal
5-777.1   Im Alveolarkammbereich seitlich
    .10 ↔ Ohne Distraktion
    .11 ↔ Mit Distraktion
** 5-777.2   Im Alveolarkammbereich frontal und seitlich in mehreren Segmenten
** 5-777.3   In der Le-Fort-I-Ebene in einem Stück
** 5-777.4   In der Le-Fort-I-Ebene in zwei Stücken
    Inkl.: Transpalatinale Distraktion
** 5-777.5   In der Le-Fort-I-Ebene in drei oder mehr Stücken
** 5-777.6   In der Le-Fort-II-Ebene
** 5-777.7   In der Le-Fort-II-Ebene, kombiniert mit anderer Osteotomie
** 5-777.8   In der Le-Fort-III-Ebene
** 5-777.9   In der Le-Fort-III-Ebene, kombiniert mit Le-Fort-I-Ebene
5-777.x   Sonstige
5-777.y   N.n.bez.

5-778   **Rekonstruktion der Weichteile im Gesicht**
Exkl.: Plastische Operationen an Lippe und Mundwinkel (5-908 ff.)

5-778.0   Naht (nach Verletzung), einschichtig
5-778.1   Naht (nach Verletzung), mehrschichtig
5-778.2   Plastische Sofortrekonstruktion
5-778.x   Sonstige
5-778.y   N.n.bez.

Kapitel 5: Operationen

5-779 Andere Operationen an Kiefergelenk und Gesichtsschädelknochen

5-779.0 ↔ Reposition einer temporomandibulären Luxation, geschlossen (operativ)

5-779.1 ↔ Reposition einer temporomandibulären Luxation, offen

5-779.2 Wechsel einer Kiefergelenkendoprothese
- .20 ↔ In Totalendoprothese mit vorgefertigten Komponenten
- .21 ↔ In Totalendoprothese mit CAD-CAM-gefertigten Komponenten
  - *Hinw.:* Die CT-Planung ist im Kode enthalten
- .22 ↔ In Gelenkkopfprothese
- .2x ↔ Sonstige

5-779.3 ↔ Entfernung von Osteosynthesematerial
Exkl.: Entfernung eines Distraktors (5-779.5)

5-779.4 Anwendung einer OP-Simulation im Gesichtsbereich bei skelettverlagernden Operationen
Hinw.: Dieser Kode ist ein Zusatzkode. Die durchgeführten Eingriffe sind einzeln zu kodieren

5-779.5 Entfernung eines Distraktors

5-779.6 Osteosynthese durch resorbierbares Schrauben- und Plattensystem
Hinw.: Dieser Kode ist ein Zusatzkode. Die durchgeführten Eingriffe sind gesondert zu kodieren

5-779.7 ↔ Entfernung einer Kiefergelenkendoprothese

5-779.8 Gesichtstransplantation
Hinw.: Dieser Kode ist für die subtotale oder totale, simultane Transplantation von Gesichtsweichteilen, Nerven und Gesichtsschädelknochen zu verwenden

5-779.9 Stabilisierung eines frakturgefährdeten Gesichtsschädelknochens
- .90 ↔ An der Maxilla, durch Platte
- .91 ↔ An der Maxilla, durch sonstiges Osteosynthesematerial
- .92 ↔ An der Mandibula, durch Platte
- .93 ↔ An der Mandibula, durch sonstiges Osteosynthesematerial

5-779.x ↔ Sonstige

5-779.y N.n.bez.

5-77a Implantatversorgung für die Rekonstruktion mit Gesichtsepithesen

5-77a.0 Einführung der Implantate
Exkl.: Rekonstruktion der Orbitawand mit Metallplatten oder Implantaten (5-167.1)
- .00 ↔ Ohr (Mastoid)
- .01 ↔ Orbita
- .02 Nase
- .03 ↔ Mehrere Teilbereiche des Gesichts
- .0x ↔ Sonstige
  - *Inkl.:* Ober- und Unterkiefer, Stirn

5-77a.1 ↔ Entfernung der Implantate

5-77a.2 ↔ Freilegung der Implantate und Fixation einer Distanzhülse

5-77a.x ↔ Sonstige

5-77a.y N.n.bez.

5-77b Knochentransplantation und -transposition an Kiefer- und Gesichtsschädelknochen
Inkl.: Planung und Zurichtung
Hinw.: Die Entnahme eines Knochentransplantates ist gesondert zu kodieren (5-783 ff.)

5-77b.0 Transplantation von Spongiosa, autogen

5-77b.1 Transplantation eines kortikospongiösen Spanes, autogen

5-77b.2 Transplantation eines kortikospongiösen Spanes, autogen, ausgedehnt
Hinw.: Eine ausgedehnte Transplantation eines kortikospongiösen Spanes entspricht einer Auffüllung ab 4 cm Länge

5-77b.3 Knochentransplantation, nicht gefäßgestielt

5-77b.4 Knochentransplantation, gefäßgestielt mit mikrovaskulärer Anastomose

5-77b.5 Knorpel-Knochen-Transplantation, autogen

5-77b.6 Knochentransposition, gefäßgestielt

5-77b.7 Transplantation von Spongiosa, allogen
5-77b.8 Transplantation eines kortikospongiösen Spanes, allogen
5-77b.9 Transplantation von humaner demineralisierter Knochenmatrix
5-77b.x Sonstige
5-77b.y N.n.bez.

Operationen an den Bewegungsorganen (5-78...5-86)

Hinw.: Die Anwendung mikrochirurgischer Technik ist, sofern nicht als eigener Kode angegeben, zusätzlich zu kodieren (5-984)
Die Anwendung von Lasertechnik ist, sofern nicht als eigener Kode angegeben, zusätzlich zu kodieren (5-985 ff.)
Die Anwendung von minimalinvasiver Technik ist, sofern nicht als eigener Kode angegeben, zusätzlich zu kodieren (5-986 ff.)
Die Durchführung der Operation im Rahmen der Versorgung einer Mehrfachverletzung ist zusätzlich zu kodieren (5-981)
Die Durchführung der Operation im Rahmen der Versorgung eines Polytraumas ist zusätzlich zu kodieren (5-982 ff.)
Die Durchführung einer Reoperation ist, sofern nicht als eigener Kode angegeben, zusätzlich zu kodieren (5-983)
Der vorzeitige Abbruch einer Operation ist zusätzlich zu kodieren (5-995)
Die Anwendung eines OP-Roboters ist zusätzlich zu kodieren (5-987 ff.)
Die Anwendung eines Navigationssystems ist zusätzlich zu kodieren (5-988 ff.)
Die <u>Art des verwendeten Knorpelersatz-, Knochenersatz- und Osteosynthesematerials</u> ist zusätzlich zu kodieren, <u>sofern dieses nicht schon im Kode selbst enthalten ist</u> (5-931 ff.)

5-78 Operationen an anderen Knochen

Exkl.: Operationen an Gesichtsschädelknochen (5-76, 5-77)
Operationen an Rippe und Sternum (5-34)
Operationen an der Wirbelsäule (5-83)

Hinw.: Aufwendige Gipsverbände sind gesondert zu kodieren (8-310 ff.)
Bei Verbundosteosynthesen ist die Verwendung des Zements zusätzlich zu kodieren (5-785.0 ff., 5-785.1 ff.)
Die Lokalisation ist für die Kodes 5-780 ff. bis 5-785 ff., 5-787 ff., 5-789 ff. und 5-78a ff. nach folgender Liste zu kodieren:

0 ↔ Klavikula
1 ↔ Humerus proximal
2 ↔ Humerusschaft
3 ↔ Humerus distal
4 ↔ Radius proximal
5 ↔ Radiusschaft
6 ↔ Radius distal
7 ↔ Ulna proximal
8 ↔ Ulnaschaft
9 ↔ Ulna distal
a ↔ Karpale
b ↔ Metakarpale
c ↔ Phalangen Hand
d   Becken
e ↔ Schenkelhals
f ↔ Femur proximal
g ↔ Femurschaft
h ↔ Femur distal
j ↔ Patella
k ↔ Tibia proximal
m ↔ Tibiaschaft
n ↔ Tibia distal

> p ↔ Fibula proximal
> q ↔ Fibulaschaft
> r ↔ Fibula distal
> s ↔ Talus
> t ↔ Kalkaneus
> u ↔ Tarsale
> v ↔ Metatarsale
> w ↔ Phalangen Fuß
> z ↔ Skapula
> x ↔ Sonstige

5-780 **Inzision am Knochen, septisch und aseptisch**
Inkl.: Saug-Spül-Drainage
Exkl.: Implantation von Knochenersatz (5-785 ff.)
Hinw.: Eine durchgeführte Knochentransplantation ist gesondert zu kodieren (5-784 ff.)
Eine durchgeführte Osteosynthese ist gesondert zu kodieren (5-786 ff.)
Die Lokalisation ist in der 6. Stelle nach vorstehender Liste zu kodieren

** 5-780.0 Exploration von Knochengewebe
** 5-780.1 Knochenbohrung
** 5-780.2 Drainage
** 5-780.3 Entfernung eines Fremdkörpers
** 5-780.4 Einlegen eines Medikamententrägers
Inkl.: Wechsel
** 5-780.5 Entfernen eines Medikamententrägers
** 5-780.6 Debridement
Inkl.: Drainage
Ausräumung eines Panaritium ossale
** 5-780.7 Sequesterotomie
Inkl.: Debridement
Entfernung eines Sequesters
** 5-780.8 Sequesterotomie mit Einlegen eines Medikamententrägers
Inkl.: Debridement
Entfernung eines Sequesters
** 5-780.9 Kombination einer anderen Inzision mit Einlegen eines Medikamententrägers
** 5-780.x Sonstige
   5-780.y N.n.bez.

5-781 **Osteotomie und Korrekturosteotomie**
Inkl.: Zeichnerische Planung
Exkl.: Patellaosteotomie (5-804.4)
Osteotomie an Metatarsale und Phalangen des Fußes (5-788 ff.)
Hinw.: Eine durchgeführte Knochentransplantation ist gesondert zu kodieren (5-784 ff.)
Eine durchgeführte Osteosynthese ist gesondert zu kodieren (5-786 ff.)
Die Lokalisation ist in der 6. Stelle nach der Liste vor Kode 5-780 zu kodieren

** 5-781.0 Valgisierende Osteotomie
[6. Stelle: 0-h,k-u,z,x]
** 5-781.1 Varisierende Osteotomie
[6. Stelle: 0-h,k-u,z,x]
** 5-781.2 (De-)Rotationsosteotomie
[6. Stelle: 0-h,k-u,z,x]
** 5-781.3 Verkürzungsosteotomie
[6. Stelle: 0-h,k-u,z,x]
** 5-781.4 Verlängerungsosteotomie
[6. Stelle: 0-h,k-u,z,x]
** 5-781.5 Valgisierende (De-)Rotationsosteotomie
[6. Stelle: 0-h,k-u,z,x]
** 5-781.6 Varisierende (De-)Rotationsosteotomie
[6. Stelle: 0-h,k-u,z,x]

Kapitel 5: Operationen

** 5-781.7 Kortikotomie bei Segmenttransport
[6. Stelle: 0-h,k-u,z,x]

** 5-781.8 Komplexe (mehrdimensionale) Osteotomie
[6. Stelle: 0-h,k-u,z,x]
Exkl.: Arthroplastik am Hüftgelenk mit Osteotomie des Beckens (5-829.0 ff.)

** 5-781.9 Komplexe (mehrdimensionale) Osteotomie mit Achsenkorrektur
[6. Stelle: 0-h,k-u,z,x]

** 5-781.a Osteotomie ohne Achsenkorrektur
[6. Stelle: 0-h,k-u,z,x]

** 5-781.x Sonstige
[6. Stelle: 0-h,k-u,z,x]

5-781.y N.n.bez.

5-782 **Exzision und Resektion von erkranktem Knochengewebe**
Inkl.: Entfernung osteochondraler Fragmente
Exkl.: Teilresektion der Patella (5-804.5)
Patellektomie (5-804.6)
Resektion an Metatarsale und Phalangen des Fußes (5-788 ff.)
Biopsie an Knochen durch Inzision (1-503 ff.)
Hinw.: Eine durchgeführte Endoprothesenimplantation ist gesondert zu kodieren (5-82)
Ein durchgeführter alloplastischer Knochenersatz ist gesondert zu kodieren (5-785 ff.)
Eine durchgeführte Knochentransplantation ist gesondert zu kodieren (5-784 ff.)
Eine durchgeführte Osteosynthese ist gesondert zu kodieren (5-786 ff.)
Die Weichteilresektion beinhaltet eine radikale Weichteilresektion
Die Lokalisation ist in der 6. Stelle nach der Liste der Knochen vor Kode 5-780 zu kodieren
Bei der totalen Resektion eines Knochens ist für die langen Röhrenknochen auf der 6. Stelle jeweils der Kode für den Schaft zu verwenden

** 5-782.1 Partielle Resektion mit Weichteilresektion
[6. Stelle: 0-h,k-u,z,x]
Inkl.: Exzision

** 5-782.2 Partielle Resektion mit Kontinuitätsdurchtrennung
[6. Stelle: 0-h,k-u,z,x]

** 5-782.3 Partielle Resektion mit Kontinuitätsdurchtrennung und mit Weichteilresektion
[6. Stelle: 0-h,k-u,z,x]

** 5-782.4 Partielle Resektion mit Kontinuitätsdurchtrennung und mit Wiederherstellung der Kontinuität
[6. Stelle: 0-h,k-u,z,x]

** 5-782.5 Partielle Resektion mit Kontinuitätsdurchtrennung, Wiederherstellung der Kontinuität und Weichteilresektion
[6. Stelle: 0-h,k-u,z,x]

** 5-782.6 Totale Resektion eines Knochens
[6. Stelle: 0,2,5,8,a-d,g,m,q,s-u,z,x]

** 5-782.7 Totale Resektion eines Knochens mit Weichteilresektion
[6. Stelle: 0,2,5,8,a-d,g,m,q,s-u,z,x]

** 5-782.8 Totale Resektion eines Knochens mit Ersatz
[6. Stelle: 0,2,5,8,a-d,g,m,q,s-u,z,x]

** 5-782.9 Totale Resektion eines Knochens mit Ersatz und mit Weichteilresektion
[6. Stelle: 0,2,5,8,a-d,g,m,q,s-u,z,x]

** 5-782.a Partielle Resektion, offen chirurgisch
[6. Stelle: 0-h,k-u,z,x]
Inkl.: Exzision

** 5-782.b Partielle Resektion, endoskopisch
[6. Stelle: 0-h,k-u,z,x]
Inkl.: Exzision
Hinw.: Die Resektion bei Pinzer-Deformität ist in der 6. Stelle mit d anzugeben
Die Resektion bei Cam-Deformität ist in der 6. Stelle mit e anzugeben

** 5-782.x Sonstige
[6. Stelle: 0-h,k-u,z,x]

5-782.y N.n.bez.

Kapitel 5: Operationen

5-783 **Entnahme eines Knochentransplantates**
Exkl.: Entnahme eines Knorpeltransplantates (5-801.a ff., 5-812.8 ff.)
Entnahme von Rippengewebe zur Transplantation (5-343.2, 5-343.4)
Hinw.: Eine durchgeführte Knochentransplantation ist gesondert zu kodieren (5-275 ff., 5-346.7, 5-77b ff., 5-784 ff.)
Die Lokalisation ist für die mit ** gekennzeichneten Kodes in der 6. Stelle nach der Liste vor Kode 5-780 zu kodieren

** 5-783.0 Spongiosa, eine Entnahmestelle

5-783.1 Spongiosa, mehrere Entnahmestellen
Hinw.: Dieser Kode ist im Geltungsbereich des G-DRG-Systems (§ 17b KHG) nicht zu verwenden. Dafür ist bei mehreren Entnahmestellen jede Entnahmestelle gesondert zu kodieren (5-783.0 ff.)

** 5-783.2 Kortikospongiöser Span, eine Entnahmestelle
[6. Stelle: 1,3,6-9,d,h,k,n-r,t,v,z,x]

5-783.3 Kortikospongiöser Span, mehrere Entnahmestellen
Hinw.: Dieser Kode ist im Geltungsbereich des G-DRG-Systems (§ 17b KHG) nicht zu verwenden. Dafür ist bei mehreren Entnahmestellen jede Entnahmestelle gesondert zu kodieren (5-783.2 ff.)

** 5-783.4 Knochentransplantat, nicht gefäßgestielt
[6. Stelle: 0-h,k-w,x]

** 5-783.5 Knochentransplantat, mikrovaskulär anastomosiert
[6. Stelle: 0-h,k-w,x]

** 5-783.6 Knorpel-Knochen-Transplantat
[6. Stelle: 1,3,4,6,9-b,f,h-k,n,p,r-v,x]

** 5-783.7 Knochentransplantat, gefäßgestielt, nicht mikrovaskulär anastomosiert
[6. Stelle: 0-h,k-w,x]

** 5-783.x Sonstige

5-783.y N.n.bez.

5-784 **Knochentransplantation und -transposition**
Inkl.: Planung und Zurichtung
Exkl.: Knorpeltransplantation (5-801.b ff., 5-812.9 ff.)
Hinw.: Die Entnahme eines Knochentransplantates ist gesondert zu kodieren (5-783 ff.)
Eine (Kortiko-)Spongiosaplastik ist bei einer therapeutischen Transposition oder Transplantation von Knochengewebe zu kodieren. Diese Kodes sind nicht anzugeben bei Verschluss oder Verfüllung von iatrogen geschaffenen oder zugangsbedingten Knochendefekten (inkl. Markräumen) mit ortsständigem Gewebe. Ortsständiges Gewebe wird im Bereich des Operationsgebietes ohne zusätzlichen Zugang gewonnen und bezieht sich bei Gelenkeingriffen auf alle gelenkbildenden Flächen
Die Lokalisation ist in der 6. Stelle nach der Liste vor Kode 5-780 zu kodieren

** 5-784.0 Transplantation von Spongiosa, autogen, offen chirurgisch
** 5-784.1 Transplantation eines kortikospongiösen Spanes, autogen, offen chirurgisch
** 5-784.2 Transplantation eines kortikospongiösen Spanes, autogen, ausgedehnt
Hinw.: Eine ausgedehnte Transplantation eines kortikospongiösen Spanes entspricht einer Auffüllung ab 4 cm Länge

** 5-784.3 Knochentransplantation, nicht gefäßgestielt
** 5-784.4 Knochentransplantation, gefäßgestielt mit mikrovaskulärer Anastomose
** 5-784.5 Knorpel-Knochen-Transplantation, autogen
[6. Stelle: 0,1,3,4,6,7,9-e,h-k,n,p,r-x]

** 5-784.6 Knorpel-Knochen-Transplantation, allogen
[6. Stelle: 0,1,3,4,6,7,9-e,h-k,n,p,r-x]

** 5-784.7 Transplantation von Spongiosa, allogen, offen chirurgisch
** 5-784.8 Transplantation eines kortikospongiösen Spanes, allogen, offen chirurgisch
** 5-784.9 Transplantation eines Röhrenknochens, allogen
[6. Stelle: 0,2,5,8,a-d,g,j,m,q,s-x]
Hinw.: Bei der Transplantation eines Röhrenknochens ist auf der 6. Stelle jeweils der Kode für den Schaft zu verwenden

Kapitel 5: Operationen

** 5-784.a	Knochentransposition, gefäßgestielt	
** 5-784.b	Transplantation von humaner demineralisierter Knochenmatrix	
** 5-784.c	Transplantation von Spongiosa, autogen, endoskopisch	
** 5-784.d	Transplantation eines kortikospongiösen Spanes, autogen, endoskopisch	
** 5-784.e	Transplantation von Spongiosa, allogen, endoskopisch	
** 5-784.f	Transplantation eines kortikospongiösen Spanes, allogen, endoskopisch	
** 5-784.x	Sonstige	
5-784.y	N.n.bez.	

5-785 **Implantation von alloplastischem Knochenersatz**
Inkl.: Planung und Zurichtung
Exkl.: Implantation von endoprothetischem Gelenk- und Knochenersatz (5-82)
Implantation eines nicht alloplastischen Knochen(teil-)ersatzes (5-828 ff.)
Hinw.: Die Lokalisation ist in der 6. Stelle nach der Liste vor Kode 5-780 zu kodieren

** 5-785.0	Knochenzement ohne Antibiotikumzusatz
** 5-785.1	Knochenzement mit Antibiotikumzusatz
** 5-785.2	Keramischer Knochenersatz
	Inkl.: Verwendung von bioaktiver Glaskeramik
** 5-785.3	Keramischer Knochenersatz, resorbierbar
** 5-785.4	Metallischer Knochenersatz
** 5-785.5	Keramischer Knochenersatz, resorbierbar mit Antibiotikumzusatz
** 5-785.6	Sonstiger alloplastischer Knochenersatz, ohne Medikamentenzusatz
** 5-785.7	Sonstiger alloplastischer Knochenersatz, mit Medikamentenzusatz
5-785.y	N.n.bez.

5-786 **Osteosyntheseverfahren**
Exkl.: Osteosynthese einer Fraktur (5-79)
Osteosynthese an der Wirbelsäule (5-83b ff.)
Einbringen von Fixationsmaterial am Knochen bei Operationen am Weichteilgewebe (5-869.2)
Revision von Osteosynthesematerial mit Reosteosynthese (5-78a ff.)
Hinw.: Diese Kodes sind Zusatzkodes. Sie sind zur Angabe eines zusätzlich durchgeführten Osteosyntheseverfahrens zu verwenden
Für die Definition und Zuordnung der Osteosyntheseverfahren siehe die Hinweise unter 5-79
Eine durchgeführte Knochentransplantation ist gesondert zu kodieren (5-784 ff.)
Bei Verfahrenswechsel oder Wechsel von Teilen des Osteosynthesematerials sind die Entfernung des Osteosynthesematerials mit einem Kode aus 5-787 ff. und die erneute Osteosynthese mit einem Kode aus 5-78a ff. oder bei Reposition einer Fraktur mit einem Kode aus 5-79 zu kodieren
Die Augmentation von Osteosynthesematerial ist gesondert zu kodieren (5-86a.3)

5-786.0	Durch Schraube
5-786.1	Durch Draht oder Zuggurtung/Cerclage
5-786.2	Durch Platte
5-786.3	Durch Winkelplatte/Kondylenplatte
5-786.4	Durch dynamische Kompressionsschraube
5-786.5	Durch Marknagel mit Gelenkkomponente
	Inkl.: Proximale und distale Verriegelungsschrauben oder -bolzen
5-786.6	Durch Marknagel
5-786.7	Durch Verriegelungsnagel
	Inkl.: Proximale und distale Verriegelungsschrauben oder -bolzen
5-786.8	Durch Fixateur externe
	Exkl.: Durch Ringfixateur (5-786.m)
	Durch Bewegungsfixateur (5-786.n)

5-786.9		Durch Materialkombinationen
		Hinw.: Dieser Kode ist im Geltungsbereich des G-DRG-Systems (§ 17b KHG) nicht zu verwenden. Dafür sind bei Kombinationen von Osteosynthesematerialien während eines Eingriffs alle Komponenten einzeln zu kodieren
5-786.c		Durch Transfixationsnagel
5-786.e		Durch (Blount-)Klammern
5-786.g		Durch intramedullären Draht
		Inkl.: Federnagel, Ender-Nagel, Prevot-Nagel, Nancy-Nagel, Rush-Pin, ESIN, TEN, ECMES
5-786.j		Durch internes Verlängerungs- oder Knochentransportsystem
	.j0	Nicht motorisiert
		Inkl.: Teleskopnagel
	.j1	Motorisiert
5-786.k		Durch winkelstabile Platte
5-786.m		Durch Ringfixateur
5-786.n		Durch Bewegungsfixateur
5-786.p		Durch Transfixationsschraube
5-786.q		Durch winkelstabile Platte mit integriertem Band
5-786.x		Sonstige
5-786.y		N.n.bez.

5-787 **Entfernung von Osteosynthesematerial**
Inkl.: Resorbierbares Material
Exkl.: Entfernung von Osteosynthesematerial am Thorax (5-349.3)
Entfernung von Osteosynthesematerial an der Wirbelsäule (5-839.0)
Arthroskopische Entfernung von Osteosynthesematerial (5-810.3 ff.)
Hinw.: Bei Verfahrenswechsel oder Wechsel von Teilen des Osteosynthesematerials sind die Entfernung des Osteosynthesematerials und die erneute Osteosynthese mit einem Kode aus 5-78a ff. oder bei Reposition einer Fraktur mit einem Kode aus 5-79 zu kodieren
Bei der Entfernung von Osteosynthesematerial einer Schraubenosteosynthese ist der Kode auch bei Entfernung mehrerer Schrauben nur einmal zu verwenden
Bei der Entfernung von Osteosynthesematerial einer Plattenosteosynthese ist die Entfernung der dazugehörigen Schrauben im Kode enthalten
Die Lokalisation ist für die mit ** gekennzeichneten Kodes in der 6. Stelle nach der Liste vor Kode 5-780 zu kodieren

** 5-787.0		Draht
** 5-787.1		Schraube
** 5-787.2		Zuggurtung/Cerclage
** 5-787.3		Platte
** 5-787.4		Winkelplatte/Kondylenplatte
		[6. Stelle: 1-3,e-h,k-n,x]
** 5-787.5		Dynamische Kompressionsschraube
		[6. Stelle: 1,2,e-h,k,x]
		Inkl.: Rotationsstabiler Schraubenanker mit Gleithülsenplatte
** 5-787.6		Marknagel
		[6. Stelle: 1-9,e-h,k-r,x]
** 5-787.7		Marknagel mit Gelenkkomponente
		[6. Stelle: 1-5,7-9,e-h,k-r,x]
		Inkl.: Proximale und distale Verriegelungsschrauben oder -bolzen
** 5-787.8		Verriegelungsnagel
		[6. Stelle: 1-9,b,e-h,k-r,t,v,x]
		Inkl.: Proximale und distale Verriegelungsschrauben oder -bolzen
** 5-787.9		Fixateur externe
		Exkl.: Ringfixateur (5-787.m ff.)
		Bewegungsfixateur (5-787.n ff.)
		Hinw.: Alle durch den Fixateur externe überbrückten Frakturlokalisationen sind einzeln zu kodieren

Kapitel 5: Operationen

** 5-787.c Transfixationsnagel
[6. Stelle: 1-b,d-h,k-t,x]

** 5-787.e (Blount-)Klammern
[6. Stelle: 0,a-c,f,h-k,n,p,r-x]

** 5-787.g Intramedullärer Draht
[6. Stelle: 0-c,e-h,k-r,u-x]
Inkl.: Federnagel, Ender-Nagel, Prevot-Nagel, Nancy-Nagel, Rush-Pin, ESIN, TEN, ECMES

5-787.j Internes Verlängerungs- oder Knochentransportsystem
.j0 Nicht motorisiert
Inkl.: Teleskopnagel
.j1 Motorisiert

** 5-787.k Winkelstabile Platte

** 5-787.m Ringfixateur
[6. Stelle: 1-b,d-h,k-v]

** 5-787.n Bewegungsfixateur

** 5-787.p Transfixationsschraube
[6. Stelle: s-v,x]

** 5-787.x Sonstige

5-787.y N.n.bez.

5-788 Operationen an Metatarsale und Phalangen des Fußes
Inkl.: OP bei Hallux valgus und Digitus quintus varus
Exkl.: Andere Resektionsarthroplastik am Fuß (5-829.8)
Operationen an Sehnen am Fuß (5-85)
Amputationen am Fuß (5-865 ff.)
Hinw.: Die Entnahme eines Knochentransplantates ist gesondert zu kodieren (5-783 ff.)
Eine durchgeführte Knochentransplantation ist gesondert zu kodieren (5-784 ff.)
Eine durchgeführte Osteosynthese ist gesondert zu kodieren (5-786 ff.)
Ein zugangsbedingter Weichteileingriff ist nicht gesondert zu kodieren

5-788.0 Resektion (Exostose)
.00 ↔ Os metatarsale I
.06 ↔ Os metatarsale II bis V, 1 Os metatarsale
.07 ↔ Os metatarsale II bis V, 2 Ossa metatarsalia
.08 ↔ Os metatarsale II bis V, 3 Ossa metatarsalia
.09 ↔ Os metatarsale II bis V, 4 Ossa metatarsalia
.0a ↔ Digitus I
.0b ↔ Digitus II bis V, 1 Phalanx
.0c ↔ Digitus II bis V, 2 Phalangen
.0d ↔ Digitus II bis V, 3 Phalangen
.0e ↔ Digitus II bis V, 4 Phalangen
.0f ↔ Digitus II bis V, 5 oder mehr Phalangen
.0x ↔ Sonstige

5-788.4 Weichteilkorrektur
Inkl.: Kapsel- und/oder Bandplastik
Exkl.: Naht oder Plastik der plantaren Platte eines Metatarsophalangealgelenkes (5-788.7 ff.)
.40 ↔ In Höhe des 1. Zehenstrahles
.41 ↔ In Höhe des 2. bis 5. Zehenstrahles, 1 Zehenstrahl
.42 ↔ In Höhe des 2. bis 5. Zehenstrahles, 2 Zehenstrahlen
.43 ↔ In Höhe des 2. bis 5. Zehenstrahles, 3 Zehenstrahlen
.44 ↔ In Höhe des 2. bis 5. Zehenstrahles, 4 Zehenstrahlen

5-788.5 Osteotomie
.51 ↔ Os metatarsale I, Doppelosteotomie
Hinw.: Eine Doppelosteotomie liegt vor, wenn eine kombinierte proximale und distale Metatarsale-I-Osteotomie erfolgt
.52 ↔ Os metatarsale II bis V, 1 Os metatarsale
.53 ↔ Os metatarsale II bis V, 2 Ossa metatarsalia
.54 ↔ Os metatarsale II bis V, 3 Ossa metatarsalia

.55 ↔ Os metatarsale II bis V, 4 Ossa metatarsalia
.56 ↔ Digitus I
.57 ↔ Digitus II bis V, 1 Phalanx
.58 ↔ Digitus II bis V, 2 Phalangen
.59 ↔ Digitus II bis V, 3 Phalangen
.5a ↔ Digitus II bis V, 4 Phalangen
.5b ↔ Digitus II bis V, 5 oder mehr Phalangen
.5c ↔ Os metatarsale I, distal
.5d ↔ Os metatarsale I, proximal
    Hinw.: Mindestens die Hälfte der Osteotomielänge muss proximal der Schaftmitte liegen
.5e ↔ Os metatarsale I, mehrdimensionale Osteotomie
    Hinw.: Eine mehrdimensionale Osteotomie liegt vor, wenn eine Korrektur in der sagittalen, frontalen und transversalen Ebene erfolgt
.5f ↔ Os metatarsale I, distal, Reoperation bei Rezidiv
.5g ↔ Os metatarsale I, proximal, Reoperation bei Rezidiv
    Hinw.: Mindestens die Hälfte der Osteotomielänge muss proximal der Schaftmitte liegen
.5h ↔ Os metatarsale I, Doppelosteotomie, Reoperation bei Rezidiv
    Hinw.: Eine Doppelosteotomie liegt vor, wenn eine kombinierte proximale und distale Metatarsale-I-Osteotomie erfolgt
.5j ↔ Os metatarsale I, mehrdimensionale Osteotomie, Reoperation bei Rezidiv
    Hinw.: Eine mehrdimensionale Osteotomie liegt vor, wenn eine Korrektur in der sagittalen, frontalen und transversalen Ebene erfolgt
.5x ↔ Sonstige

5-788.6   **Arthroplastik**
Inkl.:   Plastische Umformung, Köpfchen- und/oder Basisresektion, Resektionsarthroplastik, Weichteileingriff am Gelenk im Rahmen der Arthroplastik
Exkl.:   Implantation einer Vorfuß- oder Zehenendoprothese (5-826.2)
.60 ↔ Metatarsophalangealgelenk, Digitus I
.61 ↔ Metatarsophalangealgelenk, Digitus II bis V, 1 Gelenk
.62 ↔ Metatarsophalangealgelenk, Digitus II bis V, 2 Gelenke
.63 ↔ Metatarsophalangealgelenk, Digitus II bis V, 3 Gelenke
.64 ↔ Metatarsophalangealgelenk, Digitus II bis V, 4 Gelenke
.65 ↔ Interphalangealgelenk, Digitus I
.66 ↔ Interphalangealgelenk, Digitus II bis V, 1 Gelenk
.67 ↔ Interphalangealgelenk, Digitus II bis V, 2 Gelenke
.68 ↔ Interphalangealgelenk, Digitus II bis V, 3 Gelenke
.69 ↔ Interphalangealgelenk, Digitus II bis V, 4 Gelenke
.6a ↔ Interphalangealgelenk, Digitus II bis V, 5 oder mehr Gelenke
.6x ↔ Sonstige

5-788.7   **Naht oder Plastik der plantaren Platte eines Metatarsophalangealgelenkes**
.70 ↔ Naht, 1 Gelenk
.71 ↔ Naht, 2 oder mehr Gelenke
.72 ↔ Plastik, 1 Gelenk
.73 ↔ Plastik, 2 oder mehr Gelenke

5-788.x ↔ Sonstige

5-788.y   N.n.bez.

5-789   **Andere Operationen am Knochen**
Hinw.: Die Lokalisation ist für die mit ** gekennzeichneten Kodes in der 6. Stelle nach der Liste der Knochen vor Kode 5-780 zu kodieren

** **5-789.0**   Naht von Periost

** **5-789.1**   Epiphyseodese, temporär
[6. Stelle: 0,1,3,4,6,7,9,b-f,h,k,n,p,r-t,v-x]

** **5-789.2**   Epiphyseodese, permanent
[6. Stelle: 0,1,3,4,6,7,9,b-f,h,k,n,p,r-x]

** **5-789.3**   Revision von Osteosynthesematerial ohne Materialwechsel

Kapitel 5: Operationen

** 5-789.4　Therapeutische Epiphyseolyse
　　　　　[6. Stelle: 0,1,3,4,6,7,9,b-f,h,k,n,p,r-x]
　　　　　Inkl.:　Kallusdistraktion

5-789.5　Destruktion, durch Thermoablation mittels Laser, perkutan
　　　　　Hinw.:　Die Knochenbohrung und das bildgebende Verfahren sind im Kode enthalten

5-789.6　Destruktion, durch Radiofrequenzthermoablation, perkutan
　　　　　Hinw.:　Die Knochenbohrung und das bildgebende Verfahren sind im Kode enthalten
　　　　　　　　Die Anzahl der verwendeten Nadeln zur Destruktion ist gesondert zu kodieren (5-98h ff.)

5-789.7　Destruktion, durch Magnetresonanz-gesteuerten fokussierten Ultraschall [MRgFUS], perkutan
　　　　　Hinw.:　Die Dauer der Behandlung durch Magnetresonanz-gesteuerten fokussierten Ultraschall [MRgFUS] ist gesondert zu kodieren (8-660 ff.)

5-789.8　Destruktion, durch Mikrowellenablation, perkutan
　　　　　Hinw.:　Die Knochenbohrung und das bildgebende Verfahren sind im Kode enthalten
　　　　　　　　Die Anzahl der verwendeten Nadeln zur Destruktion ist gesondert zu kodieren (5-98h ff.)

5-789.9　Destruktion, durch irreversible Elektroporation
　　　　　Hinw.:　Die Knochenbohrung und das bildgebende Verfahren sind im Kode enthalten
　　　　　　　　Die Anzahl der verwendeten Nadeln zur Destruktion ist gesondert zu kodieren (5-98h ff.)

5-789.a　Destruktion, durch Kryoablation, perkutan
　　　　　Hinw.:　Die Knochenbohrung und das bildgebende Verfahren sind im Kode enthalten
　　　　　　　　Die Anzahl der verwendeten Nadeln zur Destruktion ist gesondert zu kodieren (5-98h ff.)

** 5-789.b　Stabilisierung eines frakturgefährdeten Knochens
　　　　　Hinw.:　Das verwendete Osteosynthesematerial ist gesondert zu kodieren (5-786 ff.)

** 5-789.c　Stabilisierung einer Pseudarthrose ohne weitere Maßnahmen
　　　　　Hinw.:　Das verwendete Osteosynthesematerial ist gesondert zu kodieren (5-786 ff.)

5-789.d　Destruktion, durch Elektrochemotherapie

** 5-789.x　Sonstige

5-789.y　N.n.bez.

5-78a　Revision von Osteosynthesematerial mit Reosteosynthese
　　　　　Exkl.:　Revision von Osteosynthesematerial ohne Materialwechsel (5-789.3 ff.)
　　　　　　　　Reposition von Fraktur und Luxation (5-79)
　　　　　Hinw.:　Die Entfernung (von Teilen) des Osteosynthesematerials ist gesondert zu kodieren (5-787 ff.)
　　　　　　　　Bei einem Wechsel von Teilen des Osteosynthesematerials ist neben der Entfernung ausschließlich das gewechselte Osteosynthesematerial als Reosteosynthese anzugeben
　　　　　　　　Bei einer Reosteosynthese durch eine oder mehrere Schrauben, (intramedulläre) Drähte oder Zuggurtungen/Cerclagen an einer Lokalisation ist das Osteosynthesematerial nur einmal anzugeben
　　　　　　　　Bei einer Reosteosynthese durch eine Platte sind die Schrauben, die zur Fixierung der Platte benötigt werden, nicht gesondert zu kodieren
　　　　　　　　Für die Definition und Zuordnung der Osteosyntheseverfahren siehe die Hinweise unter 5-79
　　　　　　　　Die Augmentation von Osteosynthesematerial ist gesondert zu kodieren (5-86a,3)
　　　　　　　　Die Lokalisation ist für die mit ** gekennzeichneten Kodes in der 6. Stelle nach der Liste vor Kode 5-780 zu kodieren
　　　　　　　　Die zugangsbedingte Darstellung eines Nerven ist nicht gesondert zu kodieren

** 5-78a.0　Durch Schraube

** 5-78a.1　Durch Draht oder Zuggurtung/Cerclage

** 5-78a.2　Durch Platte

** 5-78a.3　Durch Winkelplatte/Kondylenplatte
　　　　　[6. Stelle: 1-3,e-h,k-n,x]

** 5-78a.4　Durch dynamische Kompressionsschraube
　　　　　[6. Stelle: 1,2,e-h,k,x]
　　　　　Inkl.:　Rotationsstabiler Schraubenanker mit Gleithülsenplatte

** 5-78a.5　Durch Marknagel mit Gelenkkomponente
　　　　　[6. Stelle: 1-5,7-9,e-h,k-r,x]
　　　　　Inkl.:　Proximale und distale Verriegelungsschrauben oder -bolzen

** 5-78a.6　Durch Marknagel
　　　　　[6. Stelle: 1-9,e-h,k-r,x]

Kapitel 5: Operationen

** 5-78a.7	Durch Verriegelungsnagel

[6. Stelle: 1-9,b,e-h,k-r,t,v,x]
Inkl.: Proximale und distale Verriegelungsschrauben oder -bolzen

** 5-78a.8	Durch Fixateur externe

Exkl.: Ringfixateur (5-78a.m ff.)
　　　　Bewegungsfixateur (5-78a.n ff.)
Hinw.: Alle durch den Fixateur externe überbrückten Frakturlokalisationen sind einzeln zu kodieren

** 5-78a.9	Durch Materialkombinationen

Hinw.: Diese Kodes sind im Geltungsbereich des G-DRG-Systems (§ 17b KHG) nicht zu verwenden. Dafür sind bei Kombinationen von Osteosynthesematerialien während eines Eingriffs alle Komponenten einzeln zu kodieren

** 5-78a.c	Durch Transfixationsnagel

[6. Stelle: 1-b,d-h,k-t,x]

** 5-78a.e	Durch (Blount-)Klammern

[6. Stelle: 0,a-c,f,h-k,n,p,r-x]

** 5-78a.g	Durch intramedullären Draht

[6. Stelle: 0-c,e-h,k-r,u-x]
Inkl.: Federnagel, Ender-Nagel, Prevot-Nagel, Nancy-Nagel, Rush-Pin, ESIN, TEN, ECMES

5-78a.j	Durch internes Verlängerungs- oder Knochentransportsystem
.j0	Nicht motorisiert

　　　　Inkl.: Teleskopnagel

.j1	Motorisiert
** 5-78a.k	Durch winkelstabile Platte
** 5-78a.m	Durch Ringfixateur

[6. Stelle: 1-b,d-h,k-v]

** 5-78a.n	Durch Bewegungsfixateur
** 5-78a.p	Durch Transfixationsschraube

[6. Stelle: s-v,x]

** 5-78a.x	Sonstige
5-78a.y	N.n.bez.

5-79　Reposition von Fraktur und Luxation

Exkl.: Geschlossene Reposition ohne Osteosynthese (8-200 ff.)
　　　　Frakturosteosynthese an der Wirbelsäule (5-83b ff.)
　　　　Osteosynthese am knöchernen Thorax (5-346.c ff., 5-346.d ff., 5-349.0)
　　　　Pseudarthrosebehandlung (5-782 ff., 5-784 ff., 5-786 ff., 5-789.c ff., 5-78a ff.)
　　　　Knöcherne Refixation (Reinsertion) des Kreuzbandes (5-802.2, 5-802.3)
　　　　Knöcherne Refixation (Reinsertion) des Kapselbandapparates des Kniegelenkes (5-802.a, 5-802.b)
　　　　Refixation eines osteochondralen Fragmentes (5-801.3 ff., 5-812.3 ff.)
　　　　Revision von Osteosynthesematerial mit Reosteosynthese (5-78a ff.)
　　　　Osteosynthese einer Sakrumfraktur mit (Teil-)Fixierung des Osteosynthesematerials in der Lendenwirbelsäule (5-83b ff.)
Hinw.: Die durchgeführten Einzelmaßnahmen zur operativen Versorgung einer Weichteilverletzung bei einer Fraktur oder Luxation sind gesondert zu kodieren:
• Wunddebridement (5-896 ff.)
• Gefäßnaht (5-388 ff.)
• Nervennaht (5-044 ff.)
• Kompartmentresektion (5-852.b ff.)
• Muskel- oder Sehnennaht (5-853.1 ff., 5-855.1 ff., 5-855.2 ff.)
• Muskel- oder Sehnennaht an der Hand (5-840.6 ff., 5-843.6)
• Weichteildeckung (5-90)
Die Durchführung einer zweiten Osteosynthese, z.B. bei einer Zwei-Etagen-Fraktur, ist gesondert zu kodieren
Eine Mehrfragment-Fraktur wird als Fraktur mit mehr als zwei Fragmenten definiert. Dazu gehört auch eine Fraktur mit Biegungskeil. Eine Zwei-Etagen-Fraktur besteht dagegen aus zwei Frakturen an unterschiedlichen Lokalisationen des gleichen Knochens
Bei Fehlen der Angabe Einfach- oder Mehrfragment-Fraktur ist die Operation als Einfach-Fraktur zu kodieren

OPS Version 2024

Die arthroskopisch assistierte Versorgung einer Fraktur ist gesondert zu kodieren (5-810.6 ff.)
Die Durchführung einer Osteotomie ist gesondert zu kodieren (5-781 ff.)
Eine Schraubenosteosynthese ist eine Osteosynthese, die nur mit einer oder mehreren Schrauben, ggf. mit zusätzlicher Unterlegscheibe, erfolgt
Eine Osteosynthese mittels (intramedullärem) Draht oder Zuggurtung/Cerclage ist eine Osteosynthese, die nur mit einem/einer oder mehreren (intramedullären) Drähten oder Zuggurtungen/Cerclagen, ggf. mit zusätzlicher Aufhängeschraube, erfolgt
Eine Plattenosteosynthese ist eine Osteosynthese, die mit einer Platte und den Schrauben, die zur Fixierung der Platte benötigt werden, erfolgt
Eine Plattenosteosynthese durch winkelstabile Platte ist eine Osteosynthese, bei der mindestens eine der zur Fixierung der Platte benötigten Schrauben winkelstabil eingebracht wird
Die Hämatomausräumung im Weichteilbereich bei einer Fraktur oder Luxation ist im Kode enthalten. Sie ist nur dann gesondert zu kodieren, wenn es sich um einen separaten Eingriff handelt
Ein durchgeführter alloplastischer Knochenersatz und die Verwendung des Zements bei einer Verbundosteosynthese sind gesondert zu kodieren (5-785 ff.)
Aufwendige Gipsverbände sind gesondert zu kodieren (8-310 ff.)
Eine durchgeführte Spongiosaplastik ist gesondert zu kodieren (5-784 ff.)
Die Augmentation von Osteosynthesematerial ist gesondert zu kodieren (5-86a.3)
Bei Verfahrenswechsel oder Wechsel von Teilen des Osteosynthesematerials sind die Entfernung des Osteosynthesematerials und die erneute Osteosynthese mit einem Kode aus 5-78a ff. oder bei Reposition einer Fraktur mit 5-79 zu kodieren
Die zugangsbedingte Darstellung eines Nerven ist nicht gesondert zu kodieren

5-790   **Geschlossene Reposition einer Fraktur oder Epiphysenlösung mit Osteosynthese**
Inkl.:   Versorgung kindlicher Frakturen
Reposition einer Luxationsfraktur
Exkl.:   Geschlossene Reposition einer Gelenkluxation mit Osteosynthese (5-79a ff.)
Hinw.:   Die arthroskopisch assistierte Versorgung einer Fraktur ist gesondert zu kodieren (5-810.6 ff.)
Die Lokalisation ist in der 6. Stelle nach folgender Liste zu kodieren. Es sind jedoch nicht alle Verfahren an allen Lokalisationen durchführbar:

0 ↔ Klavikula
1 ↔ Humerus proximal
2 ↔ Humerusschaft
3 ↔ Humerus distal
4 ↔ Radius proximal
5 ↔ Radiusschaft
6 ↔ Radius distal
7 ↔ Ulna proximal
8 ↔ Ulnaschaft
9 ↔ Ulna distal
a ↔ Karpale
b ↔ Metakarpale
c ↔ Phalangen Hand
d ↔ Becken
e ↔ Schenkelhals
f ↔ Femur proximal
g ↔ Femurschaft
h ↔ Femur distal
j ↔ Patella
k ↔ Tibia proximal
m ↔ Tibiaschaft
n ↔ Tibia distal
p ↔ Fibula proximal
q ↔ Fibulaschaft
r ↔ Fibula distal
s ↔ Talus
t ↔ Kalkaneus
u ↔ Tarsale
v ↔ Metatarsale

w ↔ Phalangen Fuß
z ↔ Skapula
x ↔ Sonstige

** 5-790.0 Durch Schraube
** 5-790.1 Durch Draht oder Zuggurtung/Cerclage
** 5-790.2 Durch intramedullären Draht
[6. Stelle: 0-9,b,c,e-h,k-r,v-x]
Inkl.: Federnagel, Ender-Nagel, Prevot-Nagel, Nancy-Nagel, Rush-Pin, ESIN, TEN, ECMES
** 5-790.3 Durch Marknagel mit Aufbohren der Markhöhle
[6. Stelle: 1-9,e-h,k-r,x]
** 5-790.4 Durch Verriegelungsnagel
[6. Stelle: 1-9,b,e-h,k-r,t,v,x]
Inkl.: Proximale und distale Verriegelungsschrauben oder -bolzen
** 5-790.5 Durch Marknagel mit Gelenkkomponente
[6. Stelle: 1,2,4,5,7-9,e-h,k-r,x]
Inkl.: Proximale und distale Verriegelungsschrauben oder -bolzen
** 5-790.6 Durch Fixateur externe
Inkl.: Beckenzwinge
Exkl.: Durch Ringfixateur (5-790.m ff.)
Durch Bewegungsfixateur (5-790.p ff.)
Hinw.: Alle durch den Fixateur externe überbrückten Frakturlokalisationen sind einzeln zu kodieren
** 5-790.7 Durch Winkelplatte/Kondylenplatte
[6. Stelle: 1-3,e-h,k-n,x]
** 5-790.8 Durch dynamische Kompressionsschraube
[6. Stelle: 1,2,e-h,k,x]
Inkl.: Rotationsstabiler Schraubenanker mit Gleithülsenplatte
** 5-790.9 Durch Materialkombinationen
Hinw.: Diese Kodes sind im Geltungsbereich des G-DRG-Systems (§ 17b KHG) nicht zu verwenden. Dafür sind bei Kombinationen von Osteosynthesematerialien während eines Eingriffs alle Komponenten einzeln zu kodieren
** 5-790.c Durch Transfixationsnagel
[6. Stelle: a,b,d-h,k-n,s,t,x]
** 5-790.d Durch Fixateur externe mit interner Osteosynthese
Hinw.: Diese Kodes sind im Geltungsbereich des G-DRG-Systems (§ 17b KHG) nicht zu verwenden. Dafür sind bei Kombinationen von Fixateur externe mit internen Osteosynthesematerialien während eines Eingriffs alle Komponenten einzeln zu kodieren
** 5-790.k Durch winkelstabile Platte
** 5-790.m Durch Ringfixateur
[6. Stelle: 1-b,d,f-h,k-v,x]
** 5-790.n Durch Platte
** 5-790.p Durch Bewegungsfixateur
** 5-790.q Durch Fixateur interne
[6. Stelle: d,x]
** 5-790.r Durch Gewindestange
[6. Stelle: d,x]
** 5-790.x Sonstige
5-790.y N.n.bez.

Kapitel 5: Operationen

5-791		**Offene Reposition einer einfachen Fraktur im Schaftbereich eines langen Röhrenknochens**
	Inkl.:	Versorgung kindlicher Frakturen
		Knochen: Humerus, Radius, Ulna, Femur, Tibia, Fibula
	Hinw.:	Die Lokalisation ist in der 6. Stelle nach folgender Liste zu kodieren. Es sind jedoch nicht alle Verfahren an allen Lokalisationen durchführbar
		2 ↔ Humerusschaft
		5 ↔ Radiusschaft
		8 ↔ Ulnaschaft
		g ↔ Femurschaft
		m ↔ Tibiaschaft
		q ↔ Fibulaschaft
		x ↔ Sonstige

** 5-791.0   Durch Schraube
** 5-791.1   Durch Draht oder Zuggurtung/Cerclage
** 5-791.2   Durch Platte
** 5-791.3   Durch Winkelplatte/Kondylenplatte
            [6. Stelle: 2,g,m,x]
** 5-791.4   Durch dynamische Kompressionsschraube
            [6. Stelle: 2,g,x]
** 5-791.5   Durch Marknagel mit Gelenkkomponente
            Inkl.: Proximale und distale Verriegelungsschrauben oder -bolzen
** 5-791.6   Durch Marknagel
** 5-791.7   Durch Verriegelungsnagel
            Inkl.: Proximale und distale Verriegelungsschrauben oder -bolzen
** 5-791.8   Durch Fixateur externe
            Exkl.: Durch Ringfixateur (5-791.m ff.)
                    Durch Bewegungsfixateur (5-791.n ff.)
            Hinw.: Alle durch den Fixateur externe überbrückten Frakturlokalisationen sind einzeln zu kodieren
** 5-791.9   Durch Materialkombinationen
            Hinw.: Diese Kodes sind im Geltungsbereich des G-DRG-Systems (§ 17b KHG) nicht zu verwenden. Dafür sind bei Kombinationen von Osteosynthesematerialien während eines Eingriffs alle Komponenten einzeln zu kodieren
** 5-791.c   Durch Transfixationsnagel
** 5-791.d   Durch Fixateur externe mit interner Osteosynthese
            Hinw.: Diese Kodes sind im Geltungsbereich des G-DRG-Systems (§ 17b KHG) nicht zu verwenden. Dafür sind bei Kombinationen von Fixateur externe mit internen Osteosynthesematerialien während eines Eingriffs alle Komponenten einzeln zu kodieren
** 5-791.g   Durch intramedullären Draht
            Inkl.: Federnagel, Ender-Nagel, Prevot-Nagel, Nancy-Nagel, Rush-Pin, ESIN, TEN, ECMES
** 5-791.h   Ohne Osteosynthese
** 5-791.k   Durch winkelstabile Platte
** 5-791.m   Durch Ringfixateur
** 5-791.n   Durch Bewegungsfixateur
** 5-791.x   Sonstige
   5-791.y   N.n.bez.

5-792		**Offene Reposition einer Mehrfragment-Fraktur im Schaftbereich eines langen Röhrenknochens**
	Inkl.:	Versorgung kindlicher Frakturen
		Knochen: Humerus, Radius, Ulna, Femur, Tibia, Fibula
	Hinw.:	Die Lokalisation ist in der 6. Stelle nach folgender Liste zu kodieren. Es sind jedoch nicht alle Verfahren an allen Lokalisationen durchführbar
		2 ↔ Humerusschaft
		5 ↔ Radiusschaft
		8 ↔ Ulnaschaft
		g ↔ Femurschaft

```
                    m ↔ Tibiaschaft
                    q ↔ Fibulaschaft
                    x ↔ Sonstige
** 5-792.0    Durch Schraube
** 5-792.1    Durch Draht oder Zuggurtung/Cerclage
** 5-792.2    Durch Platte
** 5-792.3    Durch Winkelplatte/Kondylenplatte
              [6. Stelle: 2,g,m,x]
** 5-792.4    Durch dynamische Kompressionsschraube
              [6. Stelle: 2,g,x]
** 5-792.5    Durch Marknagel mit Gelenkkomponente
              Inkl.:   Proximale und distale Verriegelungsschrauben oder -bolzen
** 5-792.6    Durch Marknagel
** 5-792.7    Durch Verriegelungsnagel
              Inkl.:   Proximale und distale Verriegelungsschrauben oder -bolzen
** 5-792.8    Durch Fixateur externe
              Exkl.:   Durch Ringfixateur (5-792.m ff.)
                       Durch Bewegungsfixateur (5-792.n ff.)
              Hinw.:   Alle durch den Fixateur externe überbrückten Frakturlokalisationen sind einzeln zu kodieren
** 5-792.9    Durch Materialkombinationen
              Hinw.:   Diese Kodes sind im Geltungsbereich des G-DRG-Systems (§ 17b KHG) nicht zu
                       verwenden. Dafür sind bei Kombinationen von Osteosynthesematerialien während eines
                       Eingriffs alle Komponenten einzeln zu kodieren
** 5-792.g    Durch intramedullären Draht
              Inkl.:   Federnagel, Ender-Nagel, Prevot-Nagel, Nancy-Nagel, Rush-Pin, ESIN, TEN, ECMES
** 5-792.h    Ohne Osteosynthese
** 5-792.k    Durch winkelstabile Platte
** 5-792.m    Durch Ringfixateur
** 5-792.n    Durch Bewegungsfixateur
** 5-792.x    Sonstige
   5-792.y    N.n.bez.
   5-793      **Offene Reposition einer einfachen Fraktur im Gelenkbereich eines langen Röhrenknochens**
              Inkl.:   Versorgung kindlicher Frakturen
                       Offene Reposition einer Epiphysenlösung
              Exkl.:   Offene Reposition einer Gelenkluxation (5-79b ff.)
                       Patellektomie (5-804.6)
                       Offene Reposition einer Azetabulumfraktur mit Osteosynthese (5-799 ff.)
              Hinw.:   Die arthroskopisch assistierte Versorgung einer Fraktur ist gesondert zu kodieren
                       (5-810.6 ff.)
                       Die Lokalisation ist in der 6. Stelle nach folgender Liste zu kodieren:
                       1 ↔ Humerus proximal
                       3 ↔ Humerus distal
                       4 ↔ Radius proximal
                       6 ↔ Radius distal
                       7 ↔ Ulna proximal
                       9 ↔ Ulna distal
                       e ↔ Schenkelhals
                       f ↔ Femur proximal
                       h ↔ Femur distal
                       j ↔ Patella
                       k ↔ Tibia proximal
                       n ↔ Tibia distal
                       p ↔ Fibula proximal
                       r ↔ Fibula distal
                       x ↔ Sonstige
```

Kapitel 5: Operationen

** 5-793.0   Offene Reposition einer Epiphysenlösung ohne Osteosynthese
              [6. Stelle: 1,3,4,6,7,9,e,f,h,k,n,p,r,x]
** 5-793.1   Durch Schraube
** 5-793.2   Durch Draht oder Zuggurtung/Cerclage
** 5-793.3   Durch Platte
** 5-793.4   Durch Winkelplatte/Kondylenplatte
              [6. Stelle: 1,3,e,f,h,k,n,x]
** 5-793.5   Durch dynamische Kompressionsschraube
              [6. Stelle: 1,e,f,h,k,x]
              Inkl.: Rotationsstabiler Schraubenanker mit Gleithülsenplatte
** 5-793.6   Durch Fixateur externe
              Exkl.: Durch Ringfixateur (5-793.m ff.)
                      Durch Bewegungsfixateur (5-793.n ff.)
              Hinw.: Alle durch den Fixateur externe überbrückten Frakturlokalisationen sind einzeln zu kodieren
** 5-793.7   Durch Fixateur externe mit interner Osteosynthese
              Hinw.: Diese Kodes sind im Geltungsbereich des G-DRG-Systems (§ 17b KHG) nicht zu verwenden. Dafür sind bei Kombinationen von Fixateur externe mit internen Osteosynthesematerialien während eines Eingriffs alle Komponenten einzeln zu kodieren
** 5-793.8   Durch Materialkombinationen
              Hinw.: Diese Kodes sind im Geltungsbereich des G-DRG-Systems (§ 17b KHG) nicht zu verwenden. Dafür sind bei Kombinationen von Osteosynthesematerialien während eines Eingriffs alle Komponenten einzeln zu kodieren
** 5-793.9   Durch Materialkombinationen mit Rekonstruktion der Gelenkfläche
              Hinw.: Diese Kodes sind im Geltungsbereich des G-DRG-Systems (§ 17b KHG) nicht zu verwenden. Dafür sind bei Kombinationen von Osteosynthesematerialien während eines Eingriffs alle Komponenten einzeln zu kodieren
** 5-793.a   Durch Marknagel mit Gelenkkomponente
              [6. Stelle: 1,3,4,7,9,e,f,h,k,n,p,r,x]
              Inkl.: Proximale und distale Verriegelungsschrauben oder -bolzen
** 5-793.b   Durch Marknagel
              [6. Stelle: 1,3,4,6,7,9,e,f,h,k,n,p,r,x]
** 5-793.c   Durch Transfixationsnagel
              [6. Stelle: 1,3,4,6,7,9,e,f,h,k,n,p,r,x]
** 5-793.e   Durch (Blount-)Klammern
              [6. Stelle: f,h-k,n,p,r,x]
** 5-793.g   Durch intramedullären Draht
              [6. Stelle: 1,3,4,6,7,9,e,f,h,k,n,p,r,x]
              Inkl.: Federnagel, Ender-Nagel, Prevot-Nagel, Nancy-Nagel, Rush-Pin, ESIN, TEN, ECMES
** 5-793.h   Ohne Osteosynthese
** 5-793.k   Durch winkelstabile Platte
** 5-793.m   Durch Ringfixateur
              [6. Stelle: 1,3,4,6,7,9,e,f,h,k,n,p,r,x]
** 5-793.n   Durch Bewegungsfixateur
** 5-793.x   Sonstige
   5-793.y   N.n.bez.

5-794   **Offene Reposition einer Mehrfragment-Fraktur im Gelenkbereich eines langen Röhrenknochens**
              Inkl.: Versorgung kindlicher Frakturen
              Exkl.: Patellektomie (5-804.6)
              Hinw.: Die arthroskopisch assistierte Versorgung einer Fraktur ist gesondert zu kodieren (5-810.6 ff.)
                      Die Lokalisation ist in der 6. Stelle nach folgender Liste zu kodieren:
                      1 ↔ Humerus proximal
                      3 ↔ Humerus distal
                      4 ↔ Radius proximal

6 ↔ Radius distal
7 ↔ Ulna proximal
9 ↔ Ulna distal
e ↔ Schenkelhals
f ↔ Femur proximal
h ↔ Femur distal
j ↔ Patella
k ↔ Tibia proximal
n ↔ Tibia distal
p ↔ Fibula proximal
r ↔ Fibula distal
x ↔ Sonstige

** 5-794.0 Durch Schraube
** 5-794.1 Durch Draht oder Zuggurtung/Cerclage
** 5-794.2 Durch Platte
** 5-794.3 Durch Winkelplatte/Kondylenplatte
[6. Stelle: 1,3,e,f,h,k,n,x]
** 5-794.4 Durch dynamische Kompressionsschraube
[6. Stelle: 1,e,f,h,k,x]
Inkl.: Rotationsstabiler Schraubenanker mit Gleithülsenplatte
** 5-794.5 Durch Fixateur externe
Exkl.: Durch Ringfixateur (5-794.m ff.)
Durch Bewegungsfixateur (5-794.n ff.)
Hinw.: Alle durch den Fixateur externe überbrückten Frakturlokalisationen sind einzeln zu kodieren
** 5-794.6 Durch Fixateur externe mit interner Osteosynthese
Hinw.: Diese Kodes sind im Geltungsbereich des G-DRG-Systems (§ 17b KHG) nicht zu verwenden. Dafür sind bei Kombinationen von Fixateur externe mit internen Osteosynthesematerialien während eines Eingriffs alle Komponenten einzeln zu kodieren
** 5-794.7 Durch Materialkombinationen
Hinw.: Diese Kodes sind im Geltungsbereich des G-DRG-Systems (§ 17b KHG) nicht zu verwenden. Dafür sind bei Kombinationen von Osteosynthesematerialien während eines Eingriffs alle Komponenten einzeln zu kodieren
** 5-794.8 Durch Materialkombinationen mit Rekonstruktion der Gelenkfläche
Hinw.: Diese Kodes sind im Geltungsbereich des G-DRG-Systems (§ 17b KHG) nicht zu verwenden. Dafür sind bei Kombinationen von Osteosynthesematerialien während eines Eingriffs alle Komponenten einzeln zu kodieren
** 5-794.a Durch Marknagel mit Gelenkkomponente
[6. Stelle: 1,3,4,7,9,e,f,h,k,n,p,r,x]
Inkl.: Proximale und distale Verriegelungsschrauben oder -bolzen
** 5-794.b Durch Marknagel
[6. Stelle: 1,3,4,6,7,9,e,f,h,k,n,p,r,x]
** 5-794.c Durch Transfixationsnagel
[6. Stelle: 1,3,4,6,7,9,e,f,h,k,n,p,r,x]
** 5-794.e Durch (Blount-)Klammern
[6. Stelle: f,h-k,n,p,r,x]
** 5-794.g Durch intramedullären Draht
[6. Stelle: 1,3,4,6,7,9,e,f,h,k,n,p,r,x]
Inkl.: Federnagel, Ender-Nagel, Prevot-Nagel, Nancy-Nagel, Rush-Pin, ESIN, TEN, ECMES
** 5-794.h Ohne Osteosynthese
** 5-794.k Durch winkelstabile Platte
** 5-794.m Durch Ringfixateur
[6. Stelle: 1,3,4,6,7,9,e,f,h,k,n,p,r,x]
** 5-794.n Durch Bewegungsfixateur
** 5-794.x Sonstige
5-794.y N.n.bez.

5-795	**Offene Reposition einer einfachen Fraktur an kleinen Knochen**
	Inkl.: Handknochen
	Versorgung kindlicher Frakturen
	Exkl.: Offene Reposition einer Gelenkluxation (5-79b ff.)
	Offene Reposition einer Fraktur an Talus und Kalkaneus (5-797 ff.)
	Hinw.: Die Lokalisation ist in der 6. Stelle nach folgender Liste zu kodieren:
	0 ↔ Klavikula
	a ↔ Karpale
	b ↔ Metakarpale
	c ↔ Phalangen Hand
	u ↔ Tarsale
	v ↔ Metatarsale
	w ↔ Phalangen Fuß
	z ↔ Skapula
	x ↔ Sonstige
** 5-795.1	Durch Schraube
** 5-795.2	Durch Draht oder Zuggurtung/Cerclage
** 5-795.3	Durch Platte
** 5-795.4	Durch Fixateur externe
	Exkl.: Durch Ringfixateur (5-795.m ff.)
	Durch Bewegungsfixateur (5-795.n ff.)
	Hinw.: Alle durch den Fixateur externe überbrückten Frakturlokalisationen sind einzeln zu kodieren
** 5-795.5	Durch Fixateur externe mit interner Osteosynthese
	Hinw.: Diese Kodes sind im Geltungsbereich des G-DRG-Systems (§ 17b KHG) nicht zu verwenden. Dafür sind bei Kombinationen von Fixateur externe mit internen Osteosynthesematerialien während eines Eingriffs alle Komponenten einzeln zu kodieren
** 5-795.6	Durch Materialkombinationen
	Hinw.: Diese Kodes sind im Geltungsbereich des G-DRG-Systems (§ 17b KHG) nicht zu verwenden. Dafür sind bei Kombinationen von Osteosynthesematerialien während eines Eingriffs alle Komponenten einzeln zu kodieren
** 5-795.8	Durch Materialkombinationen mit Rekonstruktion der Gelenkfläche
	Hinw.: Diese Kodes sind im Geltungsbereich des G-DRG-Systems (§ 17b KHG) nicht zu verwenden. Dafür sind bei Kombinationen von Osteosynthesematerialien während eines Eingriffs alle Komponenten einzeln zu kodieren
** 5-795.e	Durch (Blount-)Klammern
** 5-795.g	Durch intramedullären Draht
	Inkl.: Federnagel, Ender-Nagel, Prevot-Nagel, Nancy-Nagel, Rush-Pin, ESIN, TEN, ECMES
** 5-795.h	Ohne Osteosynthese
** 5-795.k	Durch winkelstabile Platte
** 5-795.m	Durch Ringfixateur
	[6. Stelle: a,b,u,v,x]
** 5-795.n	Durch Bewegungsfixateur
** 5-795.p	Durch Verriegelungsnagel
	[6. Stelle: b,v,x]
	Inkl.: Proximale und distale Verriegelungsschrauben oder -bolzen
** 5-795.x	Sonstige
5-795.y	N.n.bez.
5-796	**Offene Reposition einer Mehrfragment-Fraktur an kleinen Knochen**
	Inkl.: Handknochen
	Versorgung kindlicher Frakturen
	Exkl.: Offene Reposition einer Fraktur an Talus und Kalkaneus (5-797 ff.)
	Hinw.: Die Lokalisation ist in der 6. Stelle nach folgender Liste zu kodieren:
	0 ↔ Klavikula
	a ↔ Karpale
	b ↔ Metakarpale
	c ↔ Phalangen Hand

Kapitel 5: Operationen

```
                    u ↔  Tarsale
                    v ↔  Metatarsale
                    w ↔  Phalangen Fuß
                    z ↔  Skapula
                    x ↔  Sonstige
```

- ** 5-796.0   Durch Schraube
- ** 5-796.1   Durch Draht oder Zuggurtung/Cerclage
- ** 5-796.2   Durch Platte
- ** 5-796.3   Durch Fixateur externe
  Exkl.:   Durch Ringfixateur (5-796.m ff.)
          Durch Bewegungsfixateur (5-796.n ff.)
  Hinw.: Alle durch den Fixateur externe überbrückten Frakturlokalisationen sind einzeln zu kodieren
- ** 5-796.4   Durch Fixateur externe mit interner Osteosynthese
  Hinw.: Diese Kodes sind im Geltungsbereich des G-DRG-Systems (§ 17b KHG) nicht zu verwenden. Dafür sind bei Kombinationen von Fixateur externe mit internen Osteosynthesematerialien während eines Eingriffs alle Komponenten einzeln zu kodieren
- ** 5-796.5   Durch Materialkombinationen
  Hinw.: Diese Kodes sind im Geltungsbereich des G-DRG-Systems (§ 17b KHG) nicht zu verwenden. Dafür sind bei Kombinationen von Osteosynthesematerialien während eines Eingriffs alle Komponenten einzeln zu kodieren
- ** 5-796.6   Durch Materialkombinationen mit Rekonstruktion der Gelenkfläche
  Hinw.: Diese Kodes sind im Geltungsbereich des G-DRG-Systems (§ 17b KHG) nicht zu verwenden. Dafür sind bei Kombinationen von Osteosynthesematerialien während eines Eingriffs alle Komponenten einzeln zu kodieren
- ** 5-796.e   Durch (Blount-)Klammern
- ** 5-796.g   Durch intramedullären Draht
  Inkl.: Federnagel, Ender-Nagel, Prevot-Nagel, Nancy-Nagel, Rush-Pin, ESIN, TEN, ECMES
- ** 5-796.h   Ohne Osteosynthese
- ** 5-796.k   Durch winkelstabile Platte
- ** 5-796.m   Durch Ringfixateur
  [6. Stelle: a,b,u,v,x]
- ** 5-796.n   Durch Bewegungsfixateur
- ** 5-796.p   Durch Verriegelungsnagel
  [6. Stelle: b,v,x]
  Inkl.: Proximale und distale Verriegelungsschrauben oder -bolzen
- ** 5-796.x   Sonstige
-     5-796.y   N.n.bez.

5-797   **Offene Reposition einer Fraktur an Talus und Kalkaneus**
Inkl.:   Versorgung kindlicher Frakturen
Exkl.:   Offene Reposition einer Gelenkluxation (5-79b ff.)
Hinw.: Die Lokalisation ist in der 6. Stelle nach folgender Liste zu kodieren:
```
                    s ↔  Talus
                    t ↔  Kalkaneus
```

- ** 5-797.1   Durch Schraube
- ** 5-797.2   Durch Draht oder Zuggurtung/Cerclage
- ** 5-797.3   Durch Platte
- ** 5-797.4   Durch Fixateur externe
  Exkl.:   Durch Ringfixateur (5-797.m ff.)
          Durch Bewegungsfixateur (5-797.n ff.)
  Hinw.: Alle durch den Fixateur externe überbrückten Frakturlokalisationen sind einzeln zu kodieren
- ** 5-797.5   Durch Fixateur externe mit interner Osteosynthese
  Hinw.: Diese Kodes sind im Geltungsbereich des G-DRG-Systems (§ 17b KHG) nicht zu verwenden. Dafür sind bei Kombinationen von Fixateur externe mit internen Osteosynthesematerialien während eines Eingriffs alle Komponenten einzeln zu kodieren

Kapitel 5: Operationen

** 5-797.6　　Durch Materialkombinationen
　　　　　　　Hinw.: Diese Kodes sind im Geltungsbereich des G-DRG-Systems (§ 17b KHG) nicht zu verwenden. Dafür sind bei Kombinationen von Osteosynthesematerialien während eines Eingriffs alle Komponenten einzeln zu kodieren

** 5-797.7　　Durch Materialkombinationen mit Rekonstruktion der Gelenkfläche
　　　　　　　Hinw.: Diese Kodes sind im Geltungsbereich des G-DRG-Systems (§ 17b KHG) nicht zu verwenden. Dafür sind bei Kombinationen von Osteosynthesematerialien während eines Eingriffs alle Komponenten einzeln zu kodieren

** 5-797.e　　Durch (Blount-)Klammern

** 5-797.h　　Ohne Osteosynthese

** 5-797.k　　Durch winkelstabile Platte

** 5-797.m　　Durch Ringfixateur

** 5-797.n　　Durch Bewegungsfixateur

** 5-797.p　　Durch Verriegelungsnagel
　　　　　　　[6. Stelle: t]

** 5-797.x　　Sonstige

　 5-797.y　　N.n.bez.

5-798　　Offene Reposition einer Beckenrand- und Beckenringfraktur
　　　　　　Inkl.: Versorgung kindlicher Frakturen
　　　　　　Versorgung einer Symphysensprengung und einer Iliosakralgelenksprengung

5-798.0　　Durch Draht

5-798.1　　Durch Zuggurtung/Cerclage

5-798.2　　Durch Schraube, Beckenrand

5-798.3　　Durch Schraube, hinterer Beckenring

5-798.4　　Durch Platte, vorderer Beckenring

5-798.5　　Durch Platte, hinterer Beckenring

5-798.6　　Durch Fixateur externe
　　　　　　Inkl.: Beckenzwinge
　　　　　　Exkl.: Durch Ringfixateur (5-798.m)
　　　　　　Hinw.: Alle durch den Fixateur externe überbrückten Frakturlokalisationen sind einzeln zu kodieren

5-798.7　　Durch Fixateur interne

5-798.8　　Durch Gewindestange

5-798.9　　Durch Materialkombinationen
　　　　　　Hinw.: Dieser Kode ist im Geltungsbereich des G-DRG-Systems (§ 17b KHG) nicht zu verwenden. Dafür sind bei Kombinationen von Osteosynthesematerialien während eines Eingriffs alle Komponenten einzeln zu kodieren

5-798.h　　Ohne Osteosynthese

5-798.m　　Durch Ringfixateur

5-798.x　　Sonstige

5-798.y　　N.n.bez.

5-799　　Offene Reposition einer Azetabulum- und Hüftkopffraktur mit Osteosynthese
　　　　　　Inkl.: Versorgung kindlicher Frakturen
　　　　　　Exkl.: Offene Reposition einer Hüftgelenkluxation (5-79b ff.)
　　　　　　Hinw.: Eine durchgeführte Knochentransplantation ist gesondert zu kodieren (5-784 ff.)
　　　　　　Eine durchgeführte Implantation einer Endoprothese ist gesondert zu kodieren (5-82)

5-799.1 ↔ Durch Schraube, ventral

5-799.2 ↔ Durch Schraube, dorsal

5-799.3 ↔ Durch Platte, ventral

5-799.4 ↔ Durch Platte, dorsal

5-799.5 ↔ Durch Materialkombinationen, dorsal
Hinw.: Dieser Kode ist im Geltungsbereich des G-DRG-Systems (§ 17b KHG) nicht zu verwenden. Dafür sind bei Kombinationen von Osteosynthesematerialien während eines Eingriffs alle Komponenten einzeln zu kodieren

5-799.6 ↔ Durch Materialkombinationen, ventral
Hinw.: Dieser Kode ist im Geltungsbereich des G-DRG-Systems (§ 17b KHG) nicht zu verwenden. Dafür sind bei Kombinationen von Osteosynthesematerialien während eines Eingriffs alle Komponenten einzeln zu kodieren

5-799.7 ↔ Durch Materialkombinationen, dorsal und ventral (kombiniert)
Hinw.: Dieser Kode ist im Geltungsbereich des G-DRG-Systems (§ 17b KHG) nicht zu verwenden. Dafür sind bei Kombinationen von Osteosynthesematerialien während eines Eingriffs alle Komponenten einzeln zu kodieren

5-799.8 ↔ Transfixation eines Hüftgelenkes mit Fixateur externe

5-799.m ↔ Durch Ringfixateur

5-799.x ↔ Sonstige

5-799.y ↔ N.n.bez.

5-79a Geschlossene Reposition einer Gelenkluxation mit Osteosynthese
Exkl.: Reposition einer Luxationsfraktur (5-790 ff.)
Hinw.: Die geschlossene Reposition einer Gelenkluxation ohne Osteosynthese ist unter 8-201 ff. zu kodieren

Die Lokalisation ist in der 6. Stelle nach folgender Liste zu kodieren:
0 ↔ Humeroglenoidalgelenk
1 ↔ Akromioklavikulargelenk
2 ↔ Thorakoskapulargelenk(raum)
3 ↔ Sternoklavikulargelenk
4 ↔ Humeroulnargelenk
5 ↔ Proximales Radioulnargelenk
6 ↔ Distales Radioulnargelenk
7 ↔ Handgelenk n.n.bez.
8 ↔ Radiokarpalgelenk
9 ↔ Ulnokarpalgelenk
a ↔ Handwurzelgelenk
b ↔ Karpometakarpalgelenk
c ↔ Metakarpophalangealgelenk
d ↔ Interphalangealgelenk
e ↔ Iliosakralgelenk
f   Symphyse
g ↔ Hüftgelenk
h ↔ Kniegelenk
j ↔ Proximales Tibiofibulargelenk
k ↔ Oberes Sprunggelenk
m ↔ Unteres Sprunggelenk
n ↔ Tarsalgelenk
p ↔ Tarsometatarsalgelenk
q ↔ Metatarsophalangealgelenk
r ↔ Zehengelenk
s ↔ Humeroradialgelenk
t ↔ Ellenbogengelenk n.n.bez.
x ↔ Sonstige

** 5-79a.0 Durch Schraube
[6. Stelle: 0,1,3-t,x]

** 5-79a.1 Durch Draht oder Zuggurtung/Cerclage

** 5-79a.6 Durch Fixateur externe
Hinw.: Alle durch den Fixateur externe überbrückten Frakturlokalisationen sind einzeln zu kodieren

** 5-79a.7 Durch Fixateur externe mit interner Osteosynthese
Hinw.: Diese Kodes sind im Geltungsbereich des G-DRG-Systems (§ 17b KHG) nicht zu verwenden. Dafür sind bei Kombinationen von Fixateur externe mit internen Osteosynthesematerialien während eines Eingriffs alle Komponenten einzeln zu kodieren

Kapitel 5: Operationen

** 5-79a.8　　Durch Materialkombinationen
　　　　　　　Hinw.: Diese Kodes sind im Geltungsbereich des G-DRG-Systems (§ 17b KHG) nicht zu verwenden. Dafür sind bei Kombinationen von Osteosynthesematerialien während eines Eingriffs alle Komponenten einzeln zu kodieren

** 5-79a.c　　Durch Transfixationsnagel
　　　　　　　[6. Stelle: h,k,m,x]

** 5-79a.e　　Durch (Blount-)Klammern
　　　　　　　[6. Stelle: 0,1,3-a,h-q,s,t,x]

** 5-79a.g　　Durch intramedullären Draht
　　　　　　　[6. Stelle: 0,1,3-9,b-d,g-t,x]
　　　　　　　Inkl.: Federnagel

** 5-79a.x　　Sonstige

　 5-79a.y　　N.n.bez.

5-79b　　Offene Reposition einer Gelenkluxation
　　　　　　Hinw.: Die Lokalisation ist in der 6. Stelle nach folgender Liste zu kodieren:
　　　　　　　　0 ↔ Humeroglenoidalgelenk
　　　　　　　　1 ↔ Akromioklavikulargelenk
　　　　　　　　2 ↔ Thorakoskapulargelenk(raum)
　　　　　　　　3 ↔ Sternoklavikulargelenk
　　　　　　　　4 ↔ Humeroulnargelenk
　　　　　　　　5 ↔ Proximales Radioulnargelenk
　　　　　　　　6 ↔ Distales Radioulnargelenk
　　　　　　　　7 ↔ Handgelenk n.n.bez.
　　　　　　　　8 ↔ Radiokarpalgelenk
　　　　　　　　9 ↔ Ulnokarpalgelenk
　　　　　　　　a ↔ Handwurzelgelenk
　　　　　　　　b ↔ Karpometakarpalgelenk
　　　　　　　　c ↔ Metakarpophalangealgelenk
　　　　　　　　d ↔ Interphalangealgelenk
　　　　　　　　e ↔ Iliosakralgelenk
　　　　　　　　f 　 Symphyse
　　　　　　　　g ↔ Hüftgelenk
　　　　　　　　h ↔ Kniegelenk
　　　　　　　　j ↔ Proximales Tibiofibulargelenk
　　　　　　　　k ↔ Oberes Sprunggelenk
　　　　　　　　m ↔ Unteres Sprunggelenk
　　　　　　　　n ↔ Tarsalgelenk
　　　　　　　　p ↔ Tarsometatarsalgelenk
　　　　　　　　q ↔ Metatarsophalangealgelenk
　　　　　　　　r ↔ Zehengelenk
　　　　　　　　s ↔ Humeroradialgelenk
　　　　　　　　t ↔ Ellenbogengelenk n.n.bez.
　　　　　　　　x ↔ Sonstige

** 5-79b.0　　Durch Schraube

** 5-79b.1　　Durch Draht oder Zuggurtung/Cerclage

** 5-79b.2　　Durch Platte

** 5-79b.6　　Durch Fixateur externe
　　　　　　　Hinw.: Alle durch den Fixateur externe überbrückten Frakturlokalisationen sind einzeln zu kodieren

** 5-79b.7　　Durch Fixateur externe mit interner Osteosynthese
　　　　　　　Hinw.: Diese Kodes sind im Geltungsbereich des G-DRG-Systems (§ 17b KHG) nicht zu verwenden. Dafür sind bei Kombinationen von Fixateur externe mit internen Osteosynthesematerialien während eines Eingriffs alle Komponenten einzeln zu kodieren

** 5-79b.8　　Durch Materialkombinationen
　　　　　　　Hinw.: Diese Kodes sind im Geltungsbereich des G-DRG-Systems (§ 17b KHG) nicht zu verwenden. Dafür sind bei Kombinationen von Osteosynthesematerialien während eines Eingriffs alle Komponenten einzeln zu kodieren

** 5-79b.c	Durch Transfixationsnagel
	[6. Stelle: h-m,x]
** 5-79b.e	Durch (Blount-)Klammern
** 5-79b.g	Durch intramedullären Draht
	[6. Stelle: 0,1,3-d,g-m,p-t,x]
	Inkl.: Federnagel
** 5-79b.h	Ohne Osteosynthese
** 5-79b.x	Sonstige
5-79b.y	N.n.bez.

5-79c   **Andere Reposition von Fraktur und Luxation**

5-79c.0   Reposition einer Fraktur durch intraossäre instrumentelle Aufrichtung
Hinw.: Dieser Kode ist ein Zusatzkode. Die durchgeführten Eingriffe sind gesondert zu kodieren
Mit diesem Kode sind nur Verfahren zu kodieren, die eine intraossäre Reposition durch spezielle Repositionssysteme erzielen (z.B. Ballonsysteme, Hydrauliksysteme). Dieser Kode ist nicht anzuwenden bei der Verwendung einfacher Repositionshilfen (z.B. Stößel, Hebel, Repositionszangen)

5-80 Offen chirurgische und andere Gelenkoperationen

Exkl.: Offene Reposition von Gelenkfrakturen (5-793 ff.)
Offene Reposition von Gelenkluxationen (5-79b ff.)
Arthroskopische Gelenkoperationen (5-81)
Hinw.: Das Einbringen von Fixationsmaterial am Knochen bei Operationen am Weichteilgewebe ist gesondert zu kodieren (5-869.2)
Aufwendige Gipsverbände sind gesondert zu kodieren (8-310 ff.)
Die Art des Transplantates ist, sofern nicht als eigener Kode angegeben, zusätzlich zu kodieren (5-930 ff.)
Die Lokalisation ist für die Kodes 5-800 ff., 5-801 ff. und 5-809 ff. nach folgender Liste zu kodieren:

0 ↔ Humeroglenoidalgelenk
1 ↔ Akromioklavikulargelenk
2 ↔ Thorakoskapulargelenk(raum)
3 ↔ Sternoklavikulargelenk
4 ↔ Humeroulnargelenk
5 ↔ Proximales Radioulnargelenk
6 ↔ Distales Radioulnargelenk
7 ↔ Handgelenk n.n.bez.
8 ↔ Radiokarpalgelenk
9 ↔ Ulnokarpalgelenk
e ↔ Iliosakralgelenk
f ↔ Symphyse
g ↔ Hüftgelenk
h ↔ Kniegelenk
j ↔ Proximales Tibiofibulargelenk
k ↔ Oberes Sprunggelenk
m ↔ Unteres Sprunggelenk
n ↔ Tarsalgelenk
p ↔ Tarsometatarsalgelenk
q ↔ Metatarsophalangealgelenk
r ↔ Zehengelenk
s ↔ Humeroradialgelenk
t ↔ Ellenbogengelenk n.n.bez.
x ↔ Sonstige

5-800   **Offen chirurgische Operation eines Gelenkes**
Inkl.: Handgelenk
Exkl.: Operation an Gelenken der Hand (5-844 ff.)
Hinw.: Die Lokalisation ist in der 6. Stelle nach vorstehender Liste zu kodieren

** 5-800.0   Arthrotomie
Inkl.: Kapsulotomie

Kapitel 5: Operationen

** 5-800.1	Gelenkspülung mit Drainage, aseptisch	
** 5-800.2	Gelenkspülung mit Drainage, septisch	
** 5-800.3	Debridement	
** 5-800.4	Synovialektomie, partiell	
** 5-800.5	Synovialektomie, total	
** 5-800.6	Gelenkmobilisation [Arthrolyse]	
** 5-800.7	Entfernung periartikulärer Verkalkungen	
** 5-800.8	Entfernung freier Gelenkkörper	
	Inkl.: Entfernung eines Fremdkörpers	
	Entfernung osteochondraler Fragmente	
** 5-800.9	Zystenexstirpation	
	Exkl.: Exstirpation einer Bakerzyste (5-859.2 ff.)	
** 5-800.a	Einlegen eines Medikamententrägers	
	Inkl.: Wechsel	
** 5-800.b	Entfernen eines Medikamententrägers	
** 5-800.c	Resektion von Bandanteilen und/oder Bandresten	
** 5-800.x	Sonstige	
	Inkl.: Entfernung von Gelenkzotten	
5-800.y	N.n.bez.	

5-801 **Offen chirurgische Operation am Gelenkknorpel und an den Menisken**
Exkl.: Offen chirurgische Operationen am Labrum acetabulare (5-80a ff.)
Hinw.: Die Entnahme eines Knorpel-Knochen-Transplantates ist gesondert zu kodieren (5-783.6 ff.)
Die Knorpel-Knochen-Transplantation ist gesondert zu kodieren (5-784.5 ff., 5-784.6 ff.)
Die Lokalisation ist für die mit ** gekennzeichneten Kodes in der 6. Stelle nach der Liste vor Kode 5-800 zu kodieren

** 5-801.0 Exzision von erkranktem Gewebe am Gelenkknorpel
[6. Stelle: 0,1,3-9,e-t,x]

** 5-801.3 Refixation eines osteochondralen Fragmentes
[6. Stelle: 0,1,3-9,e-t,x]
Exkl.: Offene Reposition einer Pipkinfraktur (5-799 ff.)

** 5-801.4 Subchondrale Spongiosaplastik mit Fragmentfixation
[6. Stelle: 0,1,3-9,e-t,x]

5-801.5 ↔ Meniskusresektion, partiell

5-801.6 ↔ Meniskusresektion, komplett

5-801.7 ↔ Meniskusrefixation

5-801.8 ↔ Exzision eines Meniskusganglions

5-801.9 ↔ Meniskustransplantation

** 5-801.a Entnahme eines Knorpeltransplantates
[6. Stelle: 0,4,7,g,h,k,m,s,t,x]
Inkl.: Entnahme von Knorpel zur Zell- und Gewebezüchtung

** 5-801.b Knorpeltransplantation
[6. Stelle: 0,1,3-9,e-t,x]
Inkl.: Offen chirurgische Transplantation von mechanisch zerkleinertem autogenen Knorpelgewebe (Minced-Cartilage-Verfahren)

** 5-801.c Implantation von in vitro hergestellten Gewebekulturen
[6. Stelle: 0,1,3-9,e,g-t,x]
Exkl.: Autogene matrixinduzierte Chondrozytentransplantation (5-801.k ff.)

5-801.d ↔ Resektion des Discus triangularis

5-801.e ↔ Implantation eines künstlichen Meniskus
Inkl.: Kollagenmeniskus, Meniskus aus Polyurethan
Exkl.: Implantation eines interpositionellen, nicht verankerten Implantates am Kniegelenk (5-822.c)

5-801.f ↔ Entfernung eines künstlichen Meniskus
 Inkl.: Kollagenmeniskus, Meniskus aus Polyurethan
 Exkl.: Entfernung eines interpositionellen, nicht verankerten Implantates am Kniegelenk (5-823.e)
** 5-801.g Knorpelglättung, mechanisch (Chondroplastik)
 [6. Stelle: 0,1,3-9,e,g-t,x]
** 5-801.h Subchondrale Knocheneröffnung (z.B. nach Pridie, Mikrofrakturierung, Abrasionsarthroplastik)
 [6. Stelle: 0,1,3-9,e,g-t,x]
 5-801.j ↔ Implantation eines patientenindividuellen metallischen Knorpelersatzes am Kniegelenk
** 5-801.k Autogene matrixinduzierte Chondrozytentransplantation
 [6. Stelle: 0,1,3-9,e,g-t,x]
** 5-801.m Implantation von metallischem Knorpelersatz mit nicht patientenindividuellem Implantat
** 5-801.n Subchondrale Knocheneröffnung mit Einbringen eines azellulären Implantates
 [6. Stelle: 0,1,3-9,e,g-t,x]
 Inkl.: Autogene matrixinduzierte Chondrogenese
** 5-801.p Subchondrale Knocheneröffnung mit Einbringen eines mit homologem Vollblut oder seinen Bestandteilen angereicherten azellulären Implantates
 [6. Stelle: 0,1,3-9,e,g-t,x]
 Exkl.: Autogene matrixinduzierte Chondrogenese (5-801.n ff.)
** 5-801.x Sonstige
 5-801.y N.n.bez.

5-802 Offen chirurgische Refixation (Reinsertion) und Naht am Kapselbandapparat des Kniegelenkes
 Exkl.: Kreuzbandplastik und andere Bandplastiken am Kniegelenk (5-803 ff.)

5-802.0 ↔ Naht des vorderen Kreuzbandes
5-802.1 ↔ Naht des hinteren Kreuzbandes
5-802.2 ↔ Knöcherne Refixation (Reinsertion) des vorderen Kreuzbandes
5-802.3 ↔ Knöcherne Refixation (Reinsertion) des hinteren Kreuzbandes
5-802.4 ↔ Naht des medialen Kapselbandapparates
5-802.5 ↔ Naht des medialen Kapselbandapparates mit Eingriff am Meniskus
5-802.6 ↔ Naht des lateralen Kapselbandapparates
5-802.7 ↔ Naht des lateralen Kapselbandapparates mit Eingriff am Meniskus
5-802.8 ↔ Kombinierte Rekonstruktion
5-802.9 ↔ Naht des dorsalen Kapselbandapparates
5-802.a ↔ Knöcherne Refixation (Reinsertion) des medialen Kapselbandapparates
5-802.b ↔ Knöcherne Refixation (Reinsertion) des lateralen Kapselbandapparates
5-802.x ↔ Sonstige
5-802.y N.n.bez.

5-803 Offen chirurgische Bandplastik am Kniegelenk
 Inkl.: Transplantatentnahme, Isometriemessung und Notch-Plastik

5-803.0 ↔ Vorderes Kreuzband mit autogener Patellarsehne
5-803.1 ↔ Vorderes Kreuzband mit sonstiger autogener Sehne
5-803.2 ↔ Vorderes Kreuzband mit alloplastischem Bandersatz
5-803.3 ↔ Hinteres Kreuzband mit autogener Patellarsehne
5-803.4 ↔ Hinteres Kreuzband mit sonstiger autogener Sehne
5-803.5 ↔ Hinteres Kreuzband mit alloplastischem Bandersatz
5-803.6 ↔ Medialer Bandapparat
5-803.7 ↔ Lateraler Bandapparat
5-803.8 ↔ Kombinierte Bandplastik
5-803.9 ↔ Dorsomedialer Bandapparat

5-803.a ↔ Dorsolateraler Bandapparat
5-803.b ↔ Vorderes Kreuzband mit allogener Sehne
5-803.c ↔ Hinteres Kreuzband mit allogener Sehne
5-803.x ↔ Sonstige
5-803.y   N.n.bez.

5-804   Offen chirurgische Operationen an der Patella und ihrem Halteapparat
Exkl.: Offen chirurgische Operationen am Gelenkknorpel (5-801 ff.)
Hinw.: Die Entnahme eines Knochentransplantates ist gesondert zu kodieren (5-783 ff.)
Eine durchgeführte Osteosynthese ist gesondert zu kodieren (5-786 ff.)

5-804.0 ↔ Retinakulumspaltung, lateral
5-804.1 ↔ Retinakulumspaltung, lateral mit Zügelungsoperation
Inkl.: Mediale Raffung
5-804.2 ↔ Verlagerung des Patellarsehnenansatzes (z.B. nach Bandi, Elmslie)
5-804.3 ↔ Verlagerung des Patellarsehnenansatzes mit Knochenspan
5-804.4 ↔ Patellaosteotomie
5-804.5 ↔ Teilresektion der Patella
5-804.6 ↔ Patellektomie
5-804.7 ↔ Naht des medialen Retinakulums
5-804.8 ↔ Rekonstruktion des medialen patellofemoralen Ligamentes [MPFL]
Hinw.: Die Entnahme von ortsständigem Sehnengewebe ist im Kode enthalten
5-804.x ↔ Sonstige
5-804.y   N.n.bez.

5-805   Offen chirurgische Refixation und Plastik am Kapselbandapparat des Schultergelenkes
Exkl.: Osteotomie am Schultergelenk (5-781 ff.)
Hinw.: Die Entnahme eines Knochentransplantates oder eines Knorpel-Knochen-Transplantates ist gesondert zu kodieren (5-783 ff.)

5-805.0 ↔ Refixation des Limbus (z.B. nach Bankart)
5-805.1 ↔ Refixation eines knöchernen Limbusabrisses
5-805.2 ↔ Vordere Pfannenrandplastik
5-805.3 ↔ Hintere Pfannenrandplastik
5-805.4 ↔ Vordere Kapselplastik
5-805.5 ↔ Hintere Kapselplastik
5-805.6 ↔ Akromioplastik mit Durchtrennung des Ligamentum coracoacromiale
5-805.7 ↔ Rekonstruktion der Rotatorenmanschette durch Naht
5-805.8 ↔ Rekonstruktion der Rotatorenmanschette durch Sehnenverlagerung
5-805.9 ↔ Rekonstruktion der Rotatorenmanschette durch Transplantat
Exkl.: Rekonstruktion der Rotatorenmanschette durch Implantat (5-805.a)
5-805.a ↔ Rekonstruktion der Rotatorenmanschette durch Implantat
Inkl.: Rekonstruktion der Rotatorenmanschette durch nicht resorbierbaren Kollagen-Patch
5-805.b ↔ Obere Kapselplastik
Inkl.: Fixation durch Knochenanker
5-805.x ↔ Sonstige
5-805.y   N.n.bez.

5-806   Offen chirurgische Refixation und Plastik am Kapselbandapparat des Sprunggelenkes
5-806.3 ↔ Naht der Syndesmose
5-806.4 ↔ Bandplastik des lateralen Bandapparates mit autogener Sehne
5-806.5 ↔ Bandplastik des lateralen Bandapparates mit Periostlappen oder ortsständigem Gewebe [Broström-Gould]
5-806.6 ↔ Bandplastik des lateralen Bandapparates mit alloplastischem Bandersatz

5-806.7 ↔ Fesselung der Peronealsehnen

5-806.8 ↔ Naht eines Bandes des unteren Sprunggelenkes

5-806.9 ↔ Bandplastik des medialen Bandapparates

5-806.a ↔ Bandplastik der Syndesmose

5-806.b ↔ Bandplastik des unteren Sprunggelenkes

5-806.c ↔ Naht des lateralen Bandapparates
  Inkl.: Naht eines oder mehrerer fibularer Bänder

5-806.d ↔ Naht des medialen Bandapparates
  Inkl.: Naht des Ligamentum deltoideum

5-806.x ↔ Sonstige

5-806.y N.n.bez.

5-807 Offen chirurgische Refixation am Kapselbandapparat anderer Gelenke
  Inkl.: Bandplastik
  Exkl.: Offen chirurgische Refixation (Reinsertion) am Kapselbandapparat des Kniegelenkes (5-802 ff., 5-803 ff.)
  Offen chirurgische Refixation am Kapselbandapparat des Schultergelenkes (5-805 ff.)
  Offen chirurgische Refixation am Kapselbandapparat des Sprunggelenkes (5-806 ff.)
  Operationen an der Hand (5-84)
  Naht eines Bandes des unteren Sprunggelenkes (5-806.8)
  Bandplastik des medialen Bandapparates (5-806.9), der Syndesmose (5-806.a) oder des unteren Sprunggelenkes (5-806.b)

5-807.0 ↔ Naht eines Kapsel- oder Kollateralbandes

5-807.1 ↔ Naht mehrerer Kapsel- oder Kollateralbänder

5-807.2 ↔ Naht des radioulnaren Ringbandes

5-807.3 Naht des distalen radioulnaren Bandapparates
  Inkl.: Diskus

  .30 ↔ Naht ohne Stabilisierung des distalen radioulnaren Bandapparates

  .31 ↔ Naht mit Stabilisierung des distalen radioulnaren Bandapparates
    Inkl.: Transossäre Fixation oder Fixation mit Knochenanker

5-807.4 ↔ Naht des Bandapparates der Klavikula
  Inkl.: Augmentation

5-807.5 ↔ Naht des Bandapparates der Klavikula mit Plattenstabilisierung

5-807.6 ↔ Naht des Bandapparates der Klavikula mit Schrauben- oder Drahtfixation

5-807.7 Naht oder Plastik des Kapselbandapparates des Ellenbogengelenkes
  Inkl.: Transossäre Fixation oder Fixation mit Knochenanker

  .70 ↔ Naht des medialen Kapselbandapparates

  .71 ↔ Naht des lateralen Kapselbandapparates

  .72 ↔ Plastik des medialen Kapselbandapparates
    Inkl.: Augmentation
    Hinw.: Die Transplantatentnahme ist gesondert zu kodieren

  .73 ↔ Plastik des lateralen Kapselbandapparates
    Inkl.: Augmentation
    Hinw.: Die Transplantatentnahme ist gesondert zu kodieren

5-807.x ↔ Sonstige

5-807.y N.n.bez.

Kapitel 5: Operationen

5-808 **Offen chirurgische Arthrodese**
Inkl.: Planung
Korrekturarthrodese
Exkl.: Arthrodese an kleinen Gelenken der Hand (5-846 ff.)
Temporäre Fixation eines Gelenkes (5-809.2 ff., 5-809.4 ff.)
Temporäre Fixation an kleinen Gelenken der Hand (5-849.1)
Hinw.: Eine durchgeführte Knochentransplantation ist gesondert zu kodieren (5-784 ff.)
Eine durchgeführte Osteosynthese ist gesondert zu kodieren (5-786 ff.)
Eine (Keil-)Resektion/(Keil-)Osteotomie der Gelenkflächenanteile zur Achsenkorrektur ist nicht gesondert zu kodieren

5-808.0 ↔ Iliosakralgelenk

5-808.1   Symphyse

5-808.2 ↔ Hüftgelenk

5-808.3 ↔ Kniegelenk

5-808.4 ↔ Schultergelenk

5-808.5 ↔ Ellenbogengelenk

5-808.6 ↔ Handgelenk

5-808.7   Oberes Sprunggelenk
Exkl.: Offen chirurgische Fusion des distalen Tibiofibulargelenkes (5-809.5)

.70 ↔ Ohne weiteres Gelenk

.71 ↔ Mit unterem Sprunggelenk
Inkl.: Tibio-kalkaneare Arthrodese, tibio-tarsale Arthrodese

.72 ↔ Mit unterem Sprunggelenk und Chopartgelenk, kombiniert
Inkl.: Tibio-kalkaneare Arthrodese, tibio-tarsale Arthrodese

5-808.8   Unteres Sprunggelenk

.80 ↔ Eine Sprunggelenkskammer
Inkl.: Subtalare (talo-calcaneare) Arthrodese, talo-naviculare Arthrodese, calcaneo-cuboidale Arthrodese

.81 ↔ Zwei Sprunggelenkskammern
Inkl.: Talo-naviculo-calcaneare Arthrodese, talo-calcaneo-cuboidale Arthrodese

.82 ↔ Drei Sprunggelenkskammern
Inkl.: Triple-Arthrodese

5-808.a   Fußwurzel und/oder Mittelfuß
Inkl.: Tarsometatarsale Arthrodese, naviculo-cuneiforme Arthrodese
Exkl.: Arthrodese am Metatarsophalangealgelenk (5-808.b ff.)
Hinw.: Zu den zu zählenden Gelenkfächern gehören die Gelenkfächer der Tarsometatarsalgelenke 1-5 und der intercuneiformen Gelenke sowie die naviculocuneiformen Gelenkfächer. Die korrespondierenden Gelenkflächen zwischen Os cuneiforme mediale und Os naviculare, Os cuneiforme intermedius und Os naviculare sowie Os cuneiforme laterale und Os naviculare zählen jeweils als ein Gelenkfach. Die knorpeligen Flächen zwischen den Metatarsalbasen werden nicht gezählt

.a4 ↔ Ein Gelenkfach

.a5 ↔ Zwei Gelenkfächer

.a6 ↔ Drei Gelenkfächer

.a7 ↔ Vier Gelenkfächer

.a8 ↔ Fünf oder mehr Gelenkfächer
Inkl.: Komplette Lisfranc-Arthrodese

.a9 ↔ Ein Gelenkfach, Reoperation bei Rezidiv

.aa ↔ Zwei Gelenkfächer, Reoperation bei Rezidiv

.ab ↔ Drei Gelenkfächer, Reoperation bei Rezidiv

.ac ↔ Vier Gelenkfächer, Reoperation bei Rezidiv

.ad ↔ Fünf oder mehr Gelenkfächer, Reoperation bei Rezidiv
Inkl.: Komplette Lisfranc-Arthrodese

.ae ↔ Ein Gelenkfach, Reoperation bei Rezidiv mittels eines kortikospongiösen Spanes
Hinw.: Dieser Kode ist im Geltungsbereich des G-DRG-Systems (§ 17b KHG) nicht zu verwenden. Dafür sind bei einer Reoperation bei Rezidiv an einem Gelenkfach mittels eines kortikospongiösen Spanes der Kode 5-808.a9 und ein Kode aus 5-784 ff. zu verwenden

.af ↔ Zwei oder mehr Gelenkfächer, Reoperation bei Rezidiv mittels eines kortikospongiösen Spanes
Hinw.: Dieser Kode ist im Geltungsbereich des G-DRG-Systems (§ 17b KHG) nicht zu verwenden. Dafür sind bei einer Reoperation bei Rezidiv an zwei oder mehr Gelenkfächern mittels eines kortikospongiösen Spanes ein Kode aus 5-808.aa bis 5-808.ad und ein Kode aus 5-784 ff. zu verwenden

5-808.b **Zehengelenk**
.b0 ↔ Großzehengrundgelenk
.b1 ↔ Großzehenendgelenk
.b2 ↔ Kleinzehengelenk, 1 Gelenk
Inkl.: Metatarsophalangealgelenk der Kleinzehen
.b3 ↔ Kleinzehengelenk, 2 Gelenke
Inkl.: Metatarsophalangealgelenk der Kleinzehen
.b4 ↔ Kleinzehengelenk, 3 Gelenke
Inkl.: Metatarsophalangealgelenk der Kleinzehen
.b5 ↔ Kleinzehengelenk, 4 Gelenke
Inkl.: Metatarsophalangealgelenk der Kleinzehen
.b6 ↔ Kleinzehengelenk, 5 oder mehr Gelenke
Inkl.: Metatarsophalangealgelenk der Kleinzehen
.b7 ↔ Großzehengrundgelenk, Reoperation bei Rezidiv
.b8 ↔ Großzehengrundgelenk, Reoperation bei Rezidiv mittels eines kortikospongiösen Spanes
Hinw.: Dieser Kode ist im Geltungsbereich des G-DRG-Systems (§ 17b KHG) nicht zu verwenden. Dafür sind bei einer Reoperation bei Rezidiv am Großzehengrundgelenk mittels eines kortikospongiösen Spanes der Kode 5-808.b7 und ein Kode aus 5-784 ff. zu verwenden
.bx ↔ Sonstige

5-808.x ↔ Sonstige
5-808.y N.n.bez.

5-809 Andere Gelenkoperationen
Hinw.: Die Lokalisation ist <u>für die mit ** gekennzeichneten Kodes</u> in der 6. Stelle nach der Liste vor Kode 5-800 zu kodieren

** 5-809.0 Durchtrennung eines Bandes, offen chirurgisch
[6. Stelle: 0,1,3-9,e-t,x]
Exkl.: Durchtrennung des Lig. carpi transversum, Ringbandspaltung (5-841.1 ff.)

** 5-809.1 Arthrorise, offen chirurgisch
Exkl.: Arthrorise an Gelenken der Hand (5-849.6)

** 5-809.2 Temporäre Fixation eines Gelenkes, offen chirurgisch
[6. Stelle: 0,2-9,e-t,x]
Exkl.: Temporäre Fixation an Gelenken der Hand (5-849.1)
Temporäre Fixation des Akromioklavikulargelenkes (5-807.5, 5-807.6)
Hinw.: Das zur temporären Fixation angewandte Osteosyntheseverfahren ist gesondert zu kodieren (5-786 ff.)

** 5-809.3 Einbringen einer Entlastungsfeder, offen chirurgisch
[6. Stelle: h]

** 5-809.4 Temporäre Fixation eines Gelenkes, perkutan
Exkl.: Temporäre Fixation an Gelenken der Hand (5-849.1)
Hinw.: Das zur temporären Fixation angewandte Osteosyntheseverfahren ist gesondert zu kodieren (5-786 ff.)

5-809.5 ↔ Fusion des distalen Tibiofibulargelenkes, offen chirurgisch
Exkl.: Einbringen von Fixationsmaterial am Knochen bei Operationen am Weichteilgewebe (5-869.2)
Hinw.: Eine durchgeführte Osteosynthese ist gesondert zu kodieren (5-786 ff.)

** 5-809.x Sonstige
5-809.y N.n.bez.

5-80a Offen chirurgische Operationen am Labrum acetabulare
5-80a.0 ↔ Rekonstruktion durch Transplantat
5-80a.1 ↔ Naht oder sonstige Refixation
Inkl.: Knochenanker

5-80a.x ↔ Sonstige
5-80a.y N.n.bez.

5-81 Arthroskopische Gelenkoperationen

Inkl.: Endoskopische Eingriffe im periartikulären Raum
Exkl.: Alleinige diagnostische Arthroskopie (1-697 ff.)
Hinw.: Eine gleichzeitig durchgeführte diagnostische Arthroskopie ist im Kode enthalten
Aufwendige Gipsverbände sind gesondert zu kodieren (8-310 ff.)
Die Art des Transplantates ist, sofern nicht als eigener Kode angegeben, zusätzlich zu kodieren (5-930 ff.)
Die Lokalisation ist für die Kodes 5-810 ff. bis 5-812 ff. und 5-819 ff. nach folgender Liste zu kodieren:

0 ↔ Humeroglenoidalgelenk
1 ↔ Akromioklavikulargelenk
2 ↔ Thorakoskapulargelenk(raum)
3 ↔ Sternoklavikulargelenk
4 ↔ Humeroulnargelenk
5 ↔ Proximales Radioulnargelenk
6 ↔ Distales Radioulnargelenk
7 ↔ Handgelenk n.n.bez.
8 ↔ Radiokarpalgelenk
9 ↔ Ulnokarpalgelenk
e ↔ Iliosakralgelenk
f   Symphyse
g ↔ Hüftgelenk
h ↔ Kniegelenk
j ↔ Proximales Tibiofibulargelenk
k ↔ Oberes Sprunggelenk
m ↔ Unteres Sprunggelenk
n ↔ Tarsalgelenk
p ↔ Tarsometatarsalgelenk
q ↔ Metatarsophalangealgelenk
r ↔ Zehengelenk
s ↔ Humeroradialgelenk
t ↔ Ellenbogengelenk n.n.bez.
x ↔ Sonstige

5-810   Arthroskopische Gelenkoperation
Hinw.: Die Lokalisation ist in der 6. Stelle nach vorstehender Liste zu kodieren

** 5-810.0 Gelenkspülung mit Drainage, aseptisch
** 5-810.1 Gelenkspülung mit Drainage, septisch
** 5-810.2 Gelenkmobilisation [Arthrolyse]
           Inkl.: Debridement
** 5-810.3 Entfernung von Osteosynthesematerial
           [6. Stelle: 0,1,3-9,e-t,x]
           Inkl.: Entfernung anderer Implantate
** 5-810.4 Entfernung freier Gelenkkörper
           [6. Stelle: 0,1,3-9,e,g-t,x]
           Inkl.: Entfernung eines Fremdkörpers
                   Entfernung osteochondraler Fragmente
** 5-810.5 Entfernung periartikulärer Verkalkungen
** 5-810.6 Arthroskopisch assistierte Versorgung einer Fraktur
           Hinw.: Diese Kodes sind Zusatzkodes und zur Angabe einer arthroskopischen Unterstützung bei einer Frakturversorgung zu verwenden
                    Eine durchgeführte Frakturosteosynthese ist gesondert zu kodieren (5-79)
** 5-810.7 Einlegen eines Medikamententrägers
           Inkl.: Wechsel
** 5-810.8 Entfernen eines Medikamententrägers
** 5-810.9 Resektion von Bandanteilen und/oder Bandresten
           [6. Stelle: 0,1,3-9,e-t,x]
** 5-810.x Sonstige
   5-810.y N.n.bez.

5-811 Arthroskopische Operation an der Synovialis
Hinw.: Die Lokalisation ist in der 6. Stelle nach der Liste vor Kode 5-810 zu kodieren

** 5-811.0 Resektion einer Plica synovialis
[6. Stelle: 7,h,x]

** 5-811.1 Resektion an einem Fettkörper (z.B. Hoffa-Fettkörper)
[6. Stelle: g,h,x]

** 5-811.2 Synovektomie, partiell
[6. Stelle: 0,1,3-9,e,g-t,x]

** 5-811.3 Synovektomie, total
[6. Stelle: 0,1,3-9,e,g-t,x]

** 5-811.4 Elektrothermische Denervierung von Synovialis und Kapselgewebe
[6. Stelle: 0-9,f-t,x]
Inkl.: Arthroskopische Patelladenervierung

** 5-811.x Sonstige

5-811.y N.n.bez.

5-812 Arthroskopische Operation am Gelenkknorpel und an den Menisken
Hinw.: Die Lokalisation ist für die mit ** gekennzeichneten Kodes in der 6. Stelle nach der Liste vor Kode 5-810 zu kodieren

** 5-812.0 Exzision von erkranktem Gewebe am Gelenkknorpel
[6. Stelle: 0,1,3-9,e-t,x]

** 5-812.3 Refixation eines osteochondralen Fragmentes
[6. Stelle: 0,1,3-9,e-t,x]

5-812.5 ↔ Meniskusresektion, partiell
Inkl.: Meniskusglättung

5-812.6 ↔ Meniskusresektion, total

5-812.7 ↔ Meniskusrefixation

** 5-812.8 Entnahme eines Knorpeltransplantates
[6. Stelle: 0,4,7,g,h,k,m,s,t,x]
Inkl.: Entnahme von Knorpel zur Zell- und Gewebezüchtung

** 5-812.9 Knorpeltransplantation
[6. Stelle: 0,1,3-9,e-t,x]
Inkl.: Arthroskopische Transplantation von mechanisch zerkleinertem autogenen Knorpelgewebe (Minced-Cartilage-Verfahren)

** 5-812.a Implantation von in vitro hergestellten Gewebekulturen
[6. Stelle: 0,1,3-9,e-t,x]
Exkl.: Autogene matrixinduzierte Chondrozytentransplantation (5-812.h ff.)

5-812.b ↔ Resektion des Discus triangularis

5-812.c ↔ Implantation eines künstlichen Meniskus
Inkl.: Kollagenmeniskus, Meniskus aus Polyurethan

5-812.d ↔ Entfernung eines künstlichen Meniskus
Inkl.: Kollagenmeniskus, Meniskus aus Polyurethan

** 5-812.e Knorpelglättung (Chondroplastik)
[6. Stelle: 0,1,3-9,e-t,x]

** 5-812.f Subchondrale Knocheneröffnung (z.B. nach Pridie, Mikrofrakturierung, Abrasionsarthroplastik)
[6. Stelle: 0,1,3-9,e,g-t,x]

** 5-812.g Subchondrale Knocheneröffnung mit Einbringen eines azellulären Implantates
[6. Stelle: 0,1,3-9,e,g-t,x]
Inkl.: Autogene matrixinduzierte Chondrogenese

** 5-812.h Autogene matrixinduzierte Chondrozytentransplantation
[6. Stelle: 0,1,3-9,e-t,x]

** 5-812.k Resektion eines oder mehrerer Osteophyten

Kapitel 5: Operationen

** 5-812.m   Subchondrale Knocheneröffnung mit Einbringen eines mit homologem Vollblut oder seinen Bestandteilen angereicherten azellulären Implantates
[6. Stelle: 0,1,3-9,e,g-t,x]
Exkl.: Autogene matrixinduzierte Chondrogenese (5-812.g ff.)

5-812.n   Naht oder Rekonstruktion des Discus triangularis [TFCC]
.n0 ↔ Refixation, kapsulär
   Inkl.: Straffung
.n1 ↔ Refixation, knöchern
.n2 ↔ Rekonstruktion durch Transplantat
   Hinw.: Die Transplantatentnahme ist gesondert zu kodieren
.nx ↔ Sonstige

5-812.p ↔ Meniskustransplantation

** 5-812.x   Sonstige

5-812.y   N.n.bez.

5-813   Arthroskopische Refixation und Plastik am Kapselbandapparat des Kniegelenkes
Inkl.: Transplantatentnahme, Isometriemessung und Notch-Plastik

5-813.0 ↔ Naht des vorderen Kreuzbandes

5-813.1 ↔ Naht des hinteren Kreuzbandes

5-813.2 ↔ Knöcherne Refixation eines Kreuzbandes

5-813.3 ↔ Plastik des vorderen Kreuzbandes mit autogener Patellarsehne

5-813.4 ↔ Plastik des vorderen Kreuzbandes mit sonstiger autogener Sehne

5-813.5 ↔ Plastik des vorderen Kreuzbandes mit alloplastischem Bandersatz

5-813.6 ↔ Plastik des hinteren Kreuzbandes mit autogener Patellarsehne

5-813.7 ↔ Plastik des hinteren Kreuzbandes mit sonstiger autogener Sehne

5-813.8 ↔ Plastik des hinteren Kreuzbandes mit alloplastischem Bandersatz

5-813.9 ↔ Durchtrennung der Kniegelenkskapsel (Lateral release)

5-813.a ↔ Naht des medialen Kapselbandapparates

5-813.b ↔ Naht des lateralen Kapselbandapparates

5-813.c ↔ Naht des dorsalen Kapselbandapparates

5-813.d ↔ Plastik des medialen Kapselbandapparates

5-813.e ↔ Plastik des lateralen Kapselbandapparates

5-813.f ↔ Plastik des dorsalen Kapselbandapparates

5-813.g ↔ Plastik des vorderen Kreuzbandes mit allogener Sehne

5-813.h ↔ Plastik des hinteren Kreuzbandes mit allogener Sehne

5-813.j ↔ Augmentation des vorderen Kreuzbandes
   Inkl.: Naht, dynamische intraligamentäre Stabilisierung

5-813.k ↔ Augmentation des hinteren Kreuzbandes
   Inkl.: Naht, dynamische intraligamentäre Stabilisierung

5-813.x ↔ Sonstige

5-813.y   N.n.bez.

5-814   Arthroskopische Refixation und Plastik am Kapselbandapparat des Schultergelenkes

5-814.0 ↔ Refixation des Labrum glenoidale durch Naht

5-814.1 ↔ Refixation des Labrum glenoidale durch sonstige Verfahren
   Inkl.: Knochenanker

5-814.2 ↔ Refixation eines knöchernen Labrumabrisses (Bankart-Läsion)

5-814.3 ↔ Erweiterung des subakromialen Raumes
   Inkl.: Bursektomie
      Resektion des Ligamentum coracoacromiale

5-814.4 ↔ Sonstige Rekonstruktion der Rotatorenmanschette
   Inkl.: Sonstige Rekonstruktion der Rotatorenmanschette mit Debridement

5-814.5 ↔ Kapselraffung mit Fixation am Glenoid durch Naht
　　　　　Inkl.:　Fixation durch Knochenanker

5-814.6　Rekonstruktion der Rotatorenmanschette durch Transplantation
　　　　　.60 ↔ Mit Sehnentransplantat
　　　　　.61 ↔ Mit Dermistransplantat
　　　　　.62 ↔ Mit Faszia-lata-Transplantat
　　　　　.6x ↔ Mit sonstigem Transplantat

5-814.7 ↔ Tenotomie der langen Bizepssehne

5-814.8 ↔ Naht der langen Bizepssehne

5-814.9 ↔ Tenodese der langen Bizepssehne

5-814.b ↔ Stabilisierung des Akromioklavikulargelenkes durch Fixationsverfahren
　　　　　Inkl.:　Freie Sehnentransplantation
　　　　　Hinw.: Die Entnahme von Sehnengewebe zur Transplantation ist gesondert zu kodieren (5-852.f ff.)

5-814.c ↔ Einbringen eines Abstandhalters

5-814.d ↔ Schrumpfung der Schultergelenkkapsel durch Energiequellen
　　　　　Inkl.:　Elektrokauter

5-814.e ↔ Obere Kapselplastik
　　　　　Inkl.:　Fixation durch Knochenanker

5-814.x ↔ Sonstige

5-814.y　N.n.bez.

5-815　Arthroskopische Entfernung und arthroskopischer Wechsel eines Bandersatzes am Kniegelenk
　　　　　Inkl.:　Transplantatentnahme, Isometriemessung und Notch-Plastik
　　　　　Hinw.: Bei zweizeitigem Kreuzbandersatz ist die Implantation des Transplantates wie eine primäre Kreuzbandoperation zu kodieren (5-813 ff.)

5-815.0 ↔ Entfernung eines vorderen Kreuzbandtransplantates

5-815.1 ↔ Entfernung eines hinteren Kreuzbandtransplantates

5-815.2　Wechsel eines vorderen Kreuzbandtransplantates
　　　　　.20 ↔ Mit autogener Patellarsehne
　　　　　.21 ↔ Mit sonstiger autogener Sehne
　　　　　.22 ↔ Mit alloplastischem Bandersatz
　　　　　.23 ↔ Mit allogener Sehne
　　　　　.2x ↔ Sonstige

5-815.3　Wechsel eines hinteren Kreuzbandtransplantates
　　　　　.30 ↔ Mit autogener Patellarsehne
　　　　　.31 ↔ Mit sonstiger autogener Sehne
　　　　　.32 ↔ Mit alloplastischem Bandersatz
　　　　　.33 ↔ Mit allogener Sehne
　　　　　.3x ↔ Sonstige

5-815.x ↔ Sonstige

5-815.y　N.n.bez.

5-816　Arthroskopische Operationen am Labrum acetabulare

5-816.0 ↔ Naht oder sonstige Refixation
　　　　　Inkl.:　Knochenanker

5-816.1 ↔ Glättung und (Teil-)Resektion
　　　　　Inkl.:　Verwendung von Energiequellen

5-816.2 ↔ Rekonstruktion durch Transplantat

5-816.x ↔ Sonstige

5-816.y　N.n.bez.

Kapitel 5: Operationen

5-819	**Andere arthroskopische Operationen**	

Hinw.: Die Lokalisation ist <u>für die mit ** gekennzeichneten Kodes</u> in der 6. Stelle nach der Liste vor Kode 5-810 zu kodieren

** 5-819.0 Durchtrennung eines Bandes
[6. Stelle: 0,1,3-9,e-t,x]

** 5-819.1 Debridement einer Sehne
[6. Stelle: 0,4,5,h,k,s,t,x]
Exkl.: Offen chirurgisches Debridement einer Sehne (5-850.c ff.)

** 5-819.2 Resektion eines Ganglions
[6. Stelle: 0,h,x]
Exkl.: Offen chirurgische Resektion eines Ganglions (5-859.2 ff.)

5-819.4 ↔ Bandplastik des lateralen Bandapparates des Sprunggelenkes mit ortsständigem Gewebe [Broström-Gould]

** 5-819.x Sonstige

5-819.y N.n.bez.

5-82 Endoprothetischer Gelenk- und Knochenersatz

Hinw.: Eine Abtragung von Osteophyten ist nicht gesondert zu kodieren

5-820 **Implantation einer Endoprothese am Hüftgelenk**
Hinw.: Eine durchgeführte Pfannendachplastik ist gesondert zu kodieren (5-829.1)
Eine durchgeführte Pfannenbodenplastik ist gesondert zu kodieren (5-829.h)
Eine durchgeführte Spongiosaplastik ist gesondert zu kodieren (5-784 ff.)
Die zusätzliche Verwendung von Osteosynthesematerial ist gesondert zu kodieren (5-786 ff.)
Die Verwendung einer Gelenkschnapp-Pfanne ist gesondert zu kodieren (5-820.7 ff.)
Die komplexe Erstimplantation einer Endoprothese z.B. mit Femurersatz oder mit Ersatz benachbarter Gelenke ist gesondert zu kodieren (5-829.a)
Die Verwendung einer Tumorendoprothese ist gesondert zu kodieren (5-829.c)
Die Verwendung einer hypoallergenen Prothese ist gesondert zu kodieren (5-829.e)
Aufwendige Gipsverbände sind gesondert zu kodieren (8-310 ff.)
Die Implantation einer Endoprothese nach vorheriger Explantation ist gesondert zu kodieren (5-829.n)
Ein durchgeführter alloplastischer Knochenersatz ist gesondert zu kodieren (5-785 ff.)
Die Implantation einer CAD-CAM-Prothese ist mit dem jeweiligen Kode für die Implantation der Endoprothese und den Zusatzkodes 5-829.m oder 5-829.p zu kodieren
Die computergestützte intraoperative biomechanische Ausrichtung des Implantates ist gesondert zu kodieren (5-86a.4)
Die Angabe zur Verwendung von Zement ist für die mit ** gekennzeichneten Kodes in der 6. Stelle nach folgender Liste zu kodieren:
0 ↔ Nicht zementiert
1 ↔ Zementiert
2 ↔ Hybrid (teilzementiert)

** 5-820.0 Totalendoprothese

** 5-820.2 Totalendoprothese, Sonderprothese
Inkl.: Langschaft, Tumorprothese

** 5-820.3 Femurkopfprothese
[6. Stelle: 0,1]

** 5-820.4 Duokopfprothese
[6. Stelle: 0,1]

** 5-820.5 Gelenkpfannenstützschale
[6. Stelle: 0,1]
Inkl.: Implantation eines Antiluxationspfannenrandes

** 5-820.7 Gelenkschnapp-Pfanne

** 5-820.8 Oberflächenersatzprothese

5-820.9 Kurzschaft-Femurkopfprothese
.92 ↔ Ohne Pfannenprothese, nicht zementiert
.93 ↔ Ohne Pfannenprothese, zementiert
.94 ↔ Mit Pfannenprothese, nicht zementiert

.95 ↔ Mit Pfannenprothese, zementiert
.96 ↔ Mit Pfannenprothese, hybrid (teilzementiert)

** 5-820.x Sonstige
5-820.y N.n.bez.

5-821 Revision, Wechsel und Entfernung einer Endoprothese am Hüftgelenk
Exkl.: Implantation einer Endoprothese nach vorheriger Explantation in gesonderter Sitzung (5-820 ff. mit 5-829.n)
Hinw.: Eine durchgeführte Spongiosaplastik ist gesondert zu kodieren (5-784 ff.)
Eine durchgeführte Pfannenbodenplastik ist gesondert zu kodieren (5-829.h)
Der Einbau einer Gelenkpfannenstützschale oder eines Antiluxationspfannenrandes ist gesondert zu kodieren (5-820.5 ff.)
Die zusätzliche Verwendung von Osteosynthesematerial ist gesondert zu kodieren (5-786 ff.)
Die Verwendung einer Gelenkschnapp-Pfanne ist gesondert zu kodieren (5-820.7 ff.)
Komplexe Wechseloperationen z.B. mit Femurersatz oder mit Ersatz benachbarter Gelenke sind gesondert zu kodieren (5-829.b)
Die Verwendung einer Tumorendoprothese ist gesondert zu kodieren (5-829.c)
Ein durchgeführter alloplastischer Knochenersatz ist gesondert zu kodieren (5-785 ff.)
Der (Teil-)Wechsel in eine CAD-CAM-Prothese ist mit dem jeweiligen Kode für den (Teil-)Wechsel der Endoprothese und den Zusatzkodes 5-829.m oder 5-829.p zu kodieren
Die Verwendung einer hypoallergenen Endoprothese ist gesondert zu kodieren (5-829.e)
Die Verwendung einer beschichteten Endoprothese ist gesondert zu kodieren (5-829.j ff.)
Die Verwendung einer vollkeramischen Endoprothese ist gesondert zu kodieren (5-829.q)
Die computergestützte intraoperative biomechanische Ausrichtung des Implantates ist gesondert zu kodieren (5-86a.4)

5-821.0 ↔ Revision (ohne Wechsel)

5-821.1 Wechsel einer Femurkopfprothese
Inkl.: Im Rahmen eines Teilwechsels bei vorhandener Totalendoprothese

.10 ↔ In Femurkopfprothese, nicht zementiert
.11 ↔ In Femurkopfprothese, zementiert oder n.n.bez.
.12 ↔ In Totalendoprothese, nicht zementiert
.13 ↔ In Totalendoprothese, zementiert oder n.n.bez.
.14 ↔ In Totalendoprothese, hybrid (teilzementiert)
.15 ↔ In Totalendoprothese, Sonderprothese
  Inkl.: Langschaft, Tumorprothese
.16 ↔ In Duokopfprothese
.18 ↔ Wechsel des Aufsteckkopfes
.1x ↔ Sonstige

5-821.2 Wechsel einer Gelenkpfannenprothese
Inkl.: Im Rahmen eines Teilwechsels bei vorhandener Totalendoprothese

.20 ↔ In Gelenkpfannenprothese, nicht zementiert
.22 ↔ In Gelenkpfannenprothese, zementiert oder n.n.bez.
.24 ↔ In Gelenkpfannenprothese, nicht zementiert, mit Wechsel des Aufsteckkopfes
.25 ↔ In Gelenkpfannenprothese, zementiert oder n.n.bez., mit Wechsel des Aufsteckkopfes
.26 ↔ In Totalendoprothese, nicht zementiert
.27 ↔ In Totalendoprothese, zementiert oder n.n.bez.
.28 ↔ In Totalendoprothese, hybrid (teilzementiert)
.29 ↔ In Totalendoprothese, Sonderprothese
  Inkl.: Langschaft, Tumorprothese
.2a ↔ Isolierter Wechsel eines Inlays ohne Pfannenwechsel
.2b ↔ Isolierter Wechsel eines Inlays ohne Pfannenwechsel, mit Wechsel des Aufsteckkopfes
.2x ↔ Sonstige

5-821.3 Wechsel einer zementierten Totalendoprothese

.30 ↔ In Totalendoprothese, nicht zementiert
.31 ↔ In Totalendoprothese, zementiert oder n.n.bez.
.32 ↔ In Totalendoprothese, hybrid (teilzementiert)
.33 ↔ In Totalendoprothese, Sonderprothese
  Inkl.: Langschaft, Tumorprothese
.3x ↔ Sonstige

Kapitel 5: Operationen

5-821.4 Wechsel einer nicht zementierten Totalendoprothese
.40 ↔ In Totalendoprothese, nicht zementiert
.41 ↔ In Totalendoprothese, zementiert oder n.n.bez.
.42 ↔ In Totalendoprothese, hybrid (teilzementiert)
.43 ↔ In Totalendoprothese, Sonderprothese
  Inkl.: Langschaft, Tumorprothese
.4x ↔ Sonstige

5-821.5 Wechsel einer Totalendoprothese, hybrid (teilzementiert)
.50 ↔ In Totalendoprothese, nicht zementiert
.51 ↔ In Totalendoprothese, zementiert oder n.n.bez.
.52 ↔ In Totalendoprothese, hybrid (teilzementiert)
.53 ↔ In Totalendoprothese, Sonderprothese
  Inkl.: Langschaft, Tumorprothese
.5x ↔ Sonstige

5-821.6 Wechsel einer Totalendoprothese, Sonderprothese
Inkl.: Langschaft, Tumorprothese
.60 ↔ In Totalendoprothese, nicht zementiert
.61 ↔ In Totalendoprothese, zementiert oder n.n.bez.
.62 ↔ In Totalendoprothese, hybrid (teilzementiert)
.63 ↔ In Totalendoprothese, Sonderprothese
  Inkl.: Langschaft, Tumorprothese
.6x ↔ Sonstige

5-821.7 ↔ Entfernung einer Totalendoprothese

5-821.8 ↔ Entfernung einer Femurkopfprothese

5-821.9 ↔ Entfernung einer Duokopfprothese

5-821.a ↔ Entfernung einer Femurkopfkappe

5-821.b ↔ Entfernung einer Gelenkpfannenprothese

5-821.c ↔ Entfernung einer Gelenkpfannenstützschale
Inkl.: Entfernung eines Antiluxationspfannenrandes

5-821.d ↔ Entfernung einer Gelenkschnapp-Pfanne

5-821.e ↔ Entfernung einer Totalendoprothese, Sonderprothese
Inkl.: Langschaft, Tumorprothese

5-821.f Wechsel einer Duokopfprothese
.f0 ↔ In Duokopfprothese, nicht zementiert
.f1 ↔ In Duokopfprothese, zementiert oder n.n.bez.
.f2 ↔ In Totalendoprothese, nicht zementiert
.f3 ↔ In Totalendoprothese, zementiert oder n.n.bez.
.f4 ↔ In Totalendoprothese, Sonderprothese
  Inkl.: Langschaft, Tumorprothese
.fx ↔ Sonstige

5-821.g Wechsel einer Oberflächenersatzprothese
.g0 ↔ In Oberflächenersatzprothese, nicht zementiert
.g1 ↔ In Oberflächenersatzprothese, zementiert
.g2 ↔ In Oberflächenersatzprothese, hybrid (teilzementiert)
.g3 ↔ In Totalendoprothese, nicht zementiert
.g4 ↔ In Totalendoprothese, zementiert, hybrid oder n.n.bez.
.g5 ↔ In Totalendoprothese, Sonderprothese
.gx ↔ Sonstige

5-821.h ↔ Entfernung einer Oberflächenersatzprothese

5-821.j Wechsel einer schenkelhalserhaltenden Femurkopfprothese [Kurzschaft-Femurkopfprothese]
.j0 ↔ In Totalendoprothese, nicht zementiert
.j1 ↔ In Totalendoprothese, zementiert, hybrid oder n.n.bez.
.j2 ↔ In Totalendoprothese, Sonderprothese
.jx ↔ Sonstige

5-821.k ↔ Entfernung einer schenkelhalserhaltenden Femurkopfprothese [Kurzschaft-Femurkopfprothese]
5-821.x ↔ Sonstige
5-821.y   N.n.bez.

5-822   Implantation einer Endoprothese am Kniegelenk
Hinw.: Eine durchgeführte Spongiosaplastik ist gesondert zu kodieren (5-784 ff.)
Die zusätzliche Verwendung von Osteosynthesematerial ist gesondert zu kodieren (5-786 ff.)
Die komplexe Erstimplantation einer Endoprothese z.B. mit Knochenersatz oder mit Ersatz benachbarter Gelenke ist gesondert zu kodieren (5-829.a)
Die Verwendung einer Tumorendoprothese ist gesondert zu kodieren (5-829.c)
Die Verwendung einer hypoallergenen Prothese ist gesondert zu kodieren (5-829.e)
Die Implantation einer Endoprothese nach vorheriger Explantation ist gesondert zu kodieren (5-829.n)
Ein durchgeführter alloplastischer Knochenersatz ist gesondert zu kodieren (5-785 ff.)
Die Implantation einer CAD-CAM-Prothese ist mit dem jeweiligen Kode für die Implantation der Endoprothese und den Zusatzkodes 5-829.m oder 5-829.p zu kodieren
Die Angabe zur Verwendung von Zement ist für die mit ** gekennzeichneten Kodes in der 6. Stelle nach folgender Liste zu kodieren:
0 ↔ Nicht zementiert
1 ↔ Zementiert
2 ↔ Hybrid (teilzementiert)

** 5-822.0   Unikondyläre Schlittenprothese
5-822.8   Patellaersatz
Exkl.: Implantation eines patientenindividuellen metallischen Knorpelersatzes am Kniegelenk (5-801.j)
Implantation von metallischem Knorpelersatz mit nicht patientenindividuellem Implantat (5-801.m ff.)
Hinw.: Bei liegender Knieendoprothese ist die Revision (ohne Wechsel) derselben nicht gesondert zu kodieren

.80 ↔ Patellarückfläche, nicht zementiert
.81 ↔ Patellarückfläche, zementiert
.83 ↔ Patellofemoraler Ersatz, nicht zementiert
.84 ↔ Patellofemoraler Ersatz, zementiert
.85 ↔ Patellofemoraler Ersatz, hybrid (teilzementiert)
.86 ↔ Isolierter Ersatz der femoralen Gleitfläche, nicht zementiert
.87 ↔ Isolierter Ersatz der femoralen Gleitfläche, zementiert

** 5-822.9   Sonderprothese
Inkl.: Tumorprothese
Hinw.: Ein Patellaersatz ist gesondert zu kodieren (5-822.8 ff.)

5-822.c ↔ Interpositionelles nicht verankertes Implantat
Hinw.: Die Resektion des erkrankten Meniskus ist im Kode enthalten

** 5-822.f   Implantation eines endoprothetischen Gelenkersatzes ohne Bewegungsfunktion
Inkl.: Arthrodesemodule

** 5-822.g   Bikondyläre Oberflächenersatzprothese
Inkl.: Verwendung von Wedges
Hinw.: Ein Patellaersatz ist gesondert zu kodieren (5-822.8 ff.)

** 5-822.h   Femoral und tibial schaftverankerte Prothese
Hinw.: Ein Patellaersatz ist gesondert zu kodieren (5-822.8 ff.)
Bei einseitiger Schaftverankerung ist eine bikondyläre Oberflächenersatzprothese (5-822.g ff.) zu kodieren

** 5-822.j   Endoprothese mit erweiterter Beugefähigkeit
[6. Stelle: 1,2]
Exkl.: Implantation einer unikondylären Schlittenprothese (5-822.0 ff.)
Hinw.: Ein Patellaersatz ist gesondert zu kodieren (5-822.8 ff.)
Die erweiterte Beugefähigkeit entspricht einer Beugefähigkeit von mindestens 130 Grad

** 5-822.k   Bikompartimentelle Teilgelenkersatzprothese
Hinw.: Ein Patellaersatz ist gesondert zu kodieren (5-822.8 ff.)

** 5-822.x   Sonstige
5-822.y   N.n.bez.

Kapitel 5: Operationen

5-823   Revision, Wechsel und Entfernung einer Endoprothese am Kniegelenk
Exkl.: Implantation einer Endoprothese nach vorheriger Explantation in gesonderter Sitzung (5-822 ff. mit 5-829.n)
Hinw.: Eine durchgeführte Spongiosaplastik ist gesondert zu kodieren (5-784 ff.)
Die zusätzliche Verwendung von Osteosynthesematerial ist gesondert zu kodieren (5-786 ff.)
Komplexe Wechseloperationen z.B. mit Knochenersatz oder mit Ersatz benachbarter Gelenke sind gesondert zu kodieren (5-829.b)
Die Verwendung einer Tumorendoprothese ist gesondert zu kodieren (5-829.c)
Die Verwendung einer hypoallergenen Prothese ist gesondert zu kodieren (5-829.e)
Ein durchgeführter alloplastischer Knochenersatz ist gesondert zu kodieren (5-785 ff.)
Der (Teil-)Wechsel in eine CAD-CAM-Prothese ist mit dem jeweiligen Kode für den (Teil-)Wechsel der Endoprothese und den Zusatzkodes 5-829.m oder 5-829.p zu kodieren
Die Verwendung einer beschichteten Endoprothese ist gesondert zu kodieren (5-829.j ff.)
Die Verwendung einer vollkeramischen Endoprothese ist gesondert zu kodieren (5-829.q)

5-823.0 ↔ Revision (ohne Wechsel)

5-823.1   Wechsel einer unikondylären Schlittenprothese
Hinw.: Ein Patellaersatz ist gesondert zu kodieren (5-822.8 ff., 5-823.5 ff.)

.10 ↔ In unikondyläre Oberflächenprothese, nicht zementiert
.11 ↔ In unikondyläre Oberflächenprothese zementiert
.19 ↔ Inlaywechsel
.1a ↔ In bikondyläre Oberflächenprothese, nicht zementiert
.1b ↔ In bikondyläre Oberflächenprothese, zementiert
.1c ↔ In bikondyläre Oberflächenprothese, hybrid (teilzementiert)
.1d ↔ In femoral und tibial schaftverankerte Prothese, nicht zementiert
.1e ↔ In femoral und tibial schaftverankerte Prothese, zementiert
.1f ↔ In femoral und tibial schaftverankerte Prothese, hybrid (teilzementiert)
.1x ↔ Sonstige

5-823.2   Wechsel einer bikondylären Oberflächenersatzprothese
Hinw.: Ein Patellaersatz ist gesondert zu kodieren (5-822.8 ff., 5-823.5 ff.)

.20 ↔ Typgleich
.21 ↔ In eine andere Oberflächenersatzprothese, nicht zementiert
.22 ↔ In eine andere Oberflächenersatzprothese, (teil-)zementiert
.25 ↔ In eine Sonderprothese, nicht zementiert
.26 ↔ In eine Sonderprothese, (teil-)zementiert
.27 ↔ Inlaywechsel
.28 ↔ Teilwechsel Femurteil
.29 ↔ Teilwechsel Tibiateil
.2a ↔ In eine femoral und tibial schaftverankerte Prothese, nicht zementiert
.2b ↔ In eine femoral und tibial schaftverankerte Prothese, (teil-)zementiert
.2x ↔ Sonstige

5-823.4   Wechsel einer Sonderprothese
Hinw.: Ein Patellaersatz ist gesondert zu kodieren (5-822.8 ff., 5-823.5 ff.)

.40 ↔ Typgleich
.41 ↔ Teilwechsel Femurteil
   Inkl.: Kopplungselement
.42 ↔ Teilwechsel Tibiateil
   Inkl.: Kopplungselement
.43 ↔ Teilwechsel Kopplungselement
.4x ↔ Sonstige

5-823.5   Wechsel eines Patellaersatzes
Inkl.: Wechsel eines patellofemoralen Ersatzes oder einer femoralen Gleitfläche
Exkl.: Wechsel eines Patellaersatzes in eine Totalendoprothese oder Sonderprothese (5-823.9 mit 5-822 ff.)
Hinw.: Bei liegender Knieendoprothese ist die Revision (ohne Wechsel) derselben nicht gesondert zu kodieren

.50 ↔ In Patellarückfläche, nicht zementiert
.51 ↔ In Patellarückfläche, zementiert
.52 ↔ In patellofemoralen Ersatz, nicht zementiert
.53 ↔ In patellofemoralen Ersatz, (teil-)zementiert
.54 ↔ In Ersatz der femoralen Gleitfläche, nicht zementiert
.55 ↔ In Ersatz der femoralen Gleitfläche, zementiert

5-823.6 ↔ Entfernung einer unikondylären Schlittenprothese

5-823.7 ↔ Entfernung einer bikondylären Oberflächenersatzprothese

5-823.9 ↔ Entfernung eines Patellaersatzes
Inkl.: Entfernung eines patellofemoralen Ersatzes oder einer femoralen Gleitfläche

5-823.a ↔ Entfernung einer Sonderprothese

5-823.b Wechsel einer Endoprothese mit erweiterter Beugefähigkeit
Hinw.: Ein Patellaersatz ist gesondert zu kodieren (5-822.8 ff., 5-823.5 ff.)
Die erweiterte Beugefähigkeit entspricht einer Beugefähigkeit von mindestens 130 Grad
.b0 ↔ Nur Inlaywechsel
.b7 ↔ In eine Sonderprothese, nicht zementiert
.b8 ↔ In eine Sonderprothese, (teil-)zementiert
.b9 ↔ In eine Endoprothese mit erweiterter Beugefähigkeit (teil-)zementiert
.ba ↔ In eine femoral und tibial schaftverankerte Prothese, nicht zementiert
.bb ↔ In eine femoral und tibial schaftverankerte Prothese, (teil-)zementiert
.bx ↔ Sonstige

5-823.c ↔ Wechsel eines interpositionellen nicht verankerten Implantates

5-823.d ↔ Entfernung einer Endoprothese mit erweiterter Beugefähigkeit

5-823.e ↔ Entfernung eines interpositionellen nicht verankerten Implantates

5-823.f Wechsel einer bikompartimentellen Teilgelenkersatzprothese
Hinw.: Ein Patellaersatz ist gesondert zu kodieren (5-822.8 ff., 5-823.5 ff.)
.f0 ↔ Nur Inlaywechsel
.f1 ↔ Teilwechsel Tibiateil
.f2 ↔ Teilwechsel Femurteil
.fd ↔ In eine bikompartimentelle Teilgelenkersatzprothese
.fe ↔ In eine bikondyläre Oberflächenprothese, nicht zementiert
.ff ↔ In eine bikondyläre Oberflächenprothese, (teil-)zementiert
.fg ↔ In eine femoral und tibial schaftverankerte Prothese, nicht zementiert
.fh ↔ In eine femoral und tibial schaftverankerte Prothese, (teil-)zementiert
.fx ↔ Sonstige

5-823.g ↔ Entfernung einer bikompartimentellen Teilgelenkersatzprothese

5-823.h Wechsel eines endoprothetischen Gelenkersatzes ohne Bewegungsfunktion
Inkl.: Arthrodesemodule
.h0 ↔ (Teil-)Wechsel ohne Wiederherstellung der Gelenkfunktion
.h1 ↔ (Teil-)Wechsel mit Wiederherstellung der Gelenkfunktion

5-823.j ↔ Entfernung eines endoprothetischen Gelenkersatzes ohne Bewegungsfunktion

5-823.k Wechsel einer femoral und tibial schaftverankerten Prothese
Hinw.: Ein Patellaersatz ist gesondert zu kodieren (5-822.8 ff., 5-823.5 ff.)
.k0 ↔ Typgleich
.k1 ↔ In eine andere femoral und tibial schaftverankerte Prothese, nicht zementiert
.k2 ↔ In eine andere femoral und tibial schaftverankerte Prothese, (teil-)zementiert
.k3 ↔ In eine Sonderprothese, nicht zementiert
.k4 ↔ In eine Sonderprothese, (teil-)zementiert
.k5 ↔ Teilwechsel Femurteil
Inkl.: Kopplungselement
.k6 ↔ Teilwechsel Tibiateil
Inkl.: Kopplungselement
.k7 ↔ Teilwechsel Kopplungselement
.kx ↔ Sonstige

5-823.m ↔ Entfernung einer femoral und tibial schaftverankerten Prothese

5-823.x ↔ Sonstige

5-823.y N.n.bez.

Kapitel 5: Operationen

5-824 **Implantation einer Endoprothese an Gelenken der oberen Extremität**
Exkl.: Implantation eines Humerusersatzes (5-828 ff.)
Hinw.: Eine durchgeführte Spongiosaplastik ist gesondert zu kodieren (5-784 ff.)
Die zusätzliche Verwendung von Osteosynthesematerial ist gesondert zu kodieren (5-786 ff.)
Die komplexe Erstimplantation einer Endoprothese z.B. mit Knochenersatz oder mit Ersatz benachbarter Gelenke ist gesondert zu kodieren (5-829.a)
Die Verwendung einer Tumorendoprothese ist gesondert zu kodieren (5-829.c)
Die Verwendung einer hypoallergenen Prothese ist gesondert zu kodieren (5-829.e)
Die Implantation einer Endoprothese nach vorheriger Explantation ist gesondert zu kodieren (5-829.n)
Ein durchgeführter alloplastischer Knochenersatz ist gesondert zu kodieren (5-785 ff.)
Eine durchgeführte Rekonstruktion eines knöchernen Glenoiddefektes ist gesondert zu kodieren (5-829.r)

5-824.0 Teilprothese im Bereich des proximalen Humerus
.00 ↔ Oberflächenersatzprothese
.01 ↔ Humeruskopfprothese
.0x ↔ Sonstige

5-824.1 ↔ Glenoidprothese

5-824.2 Totalendoprothese Schultergelenk
.20 ↔ Konventionell (nicht invers)
.21 ↔ Invers

5-824.3 ↔ Radiuskopfprothese

5-824.4 Totalendoprothese Ellenbogengelenk, gekoppelt
.40 ↔ Humeroulnargelenk, ohne Ersatz des Radiuskopfes
.41 ↔ Humeroulnargelenk, mit Ersatz des Radiuskopfes

5-824.5 Totalendoprothese Ellenbogengelenk, ungekoppelt
.50 ↔ Humeroulnargelenk, ohne Ersatz des Radiuskopfes
.51 ↔ Humeroulnargelenk, mit Ersatz des Radiuskopfes
.52 ↔ Humeroradialgelenk

5-824.6 Teilprothese im Bereich des distalen Humerus
.60 ↔ Oberflächenersatzprothese
Inkl.: Teilersatz der distalen Humerusgelenkfläche
.61 ↔ Schaftverankerte Prothese

5-824.7 Ulnakopfprothese
.70 ↔ Ohne Kopplung am Radius
.71 ↔ Mit Kopplung am Radius

5-824.8 ↔ Handgelenkendoprothese

5-824.9 Fingergelenkendoprothese
.90 ↔ Eine Endoprothese
.91 ↔ Zwei Endoprothesen
.92 ↔ Drei Endoprothesen
.93 ↔ Vier Endoprothesen
.94 ↔ Fünf Endoprothesen
.95 ↔ Sechs oder mehr Endoprothesen

5-824.a ↔ Daumensattelgelenkendoprothese

5-824.x ↔ Sonstige

5-824.y N.n.bez.

5-825 **Revision, Wechsel und Entfernung einer Endoprothese an Gelenken der oberen Extremität**
Exkl.: Implantation einer Endoprothese nach vorheriger Explantation in gesonderter Sitzung (5-824 ff. mit 5-829.n)
Hinw.: Eine durchgeführte Spongiosaplastik ist gesondert zu kodieren (5-784 ff.)
Die zusätzliche Verwendung von Osteosynthesematerial ist gesondert zu kodieren (5-786 ff.)
Komplexe Wechseloperationen z.B. mit Knochenersatz oder mit Ersatz benachbarter Gelenke sind gesondert zu kodieren (5-829.b)
Die Verwendung einer Tumorendoprothese ist gesondert zu kodieren (5-829.c)
Ein durchgeführter alloplastischer Knochenersatz ist gesondert zu kodieren (5-785 ff.)
Eine durchgeführte Rekonstruktion eines knöchernen Glenoiddefektes ist gesondert zu kodieren (5-829.r)

5-825.0 Revision (ohne Wechsel)
.00 ↔ Schultergelenk
.01 ↔ Ellenbogengelenk
.02 ↔ Handgelenk
.03 ↔ Daumensattelgelenk
.04 ↔ Fingergelenk

5-825.1 Wechsel einer Humeruskopfprothese
.10 ↔ In eine Humeruskopfprothese
.11 ↔ In eine Totalendoprothese Schultergelenk, konventionell
.12 ↔ In eine Totalendoprothese Schultergelenk, invers
.1x ↔ Sonstige

5-825.2 Wechsel einer Totalendoprothese Schultergelenk
.20 ↔ In eine Totalendoprothese, konventionell
.21 ↔ In eine Totalendoprothese, invers
.2x ↔ Sonstige

5-825.3 ↔ Wechsel einer Radiuskopfprothese

5-825.4 ↔ Wechsel einer Totalendoprothese Ellenbogengelenk

5-825.5 ↔ Wechsel einer Handgelenkendoprothese

5-825.6 ↔ Wechsel einer Fingergelenkendoprothese

5-825.7 ↔ Entfernung einer Humeruskopfprothese
Inkl.: Debridement

5-825.8 ↔ Entfernung einer Totalendoprothese Schultergelenk
Inkl.: Debridement

5-825.9 ↔ Entfernung einer Radiuskopfprothese
Inkl.: Debridement

5-825.a ↔ Entfernung einer Totalendoprothese Ellenbogengelenk
Inkl.: Debridement

5-825.b ↔ Entfernung einer Handgelenkendoprothese
Inkl.: Debridement

5-825.c ↔ Entfernung einer Fingergelenkendoprothese

5-825.d ↔ Wechsel einer Daumensattelgelenkendoprothese

5-825.e ↔ Entfernung einer Daumensattelgelenkendoprothese

5-825.f ↔ Wechsel einer Oberflächenersatzprothese am proximalen Humerus

5-825.g ↔ Entfernung einer Oberflächenersatzprothese am proximalen Humerus

5-825.h ↔ Wechsel einer Glenoidprothese

5-825.j ↔ Entfernung einer Glenoidprothese

5-825.k Teilwechsel einer Totalendoprothese Schultergelenk
.k0 ↔ Glenoidteil
.k1 ↔ Humerusteil
.kx ↔ Sonstige Teile
Inkl.: Verbindungen zwischen Humerus und Glenoid, Inlay

Kapitel 5: Operationen

5-825.m Wechsel einer Teilprothese im Bereich des distalen Humerus
.m0 ↔ In eine Oberflächenersatzprothese
Inkl.: Teilersatz der distalen Humerusgelenkfläche
.m1 ↔ In eine schaftverankerte Prothese
.m2 ↔ In eine gekoppelte Totalendoprothese am Humeroulnargelenk, ohne Ersatz des Radiuskopfes
.m3 ↔ In eine gekoppelte Totalendoprothese am Humeroulnargelenk, mit Ersatz des Radiuskopfes
.m4 ↔ In eine ungekoppelte Totalendoprothese am Humeroulnargelenk, ohne Ersatz des Radiuskopfes
.m5 ↔ In eine ungekoppelte Totalendoprothese am Humeroulnargelenk, mit Ersatz des Radiuskopfes
.m6 ↔ In eine Totalendoprothese am Humeroradialgelenk

5-825.n ↔ Entfernung einer Teilprothese im Bereich des distalen Humerus

5-825.p Wechsel einer Ulnakopfprothese
.p0 ↔ In eine Ulnakopfprothese ohne Kopplung am Radius
.p1 ↔ In eine Ulnakopfprothese mit Kopplung am Radius

5-825.q ↔ Entfernung einer Ulnakopfprothese

5-825.x ↔ Sonstige

5-825.y N.n.bez.

5-826 Implantation einer Endoprothese an Gelenken der unteren Extremität
Hinw.: Eine durchgeführte Spongiosaplastik ist gesondert zu kodieren (5-784 ff.)
Die zusätzliche Verwendung von Osteosynthesematerial ist gesondert zu kodieren (5-786 ff.)
Die komplexe Erstimplantation einer Endoprothese z.B. mit Knochenersatz oder mit Ersatz benachbarter Gelenke ist gesondert zu kodieren (5-829.a)
Die Verwendung einer Tumorendoprothese ist gesondert zu kodieren (5-829.c)
Die Implantation einer Endoprothese nach vorheriger Explantation ist gesondert zu kodieren (5-829.n)
Ein durchgeführter alloplastischer Knochenersatz ist gesondert zu kodieren (5-785 ff.)

5-826.0 Sprunggelenkendoprothese
.00 ↔ Nicht zementiert
.01 ↔ Zementiert

5-826.1 ↔ Fußwurzelendoprothese

5-826.2 ↔ Vorfuß- oder Zehenendoprothese

5-826.x ↔ Sonstige

5-826.y N.n.bez.

5-827 Revision, Wechsel und Entfernung einer Endoprothese an Gelenken der unteren Extremität
Hinw.: Eine durchgeführte Spongiosaplastik ist gesondert zu kodieren (5-784 ff.)
Die zusätzliche Verwendung von Osteosynthesematerial ist gesondert zu kodieren (5-786 ff.)
Komplexe Wechseloperationen z.B. mit Knochenersatz oder mit Ersatz benachbarter Gelenke sind gesondert zu kodieren (5-829.b)
Die Verwendung einer Tumorendoprothese ist gesondert zu kodieren (5-829.c)
Ein durchgeführter alloplastischer Knochenersatz ist gesondert zu kodieren (5-785 ff.)

5-827.0 ↔ Revision (ohne Wechsel)

5-827.1 Wechsel einer Sprunggelenkendoprothese
.10 ↔ In Sprunggelenkendoprothese, nicht zementiert
.11 ↔ In Sprunggelenkendoprothese, zementiert
.12 ↔ Teilwechsel Tibiateil
.13 ↔ Teilwechsel Gleitkern
.14 ↔ Teilwechsel Talusteil
.1x ↔ Sonstige

5-827.2 ↔ Wechsel einer Fußwurzelendoprothese

5-827.3 ↔ Wechsel einer Vorfuß- oder Zehenendoprothese

5-827.5 ↔ Entfernung einer Sprunggelenkendoprothese
Inkl.: Debridement

5-827.6 ↔ Entfernung einer Fußwurzelendoprothese
Inkl.: Debridement

5-827.7 ↔ Entfernung einer Vorfuß- oder Zehenendoprothese
Inkl.: Debridement

Kapitel 5: Operationen

5-827.x ↔ Sonstige

5-827.y N.n.bez.

5-828 Implantation, Revision, Wechsel und Entfernung eines Knochenteilersatzes und Knochentotalersatzes
Hinw.: Bei der Verwendung von alloplastischem Knochenersatz sind das verwendete Material und die Lokalisation gesondert zu kodieren (5-785 ff.)
Der endoprothetische Gelenkersatz ist jeweils gesondert zu kodieren (5-82)
Die Verwendung einer Tumorendoprothese ist gesondert zu kodieren (5-829.c)

5-828.0 Implantation eines Knochenteilersatzes
Hinw.: Mit diesem Kode ist der erste Operationsschritt im Rahmen der Implantation einer Endo-Exo-Prothese zu kodieren. Das Einbringen des Konnektors für eine Endo-Exo-Prothese (zweiter Operationsschritt) ist mit dem Kode 5-869.3 zu kodieren

5-828.1 Implantation eines Knochentotalersatzes
.10 ↔ Femur
.11 ↔ Humerus
.1x ↔ Sonstige

5-828.2 Revision eines Knochenersatzes ohne Wechsel

5-828.3 Wechsel eines Knochenteilersatzes

5-828.4 Wechsel eines Knochentotalersatzes
.40 ↔ Femur
.41 ↔ Humerus
.4x ↔ Sonstige

5-828.5 Entfernung eines Knochenteilersatzes

5-828.6 Entfernung eines Knochentotalersatzes
.60 ↔ Femur
.61 ↔ Humerus
.6x ↔ Sonstige

5-828.7 Implantation eines Stimulators für das Knochenwachstum
.70 Biochemischer Stimulator
.7x Sonstige

5-828.8 Implantation eines präformierten Knochenteilersatzes am Becken

5-828.x Sonstige

5-828.y N.n.bez.

5-829 Andere gelenkplastische Eingriffe
Exkl.: Resektionsarthroplastik an Gelenken der Hand (5-847 ff.)

5-829.0 Arthroplastik am Hüftgelenk mit Osteotomie des Beckens
.00 ↔ Einfache Osteotomie
.01 ↔ Tripelosteotomie
.0x ↔ Sonstige

5-829.1 ↔ Pfannendachplastik am Hüftgelenk
Hinw.: Eine Pfannendachplastik am Hüftgelenk liegt vor, wenn durch Anlagerung von Knochen eine Verbesserung der Überdachung des Hüftgelenkes erreicht wird. Dieser Kode ist nicht anzugeben bei Verschluss oder bei Verfüllung von iatrogen geschaffenen Knochendefekten mit ortsständigem Gewebe oder ausschließlicher Verfüllung von Geröllzysten
Eine durchgeführte Spongiosaplastik ist gesondert zu kodieren (5-784.0 ff., 5-784.7 ff.)
Ein durchgeführter alloplastischer Knochenersatz ist gesondert zu kodieren (5-785 ff.)

5-829.2 ↔ Girdlestone-Resektion am Hüftgelenk, primär

5-829.3 ↔ Resektionsarthroplastik am Schultergelenk
Inkl.: Interposition

5-829.4 ↔ Resektionsarthroplastik am Ellenbogengelenk
Inkl.: Interposition

OPS Version 2024

Kapitel 5: Operationen

5-829.5 ↔ Resektionsarthroplastik am Handgelenk
  Inkl.: Interposition
  Hinw.: Die temporäre Fixation am Handgelenk ist gesondert zu kodieren (5-809.2 ff., 5-809.4 ff.)
  Die Entnahme von Sehnengewebe zur Transplantation ist gesondert zu kodieren (5-852.f ff.)
  Die (partielle) Transposition einer Sehne ist gesondert zu kodieren (5-840.c ff., 5-854.23)

5-829.6 ↔ Resektionsarthroplastik am Kniegelenk
  Inkl.: Interposition

5-829.7 ↔ Resektionsarthroplastik am Sprunggelenk
  Inkl.: Interposition

5-829.8 ↔ Resektionsarthroplastik an Gelenken des Fußes
  Inkl.: Interposition
  Exkl.: Resektionsarthroplastik an Metatarsale und Phalangen des Fußes (5-788 ff.)

5-829.9 Einbringen von Abstandshaltern (z.B. nach Entfernung einer Endoprothese)

5-829.a Komplexe Erstimplantation einer Gelenkendoprothese in Verbindung mit Knochenersatz und/oder dem Ersatz benachbarter Gelenke
  Hinw.: Dieser Kode ist ein Zusatzkode. Die durchgeführten Eingriffe sind einzeln zu kodieren

5-829.b Komplexe Wechseloperationen einer Gelenkendoprothese in Verbindung mit Knochenersatz und/oder dem Ersatz benachbarter Gelenke
  Hinw.: Dieser Kode ist ein Zusatzkode. Die durchgeführten Eingriffe sind einzeln zu kodieren

5-829.c Implantation oder Wechsel einer Tumorendoprothese
  Inkl.: Implantation oder Wechsel eines Diaphysen-Implantates bei bösartiger Neubildung
  Hinw.: Dieser Kode ist ein Zusatzkode
  Er ist ausschließlich zu verwenden für Implantation oder Wechsel von metallischem Knochen- bzw. Gelenkersatz nach Resektion von primären und sekundären malignen Knochentumoren
  Der metallische Knochen- bzw. Gelenkersatz entspricht der Länge und Dicke des entfernten Knochens

5-829.e Verwendung von hypoallergenem Knochenersatz- und/oder Osteosynthesematerial
  Inkl.: Titan
  Hinw.: Dieser Kode ist ein Zusatzkode. Die durchgeführten Eingriffe sind gesondert zu kodieren

5-829.f Wechsel von Abstandshaltern

5-829.g Entfernung von Abstandshaltern

5-829.h ↔ Pfannenbodenplastik am Hüftgelenk
  Hinw.: Dieser Kode ist anzugeben bei Augmentation des Pfannenlagers und dadurch erfolgter Rekonstruktion des Drehzentrums (z.B. bei Protrusionskoxarthrose) unter Verwendung von Knochen(ersatz)gewebe. Dieser Kode ist nicht anzugeben bei Verschluss oder Verfüllung von iatrogen geschaffenen Knochendefekten mit ortsständigem Gewebe, ausschließlicher Verfüllung von Geröllzysten, Verwendung von zementierten Pfannenprothesen oder ausschließlicher Vertiefungsfräsung zur Schaffung eines Prothesenbettes
  Eine durchgeführte Spongiosaplastik ist gesondert zu kodieren (5-784.0 ff., 5-784.7 ff.)
  Ein durchgeführter alloplastischer Knochenersatz ist gesondert zu kodieren (5-785 ff.)

5-829.j Verwendung von beschichteten Endoprothesen oder beschichteten Abstandhaltern
  Hinw.: Diese Kodes sind Zusatzkodes. Die durchgeführten Eingriffe sind gesondert zu kodieren
  .j0 Mit Medikamentenbeschichtung
    Inkl.: Antibiotikabeschichtung
  .jx Mit sonstiger Beschichtung
    Inkl.: Hydroxylapatitbeschichtung, Silberbeschichtung

5-829.k Implantation einer modularen Endoprothese oder (Teil-)Wechsel in eine modulare Endoprothese bei knöcherner Defektsituation und ggf. Knochen(teil)ersatz
  Inkl.: Implantation einer modularen Endoprothese oder (Teil-)Wechsel in eine modulare Endoprothese mit Arthrodesemodul oder Kopplungselement bei knöcherner Defektsituation und ggf. Knochen(teil)ersatz
  Exkl.: Implantation oder Wechsel einer Tumorendoprothese bei primären oder sekundären malignen Knochentumoren, wobei das Implantat der Länge und Dicke des resezierten Knochens entspricht (5-829.c)

Hinw.: Diese Kodes sind Zusatzkodes. Die durchgeführten Eingriffe sind gesondert zu kodieren
Bei einer modularen Endoprothese muss eine gelenkbildende oder gelenkersetzende Implantatkomponente aus mindestens 3 der nachfolgend genannten metallischen Einzel(bau)teile bestehen, die in ihrer Kombination die mechanische Bauteilsicherheit der gesamten Prothese gewährleisten: Schaft, Verlängerungshülse, Halsteil, Pfanne, (Stütz-)Schale, Rekonstruktionsring, Sicherungs- und Sicherheitselemente (Dehnschraube, (Ab-)Scherstift, Abreißschrauben, Schrauben mit Schraubenkopfantrieb, Schraubenverbindungen mit drehmomentgesteuertem (und drehwinkelgesteuertem) Anziehen), Kopplungselement, Einzel(bau)teile eines Arthrodesemoduls, Augment, Wedge, Sleeve, Liner und/oder Exzenterscheibe
Kopplungselemente und Arthrodesemodule werden nur einer gelenkbildenden oder gelenkersetzenden Komponente zugeordnet
Der Aufsteckkopf der Endoprothese und Schrauben, die ausschließlich der Verankerung der Endoprothese im Knochen dienen, werden nicht mitgezählt
Eine alleinige Osteoporose ohne pathologische Fraktur (ICD-10-GM-Kode M81.-) ist keine knöcherne Defektsituation. Ebenfalls keine knöcherne Defektsituation liegt bei einer operationsbedingten Resektion eines gelenktragenden Anteils vor
Der knöcherne Defekt muss an der knöchernen Struktur lokalisiert sein, an der der modulare Teil der Prothese implantiert wird
Ein Teilwechsel ist der Wechsel einer kompletten gelenkbildenden Komponente

.k0   Pfannenkomponente

.k1   Schaftkomponente ohne eine dem Knochendefekt entsprechende Länge und Dicke
Hinw.: Bei zweiseitiger Schaftverankerung ist der Kode nur einmal anzugeben

.k2   Schaftkomponente mit einer dem Knochendefekt entsprechenden Länge und Dicke
Inkl.: Mega-Endoprothese
Hinw.: Bei zweiseitiger Schaftverankerung ist der Kode nur einmal anzugeben

.k3   Pfannen- und Schaftkomponente, Schaft ohne eine dem Knochendefekt entsprechende Länge und Dicke
Hinw.: Dieser Kode ist nur zu verwenden, wenn beide gelenkbildende Implantatkomponenten der Endoprothese modular sind

.k4   Pfannen- und Schaftkomponente, Schaft mit einer dem Knochendefekt entsprechenden Länge und Dicke
Inkl.: Mega-Endoprothese
Hinw.: Dieser Kode ist nur zu verwenden, wenn beide gelenkbildende Implantatkomponenten der Endoprothese modular sind

5-829.m   Implantation von oder (Teil-)Wechsel in ein patientenindividuell hergestelltes Implantat bei knöcherner Defektsituation oder angeborener oder erworbener Deformität
Inkl.: Implantation von oder (Teil-)Wechsel in eine CAD-CAM-Prothese bei knöcherner Defektsituation oder angeborener oder erworbener Deformität
Exkl.: Implantation oder Wechsel einer Tumorendoprothese bei primären oder sekundären malignen Knochentumoren, wobei das Implantat der Länge und Dicke des resezierten Knochens entspricht (5-829.c)
Hinw.: Dieser Kode ist ein Zusatzkode. Die durchgeführten Eingriffe sind gesondert zu kodieren
Dieser Kode ist nicht anzuwenden bei der Implantation von oder dem (Teil-)Wechsel in patientenindividuell hergestellte Implantate bei Arthrosedeformitäten
Eine alleinige Osteoporose ohne pathologische Fraktur (ICD-10-GM-Kode M81.-) ist keine knöcherne Defektsituation. Ebenfalls keine knöcherne Defektsituation liegt bei einer operationsbedingten Resektion eines gelenktragenden Anteils vor
Ein Teilwechsel ist der Wechsel einer kompletten gelenkbildenden Komponente

5-829.n   Implantation einer Endoprothese nach vorheriger Explantation
Exkl.: Einzeitiger Wechsel einer Endoprothese (5-821 ff., 5-823 ff., 5-825 ff., 5-827 ff., 5-828 ff.)
Hinw.: Dieser Kode ist ein Zusatzkode. Die durchgeführten Eingriffe sind gesondert zu kodieren

5-829.p   Implantation von oder (Teil-)Wechsel in ein patientenindividuell hergestelltes Implantat ohne knöcherne Defektsituation oder angeborene oder erworbene Deformität
Inkl.: Implantation von oder (Teil-)Wechsel in eine CAD-CAM-Prothese ohne knöcherne Defektsituation oder angeborene oder erworbene Deformität
Hinw.: Dieser Kode ist ein Zusatzkode. Die durchgeführten Eingriffe sind gesondert zu kodieren
Ein Teilwechsel ist der Wechsel einer kompletten gelenkbildenden Komponente

5-829.q   Verwendung einer vollkeramischen Endoprothese
Hinw.: Dieser Kode ist ein Zusatzkode. Die durchgeführten Eingriffe sind gesondert zu kodieren

Kapitel 5: Operationen

5-829.r ↔ Rekonstruktion eines knöchernen Glenoiddefektes
Hinw.: Dieser Kode ist anzugeben bei Augmentation eines knöchernen glenoidalen Defektes und dadurch erfolgter Rekonstruktion des Drehzentrums bzw. Wiederherstellung des ursprünglichen Gelenkniveaus unter Verwendung von Knochen(ersatz)gewebe
Dieser Kode ist nicht anzugeben bei Verschluss oder Verfüllung von iatrogen geschaffenen Knochendefekten mit ortsständigem Gewebe, ausschließlicher Verfüllung von Geröllzysten, Verwendung von zementierten Pfannenprothesen oder ausschließlicher Vertiefungsfräsung zur Schaffung eines Prothesenbettes
Eine durchgeführte Spongiosaplastik ist gesondert zu kodieren (5-784.0 ff., 5-784.7 ff.)
Ein durchgeführter alloplastischer Knochenersatz ist gesondert zu kodieren (5-785 ff.)

5-829.x ↔ Sonstige
5-829.y N.n.bez.

5-83 Operationen an der Wirbelsäule

Exkl.: Operationen an Rückenmark, Rückenmarkhäuten und Spinalkanal (5-03)
Hinw.: Der offen chirurgische oder der endoskopische Zugang ist gesondert zu kodieren (5-030 ff., 5-031 ff., 5-032 ff.)
Aufwendige Gipsverbände sind gesondert zu kodieren (8-310 ff.)
Die computergestützte Planung von Wirbelsäulenoperationen ist zusätzlich zu kodieren (5-83w.2 ff.)

5-830 Inzision von erkranktem Knochen- und Gelenkgewebe der Wirbelsäule

5-830.0 Debridement
5-830.1 Sequesterotomie
5-830.2 Facettendenervierung
5-830.3 Entfernung eines Fremdkörpers
5-830.4 Drainage
5-830.5 Revision einer Fistel
5-830.6 Revision einer Fistel mit Sequesterotomie
5-830.7 Einbringen eines Medikamententrägers
5-830.x Sonstige
5-830.y N.n.bez.

5-831 Exzision von erkranktem Bandscheibengewebe
Hinw.: Ein zusätzlicher Verschluss eines Bandscheibendefektes mit Implantat ist gesondert zu kodieren (5-839.g ff.)

5-831.0 Exzision einer Bandscheibe
Inkl.: Gleichzeitige Entfernung eines freien Sequesters
5-831.2 Exzision einer Bandscheibe mit Radikulodekompression
5-831.3 Exzision von extraforaminal gelegenem Bandscheibengewebe
Inkl.: Gleichzeitige Entfernung eines freien Sequesters
5-831.4 Exzision einer Bandscheibe, perkutan ohne Endoskopie
5-831.5 Exzision einer Bandscheibe, perkutan mit Endoskopie
Inkl.: Gleichzeitige Entfernung eines freien Sequesters
5-831.6 Reoperation bei Rezidiv
Hinw.: Hierunter ist der Eingriff an einer voroperierten Bandscheibe zu verstehen, nicht jedoch die Operation eines erneuten Bandscheibenvorfalls nach konservativer Behandlung
5-831.7 Reoperation mit Radikulolyse bei Rezidiv
Hinw.: Hierunter ist der Eingriff an einer voroperierten Bandscheibe zu verstehen, nicht jedoch die Operation eines erneuten Bandscheibenvorfalls nach konservativer Behandlung
5-831.8 Perkutane Volumenreduktion der Bandscheibe
Inkl.: Perkutane Laser-Diskdekompression, Chemonukleolyse, Coblation
Hinw.: Der Zugang ist hier nicht gesondert zu kodieren
5-831.9 Entfernung eines freien Sequesters ohne Endoskopie
5-831.a Entfernung eines freien Sequesters mit Endoskopie
5-831.x Sonstige
5-831.y N.n.bez.

Kapitel 5: Operationen

5-832 **Exzision von (erkranktem) Knochen- und Gelenkgewebe der Wirbelsäule**
Inkl.: Osteotomie nach Schwab

5-832.0 Spondylophyt

5-832.1 Wirbelkörper, partiell
Inkl.: Ausbohrung eines Wirbelkörpers
Osteotomie nach Schwab Grad 3 und 4
(Pedikelsubstraktionsosteotomie, Closing-wedge-Osteotomie)

5-832.2 Wirbelkörper, total
Inkl.: Osteotomie nach Schwab Grad 5

5-832.3 Densresektion

5-832.4 Arthrektomie, partiell
Inkl.: Osteotomie nach Schwab Grad 1 (Smith-Petersen-Osteotomie)
Hinw.: Eine zugangsbedingte partielle Arthrektomie ist nicht gesondert zu kodieren

5-832.5 Arthrektomie, total
Inkl.: Osteotomie nach Schwab Grad 2 (Ponte-Osteotomie)

5-832.6 Unkoforaminektomie

5-832.7 Mehrere Wirbelsegmente (und angrenzende Strukturen)
Inkl.: Osteotomie nach Schwab Grad 6 (Vertebral column resection)

5-832.9 Wirbelbogen (und angrenzende Strukturen)

5-832.x Sonstige

5-832.y N.n.bez.

5-835 **Knochenersatz an der Wirbelsäule**
Hinw.: Diese Kodes sind zur Angabe eines zusätzlich durchgeführten Knochenersatzes zu verwenden
Die Durchführung einer Knochenmarkpunktion ist gesondert zu kodieren (5-410.00)

5-835.9 Transplantation von Spongiosa(spänen) oder kortikospongiösen Spänen (autogen)
Hinw.: Die Entnahme des Knochentransplantates ist gesondert zu kodieren (5-783 ff.)

5-835.a Verwendung von Knochenersatzmaterial aus Kollagenfasern
.a0 Ohne Anreicherung von Knochenwachstumszellen
.a1 Mit Anreicherung von Knochenwachstumszellen

5-835.b Verwendung von keramischem Knochenersatzmaterial
Inkl.: Verwendung von bioaktiver Glaskeramik
.b0 Ohne Anreicherung von Knochenwachstumszellen
.b1 Mit Anreicherung von Knochenwachstumszellen

5-835.c Verwendung von humaner demineralisierter Knochenmatrix
.c0 Ohne Anreicherung von Knochenwachstumszellen
.c1 Mit Anreicherung von Knochenwachstumszellen

5-835.d Verwendung von allogenem Knochentransplantat
.d0 Ohne Anreicherung von Knochenwachstumszellen
.d1 Mit Anreicherung von Knochenwachstumszellen

5-835.e Verwendung von xenogenem Knochentransplantat
Inkl.: Verwendung eines peptidverstärkten Knochentransplantates
.e0 Ohne Anreicherung von Knochenwachstumszellen
.e1 Mit Anreicherung von Knochenwachstumszellen

5-835.x Sonstige

5-835.y N.n.bez.

Kapitel 5: Operationen

5-836 **Spondylodese**
Inkl.: Korrekturspondylodese
Exkl.: Komplexe Rekonstruktionen der Wirbelsäule (5-838 ff.)
Hinw.: Die Entnahme eines Knochenspanes ist gesondert zu kodieren (5-783 ff.)
Eine zusätzlich durchgeführte Osteosynthese oder eine dynamische Stabilisierung sind gesondert zu kodieren (5-83b ff.)
Die Art der verwendeten Knochenersatzmaterialien oder Knochentransplantate ist gesondert zu kodieren (5-835 ff.)
Ein zusätzlich durchgeführter Wirbelkörperersatz durch Implantat oder durch sonstige Materialien ist gesondert zu kodieren (5-837.0 ff., 5-837.a ff.)
Eine zusätzlich durchgeführte Exzision von Knochen- und Gelenkgewebe (z.B. zur Osteotomie) ist gesondert zu kodieren (5-832 ff.)
Ein zusätzlich durchgeführtes ventrales Release ist gesondert zu kodieren (5-839.7)
Eine Spondylodese liegt nur bei Verwendung von Knochenersatzmaterialien oder Knochentransplantaten vor, nicht bei alleiniger Instrumentierung oder Osteosynthese (5-83b ff.)
Halswirbel ohne dazwischenliegende Bandscheibe sind bei der Zählung der Segmente zu berücksichtigen
Die knöchernen Strukturen, die mit der Wirbelsäule artikulieren (Occiput, Os sacrum, Os ilium), sind bei der Zählung der Segmente jeweils als 1 Segment zu berücksichtigen

5-836.3 Dorsal
.30 1 Segment
.31 2 Segmente
.34 3 Segmente
.35 4 Segmente
.36 5 Segmente
.37 6 Segmente
.38 7 bis 10 Segmente
.39 11 oder mehr Segmente

5-836.4 Dorsal und ventral kombiniert, interkorporal
Hinw.: Diese Kodes sind nur zu verwenden, wenn alle innerhalb einer Operation betroffenen Segmente sowohl dorsal als auch ventral versorgt wurden
Diese Kodes sind nicht zu verwenden, wenn innerhalb einer Operation
- neben kombiniert versorgten Segmenten auch Segmente nur dorsal und/oder nur ventral versorgt wurden. Dann sind sämtliche Segmente getrennt nach dorsal und ventral zu addieren und entsprechend zu kodieren (5-836.3 ff., 5-836.5 ff.)
- Segmente an unterschiedlichen Lokalisationen jeweils nur dorsal und nur ventral versorgt wurden. Dann sind sämtliche Segmente getrennt nach dorsal und ventral zu addieren und entsprechend zu kodieren (5-836.3 ff., 5-836.5 ff.)

.40 1 Segment
.41 2 Segmente
.44 3 Segmente
.45 4 Segmente
.46 5 Segmente
.47 6 Segmente
.48 7 bis 10 Segmente
.49 11 oder mehr Segmente

5-836.5 Ventral
.50 1 Segment
.51 2 Segmente
.55 3 Segmente
.56 4 Segmente
.57 5 Segmente
.58 6 Segmente
.59 7 bis 10 Segmente
.5a 11 oder mehr Segmente

5-836.x Sonstige
5-836.y N.n.bez.

Kapitel 5: Operationen

5-837 **Wirbelkörperersatz**
Hinw.: Eine zusätzlich durchgeführte Osteosynthese oder eine dynamische Stabilisierung sind gesondert zu kodieren (5-83b ff.)
Die zusätzliche Verwendung von Knochenersatzmaterialien oder Knochentransplantaten ist gesondert zu kodieren (5-835 ff.)
Die Entnahme eines Knochenspanes ist gesondert zu kodieren (5-783 ff.)
Eine zusätzlich durchgeführte Spondylodese ist gesondert zu kodieren (5-836 ff.)
Eine zusätzlich durchgeführte Exzision von Knochen- und Gelenkgewebe (z.B. zur Osteotomie) ist gesondert zu kodieren (5-832 ff.)

5-837.0 Wirbelkörperersatz durch Implantat
Inkl.: (Stufenlos) (distrahierbarer) Wirbelkörperersatz mit osteosynthetischer Fixierung
Exkl.: Wirbelkörperersatz durch sonstige Materialien (5-837.a ff.)
Hinw.: Diese Kodes gelten für Implantate mit einer durchgehenden vertikalen Lastabstützung von der Endplatte zur Deckplatte über die Strecke von mindestens einem Wirbelkörper (entsprechend bei mehreren Wirbelkörpern, Anzahl siehe 6. Stelle) und den jeweils anschließenden oberen und unteren Bandscheiben
.00 1 Wirbelkörper
.01 2 Wirbelkörper
.02 3 Wirbelkörper
.04 4 Wirbelkörper
.05 5 oder mehr Wirbelkörper

5-837.a Wirbelkörperersatz durch sonstige Materialien
Inkl.: Knochenzement
Exkl.: Wirbelkörperersatz durch Implantat (5-837.0 ff.)
.a0 1 Wirbelkörper
.a1 2 Wirbelkörper
.a2 3 Wirbelkörper
.a3 4 Wirbelkörper
.a4 5 oder mehr Wirbelkörper

5-837.x Sonstige

5-837.y N.n.bez.

5-838 **Komplexe Rekonstruktionen der Wirbelsäule (bei Kindern und Jugendlichen)**
Hinw.: Die Entnahme eines Knochenspanes ist gesondert zu kodieren (5-783 ff.)

5-838.0 Epiphyseodese, dorso-ventral

5-838.1 Epiphyseodese mit dorsaler Wirbelfusion, unilateral

5-838.2 Epiphyseodese mit dorsaler Wirbelfusion, bilateral

5-838.3 Subkutane Harrington-Instrumentation

5-838.c Wachstumslenkende Epiphyseodese durch Klammern aus einer Form-Gedächtnis-Legierung [Shape Memory Alloy (SMA)-Staples]
.c0 1 Klammer
.c1 2 Klammern
.c2 3 Klammern
.c3 4 Klammern
.c4 5 Klammern
.c5 6 Klammern
.c6 7 Klammern
.c7 8 Klammern
.c8 9 Klammern
.c9 10 Klammern
.ca 11 Klammern
.cb 12 Klammern
.cc 13 oder mehr Klammern

Kapitel 5: Operationen

5-838.d Korrektur einer Wirbelsäulendeformität durch Implantation von vertikalen expandierbaren prothetischen Titanrippen [VEPTR]
Hinw.: Die operative Verlängerung von vertikalen expandierbaren prothetischen Titanrippen ist gesondert zu kodieren (5-838.g)
.d0 1 Implantat
.d1 2 Implantate
.d2 3 Implantate
.d3 4 oder mehr Implantate

5-838.e Korrektur einer Wirbelsäulendeformität durch Implantation von extrakorporal expandierbaren Stangen
.e0 1 Implantat
.e1 2 Implantate
.e2 3 Implantate
.e3 4 oder mehr Implantate

5-838.f Korrektur einer Wirbelsäulendeformität durch Implantation eines mitwachsenden oder wachstumslenkenden Systems
.f0 Instrumentierung von bis zu 7 Wirbelkörpern mit Schrauben-Stab-System
.f1 Instrumentierung von mehr als 7 Wirbelkörpern mit Schrauben-Stab-System
.f2 Instrumentierung von bis zu 9 Wirbelkörpern mit Schrauben-Band-System
.f3 Instrumentierung von mehr als 9 Wirbelkörpern mit Schrauben-Band-System

5-838.g Operative Verlängerung von vertikalen expandierbaren prothetischen Titanrippen [VEPTR]

5-838.x Sonstige

5-838.y N.n.bez.

5-839   Andere Operationen an der Wirbelsäule
Hinw.: Die Verwendung eines Systems zur dynamischen Stabilisierung ist gesondert zu kodieren (5-83w.1)

5-839.0 Entfernung von Osteosynthesematerial

5-839.1 Implantation einer Bandscheibenendoprothese
.10 1 Segment
.11 2 Segmente
.12 3 Segmente
.13 4 oder mehr Segmente

5-839.2 Revision einer Bandscheibenendoprothese (ohne Wechsel)

5-839.3 Wechsel einer Bandscheibenendoprothese

5-839.4 Entfernung einer Bandscheibenendoprothese

5-839.5 Revision einer Wirbelsäulenoperation

5-839.6 Knöcherne Dekompression des Spinalkanals
Inkl.: Unterschneidende Dekompression
.60 1 Segment
.61 2 Segmente
.62 3 Segmente
.63 4 oder mehr Segmente

5-839.7 Ventrales Release bei einer Korrektur von Deformitäten
Inkl.: Bei Skoliose
Exkl.: Dorsales knöchernes Release (5-832 ff.)

5-839.9 Implantation von Material in einen Wirbelkörper ohne Verwendung eines Systems zur intravertebralen, instrumentellen Wirbelkörperaufrichtung
Inkl.: Vertebroplastie, Spongioplastie
Exkl.: Kyphoplastie (5-839.a ff.)
Hinw.: Der Zugang ist hier nicht gesondert zu kodieren
.90 1 Wirbelkörper
.91 2 Wirbelkörper
.92 3 Wirbelkörper
.93 4 oder mehr Wirbelkörper

Kapitel 5: Operationen

5-839.a Implantation von Material in einen Wirbelkörper mit Verwendung eines Systems zur intravertebralen, instrumentellen Wirbelkörperaufrichtung
Inkl.: Kyphoplastie
Exkl.: Vertebroplastie, Spongioplastie (5-839.9 ff.)
Hinw.: Der Zugang ist hier nicht gesondert zu kodieren
.a0 1 Wirbelkörper
.a1 2 Wirbelkörper
.a2 3 Wirbelkörper
.a3 4 oder mehr Wirbelkörper

5-839.b Implantation eines interspinösen Spreizers
.b0 1 Segment
.b2 2 Segmente
.b3 3 oder mehr Segmente

5-839.c Wechsel eines interspinösen Spreizers
.c0 1 Segment
.c2 2 Segmente
.c3 3 oder mehr Segmente

5-839.d Entfernung eines interspinösen Spreizers
.d0 1 Segment
.d2 2 Segmente
.d3 3 oder mehr Segmente

5-839.e Entnahme von Bandscheibenzellen zur Anzüchtung als selbständiger Eingriff
Hinw.: Dieser Kode ist nur anzugeben, wenn die Operation speziell zur Entnahme von Bandscheibenzellen erfolgte. Der Kode ist nicht zu verwenden, wenn die Entnahme von Bandscheibenzellen im Rahmen einer anderen Operation erfolgte

5-839.f Implantation von in vitro hergestellten Gewebekulturen in die Bandscheibe
Exkl.: Autogene matrixinduzierte Chondrozytentransplantation in die Bandscheibe (5-839.m ff.)
.f0 1 Segment
.f1 2 Segmente
.f2 3 oder mehr Segmente

5-839.g Verschluss eines Bandscheibendefektes (Anulus) mit Implantat
Exkl.: Verschluss eines Bandscheibendefektes durch Naht (5-839.n ff.)
Hinw.: Die Exzision von erkranktem Bandscheibengewebe ist gesondert zu kodieren (5-831 ff.)
.g0 1 Segment
.g1 2 Segmente
.g2 3 oder mehr Segmente

5-839.h Destruktion von knöchernem Gewebe durch Radiofrequenzablation, perkutan
Hinw.: Die Knochenbohrung und das bildgebende Verfahren sind im Kode enthalten
.h0 1 Wirbelkörper
.h1 2 Wirbelkörper
.h2 3 Wirbelkörper
.h3 4 oder mehr Wirbelkörper

5-839.j Augmentation der Bandscheibe (Nukleus) mit Implantat
.j0 1 Segment
.j1 2 Segmente
.j2 3 oder mehr Segmente

5-839.k Spinöse Fixierung mit Implantat
Inkl.: Paraspinöse Fixierung mit Implantat
Paraspinöse Flexions- oder Extensionslimitierung mit Implantat
Exkl.: Implantation eines interspinösen Spreizers (5-839.b ff.)
.k0 1 Segment
.k1 2 Segmente
.k2 3 oder mehr Segmente

5-839.m Autogene matrixinduzierte Chondrozytentransplantation in die Bandscheibe
.m0 1 Segment
.m1 2 Segmente
.m2 3 oder mehr Segmente

Kapitel 5: Operationen

5-839.n		Verschluss eines Bandscheibendefektes (Anulus) durch Naht
	Inkl.:	Fixationsmaterial, Knochenanker
	.n0	1 Segment
	.n1	2 Segmente
	.n2	3 oder mehr Segmente
5-839.x		Sonstige
5-839.y		N.n.bez.

5-83a Minimalinvasive Behandlungsverfahren an der Wirbelsäule (zur Schmerztherapie)
Hinw.: Der Zugang ist hier nicht gesondert zu kodieren

5-83a.0		Facetten-Thermokoagulation oder Facetten-Kryodenervierung
	.00	1 Segment
	.01	2 Segmente
	.02	3 oder mehr Segmente
5-83a.1		Thermomodulation der Bandscheibe
	.10	1 Segment
	.11	2 Segmente
	.12	3 oder mehr Segmente
5-83a.2		Thermokoagulation oder Kryodenervierung des Iliosakralgelenkes
5-83a.x		Sonstige
5-83a.y		N.n.bez.

5-83b Osteosynthese (dynamische Stabilisierung) an der Wirbelsäule
Exkl.: Implantation einer Bandscheibenprothese (5-839.1 ff.)
Implantation von Material in einen Wirbelkörper ohne Verwendung eines Systems zur intravertebralen, instrumentellen Wirbelkörperaufrichtung (5-839.9 ff.)
Implantation von Material in einen Wirbelkörper mit Verwendung eines Systems zur intravertebralen, instrumentellen Wirbelkörperaufrichtung (5-839.a ff.)
Implantation eines interspinösen Spreizers (5-839.b ff.)
Osteosynthese einer Sakrumfraktur ohne (Teil-)Fixierung des Osteosynthesematerials in der Lendenwirbelsäule (5-79)
Hinw.: Bei Kombinationen von unter 5-83b genannten verschiedenen Verfahren (Implantate) während eines Eingriffs sind alle verschiedenen Verfahren (Implantate) einzeln zu kodieren.
Bei Verwendung gleicher Implantate an verschiedenen Abschnitten der Wirbelsäule während eines Eingriffs ist nur ein Kode für das jeweilige Verfahren (Implantat) mit Summierung der Anzahl aller versorgten Wirbelsäulensegmente anzugeben
Die durch eine Osteosynthese bedingte Fixation von Wirbelsegmenten ist im Kode enthalten, nur eine zusätzlich mit Knochen oder Knochenersatzmaterialien durchgeführte Spondylodese ist gesondert zu kodieren (5-836 ff.)
Eine zusätzlich durchgeführte Wirbelkörperresektion ist gesondert zu kodieren (5-832.1, 5-832.2)
Ein zusätzlich durchgeführter Wirbelkörperersatz durch Implantat oder durch sonstige Materialien ist gesondert zu kodieren (5-837.0 ff., 5-837.a ff.)
Eine zusätzlich durchgeführte Augmentation des Schraubenlagers ist gesondert zu kodieren (5-83w.0)
Die Transplantation von Spongiosa(spänen) oder kortikospongiösen Spänen (autogen) ist gesondert zu kodieren (5-835.9)
Die zusätzliche Verwendung von Knochenersatzmaterialien oder Knochentransplantaten ist gesondert zu kodieren (5-835.a ff., 5-835.b ff., 5-835.c ff., 5-835.d ff., 5-835.e ff.)
Die Verwendung von Systemen zur dynamischen Stabilisierung ist gesondert zu kodieren (5-83w.1)
Halswirbel ohne dazwischenliegende Bandscheibe sind bei der Zählung der Segmente zu berücksichtigen
Die knöchernen Strukturen, die mit der Wirbelsäule artikulieren (Occiput, Os sacrum, Os ilium), sind bei der Zählung der Segmente jeweils als 1 Segment zu berücksichtigen
Die Anzahl der Segmente ist in der 6. Stelle nach folgender Liste zu kodieren:

0	1 Segment
1	2 Segmente
2	3 Segmente
4	4 Segmente

	5	5 Segmente
	6	6 Segmente
	7	7 bis 10 Segmente
	8	11 oder mehr Segmente

** 5-83b.0 Durch Drahtcerclage
** 5-83b.1 Durch Klammersystem
** 5-83b.2 Durch Schrauben
** 5-83b.3 Durch ventrales Schrauben-Platten-System
** 5-83b.4 Durch dorsales Schrauben-Platten-System
** 5-83b.5 Durch Schrauben-Stab-System
Hinw.: Die Anzahl der Segmente entspricht der Anzahl der mit einem oder mehreren Stäben überbrückten Segmente. Hierbei muss nicht jeder auf dieser Strecke liegende Wirbelkörper mit Pedikelschraube(n) besetzt sein
** 5-83b.6 Durch Hakenplatten
** 5-83b.7 Durch intervertebrale Cages
Inkl.: (Stufenlos) distrahierbare intervertebrale Cages, intervertebrale Cages mit osteosynthetischer Fixierung
** 5-83b.8 Durch Fixateur externe
Hinw.: Der Zugang ist hier nicht gesondert zu kodieren
Die Extension der Wirbelsäule ist gesondert zu kodieren (8-41)
** 5-83b.x Sonstige
5-83b.y N.n.bez.

5-83w **Zusatzinformationen zu Operationen an der Wirbelsäule**

5-83w.0 Augmentation des Schraubenlagers
Inkl.: Augmentation durch Composite-Material
5-83w.1 Dynamische Stabilisierung
5-83w.2 Computergestützte Planung von Wirbelsäulenoperationen
.20 Ohne Verwendung von patientenindividuell angepasstem Implantat oder Zielinstrumentarium
.21 Mit Verwendung von patientenindividuell angepasstem Implantat
.22 Mit Verwendung von patientenindividuell angepasstem Zielinstrumentarium
.23 Mit Verwendung von patientenindividuell angepasstem Implantat und Zielinstrumentarium

5-84 Operationen an der Hand

Exkl.: Operationen an Knochen der Hand (5-78, 5-79)
Operationen an Schleimbeuteln der Hand (5-859 ff.)
Operationen am Nagelorgan (5-898 ff.)
Amputation (5-863 ff.)
Replantation (5-860 ff.)
Revision eines Amputationsstumpfes (5-866 ff.)

Hinw.: Bei bereichsüberschreitenden Strukturen ist für die Kodierung der Operationsort ausschlaggebend. Wenn es zwei Operationsorte gibt, einen im Bereich der Hand und einen im Bereich des Unterarms, so ist sowohl der jeweilige Kode aus dem Bereich 5-84 als auch der jeweilige Kode aus dem Bereich 5-85 anzugeben. Die Grenze zu den Kodes aus dem Bereich 5-85 Operationen an Muskeln, Sehnen, Faszien und Schleimbeuteln ist die proximale Grenze des Handgelenkes
Die durchgeführten Einzelmaßnahmen zur primären Versorgung komplexer Handverletzungen sind gesondert zu kodieren:
- Versorgung des Hautmantels (5-89)
- Versorgung der Muskulatur (5-843 ff.)
- Versorgung von Knochen und Gelenken (5-79)
- Versorgung von Sehnen (5-840 ff.)
- Versorgung von Nerven (5-04, 5-05)
- Versorgung der Gefäße (5-388 ff.)
- Versorgung von Faszien (5-842 ff.)

Einzeitige Mehrfacheingriffe an Mittelhand- und/oder Fingerstrahlen sind gesondert zu kodieren (5-86a.0 ff.)
Die Art des Transplantates ist, sofern nicht als eigener Kode angegeben, zusätzlich zu kodieren (5-930 ff.)

5-840 Operationen an Sehnen der Hand

Exkl.: Synovialektomie an Sehnen und Sehnenscheiden der Hand (5-845.0 ff., 5-845.1 ff.)
Hinw.: Die temporäre Fixation eines Gelenkes ist gesondert zu kodieren (5-849.1)
Die Entnahme von Sehnengewebe zur Transplantation ist gesondert zu kodieren (5-852.f ff.)
Die Lokalisation ist in der 6. Stelle nach folgender Liste zu kodieren:

0 ↔ Beugesehnen Handgelenk
1 ↔ Beugesehnen Langfinger
2 ↔ Beugesehnen Daumen
3 ↔ Strecksehnen Handgelenk
4 ↔ Strecksehnen Langfinger
5 ↔ Strecksehnen Daumen
6 ↔ Sehnenscheiden Handgelenk
7 ↔ Sehnenscheiden Langfinger
8 ↔ Sehnenscheiden Daumen
9 ↔ Sehnenscheiden Hohlhand
x ↔ Sonstige

** 5-840.0 Inzision
Inkl.: Drainage, Fremdkörperentfernung

** 5-840.3 Sehnenfachspaltung

** 5-840.4 Debridement

** 5-840.5 Exzision
Inkl.: Entfernung von Sehnenknoten

** 5-840.6 Naht, primär

** 5-840.7 Naht, sekundär

** 5-840.8 Tenolyse

** 5-840.9 Tenodese
[6. Stelle: 0-5,x]

** 5-840.a Verlängerung
[6. Stelle: 0-5,x]

** 5-840.b Verkürzung
[6. Stelle: 0-5,x]

** 5-840.c (Partielle) Transposition
[6. Stelle: 0-5,x]

** 5-840.d	Schaffung eines Transplantatlagers	
	[6. Stelle: 0-5,x]	
	Inkl.: Implantation eines Silikonstabes	
	Implantation eines Silastikkabels	
** 5-840.e	Transplantation	
	[6. Stelle: 0-5,x]	
** 5-840.f	Revision eines Implantates (ohne Wechsel)	
	[6. Stelle: 0-5,x]	
** 5-840.g	Wechsel eines Implantates	
	[6. Stelle: 0-5,x]	
** 5-840.h	Entfernung eines Implantates	
	[6. Stelle: 0-5,x]	
** 5-840.k	Sehnenplastik	
** 5-840.m	Sehnenkopplung	
	[6. Stelle: 0-5,x]	
** 5-840.n	Knöcherne Refixation	
	[6. Stelle: 0-5,x]	
	Inkl.: Refixation mit Metallanker	
** 5-840.p	Tenotomie, perkutan	
	[6. Stelle: 0-5,x]	
** 5-840.q	Tenotomie, offen chirurgisch	
	[6. Stelle: 0-5,x]	
** 5-840.r	Tenotomie, n.n.bez. Zugang	
	[6. Stelle: 0-5,x]	
** 5-840.s	Exploration	
** 5-840.x	Sonstige	
5-840.y	N.n.bez.	

5-841   **Operationen an Bändern der Hand**

Hinw.: Die temporäre Fixation eines Gelenkes ist gesondert zu kodieren (5-849.1)
Die Entnahme von Sehnengewebe zur Transplantation ist gesondert zu kodieren (5-852.f ff.)
Die Lokalisation ist in der 6. Stelle nach folgender Liste zu kodieren:
   0 ↔ Radiokarpalband
   1 ↔ Retinaculum flexorum
   2 ↔ Andere Bänder der Handwurzelgelenke
   3 ↔ Bänder der Mittelhand
   4 ↔ Bänder der Metakarpophalangealgelenke der Langfinger
   5 ↔ Bänder des Metakarpophalangealgelenkes am Daumen
   6 ↔ Bänder der Interphalangealgelenke der Langfinger
   7 ↔ Bänder des Interphalangealgelenkes am Daumen
   x ↔ Sonstige

** 5-841.0	Inzision
	Inkl.: Drainage
** 5-841.1	Durchtrennung
** 5-841.2	Exzision, partiell
** 5-841.3	Exzision, total
** 5-841.4	Naht, primär
** 5-841.5	Naht, sekundär
** 5-841.6	Plastische Rekonstruktion mit autogenem Material
** 5-841.7	Plastische Rekonstruktion mit autogenem Material und interligamentärer Fixation
** 5-841.8	Plastische Rekonstruktion mit autogenem Material und transossärer Fixation
** 5-841.9	Entfernung eines Transplantates
** 5-841.a	Knöcherne Refixation
** 5-841.x	Sonstige
5-841.y	N.n.bez.

Kapitel 5: Operationen

5-842 **Operationen an Faszien der Hohlhand und der Finger**
Hinw.: Die temporäre Fixation eines Gelenkes ist gesondert zu kodieren (5-849.1)
Plastisch-chirurgische Maßnahmen wie die lokale Lappenplastik (z.B. Z-Plastik) oder die Hauttransplantation sind gesondert zu kodieren (5-902 ff., 5-903 ff.)
Die Lokalisation ist für die mit ** gekennzeichneten Kodes in der 6. Stelle nach folgender Liste zu kodieren:
0 ↔ Ein Finger
1 ↔ Mehrere Finger

5-842.0 ↔ Fasziotomie, offen chirurgisch
5-842.1 ↔ Fasziotomie, perkutan
5-842.2 ↔ Fasziektomie partiell, Hohlhand isoliert
5-842.3 ↔ Fasziektomie total, Hohlhand isoliert
** 5-842.4 Fasziektomie mit 1 Neurolyse
** 5-842.5 Fasziektomie mit mehreren Neurolysen
** 5-842.6 Fasziektomie mit 1 Neurolyse und 1 Arteriolyse
** 5-842.7 Fasziektomie mit mehreren Neurolysen und mehreren Arteriolysen
** 5-842.8 Fasziektomie mit Arthrolyse
Inkl.: Neurolyse und Arteriolyse
** 5-842.9 Exploration
** 5-842.a Einlegen eines Medikamententrägers
** 5-842.b Entfernen eines Medikamententrägers
5-842.x ↔ Sonstige
Inkl.: Resektion von Fingerknöchelpolstern [Knuckle pads]
5-842.y N.n.bez.

5-843 **Operationen an Muskeln der Hand**
5-843.0 ↔ Inzision
Inkl.: Drainage
5-843.1 ↔ Durchtrennung, partiell
5-843.2 ↔ Durchtrennung, total
5-843.3 ↔ Desinsertion
5-843.4 ↔ Exzision, partiell
5-843.5 ↔ Exzision, total
5-843.6 ↔ Naht
5-843.7 ↔ Reinsertion
5-843.8 ↔ Transposition
5-843.9 ↔ Transplantation
5-843.a ↔ Verlängerung
5-843.b ↔ Verkürzung
5-843.c ↔ Exploration
5-843.d ↔ Einlegen eines Medikamententrägers
5-843.e ↔ Entfernen eines Medikamententrägers
5-843.x ↔ Sonstige
5-843.y N.n.bez.

5-844 **Operation an Gelenken der Hand**
Exkl.: Operation am Handgelenk (5-800 ff.)
Arthroskopische Gelenkoperationen (5-81)
Hinw.: Die Lokalisation ist in der 6. Stelle nach folgender Liste zu kodieren:
0 ↔ Handwurzelgelenk, einzeln
1 ↔ Handwurzelgelenk, mehrere
2 ↔ Daumensattelgelenk

Kapitel 5: Operationen

        3 ↔ Metakarpophalangealgelenk, einzeln
        4 ↔ Metakarpophalangealgelenk, mehrere
        5 ↔ Interphalangealgelenk, einzeln
        6 ↔ Interphalangealgelenk, mehrere, an einem Finger
        7 ↔ Interphalangealgelenk, mehrere, an mehreren Fingern
        x ↔ Sonstige

** 5-844.0   Arthrotomie

** 5-844.1   Exzision von erkranktem Gewebe
            Inkl.:   Kapsulektomie

** 5-844.2   Gelenkspülung mit Drainage
            Inkl.:   Einlage eines Medikamententrägers

** 5-844.3   Debridement

** 5-844.4   Gelenkflächenglättung
            Inkl.:   Knochenabtragung

** 5-844.5   Gelenkmobilisation [Arthrolyse]

** 5-844.6   Entfernung freier Gelenkkörper

** 5-844.7   Entfernung eines Fremdkörpers

** 5-844.8   Implantation von autogenem Material in ein Gelenk
            Hinw.: Die Entnahme des autogenen Materials ist gesondert zu kodieren

** 5-844.x   Sonstige

   5-844.y   N.n.bez.

5-845   **Synovialektomie an der Hand**
           Exkl.:   Synovialektomie am Handgelenk (5-800.4 ff., 5-800.5 ff.)

   5-845.0   Sehnen und Sehnenscheiden, partiell
           .00 ↔ Beugesehnen Handgelenk
           .01 ↔ Beugesehnen Langfinger
           .02 ↔ Beugesehnen Daumen
           .03 ↔ Strecksehnen Handgelenk
           .04 ↔ Strecksehnen Langfinger
           .05 ↔ Strecksehnen Daumen
           .0x ↔ Sonstige

   5-845.1   Sehnen und Sehnenscheiden, total
           .10 ↔ Beugesehnen Handgelenk
           .11 ↔ Beugesehnen Langfinger
           .12 ↔ Beugesehnen Daumen
           .13 ↔ Strecksehnen Handgelenk
           .14 ↔ Strecksehnen Langfinger
           .15 ↔ Strecksehnen Daumen
           .1x ↔ Sonstige

   5-845.2 ↔ Handwurzelgelenk, einzeln
           Inkl.:   Karpometakarpalgelenk

   5-845.3 ↔ Handwurzelgelenk, mehrere

   5-845.4 ↔ Daumensattelgelenk

   5-845.5 ↔ Metakarpophalangealgelenk, einzeln

   5-845.6 ↔ Metakarpophalangealgelenk, mehrere

   5-845.7 ↔ Interphalangealgelenk, einzeln

   5-845.8 ↔ Interphalangealgelenk, mehrere, an einem Finger

   5-845.9 ↔ Interphalangealgelenk, mehrere, an mehreren Fingern

   5-845.x ↔ Sonstige

   5-845.y   N.n.bez.

Kapitel 5: Operationen

5-846   **Arthrodese an Gelenken der Hand**
Exkl.:   Arthrodese am Handgelenk (5-808.6)
            Temporäre Fixation von Gelenken der Hand (5-849.1)
Hinw.:   Eine durchgeführte Osteosynthese ist gesondert zu kodieren (5-786 ff.)

5-846.0 ↔ Handwurzelgelenk, einzeln
Inkl.:   Karpometakarpalgelenk

5-846.1 ↔ Handwurzelgelenk, einzeln, mit Spongiosaplastik
Inkl.:   Karpometakarpalgelenk

5-846.2 ↔ Handwurzelgelenk, mehrere

5-846.3 ↔ Handwurzelgelenk, mehrere, mit Spongiosaplastik

5-846.4 ↔ Interphalangealgelenk, einzeln

5-846.5 ↔ Interphalangealgelenk, einzeln, mit Spongiosaplastik

5-846.6 ↔ Interphalangealgelenk, mehrere

5-846.7 ↔ Interphalangealgelenk, mehrere, mit Spongiosaplastik

5-846.x ↔ Sonstige

5-846.y   N.n.bez.

5-847   **Resektionsarthroplastik an Gelenken der Hand**
Exkl.:   Resektionsarthroplastik am Handgelenk (5-829.5)
Hinw.:   Die Entnahme eines Knochentransplantates ist gesondert zu kodieren (5-783 ff.)
            Die temporäre Fixation eines Gelenkes ist gesondert zu kodieren (5-849.1)
            Die Lokalisation ist in der 6. Stelle nach folgender Liste zu kodieren:
            0 ↔ Handwurzelgelenk, einzeln
            1 ↔ Handwurzelgelenk, mehrere
            2 ↔ Daumensattelgelenk
            3 ↔ Metakarpophalangealgelenk, einzeln
            4 ↔ Metakarpophalangealgelenk, mehrere
            5 ↔ Interphalangealgelenk, einzeln
            6 ↔ Interphalangealgelenk, mehrere, an einem Finger
            7 ↔ Interphalangealgelenk, mehrere, an mehreren Fingern
            x ↔ Sonstige

** 5-847.0   Rekonstruktion mit autogenem Material
** 5-847.1   Rekonstruktion mit autogenem Material und Sehneninterposition
** 5-847.2   Rekonstruktion mit autogenem Material und Sehnenaufhängung
** 5-847.3   Rekonstruktion mit autogenem Material, mit Sehneninterposition und Sehnenaufhängung
** 5-847.4   Rekonstruktion mit autogenem Material und Rekonstruktion der Gelenkfläche
** 5-847.5   Rekonstruktion mit alloplastischem Material
** 5-847.6   Rekonstruktion mit alloplastischem Material und Rekonstruktion des Kapselbandapparates
** 5-847.7   Rekonstruktion mit xenogenem Material
** 5-847.x   Sonstige
   5-847.y   N.n.bez.

5-848   **Operationen bei kongenitalen Anomalien der Hand**
Exkl.:   Amputationen (5-863 ff.)
            Syndaktyliekorrektur (5-917 ff.)
Hinw.:   Diese Kodes sind nur zu verwenden, wenn aufgrund der Komplexität der Versorgung eine Zuordnung zu einzelnen Verfahren nicht möglich ist

5-848.0 ↔ Weichteildistraktion, gelenkübergreifend

5-848.1 ↔ Radialisation

5-848.2 ↔ Resektion von Schnürringen mit plastischer Rekonstruktion
Hinw.:   Eine durchgeführte Knochentransplantation ist gesondert zu kodieren (5-784 ff.)

5-848.x ↔ Sonstige

5-848.y   N.n.bez.

Kapitel 5: Operationen

5-849 Andere Operationen an der Hand

5-849.0 ↔ Exzision eines Ganglions
  Inkl.: Exzision eines Schleimbeutels

5-849.1 ↔ Temporäre Fixation eines Gelenkes
  Exkl.: Temporäre Fixation des Handgelenkes (5-809.2 ff., 5-809.4 ff.)
  Hinw.: Das zur temporären Fixation angewandte Osteosyntheseverfahren ist gesondert zu kodieren (5-786 ff.)

5-849.3 ↔ Radikale Exzision von erkranktem Gewebe
  Exkl.: Eingriffe bei Morbus Dupuytren (5-842 ff.)

5-849.4 ↔ Radikale Exzision von erkranktem Gewebe mit spezieller Gefäß- und Nervenpräparation
  Exkl.: Eingriffe bei Morbus Dupuytren (5-842 ff.)

5-849.5 ↔ Radikale Exzision von erkranktem Gewebe mit erweiterter Präparation
  Exkl.: Eingriffe bei Morbus Dupuytren (5-842 ff.)

5-849.6 ↔ Arthrorise
  Exkl.: Arthrorise am Handgelenk (5-809.1 ff.)

5-849.7 ↔ Transposition eines Fingers zum Finger

5-849.8   Transposition eines Fingers zum Daumen (Pollizisation)
  .80 ↔ Ohne Rekonstruktion des Metakarpale I
  .81 ↔ Mit Rekonstruktion des Metakarpale I

5-849.9 ↔ Freie Transplantation eines Fingers

5-849.a ↔ Freie Transplantation einer Zehe als Fingerersatz

5-849.x ↔ Sonstige

5-849.y   N.n.bez.

5-85   Operationen an Muskeln, Sehnen, Faszien und Schleimbeuteln
Exkl.: Operationen an Muskel, Sehne, Faszie der Hand und des Handgelenkes (5-84)
Hinw.: Aufwendige Gipsverbände sind gesondert zu kodieren (8-310 ff.)
  Bei bereichsüberschreitenden Strukturen ist für die Kodierung der Operationsort ausschlaggebend. Wenn es zwei Operationsorte gibt, einen im Bereich der Hand und einen im Bereich des Unterarms, so ist sowohl der jeweilige Kode aus dem Bereich 5-84 als auch der jeweilige Kode aus dem Bereich 5-85 anzugeben. Die Grenze zu den Kodes aus dem Bereich 5-84 Operationen an der Hand ist die proximale Grenze des Handgelenkes
  Die Lokalisation ist für die Kodes 5-850 ff. bis 5-853 ff., 5-855 ff. und 5-856 ff. nach folgender Liste zu kodieren:
  0 ↔ Kopf und Hals
  1 ↔ Schulter und Axilla
  2 ↔ Oberarm und Ellenbogen
  3 ↔ Unterarm
  5 ↔ Brustwand und Rücken
  6 ↔ Bauchregion
  7 ↔ Leisten- und Genitalregion und Gesäß
  8 ↔ Oberschenkel und Knie
  9 ↔ Unterschenkel
  a ↔ Fuß
  x ↔ Sonstige

5-850 Inzision an Muskel, Sehne und Faszie
  Inkl.: Inzision an Sehnenscheiden
    Debridement, auf Muskel, Sehne oder Faszie beschränkt
    Hämatomausräumung, Abszessspaltung
  Exkl.: Fesselung der Peronealsehnen (5-806.7)
    Fasziotomie, Faszienspaltung, Kompartmentspaltung, auf die Faszie beschränkt (5-851 ff.)
    Schichtenübergreifendes Weichteildebridement (5-869.1)
  Hinw.: Die Lokalisation ist in der 6. Stelle nach vorstehender Liste zu kodieren

** 5-850.0   Inzision eines Muskels, längs
  Inkl.: Drainage

** 5-850.1   Inzision eines Muskels, quer
  Inkl.: Drainage

OPS Version 2024   385

Kapitel 5: Operationen

** 5-850.2	Inzision einer Sehne, längs	
	Inkl.: Drainage	
** 5-850.3	Inzision einer Sehne, quer	
	Inkl.: Drainage	
** 5-850.4	Inzision einer Sehnenscheide isoliert, längs	
	[6. Stelle: 0-3,5,7-a,x]	
	Inkl.: Drainage	
** 5-850.5	Inzision einer Sehnenscheide isoliert, quer	
	[6. Stelle: 0-3,5,7-a,x]	
	Inkl.: Drainage	
** 5-850.6	Inzision einer Faszie, offen chirurgisch	
** 5-850.7	Inzision einer Faszie, perkutan	
** 5-850.8	Fremdkörperentfernung aus einem Muskel	
** 5-850.9	Fremdkörperentfernung aus einer Sehne	
** 5-850.a	Fremdkörperentfernung aus einer Faszie	
** 5-850.b	Debridement eines Muskels	
** 5-850.c	Debridement einer Sehne	
	Exkl.: Arthroskopisches Debridement einer Sehne (5-819.1 ff.)	
** 5-850.d	Debridement einer Faszie	
** 5-850.e	Exploration eines Muskels	
** 5-850.f	Exploration einer Sehne	
** 5-850.g	Exploration einer Faszie	
** 5-850.h	Einlegen eines Medikamententrägers, subfaszial	
** 5-850.j	Entfernen eines Medikamententrägers, subfaszial	
** 5-850.x	Sonstige	
5-850.y	N.n.bez.	
5-851	**Durchtrennung von Muskel, Sehne und Faszie**	
	Inkl.: Kompartmentspaltung, auf die Faszie beschränkt	
	Exkl.: Kompartmentresektion (5-852 ff.)	
	Hinw.: Die Lokalisation ist in der 6. Stelle nach der Liste vor Kode 5-850 zu kodieren	
** 5-851.0	Durchtrennung eines Muskels	
** 5-851.1	Tenotomie, offen chirurgisch	
** 5-851.2	Tenotomie, perkutan	
** 5-851.3	Durchtrennung einer Sehnenscheide, längs	
	[6. Stelle: 0-3,5,7-a,x]	
** 5-851.4	Durchtrennung einer Sehnenscheide, quer	
	[6. Stelle: 0-3,5,7-a,x]	
** 5-851.5	Fasziotomie quer, offen chirurgisch, partiell	
** 5-851.6	Fasziotomie quer, offen chirurgisch, total	
** 5-851.7	Fasziotomie quer, perkutan	
** 5-851.8	Fasziotomie längs, offen chirurgisch, partiell, ein Segment oder n.n.bez.	
** 5-851.9	Fasziotomie längs, offen chirurgisch, total, ein Segment oder n.n.bez.	
** 5-851.a	Fasziotomie längs, perkutan	
** 5-851.b	Fasziotomie längs, offen chirurgisch, partiell, mehrere Segmente	
** 5-851.c	Fasziotomie längs, offen chirurgisch, total, mehrere Segmente	
** 5-851.d	Desinsertion	
** 5-851.x	Sonstige	
5-851.y	N.n.bez.	

5-852	**Exzision an Muskel, Sehne und Faszie**
	Inkl.: Kompartmentresektion
	Exkl.: Kompartmentspaltung (5-851 ff.)
	Exzision von Weichteilen der Brustwand (5-343.0)
	Hinw.: Die Lokalisation ist in der 6. Stelle nach der Liste vor Kode 5-850 zu kodieren
** 5-852.0	Exzision einer Sehne, partiell
** 5-852.1	Exzision einer Sehne, total
** 5-852.2	Exzision einer Sehnenscheide, partiell
	[6. Stelle: 0-3,5,7-a,x]
** 5-852.3	Exzision einer Sehnenscheide, total
	[6. Stelle: 0-3,5,7-a,x]
** 5-852.4	Exzision eines Muskels, epifaszial, partiell
** 5-852.5	Exzision eines Muskels, epifaszial, total
** 5-852.6	Exzision eines Muskels, subfaszial, partiell
** 5-852.7	Exzision eines Muskels, subfaszial, total
** 5-852.8	Exzision an Sehnen und Muskeln, epifaszial
	Inkl.: Exstirpation von Weichteiltumoren
** 5-852.9	Exzision an Sehnen und Muskeln, subfaszial
	Inkl.: Exstirpation von Weichteiltumoren
** 5-852.a	Exzision einer Faszie
** 5-852.b	Kompartmentresektion ohne spezielle Gefäß- und Nervenpräparation
** 5-852.c	Kompartmentresektion mit spezieller Gefäß- und Nervenpräparation
** 5-852.d	Kompartmentresektion mit erweiterter Präparation
** 5-852.e	Entnahme von Muskelgewebe zur Transplantation
** 5-852.f	Entnahme von Sehnengewebe zur Transplantation
** 5-852.g	Entnahme von Faszie zur Transplantation
** 5-852.h	Kompartmentübergreifende Resektion ohne spezielle Gefäß- und Nervenpräparation
** 5-852.j	Kompartmentübergreifende Resektion mit spezieller Gefäß- und Nervenpräparation
** 5-852.x	Sonstige
5-852.y	N.n.bez.
5-853	**Rekonstruktion von Muskeln**
	Hinw.: Die Lokalisation ist in der 6. Stelle nach der Liste vor Kode 5-850 zu kodieren
** 5-853.0	Refixation
** 5-853.1	Naht
** 5-853.2	Verlängerung und Naht
** 5-853.3	Verkürzung und Naht
** 5-853.4	Plastik
** 5-853.5	Transposition
** 5-853.6	Transplantation
** 5-853.7	Transplantatrevision (ohne Wechsel)
** 5-853.8	Transplantatwechsel
** 5-853.9	Transplantatentfernung
** 5-853.x	Sonstige
	Inkl.: Spülung von Hohlräumen im Muskel
5-853.y	N.n.bez.

Kapitel 5: Operationen

5-854 **Rekonstruktion von Sehnen**
Exkl.: Rekonstruktion der Rotatorenmanschette (5-805.7 bis 5-805.a, 5-814.4, 5-814.6 ff.)
Hinw.: Die Entnahme von Sehnengewebe zur Transplantation ist gesondert zu kodieren (5-852.f ff.)
Die Lokalisation ist in der 6. Stelle nach folgender Liste zu kodieren:

0 ↔ Kopf und Hals
1 ↔ Schulter und Axilla
2 ↔ Oberarm und Ellenbogen
3 ↔ Unterarm
5 ↔ Brustwand und Rücken
6 ↔ Bauchregion
7 ↔ Leisten- und Genitalregion und Gesäß
8 ↔ Oberschenkel und Knie
9 ↔ Unterschenkel
b ↔ Rückfuß und Fußwurzel
c ↔ Mittelfuß und Zehen
x ↔ Sonstige

** 5-854.0 Verlängerung
** 5-854.1 Verkürzung
** 5-854.2 (Partielle) Transposition
[6. Stelle: 0-3,5,7-9,b,c,x]
** 5-854.3 Augmentation
** 5-854.4 Ersatzplastik
** 5-854.5 Ersatzplastik mit Interponat
** 5-854.6 Schaffung eines Transplantatlagers
** 5-854.7 Transplantation
Hinw.: Die Art des Transplantates ist gesondert zu kodieren (5-930 ff.)
** 5-854.8 Transplantatwechsel
** 5-854.9 Transplantatentfernung
** 5-854.a Rekonstruktion mit alloplastischem Material
Hinw.: Die Art des verwendeten Materials für Gewebeersatz oder Gewebeverstärkung ist gesondert zu kodieren (5-932 ff.)
** 5-854.x Sonstige
5-854.y N.n.bez.

5-855 **Naht und andere Operationen an Sehnen und Sehnenscheide**
Exkl.: Verlagerung des Patellarsehnenansatzes (5-804.2, 5-804.3)
Arthroskopische Tenotomie der langen Bizepssehne (5-814.7)
Arthroskopische Naht der langen Bizepssehne (5-814.8)
Arthroskopische Tenodese der langen Bizepssehne (5-814.9)
Rekonstruktion der Rotatorenmanschette (5-805.7 bis 5-805.a, 5-814.4, 5-814.6 ff.)
Hinw.: Die Lokalisation ist in der 6. Stelle nach der Liste vor Kode 5-850 zu kodieren

** 5-855.0 Reinsertion einer Sehne
** 5-855.1 Naht einer Sehne, primär
** 5-855.2 Naht einer Sehne, sekundär
** 5-855.3 Naht der Sehnenscheide, primär
** 5-855.4 Naht der Sehnenscheide, sekundär
** 5-855.5 Tenolyse, eine Sehne
** 5-855.6 Tenolyse, mehrere Sehnen
** 5-855.7 Tenodese eine Sehne, primär
[6. Stelle: 0-3,5,7-a,x]
** 5-855.8 Tenodese eine Sehne, sekundär
[6. Stelle: 0-3,5,7-a,x]
** 5-855.9 Tenodese mehrere Sehnen, primär
[6. Stelle: 0-3,5,7-a,x]

Kapitel 5: Operationen

** 5-855.a	Tenodese mehrere Sehnen, sekundär	
	[6. Stelle: 0-3,5,7-a,x]	
** 5-855.b	Spülung einer Sehnenscheide	
** 5-855.x	Sonstige	
5-855.y	N.n.bez.	

5-856 Rekonstruktion von Faszien
Hinw.: Die Entnahme von Faszie zur Transplantation ist gesondert zu kodieren (5-852.g ff.)
Die Lokalisation ist in der 6. Stelle nach der Liste vor Kode 5-850 zu kodieren

** 5-856.0	Naht
** 5-856.1	Verlängerung
** 5-856.2	Verkürzung (Raffung)
** 5-856.3	Doppelung einer Faszie
** 5-856.4	Transplantation, autogen
** 5-856.5	Transplantation, allogen
** 5-856.6	Transplantatrevision
** 5-856.7	Transplantatwechsel
** 5-856.8	Transplantatentfernung
** 5-856.9	Deckung eines Defektes mit autogenem Material
** 5-856.a	Deckung eines Defektes mit allogenem Material
** 5-856.x	Sonstige
5-856.y	N.n.bez.

5-857 **Plastische Rekonstruktion mit lokalen Lappen an Muskeln und Faszien**
Exkl.: Plastische Rekonstruktion der Brustwand (5-346 ff.)
Hinw.: Die Lokalisation ist in der 6. Stelle nach folgender Liste zu kodieren:

    0 ↔ Kopf und Hals
    1 ↔ Schulter und Axilla
    2 ↔ Oberarm und Ellenbogen
    3 ↔ Unterarm
    4 ↔ Hand
    5 ↔ Brustwand und Rücken
    6 ↔ Bauchregion
    7 ↔ Leisten- und Genitalregion und Gesäß
    8 ↔ Oberschenkel und Knie
    9 ↔ Unterschenkel
    a ↔ Fuß
    x ↔ Sonstige

** 5-857.0	Fasziokutaner Lappen
** 5-857.1	Fasziokutaner Lappen, gefäßgestielt
** 5-857.2	Adipofaszialer Lappen
** 5-857.3	Adipofaszialer Lappen, gefäßgestielt
** 5-857.4	Faszienlappen
** 5-857.5	Faszienlappen, gefäßgestielt
** 5-857.6	Myokutaner Lappen
** 5-857.7	Myokutaner Lappen, gefäßgestielt
** 5-857.8	Muskellappen
** 5-857.9	Muskellappen, gefäßgestielt
** 5-857.a	Lappenstieldurchtrennung
	Inkl.: Einarbeitung des Lappens in die Umgebung
** 5-857.x	Sonstige
5-857.y	N.n.bez.

Kapitel 5: Operationen

5-858 **Entnahme und Transplantation von Muskel, Sehne und Faszie mit mikrovaskulärer Anastomosierung**
Inkl.: Vorbereitung der Empfängerregion
Exkl.: Entnahme eines Knochentransplantates, mikrovaskulär anastomosiert (5-783.5 ff.)
Hinw.: Eine durchgeführte Osteosynthese ist gesondert zu kodieren (5-786 ff.)
Das Einbringen von Fixationsmaterial am Knochen bei Operationen am Weichteilgewebe ist gesondert zu kodieren (5-869.2)
Die Deckung des Entnahmedefektes ist gesondert zu kodieren (5-90)
Die Verwendung eines Gefäßkopplers zur mikrovaskulären Anastomosierung ist gesondert zu kodieren (5-98c.7 ff.)
Die Lokalisation ist in der 6. Stelle nach folgender Liste zu kodieren:
0 ↔ Kopf und Hals
1 ↔ Schulter und Axilla
2 ↔ Oberarm und Ellenbogen
3 ↔ Unterarm
4 ↔ Hand
5 ↔ Brustwand und Rücken
6 ↔ Bauchregion
7 ↔ Leisten- und Genitalregion und Gesäß
8 ↔ Oberschenkel und Knie
9 ↔ Unterschenkel
a ↔ Fuß
x ↔ Sonstige

** 5-858.0 Entnahme eines fasziokutanen Lappens
** 5-858.1 Entnahme eines septokutanen Lappens
** 5-858.2 Entnahme eines myokutanen Lappens
** 5-858.3 Entnahme eines osteomyokutanen oder osteofasziokutanen Lappens
** 5-858.4 Entnahme eines sonstigen Transplantates
** 5-858.5 Transplantation eines fasziokutanen Lappens
** 5-858.6 Transplantation eines septokutanen Lappens
** 5-858.7 Transplantation eines myokutanen Lappens
** 5-858.8 Transplantation eines osteomyokutanen oder osteofasziokutanen Lappens
** 5-858.9 Transplantation eines sonstigen Transplantates
** 5-858.x Sonstige
5-858.y N.n.bez.

5-859 **Andere Operationen an Muskeln, Sehnen, Faszien und Schleimbeuteln**
Exkl.: Erweiterung des subakromialen Raumes (5-814.3)
Hinw.: Die Lokalisation ist in der 6. Stelle nach folgender Liste zu kodieren:
0 ↔ Kopf und Hals
1 ↔ Schulter und Axilla
2 ↔ Oberarm und Ellenbogen
3 ↔ Unterarm
4 ↔ Hand
5 ↔ Brustwand und Rücken
6 ↔ Bauchregion
7 ↔ Leisten- und Genitalregion und Gesäß
8 ↔ Oberschenkel und Knie
9 ↔ Unterschenkel
a ↔ Fuß
x ↔ Sonstige

** 5-859.0 Inzision eines Schleimbeutels
** 5-859.1 Totale Resektion eines Schleimbeutels
** 5-859.2 Resektion eines Ganglions
Inkl.: Exstirpation einer Bakerzyste
Exkl.: Exzision eines Ganglions an der Hand (5-849.0)
Arthroskopische Resektion eines Ganglions (5-819.2 ff.)

** 5-859.3		Perkutane Destruktion von Weichteilen durch Thermoablation
** 5-859.4		Sondenimplantation zur externen Prästimulation (Präkonditionierung) für die Kardiomyoplastie [6. Stelle: 5]
** 5-859.x		Sonstige
5-859.y		N.n.bez.

5-86 Replantation, Exartikulation und Amputation von Extremitäten und andere Operationen an den Bewegungsorganen

Inkl.: Operationen bei kongenitalen Anomalien des Fußes
Operationen bei anderen kongenitalen Anomalien des Bewegungsapparates
Andere Operationen an den Bewegungsorganen
Hinw.: Aufwendige Gipsverbände sind gesondert zu kodieren (8-310 ff.)

5-860 Replantation obere Extremität
Hinw.: Die Durchführung der Replantation erfolgt mit dem Ziel, die Funktion und Vitalität einer ganz oder unter Vitalitätsverlust teilweise abgetrennten Extremität wiederherzustellen
Der Kode ist nur anzugeben, wenn mindestens die folgenden Verfahren durchgeführt wurden:
• Eine Osteosynthese/Arthrodese
• Zwei Gefäßnähte, davon mindestens eine Arteriennaht
• Eine Nervennaht oder Rekonstruktion eines Nerven mittels Nervenröhrchen
• Eine Sehnennaht
Alle durchgeführten Osteosynthesen/Arthrodesen, Gefäßnähte, Nervennähte und Sehnennähte sind im Kode enthalten
Die Deckung eines Weichteildefektes ist gesondert zu kodieren (5-90)
Eine Transplantation von Gefäßen, Nerven oder Knochen (5-38, 5-39, 5-04, 5-05, 5-784 ff.) ist gesondert zu kodieren
Die Verwendung eines Gefäßkopplers zur mikrovaskulären Anastomosierung ist gesondert zu kodieren (5-98c.7 ff.)

5-860.0 ↔ Replantation am Oberarm
5-860.1 ↔ Replantation am Ellenbogenbereich
5-860.2 ↔ Replantation am Unterarm
5-860.3 ↔ Replantation am Handgelenk
5-860.4 ↔ Replantation an der Mittelhand
5-860.5 ↔ Replantation des Daumens
5-860.6 ↔ Replantation eines Fingers
Hinw.: Die Replantation jedes Fingers ist gesondert zu kodieren
5-860.x ↔ Sonstige
5-860.y N.n.bez.

5-861 Replantation untere Extremität
Hinw.: Die Durchführung der Replantation erfolgt mit dem Ziel, die Funktion und Vitalität einer ganz oder unter Vitalitätsverlust teilweise abgetrennten Extremität wiederherzustellen
Der Kode ist nur anzugeben, wenn mindestens die folgenden Verfahren durchgeführt wurden:
• Eine Osteosynthese/Arthrodese
• Zwei Gefäßnähte, davon mindestens eine Arteriennaht
• Eine Nervennaht oder Rekonstruktion eines Nerven mittels Nervenröhrchen
• Eine Sehnennaht
Alle durchgeführten Osteosynthesen/Arthrodesen, Gefäßnähte, Nervennähte und Sehnennähte sind im Kode enthalten
Die Deckung eines Weichteildefektes ist gesondert zu kodieren (5-90)
Eine Transplantation von Gefäßen, Nerven oder Knochen (5-38, 5-39, 5-04, 5-05, 5-784 ff.) ist gesondert zu kodieren
Die Verwendung eines Gefäßkopplers zur mikrovaskulären Anastomosierung ist gesondert zu kodieren (5-98c.7 ff.)

5-861.0 ↔ Replantation am Oberschenkel
5-861.1 ‹ › Replantation im Kniebereich

Kapitel 5: Operationen

5-861.2 ↔ Replantation am Unterschenkel
5-861.3 ↔ Replantation an der Fußwurzel
5-861.4 ↔ Replantation im Mittelfußbereich
5-861.5 ↔ Replantation einer Zehe
  Hinw.: Die Replantation jeder Zehe ist gesondert zu kodieren
5-861.x ↔ Sonstige
5-861.y   N.n.bez.

5-862   Amputation und Exartikulation obere Extremität
5-862.0 ↔ Amputation interthorakoskapulär
5-862.1 ↔ Exartikulation Schulter
5-862.2 ↔ Amputation Oberarm
5-862.3 ↔ Exartikulation Ellenbogen
5-862.4 ↔ Amputation Unterarm
5-862.x ↔ Sonstige
5-862.y   N.n.bez.

5-863   Amputation und Exartikulation Hand
5-863.0 ↔ Exartikulation Handgelenk
5-863.1 ↔ Amputation Handwurzel
5-863.2 ↔ Amputation Mittelhand
5-863.3 ↔ Fingeramputation
  Hinw.: Die Amputation jedes Fingers ist gesondert zu kodieren
5-863.4 ↔ Fingeramputation mit Haut- oder Muskelplastik
  Hinw.: Die Amputation jedes Fingers ist gesondert zu kodieren
5-863.5 ↔ Fingerexartikulation
5-863.6 ↔ Fingerexartikulation mit Haut- oder Muskelplastik
5-863.7 ↔ Handverschmälerung durch Strahlresektion 5
5-863.8 ↔ Handverschmälerung durch Strahlresektion 2
5-863.9 ↔ Handverschmälerung durch Strahlresektion 3 oder 4
5-863.a ↔ Amputation transmetakarpal
5-863.x ↔ Sonstige
5-863.y   N.n.bez.

5-864   Amputation und Exartikulation untere Extremität
5-864.0 ↔ Hemipelvektomie
5-864.1 ↔ Inkomplette Hemipelvektomie
5-864.2 ↔ Exartikulation im Hüftgelenk
5-864.3 ↔ Oberschenkelamputation, n.n.bez.
5-864.4 ↔ Amputation proximaler Oberschenkel
5-864.5 ↔ Amputation mittlerer oder distaler Oberschenkel
5-864.6 ↔ Amputation im Kniebereich
5-864.7 ↔ Exartikulation im Knie
5-864.8 ↔ Unterschenkelamputation, n.n.bez.
5-864.9 ↔ Amputation proximaler Unterschenkel
5-864.a ↔ Amputation mittlerer Unterschenkel
5-864.x ↔ Sonstige
5-864.y   N.n.bez.

5-865 Amputation und Exartikulation Fuß

5-865.0 ↔ Fußamputation im Bereich des oberen Sprunggelenkes mit Stumpfdeckung durch Fersenhaut
Inkl.: Amputation nach Syme

5-865.1 ↔ Fußamputation, n.n.bez.

5-865.2 ↔ Rückfußamputation im Bereich des oberen Sprunggelenkes mit Talektomie, Teilresektion des Kalkaneus und kalkaneofibulotibialer Fusion ohne Rotation des Kalkaneus
Inkl.: Amputation nach Spitzy, Amputation nach Boyd

5-865.3 ↔ Rückfußamputation im Bereich des oberen Sprunggelenkes mit Talektomie, Teilresektion des Kalkaneus und kalkaneotibialer Fusion mit Rotation des Kalkaneus
Inkl.: Amputation nach Pirogoff

5-865.4 ↔ Fußamputation (mediotarsal)
Inkl.: Amputation nach Chopart

5-865.5 ↔ Mittelfußamputation (tarsometatarsal)
Inkl.: Amputation nach Lisfranc, Amputation nach Bona-Jäger

5-865.6 ↔ Vorfußamputation (transmetatarsal)
Inkl.: Amputation nach Sharp, Amputation nach Sharp-Jäger

5-865.7 ↔ Zehenamputation
Hinw.: Die Amputation jeder Zehe ist gesondert zu kodieren

5-865.8 ↔ Zehenstrahlresektion
Hinw.: Die Amputation jedes Zehenstrahles ist gesondert zu kodieren

5-865.9   Innere Amputation im Bereich der Mittelfuß- und Fußwurzelknochen
Exkl.: Resektionsarthroplastik an Gelenken des Fußes (5-829.8)
Arthroplastik an Metatarsale und Phalangen des Fußes (5-788.6 ff.)
Exzision und Resektion von erkranktem Knochengewebe (5-782 ff.)

.90 ↔ Metatarsale (und Phalangen), bis zu zwei Strahlen
.91 ↔ Metatarsale (und Phalangen), mehr als zwei Strahlen
.92 ↔ Fußwurzel [Tarsus]

5-865.x ↔ Sonstige

5-865.y   N.n.bez.

5-866 Revision eines Amputationsgebietes

5-866.0 ↔ Schulter- und Oberarmregion

5-866.1 ↔ Unterarmregion

5-866.2 ↔ Handregion

5-866.3 ↔ Oberschenkelregion
Inkl.: Hüftregion

5-866.4 ↔ Unterschenkelregion

5-866.5 ↔ Fußregion

5-866.x ↔ Sonstige

5-866.y   N.n.bez.

5-867 Operationen bei kongenitalen Anomalien des Fußes
Hinw.: Diese Kodes sind nur zu verwenden, wenn aufgrund der Komplexität der Versorgung eine Zuordnung zu einzelnen Verfahren nicht möglich ist

5-867.0 ↔ Resektion von Schnürringen mit plastischer Rekonstruktion
Hinw.: Eine durchgeführte Knochentransplantation ist gesondert zu kodieren (5-784 ff.)

5-867.x ↔ Sonstige

5-867.y   N.n.bez.

5-868 Operationen bei anderen kongenitalen Anomalien des Bewegungsapparates
Exkl.: Operationen bei kongenitalen Anomalien der Hand (5-848 ff.) und des Fußes (5-867 ff.)
Hinw.: Diese Kodes sind nur zu verwenden, wenn aufgrund der Komplexität der Versorgung eine Zuordnung zu einzelnen Verfahren nicht möglich ist

5-868.0   Trennung von siamesischen Zwillingen

Kapitel 5: Operationen

5-868.1   Resektion von Schnürringen mit plastischer Rekonstruktion
           Hinw.: Eine durchgeführte Knochentransplantation ist gesondert zu kodieren (5-784 ff.)
           .10 ↔ Obere Extremität
           .11 ↔ Untere Extremität
           .1x ↔ Sonstige
5-868.x   Sonstige
5-868.y   N.n.bez.

5-869   Andere Operationen an den Bewegungsorganen

5-869.0 ↔ Borggreveplastik
5-869.1   Weichteildebridement, schichtenübergreifend
           Exkl.: Schichtenübergreifendes Weichteildebridement bei Verbrennungen (5-922.3)
           Hinw.: Dieser Kode ist nur zu verwenden, wenn eine präzise Gewebezuordnung nicht möglich ist, z.B. bei Narbengewebe oder septischen Prozessen
5-869.2   Einbringen von Fixationsmaterial am Knochen bei Operationen am Weichteilgewebe
           Inkl.: Stabilisierung durch Fixationsverfahren bei Syndesmosenverletzung am Sprunggelenk (z.B. Stellschraube)
           Fadenanker
           Exkl.: Osteosynthese von Knochen (5-786 ff.)
           Hinw.: Durchgeführte Weichteileingriffe sind gesondert zu kodieren
           Die ausschließliche Verwendung von Fäden bei einer Naht ist hier nicht zu kodieren
5-869.3 ↔ Einbringen eines Konnektors für eine Endo-Exo-Prothese
           Hinw.: Mit diesem Kode ist der zweite Operationsschritt im Rahmen der Implantation einer Endo-Exo-Prothese zu kodieren. Der erste Operationsschritt ist mit 5-828.0 zu kodieren
5-869.x   Sonstige
5-869.y   N.n.bez.

5-86a   Zusatzinformationen zu Operationen an den Bewegungsorganen
           Hinw.: Diese Kodes sind Zusatzkodes. Die durchgeführten Eingriffe sind gesondert zu kodieren

5-86a.0   Einzeitige Mehrfacheingriffe an Mittelhand- und/oder Fingerstrahlen
           Hinw.: Eingriffe an Gefäßen und Nerven sind jeweils einem Strahl zuzuordnen. Bei einzeitigen Eingriffen an beiden Händen sind die einzelnen Mittelhand- und Fingerstrahlen zu addieren und mit dem der Summe entsprechenden Kode anzugeben
           Es sind Operationen aus folgenden Bereichen zu berücksichtigen:
           • Operationen an den Nerven und Nervenganglien (5-04)
           • Andere Operationen an den Nerven und Nervenganglien (5-05)
           • Operationen an den Blutgefäßen (5-38…5-39)
           • Operationen an anderen Knochen (5-78)
           • Reposition von Fraktur und Luxation (5-79)
           • Offen chirurgische Gelenkoperationen (5-80)
           • Arthroskopische Gelenkoperationen (5-81)
           • Endoprothetischer Gelenk- und Knochenersatz (5-82)
           • Operationen an der Hand (5-84)
           • Replantation, Exartikulation und Amputation von Extremitäten und andere Operationen an den Bewegungsorganen (5-86)
           .00   Zwei Mittelhand- und/oder Fingerstrahlen
           .01   Drei Mittelhand- und/oder Fingerstrahlen
           .02   Vier Mittelhand- und/oder Fingerstrahlen
           .03   Fünf Mittelhand- und/oder Fingerstrahlen
           .04   Sechs oder mehr Mittelhand- und/oder Fingerstrahlen

Kapitel 5: Operationen

5-86a.1 Einzeitige Mehrfacheingriffe an Mittelfuß- und/oder Zehenstrahlen
Hinw.: Eingriffe an Gefäßen und Nerven sind jeweils einem Strahl zuzuordnen. Bei einzeitigen Eingriffen an beiden Füßen sind die einzelnen Mittelfuß- und Zehenstrahlen zu addieren und mit dem der Summe entsprechenden Kode anzugeben
Es sind Operationen aus folgenden Bereichen zu berücksichtigen:
- Operationen an den Nerven und Nervenganglien (5-04)
- Andere Operationen an den Nerven und Nervenganglien (5-05)
- Operationen an den Blutgefäßen (5-38...5-39)
- Operationen an anderen Knochen (5-78)
- Reposition von Fraktur und Luxation (5-79)
- Offen chirurgische Gelenkoperationen (5-80)
- Arthroskopische Gelenkoperationen (5-81)
- Endoprothetischer Gelenk- und Knochenersatz (5-82)
- Operationen an Muskeln, Sehnen, Faszien und Schleimbeuteln (5-85)
- Replantation, Exartikulation und Amputation von Extremitäten und andere Operationen an den Bewegungsorganen (5-86)

.10 Zwei Mittelfuß- und/oder Zehenstrahlen
.11 Drei Mittelfuß- und/oder Zehenstrahlen
.12 Vier Mittelfuß- und/oder Zehenstrahlen
.13 Fünf Mittelfuß- und/oder Zehenstrahlen
.14 Sechs oder mehr Mittelfuß- und/oder Zehenstrahlen

5-86a.2 Computergestützte Planung von Operationen an den Extremitätenknochen
.20 Ohne Verwendung von patientenindividuell hergestelltem Implantat oder Zielinstrumentarium
.21 Mit Verwendung von patientenindividuell hergestelltem Implantat
Exkl.: Gelenkplastischer Eingriff mit patientenindividuell hergestelltem Implantat bei knöcherner Defektsituation oder angeborener oder erworbener Deformität (5-829.m)
Gelenkplastischer Eingriff mit patientenindividuell hergestelltem Implantat ohne knöcherne Defektsituation oder angeborene oder erworbene Deformität (5-829.p)
.22 Mit Verwendung von patientenindividuell hergestelltem Zielinstrumentarium
.23 Mit Verwendung von patientenindividuell hergestelltem Implantat und Zielinstrumentarium
Exkl.: Gelenkplastischer Eingriff mit patientenindividuell hergestelltem Implantat bei knöcherner Defektsituation oder angeborener oder erworbener Deformität (5-829.m)
Gelenkplastischer Eingriff mit patientenindividuell hergestelltem Implantat ohne knöcherne Defektsituation oder angeborene oder erworbene Deformität (5-829.p)

5-86a.3 Augmentation von Osteosynthesematerial
Exkl.: Augmentation des Schraubenlagers bei Operationen an der Wirbelsäule (5-83w.0)

5-86a.4 Computergestützte intraoperative biomechanische Ausrichtung des Implantates
Inkl.: Verwendung von patientenindividuell hergestelltem Instrumentarium zur biomechanischen Ausrichtung
Dynamische 3D-Bildgebung

Kapitel 5: Operationen

Operationen an der Mamma
(5-87...5-88)

Hinw.: Die Anwendung mikrochirurgischer Technik ist, sofern nicht als eigener Kode angegeben, zusätzlich zu kodieren (5-984)
Die Anwendung von Lasertechnik ist, sofern nicht als eigener Kode angegeben, zusätzlich zu kodieren (5-985 ff.)
Die Durchführung der Operation im Rahmen der Versorgung einer Mehrfachverletzung ist zusätzlich zu kodieren (5-981)
Die Durchführung der Operation im Rahmen der Versorgung eines Polytraumas ist zusätzlich zu kodieren (5-982 ff.)
Die Durchführung einer Reoperation ist, sofern nicht als eigener Kode angegeben, zusätzlich zu kodieren (5-983)
Der vorzeitige Abbruch einer Operation ist zusätzlich zu kodieren (5-995)

5-87 Exzision und Resektion der Mamma
Exkl.: Delay-Operation vor autogener Brustrekonstruktion (5-399.f)

5-870 **Partielle (brusterhaltende) Exzision der Mamma und Destruktion von Mammagewebe**
Inkl.: Nach Markierung und Farbgalaktographie
Hinw.: Eine Lymphadenektomie ist gesondert zu kodieren (5-40)
Eine Mastopexie ist ein formverändernder Eingriff an der Brust im Sinne einer Straffung mit Resektion von Haut und mit (Re-)Zentrierung des Mamillen-Areola-Komplexes
Eine tumoradaptierte Reduktionsplastik ist ein formverändernder Eingriff an der Brust im Sinne einer Mastopexie mit Verkleinerung der Brust sowie zusätzlicher Resektion von gesundem Brustgewebe
Die Art der Defektkorrektur ist für die mit ** gekennzeichneten Kodes in der 6. Stelle nach folgender Liste zu kodieren. Bei Kombination verschiedener Verfahren ist nur das jeweils aufwendigste Verfahren anzugeben:
0 ↔ Direkte Adaptation der benachbarten Wundflächen oder Verzicht auf Adaptation
1 ↔ Defektdeckung durch Mobilisation und Adaptation von bis zu 25 % des Brustgewebes (bis zu 1 Quadranten)
2 ↔ Defektdeckung durch Mobilisation und Adaptation von mehr als 25 % des Brustgewebes (mehr als 1 Quadrant)
3 ↔ Defektdeckung durch tumoradaptierte Mastopexie
4 ↔ Defektdeckung durch lokale fasziokutane oder myokutane Lappenplastik aus dem brustumgebenden Haut- und Weichteilgewebe
5 ↔ Defektdeckung durch tumoradaptierte Mammareduktionsplastik
6 ↔ Defektdeckung durch gestielte Fernlappenplastik
7 ↔ Defektdeckung durch freie Fernlappenplastik mit mikrochirurgischem Gefäßanschluss
x ↔ Sonstige

** 5-870.2 Duktektomie
[6. Stelle: 0,1]

** 5-870.6 Lokale Destruktion
[6. Stelle: 0,1]

5-870.7 Exzision durch Vakuumbiopsie (Rotationsmesser)
Inkl.: Steuerung durch bildgebende Verfahren
Hinw.: Das bildgebende Verfahren ist gesondert zu kodieren (Kap. 3)
.70 ↔ Ohne Clip-Markierung der Biopsieregion
.71 ↔ Mit Clip-Markierung der Biopsieregion

** 5-870.9 Lokale Exzision
[6. Stelle: 0,1]
Inkl.: Exzisionsbiopsie, Konusexzision, Tumorektomie

** 5-870.a Partielle Resektion
Inkl.: Segmentresektion, Lumpektomie, Quadrantenresektion

5-870.x ↔ Sonstige
5-870.y N.n.bez.

Kapitel 5: Operationen

5-872 **(Modifizierte radikale) Mastektomie**
Hinw.: Eine Lymphadenektomie ist gesondert zu kodieren (5-40)
Eine Rekonstruktion ist gesondert zu kodieren (5-885 ff., 5-886 ff.)

5-872.0 ↔ Ohne Resektion der M. pectoralis-Faszie
5-872.1 ↔ Mit Resektion der M. pectoralis-Faszie
5-872.x ↔ Sonstige
5-872.y N.n.bez.

5-874 **Erweiterte (radikale) Mastektomie mit Resektion an den Mm. pectorales majores et minores und Thoraxwandteilresektion**
Hinw.: Eine Lymphadenektomie ist gesondert zu kodieren (5-40)
Eine Rekonstruktion ist gesondert zu kodieren (5-885 ff., 5-886 ff.)

5-874.0 ↔ Mit Teilresektion des M. pectoralis major
5-874.1 ↔ Mit Teilresektion der Mm. pectorales majores et minores
5-874.2 ↔ Mit kompletter Resektion der Mm. pectorales majores et minores
5-874.4 ↔ Mit Teilresektion des M. pectoralis minor
5-874.5 ↔ Mit kompletter Resektion des M. pectoralis major
5-874.6 ↔ Mit kompletter Resektion des M. pectoralis minor
5-874.7 ↔ Mit oberflächlicher Thoraxwandteilresektion (Thoraxwandmuskulatur)
5-874.8 ↔ Mit tiefer Thoraxwandteilresektion
5-874.x ↔ Sonstige
5-874.y N.n.bez.

5-877 **Subkutane Mastektomie und hautsparende Mastektomieverfahren**
Hinw.: Eine Lymphadenektomie ist gesondert zu kodieren (5-40)
Eine Rekonstruktion ist gesondert zu kodieren (5-885 ff., 5-886 ff.)
Eine Mastopexie ist ein formverändernder Eingriff an der Brust im Sinne einer Straffung mit Resektion von Haut und mit (Re-)Zentrierung des Mamillen-Areola-Komplexes

5-877.0 ↔ Subkutane Mastektomie
5-877.1 Hautsparende Mastektomie [SSM] mit kompletter Resektion des Drüsengewebes
.10 ↔ Ohne weitere Maßnahmen
.11 ↔ Mit Straffung des Hautmantels
.12 ↔ Mit Straffung des Hautmantels und Bildung eines gestielten Corium-Cutis-Lappens
.1x ↔ Sonstige
5-877.2 Mamillenerhaltende Mastektomie [NSM] mit kompletter Resektion des Drüsengewebes
.20 ↔ Ohne weitere Maßnahmen
.21 ↔ Mit Straffung des Hautmantels durch Mastopexie
.22 ↔ Mit Straffung des Hautmantels durch Mastopexie und Bildung eines gestielten Corium-Cutis-Lappens
.2x ↔ Sonstige
5-877.x ↔ Sonstige
5-877.y N.n.bez.

5-879 **Andere Exzision und Resektion der Mamma**
5-879.0 ↔ Exzision von ektopischem Mammagewebe
5-879.1 ↔ Operation bei Gynäkomastie
5-879.x ↔ Sonstige
5-879.y N.n.bez.

5-88 Andere Operationen an der Mamma
Exkl.: Delay-Operation vor autogener Brustrekonstruktion (5-399.f)

5-881 **Inzision der Mamma**
5-881.0 ↔ Ohne weitere Maßnahmen
5-881.1 ↔ Drainage

Kapitel 5: Operationen

5-881.2 ↔ Durchtrennung der Kapsel bei Mammaprothese
5-881.x ↔ Sonstige
5-881.y N.n.bez.

5-882 Operationen an der Brustwarze

5-882.0 ↔ Naht (nach Verletzung)
Inkl.: Wunddebridement

5-882.1 ↔ Exzision
Inkl.: Exzision einer akzessorischen Brustwarze

5-882.2 ↔ Exzision mit Einpflanzung in die Haut an anderer Stelle
5-882.3 ↔ Transposition
5-882.4 ↔ Replantation
5-882.5 ↔ Plastische Rekonstruktion durch Hauttransplantation
5-882.6 ↔ Plastische Rekonstruktion durch Tätowierung
5-882.7 ↔ Chirurgische Eversion einer invertierten Brustwarze
5-882.8 ↔ Plastische Rekonstruktion des Warzenhofes
5-882.x ↔ Sonstige
5-882.y N.n.bez.

5-883 Plastische Operationen zur Vergrößerung der Mamma
Inkl.: Entfernung eines Hautexpanders
Exkl.: Implantation eines Hautexpanders (5-889.5 ff.)

5-883.0 Implantation einer Alloprothese, sonstige
.00 ↔ Ohne gewebeverstärkendes Material
.01 ↔ Mit gewebeverstärkendem Material

5-883.1 Implantation einer Alloprothese, submammär
.10 ↔ Ohne gewebeverstärkendes Material
.11 ↔ Mit gewebeverstärkendem Material

5-883.2 Implantation einer Alloprothese, subpektoral
.20 ↔ Ohne gewebeverstärkendes Material
.21 ↔ Mit gewebeverstärkendem Material

5-883.x ↔ Sonstige
5-883.y N.n.bez.

5-884 Mammareduktionsplastik
Exkl.: Absaugen von Fettgewebe aus der Mamma (5-911.1 ff.)

5-884.0 ↔ Ohne Brustwarzentransplantation
5-884.1 ↔ Mit freiem Brustwarzentransplantat
5-884.2 ↔ Mit gestieltem Brustwarzentransplantat
5-884.x ↔ Sonstige
5-884.y N.n.bez.

5-885 Plastische Rekonstruktion der Mamma mit Haut- und Muskeltransplantation

5-885.0 ↔ Hauttransplantation, n.n.bez.
5-885.1 ↔ Spalthauttransplantation
5-885.2 ↔ Vollhauttransplantation
5-885.3 ↔ Freies Haut-Muskel-Transplantat
Inkl.: Freier TRAM-Flap
5-885.4 ↔ Gestieltes Hauttransplantat
5-885.5 ↔ Gestieltes Muskeltransplantat
5-885.6 ↔ Gestieltes Haut-Muskel-Transplantat [myokutaner Lappen], ohne Prothesenimplantation
Inkl.: Gestielter TRAM-Flap, Latissimus-dorsi-Lappen

5-885.7 ↔ Gestieltes Haut-Muskel-Transplantat [myokutaner Lappen], mit Prothesenimplantation
Inkl.: Gestielter TRAM-Flap, Latissimus-dorsi-Lappen

5-885.8 ↔ Omentumlappen

5-885.9 ↔ Freies lipokutanes Transplantat mit mikrovaskulärer Anastomosierung
Inkl.: Deep inferior epigastric perforator flap [DIEP-Flap], superficial inferior epigastric perforator flap [SIEP-Flap]

5-885.x ↔ Sonstige

5-885.y N.n.bez.

5-886 **Andere plastische Rekonstruktion der Mamma**
Hinw.: Die Art des verwendeten Materials für Gewebeersatz oder Gewebeverstärkung ist gesondert zu kodieren (5-932 ff.)
Die primäre Rekonstruktion ist bei einzeitiger Durchführung im Rahmen eines resezierenden Eingriffs zu kodieren und die sekundäre Rekonstruktion ist bei zweizeitiger Durchführung nach einem resezierenden Eingriff zu kodieren

5-886.0 ↔ Naht (nach Verletzung)
Inkl.: Wunddebridement

5-886.2 Mastopexie als selbständiger Eingriff
Inkl.: Lifting der Mamma
Hinw.: Eine Mastopexie ist ein formverändernder Eingriff an der Brust im Sinne einer Straffung mit Resektion von Haut und mit (Re-)Zentrierung des Mamillen-Areola-Komplexes

.20 ↔ Mit freiem Brustwarzentransplantat
.21 ↔ Mit gestieltem Brustwarzentransplantat
.2x ↔ Sonstige

5-886.3 Primäre Rekonstruktion mit Alloprothese, subkutan
.30 ↔ Ohne gewebeverstärkendes Material
.31 ↔ Mit gewebeverstärkendem Material

5-886.4 Primäre Rekonstruktion mit Alloprothese, subpektoral
.40 ↔ Ohne gewebeverstärkendes Material
.41 ↔ Mit gewebeverstärkendem Material

5-886.5 Primäre Rekonstruktion mit Alloprothese, sonstige
.50 ↔ Ohne gewebeverstärkendes Material
.51 ↔ Mit gewebeverstärkendem Material

5-886.6 Sekundäre Rekonstruktion mit Alloprothese, subkutan
.60 ↔ Ohne gewebeverstärkendes Material
.61 ↔ Mit gewebeverstärkendem Material

5-886.7 Sekundäre Rekonstruktion mit Alloprothese, subpektoral
.70 ↔ Ohne gewebeverstärkendes Material
.71 ↔ Mit gewebeverstärkendem Material

5-886.8 Sekundäre Rekonstruktion mit Alloprothese, sonstige
.80 ↔ Ohne gewebeverstärkendes Material
.81 ↔ Mit gewebeverstärkendem Material

5-886.x ↔ Sonstige

5-886.y N.n.bez.

5-889 **Andere Operationen an der Mamma**
Hinw.: Die Art des verwendeten Materials für Gewebeersatz oder Gewebeverstärkung ist gesondert zu kodieren (5-932 ff.)

5-889.0 ↔ Entfernung einer Mammaprothese

5-889.1 ↔ Entfernung einer Mammaprothese mit Exzision einer Kapselfibrose

5-889.2 Entfernung einer Mammaprothese mit Exzision einer Kapselfibrose und Prothesenwechsel
.20 ↔ Ohne gewebeverstärkendes Material
.21 ↔ Mit gewebeverstärkendem Material

Kapitel 5: Operationen

5-889.3 Entfernung einer Mammaprothese mit Exzision einer Kapselfibrose, Prothesenwechsel und Formung einer neuen Tasche
　.30 ↔ Ohne gewebeverstärkendes Material
　.31 ↔ Mit gewebeverstärkendem Material

5-889.4 Wechsel einer Mammaprothese
　.40 ↔ Ohne gewebeverstärkendes Material
　.41 ↔ Mit gewebeverstärkendem Material

5-889.5 Implantation eines Hautexpanders
　.50 ↔ Ohne gewebeverstärkendes Material
　.51 ↔ Mit gewebeverstärkendem Material

5-889.6 ↔ Entfernung eines Hautexpanders

5-889.7 ↔ Entfernung eines Prothesenventils

5-889.x ↔ Sonstige

5-889.y N.n.bez.

Operationen an Haut und Unterhaut (5-89...5-92)

Hinw.: Die Anwendung mikrochirurgischer Technik ist, sofern nicht als eigener Kode angegeben, zusätzlich zu kodieren (5-984)
Die Anwendung von Lasertechnik ist, sofern nicht als eigener Kode angegeben, zusätzlich zu kodieren (5-985 ff.)
Die Durchführung der Operation im Rahmen der Versorgung einer Mehrfachverletzung ist zusätzlich zu kodieren (5-981)
Die Durchführung der Operation im Rahmen der Versorgung eines Polytraumas ist zusätzlich zu kodieren (5-982 ff.)
Die Durchführung einer Reoperation ist, sofern nicht als eigener Kode angegeben, zusätzlich zu kodieren (5-983)
Der vorzeitige Abbruch einer Operation ist zusätzlich zu kodieren (5-995)

5-89 **Operationen an Haut und Unterhaut**
Exkl.: Entnahme von Haut zur Transplantation (5-901 ff., 5-904 ff.)
Operationen an Haut und Unterhaut bei Verbrennungen (5-92)
Operationen an den Augenlidern (5-09)
Operationen an den Ohren (5-18)
Operationen an der Nase (5-21)
Hinw.: Die Lokalisation ist für die Kodes 5-890 ff., 5-892 ff. bis 5-896 ff. nach folgender Liste zu kodieren:
　0　　Lippe
　4　　Sonstige Teile Kopf
　5　　Hals
　6 ↔ Schulter und Axilla
　7 ↔ Oberarm und Ellenbogen
　8 ↔ Unterarm
　9 ↔ Hand
　a　　Brustwand und Rücken
　b　　Bauchregion
　c　　Leisten- und Genitalregion
　d　　Gesäß
　e ↔ Oberschenkel und Knie
　f ↔ Unterschenkel
　g ↔ Fuß
　x ↔ Sonstige

5-890 **Tätowieren und Einbringen von Fremdmaterial in Haut und Unterhaut**
Hinw.: Die Lokalisation ist in der 6. Stelle nach vorstehender Liste zu kodieren

** 5-890.0 Tätowieren

** 5-890.1 Einbringen von autogenem Material

Kapitel 5: Operationen

** 5-890.2   Einbringen von xenogenem Material
** 5-890.x   Sonstige
5-890.y   N.n.bez.

5-891   **Inzision eines Sinus pilonidalis**

5-892   **Andere Inzision an Haut und Unterhaut**
Inkl.:   Hämatomausräumung, Abszessspaltung, Abszessausräumung
     Inzision an der Haut des Skrotums
Exkl.:   Inzision an der Haut der Vulva (5-710)
     Inzision an der Haut der Perianalregion (5-490.0)
Hinw.:   Die Lokalisation ist in der 6. Stelle nach der Liste vor Kode 5-890 zu kodieren

** 5-892.0   Ohne weitere Maßnahmen
     Inkl.:   Exploration
** 5-892.1   Drainage
** 5-892.2   Entfernung eines Fremdkörpers
** 5-892.3   Implantation eines Medikamententrägers
     Exkl.:   Fettgaze- oder Salbenverbände
** 5-892.4   Entfernung eines Medikamententrägers
** 5-892.x   Sonstige
5-892.y   N.n.bez.

5-894   **Lokale Exzision von erkranktem Gewebe an Haut und Unterhaut**
Inkl.:   Narbenkorrektur
     Exzision von erkrankter Haut des Skrotums
     Exzision von erkrankter Haut des Penis
Exkl.:   Exzision von erkrankter Haut der Vulva (5-712.0)
     Destruktion von erkranktem Gewebe an Haut und Unterhaut (5-915 ff.)
     Exzision von erkrankter Haut der Perianalregion (5-490.1)
Hinw.:   Multiple Exzisionen von Hautläsionen sind nur einmal zu kodieren, wenn sie während einer Sitzung durchgeführt werden und die Lokalisation mit einem Kode angegeben werden kann
     Eine lokale Exzision entspricht einer Fläche von bis zu 4 cm² oder einem Raum bis zu 1 cm³
     Die Lokalisation ist in der 6. Stelle nach der Liste vor Kode 5-890 zu kodieren

** 5-894.0   Ohne primären Wundverschluss
** 5-894.1   Mit primärem Wundverschluss
** 5-894.2   Exzision von Schweißdrüsen, lokal
     Inkl.:   Lokale Kürettage von Schweißdrüsen
** 5-894.3   Mit Transplantation oder lokaler Lappenplastik
     Hinw.:   Die Art der durchgeführten Transplantation oder lokalen Lappenplastik ist gesondert zu kodieren (5-902 ff., 5-903 ff.)
** 5-894.x   Sonstige
5-894.y   N.n.bez.

5-895   **Radikale und ausgedehnte Exzision von erkranktem Gewebe an Haut und Unterhaut**
Inkl.:   Exzision von erkrankter Haut des Skrotums
     Exzision von erkrankter Haut des Penis
Exkl.:   Exzision von erkrankter Haut der Vulva (5-712.0)
     Regionale Lymphknotendissektion nach radikaler Exzision von erkranktem Gewebe an Haut und Unterhaut (5-40)
     Exzision von erkrankter Haut der Perianalregion (5-490.1)
Hinw.:   Multiple Exzisionen von Hautläsionen sind nur einmal zu kodieren, wenn sie während einer Sitzung durchgeführt werden und die Lokalisation mit einem Kode angegeben werden kann
     Unter mikrographischer Chirurgie (histographisch kontrolliert) werden Eingriffe verstanden, bei denen die Exzision des Tumors mit topographischer Markierung und anschließender Aufarbeitung der gesamten Exzidataußenfläche/-grenze erfolgt
     Die Lokalisation ist in der 6. Stelle nach der Liste vor Kode 5-890 zu kodieren

** 5-895.0   Ohne primären Wundverschluss
** 5-895.1   Ohne primären Wundverschluss, histographisch kontrolliert (mikrographische Chirurgie)

Kapitel 5: Operationen

** 5-895.2		Mit primärem Wundverschluss
** 5-895.3		Mit primärem Wundverschluss, histographisch kontrolliert (mikrographische Chirurgie)
** 5-895.4		Mit Transplantation oder lokaler Lappenplastik

** 5-895.2   Mit primärem Wundverschluss
** 5-895.3   Mit primärem Wundverschluss, histographisch kontrolliert (mikrographische Chirurgie)
** 5-895.4   Mit Transplantation oder lokaler Lappenplastik
             Hinw.: Die Art der durchgeführten Transplantation oder lokalen Lappenplastik ist gesondert zu kodieren (5-902 ff., 5-903 ff.)
** 5-895.5   Mit Transplantation oder lokaler Lappenplastik, histographisch kontrolliert (mikrographische Chirurgie)
             Hinw.: Die Art der durchgeführten Transplantation oder lokalen Lappenplastik ist gesondert zu kodieren (5-902 ff., 5-903 ff.)
** 5-895.6   Exzision von Schweißdrüsen, radikal
             Inkl.: Radikale Kürettage von Schweißdrüsen
             Exkl.: Axilläre Saugkürettage von Schweißdrüsen (5-911.3)
** 5-895.x   Sonstige
   5-895.y   N.n.bez.

5-896   **Chirurgische Wundtoilette [Wunddebridement] mit Entfernung von erkranktem Gewebe an Haut und Unterhaut**
            Inkl.: Entfernung eines Systems zur Vakuumtherapie mit gleichzeitigem Wunddebridement
            Exkl.: Wunddebridement, auf Muskel, Sehne oder Faszie beschränkt (5-850 ff.)
            Schichtenübergreifendes Wunddebridement (5-869.1)
            Lokale Exzision oder lokale Kürettage von Schweißdrüsen (5-894.2 ff.)
            Radikale Exzision oder radikale Kürettage von Schweißdrüsen (5-895.6 ff.)
            Entfernung von erkranktem Gewebe an Haut und Unterhaut ohne Anästhesie (im Rahmen eines Verbandwechsels) bei Vorliegen einer Wunde (8-192 ff.)
            Hinw.: Die Lokalisation ist in der 6. Stelle nach der Liste vor Kode 5-890 zu kodieren
            Ein Wunddebridement ist ein chirurgisches oder ultraschallbasiertes Vorgehen zur Entfernung von geschädigtem, infiziertem, minderdurchblutetem oder nekrotischem Gewebe der Haut und Unterhaut bis zum Bereich des vitalen Gewebes. Die Anwendung des Kodes setzt eine Allgemein- oder Regionalanästhesie oder eine lokale Infiltrationsanästhesie voraus (Ausnahme: Es liegt eine neurologisch bedingte Analgesie vor.). Bei alleiniger Oberflächenanästhesie ist ein Kode aus dem Bereich 8-192 ff. zu verwenden
            Voraussetzung ist das Vorliegen einer Wunde [traumatisch oder nicht traumatisch bedingte Unterbrechung des Zusammenhangs von Körpergewebe mit oder ohne Substanzverlust].
            Ohne Wunde ist ein Kode aus dem Bereich 5-894 ff. Lokale Exzision von erkranktem Gewebe an Haut und Unterhaut bzw. aus dem Bereich 5-895 ff. Radikale und ausgedehnte Exzision von erkranktem Gewebe an Haut und Unterhaut anzuwenden
            Ein Kode aus diesem Bereich ist nicht zu verwenden im Zusammenhang mit einer Hämatomausräumung bzw. Abszessspaltung (5-892 ff.) oder einer Primärnaht (5-900.0 ff.). Ein Wunddebridement ist bei diesen Kodes bereits eingeschlossen
            Die alleinige Entfernung eines Systems zur Vakuumtherapie ohne Anästhesie und Debridement ist als Entfernung von erkranktem Gewebe an Haut und Unterhaut ohne Anästhesie (im Rahmen eines Verbandwechsels) bei Vorliegen einer Wunde (8-192 ff.) zu kodieren
** 5-896.0   Kleinflächig
             Hinw.: Länge bis 3 cm oder Fläche bis 4 cm²
             Bei der Behandlung mehrerer kleinflächiger Läsionen an derselben anatomischen Region (z.B. an der Hand) sind die Flächen zu addieren. Bei Überschreiten einer Fläche von 4 cm² ist ein Kode für die großflächige Behandlung zu verwenden
** 5-896.1   Großflächig
** 5-896.2   Großflächig, mit Einlegen eines Medikamententrägers
             Exkl.: Fettgaze- oder Salbenverbände
** 5-896.x   Sonstige
   5-896.y   N.n.bez.

5-897   **Exzision und Rekonstruktion eines Sinus pilonidalis**
   5-897.0   Exzision

5-897.1 Plastische Rekonstruktion
  Hinw.: Eine in derselben Sitzung durchgeführte Exzision ist im Kode enthalten
  Die aus operationstechnischen Gründen erforderliche Verschiebung (Verschiebeplastik) ist im Kode enthalten
  .10 Mittelliniennaht
    Inkl.: Dehnungsplastik
  .11 Transpositionsplastik
    Inkl.: VY-Plastik
  .12 Rotations-Plastik
    Inkl.: Operation nach Limberg, Dufourmentel oder Karydakis, Cleft-lift-Operation
  .1x Sonstige
5-897.x Sonstige
5-897.y N.n.bez.

5-898 Operationen am Nagelorgan
  Inkl.: Operationen am Nagelorgan bei Verbrennungen
5-898.0 ↔ Inzision
5-898.1 ↔ Inzision und Drainage
5-898.2 ↔ Trepanation des Nagels
5-898.3 ↔ Naht am Nagelbett
5-898.4 ↔ Exzision des Nagels, partiell
5-898.5 ↔ Exzision des Nagels, total
5-898.6 ↔ Exzision von erkranktem Gewebe des Nagelbettes
  Inkl.: Komplette Abtragung des Nagelbettes
5-898.7 ↔ Transplantation des Nagelbettes
5-898.8 ↔ Implantation eines Kunstnagels
5-898.9 ↔ Nagelplastik
5-898.a ↔ Ausrottung der Nagelmatrix
  Hinw.: Eine durchgeführte Exzision von Nagel und Nagelbett ist im Kode enthalten
5-898.x ↔ Sonstige
5-898.y N.n.bez.

5-899 Andere Exzision an Haut und Unterhaut
  Exkl.: Operationen an der Haut bei Verbrennungen (5-92)

5-90 Operative Wiederherstellung und Rekonstruktion von Haut und Unterhaut
  Exkl.: Plastische Rekonstruktion mit lokalen Lappen an Muskeln und Faszien (5-857 ff.)
  Entnahme und Transplantation von Transplantaten mit mikrovaskulärer Anastomosierung (5-858 ff.)
  Operationen an der Haut bei Verbrennungen (5-92)
  Hinw.: Die Lokalisation ist für die Kodes 5-900 ff. bis 5-907 ff. und 5-909 ff. nach folgender Liste zu kodieren:
   0   Lippe
   4   Sonstige Teile Kopf
   5   Hals
   6 ↔ Schulter und Axilla
   7 ↔ Oberarm und Ellenbogen
   8 ↔ Unterarm
   9 ↔ Hand
   a   Brustwand und Rücken
   b   Bauchregion
   c   Leisten- und Genitalregion
   d   Gesäß
   e ↔ Oberschenkel und Knie
   f ↔ Unterschenkel
   g ↔ Fuß
   x ↔ Sonstige

Kapitel 5: Operationen

5-900 **Einfache Wiederherstellung der Oberflächenkontinuität an Haut und Unterhaut**
Inkl.: Wundrandexzision nach Friedrich, Wundreinigung (Spülung, Kürettage)
Exkl.: Rekonstruktion der Weichteile im Gesicht (5-778 ff.)
Wunddebridement (5-850 ff., 5-869.1, 5-896 ff.)
Hinw.: Die Lokalisation ist in der 6. Stelle nach vorstehender Liste zu kodieren

** 5-900.0 Primärnaht
Inkl.: Wiederherstellung der Oberflächenkontinuität durch Gewebekleber oder Metallklammern

** 5-900.1 Sekundärnaht
Inkl.: Wiederherstellung der Oberflächenkontinuität durch Gewebekleber oder Metallklammern

** 5-900.x Sonstige

5-900.y N.n.bez.

5-901 **Freie Hauttransplantation, Entnahmestelle**
Hinw.: Die Entnahme des Transplantates ist nur anzugeben, wenn dieser Eingriff in einer gesonderten Sitzung erfolgt
Die Lokalisation ist in der 6. Stelle nach der Liste vor Kode 5-900 zu kodieren

** 5-901.0 Spalthaut
Inkl.: Meshgraft

** 5-901.1 Vollhaut

** 5-901.2 Composite graft

** 5-901.x Sonstige

5-901.y N.n.bez.

5-902 **Freie Hauttransplantation, Empfängerstelle**
Hinw.: Die Entnahme des Transplantates ist nur anzugeben, wenn dieser Eingriff in einer gesonderten Sitzung erfolgt
Kleinflächig entspricht einer Fläche bis 4 cm². Werden mehrere Transplantationen an derselben anatomischen Region (z.B. an der Hand) durchgeführt, so sind die Flächen aller verwendeten Transplantate zu addieren. Dies gilt nicht für mehrere kleine Transplantate, die an unterschiedlichen Regionen (z.B. Hand und Unterarm) transplantiert werden
Die Lokalisation ist in der 6. Stelle nach der Liste vor Kode 5-900 zu kodieren

** 5-902.0 Spalthaut, kleinflächig
Inkl.: Meshgraft

** 5-902.1 Spalthaut auf granulierendes Hautareal, kleinflächig
Inkl.: Meshgraft

** 5-902.2 Vollhaut, kleinflächig

** 5-902.3 Composite graft, kleinflächig

** 5-902.4 Spalthaut, großflächig
Inkl.: Meshgraft

** 5-902.5 Spalthaut auf granulierendes Hautareal, großflächig
Inkl.: Meshgraft

** 5-902.6 Vollhaut, großflächig

** 5-902.7 Composite graft, großflächig

** 5-902.9 Epithelzellsuspension nach Aufbereitung mit Bedside-Kit

** 5-902.a Epithelzellsuspension nach labortechnischer Aufbereitung im Schnellverfahren

** 5-902.b Hautersatz durch kultivierte Keratinozyten, kleinflächig

** 5-902.c Hautersatz durch kultivierte Keratinozyten, großflächig

** 5-902.f Permanenter Hautersatz durch allogenes Hauttransplantat, kleinflächig
Inkl.: Humane azelluläre dermale Matrix

** 5-902.g Permanenter Hautersatz durch allogenes Hauttransplantat, großflächig
Inkl.: Humane azelluläre dermale Matrix

** 5-902.h Permanenter Hautersatz durch allogenes Hautersatzmaterial, kleinflächig
Inkl.: Amnion, Amnionmembran

** 5-902.j Permanenter Hautersatz durch allogenes Hautersatzmaterial, großflächig
Inkl.: Amnion, Amnionmembran

Kapitel 5: Operationen

** 5-902.k	Permanenter Hautersatz durch autogene Fibroblasten, kleinflächig
	Inkl.: Humane azelluläre dermale Matrix, Amnion, Amnionmembran
** 5-902.m	Permanenter Hautersatz durch autogene Fibroblasten, großflächig
	Inkl.: Humane azelluläre dermale Matrix, Amnion, Amnionmembran
<u>** 5-902.n</u>	<u>Permanenter Hautersatz durch alloplastisches Hautersatzmaterial, kleinflächig</u>
<u>** 5-902.p</u>	<u>Permanenter Hautersatz durch alloplastisches Hautersatzmaterial, großflächig</u>
<u>** 5-902.q</u>	<u>Permanenter Hautersatz durch xenogenes Hautersatzmaterial, kleinflächig</u>
<u>** 5-902.r</u>	<u>Permanenter Hautersatz durch xenogenes Hautersatzmaterial, großflächig</u>
** 5-902.x	Sonstige
5-902.y	N.n.bez.

5-903 **Lokale Lappenplastik an Haut und Unterhaut**
Hinw.: Kleinflächig entspricht einer Fläche bis 4 cm². Werden mehrere Transplantationen an derselben anatomischen Region (z.B. an der Hand) durchgeführt, so sind die Flächen aller verwendeten Transplantate zu addieren. Dies gilt nicht für mehrere kleine Transplantate, die an unterschiedlichen Regionen (z.B. Hand und Unterarm) transplantiert werden
Die Lokalisation ist in der 6. Stelle nach der Liste vor Kode 5-900 zu kodieren
Die aus operationstechnischen Gründen erforderliche Verschiebung (Verschiebeplastik) ist im Kode enthalten

** 5-903.0	Dehnungsplastik, kleinflächig
** 5-903.1	Rotations-Plastik, kleinflächig
** 5-903.2	Transpositionsplastik, kleinflächig
	Inkl.: VY-Plastik
** 5-903.3	Insellappenplastik, kleinflächig
** 5-903.4	Z-Plastik, kleinflächig
** 5-903.5	Dehnungsplastik, großflächig
** 5-903.6	Rotations-Plastik, großflächig
** 5-903.7	Transpositionsplastik, großflächig
	Inkl.: VY-Plastik
** 5-903.8	Insellappenplastik, großflächig
** 5-903.9	Z-Plastik, großflächig
** 5-903.a	W-Plastik, kleinflächig
** 5-903.b	W-Plastik, großflächig
** 5-903.x	Sonstige
5-903.y	N.n.bez.

5-904 **Lappenplastik an Haut und Unterhaut, Entnahmestelle**
Hinw.: Die Entnahme des Transplantates ist nur anzugeben, wenn dieser Eingriff in einer gesonderten Sitzung erfolgt
Die Lokalisation ist in der 6. Stelle nach der Liste vor Kode 5-900 zu kodieren

** 5-904.0	Freier Lappen mit mikrovaskulärer Anastomosierung
** 5-904.1	Gestielter regionaler Lappen
** 5-904.2	Gestielter Fernlappen
** 5-904.x	Sonstige
5-904.y	N.n.bez.

5-905 **Lappenplastik an Haut und Unterhaut, Empfängerstelle**
Hinw.: Die Entnahme des Transplantates ist nur anzugeben, wenn dieser Eingriff in einer gesonderten Sitzung erfolgt
Die Lokalisation ist in der 6. Stelle nach der Liste vor Kode 5-900 zu kodieren

** 5-905.0	Freier Lappen mit mikrovaskulärer Anastomosierung
	Hinw.: Die Verwendung eines Gefäßkopplers zur mikrovaskulären Anastomosierung ist gesondert zu kodieren (5-98c.7 ff.)
** 5-905.1	Gestielter regionaler Lappen

Kapitel 5: Operationen

** 5-905.2	Gestielter Fernlappen	
** 5-905.x	Sonstige	
5-905.y	N.n.bez.	

5-906 Kombinierte plastische Eingriffe an Haut und Unterhaut
Inkl.: Durchtrennung von Synechien
Exkl.: Einzelne lokale Lappenplastiken (5-903 ff.)
Hinw.: Die Entnahme des Transplantates ist nur anzugeben, wenn dieser Eingriff in einer gesonderten Sitzung erfolgt
Die Lokalisation ist in der 6. Stelle nach der Liste vor Kode 5-900 zu kodieren

** 5-906.0 Kombinierte Lappenplastiken
Inkl.: Butterfly-Plastik
Jumping-man-Plastik

** 5-906.1 Kombination von Lappenplastiken und freiem Hauttransplantat
** 5-906.2 Gestielter regionaler Lappen mit Fernlappen
** 5-906.3 Gestielter regionaler Lappen, Fernlappen und freies Hauttransplantat
** 5-906.x Sonstige
5-906.y N.n.bez.

5-907 Revision einer Hautplastik
Inkl.: Ausdünnung eines Lappens
Hinw.: Die Lokalisation ist in der 6. Stelle nach der Liste vor Kode 5-900 zu kodieren

** 5-907.0 Narbenkorrektur (nach Hautplastik)
** 5-907.1 Revision eines freien Hauttransplantates
** 5-907.2 Revision einer lokalen Lappenplastik
** 5-907.3 Revision eines gestielten regionalen Lappens
** 5-907.4 Revision eines gestielten Fernlappens
** 5-907.5 Revision eines freien Lappens mit mikrovaskulärer Anastomosierung
Hinw.: Die Verwendung eines Gefäßkopplers zur mikrovaskulären Anastomosierung ist gesondert zu kodieren (5-98c.7 ff.)
** 5-907.x Sonstige
5-907.y N.n.bez.

5-908 Plastische Operation an Lippe und Mundwinkel
Exkl.: Korrektur einer Lippenspalte (5-276 ff.)

5-908.0 Naht (nach Verletzung)
5-908.1 Plastische Rekonstruktion der Oberlippe
5-908.2 Plastische Rekonstruktion der Unterlippe
Inkl.: Vermilionektomie
5-908.3 ↔ Plastische Rekonstruktion des Mundwinkels
5-908.x ↔ Sonstige
5-908.y N.n.bez.

5-909 Andere Wiederherstellung und Rekonstruktion von Haut und Unterhaut
Hinw.: Die Lokalisation ist für die mit ** gekennzeichneten Kodes in der 6. Stelle nach der Liste vor Kode 5-900 zu kodieren

** 5-909.0 Implantation eines Hautexpanders
Exkl.: Implantation eines Hautexpanders an der Mamma (5-889.5 ff.)
** 5-909.1 Explantation eines Hautexpanders
Exkl.: Entfernung eines Hautexpanders an der Mamma (5-889.6)
** 5-909.2 Lappenstieldurchtrennung
Inkl.: Einarbeitung des Lappens in die Umgebung
5-909.3 Implantation einer Dopplersonde zum Monitoring eines freien Gewebetransfers
** 5-909.x Sonstige
5-909.y N.n.bez.

5-91 Andere Operationen an Haut und Unterhaut

Hinw.: Die Lokalisation ist für die Kodes 5-911 ff., 5-913 ff. bis 5-916 ff. und 5-91a ff. nach folgender Liste zu kodieren:

0	Lippe
4	Sonstige Teile Kopf
5	Hals
6 ↔	Schulter und Axilla
7 ↔	Oberarm und Ellenbogen
8 ↔	Unterarm
9 ↔	Hand
a	Brustwand und Rücken
b	Bauchregion
c	Leisten- und Genitalregion
d	Gesäß
e ↔	Oberschenkel und Knie
f ↔	Unterschenkel
g ↔	Fuß
x ↔	Sonstige

5-910 ↔ **Straffungsoperation am Gesicht**

5-911 **Gewebereduktion an Haut und Unterhaut**
Exkl.: Straffungsoperation am Gesicht (5-910)
Ausdünnung eines transplantierten Lappens (5-907 ff.)
Hinw.: Die Lokalisation ist für die mit ** gekennzeichneten Kodes in der 6. Stelle nach der Liste vor Kode 5-910 zu kodieren

** 5-911.0 Gewebsreduktionsplastik (Straffungsoperation)

** 5-911.1 Absaugen von Fettgewebe [Liposuktion]

** 5-911.2 Abtragen von Fettgewebe
Inkl.: Fettgewebsentnahme zur therapeutischen Transplantation

5-911.3 ↔ Axilläre Saugkürettage von Schweißdrüsen
Exkl.: Lokale Exzision von Schweißdrüsen (5-894.2 ff.)
Radikale Exzision von Schweißdrüsen (5-895.6 ff.)

** 5-911.x Sonstige

5-911.y N.n.bez.

5-912 **Haartransplantation und Haartransposition**
Inkl.: Augenbrauenrekonstruktion

5-912.0 Freie Transplantation von Stanzbiopsien

5-912.1 Gestielte Lappenplastik

5-912.x Sonstige

5-912.y N.n.bez.

5-913 **Entfernung oberflächlicher Hautschichten**
Hinw.: Kleinflächig entspricht einer Fläche bis 4 cm^2
Bei der Behandlung mehrerer kleinflächiger Läsionen an derselben anatomischen Region (z.B. an der Hand) sind die Flächen zu addieren. Bei Überschreiten einer Fläche von 4 cm^2 ist ein Kode für die großflächige Behandlung zu verwenden
Die Lokalisation ist in der 6. Stelle nach der Liste vor Kode 5-910 zu kodieren

** 5-913.0 Hochtourige Dermabrasion, kleinflächig

** 5-913.1 Ausbürsten, kleinflächig

** 5-913.2 Exkochleation (Entfernung mit scharfem Löffel), kleinflächig

** 5-913.3 Chemochirurgie, kleinflächig
Inkl.: Chemical peeling

** 5-913.4 Laserbehandlung, kleinflächig

** 5-913.5 Shaving, kleinflächig

** 5-913.6 Hochtourige Dermabrasion, großflächig

** 5-913.7 Ausbürsten, großflächig

Kapitel 5: Operationen

** 5-913.8	Exkochleation (Entfernung mit scharfem Löffel), großflächig	
** 5-913.9	Chemochirurgie, großflächig	
	Inkl.: Chemical peeling	
** 5-913.a	Laserbehandlung, großflächig	
** 5-913.b	Shaving, großflächig	
** 5-913.x	Sonstige	
5-913.y	N.n.bez.	

5-914 Chemochirurgie der Haut
Exkl.: Entfernung oberflächlicher Hautschichten durch Chemochirurgie (5-913.3 ff., 5-913.9 ff.)
Hinw.: Die Lokalisation ist in der 6. Stelle nach der Liste vor Kode 5-910 zu kodieren

** 5-914.0	Lokale Applikation von Ätzmitteln	
** 5-914.1	Lokale Applikation von Zytostatika	
** 5-914.x	Sonstige	
5-914.y	N.n.bez.	

5-915 Destruktion von erkranktem Gewebe an Haut und Unterhaut
Exkl.: Lichttherapie (8-560 ff.)
Hinw.: Kleinflächig entspricht einer Fläche bis 4 cm²
Bei der Behandlung mehrerer kleinflächiger Läsionen an derselben anatomischen Region (z.B. an der Hand) sind die Flächen zu addieren. Bei Überschreiten einer Fläche von 4 cm² ist ein Kode für die großflächige Behandlung zu verwenden
Die Lokalisation ist in der 6. Stelle nach der Liste vor Kode 5-910 zu kodieren

** 5-915.0	Elektrokaustik, kleinflächig
** 5-915.1	Laserbehandlung, kleinflächig
	Exkl.: Entfernung oberflächlicher Hautschichten durch Laserbehandlung (5-913.4 ff., 5-913.a ff.)
** 5-915.2	Kryochirurgie, kleinflächig
** 5-915.3	Infrarotkoagulation, kleinflächig
** 5-915.4	Elektrokaustik, großflächig
** 5-915.5	Laserbehandlung, großflächig
	Exkl.: Entfernung oberflächlicher Hautschichten durch Laserbehandlung (5-913.4 ff., 5-913.a ff.)
** 5-915.6	Kryochirurgie, großflächig
** 5-915.7	Infrarotkoagulation, großflächig
** 5-915.8	Elektrochemotherapie, kleinflächig
** 5-915.9	Elektrochemotherapie, großflächig
** 5-915.x	Sonstige
5-915.y	N.n.bez.

5-916 Temporäre Weichteildeckung
Hinw.: Kleinflächig entspricht einer Fläche bis 4 cm²
Bei der Behandlung mehrerer kleinflächiger Läsionen an derselben anatomischen Region (z.B. an der Hand) sind die Flächen zu addieren. Bei Überschreiten einer Fläche von 4 cm² ist ein Kode für die großflächige Behandlung zu verwenden
Die Lokalisation ist für die mit ** gekennzeichneten Kodes in der 6. Stelle nach der Liste vor Kode 5-910 zu kodieren

** 5-916.0	Durch allogene Hauttransplantation, kleinflächig
	Inkl.: Humane azelluläre dermale Matrix
** 5-916.1	Durch xenogenes Hautersatzmaterial, kleinflächig
** 5-916.2	Durch alloplastisches Material, kleinflächig
** 5-916.3	Durch kultivierte Keratinozyten, kleinflächig
** 5-916.4	Durch Kombination mehrerer Verfahren, kleinflächig
** 5-916.5	Durch allogene Hauttransplantation, großflächig
	Inkl.: Humane azelluläre dermale Matrix
** 5-916.6	Durch xenogenes Hautersatzmaterial, großflächig

Kapitel 5: Operationen

** 5-916.7 Durch alloplastisches Material, großflächig
** 5-916.8 Durch kultivierte Keratinozyten, großflächig
** 5-916.9 Durch Kombination mehrerer Verfahren, großflächig
   5-916.a Anlage oder Wechsel eines Systems zur Vakuumtherapie
   Inkl.: Bei Verbrennungen
   Hinw.: Die Angabe dieses Kodes ist an die Durchführung unter Operationsbedingungen mit Anästhesie gebunden (Ausnahmen: Es liegt eine neurologisch bedingte Analgesie vor oder es erfolgt eine endoösophageale oder endorektale Anwendung einer Vakuumtherapie)
   Die alleinige Entfernung eines Systems zur Vakuumtherapie im Bereich von Haut und Unterhaut ohne Anästhesie ist mit einem Kode aus dem Bereich 8-192 ff. zu verschlüsseln.
   Bei einer Entfernung mit Debridement ist ein Kode aus den Bereichen 5-850 ff., 5-869.1 oder 5-896 ff. zu verwenden
   Die Dauer der Anwendung der Vakuumtherapie ist gesondert zu kodieren (8-190.2 ff., 8-190.3 ff.)

   .a0 An Haut und Unterhaut
   Exkl.: Anlage oder Wechsel eines Systems zur kontinuierlichen Sogbehandlung mit Pumpensystem bei einer Vakuumtherapie nach chirurgischem Wundverschluss (8-190.4 ff.)

   .a1 ↔ Tiefreichend, subfaszial oder an Knochen und/oder Gelenken der Extremitäten
   .a2 Tiefreichend, an Thorax, Mediastinum und/oder Sternum
   Inkl.: Vakuumtherapie nach Herzoperation
   .a3 Am offenen Abdomen
   Exkl.: Anlage eines Laparostomas (5-541.4)
   .a4 Endorektal
   Inkl.: Endorektale Vakuumtherapie zur Behandlung von Anastomoseninsuffizienzen nach tiefer anteriorer Rektumresektion bei lokaler Peritonitis mit einspiegelbarer Wundhöhle
   .a5 Tiefreichend subfaszial an der Bauchwand oder im Bereich von Nähten der Faszien bzw. des Peritoneums
   .a6 Endoösophageal
   .ax Sonstige
   Inkl.: Retroperitoneum

** 5-916.b Durch hydrolytisch resorbierbare Membran, kleinflächig
** 5-916.c Durch hydrolytisch resorbierbare Membran, großflächig
** 5-916.d Durch allogenes Hautersatzmaterial, kleinflächig
   Inkl.: Amnion, Amnionmembran
** 5-916.e Durch allogenes Hautersatzmaterial, großflächig
   Inkl.: Amnion, Amnionmembran
** 5-916.x Sonstige
   5-916.y N.n.bez.

5-917 Syndaktylie- und Polydaktyliekorrektur der Finger

5-917.0 Vertiefung einer Zwischenfingerspalte
   .00 ↔ Mit Verschiebeplastik
   .0x ↔ Sonstige

5-917.1 Trennung einer partiellen Syndaktylie
   .10 ↔ Mit Verschiebeplastik
   .1x ↔ Sonstige

5-917.2 Trennung einer kompletten Syndaktylie
   .20 ↔ Mit Kuppenplastik
   .21 ↔ Mit Seitenbandrekonstruktion
   .2x ↔ Sonstige

5-917.3 ↔ Teilresektion gedoppelter Anteile
5-917.4 Resektion gedoppelter Anteile
   .40 ↔ Ohne Gelenkrekonstruktion
   .41 ↔ Mit Gelenkrekonstruktion

5-917.5 ↔ Korrektur einer Polysyndaktylie durch Fusion gedoppelter Anteile (OP nach Bilhaut - Cloquet)
5-917.x ↔ Sonstige
5-917.y N.n.bez.

Kapitel 5: Operationen

5-918	Syndaktylie- und Polydaktyliekorrektur der Zehen
5-918.0 ↔	Trennung einer partiellen Syndaktylie
5-918.1 ↔	Trennung einer kompletten Syndaktylie
5-918.2 ↔	Teilresektion gedoppelter Anteile
5-918.3 ↔	Resektion gedoppelter Anteile
5-918.x ↔	Sonstige
5-918.y	N.n.bez.

5-919 Operative Versorgung von Mehrfachtumoren an einer Lokalisation der Haut in einer Sitzung
Hinw.: Diese Kodes sind Zusatzkodes. Die durchgeführten Eingriffe sind gesondert zu kodieren

5-919.0 3-5 Tumoren
5-919.1 Mehr als 5 Tumoren

5-91a Andere Operationen an Haut und Unterhaut
Hinw.: Die Lokalisation ist in der 6. Stelle nach der Liste vor Kode 5-910 zu kodieren

** 5-91a.0 Desilikonisierung von Dermisersatzmaterial
** 5-91a.x Sonstige
5-91a.y N.n.bez.

5-92 Operationen an Haut und Unterhaut bei Verbrennungen und Verätzungen
Exkl.: Operationen am Nagelorgan bei Verbrennungen (5-898 ff.)
Hinw.: Die Lokalisation ist für die Kodes 5-920 ff., 5-921 ff. und 5-923 ff. bis 5-929 ff. nach folgender Liste zu kodieren:

```
0       Lippe
1       Nase
2 ↔     Ohr
3 ↔     Augenlid
4       Sonstige Teile Kopf (ohne behaarte Kopfhaut)
5       Hals
6 ↔     Schulter und Axilla
7 ↔     Oberarm und Ellenbogen
8 ↔     Unterarm
9 ↔     Hand
a       Brustwand
b       Bauchregion
c       Leisten- und Genitalregion (ohne Skrotum)
d       Gesäß
e ↔     Oberschenkel und Knie
f ↔     Unterschenkel
g ↔     Fuß
h       Behaarte Kopfhaut
j       Rücken
k       Skrotum
m       Dammregion
x ↔     Sonstige
```

5-920 Inzision an Haut und Unterhaut bei Verbrennungen und Verätzungen
Exkl.: Entnahme von Haut zur Transplantation (5-924 ff.)
Hinw.: Das Anlegen eines Verbandes ist gesondert zu kodieren (8-191 ff.)
Die Lokalisation ist in der 6. Stelle nach vorstehender Liste zu kodieren

** 5-920.0 Inzision eines Verbrennungsschorfes [Escharotomie]
[6. Stelle: 5-b,e-g,j,x]

** 5-920.1 Fasziotomie
[6. Stelle: 5-b,e-g,j,x]

** 5-920.2 Inzision eines Verbrennungsschorfes [Escharotomie] mit Fasziotomie
[6. Stelle: 5-c,e-g,j-m,x]

** 5-920.3 Inzision eines Verbrennungsschorfes [Escharotomie] mit Dekompression peripherer Nerven
[6. Stelle: 6-9,c,e-g,k,m,x]

** 5-920.x   Sonstige
5-920.y   N.n.bez.

5-921   **Chirurgische Wundtoilette [Wunddebridement] und Entfernung von erkranktem Gewebe an Haut und Unterhaut bei Verbrennungen und Verätzungen**
Inkl.:   Entfernung von infiziertem Gewebe
            Narbenkorrektur
Exkl.:   Wunddebridement bei Verbrennungen, auf Muskel, Sehne oder Faszie beschränkt (5-922.0, 5-922.1, 5-922.2)
           Operationen am Nagelorgan (5-898 ff.)
           Schichtenübergreifendes Wunddebridement bei Verbrennungen (5-922.3)
Hinw.:   Das Anlegen eines Verbandes ist gesondert zu kodieren (8-191 ff.)
           Die Lokalisation ist in der 6. Stelle nach der Liste vor Kode 5-920 zu kodieren

** 5-921.0   Abtragen einer Hautblase
              Inkl.:   Bürsten- und Hydro-Jet-Technik
** 5-921.1   Dermabrasion
** 5-921.2   Epifasziale Nekrosektomie
** 5-921.3   Tangentiale Exzision
** 5-921.4   Laserdestruktion
** 5-921.5   Destruktion durch Ultraschall
** 5-921.6   Radiochirurgie
** 5-921.7   Hochfrequenzchirurgie
** 5-921.x   Sonstige
5-921.y   N.n.bez.

5-922   **Wunddebridement an Muskel, Sehne und Faszie bei Verbrennungen und Verätzungen**
Hinw.:   Das Anlegen eines Verbandes ist gesondert zu kodieren (8-191 ff.)

5-922.0   Debridement eines Muskels
           Exkl.:   Debridement eines Muskels bei anderen Ursachen (5-850.b ff.)
5-922.1   Debridement einer Sehne
           Exkl.:   Debridement einer Sehne bei anderen Ursachen (5-850.c ff.)
5-922.2   Debridement einer Faszie
           Exkl.:   Debridement einer Faszie bei anderen Ursachen (5-850.d ff.)
5-922.3   Weichteildebridement, schichtenübergreifend
           Exkl.:   Debridement bei anderen Ursachen (5-869.1)
           Hinw.:   Dieser Kode ist nur zu verwenden, wenn eine präzise Gewebezuordnung nicht möglich ist
5-922.x   Sonstige
5-922.y   N.n.bez.

5-923   **Temporäre Weichteildeckung bei Verbrennungen und Verätzungen**
Exkl.:   Temporäre Weichteildeckung bei anderen Ursachen (5-916.0 ff. bis 5-916.9 ff., 5-916.b ff. bis 5-916.c ff.)
Hinw.:   Kleinflächig entspricht einer Fläche bis 3 % der Körperoberfläche
           Das Anlegen eines Verbandes ist gesondert zu kodieren (8-191 ff.)
           Die Lokalisation ist in der 6. Stelle nach der Liste vor 5-920 zu kodieren

** 5-923.0   Durch allogene Hauttransplantation, kleinflächig
              Inkl.:   Humane azelluläre dermale Matrix
** 5-923.1   Durch xenogenes Hautersatzmaterial, kleinflächig
** 5-923.2   Durch alloplastisches Material, kleinflächig
** 5-923.3   Durch kultivierte Keratinozyten, kleinflächig
** 5-923.4   Durch Kombination mehrerer Verfahren, kleinflächig
** 5-923.5   Durch allogene Hauttransplantation, großflächig
              Inkl.:   Humane azelluläre dermale Matrix
** 5-923.6   Durch xenogenes Hautersatzmaterial, großflächig
** 5-923.7   Durch alloplastisches Material, großflächig

Kapitel 5: Operationen

** 5-923.8	Durch kultivierte Keratinozyten, großflächig	
** 5-923.9	Durch Kombination mehrerer Verfahren, großflächig	
** 5-923.a	Durch hydrolytisch resorbierbare Membran, kleinflächig	
** 5-923.b	Durch hydrolytisch resorbierbare Membran, großflächig	
** 5-923.c	Durch allogenes Hautersatzmaterial, kleinflächig	
	Inkl.: Amnion, Amnionmembran	
** 5-923.d	Durch allogenes Hautersatzmaterial, großflächig	
	Inkl.: Amnion, Amnionmembran	
** 5-923.x	Sonstige	
5-923.y	N.n.bez.	

5-924 Freie Hauttransplantation und Lappenplastik an Haut und Unterhaut bei Verbrennungen und Verätzungen, Entnahmestelle

Hinw.: Die Entnahme des Transplantates ist nur anzugeben, wenn dieser Eingriff in einer gesonderten Sitzung erfolgt
Das Anlegen eines Verbandes ist gesondert zu kodieren (8-191 ff.)
Die Lokalisation ist in der 6. Stelle nach der Liste vor Kode 5-920 zu kodieren

** 5-924.0 Spalthaut
[6. Stelle: 6-8,a-f,h-m,x]
Inkl.: Meshgraft

** 5-924.1 Vollhaut
[6. Stelle: 5-8,a-f,h-m,x]

** 5-924.2 Composite graft
[6. Stelle: 1,2,h,x]

** 5-924.3 Freier Lappen mit mikrovaskulärer Anastomosierung
[6. Stelle: 4-j,x]

** 5-924.4 Gestielter regionaler Lappen
[6. Stelle: 4-m,x]

** 5-924.5 Gestielter Fernlappen
[6. Stelle: 4-m,x]

** 5-924.x Sonstige

5-924.y N.n.bez.

5-925 Freie Hauttransplantation und Lappenplastik an Haut und Unterhaut bei Verbrennungen und Verätzungen, Empfängerstelle

Inkl.: Narbenkorrektur
Exkl.: Rekonstruktion des Skrotums (5-613 ff.)
Plastische Rekonstruktion des Mundwinkels (5-908.3)
Plastische Rekonstruktion der Lippen (5-908.1, 5-908.2)
Haartransplantation (5-912 ff.)
Hinw.: Die Entnahme des Transplantates ist nur anzugeben, wenn dieser Eingriff in einer gesonderten Sitzung erfolgt
Das Anlegen eines Verbandes ist gesondert zu kodieren (8-191 ff.)
Die Lokalisation ist in der 6. Stelle nach der Liste vor Kode 5-920 zu kodieren

** 5-925.0 Spalthaut
Inkl.: Meshgraft

** 5-925.2 Vollhaut

** 5-925.3 Composite graft
Hinw.: Die Verwendung eines Gefäßkopplers zur mikrovaskulären Anastomosierung ist gesondert zu kodieren (5-98c.7 ff.)

** 5-925.4 Freier Lappen mit mikrovaskulärer Anastomosierung

** 5-925.5 Gestielter regionaler Lappen

** 5-925.6 Gestielter Fernlappen

** 5-925.7 Mikrograft-Spalthautdeckung (nach Meek)
Hinw.: Eine ergänzend durchgeführte Spalthautdeckung ist gesondert zu kodieren (5-925.0 ff.)

** 5-925.9	Permanenter Hautersatz durch kultivierte Keratinozyten, kleinflächig	
** 5-925.a	Permanenter Hautersatz durch kultivierte Keratinozyten, großflächig	
** 5-925.b	Epithelzellsuspension nach Aufbereitung mit Bedside-Kit	
** 5-925.c	Epithelzellsuspension nach labortechnischer Aufbereitung im Schnellverfahren	
** 5-925.f	Permanenter Hautersatz durch allogenes Hauttransplantat, kleinflächig	
	Inkl.: Humane azelluläre dermale Matrix	
** 5-925.g	Permanenter Hautersatz durch allogenes Hauttransplantat, großflächig	
	Inkl.: Humane azelluläre dermale Matrix	
** 5-925.h	Permanenter Hautersatz durch allogenes Hautersatzmaterial, kleinflächig	
	Inkl.: Amnion, Amnionmembran	
** 5-925.j	Permanenter Hautersatz durch allogenes Hautersatzmaterial, großflächig	
	Inkl.: Amnion, Amnionmembran	
** 5-925.k	Permanenter Hautersatz durch autogene Fibroblasten, kleinflächig	
	Inkl.: Humane azelluläre dermale Matrix, Amnion, Amnionmembran	
** 5-925.m	Permanenter Hautersatz durch autogene Fibroblasten, großflächig	
	Inkl.: Humane azelluläre dermale Matrix, Amnion, Amnionmembran	
** 5-925.n	Permanenter Hautersatz durch alloplastisches Hautersatzmaterial, kleinflächig	
** 5-925.p	Permanenter Hautersatz durch alloplastisches Hautersatzmaterial, großflächig	
** 5-925.q	Permanenter Hautersatz durch xenogenes Hautersatzmaterial, kleinflächig	
** 5-925.r	Permanenter Hautersatz durch xenogenes Hautersatzmaterial, großflächig	
** 5-925.x	Sonstige	
5-925.y	N.n.bez.	

5-926 **Lokale Lappenplastik an Haut und Unterhaut bei Verbrennungen und Verätzungen**
Inkl.: Narbenkorrektur
Exkl.: Rekonstruktion des Skrotums (5-613 ff.)
Plastische Rekonstruktion des Mundwinkels (5-908.3)
Plastische Rekonstruktion der Lippen (5-908.1, 5-908.2)
Haartransplantation (5-912 ff.)
Hinw.: Das Anlegen eines Verbandes ist gesondert zu kodieren (8-191 ff.)
Die Lokalisation ist in der 6. Stelle nach der Liste vor Kode 5-920 zu kodieren
Die aus operationstechnischen Gründen erforderliche Verschiebung (Verschiebeplastik) ist im Kode enthalten

** 5-926.0	Dehnungsplastik
** 5-926.1	Rotations-Plastik
** 5-926.2	Transpositionsplastik
	Inkl.: VY-Plastik
** 5-926.3	Insellappenplastik
** 5-926.4	Z-Plastik
** 5-926.5	W-Plastik
** 5-926.x	Sonstige
5-926.y	N.n.bez.

Kapitel 5: Operationen

5-927	**Kombinierte plastische Eingriffe an Haut und Unterhaut bei Verbrennungen und Verätzungen**
Inkl.: Durchtrennung von Synechien
Exkl.: Rekonstruktion des Skrotums (5-613 ff.)
Plastische Rekonstruktion des Mundwinkels (5-908.3)
Plastische Rekonstruktion der Lippen (5-908.1, 5-908.2)
Haartransplantation (5-912 ff.)
Hinw.: Die Entnahme des Transplantates ist nur anzugeben, wenn dieser Eingriff in einer gesonderten Sitzung erfolgt
Das Anlegen eines Verbandes ist gesondert zu kodieren (8-191 ff.)
Die Lokalisation ist in der 6. Stelle nach der Liste vor Kode 5-920 zu kodieren

** 5-927.0	Kombinierte Lappenplastiken
Inkl.: Butterfly-Plastik
Jumping-man-Plastik

** 5-927.1	Kombination von Lappenplastiken und freiem Hauttransplantat

** 5-927.2	Gestielter regionaler Lappen mit Fernlappen

** 5-927.3	Gestielter regionaler Lappen, Fernlappen und freies Hauttransplantat

** 5-927.x	Sonstige

5-927.y	N.n.bez.

5-928	**Primärer Wundverschluss der Haut und Revision einer Hautplastik bei Verbrennungen und Verätzungen**
Inkl.: Ausdünnung eines Lappens
Hinw.: Das Anlegen eines Verbandes ist gesondert zu kodieren (8-191 ff.)
Die Lokalisation ist in der 6. Stelle nach der Liste vor Kode 5-920 zu kodieren

** 5-928.0	Primärer Wundverschluss durch Fadennaht

** 5-928.1	Primärer Wundverschluss durch Klammernaht

** 5-928.2	Primärer Wundverschluss durch Klebung

** 5-928.4	Revision eines freien Hauttransplantates

** 5-928.5	Revision einer lokalen Lappenplastik

** 5-928.6	Revision eines gestielten regionalen Lappens

** 5-928.7	Revision eines gestielten Fernlappens

** 5-928.8	Revision eines freien Lappens mit mikrovaskulärer Anastomosierung

** 5-928.x	Sonstige

5-928.y	N.n.bez.

5-929	**Andere Operationen bei Verbrennungen und Verätzungen**
Hinw.: Das Anlegen eines Verbandes ist gesondert zu kodieren (8-191 ff.)
Die Lokalisation ist in der 6. Stelle nach der Liste vor Kode 5-920 zu kodieren

** 5-929.0	Lappenstieldurchtrennung
Inkl.: Einarbeitung eines Lappens in die Umgebung

** 5-929.1	Desilikonisierung von Dermisersatzmaterial

** 5-929.2	Perkutane Kollageninduktion
[6. Stelle: 4-g,j,x]
Inkl.: Surgical Needling
Exkl.: Medical Needling
Hinw.: Die Anwendung der Kodes setzt eine Allgemein- oder Regionalanästhesie oder eine lokale Infiltrationsanästhesie voraus (Ausnahme: Es liegt eine neurologisch bedingte Analgesie vor.)
Die Anwendung der Kodes setzt eine Nadellänge von mindestens 1,5 mm voraus

** 5-929.x	Sonstige

5-929.y	N.n.bez.

Zusatzinformationen zu Operationen (5-93...5-99)

Hinw.: Die folgenden Positionen sind ausschließlich zur Kodierung von Zusatzinformationen zu Operationen zu benutzen, sofern sie nicht schon im Kode selbst enthalten sind
Sie dürfen nicht als selbständige Kodes benutzt werden und sind nur im Sinne einer Zusatzkodierung zulässig

5-93 Angaben zum Transplantat und zu verwendeten Materialien

5-930 Art des Transplantates oder Implantates
5-930.0 Autogen
    .00   Ohne externe In-vitro-Aufbereitung
    .01   Mit externer In-vitro-Aufbereitung
5-930.1 Syngen
5-930.2 Allogen
    .20   AB0-kompatibel
    .21   Nicht AB0-kompatibel
    .22   Dezellularisiert
    .2w   Ohne weitere Spezifikation
5-930.3 Xenogen
5-930.4 Alloplastisch

5-931 Art des verwendeten Knorpelersatz-, Knochenersatz- und Osteosynthesematerials
5-931.0 Hypoallergenes Material
    Inkl.:   Titan
5-931.1 (Teil-)resorbierbares Material
    Inkl.:   Magnesium, Composite-Material
5-931.2 Faserverbundwerkstoff
    Inkl.:   Carbonfaserverstärktes Material
5-931.3 Allogenes Material

5-932 Art des verwendeten Materials für Gewebeersatz und Gewebeverstärkung
Hinw.: Die durchgeführten organspezifischen Eingriffe sind gesondert zu kodieren
Die Fläche des verwendeten Materials ist für die mit ** gekennzeichneten Kodes in der 6. Stelle nach folgender Liste zu kodieren:
    0   Weniger als 10 cm²
    1   10 cm² bis unter 50 cm²
    2   50 cm² bis unter 100 cm²
    3   100 cm² bis unter 200 cm²
    4   200 cm² bis unter 300 cm²
    5   300 cm² bis unter 400 cm²
    6   400 cm² bis unter 500 cm²
    7   500 cm² bis unter 750 cm²
    8   750 cm² bis unter 1.000 cm²
    9   1.000 cm² oder mehr
** 5-932.1 (Teil-)resorbierbares synthetisches Material
    Inkl.:   Polyglycolide, Copolymere, Polytrimethylencarbonat
** 5-932.2 Composite-Material
** 5-932.4 Nicht resorbierbares Material, ohne Beschichtung
    Inkl.:   Polypropylen, Polyester, ePTFE, PVDF
** 5-932.5 Nicht resorbierbares Material, mit antimikrobieller Beschichtung
    Inkl.:   Polypropylen, Polyester, ePTFE, PVDF
                Chlorhexidindiacetat, Silbercarbonat
** 5-932.6 Nicht resorbierbares Material, mit Titanbeschichtung
    Inkl.:   Polypropylen, Polyester, ePTFE, PVDF
** 5-932.7 Nicht resorbierbares Material, mit sonstiger Beschichtung
    Inkl.:   Polypropylen, Polyester, ePTFE, PVDF

Kapitel 5: Operationen

** 5-932.8		Biologisches Material, allogen
		Inkl.: Kollagen
** 5-932.9		Biologisches Material, xenogen
5-932.a		Thrombozytenangereicherte Fibrinmatrix, autogen

5-933 **Verwendung von Membranen oder sonstigen Materialien zur Prophylaxe von Adhäsionen**
5-933.0 Nicht resorbierbar
5-933.1 (Teil-)resorbierbar

5-934 **Verwendung von MRT-fähigem Material**
5-934.0 Herzschrittmacher
5-934.1 Defibrillator
5-934.2 Ereignis-Rekorder
5-934.3 Neurostimulator, Ganzkörper-MRT-fähig
5-934.4 Eine oder mehrere permanente Elektroden zur Neurostimulation, Ganzkörper-MRT-fähig
5-934.x Sonstige

5-935 **Verwendung von beschichtetem Osteosynthesematerial**
5-935.0 Mit Medikamentenbeschichtung
Inkl.: Antibiotikabeschichtung
5-935.1 Mit Edelmetallbeschichtung
Inkl.: Goldbeschichtung, Silberbeschichtung, Palladiumbeschichtung
5-935.x Mit sonstiger Beschichtung
Inkl.: Hydroxylapatitbeschichtung

5-936 **Verwendung von Arzneimitteln für neuartige Therapien**
Inkl.: Chondrozyten-Präparate, CAR-T-Zellen
5-936.0 Nationale Genehmigung
Hinw.: Dieser Zusatzkode ist für die Verwendung von Gentherapeutika, somatischen Zelltherapeutika und biotechnologisch bearbeiteten Gewebeprodukten (Tissue-Engineering-Produkte) mit einer Genehmigung nach § 4b Arzneimittelgesetz anzugeben
5-936.1 Internationale Zulassung
Hinw.: Dieser Zusatzkode ist für die Verwendung von Gentherapeutika, somatischen Zelltherapeutika und biotechnologisch bearbeiteten Gewebeprodukten (Tissue-Engineering-Produkte) mit einer Zulassung entsprechend der Verordnung Nr. 1394/2007 des Europäischen Parlaments und des Rates anzugeben
5-936.2 Herstellungserlaubnis nach § 13 Abs. 4 Arzneimittelgesetz
Hinw.: Dieser Zusatzkode ist für die Verwendung von Gentherapeutika, somatischen Zelltherapeutika und biotechnologisch bearbeiteten Gewebeprodukten (Tissue-Engineering-Produkte) anzugeben, die im Krankenhaus hergestellt, aber nicht nach § 4b Abs. 3 Arzneimittelgesetz an andere abgegeben werden

5-937 **Verwendung von thermomechanischem Osteosynthesematerial**
Inkl.: Nitinol, Formgedächtnis-Legierung

5-938 **Art der Beschichtung von Gefäßprothesen**
5-938.0 Bioaktive Oberfläche
5-938.1 Antimikrobielle Oberfläche
5-938.x Sonstige

5-939 **Art der Konservierung von Organtransplantaten**
Hinw.: Die jeweilige Organtransplantation ist gesondert zu kodieren
Eine Organkonservierung kann normotherm oder hypotherm erfolgen. Eine Ex-vivo-Perfusion kann pulsatil oder nicht pulsatil angewendet werden
5-939.0 Organkonservierung, ohne Anwendung einer Ex-vivo-Perfusion
5-939.1 Organkonservierung, mit Anwendung einer kontinuierlichen Ex-vivo-Perfusion und ohne Organfunktionsüberwachung
5-939.2 Organkonservierung, mit Anwendung einer kontinuierlichen Ex-vivo-Perfusion und mit Organfunktionsüberwachung
5-939.x Sonstige

5-93a	**Art der Konditionierung von entnommenen Gefäßen zur Transplantation**
	Hinw.: Die durchgeführten Eingriffe sind gesondert zu kodieren
5-93a.0	Ohne Verwendung von Chelatoren
5-93a.1	Mit Verwendung von Chelatoren

5-98 Spezielle Operationstechniken und Operationen bei speziellen Versorgungssituationen

5-981	**Versorgung bei Mehrfachverletzung**
	Hinw.: Dieser Zusatzkode ist nur für die Versorgung von Patienten anzuwenden, bei denen als Unfallfolge eine Mehrfachverletzung vorliegt, aber keine Lebensgefahr besteht
5-982	**Versorgung bei Polytrauma**
	Hinw.: Dieser Zusatzkode ist nur für die Versorgung von Patienten anzuwenden, bei denen als Unfallfolge eine Verletzung mehrerer Organsysteme mit akuter Lebensgefahr besteht
5-982.0	Operationen an Bewegungsorganen
5-982.1	Operationen an Bewegungsorganen, an Organen des Bauchraumes und Thoraxraumes und am Gesichtsschädel
5-982.2	Operationen an Bewegungsorganen, an Organen des Bauchraumes und Thoraxraumes und am ZNS
5-982.x	Sonstige
5-982.y	N.n.bez.
5-983	**Reoperation**
	Hinw.: Dieser Zusatzkode ist anzuwenden bei der Wiedereröffnung des Operationsgebietes zur Behandlung einer Komplikation, zur Durchführung einer Rezidivoperation oder zur Durchführung einer anderen Operation in diesem Operationsgebiet. Sofern im organspezifischen Kapitel ein entsprechender spezifischer Kode vorhanden ist, ist dieser zu verwenden
5-984	**Mikrochirurgische Technik**
	Hinw.: Unter einem mikrochirurgischen Eingriff werden Operationen verstanden, die mit Hilfe eines Mikroinstrumentariums und einer optischen Vergrößerung in entsprechender Operationstechnik unter maximaler Gewebeschonung durchgeführt werden
5-985	**Lasertechnik**
5-985.0	Argon- oder frequenzgedoppelter YAG-Laser
5-985.1	CO_2-Laser
5-985.2	Dioden-Laser
5-985.3	Erbium-YAG-Laser
5-985.4	Excimer-Laser
5-985.5	Femtosekunden-Laser
5-985.6	Neodym-YAG-Laser
5-985.7	Laser im Grünspektrum (490 - 560 nm)
	Inkl.: KTP-Laser [Kalium-Titanyl-Phosphat-Laser], LBO-Laser [Lithium-Triborat-Laser]
5-985.8	Thulium-Laser
5-985.9	Holmium-Laser
5-985.x	Sonstige
5-985.y	N.n.bez.
5-986	**Minimalinvasive Technik**
5-986.0	Endoskopische Operationen durch natürliche Körperöffnungen [NOTES]
.00	Transoraler Zugangsweg
.01	Transgastraler Zugangsweg
.02	Transvaginaler Zugangsweg
.03	Transkolischer Zugangsweg
.04	Transvesikaler Zugangsweg
.0x	Sonstige

Kapitel 5: Operationen

5-986.1	Durchführung einer Laparoskopie ohne Aufbau eines Pneumoperitoneums *Inkl.:* Laparoskopie mittels eines Ballonsystems
5-986.2	Einsatz eines Single-Port-Systems bei laparoskopischen Operationen
5-986.x	Sonstige
5-986.y	N.n.bez.

5-987   Anwendung eines OP-Roboters

5-987.0   Komplexer OP-Roboter
Hinw.: Ein komplexer Roboter ermöglicht eine Hand- und ggf. Fußbedienung über eine Computerkonsole zur
- Steuerung winkelbarer Instrumente mit insgesamt mindestens 7 Freiheitsgraden
- Übersetzung chirurgischer Handbewegungen in skalierte Bewegungen an gleichzeitig 3 oder mehr endoskopischen Instrumenten
- Kameraführung mit 3D-Bildübertragung

5-987.1   Roboterarm
Hinw.: Ein Roboterarm-gestütztes chirurgisches Assistenzsystem verfügt über mindestens 6 Freiheitsgrade und ist gekennzeichnet durch mindestens eines der folgenden Merkmale:
- Aktive Limitierung durch den Roboterarm bei Überschreitung der geplanten Interventionsgrenzen unter Navigation
- Automatische Positionierung des Instrumentenadapters auf die geplante Interventionsebene bzw. Trajektorie
- Automatisches Nachführen des Roboterarms zum Halten der Interventionsebene bei Patientenbewegung, z.B. Halten der Schnittebene, Endoskoptrajektorie, Pedikelschraubentrajektorie

5-987.2   Miniaturroboter
Hinw.: Ein Miniaturroboter wird am Knochen fixiert und präpariert automatisiert den Knochen und/oder die Gelenkfläche
Mindestmerkmale:
- Automatisiertes Schnittführungssystem
- Möglichkeit zur ligamentären Ausrichtung in allen Flexions- und Extensionswinkeln mit Echtzeitbewertung

5-987.x   Sonstige

5-988   Anwendung eines Navigationssystems

5-988.0	Radiologisch
5-988.1	Elektromagnetisch
5-988.2	Sonographisch
5-988.3	Optisch
5-988.4	Radarreflektor-Markierung
5-988.x	Sonstige

5-989   Fluoreszenzgestützte Therapieverfahren

5-98a   Hybridtherapie

5-98a.0   Anwendung der Hybridchirurgie
Hinw.: Dieser Kode ist anzuwenden, wenn im Rahmen gefäßchirurgischer oder herzchirurgischer Maßnahmen ein (perkutan-)transluminales Verfahren aus den Bereichen 8-836 ff., 8-837 ff., 8-838 ff., 8-83c ff., 8-83d ff. oder 8-84 mit einem offen chirurgischen Zugang (z.B. zur Aorta oder zum Herzen) in gleicher Sitzung kombiniert wird

5-98b   Anwendung eines flexiblen Ureterorenoskops

5-98b.0   Einmal-Ureterorenoskop
Hinw.: <u>Dieser Kode ist nur anzugeben, wenn ein nicht wiederaufbereitetes Einmal-Ureterorenoskop verwendet wird</u>

5-98b.x   Sonstige

Kapitel 5: Operationen

5-98c **Anwendung eines Klammernahtgerätes und sonstiger Nahtsysteme**
Exkl.: Wundverschluss an Haut und Unterhaut
Clippen von Blutgefäßen

5-98c.0 Lineares Klammernahtgerät, offen chirurgisch, für die intrathorakale oder intraabdominale Anwendung

5-98c.1 Lineares Klammernahtgerät, laparoskopisch oder thorakoskopisch, für die intrathorakale oder intraabdominale Anwendung

5-98c.2 Zirkuläres Klammernahtgerät für die Anwendung am Gastrointestinaltrakt und/oder am Respirationstrakt

5-98c.3 Zirkuläres Klammernahtgerät für die Anwendung bei Gefäßanastomosen

5-98c.4 Gerät zur Fixierung von Stent-Prothesen durch Verschraubung

5-98c.5 Endoskopisches Nahtsystem

5-98c.6 Knotenersatzverfahren mit Clip-Fixierung

5-98c.7 Gefäßkoppler zur mikrovaskulären Anastomosierung
.70 Ohne Dopplersonographie
.71 Mit Dopplersonographie

5-98c.x Sonstige

5-98c.y N.n.bez.

5-98d **Verwendung von patientenindividuell hergestelltem Instrumentarium**

5-98d.0 CAD-CAM-Schnittblöcke

5-98d.x Sonstige

5-98e **Intraoperative Blutflussmessung in Gefäßen**
Inkl.: Messung mittels Ultraschallsonde oder elektromagnetischer Sonde
Exkl.: Dopplersonographie

5-98f **Einsatz von Shavertechnik zur Weichteil- und Knochenabtragung bei Operationen an Nase, Nasennebenhöhlen und Gesichtsschädelknochen**
Inkl.: pESS-Technik

5-98h **Anzahl der Nadeln zur Destruktion**
Inkl.: Nadeln zur irreversiblen Elektroporation, Kryoablationsnadeln, Mikrowellenablationsnadeln, Radiofrequenzablationsnadeln

5-98h.2 1 Nadel
5-98h.3 2 Nadeln
5-98h.4 3 Nadeln
5-98h.5 4 Nadeln
5-98h.6 5 Nadeln
5-98h.7 6 Nadeln
5-98h.8 7 Nadeln
5-98h.9 8 Nadeln
5-98h.a 9 Nadeln
5-98h.b 10 Nadeln
5-98h.c 11 Nadeln
5-98h.d 12 Nadeln
5-98h.e 13 Nadeln
5-98h.f 14 Nadeln
5-98h.g 15 Nadeln
5-98h.h 16 Nadeln
5-98h.j 17 Nadeln
5-98h.k 18 Nadeln
5-98h.m 19 Nadeln
5-98h.n 20 oder mehr Nadeln

5-98j	**Anwendung einer externen Vorrichtung zur Bauchdeckentraktion mit definierbarer Krafteinstellung**
5-98k	**Art des Zystoskops**
5-98k.0	Starres Zystoskop
5-98k.1	Flexibles Einmal-Zystoskop *Hinw.:* Dieser Kode ist nur anzugeben, wenn ein nicht wiederaufbereitetes flexibles Einmal-Zystoskop verwendet wird
5-98k.2	Flexibles wiederverwendbares Zystoskop
5-98k.x	Sonstige
5-98m	**Verwendung eines Einmal-Endoskops** *Hinw.:* Diese Kodes sind nur anzugeben, wenn ein nicht wiederaufbereitetes Einmal-Endoskop verwendet wird
5-98m.0	Einmal-Duodenoskop
5-98m.1	Einmal-Gastroskop

5-99 Vorzeitiger Abbruch einer Operation

5-995	Vorzeitiger Abbruch einer Operation (Eingriff nicht komplett durchgeführt)

Kapitel 6:

Medikamente

Applikation von Medikamenten (6-00...6-00)

6-00 Applikation von Medikamenten

Exkl.: Applikation von Medikamenten zur Schmerztherapie (8-91)
Applikation von Medikamenten und Elektrolytlösungen über das Gefäßsystem bei Neugeborenen (8-010 ff.)

Hinw.: Ein Kode aus diesem Bereich ist jeweils nur einmal pro stationären Aufenthalt anzugeben
Die Applikation von zytostatischen Chemotherapeutika, Immuntherapie oder eine antiretrovirale Therapie sind mit einem Kode aus 8-54 zu kodieren und zusätzlich ggf. für jedes kodierbare Medikament (z.B. Zytostatika, Antikörper und Supportivmedikamente) mit einem Kode aus Kapitel 6 Medikamente

6-001 Applikation von Medikamenten, Liste 1

6-001.0 Alemtuzumab, parenteral
.00 30 mg bis unter 60 mg
.01 60 mg bis unter 90 mg
.02 90 mg bis unter 120 mg
.03 120 mg bis unter 150 mg
.04 150 mg bis unter 180 mg
.05 180 mg bis unter 210 mg
.06 210 mg bis unter 240 mg
.07 240 mg bis unter 270 mg
.08 270 mg bis unter 300 mg
.09 300 mg bis unter 330 mg
.0a 330 mg bis unter 390 mg
.0b 390 mg bis unter 450 mg
.0c 450 mg bis unter 510 mg
.0d 510 mg bis unter 570 mg
.0e 570 mg oder mehr

6-001.4 Sargramostim, parenteral
.40 2 mg bis unter 3 mg
.41 3 mg bis unter 4 mg
.42 4 mg bis unter 5 mg
.43 5 mg bis unter 6 mg
.44 6 mg bis unter 7 mg
.45 7 mg bis unter 8 mg
.46 8 mg bis unter 9 mg
.47 9 mg bis unter 10 mg
.48 10 mg bis unter 11 mg
.49 11 mg bis unter 12 mg
.4a 12 mg bis unter 13 mg
.4b 13 mg bis unter 14 mg
.4c 14 mg bis unter 15 mg
.4d 15 mg bis unter 16 mg
.4e 16 mg bis unter 17 mg
.4f 17 mg bis unter 18 mg
.4g 18 mg bis unter 19 mg
.4h 19 mg bis unter 20 mg
.4j 20 mg bis unter 22 mg

Kapitel 6: Medikamente

.4k 22 mg bis unter 24 mg
.4m 24 mg bis unter 26 mg
.4n 26 mg bis unter 28 mg
.4p 28 mg bis unter 30 mg
.4q 30 mg oder mehr

6-001.8 Aldesleukin, parenteral
.80 45 Mio. IE bis unter 65 Mio. IE
.81 65 Mio. IE bis unter 85 Mio. IE
.82 85 Mio. IE bis unter 105 Mio. IE
.83 105 Mio. IE bis unter 125 Mio. IE
.84 125 Mio. IE bis unter 145 Mio. IE
.85 145 Mio. IE bis unter 165 Mio. IE
.86 165 Mio. IE bis unter 185 Mio. IE
.87 185 Mio. IE bis unter 205 Mio. IE
.88 205 Mio. IE bis unter 245 Mio. IE
.89 245 Mio. IE bis unter 285 Mio. IE
.8a 285 Mio. IE bis unter 325 Mio. IE
.8b 325 Mio. IE bis unter 365 Mio. IE
.8c 365 Mio. IE bis unter 405 Mio. IE
.8d 405 Mio. IE bis unter 445 Mio. IE
.8e 445 Mio. IE bis unter 485 Mio. IE
.8f 485 Mio. IE bis unter 525 Mio. IE
.8g 525 Mio. IE bis unter 565 Mio. IE
.8h 565 Mio. IE bis unter 625 Mio. IE
.8j 625 Mio. IE bis unter 685 Mio. IE
.8k 685 Mio. IE bis unter 745 Mio. IE
.8m 745 Mio. IE bis unter 805 Mio. IE
.8n 805 Mio. IE oder mehr

6-001.9 Bortezomib, parenteral
.90 1,5 mg bis unter 2,5 mg
.91 2,5 mg bis unter 3,5 mg
.92 3,5 mg bis unter 4,5 mg
.93 4,5 mg bis unter 5,5 mg
.94 5,5 mg bis unter 6,5 mg
.95 6,5 mg bis unter 7,5 mg
.96 7,5 mg bis unter 8,5 mg
.97 8,5 mg bis unter 9,5 mg
.98 9,5 mg bis unter 10,5 mg
.99 10,5 mg bis unter 11,5 mg
.9a 11,5 mg bis unter 13,5 mg
.9b 13,5 mg bis unter 15,5 mg
.9c 15,5 mg bis unter 17,5 mg
.9d 17,5 mg bis unter 19,5 mg
.9e 19,5 mg bis unter 21,5 mg
.9f 21,5 mg bis unter 23,5 mg
.9g 23,5 mg bis unter 25,5 mg
.9h 25,5 mg bis unter 27,5 mg
.9j 27,5 mg bis unter 29,5 mg
.9m 29,5 mg bis unter 33,5 mg
.9n 33,5 mg bis unter 37,5 mg
.9p 37,5 mg bis unter 41,5 mg
.9q 41,5 mg bis unter 45,5 mg
.9r 45,5 mg bis unter 49,5 mg
.9s 49,5 mg bis unter 53,5 mg
.9t 53,5 mg bis unter 57,5 mg
.9u 57,5 mg bis unter 61,5 mg
.9v 61,5 mg bis unter 65,5 mg
.9w 65,5 mg oder mehr

Kapitel 6: Medikamente

6-001.a Cetuximab, parenteral
- .a0 250 mg bis unter 350 mg
- .a1 350 mg bis unter 450 mg
- .a2 450 mg bis unter 550 mg
- .a3 550 mg bis unter 650 mg
- .a4 650 mg bis unter 750 mg
- .a5 750 mg bis unter 850 mg
- .a6 850 mg bis unter 1.050 mg
- .a7 1.050 mg bis unter 1.250 mg
- .a8 1.250 mg bis unter 1.450 mg
- .a9 1.450 mg bis unter 1.650 mg
- .aa 1.650 mg bis unter 1.850 mg
- .ab 1.850 mg bis unter 2.150 mg
- .ac 2.150 mg bis unter 2.450 mg
- .ad 2.450 mg bis unter 2.750 mg
- .ae 2.750 mg bis unter 3.050 mg
- .af 3.050 mg bis unter 3.350 mg
- .ah 3.350 mg bis unter 3.950 mg
- .aj 3.950 mg bis unter 4.550 mg
- .ak 4.550 mg oder mehr

6-001.b Liposomales Doxorubicin, parenteral
- .b0 10 mg bis unter 20 mg
  Hinw.: Dieser Kode ist für Patienten mit einem Alter bei Aufnahme von unter 15 Jahren anzugeben
- .b1 20 mg bis unter 30 mg
  Hinw.: Dieser Kode ist für Patienten mit einem Alter bei Aufnahme von unter 15 Jahren anzugeben
- .b2 30 mg bis unter 40 mg
- .b3 40 mg bis unter 50 mg
- .b4 50 mg bis unter 60 mg
- .b5 60 mg bis unter 70 mg
- .b6 70 mg bis unter 80 mg
- .b7 80 mg bis unter 90 mg
- .b8 90 mg bis unter 100 mg
- .b9 100 mg bis unter 110 mg
- .ba 110 mg bis unter 120 mg
- .bb 120 mg bis unter 140 mg
- .bc 140 mg bis unter 160 mg
- .bd 160 mg bis unter 180 mg
- .be 180 mg bis unter 200 mg
- .bf 200 mg bis unter 220 mg
- .bg 220 mg bis unter 240 mg
- .bh 240 mg bis unter 260 mg
- .bj 260 mg bis unter 280 mg
- .bk 280 mg bis unter 300 mg
- .bm 300 mg bis unter 320 mg
- .bp 320 mg bis unter 360 mg
- .bq 360 mg bis unter 400 mg
- .br 400 mg bis unter 440 mg
- .bs 440 mg bis unter 480 mg
- .bt 480 mg bis unter 520 mg
- .bu 520 mg bis unter 560 mg
- .bv 560 mg bis unter 600 mg
- .bw 600 mg oder mehr

6-001.c Pemetrexed, parenteral
- .c0 600 mg bis unter 700 mg
- .c1 700 mg bis unter 800 mg
- .c2 800 mg bis unter 900 mg
- .c3 900 mg bis unter 1.000 mg
- .c4 1.000 mg bis unter 1.100 mg
- .c5 1.100 mg bis unter 1.200 mg
- .c6 1.200 mg bis unter 1.400 mg

Kapitel 6: Medikamente

	.c7	1.400 mg bis unter 1.600 mg
	.c8	1.600 mg bis unter 1.800 mg
	.c9	1.800 mg bis unter 2.000 mg
	.ca	2.000 mg bis unter 2.200 mg
	.cb	2.200 mg bis unter 2.400 mg
	.cc	2.400 mg bis unter 2.600 mg
	.cd	2.600 mg bis unter 2.800 mg
	.ce	2.800 mg bis unter 3.000 mg
	.cf	3.000 mg bis unter 3.300 mg
	.cg	3.300 mg bis unter 3.600 mg
	.ch	3.600 mg bis unter 3.900 mg
	.cj	3.900 mg oder mehr
6-001.d	**Adalimumab, parenteral**	
	.d0	10 mg bis unter 25 mg
		Hinw.: Dieser Kode ist für Patienten mit einem Alter bei Aufnahme von unter 15 Jahren anzugeben
	.d1	25 mg bis unter 40 mg
		Hinw.: Dieser Kode ist für Patienten mit einem Alter bei Aufnahme von unter 15 Jahren anzugeben
	.d2	40 mg bis unter 80 mg
	.d3	80 mg bis unter 120 mg
	.d4	120 mg bis unter 160 mg
	.d5	160 mg bis unter 200 mg
	.d6	200 mg bis unter 240 mg
	.d7	240 mg bis unter 280 mg
	.d8	280 mg bis unter 320 mg
	.d9	320 mg bis unter 360 mg
	.da	360 mg bis unter 400 mg
	.db	400 mg bis unter 440 mg
	.dc	440 mg oder mehr
6-001.e	**Infliximab, parenteral**	
	.e0	50 mg bis unter 100 mg
		Hinw.: Dieser Kode ist für Patienten mit einem Alter bei Aufnahme von unter 15 Jahren anzugeben
	.e1	100 mg bis unter 150 mg
	.e2	150 mg bis unter 200 mg
	.e3	200 mg bis unter 300 mg
	.e4	300 mg bis unter 400 mg
	.e5	400 mg bis unter 500 mg
	.e6	500 mg bis unter 600 mg
	.e7	600 mg bis unter 700 mg
	.e8	700 mg bis unter 800 mg
	.e9	800 mg bis unter 900 mg
	.ea	900 mg bis unter 1.000 mg
	.eb	1.000 mg bis unter 1.200 mg
	.ec	1.200 mg bis unter 1.400 mg
	.ed	1.400 mg bis unter 1.600 mg
	.ee	1.600 mg bis unter 1.800 mg
	.ef	1.800 mg bis unter 2.000 mg
	.eg	2.000 mg oder mehr
6-001.g	**Imatinib, oral**	
	.g0	800 mg bis unter 1.200 mg
		Hinw.: Dieser Kode ist für Patienten mit einem Alter bei Aufnahme von unter 15 Jahren anzugeben
	.g1	1.200 mg bis unter 2.000 mg
		Hinw.: Dieser Kode ist für Patienten mit einem Alter bei Aufnahme von unter 15 Jahren anzugeben
	.g2	2.000 mg bis unter 2.800 mg
		Hinw.: Dieser Kode ist für Patienten mit einem Alter bei Aufnahme von unter 15 Jahren anzugeben
	.g3	2.800 mg bis unter 4.000 mg
	.g4	4.000 mg bis unter 5.200 mg
	.g5	5.200 mg bis unter 6.400 mg
	.g6	6.400 mg bis unter 7.600 mg
	.g7	7.600 mg bis unter 8.800 mg
	.g8	8.800 mg bis unter 11.200 mg

Kapitel 6: Medikamente

	.g9	11.200 mg bis unter 13.600 mg
	.ga	13.600 mg bis unter 16.000 mg
	.gb	16.000 mg bis unter 18.400 mg
	.gc	18.400 mg bis unter 20.800 mg
	.gd	20.800 mg bis unter 23.200 mg
	.gf	23.200 mg bis unter 25.600 mg
	.gg	25.600 mg bis unter 30.400 mg
	.gh	30.400 mg bis unter 35.200 mg
	.gj	35.200 mg oder mehr

6-001.h Rituximab, intravenös

	.h0	150 mg bis unter 250 mg
	.h1	250 mg bis unter 350 mg
	.h2	350 mg bis unter 450 mg
	.h3	450 mg bis unter 550 mg
	.h4	550 mg bis unter 650 mg
	.h5	650 mg bis unter 750 mg
	.h6	750 mg bis unter 850 mg
	.h7	850 mg bis unter 950 mg
	.h8	950 mg bis unter 1.050 mg
	.h9	1.050 mg bis unter 1.250 mg
	.ha	1.250 mg bis unter 1.450 mg
	.hb	1.450 mg bis unter 1.650 mg
	.hc	1.650 mg bis unter 1.850 mg
	.hd	1.850 mg bis unter 2.050 mg
	.he	2.050 mg bis unter 2.450 mg
	.hf	2.450 mg bis unter 2.850 mg
	.hg	2.850 mg bis unter 3.250 mg
	.hh	3.250 mg bis unter 3.650 mg
	.hk	3.650 mg bis unter 4.050 mg
	.hm	4.050 mg bis unter 4.450 mg
	.hn	4.450 mg bis unter 5.250 mg
	.hp	5.250 mg bis unter 6.050 mg
	.hq	6.050 mg bis unter 6.850 mg
	.hr	6.850 mg bis unter 7.650 mg
	.hs	7.650 mg bis unter 8.450 mg
	.ht	8.450 mg bis unter 9.250 mg
	.hu	9.250 mg bis unter 10.050 mg
	.hv	10.050 mg oder mehr

6-001.j Rituximab, subkutan

	.j0	1.400 mg bis unter 2.800 mg
	.j1	2.800 mg bis unter 4.200 mg
	.j2	4.200 mg bis unter 5.600 mg
	.j3	5.600 mg bis unter 7.000 mg
	.j4	7.000 mg bis unter 8.400 mg
	.j5	8.400 mg oder mehr

6-001.k Trastuzumab, intravenös

	.k0	100 mg bis unter 150 mg
	.k1	150 mg bis unter 200 mg
	.k2	200 mg bis unter 250 mg
	.k3	250 mg bis unter 300 mg
	.k4	300 mg bis unter 350 mg
	.k5	350 mg bis unter 400 mg
	.k6	400 mg bis unter 450 mg
	.k7	450 mg bis unter 500 mg
	.k8	500 mg bis unter 600 mg
	.k9	600 mg bis unter 700 mg
	.ka	700 mg bis unter 800 mg
	.kb	800 mg bis unter 900 mg
	.kc	900 mg bis unter 1.000 mg
	.kd	1.000 mg bis unter 1.200 mg
	.ke	1.200 mg bis unter 1.400 mg

Kapitel 6: Medikamente

.kf 1.400 mg bis unter 1.600 mg
.kg 1.600 mg bis unter 1.800 mg
.kh 1.800 mg bis unter 2.000 mg
.kj 2.000 mg bis unter 2.200 mg
.kk 2.200 mg bis unter 2.400 mg
.km 2.400 mg oder mehr

6-001.m Trastuzumab, subkutan
.m0 600 mg bis unter 1.200 mg
.m1 1.200 mg bis unter 1.800 mg
.m2 1.800 mg bis unter 2.400 mg
.m3 2.400 mg bis unter 3.000 mg
.m4 3.000 mg bis unter 3.600 mg
.m5 3.600 mg oder mehr

6-002 Applikation von Medikamenten, Liste 2

6-002.1 Filgrastim, parenteral
.10 70 Mio. IE bis unter 130 Mio. IE
Hinw.: Dieser Kode ist für Patienten mit einem Alter bei Aufnahme von unter 15 Jahren anzugeben
.11 130 Mio. IE bis unter 190 Mio. IE
Hinw.: Dieser Kode ist für Patienten mit einem Alter bei Aufnahme von unter 15 Jahren anzugeben
.12 190 Mio. IE bis unter 250 Mio. IE
Hinw.: Dieser Kode ist für Patienten mit einem Alter bei Aufnahme von unter 15 Jahren anzugeben
.13 250 Mio. IE bis unter 350 Mio. IE
.14 350 Mio. IE bis unter 450 Mio. IE
.15 450 Mio. IE bis unter 550 Mio. IE
.16 550 Mio. IE bis unter 650 Mio. IE
.17 650 Mio. IE bis unter 750 Mio. IE
.18 750 Mio. IE bis unter 850 Mio. IE
.19 850 Mio. IE bis unter 950 Mio. IE
.1a 950 Mio. IE bis unter 1.050 Mio. IE
.1b 1.050 Mio. IE bis unter 1.250 Mio. IE
.1c 1.250 Mio. IE bis unter 1.450 Mio. IE
.1d 1.450 Mio. IE bis unter 1.650 Mio. IE
.1e 1.650 Mio. IE bis unter 1.850 Mio. IE
.1f 1.850 Mio. IE bis unter 2.050 Mio. IE
.1g 2.050 Mio. IE bis unter 2.250 Mio. IE
.1h 2.250 Mio. IE bis unter 2.450 Mio. IE
.1j 2.450 Mio. IE oder mehr

6-002.2 Lenograstim, parenteral
.20 75 Mio. IE bis unter 150 Mio. IE
Hinw.: Dieser Kode ist für Patienten mit einem Alter bei Aufnahme von unter 15 Jahren anzugeben
.21 150 Mio. IE bis unter 225 Mio. IE
Hinw.: Dieser Kode ist für Patienten mit einem Alter bei Aufnahme von unter 15 Jahren anzugeben
.22 225 Mio. IE bis unter 300 Mio. IE
Hinw.: Dieser Kode ist für Patienten mit einem Alter bei Aufnahme von unter 15 Jahren anzugeben
.23 300 Mio. IE bis unter 400 Mio. IE
.24 400 Mio. IE bis unter 500 Mio. IE
.25 500 Mio. IE bis unter 600 Mio. IE
.26 600 Mio. IE bis unter 800 Mio. IE
.27 800 Mio. IE bis unter 1.000 Mio. IE
.28 1.000 Mio. IE bis unter 1.200 Mio. IE
.29 1.200 Mio. IE bis unter 1.400 Mio. IE
.2a 1.400 Mio. IE bis unter 1.600 Mio. IE
.2b 1.600 Mio. IE bis unter 1.800 Mio. IE
.2c 1.800 Mio. IE bis unter 2.000 Mio. IE
.2d 2.000 Mio. IE bis unter 2.200 Mio. IE
.2e 2.200 Mio. IE bis unter 2.400 Mio. IE
.2f 2.400 Mio. IE bis unter 2.600 Mio. IE
.2g 2.600 Mio. IE bis unter 2.800 Mio. IE
.2h 2.800 Mio. IE bis unter 3.000 Mio. IE
.2j 3.000 Mio. IE oder mehr

Kapitel 6: Medikamente

6-002.5 Voriconazol, oral
- .50 1,00 g bis unter 1,75 g
  Hinw.: Dieser Kode ist für Patienten mit einem Alter bei Aufnahme von unter 15 Jahren anzugeben
- .51 1,75 g bis unter 2,50 g
  Hinw.: Dieser Kode ist für Patienten mit einem Alter bei Aufnahme von unter 15 Jahren anzugeben
- .52 2,50 g bis unter 3,50 g
- .53 3,50 g bis unter 4,50 g
- .54 4,50 g bis unter 6,50 g
- .55 6,50 g bis unter 8,50 g
- .56 8,50 g bis unter 10,50 g
- .57 10,50 g bis unter 15,50 g
- .58 15,50 g bis unter 20,50 g
- .59 20,50 g bis unter 25,50 g
- .5a 25,50 g bis unter 30,50 g
- .5c 30,50 g bis unter 35,50 g
- .5d 35,50 g bis unter 40,50 g
- .5e 40,50 g bis unter 45,50 g
- .5f 45,50 g oder mehr

6-002.7 Pegfilgrastim, parenteral
- .70 1 mg bis unter 3 mg
  Hinw.: Dieser Kode ist für Patienten mit einem Alter bei Aufnahme von unter 15 Jahren anzugeben
- .71 3 mg bis unter 6 mg
  Hinw.: Dieser Kode ist für Patienten mit einem Alter bei Aufnahme von unter 15 Jahren anzugeben
- .72 6 mg bis unter 12 mg
- .73 12 mg bis unter 18 mg
- .74 18 mg bis unter 24 mg
- .75 24 mg bis unter 30 mg
- .76 30 mg oder mehr

6-002.8 Pegyliertes liposomales Doxorubicin, parenteral
- .80 10 mg bis unter 20 mg
  Hinw.: Dieser Kode ist für Patienten mit einem Alter bei Aufnahme von unter 15 Jahren anzugeben
- .81 20 mg bis unter 30 mg
  Hinw.: Dieser Kode ist für Patienten mit einem Alter bei Aufnahme von unter 15 Jahren anzugeben
- .82 30 mg bis unter 40 mg
- .83 40 mg bis unter 50 mg
- .84 50 mg bis unter 60 mg
- .85 60 mg bis unter 70 mg
- .86 70 mg bis unter 80 mg
- .87 80 mg bis unter 90 mg
- .88 90 mg bis unter 100 mg
- .89 100 mg bis unter 110 mg
- .8a 110 mg bis unter 120 mg
- .8b 120 mg bis unter 140 mg
- .8c 140 mg bis unter 160 mg
- .8d 160 mg bis unter 180 mg
- .8e 180 mg bis unter 200 mg
- .8f 200 mg bis unter 220 mg
- .8g 220 mg bis unter 240 mg
- .8j 240 mg bis unter 260 mg
- .8k 260 mg bis unter 280 mg
- .8m 280 mg bis unter 300 mg
- .8n 300 mg bis unter 320 mg
- .8p 320 mg bis unter 360 mg
- .8q 360 mg bis unter 400 mg
- .8r 400 mg bis unter 440 mg
- .8s 440 mg bis unter 480 mg
- .8t 480 mg bis unter 520 mg
- .8u 520 mg bis unter 560 mg
- .8v 560 mg bis unter 600 mg
- .8w 600 mg oder mehr

Kapitel 6: Medikamente

6-002.9 Bevacizumab, parenteral
    .90   150 mg bis unter 250 mg
    .91   250 mg bis unter 350 mg
    .92   350 mg bis unter 450 mg
    .93   450 mg bis unter 550 mg
    .94   550 mg bis unter 650 mg
    .95   650 mg bis unter 750 mg
    .96   750 mg bis unter 850 mg
    .97   850 mg bis unter 950 mg
    .98   950 mg bis unter 1.150 mg
    .99   1.150 mg bis unter 1.350 mg
    .9a   1.350 mg bis unter 1.550 mg
    .9b   1.550 mg bis unter 1.750 mg
    .9c   1.750 mg bis unter 1.950 mg
    .9d   1.950 mg bis unter 2.350 mg
    .9e   2.350 mg bis unter 2.750 mg
    .9g   2.750 mg bis unter 3.350 mg
    .9h   3.350 mg bis unter 3.950 mg
    .9j   3.950 mg bis unter 4.550 mg
    .9k   4.550 mg oder mehr

6-002.b Etanercept, parenteral
    .b0   25 mg bis unter 50 mg
        Hinw.: Dieser Kode ist für Patienten mit einem Alter bei Aufnahme von unter 15 Jahren anzugeben
    .b1   50 mg bis unter 75 mg
        Hinw.: Dieser Kode ist für Patienten mit einem Alter bei Aufnahme von unter 15 Jahren anzugeben
    .b2   75 mg bis unter 100 mg
    .b3   100 mg bis unter 125 mg
    .b4   125 mg bis unter 150 mg
    .b5   150 mg bis unter 200 mg
    .b6   200 mg bis unter 250 mg
    .b7   250 mg bis unter 300 mg
    .b8   300 mg oder mehr

6-002.c Itraconazol, parenteral
    .c0   400 mg bis unter 800 mg
        Hinw.: Dieser Kode ist für Patienten mit einem Alter bei Aufnahme von unter 10 Jahren anzugeben
    .c1   800 mg bis unter 1.200 mg
        Hinw.: Dieser Kode ist für Patienten mit einem Alter bei Aufnahme von unter 10 Jahren anzugeben
    .c2   1.200 mg bis unter 1.600 mg
    .c3   1.600 mg bis unter 2.000 mg
    .c4   2.000 mg bis unter 2.400 mg
    .c5   2.400 mg bis unter 2.800 mg
    .c6   2.800 mg bis unter 3.200 mg
    .c7   3.200 mg bis unter 3.600 mg
    .c8   3.600 mg bis unter 4.000 mg
    .c9   4.000 mg bis unter 4.800 mg
    .ca   4.800 mg bis unter 5.600 mg
    .cb   5.600 mg bis unter 6.400 mg
    .cc   6.400 mg bis unter 7.200 mg
    .cd   7.200 mg bis unter 8.000 mg
    .ce   8.000 mg bis unter 8.800 mg
    .cg   8.800 mg bis unter 10.400 mg
    .ch   10.400 mg bis unter 12.000 mg
    .cj   12.000 mg bis unter 13.600 mg
    .ck   13.600 mg bis unter 16.800 mg
    .cm   16.800 mg bis unter 20.000 mg
    .cn   20.000 mg bis unter 23.200 mg
    .cp   23.200 mg oder mehr

Kapitel 6: Medikamente

6-002.d Busulfan, parenteral

.d0 25 mg bis unter 50 mg
 Hinw.: Dieser Kode ist für Patienten mit einem Alter bei Aufnahme von unter 15 Jahren anzugeben
.d1 50 mg bis unter 75 mg
 Hinw.: Dieser Kode ist für Patienten mit einem Alter bei Aufnahme von unter 15 Jahren anzugeben
.d2 75 mg bis unter 100 mg
 Hinw.: Dieser Kode ist für Patienten mit einem Alter bei Aufnahme von unter 15 Jahren anzugeben
.d3 100 mg bis unter 150 mg
 Hinw.: Dieser Kode ist für Patienten mit einem Alter bei Aufnahme von unter 15 Jahren anzugeben
.d4 150 mg bis unter 200 mg
 Hinw.: Dieser Kode ist für Patienten mit einem Alter bei Aufnahme von unter 15 Jahren anzugeben
.d5 200 mg bis unter 250 mg
 Hinw.: Dieser Kode ist für Patienten mit einem Alter bei Aufnahme von unter 15 Jahren anzugeben
.d6 250 mg bis unter 300 mg
 Hinw.: Dieser Kode ist für Patienten mit einem Alter bei Aufnahme von unter 15 Jahren anzugeben
.d7 300 mg bis unter 350 mg
 Hinw.: Dieser Kode ist für Patienten mit einem Alter bei Aufnahme von unter 15 Jahren anzugeben
.d8 350 mg bis unter 400 mg
 Hinw.: Dieser Kode ist für Patienten mit einem Alter bei Aufnahme von unter 15 Jahren anzugeben
.d9 400 mg bis unter 450 mg
 Hinw.: Dieser Kode ist für Patienten mit einem Alter bei Aufnahme von unter 15 Jahren anzugeben
.da 450 mg bis unter 500 mg
 Hinw.: Dieser Kode ist für Patienten mit einem Alter bei Aufnahme von unter 15 Jahren anzugeben
.db 500 mg bis unter 600 mg
 Hinw.: Dieser Kode ist für Patienten mit einem Alter bei Aufnahme von unter 15 Jahren anzugeben
.dc 600 mg bis unter 700 mg
 Hinw.: Dieser Kode ist für Patienten mit einem Alter bei Aufnahme von unter 15 Jahren anzugeben
.dd 700 mg bis unter 800 mg
 Hinw.: Dieser Kode ist für Patienten mit einem Alter bei Aufnahme von unter 15 Jahren anzugeben
.de 800 mg bis unter 900 mg
 Hinw.: Dieser Kode ist für Patienten mit einem Alter bei Aufnahme von unter 15 Jahren anzugeben
.df 900 mg bis unter 1.000 mg
 Hinw.: Dieser Kode ist für Patienten mit einem Alter bei Aufnahme von unter 15 Jahren anzugeben
.dg 1.000 mg oder mehr
 Hinw.: Dieser Kode ist für Patienten mit einem Alter bei Aufnahme von unter 15 Jahren anzugeben

6-002.e Temozolomid, oral

.e0 200 mg bis unter 350 mg
 Hinw.: Dieser Kode ist für Patienten mit einem Alter bei Aufnahme von unter 5 Jahren anzugeben
.e1 350 mg bis unter 500 mg
 Hinw.: Dieser Kode ist für Patienten mit einem Alter bei Aufnahme von unter 5 Jahren anzugeben
.e2 500 mg bis unter 750 mg
 Hinw.: Dieser Kode ist für Patienten mit einem Alter bei Aufnahme von unter 5 Jahren anzugeben
.e3 750 mg bis unter 1.000 mg
 Hinw.: Dieser Kode ist für Patienten mit einem Alter bei Aufnahme von unter 5 Jahren anzugeben
.e4 1.000 mg bis unter 1.250 mg
.e5 1.250 mg bis unter 1.500 mg
.e6 1.500 mg bis unter 1.750 mg
.e7 1.750 mg bis unter 2.000 mg
.e8 2.000 mg bis unter 2.250 mg
.e9 2.250 mg bis unter 2.500 mg
.ea 2.500 mg bis unter 2.750 mg
.eb 2.750 mg bis unter 3.000 mg
.ec 3.000 mg bis unter 3.500 mg
.ed 3.500 mg bis unter 4.000 mg
.ee 4.000 mg bis unter 4.500 mg
.ef 4.500 mg bis unter 5.000 mg
.eg 5.000 mg bis unter 5.500 mg
.eh 5.500 mg bis unter 6.000 mg
.ej 6.000 mg bis unter 7.000 mg
.ek 7.000 mg oder mehr

Kapitel 6: Medikamente

6-002.f Bosentan, oral
    .f0   250 mg bis unter 500 mg
         Hinw.: Dieser Kode ist für Patienten mit einem Alter bei Aufnahme von unter 15 Jahren anzugeben
    .f1   500 mg bis unter 750 mg
         Hinw.: Dieser Kode ist für Patienten mit einem Alter bei Aufnahme von unter 15 Jahren anzugeben
    .f2   750 mg bis unter 1.000 mg
    .f3   1.000 mg bis unter 1.250 mg
    .f4   1.250 mg bis unter 1.500 mg
    .f5   1.500 mg bis unter 1.750 mg
    .f6   1.750 mg bis unter 2.000 mg
    .f7   2.000 mg bis unter 2.250 mg
    .f8   2.250 mg bis unter 2.500 mg
    .f9   2.500 mg bis unter 2.750 mg
    .fa   2.750 mg bis unter 3.000 mg
    .fb   3.000 mg bis unter 3.500 mg
    .fc   3.500 mg bis unter 4.000 mg
    .fd   4.000 mg bis unter 4.500 mg
    .fe   4.500 mg bis unter 5.000 mg
    .ff   5.000 mg bis unter 5.500 mg
    .fg   5.500 mg bis unter 6.000 mg
    .fh   6.000 mg bis unter 7.000 mg
    .fj   7.000 mg bis unter 8.000 mg
    .fk   8.000 mg bis unter 9.000 mg
    .fm   9.000 mg bis unter 10.000 mg
    .fn   10.000 mg bis unter 11.000 mg
    .fp   11.000 mg oder mehr

6-002.g Jod-131-Metajodobenzylguanidin (MIBG), parenteral
    .g0   3 GBq bis unter 4 GBq
    .g1   4 GBq bis unter 5 GBq
    .g2   5 GBq bis unter 6 GBq
    .g3   6 GBq bis unter 7 GBq
    .g4   7 GBq bis unter 8 GBq
    .g5   8 GBq bis unter 9 GBq
    .g6   9 GBq bis unter 10 GBq
    .g7   10 GBq bis unter 11 GBq
    .g8   11 GBq oder mehr

6-002.j Tirofiban, parenteral
    .j0   1,50 mg bis unter 3,00 mg
    .j1   3,00 mg bis unter 6,25 mg
    .j2   6,25 mg bis unter 12,50 mg
    .j3   12,50 mg bis unter 18,75 mg
    .j4   18,75 mg bis unter 25,00 mg
    .j5   25,00 mg bis unter 31,25 mg
    .j6   31,25 mg bis unter 37,50 mg
    .j7   37,50 mg bis unter 50,00 mg
    .j8   50,00 mg bis unter 62,50 mg
    .j9   62,50 mg bis unter 75,00 mg
    .ja   75,00 mg oder mehr

6-002.k Eptifibatid, parenteral
    .k0   30 mg bis unter 75 mg
    .k1   75 mg bis unter 150 mg
    .k2   150 mg bis unter 225 mg
    .k3   225 mg bis unter 300 mg
    .k4   300 mg bis unter 375 mg
    .k5   375 mg bis unter 450 mg
    .k6   450 mg bis unter 525 mg
    .k7   525 mg bis unter 600 mg
    .k8   600 mg bis unter 675 mg
    .k9   675 mg bis unter 750 mg

	.ka	750 mg bis unter 825 mg
	.kb	825 mg bis unter 900 mg
	.kc	900 mg bis unter 975 mg
	.kd	975 mg bis unter 1.050 mg
	.ke	1.050 mg bis unter 1.125 mg
	.kf	1.125 mg bis unter 1.200 mg
	.kg	1.200 mg oder mehr
6-002.m	Abciximab, parenteral	
	.m0	5 mg bis unter 10 mg
	.m1	10 mg bis unter 15 mg
	.m2	15 mg bis unter 20 mg
	.m3	20 mg bis unter 25 mg
	.m4	25 mg bis unter 30 mg
	.m5	30 mg bis unter 35 mg
	.m6	35 mg bis unter 40 mg
	.m7	40 mg bis unter 45 mg
	.m8	45 mg bis unter 50 mg
	.m9	50 mg oder mehr
6-002.n	Bivalirudin, parenteral	
	.n0	125 mg bis unter 250 mg
	.n1	250 mg bis unter 350 mg
	.n2	350 mg bis unter 450 mg
	.n3	450 mg bis unter 550 mg
	.n4	550 mg bis unter 650 mg
	.n5	650 mg bis unter 750 mg
	.n6	750 mg bis unter 850 mg
	.n7	850 mg oder mehr
6-002.p	Caspofungin, parenteral	
	.p0	35 mg bis unter 65 mg
		Hinw.: Dieser Kode ist für Patienten mit einem Alter bei Aufnahme von unter 5 Jahren anzugeben
	.p1	65 mg bis unter 100 mg
	.p2	100 mg bis unter 150 mg
	.p3	150 mg bis unter 200 mg
	.p4	200 mg bis unter 250 mg
	.p5	250 mg bis unter 300 mg
	.p6	300 mg bis unter 350 mg
	.p7	350 mg bis unter 400 mg
	.p8	400 mg bis unter 450 mg
	.p9	450 mg bis unter 500 mg
	.pa	500 mg bis unter 600 mg
	.pb	600 mg bis unter 700 mg
	.pc	700 mg bis unter 800 mg
	.pd	800 mg bis unter 900 mg
	.pe	900 mg bis unter 1.000 mg
	.pf	1.000 mg bis unter 1.200 mg
	.pg	1.200 mg bis unter 1.400 mg
	.ph	1.400 mg bis unter 1.600 mg
	.pj	1.600 mg bis unter 2.000 mg
	.pk	2.000 mg bis unter 2.400 mg
	.pm	2.400 mg bis unter 2.800 mg
	.pn	2.800 mg bis unter 3.600 mg
	.pp	3.600 mg bis unter 4.400 mg
	.pq	4.400 mg bis unter 5.200 mg
	.pr	5.200 mg bis unter 6.000 mg
	.ps	6.000 mg bis unter 6.800 mg
	.pt	6.800 mg bis unter 7.600 mg
	.pu	7.600 mg bis unter 8.400 mg
	.pv	8.400 mg oder mehr

Kapitel 6: Medikamente

6-002.q **Liposomales Amphotericin B, parenteral**
.q0 100 mg bis unter 175 mg
Hinw.: Dieser Kode ist für Patienten mit einem Alter bei Aufnahme von unter 15 Jahren anzugeben
.q1 175 mg bis unter 250 mg
Hinw.: Dieser Kode ist für Patienten mit einem Alter bei Aufnahme von unter 15 Jahren anzugeben
.q2 250 mg bis unter 350 mg
.q3 350 mg bis unter 450 mg
.q4 450 mg bis unter 550 mg
.q5 550 mg bis unter 650 mg
.q6 650 mg bis unter 750 mg
.q7 750 mg bis unter 850 mg
.q8 850 mg bis unter 950 mg
.q9 950 mg bis unter 1.150 mg
.qa 1.150 mg bis unter 1.350 mg
.qb 1.350 mg bis unter 1.550 mg
.qc 1.550 mg bis unter 1.750 mg
.qd 1.750 mg bis unter 1.950 mg
.qe 1.950 mg bis unter 2.150 mg
.qf 2.150 mg bis unter 3.150 mg
.qg 3.150 mg bis unter 4.150 mg
.qh 4.150 mg bis unter 5.150 mg
.qj 5.150 mg bis unter 6.150 mg
.qk 6.150 mg bis unter 8.650 mg
.qm 8.650 mg bis unter 11.150 mg
.qn 11.150 mg bis unter 13.650 mg
.qp 13.650 mg bis unter 18.650 mg
.qq 18.650 mg bis unter 23.650 mg
.qr 23.650 mg bis unter 28.650 mg
.qs 28.650 mg bis unter 33.650 mg
.qt 33.650 mg bis unter 38.650 mg
.qu 38.650 mg bis unter 43.650 mg
.qv 43.650 mg oder mehr

6-002.r **Voriconazol, parenteral**
.r0 0,4 g bis unter 0,6 g
Hinw.: Dieser Kode ist für Patienten mit einem Alter bei Aufnahme von unter 10 Jahren anzugeben
.r1 0,6 g bis unter 0,8 g
Hinw.: Dieser Kode ist für Patienten mit einem Alter bei Aufnahme von unter 10 Jahren anzugeben
.r2 0,8 g bis unter 1,2 g
.r3 1,2 g bis unter 1,6 g
.r4 1,6 g bis unter 2,0 g
.r5 2,0 g bis unter 2,4 g
.r6 2,4 g bis unter 3,2 g
.r7 3,2 g bis unter 4,0 g
.r8 4,0 g bis unter 4,8 g
.r9 4,8 g bis unter 5,6 g
.ra 5,6 g bis unter 6,4 g
.rb 6,4 g bis unter 7,2 g
.rc 7,2 g bis unter 8,8 g
.rd 8,8 g bis unter 10,4 g
.re 10,4 g bis unter 12,0 g
.rf 12,0 g bis unter 13,6 g
.rg 13,6 g bis unter 16,8 g
.rh 16,8 g bis unter 20,0 g
.rj 20,0 g bis unter 23,2 g
.rk 23,2 g bis unter 26,4 g
.rm 26,4 g bis unter 32,8 g
.rn 32,8 g bis unter 39,2 g
.rp 39,2 g bis unter 45,6 g
.rq 45,6 g bis unter 52,0 g
.rr 52,0 g bis unter 64,8 g

Kapitel 6: Medikamente

.rs 64,8 g bis unter 77,6 g
.rt 77,6 g bis unter 90,4 g
.ru 90,4 g oder mehr

6-003 Applikation von Medikamenten, Liste 3

6-003.1 Amphotericin-B-Lipidkomplex, parenteral
.10 200 mg bis unter 400 mg
Hinw.: Dieser Kode ist für Patienten mit einem Alter bei Aufnahme von unter 15 Jahren anzugeben
.11 400 mg bis unter 600 mg
Hinw.: Dieser Kode ist für Patienten mit einem Alter bei Aufnahme von unter 15 Jahren anzugeben
.12 600 mg bis unter 800 mg
.13 800 mg bis unter 1.000 mg
.14 1.000 mg bis unter 1.400 mg
.15 1.400 mg bis unter 1.800 mg
.16 1.800 mg bis unter 2.200 mg
.17 2.200 mg bis unter 2.600 mg
.18 2.600 mg bis unter 3.400 mg
.19 3.400 mg bis unter 4.200 mg
.1a 4.200 mg bis unter 5.000 mg
.1b 5.000 mg bis unter 5.800 mg
.1c 5.800 mg bis unter 7.400 mg
.1d 7.400 mg bis unter 9.000 mg
.1e 9.000 mg bis unter 10.600 mg
.1f 10.600 mg bis unter 12.200 mg
.1g 12.200 mg bis unter 15.400 mg
.1h 15.400 mg bis unter 18.600 mg
.1j 18.600 mg bis unter 21.800 mg
.1k 21.800 mg bis unter 25.000 mg
.1m 25.000 mg bis unter 31.400 mg
.1n 31.400 mg bis unter 37.800 mg
.1p 37.800 mg bis unter 44.200 mg
.1q 44.200 mg bis unter 50.600 mg
.1r 50.600 mg bis unter 57.000 mg
.1s 57.000 mg bis unter 63.400 mg
.1t 63.400 mg oder mehr

6-003.3 Carmustin, Implantat, intrathekal
.30 4 Implantate bis unter 7 Implantate
.31 7 Implantate bis unter 10 Implantate
.32 10 oder mehr Implantate

6-003.4 Dibotermin alfa, Implantation am Knochen
.40 12 mg bis unter 24 mg
.41 24 mg bis unter 36 mg
.42 36 mg oder mehr

6-003.7 Enzymersatztherapie bei lysosomalen Speicherkrankheiten
Inkl.: Therapie mit z.B. Imiglucerase, Laronidase, Alglucosidase alfa

6-003.8 Botulinumtoxin
Exkl.: Kosmetische Behandlung
Hinw.: Ein durchgeführtes EMG ist gesondert zu kodieren (1-205)

6-003.9 Surfactantgabe bei Neugeborenen
Inkl.: Surfactantgabe bei schweren neonatologischen Atemstörungen

6-003.a Sunitinib, oral
.a0 150 mg bis unter 200 mg
.a1 200 mg bis unter 250 mg
.a2 250 mg bis unter 300 mg
.a3 300 mg bis unter 350 mg
.a4 350 mg bis unter 400 mg
.a5 400 mg bis unter 450 mg
.a6 450 mg bis unter 500 mg
.a7 500 mg bis unter 600 mg
.a8 600 mg bis unter 700 mg

Kapitel 6: Medikamente

	.a9	700 mg bis unter 800 mg
	.aa	800 mg bis unter 900 mg
	.ab	900 mg bis unter 1.100 mg
	.ac	1.100 mg bis unter 1.300 mg
	.ad	1.300 mg bis unter 1.500 mg
	.ae	1.500 mg oder mehr
6-003.b	Sorafenib, oral	
	.b0	2.400 mg bis unter 3.200 mg
	.b1	3.200 mg bis unter 4.000 mg
	.b2	4.000 mg bis unter 4.800 mg
	.b3	4.800 mg bis unter 5.600 mg
	.b4	5.600 mg bis unter 6.400 mg
	.b5	6.400 mg bis unter 7.200 mg
	.b6	7.200 mg bis unter 8.000 mg
	.b7	8.000 mg bis unter 9.600 mg
	.b8	9.600 mg bis unter 11.200 mg
	.b9	11.200 mg bis unter 12.800 mg
	.ba	12.800 mg bis unter 14.400 mg
	.bb	14.400 mg bis unter 16.000 mg
	.bc	16.000 mg bis unter 19.200 mg
	.bd	19.200 mg bis unter 22.400 mg
	.be	22.400 mg bis unter 25.600 mg
	.bf	25.600 mg bis unter 28.800 mg
	.bg	28.800 mg bis unter 32.000 mg
	.bh	32.000 mg oder mehr
6-003.c	Ranibizumab, intravitreal	
6-003.d	Pegaptanib, intravitreal	
6-003.e	Nelarabin, parenteral	
	.e0	150 mg bis unter 600 mg
		Hinw.: Dieser Kode ist für Patienten mit einem Alter bei Aufnahme von unter 15 Jahren anzugeben
	.e1	600 mg bis unter 1.050 mg
		Hinw.: Dieser Kode ist für Patienten mit einem Alter bei Aufnahme von unter 15 Jahren anzugeben
	.e2	1.050 mg bis unter 1.500 mg
		Hinw.: Dieser Kode ist für Patienten mit einem Alter bei Aufnahme von unter 15 Jahren anzugeben
	.e3	1.500 mg bis unter 2.000 mg
	.e4	2.000 mg bis unter 2.500 mg
	.e5	2.500 mg bis unter 3.000 mg
	.e6	3.000 mg bis unter 3.500 mg
	.e7	3.500 mg bis unter 4.000 mg
	.e8	4.000 mg bis unter 4.500 mg
	.e9	4.500 mg bis unter 5.000 mg
	.ea	5.000 mg bis unter 6.000 mg
	.eb	6.000 mg bis unter 7.000 mg
	.ec	7.000 mg bis unter 8.000 mg
	.ed	8.000 mg bis unter 9.000 mg
	.ee	9.000 mg bis unter 10.000 mg
	.ef	10.000 mg bis unter 12.000 mg
	.eg	12.000 mg bis unter 14.000 mg
	.eh	14.000 mg bis unter 16.000 mg
	.ej	16.000 mg bis unter 20.000 mg
	.ek	20.000 mg bis unter 24.000 mg
	.em	24.000 mg bis unter 28.000 mg
	.en	28.000 mg bis unter 32.000 mg
	.ep	32.000 mg bis unter 36.000 mg
	.eq	36.000 mg oder mehr
6-003.f	Natalizumab, parenteral	
	.f0	300 mg bis unter 600 mg
	.f1	600 mg bis unter 900 mg
	.f2	900 mg oder mehr

6-003.g Lenalidomid, oral
- .g0 25 mg bis unter 50 mg
- .g1 50 mg bis unter 75 mg
- .g2 75 mg bis unter 100 mg
- .g3 100 mg bis unter 125 mg
- .g4 125 mg bis unter 150 mg
- .g5 150 mg bis unter 175 mg
- .g6 175 mg bis unter 200 mg
- .g7 200 mg bis unter 225 mg
- .g8 225 mg bis unter 250 mg
- .g9 250 mg bis unter 275 mg
- .ga 275 mg bis unter 300 mg
- .gb 300 mg bis unter 325 mg
- .gc 325 mg bis unter 350 mg
- .gd 350 mg bis unter 400 mg
- .ge 400 mg bis unter 450 mg
- .gf 450 mg bis unter 500 mg
- .gg 500 mg bis unter 600 mg
- .gh 600 mg bis unter 700 mg
- .gj 700 mg bis unter 800 mg
- .gk 800 mg oder mehr

6-003.h Eculizumab, parenteral
- .h0 300 mg bis unter 600 mg
- .h1 600 mg bis unter 900 mg
- .h2 900 mg bis unter 1.200 mg
- .h3 1.200 mg bis unter 1.500 mg
- .h4 1.500 mg bis unter 1.800 mg
- .h5 1.800 mg bis unter 2.100 mg
- .h6 2.100 mg bis unter 2.400 mg
- .h7 2.400 mg bis unter 2.700 mg
- .h8 2.700 mg bis unter 3.000 mg
- .h9 3.000 mg bis unter 3.300 mg
- .ha 3.300 mg bis unter 3.600 mg
- .hb 3.600 mg bis unter 3.900 mg
- .hc 3.900 mg bis unter 4.200 mg
- .hd 4.200 mg bis unter 4.500 mg
- .he 4.500 mg bis unter 4.800 mg
- .hf 4.800 mg bis unter 5.100 mg
- .hg 5.100 mg bis unter 5.400 mg
- .hh 5.400 mg bis unter 5.700 mg
- .hj 5.700 mg bis unter 6.000 mg
- .hm 6.000 mg bis unter 6.600 mg
- .hn 6.600 mg bis unter 7.200 mg
- .hp 7.200 mg bis unter 7.800 mg
- .hq 7.800 mg bis unter 8.400 mg
- .hr 8.400 mg bis unter 9.600 mg
- .hs 9.600 mg bis unter 10.800 mg
- .ht 10.800 mg bis unter 13.200 mg
- .hu 13.200 mg bis unter 15.600 mg
- .hv 15.600 mg bis unter 20.400 mg
- .hw 20.400 mg bis unter 25.200 mg
- .hz 25.200 mg oder mehr

6-003.j Clofarabin, parenteral
- .j0 10 mg bis unter 20 mg
  Hinw.: Dieser Kode ist für Patienten mit einem Alter bei Aufnahme von unter 5 Jahren anzugeben
- .j1 20 mg bis unter 30 mg
- .j2 30 mg bis unter 40 mg
- .j3 40 mg bis unter 50 mg
- .j4 50 mg bis unter 60 mg
- .j5 60 mg bis unter 70 mg

Kapitel 6: Medikamente

    .j6   70 mg bis unter 80 mg
    .j7   80 mg bis unter 100 mg
    .j8   100 mg bis unter 120 mg
    .j9   120 mg bis unter 140 mg
    .ja   140 mg bis unter 160 mg
    .jb   160 mg bis unter 180 mg
    .jc   180 mg bis unter 200 mg
    .jd   200 mg bis unter 220 mg
    .je   220 mg bis unter 240 mg
    .jf   240 mg bis unter 260 mg
    .jg   260 mg bis unter 280 mg
    .jh   280 mg bis unter 320 mg
    .jj   320 mg bis unter 360 mg
    .jk   360 mg bis unter 440 mg
    .jm   440 mg bis unter 520 mg
    .jn   520 mg bis unter 600 mg
    .jp   600 mg bis unter 760 mg
    .jq   760 mg bis unter 920 mg
    .jr   920 mg bis unter 1.080 mg
    .js   1.080 mg bis unter 1.320 mg
    .jt   1.320 mg bis unter 1.560 mg
    .ju   1.560 mg bis unter 1.800 mg
    .jv   1.800 mg oder mehr

6-003.k   Anidulafungin, parenteral

    .k0   75 mg bis unter 125 mg
          Hinw.: Dieser Kode ist für Patienten mit einem Alter bei Aufnahme von unter 15 Jahren anzugeben
    .k1   125 mg bis unter 200 mg
          Hinw.: Dieser Kode ist für Patienten mit einem Alter bei Aufnahme von unter 15 Jahren anzugeben
    .k2   200 mg bis unter 300 mg
    .k3   300 mg bis unter 400 mg
    .k4   400 mg bis unter 500 mg
    .k5   500 mg bis unter 600 mg
    .k6   600 mg bis unter 700 mg
    .k7   700 mg bis unter 800 mg
    .k8   800 mg bis unter 900 mg
    .k9   900 mg bis unter 1.000 mg
    .ka   1.000 mg bis unter 1.200 mg
    .kb   1.200 mg bis unter 1.400 mg
    .kc   1.400 mg bis unter 1.600 mg
    .kd   1.600 mg bis unter 1.800 mg
    .ke   1.800 mg bis unter 2.000 mg
    .kf   2.000 mg bis unter 2.400 mg
    .kg   2.400 mg bis unter 2.800 mg
    .kh   2.800 mg bis unter 3.200 mg
    .kj   3.200 mg bis unter 4.000 mg
    .kk   4.000 mg bis unter 4.800 mg
    .km   4.800 mg bis unter 5.600 mg
    .kn   5.600 mg bis unter 6.400 mg
    .kp   6.400 mg bis unter 8.000 mg
    .kq   8.000 mg bis unter 9.600 mg
    .kr   9.600 mg bis unter 11.200 mg
    .ks   11.200 mg bis unter 12.800 mg
    .kt   12.800 mg oder mehr

6-003.n   Nicht pegylierte Asparaginase, parenteral
    Exkl.: Parenterale Gabe von pegylierter Asparaginase (6-003.p ff.)
             Parenterale Gabe von L-Asparaginase aus Erwinia chrysanthemi (6-003.r ff.)

    .n0   25.000 Einheiten bis unter 50.000 Einheiten
          Hinw.: Dieser Kode ist für Patienten mit einem Alter bei Aufnahme von unter 15 Jahren anzugeben
    .n1   50.000 Einheiten bis unter 75.000 Einheiten
    .n2   75.000 Einheiten bis unter 100.000 Einheiten

Kapitel 6: Medikamente

.n3	100.000 Einheiten bis unter 125.000 Einheiten
.n4	125.000 Einheiten bis unter 150.000 Einheiten
.n5	150.000 Einheiten bis unter 175.000 Einheiten
.n6	175.000 Einheiten bis unter 200.000 Einheiten
.n7	200.000 Einheiten bis unter 250.000 Einheiten
.n8	250.000 Einheiten bis unter 300.000 Einheiten
.n9	300.000 Einheiten bis unter 350.000 Einheiten
.na	350.000 Einheiten bis unter 400.000 Einheiten
.nb	400.000 oder mehr Einheiten

6-003.p Pegylierte Asparaginase, parenteral
  Exkl.: Parenterale Gabe von nicht pegylierter Asparaginase (6-003.n ff.)
   Parenterale Gabe von L-Asparaginase aus Erwinia chrysanthemi (6-003.r ff.)

.p0	625 IE bis unter 1.250 IE

  Hinw.: Dieser Kode ist für Patienten mit einem Alter bei Aufnahme von unter 15 Jahren anzugeben

.p1	1.250 IE bis unter 2.500 IE
.p2	2.500 IE bis unter 3.750 IE
.p3	3.750 IE bis unter 5.000 IE
.p4	5.000 IE bis unter 6.250 IE
.p5	6.250 IE bis unter 7.500 IE
.p6	7.500 IE bis unter 8.750 IE
.p7	8.750 IE bis unter 10.000 IE
.p8	10.000 IE bis unter 11.250 IE
.p9	11.250 IE bis unter 12.500 IE
.pa	12.500 IE bis unter 13.750 IE
.pb	13.750 IE bis unter 15.000 IE
.pc	15.000 IE bis unter 17.500 IE
.pd	17.500 IE bis unter 20.000 IE
.pe	20.000 IE bis unter 22.500 IE
.pf	22.500 IE bis unter 25.000 IE
.pg	25.000 IE bis unter 27.500 IE
.ph	27.500 IE bis unter 30.000 IE
.pj	30.000 IE bis unter 35.000 IE
.pk	35.000 IE bis unter 40.000 IE
.pm	40.000 IE bis unter 45.000 IE
.pn	45.000 IE bis unter 50.000 IE
.pp	50.000 IE bis unter 60.000 IE
.pq	60.000 IE bis unter 70.000 IE
.pr	70.000 IE bis unter 80.000 IE
.ps	80.000 IE bis unter 90.000 IE
.pt	90.000 IE bis unter 100.000 IE
.pu	100.000 IE oder mehr

6-003.q Dexrazoxan, parenteral

6-003.r L-Asparaginase aus Erwinia chrysanthemi [Erwinase], parenteral
  Exkl.: Parenterale Gabe von pegylierter Asparaginase (6-003.p ff.)
   Parenterale Gabe von nicht pegylierter Asparaginase (6-003.n ff.)

.r0	2.500 IE bis unter 5.000 IE

  Hinw.: Dieser Kode ist für Patienten mit einem Alter bei Aufnahme von unter 15 Jahren anzugeben

.r1	5.000 IE bis unter 10.000 IE
.r2	10.000 IE bis unter 15.000 IE
.r3	15.000 IE bis unter 20.000 IE
.r4	20.000 IE bis unter 25.000 IE
.r5	25.000 IE bis unter 30.000 IE
.r6	30.000 IE bis unter 35.000 IE
.r7	35.000 IE bis unter 40.000 IE
.r8	40.000 IE bis unter 45.000 IE
.r9	45.000 IE bis unter 50.000 IE
.ra	50.000 IE bis unter 60.000 IE
.rb	60.000 IE bis unter 70.000 IE
.rc	70.000 IE bis unter 80.000 IE
.rd	80.000 IE bis unter 90.000 IE

Kapitel 6: Medikamente

    .re   90.000 IE bis unter 100.000 IE
    .rf   100.000 IE bis unter 120.000 IE
    .rg   120.000 IE bis unter 140.000 IE
    .rh   140.000 IE bis unter 160.000 IE
    .rj   160.000 IE bis unter 180.000 IE
    .rk   180.000 IE bis unter 200.000 IE
    .rm   200.000 IE bis unter 240.000 IE
    .rn   240.000 IE bis unter 280.000 IE
    .rp   280.000 IE bis unter 320.000 IE
    .rq   320.000 IE bis unter 360.000 IE
    .rr   360.000 IE bis unter 400.000 IE
    .rs   400.000 IE oder mehr

6-003.s   **Abatacept, intravenös**
    .s0   125 mg bis unter 250 mg
        Hinw.: Dieser Kode ist für Patienten mit einem Alter bei Aufnahme von unter 15 Jahren anzugeben
    .s1   250 mg bis unter 500 mg
        Hinw.: Dieser Kode ist für Patienten mit einem Alter bei Aufnahme von unter 15 Jahren anzugeben
    .s2   500 mg bis unter 750 mg
    .s3   750 mg bis unter 1.000 mg
    .s4   1.000 mg bis unter 1.250 mg
    .s5   1.250 mg bis unter 1.500 mg
    .s6   1.500 mg bis unter 1.750 mg
    .s7   1.750 mg bis unter 2.000 mg
    .s8   2.000 mg bis unter 2.250 mg
    .s9   2.250 mg bis unter 2.500 mg
    .sa   2.500 mg bis unter 2.750 mg
    .sb   2.750 mg bis unter 3.000 mg
    .sc   3.000 mg oder mehr

6-003.t   **Abatacept, subkutan**
    .tb   50,0 mg bis unter 87,5 mg
        Hinw.: Dieser Kode ist für Patienten mit einem Alter bei Aufnahme von unter 15 Jahren anzugeben
    .tc   87,5 mg bis unter 125,0 mg
        Hinw.: Dieser Kode ist für Patienten mit einem Alter bei Aufnahme von unter 15 Jahren anzugeben
    .td   125,0 mg bis unter 250,0 mg
        Hinw.: Dieser Kode ist für Patienten mit einem Alter bei Aufnahme von unter 15 Jahren anzugeben
    .te   250,0 mg bis unter 375,0 mg
    .tf   375,0 mg bis unter 500,0 mg
    .tg   500,0 mg bis unter 625,0 mg
    .th   625,0 mg bis unter 750,0 mg
    .tj   750,0 mg bis unter 875,0 mg
    .tk   875,0 mg bis unter 1.000,0 mg
    .tm   1.000,0 mg bis unter 1.125,0 mg
    .tn   1.125,0 mg bis unter 1.250,0 mg
    .tp   1.250,0 mg bis unter 1.375,0 mg
    .tq   1.375,0 mg bis unter 1.500,0 mg
    .tr   1.500,0 mg oder mehr

6-004   **Applikation von Medikamenten, Liste 4**

6-004.0   Palivizumab, parenteral
    .00   15 mg bis unter 30 mg
        Hinw.: Dieser Kode ist für Patienten mit einem Alter bei Aufnahme von unter 3 Jahren anzugeben
    .01   30 mg bis unter 45 mg
        Hinw.: Dieser Kode ist für Patienten mit einem Alter bei Aufnahme von unter 3 Jahren anzugeben
    .02   45 mg bis unter 60 mg
        Hinw.: Dieser Kode ist für Patienten mit einem Alter bei Aufnahme von unter 3 Jahren anzugeben
    .03   60 mg bis unter 75 mg
        Hinw.: Dieser Kode ist für Patienten mit einem Alter bei Aufnahme von unter 3 Jahren anzugeben
    .04   75 mg bis unter 90 mg
        Hinw.: Dieser Kode ist für Patienten mit einem Alter bei Aufnahme von unter 3 Jahren anzugeben
    .05   90 mg bis unter 120 mg
        Hinw.: Dieser Kode ist für Patienten mit einem Alter bei Aufnahme von unter 3 Jahren anzugeben

	.06	120 mg bis unter 150 mg
		Hinw.: Dieser Kode ist für Patienten mit einem Alter bei Aufnahme von unter 3 Jahren anzugeben
	.07	150 mg bis unter 180 mg
		Hinw.: Dieser Kode ist für Patienten mit einem Alter bei Aufnahme von unter 3 Jahren anzugeben
	.08	180 mg bis unter 240 mg
		Hinw.: Dieser Kode ist für Patienten mit einem Alter bei Aufnahme von unter 3 Jahren anzugeben
	.09	240 mg bis unter 300 mg
		Hinw.: Dieser Kode ist für Patienten mit einem Alter bei Aufnahme von unter 3 Jahren anzugeben
	.0a	300 mg bis unter 360 mg
		Hinw.: Dieser Kode ist für Patienten mit einem Alter bei Aufnahme von unter 3 Jahren anzugeben
	.0b	360 mg bis unter 420 mg
		Hinw.: Dieser Kode ist für Patienten mit einem Alter bei Aufnahme von unter 3 Jahren anzugeben
	.0c	420 mg bis unter 480 mg
		Hinw.: Dieser Kode ist für Patienten mit einem Alter bei Aufnahme von unter 3 Jahren anzugeben
	.0d	480 mg bis unter 540 mg
		Hinw.: Dieser Kode ist für Patienten mit einem Alter bei Aufnahme von unter 3 Jahren anzugeben
	.0e	540 mg bis unter 600 mg
		Hinw.: Dieser Kode ist für Patienten mit einem Alter bei Aufnahme von unter 3 Jahren anzugeben
	.0f	600 mg oder mehr
		Hinw.: Dieser Kode ist für Patienten mit einem Alter bei Aufnahme von unter 3 Jahren anzugeben
6-004.1		**Hämin, parenteral**
	.10	100 mg bis unter 200 mg
		Hinw.: Dieser Kode ist für Patienten mit einem Alter bei Aufnahme von unter 15 Jahren anzugeben
	.11	200 mg bis unter 400 mg
	.12	400 mg bis unter 600 mg
	.13	600 mg bis unter 800 mg
	.14	800 mg bis unter 1.000 mg
	.15	1.000 mg bis unter 1.400 mg
	.16	1.400 mg bis unter 1.800 mg
	.17	1.800 mg bis unter 2.200 mg
	.18	2.200 mg bis unter 2.600 mg
	.19	2.600 mg oder mehr
6-004.2		**Ambrisentan, oral**
	.20	10,0 mg bis unter 17,5 mg
		Hinw.: Dieser Kode ist für Patienten mit einem Alter bei Aufnahme von unter 15 Jahren anzugeben
	.21	17,5 mg bis unter 25,0 mg
		Hinw.: Dieser Kode ist für Patienten mit einem Alter bei Aufnahme von unter 15 Jahren anzugeben
	.22	25,0 mg bis unter 35,0 mg
	.23	35,0 mg bis unter 45,0 mg
	.24	45,0 mg bis unter 55,0 mg
	.25	55,0 mg bis unter 65,0 mg
	.26	65,0 mg bis unter 75,0 mg
	.27	75,0 mg bis unter 100,0 mg
	.28	100,0 mg bis unter 125,0 mg
	.29	125,0 mg bis unter 150,0 mg
	.2a	150,0 mg bis unter 200,0 mg
	.2b	200,0 mg bis unter 250,0 mg
	.2c	250,0 mg bis unter 300,0 mg
	.2d	300,0 mg bis unter 350,0 mg
	.2e	350,0 mg bis unter 400,0 mg
	.2f	400,0 mg bis unter 450,0 mg
	.2g	450,0 mg oder mehr
6-004.3		**Dasatinib, oral**
	.30	200 mg bis unter 300 mg
		Hinw.: Dieser Kode ist für Patienten mit einem Alter bei Aufnahme von unter 15 Jahren anzugeben
	.31	300 mg bis unter 500 mg
		Hinw.: Dieser Kode ist für Patienten mit einem Alter bei Aufnahme von unter 15 Jahren anzugeben
	.32	500 mg bis unter 700 mg
		Hinw.: Dieser Kode ist für Patienten mit einem Alter bei Aufnahme von unter 15 Jahren anzugeben
	.33	700 mg bis unter 1.000 mg

Kapitel 6: Medikamente

.34 1.000 mg bis unter 1.300 mg
.35 1.300 mg bis unter 1.600 mg
.36 1.600 mg bis unter 1.900 mg
.37 1.900 mg bis unter 2.200 mg
.38 2.200 mg bis unter 2.800 mg
.39 2.800 mg bis unter 3.400 mg
.3a 3.400 mg bis unter 4.000 mg
.3b 4.000 mg bis unter 4.600 mg
.3c 4.600 mg bis unter 5.200 mg
.3d 5.200 mg bis unter 5.800 mg
.3e 5.800 mg bis unter 6.400 mg
.3f 6.400 mg bis unter 7.600 mg
.3g 7.600 mg bis unter 8.800 mg
.3h 8.800 mg oder mehr

6-004.4 Decitabin, parenteral
.40 30 mg bis unter 60 mg
.41 60 mg bis unter 90 mg
.42 90 mg bis unter 120 mg
.43 120 mg bis unter 150 mg
.44 150 mg bis unter 180 mg
.45 180 mg bis unter 210 mg
.46 210 mg bis unter 240 mg
.47 240 mg bis unter 270 mg
.48 270 mg bis unter 300 mg
.49 300 mg bis unter 330 mg
.4a 330 mg bis unter 360 mg
.4b 360 mg bis unter 390 mg
.4c 390 mg bis unter 420 mg
.4d 420 mg bis unter 450 mg
.4e 450 mg bis unter 480 mg
.4f 480 mg bis unter 510 mg
.4g 510 mg oder mehr

6-004.5 Micafungin, parenteral
.50 75 mg bis unter 150 mg
Hinw.: Dieser Kode ist für Patienten mit einem Alter bei Aufnahme von unter 15 Jahren anzugeben
.51 150 mg bis unter 250 mg
.52 250 mg bis unter 350 mg
.53 350 mg bis unter 450 mg
.54 450 mg bis unter 550 mg
.55 550 mg bis unter 650 mg
.56 650 mg bis unter 750 mg
.57 750 mg bis unter 850 mg
.58 850 mg bis unter 950 mg
.59 950 mg bis unter 1.150 mg
.5a 1.150 mg bis unter 1.350 mg
.5b 1.350 mg bis unter 1.550 mg
.5c 1.550 mg bis unter 1.950 mg
.5d 1.950 mg bis unter 2.350 mg
.5e 2.350 mg bis unter 2.750 mg
.5f 2.750 mg bis unter 3.150 mg
.5g 3.150 mg bis unter 3.950 mg
.5h 3.950 mg bis unter 4.750 mg
.5j 4.750 mg bis unter 5.550 mg
.5k 5.550 mg bis unter 6.350 mg
.5m 6.350 mg bis unter 7.950 mg
.5n 7.950 mg bis unter 9.550 mg
.5p 9.550 mg bis unter 11.150 mg
.5q 11.150 mg bis unter 12.750 mg
.5r 12.750 mg bis unter 14.350 mg
.5s 14.350 mg bis unter 15.950 mg
.5t 15.950 mg bis unter 17.550 mg
.5u 17.550 mg oder mehr

6-004.6 Nilotinib, oral

6-004.7 Panitumumab, parenteral
    .70 180 mg bis unter 300 mg
    .71 300 mg bis unter 420 mg
    .72 420 mg bis unter 540 mg
    .73 540 mg bis unter 660 mg
    .74 660 mg bis unter 780 mg
    .75 780 mg bis unter 900 mg
    .76 900 mg bis unter 1.020 mg
    .77 1.020 mg bis unter 1.260 mg
    .78 1.260 mg bis unter 1.500 mg
    .79 1.500 mg bis unter 1.740 mg
    .7a 1.740 mg bis unter 1.980 mg
    .7b 1.980 mg bis unter 2.220 mg
    .7c 2.220 mg bis unter 2.460 mg
    .7e 2.460 mg bis unter 2.700 mg
    .7f 2.700 mg bis unter 3.180 mg
    .7g 3.180 mg bis unter 3.660 mg
    .7h 3.660 mg bis unter 4.140 mg
    .7j 4.140 mg bis unter 4.620 mg
    .7k 4.620 mg bis unter 5.100 mg
    .7m 5.100 mg bis unter 5.580 mg
    .7n 5.580 mg bis unter 6.060 mg
    .7p 6.060 mg bis unter 6.540 mg
    .7q 6.540 mg bis unter 7.020 mg
    .7r 7.020 mg bis unter 7.500 mg
    .7s 7.500 mg oder mehr

6-004.a Trabectedin, parenteral
    .a0 0,25 mg bis unter 0,50 mg
    Hinw.: Dieser Kode ist für Patienten mit einem Alter bei Aufnahme von unter 15 Jahren anzugeben
    .a1 0,50 mg bis unter 0,75 mg
    Hinw.: Dieser Kode ist für Patienten mit einem Alter bei Aufnahme von unter 15 Jahren anzugeben
    .a2 0,75 mg bis unter 1,00 mg
    Hinw.: Dieser Kode ist für Patienten mit einem Alter bei Aufnahme von unter 15 Jahren anzugeben
    .a3 1,00 mg bis unter 1,25 mg
    Hinw.: Dieser Kode ist für Patienten mit einem Alter bei Aufnahme von unter 15 Jahren anzugeben
    .a4 1,25 mg bis unter 1,50 mg
    .a5 1,50 mg bis unter 1,75 mg
    .a6 1,75 mg bis unter 2,00 mg
    .a7 2,00 mg bis unter 2,25 mg
    .a8 2,25 mg bis unter 2,50 mg
    .a9 2,50 mg bis unter 2,75 mg
    .aa 2,75 mg bis unter 3,00 mg
    .ab 3,00 mg bis unter 3,25 mg
    .ac 3,25 mg bis unter 3,50 mg
    .ad 3,50 mg bis unter 4,00 mg
    .ae 4,00 mg bis unter 4,50 mg
    .af 4,50 mg bis unter 5,00 mg
    .ag 5,00 mg bis unter 5,50 mg
    .ah 5,50 mg bis unter 6,00 mg
    .ak 6,00 mg bis unter 7,00 mg
    .am 7,00 mg bis unter 8,00 mg
    .an 8,00 mg bis unter 9,00 mg
    .ap 9,00 mg bis unter 10,00 mg
    .aq 10,00 mg bis unter 12,00 mg
    .ar 12,00 mg bis unter 14,00 mg
    .as 14,00 mg bis unter 16,00 mg
    .at 16,00 mg bis unter 20,00 mg
    .au 20,00 mg bis unter 24,00 mg
    .av 24,00 mg oder mehr

Kapitel 6: Medikamente

6-004.b Treprostinil, parenteral
6-004.c Rasburicase, parenteral
6-004.d Levosimendan, parenteral
6-004.e Temsirolimus, parenteral
    .e0   10,0 mg bis unter 17,5 mg
          Hinw.: Dieser Kode ist für Patienten mit einem Alter bei Aufnahme von unter 15 Jahren anzugeben
    .e1   17,5 mg bis unter 25,0 mg
          Hinw.: Dieser Kode ist für Patienten mit einem Alter bei Aufnahme von unter 15 Jahren anzugeben
    .e2   25,0 mg bis unter 50,0 mg
    .e3   50,0 mg bis unter 75,0 mg
    .e4   75,0 mg bis unter 100,0 mg
    .e5   100,0 mg bis unter 150,0 mg
    .e6   150,0 mg bis unter 200,0 mg
    .e7   200,0 mg bis unter 250,0 mg
    .e8   250,0 mg bis unter 325,0 mg
    .e9   325,0 mg bis unter 400,0 mg
    .ea   400,0 mg bis unter 475,0 mg
    .eb   475,0 mg bis unter 550,0 mg
    .ec   550,0 mg oder mehr

6-005   **Applikation von Medikamenten, Liste 5**
6-005.0 Azacitidin, parenteral
    .00   150 mg bis unter 225 mg
    .01   225 mg bis unter 300 mg
    .02   300 mg bis unter 375 mg
    .03   375 mg bis unter 450 mg
    .04   450 mg bis unter 600 mg
    .05   600 mg bis unter 750 mg
    .06   750 mg bis unter 900 mg
    .07   900 mg bis unter 1.200 mg
    .08   1.200 mg bis unter 1.500 mg
    .09   1.500 mg bis unter 1.800 mg
    .0a   1.800 mg bis unter 2.100 mg
    .0b   2.100 mg bis unter 2.400 mg
    .0c   2.400 mg bis unter 2.700 mg
    .0d   2.700 mg bis unter 3.000 mg
    .0f   3.000 mg bis unter 3.300 mg
    .0g   3.300 mg bis unter 3.600 mg
    .0h   3.600 mg bis unter 3.900 mg
    .0j   3.900 mg bis unter 4.500 mg
    .0k   4.500 mg bis unter 5.100 mg
    .0m   5.100 mg bis unter 5.700 mg
    .0n   5.700 mg bis unter 6.300 mg
    .0p   6.300 mg oder mehr
6-005.2 Golimumab, parenteral
6-005.4 Icatibant, parenteral
6-005.5 Arsentrioxid, parenteral
6-005.6 Denileukin diftitox, parenteral
6-005.7 Certolizumab, parenteral
6-005.8 Everolimus, oral
6-005.9 Romiplostim, parenteral
    .90   100 µg bis unter 200 µg
          Hinw.: Dieser Kode ist für Patienten mit einem Alter bei Aufnahme von unter 15 Jahren anzugeben
    .91   200 µg bis unter 300 µg
    .92   300 µg bis unter 400 µg
    .93   400 µg bis unter 500 µg
    .94   500 µg bis unter 600 µg

	.95	600 µg bis unter 700 µg
	.96	700 µg bis unter 800 µg
	.97	800 µg bis unter 900 µg
	.98	900 µg bis unter 1.000 µg
	.99	1.000 µg bis unter 1.200 µg
	.9a	1.200 µg bis unter 1.400 µg
	.9b	1.400 µg bis unter 1.600 µg
	.9c	1.600 µg bis unter 1.800 µg
	.9d	1.800 µg bis unter 2.000 µg
	.9e	2.000 µg bis unter 2.400 µg
	.9f	2.400 µg bis unter 2.800 µg
	.9g	2.800 µg bis unter 3.200 µg
	.9h	3.200 µg bis unter 3.600 µg
	.9j	3.600 µg bis unter 4.000 µg
	.9k	4.000 µg bis unter 4.400 µg
	.9m	4.400 µg bis unter 4.800 µg
	.9n	4.800 µg bis unter 5.200 µg
	.9p	5.200 µg bis unter 5.600 µg
	.9q	5.600 µg oder mehr
6-005.a		Pazopanib, oral
6-005.b		Vinflunin, parenteral
	.b0	100 mg bis unter 200 mg
	.b1	200 mg bis unter 300 mg
	.b2	300 mg bis unter 400 mg
	.b3	400 mg bis unter 500 mg
	.b4	500 mg bis unter 600 mg
	.b5	600 mg bis unter 700 mg
	.b6	700 mg bis unter 800 mg
	.b7	800 mg bis unter 900 mg
	.b8	900 mg bis unter 1.000 mg
	.b9	1.000 mg bis unter 1.200 mg
	.ba	1.200 mg bis unter 1.400 mg
	.bb	1.400 mg bis unter 1.600 mg
	.bc	1.600 mg bis unter 1.800 mg
	.bd	1.800 mg bis unter 2.000 mg
	.be	2.000 mg bis unter 2.200 mg
	.bf	2.200 mg bis unter 2.400 mg
	.bg	2.400 mg bis unter 2.600 mg
	.bh	2.600 mg bis unter 2.800 mg
	.bj	2.800 mg oder mehr
6-005.c		Temozolomid, parenteral
6-005.d		Paclitaxel, als an Albumin gebundene Nanopartikel, parenteral
	.d0	150 mg bis unter 300 mg
	.d1	300 mg bis unter 450 mg
	.d2	450 mg bis unter 600 mg
	.d3	600 mg bis unter 750 mg
	.d4	750 mg bis unter 900 mg
	.d5	900 mg bis unter 1.050 mg
	.d6	1.050 mg bis unter 1.200 mg
	.d7	1.200 mg bis unter 1.350 mg
	.d8	1.350 mg bis unter 1.500 mg
	.d9	1.500 mg bis unter 1.650 mg
	.da	1.650 mg bis unter 1.800 mg
	.db	1.800 mg bis unter 1.950 mg
	.dc	1.950 mg bis unter 2.100 mg
	.dd	2.100 mg bis unter 2.250 mg
	.de	2.250 mg bis unter 2.400 mg
	.df	2.400 mg bis unter 2.550 mg
	.dg	2.550 mg bis unter 2.700 mg

Kapitel 6: Medikamente

            .dh   2.700 mg bis unter 2.850 mg
            .dj   2.850 mg bis unter 3.000 mg
            .dk   3.000 mg oder mehr

6-005.e   Plerixafor, parenteral
            .e0   2,5 mg bis unter 5,0 mg
            .e1   5,0 mg bis unter 10,0 mg
            .e2   10,0 mg bis unter 15,0 mg
            .e3   15,0 mg bis unter 20,0 mg
            .e4   20,0 mg bis unter 25,0 mg
            .e5   25,0 mg bis unter 30,0 mg
            .e6   30,0 mg bis unter 35,0 mg
            .e7   35,0 mg bis unter 40,0 mg
            .e8   40,0 mg bis unter 45,0 mg
            .e9   45,0 mg bis unter 50,0 mg
            .ea   50,0 mg bis unter 60,0 mg
            .eb   60,0 mg bis unter 70,0 mg
            .ec   70,0 mg bis unter 80,0 mg
            .ed   80,0 mg bis unter 100,0 mg
            .ee   100,0 mg bis unter 120,0 mg
            .ef   120,0 mg bis unter 140,0 mg
            .eg   140,0 mg bis unter 160,0 mg
            .eh   160,0 mg bis unter 180,0 mg
            .ej   180,0 mg bis unter 200,0 mg
            .ek   200,0 mg bis unter 220,0 mg
            .em   220,0 mg bis unter 240,0 mg
            .en   240,0 mg oder mehr

6-005.f   Ixabepilon, parenteral

6-005.g   Mifamurtid, parenteral
            .g0   1,0 mg bis unter 1,5 mg
                  Hinw.: Dieser Kode ist für Patienten mit einem Alter bei Aufnahme von unter 15 Jahren anzugeben
            .g1   1,5 mg bis unter 2,0 mg
                  Hinw.: Dieser Kode ist für Patienten mit einem Alter bei Aufnahme von unter 15 Jahren anzugeben
            .g2   2,0 mg bis unter 2,5 mg
                  Hinw.: Dieser Kode ist für Patienten mit einem Alter bei Aufnahme von unter 15 Jahren anzugeben
            .g3   2,5 mg bis unter 3,0 mg
                  Hinw.: Dieser Kode ist für Patienten mit einem Alter bei Aufnahme von unter 15 Jahren anzugeben
            .g4   3,0 mg bis unter 4,0 mg
            .g5   4,0 mg bis unter 5,0 mg
            .g6   5,0 mg bis unter 6,0 mg
            .g7   6,0 mg bis unter 8,0 mg
            .g8   8,0 mg bis unter 12,0 mg
            .g9   12,0 mg bis unter 16,0 mg
            .ga   16,0 mg bis unter 20,0 mg
            .gb   20,0 mg bis unter 24,0 mg
            .gc   24,0 mg bis unter 28,0 mg
            .gd   28,0 mg bis unter 32,0 mg
            .ge   32,0 mg bis unter 36,0 mg
            .gf   36,0 mg bis unter 40,0 mg
            .gg   40,0 mg bis unter 44,0 mg
            .gh   44,0 mg bis unter 48,0 mg
            .gj   48,0 mg oder mehr

6-005.h   Vorinostat, oral

6-005.k   Defibrotid, parenteral
            .k0   250 mg bis unter 500 mg
                  Hinw.: Dieser Kode ist für Patienten mit einem Alter bei Aufnahme von unter 15 Jahren anzugeben
            .k1   500 mg bis unter 1.000 mg
            .k2   1.000 mg bis unter 1.500 mg
            .k3   1.500 mg bis unter 2.000 mg
            .k4   2.000 mg bis unter 3.000 mg

Kapitel 6: Medikamente

	.k5	3.000 mg bis unter 4.000 mg
	.k6	4.000 mg bis unter 5.000 mg
	.k7	5.000 mg bis unter 6.000 mg
	.k8	6.000 mg bis unter 8.000 mg
	.k9	8.000 mg bis unter 10.000 mg
	.ka	10.000 mg bis unter 12.000 mg
	.kb	12.000 mg bis unter 14.000 mg
	.kc	14.000 mg bis unter 18.000 mg
	.kd	18.000 mg bis unter 22.000 mg
	.ke	22.000 mg bis unter 26.000 mg
	.kf	26.000 mg bis unter 30.000 mg
	.kg	30.000 mg bis unter 38.000 mg
	.kh	38.000 mg bis unter 46.000 mg
	.kj	46.000 mg bis unter 54.000 mg
	.kk	54.000 mg bis unter 70.000 mg
	.km	70.000 mg bis unter 86.000 mg
	.kn	86.000 mg bis unter 102.000 mg
	.kp	102.000 mg bis unter 118.000 mg
	.kq	118.000 mg bis unter 150.000 mg
	.kr	150.000 mg bis unter 182.000 mg
	.ks	182.000 mg bis unter 214.000 mg
	.kt	214.000 mg oder mehr

6-005.m Tocilizumab, intravenös

.m0 80 mg bis unter 200 mg
Hinw.: Dieser Kode ist für Patienten mit einem Alter bei Aufnahme von unter 15 Jahren anzugeben

.m1 200 mg bis unter 320 mg
Hinw.: Dieser Kode ist für Patienten mit einem Alter bei Aufnahme von unter 15 Jahren anzugeben

.m2 320 mg bis unter 480 mg
.m3 480 mg bis unter 640 mg
.m4 640 mg bis unter 800 mg
.m5 800 mg bis unter 960 mg
.m6 960 mg bis unter 1.120 mg
.m7 1.120 mg bis unter 1.280 mg
.m8 1.280 mg bis unter 1.440 mg
.m9 1.440 mg bis unter 1.600 mg
.ma 1.600 mg bis unter 1.760 mg
.mb 1.760 mg bis unter 1.920 mg
.mc 1.920 mg bis unter 2.080 mg
.me 2.080 mg bis unter 2.400 mg
.mf 2.400 mg bis unter 2.720 mg
.mg 2.720 mg bis unter 3.040 mg
.mh 3.040 mg bis unter 3.360 mg
.mj 3.360 mg bis unter 3.680 mg
.mk 3.680 mg bis unter 4.000 mg
.mn 4.000 mg bis unter 4.640 mg
.mp 4.640 mg bis unter 5.280 mg
.mq 5.280 mg bis unter 5.920 mg
.mr 5.920 mg bis unter 6.560 mg
.ms 6.560 mg bis unter 7.200 mg
.mt 7.200 mg bis unter 7.840 mg
.mu 7.840 mg bis unter 8.480 mg
.mv 8.480 mg oder mehr

6-005.n Tocilizumab, subkutan

.n0 162 mg bis unter 324 mg
Hinw.: Dieser Kode ist für Patienten mit einem Alter bei Aufnahme von unter 15 Jahren anzugeben

.n1 324 mg bis unter 486 mg
.n2 486 mg bis unter 648 mg
.n3 648 mg bis unter 810 mg
.n4 810 mg bis unter 972 mg
.n5 972 mg bis unter 1.134 mg

Kapitel 6: Medikamente

    .n6   1.134 mg bis unter 1.296 mg
    .n7   1.296 mg bis unter 1.458 mg
    .n8   1.458 mg bis unter 1.620 mg
    .n9   1.620 mg bis unter 1.782 mg
    .na   1.782 mg bis unter 1.944 mg
    .nb   1.944 mg bis unter 2.106 mg
    .nc   2.106 mg bis unter 2.268 mg
    .nd   2.268 mg oder mehr

6-005.p   Ustekinumab, intravenös

    .p0   10 mg bis unter 50 mg
          Hinw.: Dieser Kode ist für Patienten mit einem Alter bei Aufnahme von unter 15 Jahren anzugeben
    .p1   50 mg bis unter 90 mg
          Hinw.: Dieser Kode ist für Patienten mit einem Alter bei Aufnahme von unter 15 Jahren anzugeben
    .p2   90 mg bis unter 130 mg
          Hinw.: Dieser Kode ist für Patienten mit einem Alter bei Aufnahme von unter 15 Jahren anzugeben
    .p3   130 mg bis unter 260 mg
    .p4   260 mg bis unter 390 mg
    .p5   390 mg bis unter 520 mg
    .p6   520 mg bis unter 650 mg
    .p7   650 mg bis unter 780 mg
    .p8   780 mg bis unter 910 mg
    .p9   910 mg bis unter 1.040 mg
    .pa   1.040 mg bis unter 1.170 mg
    .pb   1.170 mg bis unter 1.300 mg
    .pc   1.300 mg bis unter 1.430 mg
    .pd   1.430 mg bis unter 1.560 mg
    .pe   1.560 mg bis unter 1.690 mg
    .pf   1.690 mg bis unter 1.820 mg
    .pg   1.820 mg oder mehr

6-005.q   Ustekinumab, subkutan

    .q0   10 mg bis unter 20 mg
          Hinw.: Dieser Kode ist für Patienten mit einem Alter bei Aufnahme von unter 15 Jahren anzugeben
    .q1   20 mg bis unter 30 mg
          Hinw.: Dieser Kode ist für Patienten mit einem Alter bei Aufnahme von unter 15 Jahren anzugeben
    .q2   30 mg bis unter 45 mg
          Hinw.: Dieser Kode ist für Patienten mit einem Alter bei Aufnahme von unter 15 Jahren anzugeben
    .q3   45 mg bis unter 90 mg
    .q4   90 mg bis unter 135 mg
    .q5   135 mg bis unter 180 mg
    .q6   180 mg bis unter 225 mg
    .q7   225 mg bis unter 270 mg
    .q8   270 mg bis unter 315 mg
    .q9   315 mg bis unter 360 mg
    .qa   360 mg bis unter 405 mg
    .qb   405 mg bis unter 450 mg
    .qc   450 mg bis unter 495 mg
    .qd   495 mg bis unter 540 mg
    .qe   540 mg bis unter 585 mg
    .qf   585 mg bis unter 630 mg
    .qg   630 mg bis unter 675 mg
    .qh   675 mg bis unter 720 mg
    .qj   720 mg oder mehr

6-006   **Applikation von Medikamenten, Liste 6**

6-006.0   Eltrombopag, oral

    .00   150 mg bis unter 300 mg
          Hinw.: Dieser Kode ist für Patienten mit einem Alter bei Aufnahme von unter 15 Jahren anzugeben
    .01   300 mg bis unter 450 mg
    .02   450 mg bis unter 600 mg
    .03   600 mg bis unter 750 mg

Kapitel 6: Medikamente

	.04	750 mg bis unter 900 mg
	.05	900 mg bis unter 1.050 mg
	.06	1.050 mg bis unter 1.200 mg
	.07	1.200 mg bis unter 1.350 mg
	.08	1.350 mg bis unter 1.500 mg
	.09	1.500 mg bis unter 1.800 mg
	.0a	1.800 mg bis unter 2.100 mg
	.0b	2.100 mg bis unter 2.400 mg
	.0c	2.400 mg bis unter 2.700 mg
	.0d	2.700 mg bis unter 3.000 mg
	.0e	3.000 mg bis unter 3.600 mg
	.0f	3.600 mg bis unter 4.200 mg
	.0g	4.200 mg bis unter 4.800 mg
	.0h	4.800 mg bis unter 5.400 mg
	.0j	5.400 mg bis unter 6.000 mg
	.0k	6.000 mg bis unter 6.600 mg
	.0m	6.600 mg bis unter 7.200 mg
	.0n	7.200 mg bis unter 7.800 mg
	.0p	7.800 mg bis unter 8.400 mg
	.0q	8.400 mg oder mehr
6-006.1		**Cabazitaxel, parenteral**
	.10	30 mg bis unter 35 mg
	.11	35 mg bis unter 40 mg
	.12	40 mg bis unter 45 mg
	.13	45 mg bis unter 50 mg
	.14	50 mg bis unter 55 mg
	.15	55 mg bis unter 60 mg
	.16	60 mg bis unter 70 mg
	.17	70 mg bis unter 80 mg
	.18	80 mg bis unter 90 mg
	.19	90 mg bis unter 100 mg
	.1a	100 mg bis unter 110 mg
	.1b	110 mg bis unter 120 mg
	.1c	120 mg bis unter 130 mg
	.1d	130 mg bis unter 140 mg
	.1e	140 mg bis unter 160 mg
	.1f	160 mg bis unter 180 mg
	.1g	180 mg bis unter 200 mg
	.1h	200 mg bis unter 220 mg
	.1j	220 mg bis unter 240 mg
	.1k	240 mg oder mehr
6-006.2		**Abirateron, oral**
	.20	3.000 mg bis unter 6.000 mg
	.21	6.000 mg bis unter 9.000 mg
	.22	9.000 mg bis unter 12.000 mg
	.23	12.000 mg bis unter 15.000 mg
	.24	15.000 mg bis unter 18.000 mg
	.25	18.000 mg bis unter 21.000 mg
	.26	21.000 mg bis unter 24.000 mg
	.27	24.000 mg bis unter 27.000 mg
	.28	27.000 mg bis unter 30.000 mg
	.29	30.000 mg bis unter 33.000 mg
	.2a	33.000 mg bis unter 36.000 mg
	.2b	36.000 mg bis unter 39.000 mg
	.2c	39.000 mg bis unter 42.000 mg
	.2d	42.000 mg bis unter 45.000 mg
	.2e	45.000 mg bis unter 48.000 mg
	.2f	48.000 mg bis unter 51.000 mg
	.2g	51.000 mg oder mehr
6-006.4		**Ofatumumab, parenteral**

Kapitel 6: Medikamente

6-006.5 Eribulin, parenteral

6-006.6 Belimumab, parenteral
.60 200 mg bis unter 400 mg
Hinw.: Dieser Kode ist für Patienten mit einem Alter bei Aufnahme von unter 15 Jahren anzugeben
.61 400 mg bis unter 600 mg
.62 600 mg bis unter 800 mg
.63 800 mg bis unter 1.000 mg
.64 1.000 mg bis unter 1.200 mg
.65 1.200 mg bis unter 1.400 mg
.66 1.400 mg bis unter 1.600 mg
.67 1.600 mg bis unter 2.000 mg
.68 2.000 mg bis unter 2.400 mg
.69 2.400 mg bis unter 2.800 mg
.6a 2.800 mg bis unter 3.200 mg
.6b 3.200 mg bis unter 3.600 mg
.6c 3.600 mg bis unter 4.000 mg
.6d 4.000 mg bis unter 4.400 mg
.6e 4.400 mg bis unter 4.800 mg
.6f 4.800 mg bis unter 5.200 mg
.6g 5.200 mg oder mehr

6-006.7 Canakinumab, parenteral

6-006.8 Miglustat, oral

6-006.9 Tafamidis, oral

6-006.a Paliperidon, parenteral
.a0 75 mg bis unter 125 mg
.a1 125 mg bis unter 175 mg
.a2 175 mg bis unter 250 mg
.a3 250 mg bis unter 325 mg
.a4 325 mg bis unter 400 mg
.a5 400 mg bis unter 475 mg
.a6 475 mg bis unter 550 mg
.a7 550 mg bis unter 625 mg
.a8 625 mg bis unter 700 mg
.a9 700 mg bis unter 775 mg
.aa 775 mg bis unter 850 mg
.ab 850 mg bis unter 925 mg
.ac 925 mg bis unter 1.000 mg
.ad 1.000 mg bis unter 1.075 mg
.ae 1.075 mg bis unter 1.150 mg
.af 1.150 mg bis unter 1.225 mg
.ag 1.225 mg oder mehr

6-006.b Brentuximab vedotin, parenteral
.b0 25 mg bis unter 50 mg
Hinw.: Dieser Kode ist für Patienten mit einem Alter bei Aufnahme von unter 15 Jahren anzugeben
.b1 50 mg bis unter 75 mg
.b2 75 mg bis unter 100 mg
.b3 100 mg bis unter 125 mg
.b4 125 mg bis unter 150 mg
.b5 150 mg bis unter 175 mg
.b6 175 mg bis unter 200 mg
.b7 200 mg bis unter 225 mg
.b8 225 mg bis unter 250 mg
.b9 250 mg bis unter 300 mg
.ba 300 mg bis unter 350 mg
.bb 350 mg bis unter 400 mg
.bc 400 mg bis unter 450 mg
.bd 450 mg bis unter 500 mg
.be 500 mg bis unter 550 mg
.bf 550 mg bis unter 600 mg
.bg 600 mg bis unter 650 mg

Kapitel 6: Medikamente

.bh 650 mg bis unter 700 mg
.bj 700 mg oder mehr

6-006.c Crizotinib, oral
6-006.d Ivacaftor, oral
6-006.e Pixantron, parenteral

.e0 50 mg bis unter 75 mg
.e1 75 mg bis unter 100 mg
.e2 100 mg bis unter 125 mg
.e3 125 mg bis unter 150 mg
.e4 150 mg bis unter 175 mg
.e5 175 mg bis unter 200 mg
.e6 200 mg bis unter 225 mg
.e7 225 mg bis unter 250 mg
.e8 250 mg bis unter 275 mg
.e9 275 mg bis unter 300 mg
.ea 300 mg bis unter 350 mg
.eb 350 mg bis unter 400 mg
.ec 400 mg bis unter 450 mg
.ed 450 mg bis unter 500 mg
.ee 500 mg bis unter 550 mg
.ef 550 mg bis unter 600 mg
.eg 600 mg bis unter 700 mg
.eh 700 mg bis unter 800 mg
.ej 800 mg bis unter 900 mg
.ek 900 mg bis unter 1.000 mg
.em 1.000 mg oder mehr

6-006.f Vemurafenib, oral
6-006.g Axitinib, oral
6-006.j Ipilimumab, parenteral

.j0 20 mg bis unter 30 mg
  Hinw.: Dieser Kode ist für Patienten mit einem Alter bei Aufnahme von unter 15 Jahren anzugeben
.j1 30 mg bis unter 40 mg
.j2 40 mg bis unter 50 mg
.j3 50 mg bis unter 60 mg
.j4 60 mg bis unter 70 mg
.j5 70 mg bis unter 80 mg
.j6 80 mg bis unter 90 mg
.j7 90 mg bis unter 100 mg
.j8 100 mg bis unter 120 mg
.j9 120 mg bis unter 140 mg
.ja 140 mg bis unter 160 mg
.jb 160 mg bis unter 180 mg
.jc 180 mg bis unter 200 mg
.jd 200 mg bis unter 220 mg
.je 220 mg bis unter 240 mg
.jf 240 mg bis unter 260 mg
.jg 260 mg bis unter 300 mg
.jh 300 mg bis unter 340 mg
.jj 340 mg bis unter 380 mg
.jk 380 mg bis unter 420 mg
.jm 420 mg bis unter 460 mg
.jn 460 mg bis unter 540 mg
.jp 540 mg bis unter 620 mg
.jq 620 mg bis unter 700 mg
.jr 700 mg bis unter 860 mg
.js 860 mg bis unter 1.020 mg
.jt 1.020 mg bis unter 1.180 mg
.ju 1.180 mg bis unter 1.340 mg
.jv 1.340 mg bis unter 1.500 mg
.jw 1.500 mg oder mehr

Kapitel 6: Medikamente

6-007 Applikation von Medikamenten, Liste 7

6-007.0 Posaconazol, oral, Suspension
.00 1.000 mg bis unter 2.000 mg
Hinw.: Dieser Kode ist für Patienten mit einem Alter bei Aufnahme von unter 10 Jahren anzugeben
.01 2.000 mg bis unter 3.000 mg
Hinw.: Dieser Kode ist für Patienten mit einem Alter bei Aufnahme von unter 10 Jahren anzugeben
.02 3.000 mg bis unter 4.200 mg
.03 4.200 mg bis unter 5.400 mg
.04 5.400 mg bis unter 6.600 mg
.05 6.600 mg bis unter 7.800 mg
.06 7.800 mg bis unter 9.000 mg
.07 9.000 mg bis unter 11.400 mg
.08 11.400 mg bis unter 13.800 mg
.09 13.800 mg bis unter 16.200 mg
.0a 16.200 mg bis unter 18.600 mg
.0b 18.600 mg bis unter 21.000 mg
.0c 21.000 mg bis unter 25.800 mg
.0d 25.800 mg bis unter 30.600 mg
.0e 30.600 mg bis unter 35.400 mg
.0f 35.400 mg bis unter 40.200 mg
.0g 40.200 mg bis unter 45.000 mg
.0h 45.000 mg bis unter 54.600 mg
.0j 54.600 mg bis unter 64.200 mg
.0k 64.200 mg bis unter 73.800 mg
.0m 73.800 mg bis unter 83.400 mg
.0n 83.400 mg bis unter 93.000 mg
.0p 93.000 mg oder mehr

6-007.2 Aflibercept, intravitreal

6-007.3 Aflibercept, intravenös
.30 150 mg bis unter 250 mg
.31 250 mg bis unter 350 mg
.32 350 mg bis unter 450 mg
.33 450 mg bis unter 550 mg
.34 550 mg bis unter 650 mg
.35 650 mg bis unter 750 mg
.36 750 mg bis unter 850 mg
.37 850 mg bis unter 950 mg
.38 950 mg bis unter 1.150 mg
.39 1.150 mg bis unter 1.350 mg
.3a 1.350 mg bis unter 1.550 mg
.3b 1.550 mg bis unter 1.750 mg
.3c 1.750 mg bis unter 1.950 mg
.3d 1.950 mg bis unter 2.150 mg
.3e 2.150 mg bis unter 2.550 mg
.3f 2.550 mg bis unter 2.950 mg
.3g 2.950 mg bis unter 3.350 mg
.3h 3.350 mg bis unter 3.750 mg
.3j 3.750 mg bis unter 4.150 mg
.3k 4.150 mg bis unter 4.550 mg
.3m 4.550 mg oder mehr

6-007.4 Bosutinib, oral

6-007.5 Dabrafenib, oral

6-007.6 Enzalutamid, oral
.60 480 mg bis unter 960 mg
.61 960 mg bis unter 1.440 mg
.62 1.440 mg bis unter 1.920 mg
.63 1.920 mg bis unter 2.400 mg
.64 2.400 mg bis unter 2.880 mg

Kapitel 6: Medikamente

	.65	2.880 mg bis unter 3.360 mg
	.66	3.360 mg bis unter 3.840 mg
	.67	3.840 mg bis unter 4.320 mg
	.68	4.320 mg bis unter 4.800 mg
	.69	4.800 mg bis unter 5.280 mg
	.6a	5.280 mg bis unter 5.760 mg
	.6b	5.760 mg bis unter 6.240 mg
	.6c	6.240 mg bis unter 6.720 mg
	.6d	6.720 mg bis unter 7.200 mg
	.6e	7.200 mg bis unter 7.680 mg
	.6f	7.680 mg bis unter 8.160 mg
	.6g	8.160 mg oder mehr

6-007.7 Lipegfilgrastim, parenteral
.70 1 mg bis unter 3 mg
Hinw.: Dieser Kode ist für Patienten mit einem Alter bei Aufnahme von unter 15 Jahren anzugeben
.71 3 mg bis unter 6 mg
Hinw.: Dieser Kode ist für Patienten mit einem Alter bei Aufnahme von unter 15 Jahren anzugeben
.72 6 mg bis unter 12 mg
.73 12 mg bis unter 18 mg
.74 18 mg bis unter 24 mg
.75 24 mg bis unter 30 mg
.76 30 mg oder mehr

6-007.8 Ocriplasmin, intravitreal

6-007.9 Pertuzumab, parenteral
.90 420 mg bis unter 840 mg
.91 840 mg bis unter 1.260 mg
.92 1.260 mg bis unter 1.680 mg
.93 1.680 mg bis unter 2.100 mg
.94 2.100 mg bis unter 2.520 mg
.95 2.520 mg bis unter 2.940 mg
.96 2.940 mg bis unter 3.360 mg
.97 3.360 mg bis unter 3.780 mg
.98 3.780 mg bis unter 4.200 mg
.99 4.200 mg bis unter 4.620 mg
.9a 4.620 mg bis unter 5.040 mg
.9b 5.040 mg bis unter 5.460 mg
.9c 5.460 mg bis unter 5.880 mg
.9d 5.880 mg bis unter 6.300 mg
.9e 6.300 mg oder mehr

6-007.a Pomalidomid, oral

6-007.b Ponatinib, oral

6-007.c Regorafenib, oral

6-007.d Trastuzumab emtansin, parenteral

6-007.e Ibrutinib, oral
.e0 1.400 mg bis unter 2.100 mg
.e1 2.100 mg bis unter 2.800 mg
.e2 2.800 mg bis unter 3.500 mg
.e3 3.500 mg bis unter 4.200 mg
.e4 4.200 mg bis unter 4.900 mg
.e5 4.900 mg bis unter 5.600 mg
.e6 5.600 mg bis unter 6.300 mg
.e7 6.300 mg bis unter 7.000 mg
.e8 7.000 mg bis unter 8.400 mg
.e9 8.400 mg bis unter 9.800 mg
.ea 9.800 mg bis unter 11.200 mg
.eb 11.200 mg bis unter 12.600 mg
.ec 12.600 mg bis unter 14.000 mg
.ed 14.000 mg bis unter 16.800 mg

Kapitel 6: Medikamente

	.ee	16.800 mg bis unter 19.600 mg
	.ef	19.600 mg bis unter 22.400 mg
	.eg	22.400 mg bis unter 25.200 mg
	.eh	25.200 mg oder mehr

6-007.f Idelalisib, oral

6-007.g Ledipasvir-Sofosbuvir, oral

6-007.h Macitentan, oral
- .h0 20 mg bis unter 40 mg
  Hinw.: Dieser Kode ist für Patienten mit einem Alter bei Aufnahme von unter 15 Jahren anzugeben
- .h1 40 mg bis unter 60 mg
  Hinw.: Dieser Kode ist für Patienten mit einem Alter bei Aufnahme von unter 15 Jahren anzugeben
- .h2 60 mg bis unter 80 mg
- .h3 80 mg bis unter 100 mg
- .h4 100 mg bis unter 120 mg
- .h5 120 mg bis unter 140 mg
- .h6 140 mg bis unter 160 mg
- .h7 160 mg bis unter 200 mg
- .h8 200 mg bis unter 240 mg
- .h9 240 mg bis unter 280 mg
- .ha 280 mg bis unter 320 mg
- .hb 320 mg bis unter 360 mg
- .hc 360 mg bis unter 400 mg
- .hd 400 mg bis unter 480 mg
- .he 480 mg bis unter 560 mg
- .hf 560 mg bis unter 640 mg
- .hg 640 mg bis unter 720 mg
- .hh 720 mg bis unter 800 mg
- .hj 800 mg bis unter 880 mg
- .hk 880 mg oder mehr

6-007.j Obinutuzumab, parenteral
- .j0 1.000 mg bis unter 2.000 mg
- .j1 2.000 mg bis unter 3.000 mg
- .j2 3.000 mg bis unter 4.000 mg
- .j3 4.000 mg bis unter 5.000 mg
- .j4 5.000 mg bis unter 6.000 mg
- .j5 6.000 mg bis unter 7.000 mg
- .j6 7.000 mg bis unter 8.000 mg
- .j7 8.000 mg bis unter 9.000 mg
- .j8 9.000 mg bis unter 10.000 mg
- .j9 10.000 mg oder mehr

6-007.k Posaconazol, parenteral
- .k0 300 mg bis unter 600 mg
  Hinw.: Dieser Kode ist für Patienten mit einem Alter bei Aufnahme von unter 15 Jahren anzugeben
- .k1 600 mg bis unter 900 mg
- .k2 900 mg bis unter 1.200 mg
- .k3 1.200 mg bis unter 1.500 mg
- .k4 1.500 mg bis unter 1.800 mg
- .k5 1.800 mg bis unter 2.100 mg
- .k6 2.100 mg bis unter 2.400 mg
- .k7 2.400 mg bis unter 2.700 mg
- .k8 2.700 mg bis unter 3.000 mg
- .k9 3.000 mg bis unter 3.300 mg
- .ka 3.300 mg bis unter 3.600 mg
- .kb 3.600 mg bis unter 3.900 mg
- .kc 3.900 mg bis unter 4.200 mg
- .kd 4.200 mg bis unter 4.800 mg
- .ke 4.800 mg bis unter 5.400 mg
- .kf 5.400 mg bis unter 6.000 mg
- .kg 6.000 mg bis unter 7.200 mg

	.kh	7.200 mg bis unter 8.400 mg
	.kj	8.400 mg bis unter 9.600 mg
	.kk	9.600 mg bis unter 12.000 mg
	.km	12.000 mg bis unter 14.400 mg
	.kn	14.400 mg bis unter 16.800 mg
	.kp	16.800 mg bis unter 21.600 mg
	.kq	21.600 mg bis unter 26.400 mg
	.kr	26.400 mg bis unter 31.200 mg
	.ks	31.200 mg bis unter 40.800 mg
	.kt	40.800 mg bis unter 50.400 mg
	.ku	50.400 mg bis unter 60.000 mg
	.kv	60.000 mg oder mehr
6-007.m	Ramucirumab, parenteral	
	.m0	300 mg bis unter 450 mg
	.m1	450 mg bis unter 600 mg
	.m2	600 mg bis unter 750 mg
	.m3	750 mg bis unter 900 mg
	.m4	900 mg bis unter 1.050 mg
	.m5	1.050 mg bis unter 1.200 mg
	.m6	1.200 mg bis unter 1.500 mg
	.m7	1.500 mg bis unter 1.800 mg
	.m8	1.800 mg bis unter 2.100 mg
	.m9	2.100 mg bis unter 2.400 mg
	.ma	2.400 mg bis unter 2.700 mg
	.mb	2.700 mg bis unter 3.000 mg
	.mc	3.000 mg bis unter 3.600 mg
	.md	3.600 mg bis unter 4.200 mg
	.me	4.200 mg bis unter 4.800 mg
	.mf	4.800 mg bis unter 5.400 mg
	.mg	5.400 mg bis unter 6.000 mg
	.mh	6.000 mg bis unter 6.600 mg
	.mj	6.600 mg bis unter 7.200 mg
	.mk	7.200 mg bis unter 7.800 mg
	.mm	7.800 mg bis unter 8.400 mg
	.mn	8.400 mg oder mehr
6-007.n	Thiotepa, parenteral	
	.n0	50 mg bis unter 100 mg

Hinw.: Dieser Kode ist für Patienten mit einem Alter bei Aufnahme von unter 15 Jahren anzugeben

	.n1	100 mg bis unter 150 mg

Hinw.: Dieser Kode ist für Patienten mit einem Alter bei Aufnahme von unter 15 Jahren anzugeben

	.n2	150 mg bis unter 200 mg
	.n3	200 mg bis unter 250 mg
	.n4	250 mg bis unter 300 mg
	.n5	300 mg bis unter 350 mg
	.n6	350 mg bis unter 400 mg
	.n7	400 mg bis unter 500 mg
	.n8	500 mg bis unter 600 mg
	.n9	600 mg bis unter 700 mg
	.na	700 mg bis unter 800 mg
	.nb	800 mg bis unter 900 mg
	.nc	900 mg bis unter 1.000 mg
	.nd	1.000 mg bis unter 1.200 mg
	.ne	1.200 mg bis unter 1.400 mg
	.nf	1.400 mg bis unter 1.600 mg
	.ng	1.600 mg bis unter 1.800 mg
	.nh	1.800 mg bis unter 2.000 mg
	.nj	2.000 mg bis unter 2.200 mg
	.nk	2.200 mg bis unter 2.400 mg
	.nm	2.400 mg bis unter 2.600 mg
	.nn	2.600 mg bis unter 2.800 mg
	.np	2.800 mg oder mehr

Kapitel 6: Medikamente

6-007.p Posaconazol, oral, Tabletten
.p0 600 mg bis unter 900 mg
Hinw.: Dieser Kode ist für Patienten mit einem Alter bei Aufnahme von unter 10 Jahren anzugeben
.p1 900 mg bis unter 1.200 mg
Hinw.: Dieser Kode ist für Patienten mit einem Alter bei Aufnahme von unter 10 Jahren anzugeben
.p2 1.200 mg bis unter 1.500 mg
Hinw.: Dieser Kode ist für Patienten mit einem Alter bei Aufnahme von unter 10 Jahren anzugeben
.p3 1.500 mg bis unter 2.100 mg
.p4 2.100 mg bis unter 2.700 mg
.p5 2.700 mg bis unter 3.300 mg
.p6 3.300 mg bis unter 3.900 mg
.p7 3.900 mg bis unter 4.500 mg
.p8 4.500 mg bis unter 5.700 mg
.p9 5.700 mg bis unter 6.900 mg
.pa 6.900 mg bis unter 8.100 mg
.pb 8.100 mg bis unter 9.300 mg
.pc 9.300 mg bis unter 10.500 mg
.pd 10.500 mg bis unter 12.900 mg
.pe 12.900 mg bis unter 15.300 mg
.pf 15.300 mg bis unter 17.700 mg
.pg 17.700 mg bis unter 20.100 mg
.ph 20.100 mg bis unter 22.500 mg
.pj 22.500 mg bis unter 27.300 mg
.pk 27.300 mg bis unter 32.100 mg
.pm 32.100 mg bis unter 36.900 mg
.pn 36.900 mg bis unter 41.700 mg
.pp 41.700 mg bis unter 46.500 mg
.pq 46.500 mg oder mehr

6-008 Applikation von Medikamenten, Liste 8

6-008.0 Riociguat, oral
.00 6 mg bis unter 12 mg
Hinw.: Dieser Kode ist für Patienten mit einem Alter bei Aufnahme von unter 15 Jahren anzugeben
.01 12 mg bis unter 18 mg
Hinw.: Dieser Kode ist für Patienten mit einem Alter bei Aufnahme von unter 15 Jahren anzugeben
.02 18 mg bis unter 24 mg
.03 24 mg bis unter 30 mg
.04 30 mg bis unter 36 mg
.05 36 mg bis unter 42 mg
.06 42 mg bis unter 48 mg
.07 48 mg bis unter 60 mg
.08 60 mg bis unter 72 mg
.09 72 mg bis unter 84 mg
.0a 84 mg bis unter 96 mg
.0b 96 mg bis unter 108 mg
.0c 108 mg bis unter 120 mg
.0d 120 mg bis unter 144 mg
.0e 144 mg bis unter 168 mg
.0f 168 mg bis unter 192 mg
.0g 192 mg bis unter 216 mg
.0h 216 mg bis unter 240 mg
.0j 240 mg bis unter 264 mg
.0k 264 mg oder mehr

6-008.1 Siltuximab, parenteral

6-008.2 Simeprevir, oral

6-008.3 Sofosbuvir, oral

6-008.4 Teduglutid, parenteral

6-008.5 Vedolizumab, parenteral
.50 100 mg bis unter 200 mg

Kapitel 6: Medikamente

.51 200 mg bis unter 300 mg
.52 300 mg bis unter 600 mg
.53 600 mg bis unter 900 mg
.54 900 mg bis unter 1.200 mg
.55 1.200 mg bis unter 1.500 mg
.56 1.500 mg bis unter 1.800 mg
.57 1.800 mg bis unter 2.100 mg
.58 2.100 mg bis unter 2.400 mg
.59 2.400 mg bis unter 2.700 mg
.5a 2.700 mg bis unter 3.000 mg
.5b 3.000 mg bis unter 3.300 mg
.5c 3.300 mg bis unter 3.900 mg
.5d 3.900 mg bis unter 4.500 mg
.5e 4.500 mg bis unter 5.100 mg
.5f 5.100 mg bis unter 5.700 mg
.5g 5.700 mg oder mehr

6-008.6 Asfotase alfa, parenteral
6-008.7 Blinatumomab, parenteral
.70 9 µg bis unter 18 µg
Hinw.: Dieser Kode ist für Patienten mit einem Alter bei Aufnahme von unter 15 Jahren anzugeben
.71 18 µg bis unter 27 µg
.72 27 µg bis unter 36 µg
.73 36 µg bis unter 45 µg
.74 45 µg bis unter 54 µg
.75 54 µg bis unter 63 µg
.76 63 µg bis unter 72 µg
.77 72 µg bis unter 100 µg
.78 100 µg bis unter 130 µg
.79 130 µg bis unter 160 µg
.7a 160 µg bis unter 220 µg
.7b 220 µg bis unter 280 µg
.7c 280 µg bis unter 400 µg
.7d 400 µg bis unter 520 µg
.7e 520 µg bis unter 640 µg
.7f 640 µg bis unter 760 µg
.7g 760 µg bis unter 1.000 µg
.7h 1.000 µg bis unter 1.480 µg
.7j 1.480 µg bis unter 1.960 µg
.7k 1.960 µg bis unter 2.920 µg
.7m 2.920 µg bis unter 3.880 µg
.7n 3.880 µg bis unter 4.840 µg
.7p 4.840 µg bis unter 5.800 µg
.7q 5.800 µg oder mehr

6-008.8 Cabozantinib, oral
6-008.9 Carfilzomib, parenteral
.90 30 mg bis unter 60 mg
.91 60 mg bis unter 90 mg
.92 90 mg bis unter 120 mg
.93 120 mg bis unter 150 mg
.94 150 mg bis unter 180 mg
.95 180 mg bis unter 240 mg
.96 240 mg bis unter 300 mg
.97 300 mg bis unter 360 mg
.98 360 mg bis unter 420 mg
.99 420 mg bis unter 480 mg
.9a 480 mg bis unter 600 mg
.9b 600 mg bis unter 720 mg
.9c 720 mg bis unter 840 mg
.9d 840 mg bis unter 960 mg

Kapitel 6: Medikamente

      .9e   960 mg bis unter 1.080 mg
      .9f   1.080 mg bis unter 1.320 mg
      .9g   1.320 mg bis unter 1.560 mg
      .9h   1.560 mg bis unter 1.800 mg
      .9j   1.800 mg bis unter 2.040 mg
      .9k   2.040 mg bis unter 2.280 mg
      .9m   2.280 mg bis unter 2.760 mg
      .9n   2.760 mg bis unter 3.240 mg
      .9p   3.240 mg bis unter 3.720 mg
      .9q   3.720 mg bis unter 4.200 mg
      .9r   4.200 mg oder mehr

6-008.a   Ceritinib, oral

6-008.b   Cholsäure, oral

6-008.c   Cobimetinib, oral

6-008.d   Daclatasvir, oral

6-008.e   Dasabuvir-Ombitasvir-Paritaprevir-Ritonavir, oral

6-008.f   Idarucizumab, parenteral

6-008.g   Isavuconazol, parenteral
      .g0   100 mg bis unter 200 mg
            Hinw.: Dieser Kode ist für Patienten mit einem Alter bei Aufnahme von unter 15 Jahren anzugeben
      .g1   200 mg bis unter 400 mg
      .g2   400 mg bis unter 600 mg
      .g3   600 mg bis unter 800 mg
      .g4   800 mg bis unter 1.000 mg
      .g5   1.000 mg bis unter 1.200 mg
      .g6   1.200 mg bis unter 1.400 mg
      .g7   1.400 mg bis unter 1.600 mg
      .g8   1.600 mg bis unter 1.800 mg
      .g9   1.800 mg bis unter 2.000 mg
      .ga   2.000 mg bis unter 2.200 mg
      .gb   2.200 mg bis unter 2.400 mg
      .gc   2.400 mg bis unter 2.600 mg
      .gd   2.600 mg bis unter 3.000 mg
      .ge   3.000 mg bis unter 3.400 mg
      .gf   3.400 mg bis unter 3.800 mg
      .gg   3.800 mg bis unter 4.600 mg
      .gh   4.600 mg bis unter 5.400 mg
      .gj   5.400 mg bis unter 6.200 mg
      .gk   6.200 mg bis unter 7.800 mg
      .gm   7.800 mg bis unter 9.400 mg
      .gn   9.400 mg bis unter 11.000 mg
      .gp   11.000 mg bis unter 14.200 mg
      .gq   14.200 mg bis unter 17.400 mg
      .gr   17.400 mg bis unter 20.600 mg
      .gs   20.600 mg bis unter 27.000 mg
      .gt   27.000 mg bis unter 33.400 mg
      .gu   33.400 mg bis unter 39.800 mg
      .gv   39.800 mg oder mehr

6-008.h   Isavuconazol, oral
      .h0   200 mg bis unter 400 mg
            Hinw.: Dieser Kode ist für Patienten mit einem Alter bei Aufnahme von unter 10 Jahren anzugeben
      .h1   400 mg bis unter 600 mg
            Hinw.: Dieser Kode ist für Patienten mit einem Alter bei Aufnahme von unter 10 Jahren anzugeben
      .h2   600 mg bis unter 800 mg
            Hinw.: Dieser Kode ist für Patienten mit einem Alter bei Aufnahme von unter 10 Jahren anzugeben
      .h3   800 mg bis unter 1.000 mg
            Hinw.: Dieser Kode ist für Patienten mit einem Alter bei Aufnahme von unter 10 Jahren anzugeben
      .h4   1.000 mg bis unter 1.400 mg

.h5	1.400 mg bis unter 1.800 mg
.h6	1.800 mg bis unter 2.200 mg
.h7	2.200 mg bis unter 2.600 mg
.h8	2.600 mg bis unter 3.000 mg
.h9	3.000 mg bis unter 3.800 mg
.ha	3.800 mg bis unter 4.600 mg
.hb	4.600 mg bis unter 5.400 mg
.hc	5.400 mg bis unter 6.200 mg
.hd	6.200 mg bis unter 7.000 mg
.he	7.000 mg bis unter 8.600 mg
.hf	8.600 mg bis unter 10.200 mg
.hg	10.200 mg bis unter 11.800 mg
.hh	11.800 mg bis unter 13.400 mg
.hj	13.400 mg bis unter 15.000 mg
.hk	15.000 mg bis unter 18.200 mg
.hm	18.200 mg bis unter 21.400 mg
.hn	21.400 mg bis unter 24.600 mg
.hp	24.600 mg bis unter 27.800 mg
.hq	27.800 mg bis unter 31.000 mg
.hr	31.000 mg oder mehr

6-008.j Lenvatinib, oral

6-008.k Lumacaftor-Ivacaftor, oral

6-008.m Nivolumab, parenteral

.m0	20 mg bis unter 40 mg
	Hinw.: Dieser Kode ist für Patienten mit einem Alter bei Aufnahme von unter 15 Jahren anzugeben
.m1	40 mg bis unter 80 mg
.m2	80 mg bis unter 120 mg
.m3	120 mg bis unter 160 mg
.m4	160 mg bis unter 200 mg
.m5	200 mg bis unter 240 mg
.m6	240 mg bis unter 280 mg
.m7	280 mg bis unter 320 mg
.m8	320 mg bis unter 400 mg
.m9	400 mg bis unter 480 mg
.ma	480 mg bis unter 560 mg
.mb	560 mg bis unter 640 mg
.mc	640 mg bis unter 720 mg
.md	720 mg bis unter 800 mg
.me	800 mg bis unter 960 mg
.mf	960 mg bis unter 1.120 mg
.mg	1.120 mg bis unter 1.280 mg
.mh	1.280 mg bis unter 1.440 mg
.mj	1.440 mg bis unter 1.760 mg
.mk	1.760 mg bis unter 2.080 mg
.mm	2.080 mg bis unter 2.400 mg
.mn	2.400 mg bis unter 2.720 mg
.mp	2.720 mg bis unter 3.360 mg
.mq	3.360 mg bis unter 4.000 mg
.mr	4.000 mg oder mehr

6-009 Applikation von Medikamenten, Liste 9

6-009.0 Olaparib, oral

6-009.1 Ombitasvir-Paritaprevir-Ritonavir, oral

6-009.2 Panobinostat, oral

6-009.4 Ruxolitinib, oral

6-009.5 Secukinumab, parenteral

6-009.6 Telaprevir, oral

6-009.7 Trametinib, oral

Kapitel 6: Medikamente

6-009.8	Vandetanib, oral	
6-009.9	Daclizumab, parenteral	
6-009.b	Dinutuximab beta, parenteral	
	.b0	2 mg bis unter 4 mg
	.b1	4 mg bis unter 6 mg
	.b2	6 mg bis unter 8 mg
	.b3	8 mg bis unter 10 mg
	.b4	10 mg bis unter 14 mg
	.b5	14 mg bis unter 18 mg
	.b6	18 mg bis unter 22 mg
	.b7	22 mg bis unter 26 mg
	.b8	26 mg bis unter 34 mg
	.b9	34 mg bis unter 42 mg
	.ba	42 mg bis unter 50 mg
	.bb	50 mg bis unter 58 mg
	.bc	58 mg bis unter 74 mg
	.bd	74 mg bis unter 90 mg
	.be	90 mg bis unter 106 mg
	.bf	106 mg bis unter 122 mg
	.bg	122 mg bis unter 154 mg
	.bh	154 mg bis unter 186 mg
	.bj	186 mg bis unter 218 mg
	.bk	218 mg bis unter 250 mg
	.bm	250 mg bis unter 314 mg
	.bn	314 mg bis unter 378 mg
	.bp	378 mg bis unter 442 mg
	.bq	442 mg bis unter 506 mg
	.br	506 mg oder mehr
6-009.c	Elbasvir-Grazoprevir, oral	
6-009.d	Elotuzumab, parenteral	
	.d0	300 mg bis unter 400 mg
	.d1	400 mg bis unter 500 mg
	.d2	500 mg bis unter 600 mg
	.d3	600 mg bis unter 700 mg
	.d4	700 mg bis unter 800 mg
	.d5	800 mg bis unter 1.000 mg
	.d6	1.000 mg bis unter 1.200 mg
	.d7	1.200 mg bis unter 1.400 mg
	.d8	1.400 mg bis unter 1.600 mg
	.d9	1.600 mg bis unter 1.800 mg
	.da	1.800 mg bis unter 2.200 mg
	.db	2.200 mg bis unter 2.600 mg
	.dc	2.600 mg bis unter 3.000 mg
	.dd	3.000 mg bis unter 3.400 mg
	.de	3.400 mg bis unter 3.800 mg
	.df	3.800 mg bis unter 4.600 mg
	.dg	4.600 mg bis unter 5.400 mg
	.dh	5.400 mg bis unter 6.200 mg
	.dj	6.200 mg bis unter 7.000 mg
	.dk	7.000 mg bis unter 7.800 mg
	.dm	7.800 mg bis unter 9.400 mg
	.dn	9.400 mg bis unter 11.000 mg
	.dp	11.000 mg bis unter 12.600 mg
	.dq	12.600 mg bis unter 14.200 mg
	.dr	14.200 mg oder mehr
6-009.e	Liposomales Irinotecan, parenteral	
	.e0	50 mg bis unter 75 mg
	.e1	75 mg bis unter 100 mg
	.e2	100 mg bis unter 125 mg

Kapitel 6: Medikamente

.e3	125 mg bis unter 150 mg
.e4	150 mg bis unter 175 mg
.e5	175 mg bis unter 200 mg
.e6	200 mg bis unter 250 mg
.e7	250 mg bis unter 300 mg
.e8	300 mg bis unter 350 mg
.e9	350 mg bis unter 400 mg
.ea	400 mg bis unter 450 mg
.eb	450 mg bis unter 500 mg
.ec	500 mg bis unter 600 mg
.ed	600 mg bis unter 700 mg
.ee	700 mg bis unter 800 mg
.ef	800 mg bis unter 900 mg
.eg	900 mg bis unter 1.000 mg
.eh	1.000 mg bis unter 1.200 mg
.ej	1.200 mg bis unter 1.400 mg
.ek	1.400 mg bis unter 1.600 mg
.em	1.600 mg bis unter 1.800 mg
.en	1.800 mg bis unter 2.000 mg
.ep	2.000 mg oder mehr

6-009.f Migalastat, oral

6-009.g Necitumumab, parenteral

6-009.h Olaratumab, parenteral

6-009.j Palbociclib, oral

6-009.k Selexipag, oral

6-009.m Sofosbuvir-Velpatasvir, oral

6-009.n Trifluridin-Tipiracil, oral

6-009.p Pembrolizumab, parenteral

.p0 20 mg bis unter 40 mg
Hinw.: Dieser Kode ist für Patienten mit einem Alter bei Aufnahme von unter 15 Jahren anzugeben

.p1 40 mg bis unter 60 mg
Hinw.: Dieser Kode ist für Patienten mit einem Alter bei Aufnahme von unter 15 Jahren anzugeben

.p2 60 mg bis unter 80 mg
Hinw.: Dieser Kode ist für Patienten mit einem Alter bei Aufnahme von unter 15 Jahren anzugeben

.p3 80 mg bis unter 100 mg
.p4 100 mg bis unter 150 mg
.p5 150 mg bis unter 200 mg
.p6 200 mg bis unter 300 mg
.p7 300 mg bis unter 400 mg
.p8 400 mg bis unter 600 mg
.p9 600 mg bis unter 800 mg
.pa 800 mg bis unter 1.000 mg
.pb 1.000 mg bis unter 1.200 mg
.pc 1.200 mg bis unter 1.400 mg
.pd 1.400 mg bis unter 1.600 mg
.pe 1.600 mg bis unter 1.800 mg
.pf 1.800 mg bis unter 2.000 mg
.pg 2.000 mg bis unter 2.200 mg
.ph 2.200 mg bis unter 2.400 mg
.pj 2.400 mg bis unter 2.600 mg
.pk 2.600 mg oder mehr

6-009.q Daratumumab, intravenös

.q0 100 mg bis unter 200 mg
Hinw.: Dieser Kode ist für Patienten mit einem Alter bei Aufnahme von unter 15 Jahren anzugeben

.q1 200 mg bis unter 300 mg
Hinw.: Dieser Kode ist für Patienten mit einem Alter bei Aufnahme von unter 15 Jahren anzugeben

.q2 300 mg bis unter 400 mg
.q3 400 mg bis unter 500 mg

Kapitel 6: Medikamente

.q4 500 mg bis unter 600 mg
.q5 600 mg bis unter 800 mg
.q6 800 mg bis unter 1.000 mg
.q7 1.000 mg bis unter 1.200 mg
.q8 1.200 mg bis unter 1.400 mg
.q9 1.400 mg bis unter 1.800 mg
.qa 1.800 mg bis unter 2.200 mg
.qb 2.200 mg bis unter 2.600 mg
.qc 2.600 mg bis unter 3.000 mg
.qd 3.000 mg bis unter 3.400 mg
.qe 3.400 mg bis unter 4.200 mg
.qf 4.200 mg bis unter 5.000 mg
.qg 5.000 mg bis unter 5.800 mg
.qh 5.800 mg bis unter 6.600 mg
.qj 6.600 mg bis unter 7.400 mg
.qk 7.400 mg bis unter 9.000 mg
.qm 9.000 mg bis unter 10.600 mg
.qn 10.600 mg bis unter 12.200 mg
.qp 12.200 mg bis unter 13.800 mg
.qq 13.800 mg bis unter 17.000 mg
.qr 17.000 mg bis unter 20.200 mg
.qs 20.200 mg bis unter 23.400 mg
.qt 23.400 mg bis unter 26.600 mg
.qu 26.600 mg bis unter 29.800 mg
.qv 29.800 mg oder mehr

6-009.r Daratumumab, subkutan
.r0 1.800 mg bis unter 3.600 mg
.r1 3.600 mg bis unter 5.400 mg
.r2 5.400 mg bis unter 7.200 mg
.r3 7.200 mg bis unter 9.000 mg
.r4 9.000 mg bis unter 10.800 mg
.r5 10.800 mg bis unter 12.600 mg
.r6 12.600 mg bis unter 14.400 mg
.r7 14.400 mg bis unter 16.200 mg
.r8 16.200 mg bis unter 18.000 mg
.r9 18.000 mg bis unter 19.800 mg
.ra 19.800 mg bis unter 21.600 mg
.rb 21.600 mg bis unter 23.400 mg
.rc 23.400 mg bis unter 25.200 mg
.rd 25.200 mg bis unter 27.000 mg
.re 27.000 mg oder mehr

6-00a **Applikation von Medikamenten, Liste 10**
6-00a.0 Alectinib, oral
6-00a.1 Atezolizumab, parenteral
.10 840 mg bis unter 1.200 mg
.11 1.200 mg bis unter 1.680 mg
.12 1.680 mg bis unter 2.400 mg
.13 2.400 mg bis unter 2.520 mg
.14 2.520 mg bis unter 3.360 mg
.15 3.360 mg bis unter 3.600 mg
.16 3.600 mg bis unter 4.200 mg
.17 4.200 mg bis unter 4.800 mg
.18 4.800 mg bis unter 5.040 mg
.19 5.040 mg bis unter 5.880 mg
.1a 5.880 mg bis unter 6.000 mg
.1b 6.000 mg bis unter 6.720 mg
.1c 6.720 mg bis unter 7.200 mg
.1d 7.200 mg bis unter 7.560 mg
.1e 7.560 mg bis unter 8.400 mg

Kapitel 6: Medikamente

	.1f	8.400 mg bis unter 9.600 mg
	.1g	9.600 mg bis unter 10.800 mg
	.1h	10.800 mg bis unter 12.000 mg
	.1j	12.000 mg bis unter 13.200 mg
	.1k	13.200 mg oder mehr

6-00a.2   Avelumab, parenteral

	.20	800 mg bis unter 1.600 mg
	.21	1.600 mg bis unter 2.400 mg
	.22	2.400 mg bis unter 3.200 mg
	.23	3.200 mg bis unter 4.000 mg
	.24	4.000 mg bis unter 4.800 mg
	.25	4.800 mg bis unter 5.600 mg
	.26	5.600 mg bis unter 6.400 mg
	.27	6.400 mg bis unter 7.200 mg
	.28	7.200 mg bis unter 8.000 mg
	.29	8.000 mg bis unter 8.800 mg
	.2a	8.800 mg bis unter 9.600 mg
	.2b	9.600 mg bis unter 10.400 mg
	.2c	10.400 mg oder mehr

6-00a.3   Brodalumab, parenteral

6-00a.4   Cladribin, oral

6-00a.5   Dupilumab, parenteral

6-00a.6   Glecaprevir-Pibrentasvir, oral

6-00a.7   Guselkumab, parenteral

6-00a.8   Inotuzumab ozogamicin, parenteral

6-00a.9   Ixazomib, oral

6-00a.a   Ixekizumab, parenteral

6-00a.b   Midostaurin, oral

	.b0	100 mg bis unter 200 mg
	.b1	200 mg bis unter 300 mg
	.b2	300 mg bis unter 400 mg
	.b3	400 mg bis unter 500 mg
	.b4	500 mg bis unter 600 mg
	.b5	600 mg bis unter 700 mg
	.b6	700 mg bis unter 800 mg
	.b7	800 mg bis unter 900 mg
	.b8	900 mg bis unter 1.000 mg
	.b9	1.000 mg bis unter 1.200 mg
	.ba	1.200 mg bis unter 1.400 mg
	.bb	1.400 mg bis unter 1.600 mg
	.bc	1.600 mg bis unter 1.800 mg
	.bd	1.800 mg bis unter 2.000 mg
	.be	2.000 mg bis unter 2.400 mg
	.bf	2.400 mg bis unter 2.800 mg
	.bg	2.800 mg bis unter 3.200 mg
	.bh	3.200 mg bis unter 3.600 mg
	.bj	3.600 mg bis unter 4.000 mg
	.bk	4.000 mg bis unter 4.800 mg
	.bm	4.800 mg bis unter 5.600 mg
	.bn	5.600 mg bis unter 6.400 mg
	.bp	6.400 mg bis unter 7.200 mg
	.bq	7.200 mg bis unter 8.000 mg
	.br	8.000 mg bis unter 9.600 mg
	.bs	9.600 mg bis unter 11.200 mg
	.bt	11.200 mg bis unter 12.800 mg
	.bu	12.800 mg oder mehr

6-00a.c   Niraparib, oral

6-00a.d   Nusinersen, intrathekal
6-00a.e   Ocrelizumab, parenteral
    .e0   300 mg bis unter 600 mg
    .e1   600 mg bis unter 900 mg
    .e2   900 mg bis unter 1.200 mg
    .e3   1.200 mg bis unter 1.500 mg
    .e4   1.500 mg bis unter 1.800 mg
    .e5   1.800 mg oder mehr
6-00a.f   Ribociclib, oral
6-00a.g   Sarilumab, parenteral
6-00a.h   Sofosbuvir-Velpatasvir-Voxilaprevir, oral
6-00a.j   Tivozanib, oral
6-00a.k   Venetoclax, oral
    .k0   250 mg bis unter 500 mg
    Hinw.: Dieser Kode ist für Patienten mit einem Alter bei Aufnahme von unter 15 Jahren anzugeben
    .k1   500 mg bis unter 750 mg
    Hinw.: Dieser Kode ist für Patienten mit einem Alter bei Aufnahme von unter 15 Jahren anzugeben
    .k2   750 mg bis unter 1.000 mg
    Hinw.: Dieser Kode ist für Patienten mit einem Alter bei Aufnahme von unter 15 Jahren anzugeben
    .k3   1.000 mg bis unter 1.500 mg
    .k4   1.500 mg bis unter 2.000 mg
    .k5   2.000 mg bis unter 2.500 mg
    .k6   2.500 mg bis unter 3.000 mg
    .k7   3.000 mg bis unter 4.000 mg
    .k8   4.000 mg bis unter 5.000 mg
    .k9   5.000 mg bis unter 6.000 mg
    .ka   6.000 mg bis unter 7.000 mg
    .kb   7.000 mg bis unter 9.000 mg
    .kc   9.000 mg bis unter 11.000 mg
    .kd   11.000 mg bis unter 13.000 mg
    .ke   13.000 mg bis unter 15.000 mg
    .kf   15.000 mg bis unter 19.000 mg
    .kg   19.000 mg bis unter 23.000 mg
    .kh   23.000 mg bis unter 27.000 mg
    .kj   27.000 mg bis unter 31.000 mg
    .kk   31.000 mg oder mehr

6-00b   **Applikation von Medikamenten, Liste 11**
6-00b.0   Abemaciclib, oral
6-00b.1   Bezlotoxumab, parenteral
6-00b.2   Binimetinib, oral
6-00b.3   Brigatinib, oral
6-00b.4   Burosumab, parenteral
6-00b.5   Caplacizumab, parenteral
6-00b.6   Liposomales Cytarabin-Daunorubicin, parenteral
6-00b.7   Durvalumab, parenteral
    .70   300 mg bis unter 400 mg
    .71   400 mg bis unter 500 mg
    .72   500 mg bis unter 600 mg
    .73   600 mg bis unter 700 mg
    .74   700 mg bis unter 800 mg
    .75   800 mg bis unter 900 mg
    .76   900 mg bis unter 1.000 mg
    .77   1.000 mg bis unter 1.250 mg
    .78   1.250 mg bis unter 1.500 mg
    .79   1.500 mg bis unter 1.750 mg
    .7a   1.750 mg bis unter 2.000 mg

	.7b	2.000 mg bis unter 2.250 mg
	.7c	2.250 mg bis unter 2.500 mg
	.7d	2.500 mg bis unter 2.750 mg
	.7e	2.750 mg bis unter 3.000 mg
	.7f	3.000 mg bis unter 3.500 mg
	.7g	3.500 mg bis unter 4.000 mg
	.7h	4.000 mg bis unter 4.500 mg
	.7j	4.500 mg bis unter 5.000 mg
	.7k	5.000 mg bis unter 5.500 mg
	.7m	5.500 mg bis unter 6.000 mg
	.7n	6.000 mg bis unter 7.500 mg
	.7p	7.500 mg bis unter 9.000 mg
	.7q	9.000 mg bis unter 10.500 mg
	.7r	10.500 mg bis unter 12.000 mg
	.7s	12.000 mg bis unter 13.500 mg
	.7t	13.500 mg bis unter 15.000 mg
	.7u	15.000 mg oder mehr
6-00b.8		Emicizumab, parenteral
6-00b.9		Encorafenib, oral
6-00b.a		Gemtuzumab ozogamicin, parenteral
	.a0	0,5 mg bis unter 1,0 mg
	.a1	1,0 mg bis unter 1,5 mg
	.a2	1,5 mg bis unter 2,0 mg
	.a3	2,0 mg bis unter 3,0 mg
	.a4	3,0 mg bis unter 4,0 mg
	.a5	4,0 mg bis unter 5,0 mg
	.a6	5,0 mg bis unter 6,0 mg
	.a7	6,0 mg bis unter 7,0 mg
	.a8	7,0 mg bis unter 8,0 mg
	.a9	8,0 mg bis unter 9,0 mg
	.aa	9,0 mg bis unter 10,0 mg
	.ab	10,0 mg bis unter 11,0 mg
	.ac	11,0 mg bis unter 12,0 mg
	.ad	12,0 mg bis unter 13,0 mg
	.ae	13,0 mg bis unter 14,0 mg
	.af	14,0 mg bis unter 15,0 mg
	.ag	15,0 mg bis unter 16,0 mg
	.ah	16,0 mg bis unter 17,0 mg
	.aj	17,0 mg bis unter 18,0 mg
	.ak	18,0 mg bis unter 19,0 mg
	.am	19,0 mg bis unter 20,0 mg
	.an	20,0 mg bis unter 22,0 mg
	.ap	22,0 mg bis unter 24,0 mg
	.aq	24,0 mg bis unter 26,0 mg
	.ar	26,0 mg bis unter 28,0 mg
	.as	28,0 mg bis unter 30,0 mg
	.at	30,0 mg oder mehr
6-00b.b		Inotersen, parenteral
6-00b.c		Letermovir, oral
	.c0	240 mg bis unter 480 mg
		Hinw.: Dieser Kode ist für Patienten mit einem Alter bei Aufnahme von unter 15 Jahren anzugeben
	.c1	480 mg bis unter 720 mg
	.c2	720 mg bis unter 960 mg
	.c3	960 mg bis unter 1.200 mg
	.c4	1.200 mg bis unter 1.680 mg
	.c5	1.680 mg bis unter 2.160 mg
	.c6	2.160 mg bis unter 2.640 mg
	.c7	2.640 mg bis unter 3.120 mg
	.c8	3.120 mg bis unter 4.080 mg

Kapitel 6: Medikamente

   .c9 4.080 mg bis unter 5.040 mg
   .ca 5.040 mg bis unter 6.000 mg
   .cb 6.000 mg bis unter 6.960 mg
   .cc 6.960 mg bis unter 8.880 mg
   .cd 8.880 mg bis unter 10.800 mg
   .ce 10.800 mg bis unter 12.720 mg
   .cf 12.720 mg bis unter 14.640 mg
   .cg 14.640 mg bis unter 18.480 mg
   .ch 18.480 mg bis unter 22.320 mg
   .cj 22.320 mg bis unter 26.160 mg
   .ck 26.160 mg bis unter 30.000 mg
   .cm 30.000 mg bis unter 37.680 mg
   .cn 37.680 mg bis unter 45.360 mg
   .cp 45.360 mg bis unter 53.040 mg
   .cq 53.040 mg bis unter 60.720 mg
   .cr 60.720 mg bis unter 76.080 mg
   .cs 76.080 mg bis unter 91.440 mg
   .ct 91.440 mg bis unter 106.800 mg
   .cu 106.800 mg oder mehr

6-00b.d Letermovir, parenteral
   .d0 240 mg bis unter 480 mg
     Hinw.: Dieser Kode ist für Patienten mit einem Alter bei Aufnahme von unter 15 Jahren anzugeben
   .d1 480 mg bis unter 720 mg
   .d2 720 mg bis unter 960 mg
   .d3 960 mg bis unter 1.200 mg
   .d4 1.200 mg bis unter 1.680 mg
   .d5 1.680 mg bis unter 2.160 mg
   .d6 2.160 mg bis unter 2.640 mg
   .d7 2.640 mg bis unter 3.120 mg
   .d8 3.120 mg bis unter 4.080 mg
   .d9 4.080 mg bis unter 5.040 mg
   .da 5.040 mg bis unter 6.000 mg
   .db 6.000 mg bis unter 6.960 mg
   .dc 6.960 mg bis unter 8.880 mg
   .dd 8.880 mg bis unter 10.800 mg
   .de 10.800 mg bis unter 12.720 mg
   .df 12.720 mg bis unter 14.640 mg
   .dg 14.640 mg bis unter 18.480 mg
   .dh 18.480 mg bis unter 22.320 mg
   .dj 22.320 mg bis unter 26.160 mg
   .dk 26.160 mg bis unter 30.000 mg
   .dm 30.000 mg bis unter 37.680 mg
   .dn 37.680 mg bis unter 45.360 mg
   .dp 45.360 mg bis unter 53.040 mg
   .dq 53.040 mg bis unter 60.720 mg
   .dr 60.720 mg bis unter 76.080 mg
   .ds 76.080 mg bis unter 91.440 mg
   .dt 91.440 mg bis unter 106.800 mg
   .du 106.800 mg oder mehr

6-00b.e Metreleptin, parenteral

6-00b.f Osimertinib, oral

6-00b.g Patisiran, parenteral

6-00b.h Streptozocin, parenteral

6-00b.j Talimogen laherparepvec

6-00b.k Tezacaftor-Ivacaftor, oral

6-00b.m Tildrakizumab, parenteral

6-00b.n Trientin, oral

6-00b.p Voretigen neparvovec, subretinal

6-00c Applikation von Medikamenten, Liste 12

6-00c.0   Andexanet alfa, parenteral

6-00c.1   Apalutamid, oral
.10   720 mg bis unter 1.440 mg
.11   1.440 mg bis unter 2.160 mg
.12   2.160 mg bis unter 2.880 mg
.13   2.880 mg bis unter 3.600 mg
.14   3.600 mg bis unter 4.320 mg
.15   4.320 mg bis unter 5.040 mg
.16   5.040 mg bis unter 5.760 mg
.17   5.760 mg bis unter 6.480 mg
.18   6.480 mg bis unter 7.200 mg
.19   7.200 mg bis unter 7.920 mg
.1a   7.920 mg bis unter 8.640 mg
.1b   8.640 mg bis unter 9.360 mg
.1c   9.360 mg bis unter 10.080 mg
.1d   10.080 mg bis unter 10.800 mg
.1e   10.800 mg bis unter 11.520 mg
.1f   11.520 mg bis unter 12.240 mg
.1g   12.240 mg oder mehr

6-00c.2   Betibeglogen autotemcel, parenteral

6-00c.3   Cemiplimab, parenteral
.30   350 mg bis unter 700 mg
.31   700 mg bis unter 1.050 mg
.32   1.050 mg bis unter 1.400 mg
.33   1.400 mg bis unter 1.750 mg
.34   1.750 mg bis unter 2.100 mg
.35   2.100 mg bis unter 2.450 mg
.36   2.450 mg bis unter 2.800 mg
.37   2.800 mg bis unter 3.150 mg
.38   3.150 mg bis unter 3.500 mg
.39   3.500 mg bis unter 3.850 mg
.3a   3.850 mg bis unter 4.200 mg
.3b   4.200 mg oder mehr

6-00c.4   Cenegermin

6-00c.5   Dacomitinib, oral

6-00c.6   Esketamin, nasal

6-00c.7   Gilteritinib, oral

6-00c.8   Lanadelumab, parenteral

6-00c.9   Larotrectinib, oral

6-00c.a   Lorlatinib, oral

6-00c.b   Neratinib, oral

6-00c.c   Polatuzumab vedotin, parenteral
.c0   50 mg bis unter 60 mg
.c1   60 mg bis unter 70 mg
.c2   70 mg bis unter 80 mg
.c3   80 mg bis unter 90 mg
.c4   90 mg bis unter 100 mg
.c5   100 mg bis unter 120 mg
.c6   120 mg bis unter 140 mg
.c7   140 mg bis unter 160 mg
.c8   160 mg bis unter 180 mg
.c9   180 mg bis unter 200 mg
.ca   200 mg bis unter 250 mg
.cb   250 mg bis unter 300 mg
.cc   300 mg bis unter 350 mg

Kapitel 6: Medikamente

.cd 350 mg bis unter 400 mg
.ce 400 mg bis unter 450 mg
.cf 450 mg bis unter 500 mg
.cg 500 mg bis unter 600 mg
.ch 600 mg bis unter 700 mg
.cj 700 mg bis unter 800 mg
.ck 800 mg bis unter 900 mg
.cm 900 mg bis unter 1.000 mg
.cn 1.000 mg bis unter 1.200 mg
.cp 1.200 mg bis unter 1.400 mg
.cq 1.400 mg bis unter 1.600 mg
.cr 1.600 mg oder mehr

6-00c.d Ravulizumab, parenteral
6-00c.e Risankizumab, parenteral
6-00c.f Ropeginterferon alfa-2b, parenteral
6-00c.g Rucaparib, oral
6-00c.h Sonidegib, oral
6-00c.j Treosulfan, parenteral zur Konditionierung vor Stammzelltransplantation
6-00c.k Vismodegib, oral
6-00c.m Volanesorsen, parenteral
6-00c.n Zanamivir, intravenös

6-00d **Applikation von Medikamenten, Liste 13**
6-00d.0 Onasemnogen abeparvovec, parenteral
6-00d.1 Acalabrutinib, oral
6-00d.2 Alpelisib, oral
6-00d.3 Avapritinib, oral
6-00d.4 Belantamab mafodotin, parenteral
6-00d.5 Brolucizumab, intravitreal
6-00d.6 Bulevirtid, parenteral
6-00d.7 Crizanlizumab, parenteral
6-00d.8 Darolutamid, oral
6-00d.9 Entrectinib, oral
6-00d.a Fostamatinib, oral
6-00d.b Givosiran, parenteral
6-00d.c Glasdegib, oral
6-00d.d Ibalizumab, parenteral
6-00d.e Ivacaftor-Tezacaftor-Elexacaftor, oral
6-00d.f Luspatercept, parenteral
6-00d.g Mogamulizumab, parenteral
6-00d.h Tagraxofusp, parenteral
6-00d.j Talazoparib, oral

6-00e **Applikation von Medikamenten, Liste 14**
6-00e.0 Amivantamab, parenteral
6-00e.1 Anifrolumab, parenteral
6-00e.2 Asciminib, oral
6-00e.3 Atidarsagen autotemcel, parenteral
6-00e.4 Avacopan, oral
6-00e.5 Avatrombopag, oral

6-00e.6	Azacitidin, oral
6-00e.7	Bimekizumab, parenteral
6-00e.8	Capmatinib, oral
6-00e.9	Casirivimab-Imdevimab, parenteral
6-00e.a	Dostarlimab, parenteral
6-00e.b	Duvelisib, oral
6-00e.c	Eladocagene exuparvovec, intraputaminal
6-00e.d	Enfortumab vedotin, parenteral
6-00e.e	Fedratinib, oral
6-00e.f	Fenfluramin, oral
6-00e.g	Glucarpidase, parenteral
6-00e.h	Idebenon, oral
6-00e.j	Imlifidase, parenteral
6-00e.k	Inclisiran, parenteral
6-00e.m	Inebilizumab, parenteral
6-00e.n	Isatuximab, parenteral
6-00f	**Applikation von Medikamenten, Liste 15**
6-00f.0	Lumasiran, parenteral
6-00f.1	Lusutrombopag, oral
6-00f.2	Odevixibat, oral
6-00f.3	Pegcetacoplan, parenteral
6-00f.4	Pemigatinib, oral
6-00f.5	Pralsetinib, oral
6-00f.6	Ripretinib, oral
6-00f.7	Risdiplam, oral
6-00f.8	Sacituzumab govitecan, parenteral
6-00f.9	Satralizumab, parenteral
6-00f.a	Selinexor, oral
6-00f.b	Selpercatinib, oral
6-00f.c	Selumetinib, oral
6-00f.d	Sotorasib, oral
6-00f.e	Sotrovimab, parenteral
6-00f.f	Tafasitamab, parenteral
6-00f.g	Tepotinib, oral
6-00f.h	Tralokinumab, parenteral
6-00f.j	Trastuzumab deruxtecan, parenteral
6-00f.k	Tucatinib, oral
6-00f.m	Vosoritid, parenteral
6-00f.n	Zanubrutinib, oral
6-00f.p	Remdesivir, parenteral
.p0	Bis 100 mg
.p1	Mehr als 100 mg bis 200 mg
.p2	Mehr als 200 mg bis 300 mg
.p3	Mehr als 300 mg bis 400 mg
.p4	Mehr als 400 mg bis 500 mg
.p5	Mehr als 500 mg bis 600 mg
.p6	Mehr als 600 mg bis 700 mg
.p7	Mehr als 700 mg bis 800 mg

Kapitel 6: Medikamente

    .p8   Mehr als 800 mg bis 900 mg
    .p9   Mehr als 900 mg bis 1.000 mg
    .pa   Mehr als 1.000 mg bis 1.100 mg

6-00g   **Applikation von Medikamenten, Liste 16 (Reserveantibiotika)**
    Hinw.: Diese Kodes sind nur für Patienten anzugeben, bei denen eine Infektion mit einem oder mehreren Erregern mit Resistenz gegen bestimmte Antibiotika oder Chemotherapeutika aus der Kategorie U81.-! der ICD-10-GM vorliegen

6-00g.0   Cefiderocol, parenteral
    .00   1 g bis unter 6 g
    .01   6 g bis unter 12 g
    .02   12 g bis unter 18 g
    .03   18 g bis unter 24 g
    .04   24 g bis unter 30 g
    .05   30 g bis unter 36 g
    .06   36 g bis unter 42 g
    .07   42 g bis unter 48 g
    .08   48 g bis unter 54 g
    .09   54 g bis unter 60 g
    .0a   60 g bis unter 66 g
    .0b   66 g bis unter 72 g
    .0c   72 g bis unter 78 g
    .0d   78 g bis unter 84 g
    .0e   84 g bis unter 96 g
    .0f   96 g bis unter 108 g
    .0g   108 g bis unter 120 g
    .0h   120 g bis unter 132 g
    .0j   132 g bis unter 144 g
    .0k   144 g bis unter 156 g
    .0m   156 g oder mehr

6-00g.1   Ceftazidim-Avibactam, parenteral
    .10   2 g/0,5 g bis unter 6 g/1,5 g
    .11   6 g/1,5 g bis unter 12 g/3 g
    .12   12 g/3 g bis unter 18 g/4,5 g
    .13   18 g/4,5 g bis unter 24 g/6 g
    .14   24 g/6 g bis unter 30 g/7,5 g
    .15   30 g/7,5 g bis unter 36 g/9 g
    .16   36 g/9 g bis unter 42 g/10,5 g
    .17   42 g/10,5 g bis unter 48 g/12 g
    .18   48 g/12 g bis unter 54 g/13,5 g
    .19   54 g/13,5 g bis unter 60 g/15 g
    .1a   60 g/15 g bis unter 66 g/16,5 g
    .1b   66 g/16,5 g bis unter 72 g/18 g
    .1c   72 g/18 g bis unter 78 g/19,5 g
    .1d   78 g/19,5 g bis unter 84 g/21 g
    .1e   84 g/21 g bis unter 96 g/24 g
    .1f   96 g/24 g bis unter 108 g/27 g
    .1g   108 g/27 g bis unter 120 g/30 g
    .1h   120 g/30 g bis unter 132 g/33 g
    .1j   132 g/33 g bis unter 144 g/36 g
    .1k   144 g/36 g bis unter 156 g/39 g
    .1m   156 g/39 g oder mehr

6-00g.2   Ceftolozan-Tazobactam, parenteral
    .20   1 g/0,5 g bis unter 3 g/1,5 g
    .21   3 g/1,5 g bis unter 6 g/3 g
    .22   6 g/3 g bis unter 9 g/4,5 g
    .23   9 g/4,5 g bis unter 12 g/6 g
    .24   12 g/6 g bis unter 15 g/7,5 g
    .25   15 g/7,5 g bis unter 18 g/9 g
    .26   18 g/9 g bis unter 21 g/10,5 g

Kapitel 6: Medikamente

.27 21 g/10,5 g bis unter 24 g/12 g
.28 24 g/12 g bis unter 27 g/13,5 g
.29 27 g/13,5 g bis unter 30 g/15 g
.2a 30 g/15 g bis unter 33 g/16,5 g
.2b 33 g/16,5 g bis unter 36 g/18 g
.2c 36 g/18 g bis unter 39 g/19,5 g
.2d 39 g/19,5 g bis unter 42 g/21 g
.2e 42 g/21 g bis unter 48 g/24g
.2f 48 g/24 g bis unter 54 g/27 g
.2g 54 g/27 g bis unter 60 g/30 g
.2h 60 g/30 g bis unter 66 g/33 g
.2j 66 g/33 g bis unter 72 g/36 g
.2k 72 g/36 g bis unter 78 g/39 g
.2m 78 g/39 g bis unter 84 g/42 g
.2n 84 g/42 g bis unter 96 g/48 g
.2p 96 g/48 g bis unter 108 g/54 g
.2q 108 g/54 g oder mehr

6-00g.3 Dalbavancin, parenteral
.30 20 mg bis unter 500 mg
.31 500 mg bis unter 1.000 mg
.32 1.000 mg bis unter 1.500 mg
.33 1.500 mg oder mehr

6-00g.4 Eravacyclin, parenteral
.40 10 mg bis unter 300 mg
.41 300 mg bis unter 450 mg
.42 450 mg bis unter 600 mg
.43 600 mg bis unter 750 mg
.44 750 mg bis unter 900 mg
.45 900 mg bis unter 1.050 mg
.46 1.050 mg bis unter 1.200 mg
.47 1.200 mg bis unter 1.350 mg
.48 1.350 mg bis unter 1.500 mg
.49 1.500 mg bis unter 1.650 mg
.4a 1.650 mg bis unter 1.800 mg
.4b 1.800 mg bis unter 1.950 mg
.4c 1.950 mg bis unter 2.100 mg
.4d 2.100 mg bis unter 2.250 mg
.4e 2.250 mg bis unter 2.400 mg
.4f 2.400 mg bis unter 2.700 mg
.4g 2.700 mg bis unter 3.000 mg
.4h 3.000 mg bis unter 3.300 mg
.4j 3.300 mg bis unter 3.600 mg
.4k 3.600 mg bis unter 3.900 mg
.4m 3.900 mg oder mehr

6-00g.5 Imipenem-Cilastatin-Relebactam, parenteral
.50 0,5 g/0,5 g/0,25 g bis unter 2 g/2 g/1 g
.51 2 g/ 2 g/1 g bis unter 4 g/4 g/2 g
.52 4 g/4 g/2 g bis unter 6 g/6 g/3 g
.53 6 g/6 g/3 g bis unter 8 g/8 g/4 g
.54 8 g/8 g/4 g bis unter 10 g/10 g/5 g
.55 10 g/10 g/5 g bis unter 12 g/12 g/6 g
.56 12 g/12 g/6 g bis unter 14 g/14 g/7 g
.57 14 g/14 g/7 g bis unter 16 g/16 g/8 g
.58 16 g/16 g/8 g bis unter 18 g/18 g/9 g
.59 18 g/18 g/9 g bis unter 20 g/20 g/10 g
.5a 20 g/20 g/10 g bis unter 22 g/22 g/11 g
.5b 22 g/22 g/11 g bis unter 24 g/24 g/12 g
.5c 24 g/24 g/12 g bis unter 26 g/26 g/13 g
.5d 26 g/26 g/13 g bis unter 28 g/28 g/14 g
.5e 28 g/28 g/14 g bis unter 32 g/32 g/16 g

Kapitel 6: Medikamente

```
.5f    32 g/32 g/16 g bis unter 36 g/36 g/18 g
.5g    36 g/36 g/18 g bis unter 40 g/40 g/20 g
.5h    40 g/40 g/20 g bis unter 44 g/44 g/22 g
.5j    44 g/44 g/22 g bis unter 48 g/48 g/24 g
.5k    48 g/48 g/24 g bis unter 52 g/52 g/26 g
.5m    52 g/52 g/26 g oder mehr
```

6-00h   Applikation von Medikamenten, Liste 17 (CAR-T-Zellen)
6-00h.0   Axicaptagen ciloleucel, parenteral
6-00h.1   Brexucaptagen autoleucel, parenteral
6-00h.2   Ciltacaptagen autoleucel, parenteral
6-00h.3   Idecaptagen vicleucel, parenteral
6-00h.4   Lisocaptagen maraleucel, parenteral
6-00h.5   Tisagenlecleucel, parenteral

6-00j   Applikation von Medikamenten, Liste 18
6-00j.0   Efgartigimod alfa, parenteral
6-00j.1   Etranacogen dezaparvovec, parenteral
6-00j.2   Faricimab, intravitreal
6-00j.3   Futibatinib, oral
6-00j.4   Glofitamab, parenteral
6-00j.5   Ivosidenib, oral
6-00j.6   Loncastuximab tesirin, parenteral
6-00j.7   Maralixibat, oral
6-00j.8   Maribavir, oral
6-00j.9   Melphalanflufenamid, parenteral
6-00j.a   Mepolizumab, parenteral
6-00j.b   Mirikizumab, parenteral
6-00j.c   Mosunetuzumab, parenteral
6-00j.d   Niraparib-Abirateron, oral

6-00k   Applikation von Medikamenten, Liste 19
6-00k.0   Nirmatrelvir-Ritonavir, oral
6-00k.1   Nivolumab-Relatlimab, parenteral
6-00k.2   Mizellares Paclitaxel, parenteral
6-00k.3   Spesolimab, parenteral
6-00k.4   Sutimlimab, parenteral
6-00k.5   Tabelecleucel, parenteral
6-00k.6   Talquetamab, parenteral
6-00k.7   Tebentafusp, parenteral
6-00k.8   Teclistamab, parenteral
6-00k.9   Tixagevimab-Cilgavimab, parenteral
6-00k.a   Tremelimumab, parenteral
6-00k.b   Valoctocogen roxaparvovec, parenteral
6-00k.c   Voclosporin, oral
6-00k.d   Voxelotor, oral
6-00k.e   Vutrisiran, parenteral

Kapitel 8:

Nichtoperative therapeutische Maßnahmen

Applikation von Medikamenten und Nahrung und therapeutische Injektion (8-01...8-02)

8-01 **Applikation von Medikamenten und Nahrung**
Exkl.: Applikation von Medikamenten zur Schmerztherapie (8-91)
Applikation von Medikamenten (Kap. 6)
Hinw.: Ein Kode aus diesem Bereich ist jeweils nur einmal pro stationären Aufenthalt anzugeben

8-010 **Applikation von Medikamenten und Elektrolytlösungen über das Gefäßsystem bei Neugeborenen**
Exkl.: Parenterale Ernährung als medizinische Hauptbehandlung (8-016)
Komplette parenterale Ernährung als medizinische Nebenbehandlung (8-018 ff.)
Infusion von Volumenersatzmitteln bei Neugeborenen (8-811 ff.)
Hinw.: Ein Kode aus diesem Bereich ist nur anzugeben, wenn Medikamente und Elektrolytlösungen kontinuierlich mehr als 24 Stunden über das Gefäßsystem verabreicht werden
Ein Kode aus diesem Bereich ist nicht anzugeben, wenn diese Verfahren Bestandteil der Wiederbelebung bei der Geburt sind oder als Komponente in einem bereits dokumentierten Kode enthalten sind

8-010.1 Intraarteriell, kontinuierlich
8-010.3 Intravenös, kontinuierlich
8-010.x Sonstige
8-010.y N.n.bez.

8-011 **Intrathekale und intraventrikuläre Applikation von Medikamenten durch Medikamentenpumpen**
Exkl.: Intrathekale Instillation von zytotoxischen Materialien und Immunmodulatoren (8-541.0)
Intrathekale und intraventrikuläre Applikation von Medikamenten ohne Medikamentenpumpen (8-019)

8-011.1 Wiederbefüllung einer implantierten Medikamentenpumpe mit konstanter Flussrate
Inkl.: Zur Schmerztherapie

8-011.2 Wiederbefüllung und Programmierung einer implantierten, programmierbaren Medikamentenpumpe mit kontinuierlicher Abgabe bei variablem Tagesprofil
Inkl.: Zur Schmerztherapie

8-011.3 Postoperative intrathekale und intraventrikuläre Medikamentendosis-Anpassung nach Anlage der Medikamentenpumpe
Inkl.: Schmerz- oder Spastiktherapie
.30 Bei einer externen Medikamentenpumpe
.31 Bei einer implantierten Medikamentenpumpe mit konstanter Flussrate
.32 Bei einer implantierten programmierbaren Medikamentenpumpe mit kontinuierlicher Abgabe bei variablem Tagesprofil

8-011.x Sonstige
8-011.y N.n.bez.

8-015 **Enterale Ernährungstherapie als medizinische Hauptbehandlung**
Hinw.: Die Erstellung des Behandlungsplanes ist im Kode enthalten

8-015.0 Über eine Sonde
8-015.1 Über ein Stoma
8-015.2 Therapeutische Hyperalimentation
8-015.x Sonstige
8-015.y N.n.bez.

Kapitel 8: Nichtoperative therapeutische Maßnahmen

8-016   **Parenterale Ernährungstherapie als medizinische Hauptbehandlung**
Hinw.: Die Erstellung des Behandlungsplanes ist im Kode enthalten

8-017   **Enterale Ernährung als medizinische Nebenbehandlung**
Hinw.: Bei intensivmedizinisch behandelten Patienten ist ein Kode aus diesem Bereich nicht anzugeben
Die Erstellung des Behandlungsplanes ist im Kode enthalten
Die enterale Ernährung erfolgt über eine Sonde bzw. ein Stoma

8-017.0   Mindestens 7 bis höchstens 13 Behandlungstage

8-017.1   Mindestens 14 bis höchstens 20 Behandlungstage

8-017.2   Mindestens 21 Behandlungstage

8-018   **Komplette parenterale Ernährung als medizinische Nebenbehandlung**
Hinw.: Bei intensivmedizinisch behandelten Patienten ist ein Kode aus diesem Bereich nicht anzugeben
Eine komplette parenterale Ernährung enthält die Makronährstoffe Glukose, Fette und Aminosäuren und die Mikronährstoffe fett- und wasserlösliche Vitamine und Spurenelemente
Die Erstellung des Behandlungsplanes ist im Kode enthalten
Die parenterale Ernährung erfolgt zentralvenös

8-018.0   Mindestens 7 bis höchstens 13 Behandlungstage

8-018.1   Mindestens 14 bis höchstens 20 Behandlungstage

8-018.2   Mindestens 21 Behandlungstage

8-019   **Intrathekale und intraventrikuläre Applikation von Medikamenten ohne Medikamentenpumpen**
Exkl.: Intrathekale Instillation von zytotoxischen Materialien oder Immunmodulatoren (8-541.0)
Intrathekale und intraventrikuläre Applikation von Medikamenten durch Medikamentenpumpen (8-011 ff.)

8-01a   **Teilstationäre intravenöse Applikation von Medikamenten über das Gefäßsystem bei Kindern und Jugendlichen**
Exkl.: Parenterale Ernährung als medizinische Hauptbehandlung (8-016)
Komplette parenterale Ernährung als medizinische Nebenbehandlung (8-018 ff.)
Infusion von Volumenersatzmitteln bei Neugeborenen (8-811 ff.)
Applikation von Medikamenten und Elektrolytlösungen über das Gefäßsystem bei Neugeborenen (8-010 ff.)
Teilstationäre pädiatrische zytostatische Chemotherapie, Immuntherapie und antiretrovirale Therapie (8-54 mit 9-985.0 und ggf. einem Kode aus 6-00)
Hinw.: Ein Kode aus diesem Bereich ist nicht anzugeben, wenn dieses Verfahren als Komponente in einem bereits dokumentierten Kode enthalten ist
Dieser Kode ist nur für Patienten bis zur Vollendung des 18. Lebensjahres anzugeben
Dieser Kode kann nur für die teilstationäre intravenöse Applikation von Medikamenten mit der Notwendigkeit einer Überwachung, Nachbeobachtung oder langsamen Verabreichung angegeben werden
Spezifisch kodierbare, intravenös zu applizierende Medikamente sind gesondert zu kodieren (6-00)
Strukturmerkmale:
• Vorhandensein einer Fachabteilung für Kinder- und Jugendmedizin am Standort des Krankenhauses
Mindestmerkmale:
• Die Applikation wird durch einen Facharzt für Kinder- und Jugendmedizin mit krankheitsspezifischer Spezialisierung (z.B. Kinder-Rheumatologie, Kinder-Gastroenterologie, Kinder-Hämatologie und -Onkologie, Neuropädiatrie, Kinder-Pneumologie) bei Vorliegen mindestens einer der folgenden Erkrankungen durchgeführt: hämatologische Erkrankung, onkologische Erkrankung, Autoimmunerkrankung, chronisch-entzündliche Darmerkrankung, Stoffwechselerkrankung, neuromuskuläre Erkrankung, Seltene Erkrankung

8-02 Therapeutische Injektion

Hinw.: Ein Kode aus diesem Bereich ist jeweils nur einmal pro stationären Aufenthalt anzugeben

8-020 Therapeutische Injektion

8-020.0 ↔ Auge
  Inkl.: Subkonjunktivale Injektion
  Exkl.: Vorderkammerspülung mit Einbringen von Medikamenten (5-139.12)
    Injektion von Medikamenten in den hinteren Augenabschnitt (5-156.9)

8-020.1 Harnorgane
  Exkl.: Injektionsbehandlung der Harnblase (5-579.6 ff.)

8-020.2 Männliche Genitalorgane

8-020.3 Weibliche Genitalorgane

8-020.4 ↔ Bänder, Sehnen oder Bindegewebe

8-020.5 ↔ Gelenk oder Schleimbeutel
  Inkl.: Therapeutische Aspiration und Entleerung durch Punktion
  Exkl.: Chemische Synoviorthese (8-020.b)
    Radiosynoviorthese (8-530.3)

8-020.6 Leber

8-020.7 Bandscheibe
  Hinw.: Dieser Kode erfordert zwingend die Anwendung eines bildgebenden Verfahrens
    Die Anwendung des bildgebenden Verfahrens ist im Kode enthalten

8-020.8 Systemische Thrombolyse

8-020.b ↔ Chemische Synoviorthese
  Inkl.: Kryotherapie und Entlastung nach erfolgter Injektion
  Exkl.: Radiosynoviorthese (8-530.3)

8-020.c Thrombininjektion nach Anwendung eines Katheters in einer Arterie
  Hinw.: Mit diesem Kode ist die Thrombininjektion bei Nachblutung oder Aneurysma spurium nach einer diagnostischen oder interventionellen Anwendung eines Katheters in einer Arterie zu kodieren
    Eine durchgeführte Sonographie ist im Kode enthalten

8-020.d Intraventrikuläre oder intrazerebrale Thrombolyse über Drainagekatheter

8-020.x ↔ Sonstige

8-020.y N.n.bez.

Immuntherapie
(8-03...8-03)

8-03 Immuntherapie

Hinw.: Ein Kode aus diesem Bereich ist jeweils nur einmal pro stationären Aufenthalt anzugeben

8-030 Spezifische allergologische Immuntherapie
  Inkl.: Hyposensibilisierung
  Hinw.: Die Anwendung eines Kodes aus diesem Bereich setzt die kontinuierliche ärztliche Überwachung in Notfallbereitschaft voraus

8-030.0 Mit Bienengift oder Wespengift

Entfernung von Fremdmaterial und Konkrementen (8-10...8-11)

8-10 Fremdkörperentfernung

8-100 **Fremdkörperentfernung durch Endoskopie**
Inkl.: Entfernung eines Konkrementes

- 8-100.0 ↔ Durch Otoskopie
- 8-100.1 Durch Rhinoskopie
- 8-100.2 Durch Laryngoskopie
- 8-100.3 Durch Tracheoskopie
  - .30 Mit Zange
  - .31 Mit Kryosonde
  - .3x Sonstige
- 8-100.4 Durch Bronchoskopie mit flexiblem Instrument
  - .40 Mit Zange
  - .41 Mit Kryosonde
  - .4x Sonstige
- 8-100.5 Durch Bronchoskopie mit starrem Instrument
  - .50 Mit Zange
  - .51 Mit Kryosonde
  - .5x Sonstige
- 8-100.6 Durch Ösophagoskopie mit flexiblem Instrument
  Hinw.: Die Verwendung eines Einmal-Endoskops ist gesondert zu kodieren (5-98m ff.)
- 8-100.7 Durch Ösophagoskopie mit starrem Instrument
- 8-100.8 Durch Ösophagogastroduodenoskopie
  Hinw.: Die Verwendung eines Einmal-Endoskops ist gesondert zu kodieren (5-98m ff.)
- 8-100.9 Durch Kolo-/Rektoskopie mit flexiblem Instrument
- 8-100.a Durch Kolo-/Rektoskopie mit starrem Instrument
- 8-100.b Durch Urethrozystoskopie
- 8-100.c ↔ Durch Ureterorenoskopie
- 8-100.d Durch Hysteroskopie
- 8-100.x ↔ Sonstige
- 8-100.y N.n.bez.

8-101 **Fremdkörperentfernung ohne Inzision**
Exkl.: Fremdkörperentfernung durch Endoskopie (8-100 ff.)
  Fremdkörperentfernung aus der Haut ohne Inzision (8-102 ff.)

- 8-101.0 ↔ Oberflächlich, aus der Sklera
  Exkl.: Entfernung eines Fremdkörpers aus der Sklera mit Magnet oder durch Inzision (5-138.00, 5-138.01)
- 8-101.1 ↔ Oberflächlich, aus der Kornea
  Exkl.: Entfernung eines Fremdkörpers aus der Kornea mit Magnet oder durch Inzision (5-120.0, 5-120.1)
- 8-101.2 ↔ Oberflächlich, aus der Konjunktiva
  Exkl.: Entfernung eines Fremdkörpers aus der Konjunktiva durch Inzision (5-110.1)
- 8-101.3 ↔ Aus dem äußeren Gehörgang
- 8-101.4 Aus der Nase
- 8-101.5 Aus dem Pharynx
- 8-101.6 Aus der Cervix uteri
- 8-101.7 Aus der Vagina
- 8-101.8 Aus der Vulva
- 8-101.9 Aus der Urethra

8-101.a   Perianal
8-101.b   Anal
8-101.x ↔ Sonstige
8-101.y   N.n.bez.

8-102   Fremdkörperentfernung aus der Haut ohne Inzision
Exkl.:   Entfernung eines Fremdkörpers aus der Haut durch Inzision (5-892.2 ff.)
8-102.0   Lippe
8-102.1   Gesicht
8-102.2   Kopf und Hals
8-102.3   Schulter, Rumpf und Gesäß
8-102.4   Leisten- und Genitalregion
8-102.5 ↔ Oberarm und Ellenbogen
8-102.6 ↔ Unterarm
8-102.7 ↔ Hand
8-102.8 ↔ Oberschenkel und Knie
8-102.9 ↔ Unterschenkel
8-102.a ↔ Fuß
8-102.x ↔ Sonstige
8-102.y   N.n.bez.

8-11   Extrakorporale Stoßwellentherapie

8-110   Extrakorporale Stoßwellenlithotripsie [ESWL] von Steinen in den Harnorganen
8-110.0   Harnblase
8-110.1 ↔ Ureter
8-110.2 ↔ Niere
8-110.x ↔ Sonstige
8-110.y   N.n.bez.

8-111   Extrakorporale Stoßwellenlithotripsie [ESWL] von Steinen in Gallenblase und Gallengängen
8-111.0   Gallenblase
8-111.1   Gallengänge
8-111.x   Sonstige
8-111.y   N.n.bez.

8-112   Extrakorporale Stoßwellenlithotripsie [ESWL] von Steinen in sonstigen Organen
8-112.0   Pankreas
8-112.1 ↔ Speicheldrüsen
8-112.x ↔ Sonstige
8-112.y   N.n.bez.

8-115   Extrakorporale Stoßwellentherapie am Stütz- und Bewegungsapparat
Inkl.:   Pseudarthrose
8-115.0 ↔ Schulterbereich
8-115.1 ↔ Ellenbogen
8-115.2 ↔ Fuß
8-115.3 ↔ Langer Röhrenknochen, obere Extremität
8-115.4 ↔ Hand
8-115.5 ↔ Langer Röhrenknochen, untere Extremität
8-115.x ↔ Sonstige
8-115.y   N.n.bez.

8-119   Andere extrakorporale Stoßwellentherapie
8-119.0   Penis
8-119.x   Sonstige
8-119.y   N.n.bez.

Manipulationen an Verdauungstrakt und Harntrakt (8-12...8-13)

8-12   Manipulationen am Verdauungstrakt

8-120   Magenspülung

8-121   Darmspülung
Exkl.: Darmspülung zur Vorbereitung auf einen Eingriff

8-122   Desinvagination
8-122.0   Durch Flüssigkeiten
          Inkl.: Hydrostatische Desinvagination
8-122.1   Durch Gas
8-122.x   Sonstige
8-122.y   N.n.bez.

8-123   Wechsel und Entfernung eines Gastrostomiekatheters
Inkl.: Wechsel und Entfernung einer PEG
Exkl.: Anlegen einer Gastrostomie oder PEG (5-431 ff.)
         Freilegung und Entfernung einer eingewachsenen PEG-Halteplatte (5-431.3 ff.)

8-123.0   Wechsel
          .00   Ohne jejunale Sonde
          .01   Mit jejunaler Sonde
          .0x   Sonstige
8-123.1   Entfernung
8-123.x   Sonstige
8-123.y   N.n.bez.

8-124   Wechsel und Entfernung eines Jejunostomiekatheters
Inkl.: Wechsel und Entfernung einer PEJ
Exkl.: Anlegen einer PEJ (5-450.3)

8-124.0   Wechsel
8-124.1   Entfernung
8-124.x   Sonstige
8-124.y   N.n.bez.

8-125   Anlegen und Wechsel einer duodenalen oder jejunalen Ernährungssonde
Hinw.: Die Überprüfung der Sondenlage durch ein bildgebendes Verfahren ist im Kode enthalten

8-125.0   Transnasal, n.n.bez.
8-125.1   Transnasal, endoskopisch
          Inkl.: Diagnostische Ösophagogastroduodenoskopie
8-125.2   Über eine liegende PEG-Sonde, endoskopisch
          Inkl.: Diagnostische Ösophagogastroduodenoskopie

8-126   Transanale Irrigation
Inkl.: Anleitung und Schulung des Patienten
Exkl.: Darmspülung (8-121)
Hinw.: Dieser Kode ist nur einmal pro stationären Aufenthalt anzugeben

Kapitel 8: Nichtoperative therapeutische Maßnahmen

8-127 **Endoskopisches Einlegen und Entfernung eines Magenballons**
Hinw.: Eine gleichzeitig durchgeführte diagnostische Ösophagogastroduodenoskopie ist im Kode enthalten

8-127.0 Einlegen

8-127.1 Entfernung

8-128 **Anwendung eines Stuhldrainagesystems**
Inkl.: Spülung und endoluminale Medikamentenapplikation
Hinw.: Dieser Kode ist nur einmal pro stationären Aufenthalt anzugeben

8-129 **Applikation einer Spenderstuhlsuspension**
Inkl.: Allogene Faecotherapie, Stuhltransplantation bei schwerer Enterokolitis

8-129.0 Koloskopisch

8-129.x Sonstige

8-13 Manipulationen am Harntrakt

8-132 **Manipulationen an der Harnblase**

8-132.0 Instillation
Exkl.: Instillation von zytotoxischen Medikamenten in die Harnblase (8-541.4)

8-132.1 Spülung, einmalig

8-132.2 Spülung, intermittierend

8-132.3 Spülung, kontinuierlich

8-132.x Sonstige

8-132.y N.n.bez.

8-133 **Wechsel und Entfernung eines suprapubischen Katheters**
Exkl.: Anlegen eines suprapubischen Harnblasenkatheters (5-572.1)

8-133.0 Wechsel

8-133.1 Entfernung

8-133.x Sonstige

8-133.y N.n.bez.

8-137 **Einlegen, Wechsel und Entfernung einer Ureterschiene [Ureterkatheter]**
Hinw.: Die Zystoskopie ist im Kode enthalten. Die Art des Zystoskops ist gesondert zu kodieren (5-98k ff.)

8-137.0 Einlegen
 .00 ↔ Transurethral
 .01 ↔ Perkutan-transrenal
  Hinw.: Eine gleichzeitig durchgeführte Nephrostomie ist gesondert zu kodieren (5-550.1)
 .02 ↔ Über ein Stoma
 .03 ↔ Intraoperativ

8-137.1 Wechsel
 .10 ↔ Transurethral
 .11 ↔ Perkutan-transrenal
 .12 ↔ Über ein Stoma
 .13 ↔ Intraoperativ

8-137.2 Entfernung
 .20 ↔ Transurethral
 .21 ↔ Perkutan-transrenal
 .22 ↔ Über ein Stoma
 .23 ↔ Intraoperativ

8-137.x ↔ Sonstige

8-137.y N.n.bez.

Kapitel 8: Nichtoperative therapeutische Maßnahmen

8-138 **Wechsel, Entfernung und Einlegen eines Nephrostomiekatheters**
Exkl.: Anlegen eines Nephrostomas (5-550.1, 5-551.1)
Dilatation eines rekonstruktiven Nephrostomas (5-557.a ff.)
Operative Dilatation eines Nephrostomiekanals mit Einlegen eines dicklumigen Nephrostomiekatheters (5-550.6)

8-138.0 ↔ Wechsel ohne operative Dilatation
8-138.1 ↔ Entfernung
8-138.2 ↔ Einlegen eines Nephrostomiekatheters über bestehenden Nephrostomiekanal
    Exkl.: Wechsel ohne operative Dilatation (8-138.0)
8-138.x ↔ Sonstige
8-138.y   N.n.bez.

8-139 **Andere Manipulationen am Harntrakt**
8-139.0   Bougierung der Urethra
    .00   Ohne Durchleuchtung
    .01   Unter Durchleuchtung
8-139.1   Ballondilatation der Urethra
    .10   Ohne Medikamentenbeschichtung des Ballonkatheters
    .11   Mit Medikamentenbeschichtung des Ballonkatheters
8-139.x   Sonstige
8-139.y   N.n.bez.

Therapeutische Katheterisierung, Aspiration, Punktion und Spülung (8-14...8-17)

8-14 **Andere Formen von therapeutischer Katheterisierung und Kanüleneinlage**
Exkl.: Therapeutische Katheterisierung und Kanüleneinlage in Gefäße (8-83)

8-144 **Therapeutische Drainage der Pleurahöhle**
Exkl.: Therapeutische perkutane Punktion der Pleurahöhle (8-152.1)
Drainage der Brustwand oder Pleurahöhle, offen chirurgisch (5-340.0)
Hinw.: Therapeutische Spülungen der Pleurahöhle sind gesondert zu kodieren (8-173.1 ff.)

8-144.0 ↔ Großlumig
    Inkl.: Thoraxdrainage durch Mini-Thorakotomie
    Exkl.: Einführung einer Drainage über Hohlnadel (8-144.2)
8-144.1 ↔ Kleinlumig, dauerhaftes Verweilsystem
8-144.2 ↔ Kleinlumig, sonstiger Katheter
    Inkl.: Pleurakatheter

8-146 **Therapeutische Drainage von Organen des Bauchraumes**
Exkl.: Einlegen einer Drainage an den Gallengängen (5-513.5, 5-514.5 ff.)

8-146.0   Leber
8-146.1   Gallenblase
8-146.2   Pankreas
8-146.x   Sonstige
8-146.y   N.n.bez.

8-147 **Therapeutische Drainage von Harnorganen**
8-147.0 ↔ Niere
8-147.x ↔ Sonstige
8-147.y   N.n.bez.

8-148 **Therapeutische Drainage von anderen Organen und Geweben**
8-148.0   Peritonealraum
8-148.1   Retroperitonealraum
    Inkl.: Perkutane Drainage eines Psoasabszesses

8-148.2 Perirenal
8-148.3 Pelvin
8-148.x Sonstige
8-148.y N.n.bez.

8-149 Andere therapeutische Katheterisierung und Kanüleneinlage
8-149.0 ↔ Therapeutische Sondierung der Tränenwege
8-149.1 ↔ Katheterisierung der Nasennebenhöhlen
8-149.2 ↔ Katheterisierung der Tuba uterina durch Hysteroskopie
8-149.3 ↔ Therapeutische Sondierung der Tränenwege mit Intubation
8-149.x ↔ Sonstige
8-149.y N.n.bez.

8-15 Therapeutische Aspiration und Entleerung durch Punktion

8-151 Therapeutische perkutane Punktion des Zentralnervensystems und des Auges
8-151.0 Zisterne
8-151.1 Ventrikel
8-151.2 Ventrikelshunt
8-151.3 Rückenmarkzyste
8-151.4 Lumbalpunktion
8-151.5 ↔ Vordere Augenkammer
8-151.6 ↔ Hintere Augenkammer
8-151.x ↔ Sonstige
8-151.y N.n.bez.

8-152 Therapeutische perkutane Punktion von Organen des Thorax
8-152.0 Perikard
Inkl.: Perikarddrainage
8-152.1 ↔ Pleurahöhle
Hinw.: Dieser Kode ist nur einmal pro stationären Aufenthalt anzugeben
8-152.2 ↔ Lunge
8-152.x ↔ Sonstige
8-152.y N.n.bez.

8-153 Therapeutische perkutane Punktion der Bauchhöhle
Exkl.: Spülung des Bauchraumes (8-176 ff.)
Diagnostische Aszitespunktion (1-853.2)
Therapeutische Drainage des Peritonealraumes (8-148.0)
Therapeutische pelvine Drainage (8-148.3)
Hinw.: Dieser Kode ist nur einmal pro stationären Aufenthalt anzugeben

8-154 Therapeutische perkutane Punktion von Organen des Bauchraumes
8-154.0 Milz
8-154.1 Leber
8-154.2 Gallenblase
8-154.3 Pankreas
8-154.x Sonstige
8-154.y N.n.bez.

8-155 Therapeutische perkutane Punktion von Harnorganen
8-155.0 ↔ Niere
8-155.1 ↔ Nierenbecken
8-155.2 Harnblase
8-155.x ↔ Sonstige
8-155.y N.n.bez.

8-156 Therapeutische perkutane Punktion von männlichen Genitalorganen
8-156.0 ↔ Hydrozele
8-156.1 ↔ Spermatozele
8-156.2   Prostata
8-156.3 ↔ Vesicula seminalis
8-156.x ↔ Sonstige
8-156.y   N.n.bez.

8-157 Therapeutische perkutane Punktion von weiblichen Genitalorganen
8-157.0 ↔ Ovar
8-157.1   Uterus
8-157.x ↔ Sonstige
8-157.y   N.n.bez.

8-158 Therapeutische perkutane Punktion eines Gelenkes
8-158.0 ↔ Humeroglenoidalgelenk
8-158.1 ↔ Akromioklavikulargelenk
8-158.2 ↔ Thorakoskapulargelenk
8-158.3 ↔ Sternoklavikulargelenk
8-158.4 ↔ Humeroulnargelenk
8-158.5 ↔ Proximales Radioulnargelenk
8-158.6 ↔ Distales Radioulnargelenk
8-158.7 ↔ Handgelenk
8-158.8 ↔ Radiokarpalgelenk
8-158.9 ↔ Ulnokarpalgelenk
8-158.a ↔ Handwurzelgelenk
8-158.b ↔ Karpometakarpalgelenk
8-158.c ↔ Metakarpophalangealgelenk
8-158.d ↔ Interphalangealgelenk
8-158.e ↔ Iliosakralgelenk
8-158.f   Symphyse
8-158.g ↔ Hüftgelenk
8-158.h ↔ Kniegelenk
8-158.j ↔ Proximales Tibiofibulargelenk
8-158.k ↔ Oberes Sprunggelenk
8-158.m ↔ Unteres Sprunggelenk
8-158.n ↔ Tarsalgelenk
8-158.p ↔ Tarsometatarsalgelenk
8-158.q ↔ Metatarsophalangealgelenk
8-158.r ↔ Zehengelenk
8-158.s ↔ Kiefergelenk
8-158.t ↔ Gelenke Wirbelsäule und Rippen
8-158.x ↔ Sonstige
8-158.y   N.n.bez.

8-159 Andere therapeutische perkutane Punktion
8-159.0 ↔ Therapeutische perkutane Punktion an Schleimbeuteln
8-159.1   Therapeutische perkutane Punktion des Knochenmarkes
8-159.2   Therapeutische perkutane Punktion einer Lymphozele

8-159.3 ↔ Therapeutische perkutane Punktion eines Urinoms
8-159.4   Therapeutische perkutane Punktion eines Kephalhämatoms
8-159.x ↔ Sonstige
8-159.y   N.n.bez.

8-17 Spülung (Lavage)

Exkl.: Spülung des Magens (8-120)
Spülung des Darmes (8-121)
Spülung der Harnblase (8-132.1, 8-132.2, 8-132.3)
Hinw.: Ein Kode aus diesem Bereich ist jeweils nur einmal pro stationären Aufenthalt anzugeben

8-170   Therapeutische Spülung (Lavage) des Auges
Exkl.: Spülung der vorderen Augenkammer (5-139.1 ff.)

8-170.1 ↔ Tränenwege
8-170.x ↔ Sonstige
8-170.y   N.n.bez.

8-171   Therapeutische Spülung (Lavage) des Ohres

8-171.0 ↔ Äußerer Gehörgang
8-171.1 ↔ Mittelohr
8-171.x ↔ Sonstige
8-171.y   N.n.bez.

8-172 ↔ Therapeutische Spülung (Lavage) der Nasennebenhöhlen
Exkl.: Spülung durch Kieferhöhlenpunktion (5-220.0, 5-220.1)

8-173   Therapeutische Spülung (Lavage) der Lunge und der Pleurahöhle
Exkl.: Bronchiallavage

8-173.0   Lunge
Hinw.: Mit diesem Kode ist nur die sehr aufwendige Spülung der Lunge z.B. bei Alveolarproteinose zu kodieren

8-173.1   Pleurahöhle
Hinw.: Bei kontinuierlichen Spülungen der Pleurahöhle ist für jeden Tag eine Spülung zu zählen. Diskontinuierliche Spülungen sind immer dann einzeln zu zählen, wenn zwischen 2 Spülungen ein zeitlicher Abstand von mindestens 4 Stunden liegt

.10   1 bis 7 Spülungen
.11   8 bis 14 Spülungen
.12   15 bis 21 Spülungen
.13   22 oder mehr Spülungen

8-176   Therapeutische Spülung des Bauchraumes bei liegender Drainage und temporärem Bauchdeckenverschluss

8-176.0   Bei liegender Drainage (geschlossene Lavage)
8-176.1   Bei temporärem Bauchdeckenverschluss (programmierte Lavage)
8-176.2   Am offenen Abdomen (dorsoventrale Lavage)
8-176.x   Sonstige
8-176.y   N.n.bez.

8-177   Therapeutische Spülung des Retroperitonealraumes bei liegender Drainage und temporärem Bauchdeckenverschluss

8-177.0   Bei liegender Drainage (geschlossene Lavage)
8-177.1   Bei temporärem Wundverschluss (programmierte Lavage)
8-177.2   Am offenen Retroperitoneum
8-177.x   Sonstige
8-177.y   N.n.bez.

8-178   Therapeutische Spülung eines Gelenkes

8-178.0 ↔ Humeroglenoidalgelenk

Kapitel 8: Nichtoperative therapeutische Maßnahmen

8-178.1 ↔ Akromioklavikulargelenk
8-178.2 ↔ Thorakoskapulargelenk(raum)
8-178.3 ↔ Sternoklavikulargelenk
8-178.4 ↔ Humeroulnargelenk
8-178.5 ↔ Proximales Radioulnargelenk
8-178.6 ↔ Distales Radioulnargelenk
8-178.7 ↔ Handgelenk
8-178.8 ↔ Radiokarpalgelenk
8-178.9 ↔ Ulnokarpalgelenk
8-178.a ↔ Handwurzelgelenk
8-178.b ↔ Karpometakarpalgelenk
8-178.c ↔ Metakarpophalangealgelenk
8-178.d ↔ Interphalangealgelenk
8-178.e ↔ Iliosakralgelenk
8-178.f   Symphyse
8-178.g ↔ Hüftgelenk
8-178.h ↔ Kniegelenk
8-178.j ↔ Proximales Tibiofibulargelenk
8-178.k ↔ Oberes Sprunggelenk
8-178.m ↔ Unteres Sprunggelenk
8-178.n ↔ Tarsalgelenk
8-178.p ↔ Tarsometatarsalgelenk
8-178.q ↔ Metatarsophalangealgelenk
8-178.r ↔ Zehengelenk
8-178.s ↔ Kiefergelenk
8-178.t ↔ Gelenke Wirbelsäule und Rippen
8-178.x ↔ Sonstige
8-178.y   N.n.bez.

8-179   **Andere therapeutische Spülungen**
              Exkl.: Peritonealdialyse (8-857 ff.)

8-179.0   Therapeutische Spülung über liegenden intraperitonealen Katheter
            Inkl.: Peritonealdialysekatheter

8-179.1   Therapeutische Spülung über intrakranielle Spül-Saug Drainage

8-179.2   Therapeutische Spülung über spinale Spül-Saug-Drainage

8-179.3   Instillationsbehandlung bei Vakuumtherapie
            Inkl.: Intermittierende Instillationsbehandlung
            Exkl.: Therapeutische Spülung von Pleurahöhle, Bauchraum, Retroperitoneum und Gelenken (8-173.1 ff., 8-176 ff., 8-177 ff., 8-178 ff.)
            Hinw.: Dieser Kode ist ein Zusatzkode. Er ist nur in Verbindung mit einer pumpengesteuerten Sogbehandlung bei einer Vakuumtherapie zu verwenden (8-190.2 ff.)

8-179.x   Sonstige
8-179.y   N.n.bez.

Kapitel 8: Nichtoperative therapeutische Maßnahmen

Verbände
(8-19...8-19)

8-19 Verbände und Entfernung von erkranktem Gewebe an Haut und Unterhaut

8-190 Spezielle Verbandstechniken
  Hinw.: Ein Kode aus diesem Bereich ist jeweils nur einmal pro stationären Aufenthalt anzugeben
  Bei wiederholter Anwendung von Vakuumtherapien gleicher Technik an denselben oder ggf. auch an unterschiedlichen Lokalisationen sind die Zeiten zu addieren und nach der Dauer zu kodieren. Kommen Vakuumtherapien unterschiedlicher Technik zur Anwendung, ist jede Technik gesondert nach der Dauer zu kodieren (z.B. ein Kode aus 8-190.2 ff. und ein Kode aus 8-190.3 ff.)

8-190.2 Kontinuierliche Sogbehandlung mit Pumpensystem bei einer Vakuumtherapie
  Inkl.: Anlage oder Wechsel eines Systems zur Vakuumtherapie ohne Operationsbedingungen und Anästhesie
  Wechsel des Sogsystems
  Kontinuierliche Sogbehandlung mit Pumpensystem bei einer Vakuumtherapie bei offener Wunde
  Hinw.: Die Angabe dieses Kodes ist an die Verwendung eines mechanischen Pumpensystems mit kontinuierlicher Druckkontrolle gebunden
  Die operative Anlage oder der Wechsel des Vakuumtherapie-Systems ist gesondert zu kodieren (5-916.a ff.)
  Für die kontinuierliche Sogbehandlung sind nur die Zeiten zu berechnen, in denen der Patient stationär behandelt wurde
  .20 Bis 7 Tage
  .21 8 bis 14 Tage
  .22 15 bis 21 Tage
  .23 Mehr als 21 Tage

8-190.3 Kontinuierliche Sogbehandlung mit sonstigen Systemen bei einer Vakuumtherapie
  Inkl.: Anlage oder Wechsel eines Systems zur Vakuumtherapie ohne Operationsbedingungen und Anästhesie
  Wechsel des Sogsystems
  Sogerzeugung durch Unterdruckflasche
  Kontinuierliche Sogbehandlung mit sonstigen Systemen bei einer Vakuumtherapie bei offener Wunde
  Hinw.: Die operative Anlage oder der Wechsel des Vakuumtherapie-Systems ist gesondert zu kodieren (5-916.a ff.)
  Für die kontinuierliche Sogbehandlung sind nur die Zeiten zu berechnen, in denen der Patient stationär behandelt wurde
  .30 Bis 7 Tage
  .31 8 bis 14 Tage
  .32 15 bis 21 Tage
  .33 Mehr als 21 Tage

8-190.4 Kontinuierliche Sogbehandlung mit Pumpensystem bei einer Vakuumtherapie nach chirurgischem Wundverschluss (zur Prophylaxe von Komplikationen)
  Inkl.: Anlage oder Wechsel des Systems
  Hinw.: Für die kontinuierliche Sogbehandlung sind nur die Zeiten zu berechnen, in denen der Patient stationär behandelt wurde
  .40 Bis 7 Tage
  .41 8 bis 14 Tage
  .42 15 bis 21 Tage
  .43 Mehr als 21 Tage

8-191 Verband bei großflächigen und schwerwiegenden Hauterkrankungen
  Inkl.: Verband bei großflächigen blasenbildenden Hauterkrankungen, toxischer epidermaler Nekrolyse, Verbrennungen und großflächigen Hautverletzungen
  Hinw.: Ein Kode aus diesem Bereich ist nur einmal pro stationären Aufenthalt anzugeben

8-191.0 Feuchtverband mit antiseptischer Lösung
  .00 Ohne Debridement-Bad
  .01 Mit Debridement-Bad

Kapitel 8: Nichtoperative therapeutische Maßnahmen

8-191.1 Fettgazeverband
.10 Ohne Debridement-Bad
.11 Mit Debridement-Bad

8-191.2 Fettgazeverband mit antiseptischen Salben
Inkl.: Silberhaltige Verbände
.20 Ohne Debridement-Bad
.21 Mit Debridement-Bad

8-191.3 Überknüpfpolsterverband, kleinflächig
.30 Ohne Immobilisation durch Gipsverband
.31 Mit Immobilisation durch Gipsverband

8-191.4 Überknüpfpolsterverband, großflächig
.40 Ohne Immobilisation durch Gipsverband
.41 Mit Immobilisation durch Gipsverband

8-191.5 Hydrokolloidverband

8-191.6 Okklusivverband mit Sauerstofftherapie

8-191.7 Okklusivverband mit enzymatischem Wunddebridement bei Verbrennungen
Hinw.: Wird ein enzymatisches Wunddebridement an mehreren Lokalisationen durchgeführt, sind die Flächen zu addieren und entsprechend zu kodieren
.70 Bis unter 500 cm^2 der Körperoberfläche
.71 500 cm^2 bis unter 1.000 cm^2 der Körperoberfläche
.72 1.000 cm^2 bis unter 1.500 cm^2 der Körperoberfläche
.73 1.500 cm^2 bis unter 2.000 cm^2 der Körperoberfläche
.74 2.000 cm^2 bis unter 2.500 cm^2 der Körperoberfläche
.75 2.500 cm^2 bis unter 3.000 cm^2 der Körperoberfläche
.76 3.000 cm^2 bis unter 3.500 cm^2 der Körperoberfläche
.77 3.500 cm^2 bis unter 4.000 cm^2 der Körperoberfläche
.78 4.000 cm^2 bis unter 4.500 cm^2 der Körperoberfläche
.79 4.500 cm^2 oder mehr der Körperoberfläche

8-191.x Sonstige

8-191.y N.n.bez.

8-192 Entfernung von erkranktem Gewebe an Haut und Unterhaut ohne Anästhesie (im Rahmen eines Verbandwechsels) bei Vorliegen einer Wunde
Inkl.: Entfernung von Fibrinbelägen
Entfernung eines Systems zur Vakuumtherapie ohne Anästhesie und Debridement
Exkl.: Chirurgisches Wunddebridement ohne Anästhesie bei neurologisch bedingter Analgesie (5-896 ff.)
Hinw.: Ein Kode aus diesem Bereich ist jeweils nur einmal pro stationären Aufenthalt anzugeben
Die Lokalisation ist in der 6. Stelle nach folgender Liste zu kodieren:
0 Lippe
4 Sonstige Teile Kopf
5 Hals
6 ↔ Schulter und Axilla
7 ↔ Oberarm und Ellenbogen
8 ↔ Unterarm
9 ↔ Hand
a Brustwand und Rücken
b Bauchregion
c Leisten- und Genitalregion
d Gesäß
e ↔ Oberschenkel und Knie
f ↔ Unterschenkel
g ↔ Fuß
x ↔ Sonstige

** 8-192.0	Kleinflächig	

** 8-192.0   Kleinflächig
              Hinw.: Länge bis 3 cm oder Fläche bis 4 cm²
              Bei der Behandlung mehrerer kleinflächiger Läsionen an derselben anatomischen Region (z.B. an der Hand) sind die Flächen zu addieren. Bei Überschreiten einer Fläche von 4 cm² ist ein Kode für die großflächige Behandlung zu verwenden
** 8-192.1   Großflächig
** 8-192.2   Großflächig, mit Einlegen eines Medikamententrägers
              Exkl.: Fettgaze- oder Salbenverbände
** 8-192.3   Großflächig, mit Anwendung biochirurgischer Verfahren
              Inkl.: Anwendung von Fliegenmaden
** 8-192.x   Sonstige
   8-192.y   N.n.bez.

Geschlossene Reposition und Korrektur von Deformitäten (8-20...8-22)

8-20 Geschlossene Reposition einer Fraktur und Gelenkluxation ohne Osteosynthese
Exkl.: Geschlossene Reposition einer Fraktur oder Luxation mit Osteosynthese (5-79)
Hinw.: Bei Durchführung in Allgemeinanästhesie ist diese gesondert zu kodieren (8-90)

8-200   **Geschlossene Reposition einer Fraktur ohne Osteosynthese**
         Exkl.: Geschlossene Reposition an der Wirbelsäule ohne Osteosynthese (8-202 ff.)
         Geschlossene Reposition an Gesichtsschädelknochen ohne Osteosynthese (5-76)
         Geschlossene Reposition einer Nasenbeinfraktur (5-216.0)
         Hinw.: Die durchgeführte Immobilisation (Gipsverband oder andere Stützverbände) ist im Kode enthalten
         Aufwendige Gipsverbände sind gesondert zu kodieren (8-310 ff.)

8-200.0 ↔ Skapula und Klavikula
8-200.1 ↔ Humerus proximal
8-200.2 ↔ Humerusschaft
8-200.3 ↔ Humerus distal
8-200.4 ↔ Radius proximal
8-200.5 ↔ Radiusschaft
8-200.6 ↔ Radius distal
8-200.7 ↔ Ulna proximal
8-200.8 ↔ Ulnaschaft
8-200.9 ↔ Ulna distal
8-200.a ↔ Karpale
8-200.b ↔ Metakarpale
8-200.c ↔ Phalangen Hand
8-200.d   Becken
8-200.e ↔ Schenkelhals
8-200.f ↔ Femur proximal
8-200.g ↔ Femurschaft
8-200.h ↔ Femur distal
8-200.j ↔ Patella
8-200.k ↔ Tibia proximal
8-200.m ↔ Tibiaschaft
8-200.n ↔ Tibia distal
8-200.p ↔ Fibula proximal
8-200.q ↔ Fibulaschaft

Kapitel 8: Nichtoperative therapeutische Maßnahmen

8-200.r ↔ Fibula distal
8-200.s ↔ Talus
8-200.t ↔ Kalkaneus
8-200.u ↔ Tarsale
8-200.v ↔ Metatarsale
8-200.w ↔ Phalangen Fuß
8-200.x ↔ Sonstige
8-200.y N.n.bez.

8-201 Geschlossene Reposition einer Gelenkluxation ohne Osteosynthese
Exkl.: Geschlossene Reposition an der Wirbelsäule ohne Osteosynthese (8-202 ff.)
Reposition einer temporomandibulären Luxation, geschlossen (operativ) (5-779.0)
Hinw.: Die durchgeführte Immobilisation (Gipsverband oder andere Stützverbände) ist im Kode enthalten
Aufwendige Gipsverbände sind gesondert zu kodieren (8-310 ff.)

8-201.0 ↔ Humeroglenoidalgelenk
8-201.1 ↔ Akromioklavikulargelenk
8-201.2 ↔ Thorakoskapulargelenk(raum)
8-201.3 ↔ Sternoklavikulargelenk
8-201.4 ↔ Humeroulnargelenk
8-201.5 ↔ Proximales Radioulnargelenk
8-201.6 ↔ Distales Radioulnargelenk
8-201.7 ↔ Handgelenk n.n.bez.
8-201.8 ↔ Radiokarpalgelenk
8-201.9 ↔ Ulnokarpalgelenk
8-201.a ↔ Handwurzelgelenk
8-201.b ↔ Karpometakarpalgelenk
8-201.c ↔ Metakarpophalangealgelenk
8-201.d ↔ Interphalangealgelenk
8-201.e ↔ Iliosakralgelenk
8-201.f Symphyse
8-201.g ↔ Hüftgelenk
8-201.h ↔ Kniegelenk
Inkl.: Isolierte Reposition des Patellofemoralgelenkes
8-201.j ↔ Proximales Tibiofibulargelenk
8-201.k ↔ Oberes Sprunggelenk
8-201.m ↔ Unteres Sprunggelenk
8-201.n ↔ Tarsalgelenk
8-201.p ↔ Tarsometatarsalgelenk
8-201.q ↔ Metatarsophalangealgelenk
8-201.r ↔ Zehengelenk
8-201.s ↔ Kiefergelenk
8-201.t ↔ Humeroradialgelenk
8-201.u ↔ Ellenbogengelenk n.n.bez.
8-201.x ↔ Sonstige
8-201.y N.n.bez.

8-202 Geschlossene Reposition einer Fraktur oder Gelenkluxation an der Wirbelsäule ohne Osteosynthese

8-202.0 Geschlossene Reposition
8-202.1 Geschlossene Reposition mit Immobilisation
8-202.2 Geschlossene Reposition mit Immobilisation bei Beteiligung des Rückenmarks

8-202.x   Sonstige
8-202.y   N.n.bez.

8-21 Forcierte Korrektur von Adhäsionen und Deformitäten
Hinw.: Bei Durchführung in Allgemeinanästhesie ist diese gesondert zu kodieren (8-90)
Ein Kode aus diesem Bereich ist jeweils nur einmal pro stationären Aufenthalt anzugeben

8-210 ↔   **Brisement force**

8-211 ↔   **Redressierende Verfahren**
Inkl.:   Redression mit Orthesenhilfe, Redression durch rasche Wechsel von Gipsverbänden
Hinw.: Die durchgeführte Immobilisation (Gipsverband, andere Stützverbände oder Schienen) sowie das Anlegen der Orthesen ist im Kode enthalten. Aufwendige Gipsverbände sind gesondert zu kodieren (8-310 ff.)

8-212 ↔   **Quengelbehandlung**
Hinw.: Die durchgeführte Immobilisation (Gipsverband, andere Stützverbände oder Schienen) ist im Kode enthalten. Aufwendige Gipsverbände sind gesondert zu kodieren (8-310 ff.)

8-213 ↔   **Osteoklasie**
Hinw.: Die durchgeführte Immobilisation (Gipsverband oder andere Stützverbände) ist im Kode enthalten. Aufwendige Gipsverbände sind gesondert zu kodieren (8-310 ff.)

8-22 Herstellung und Anpassung von Gesichtsepithesen

8-220   **Herstellung und Anpassung von Gesichtsepithesen mit Klebe- oder Brillen-Fixation**
8-220.0 ↔   Ohr
8-220.1 ↔   Orbita
8-220.2   Nase
8-220.3 ↔   Mehrere Teilbereiche des Gesichts
8-220.x ↔   Sonstige
Inkl.:   Stirn, Wange, Lippe
8-220.y   N.n.bez.

8-221   **Herstellung und Anpassung von Gesichtsepithesen mit Implantat-Fixation**
8-221.0 ↔   Ohr
8-221.1 ↔   Orbita
8-221.2   Nase
8-221.3 ↔   Mehrere Teilbereiche des Gesichts
8-221.x ↔   Sonstige
Inkl.:   Stirn, Wange, Lippe
8-221.y   N.n.bez.

Immobilisation und spezielle Lagerung (8-31...8-39)

8-31 Immobilisation mit Gipsverband
Inkl.:   Verwendung von Kunststoff und anderen Gipsersatzstoffen
Exkl.: Geschlossene Reposition einer Fraktur und Gelenkluxation ohne Osteosynthese (8-20)
Hinw.: Mit einem Kode aus diesem Bereich sind nur Gipsverbände mit einem deutlich erhöhten personellen, zeitlichen und materiellen Aufwand zu kodieren
Bei Durchführung in Allgemeinanästhesie ist diese gesondert zu kodieren (8-90)

8-310   **Aufwendige Gipsverbände**
8-310.0 ↔   Diademgips
8-310.1 ↔   Thorax-Arm-Abduktionsgips
8-310.2   Korrigierender Rumpfgips
8-310.3 ↔   Becken-Bein-Gips

Kapitel 8: Nichtoperative therapeutische Maßnahmen

8-310.4 Minervagips
8-310.5 ↔ Gips mit eingebautem Scharnier [Burrigips]
8-310.x ↔ Sonstige
8-310.y N.n.bez.

8-39 Lagerungsbehandlung

8-390 **Lagerungsbehandlung**
Exkl.: Lagerung auf einer Antidekubitusmatratze
Hinw.: Mit einem Kode aus diesem Bereich sind nur Lagerungsbehandlungen mit einem deutlich erhöhten personellen, zeitlichen oder materiellen Aufwand zu kodieren. Diese Kodes sind für die Angabe spezieller Lagerungen (z.B. bei Schienen und Extensionen, Wirbelsäuleninstabilität, Hemi- und Tetraplegie oder nach großen Schädel-Hirn-Operationen) oder Lagerungen mit speziellen Hilfsmitteln (z.B. Rotations- oder Sandwichbett) zu verwenden. Ein Kode aus diesem Bereich ist jeweils nur einmal pro stationären Aufenthalt anzugeben

8-390.0 Lagerung im Spezialbett
Inkl.: Lagerung im Rotations- oder Sandwichbett, Lagerung im programmierbaren elektrischen Schwergewichtigenbett
8-390.1 Therapeutisch-funktionelle Lagerung auf neurophysiologischer Grundlage
Hinw.: Die Lagerung muss mehrmals täglich erfolgen
8-390.2 Lagerung im Schlingentisch
8-390.3 Lagerung bei Schienen
8-390.4 Lagerung bei Extensionen
8-390.5 Lagerung im Weichlagerungsbett mit programmierbarer automatischer Lagerungshilfe
8-390.6 Lagerung im Spezialweichlagerungsbett für Schwerstbrandverletzte
8-390.x Sonstige
8-390.y N.n.bez.

Knochenextension und andere Extensionsverfahren (8-40...8-41)

8-40 Extension am Skelett

8-400 **Extension durch Knochennagelung (Steinmann-Nagel)**
8-400.0 ↔ Humerus
8-400.1 ↔ Olekranon
8-400.2 ↔ Femur
8-400.3 ↔ Tibia
8-400.4 ↔ Kalkaneus
8-400.x ↔ Sonstige
8-400.y N.n.bez.

8-401 **Extension durch Knochendrahtung (Kirschner-Draht)**
8-401.0 ↔ Humerus
8-401.1 ↔ Olekranon
8-401.2 ↔ Femur
8-401.3 ↔ Tibia
8-401.4 ↔ Kalkaneus
8-401.5 ↔ Gipsschiene mit Fingertraktion
8-401.6 ↔ Phalangen der Hand
8-401.x ↔ Sonstige
8-401.y N.n.bez.

8-41 Extension der Wirbelsäule

8-410	Extension an der Schädelkalotte
8-410.0	Halotraktion
8-410.1	Crutchfield-Klemme
8-410.x	Sonstige
8-410.y	N.n.bez.
8-411	**Andere Extension der Halswirbelsäule**
8-412	**Extension der Lendenwirbelsäule**
8-419	**Andere Extension der Wirbelsäule**
8-419.0	Halopelvikdistraktion
8-419.x	Sonstige
8-419.y	N.n.bez.

Tamponade von Blutungen und Manipulation an Fetus oder Uterus (8-50...8-51)

8-50 Kontrolle von Blutungen durch Tamponaden

8-500	Tamponade einer Nasenblutung
	Exkl.: Operative Behandlung einer Nasenblutung (5-210 ff.)
8-501	Tamponade einer Ösophagusblutung
	Exkl.: Operative Behandlung einer Ösophagusblutung (5-422 ff.)
8-502	Tamponade einer Rektumblutung
	Exkl.: Operative Behandlung einer Rektumblutung (5-482 ff.)
8-503	Tamponade einer nicht geburtshilflichen Uterusblutung
8-504	Tamponade einer vaginalen Blutung
	Exkl.: Tamponade einer geburtshilflichen Blutung (5-759.0 ff.)
8-506	Wechsel und Entfernung einer Tamponade bei Blutungen

8-51 Manipulation an Fetus oder Uterus während der Gravidität oder direkt postpartal

8-510	Manipulation am Fetus vor der Geburt
8-510.0	Äußere Wendung
	Exkl.: Innere Wendung (5-732.0)
	Kombinierte Wendung (5-732.1)
8-510.1	Misslungene äußere Wendung
8-510.x	Sonstige
8-510.y	N.n.bez.
8-515	**Partus mit Manualhilfe**
	Exkl.: Routinemaßnahmen bei einer Geburt (9-260, 9-261)
8-516	**Manuelle postpartale Korrektur einer Inversio uteri**

Strahlentherapie, nuklearmedizinische Therapie und Chemotherapie (8-52...8-54)

8-52 Strahlentherapie

Hinw.: Die Strahlentherapie beinhaltet die regelmäßige Dokumentation mit geeigneten Systemen (Film, Portal-Imaging-System)
Jede Fraktion ist einzeln zu kodieren. Eine Fraktion umfasst alle Einstellungen und Bestrahlungsfelder für die Bestrahlung eines Zielvolumens. Ein Zielvolumen ist das Körpervolumen, welches ohne Patientenumlagerung oder Tischverschiebung über zweckmäßige Feldanordnungen erfasst und mit einer festgelegten Dosis nach einem bestimmten Dosiszeitmuster bestrahlt werden kann
Eine oder mehrere simultan-integrierte Boost-Bestrahlungen sind gesondert zu kodieren (8-52e)
Die Bestrahlungssimulation (8-528 ff.) und die Bestrahlungsplanung (8-529 ff.) sind gesondert zu kodieren

8-520 **Oberflächenstrahlentherapie**
8-520.0   Bis zu 2 Bestrahlungsfelder
8-520.1   Mehr als 2 Bestrahlungsfelder
8-520.y   N.n.bez.

8-521 **Orthovoltstrahlentherapie**
8-521.0   Bis zu 2 Bestrahlungsfelder
8-521.1   Mehr als 2 Bestrahlungsfelder
8-521.y   N.n.bez.

8-522 **Hochvoltstrahlentherapie**
8-522.0   Telekobaltgerät bis zu 2 Bestrahlungsfelder
8-522.1   Telekobaltgerät 3 bis 4 Bestrahlungsfelder
8-522.2   Telekobaltgerät mehr als 4 Bestrahlungsfelder oder 3D-geplante Bestrahlung
8-522.3   Linearbeschleuniger bis zu 6 MeV Photonen oder schnelle Elektronen, bis zu 2 Bestrahlungsfelder
   .30   Ohne bildgestützte Einstellung
   .31   Mit bildgestützter Einstellung
      Inkl.: Einstellung des Isozentrums unter Kontrolle des Zielvolumens durch CT/MRT/Cone-beam-CT oder Ultraschallverfahren (Online-IGRT)

8-522.6   Linearbeschleuniger mehr als 6 MeV Photonen oder schnelle Elektronen, bis zu 2 Bestrahlungsfelder
   .60   Ohne bildgestützte Einstellung
   .61   Mit bildgestützter Einstellung
      Inkl.: Einstellung des Isozentrums unter Kontrolle des Zielvolumens durch CT/MRT/Cone-beam-CT oder Ultraschallverfahren (Online-IGRT)

8-522.9   Linearbeschleuniger, intensitätsmodulierte Radiotherapie
   .90   Ohne bildgestützte Einstellung
   .91   Mit bildgestützter Einstellung
      Inkl.: Einstellung des Isozentrums unter Kontrolle des Zielvolumens durch CT/MRT/Cone-beam-CT oder Ultraschallverfahren (Online-IGRT)

8-522.a   Linearbeschleuniger bis zu 6 MeV Photonen oder schnelle Elektronen, mehr als 2 Bestrahlungsfelder
   .a0   Ohne bildgestützte Einstellung
   .a1   Mit bildgestützter Einstellung
      Inkl.: Einstellung des Isozentrums unter Kontrolle des Zielvolumens durch CT/MRT/Cone-beam-CT oder Ultraschallverfahren (Online-IGRT)

8-522.b   Linearbeschleuniger bis zu 6 MeV Photonen oder schnelle Elektronen, 3D-geplante Bestrahlung
   .b0   Ohne bildgestützte Einstellung
   .b1   Mit bildgestützter Einstellung
      Inkl.: Einstellung des Isozentrums unter Kontrolle des Zielvolumens durch CT/MRT/Cone-beam-CT oder Ultraschallverfahren (Online-IGRT)

| 8-522.c | Linearbeschleuniger mehr als 6 MeV Photonen oder schnelle Elektronen, mehr als 2 Bestrahlungsfelder |

.c0 Ohne bildgestützte Einstellung
.c1 Mit bildgestützter Einstellung
Inkl.: Einstellung des Isozentrums unter Kontrolle des Zielvolumens durch CT/MRT/Cone-beam-CT oder Ultraschallverfahren (Online-IGRT)

| 8-522.d | Linearbeschleuniger mehr als 6 MeV Photonen oder schnelle Elektronen, 3D-geplante Bestrahlung |

.d0 Ohne bildgestützte Einstellung
.d1 Mit bildgestützter Einstellung
Inkl.: Einstellung des Isozentrums unter Kontrolle des Zielvolumens durch CT/MRT/Cone-beam-CT oder Ultraschallverfahren (Online-IGRT)

| 8-522.x | Sonstige |
| 8-522.y | N.n.bez. |

8-523 Andere Hochvoltstrahlentherapie

| 8-523.0 | Stereotaktische Bestrahlung, einzeitig |

.02 Zerebral, koplanare Bestrahlungstechnik
.03 Zerebral, nicht koplanare Bestrahlungstechnik ohne intrafraktionelle Verifikation
.04 Zerebral, nicht koplanare Bestrahlungstechnik mit intrafraktioneller Verifikation
.05 Extrazerebral, koplanare Bestrahlungstechnik
.06 Extrazerebral, nicht koplanare Bestrahlungstechnik ohne intrafraktionelle Verifikation
.07 Extrazerebral, nicht koplanare Bestrahlungstechnik mit intrafraktioneller Verifikation

| 8-523.1 | Stereotaktische Bestrahlung, fraktioniert |

Hinw.: Jede Fraktion ist einzeln zu kodieren

.12 Zerebral, koplanare Bestrahlungstechnik
.13 Zerebral, nicht koplanare Bestrahlungstechnik ohne intrafraktionelle Verifikation
.14 Zerebral, nicht koplanare Bestrahlungstechnik mit intrafraktioneller Verifikation
.15 Extrazerebral, koplanare Bestrahlungstechnik
.16 Extrazerebral, nicht koplanare Bestrahlungstechnik ohne intrafraktionelle Verifikation
.17 Extrazerebral, nicht koplanare Bestrahlungstechnik mit intrafraktioneller Verifikation

8-523.2	Gamma-knife-Bestrahlung
8-523.3	Halbkörperbestrahlung
8-523.4	Ganzkörperbestrahlung

Hinw.: Bei Abschirmung von Lunge und/oder Leber ist für die Kodierung die Gesamtdosis außerhalb der abgeschirmten Bereiche entscheidend

.40 Gesamtdosis unter 4 Gy
.41 Gesamtdosis 4 Gy bis unter 10 Gy
.42 Gesamtdosis 10 Gy oder mehr

| 8-523.5 | Ganzhautbestrahlung |

Hinw.: Jede Fraktion ist einzeln zu kodieren

| 8-523.6 | Intraoperative Strahlentherapie |
| 8-523.7 | Großfeldbestrahlung |

Hinw.: Jede Fraktion ist einzeln zu kodieren

| 8-523.x | Sonstige |
| 8-523.y | N.n.bez. |

8-524 Brachytherapie mit umschlossenen Radionukliden

Exkl.: Interstitielle Brachytherapie (8-525 ff.)
Brachytherapie mit oberflächlichen Applikatoren (8-525 ff.)
Hinw.: Fachspezifische Maßnahmen sind gesondert zu kodieren (Kap. 5)
Im HDR-Verfahren ist jede Fraktion einzeln zu kodieren

8-524.0	Intrauterin
8-524.1	Intravaginal
8-524.2	Intrauterin und intravaginal, kombiniert
8-524.3	Körperoberfläche

Kapitel 8: Nichtoperative therapeutische Maßnahmen

8-524.4 Intrakavitär
Exkl.: Intrauterine und intravaginale Brachytherapie (8-524.0-2)

8-524.5 Intraluminal
Inkl.: Atemwege, Verdauungssystem, Urethra, Gehörgang

8-524.6 Intravaskulär
   .60 Koronargefäß
   .61 Sonstiges peripheres Gefäß

8-524.x Sonstige

8-524.y N.n.bez.

8-525 Sonstige Brachytherapie mit umschlossenen Radionukliden
Hinw.: Fachspezifische Maßnahmen sind gesondert zu kodieren (Kap. 5)
      Im HDR-Verfahren ist jede Fraktion einzeln zu kodieren

8-525.0 Interstitielle Brachytherapie mit Implantation von entfernbaren Strahlern in einer Ebene
   .00 Niedrige Dosisleistung
   .01 Gepulste Dosisleistung (Pulsed dose rate)
   .02 Hohe Dosisleistung
   .0x Sonstige

8-525.1 Interstitielle Brachytherapie mit Volumenimplantation von entfernbaren Strahlern in mehreren Ebenen
   .10 Niedrige Dosisleistung
   .11 Gepulste Dosisleistung (Pulsed dose rate)
   .12 Hohe Dosisleistung
   .1x Sonstige

8-525.2 Interstitielle Brachytherapie mit Implantation von permanenten Strahlern
   .20 Bis zu 10 Quellen
   .21 Mehr als 10 Quellen

8-525.3 Entfernung von umschlossenen Radionukliden oder inaktiven Applikatoren unter Anästhesie

8-525.4 Brachytherapie mit Oberflächenapplikatoren

8-525.x Sonstige

8-525.y N.n.bez.

8-526 Radioaktive Moulagen
Hinw.: Fachspezifische Maßnahmen sind gesondert zu kodieren (Kap. 5)

8-526.0 Konstruktion und Applikation von oberflächlichen radioaktiven Moulagen

8-526.1 Konstruktion und Applikation von nicht auf der Körperoberfläche verwendeten Applikatoren

8-526.2 Konstruktion und Applikation von Augenapplikatoren

8-526.x Sonstige

8-526.y N.n.bez.

8-527 Konstruktion und Anpassung von Fixations- und Behandlungshilfen bei Strahlentherapie

8-527.0 Fixationsvorrichtung, einfach

8-527.1 Fixationsvorrichtung, mittlerer Schwierigkeitsgrad
Inkl.: Thermoplastische Masken

8-527.2 Fixationsvorrichtung, komplex
Inkl.: Vakuumkissen

8-527.6 Behandlungshilfen
Inkl.: Zahnschienen
      Abschirmungen
      Bolusmaterial

8-527.7 Anbringen eines Stereotaxieringes

8-527.8 Individuelle Blöcke oder Viellamellenkollimator (MLC)

8-527.x Sonstige

8-527.y N.n.bez.

Kapitel 8: Nichtoperative therapeutische Maßnahmen

8-528 **Bestrahlungssimulation für externe Bestrahlung und Brachytherapie**
8-528.6 CT-gesteuerte Simulation für die externe Bestrahlung
8-528.7 CT-gesteuerte Simulation für die Brachytherapie
8-528.8 Feldfestlegung mit Simulator, ohne 3D-Plan
8-528.9 Feldfestlegung mit Simulator, mit 3D-Plan
8-528.x Sonstige
8-528.y N.n.bez.

8-529 **Bestrahlungsplanung für perkutane Bestrahlung und Brachytherapie**
Hinw.: Die Bestrahlungsplanung beinhaltet das Aufklärungsgespräch
8-529.3 Bestrahlungsplanung für die intensitätsmodulierte Radiotherapie
8-529.4 Bestrahlungsplanung mit Fusion von CT- und MRT-Bildern
8-529.5 Bestrahlungsplanung für die Brachytherapie, mittel
Hinw.: Bestrahlungsplanung mit orthogonalen Röntgenbildern der Patientenanatomie und Applikator- bzw. Seedgeometrie
8-529.6 Bestrahlungsplanung für die Brachytherapie, komplex
Hinw.: Bestrahlungsplanung mit Ultraschall- und/oder CT- und/oder MRT-Darstellung der Patientenanatomie und Applikator- bzw. Seedgeometrie
8-529.7 Bestrahlungsplanung ohne individuelle Dosisplanung
Inkl.: Einfache Bestrahlungsplanung für die Brachytherapie
8-529.8 Bestrahlungsplanung für perkutane Bestrahlung, mit individueller Dosisplanung
Exkl.: Bestrahlungsplanung für die intensitätsmodulierte Radiotherapie (8-529.3)
Bestrahlungsplanung mit Fusion von CT- und MRT-Bildern (8-529.4)
8-529.x Sonstige
8-529.y N.n.bez.

8-52a **Protonentherapie**
8-52a.0 Bis zu 2 Bestrahlungsfelder
.00 Ohne bildgestützte Einstellung
.01 Mit bildgestützter Einstellung
Inkl.: Einstellung des Isozentrums unter Kontrolle des Zielvolumens durch CT/MRT/Cone-beam-CT oder Ultraschallverfahren (Online-IGRT)
8-52a.1 Mehr als 2 Bestrahlungsfelder
.10 Ohne bildgestützte Einstellung
.11 Mit bildgestützter Einstellung
Inkl.: Einstellung des Isozentrums unter Kontrolle des Zielvolumens durch CT/MRT/Cone-beam-CT oder Ultraschallverfahren (Online-IGRT)

8-52b **Kohlenstoffionentherapie**

8-52c **Andere Schwerionentherapie**
Exkl.: Kohlenstoffionentherapie (8-52b)

8-52d **Intraoperative Strahlentherapie mit Röntgenstrahlung**
Hinw.: Mit diesem Kode ist eine intraoperative Strahlentherapie mit weniger als 100 kV zu verschlüsseln

8-52e **Eine oder mehrere simultan-integrierte Boost-Bestrahlungen [SIB]**
Hinw.: Dieser Kode ist ein Zusatzkode

Kapitel 8: Nichtoperative therapeutische Maßnahmen

8-53 Nuklearmedizinische Therapie

8-530 Therapie mit offenen Radionukliden
Hinw.: Eine Therapie gilt dann als abgeschlossen, wenn eine Verteilungsszintigraphie (falls physikalisch möglich) zur Dokumentation der Therapieaktivitätsverteilung und regelmäßige Dosisleistungsmessungen (falls physikalisch möglich) bis zum Erreichen des gesetzlichen Grenzwertes durchgeführt wurden (Ausnahme 8-530.c ff.). Die Verteilungsszintigraphie ist gesondert zu kodieren (3-70c.1 ff.). Eine zusätzliche Dosimetrie von Tumorherden und Referenzorganen ist gesondert zu kodieren (8-539.0 ff.). Bei mehrfacher Durchführung einer Therapie mit offenen Radionukliden während eines stationären Aufenthaltes ist für jede Durchführung der Therapie ein Kode anzugeben

8-530.1 Therapie mit offenen Radionukliden bei Knochenmetastasen
Inkl.: Schmerztherapie
.10 Therapie mit Alphastrahlung emittierenden Radionukliden
Inkl.: Therapie mit Radium-223-Dichlorid
.11 Therapie mit Betastrahlung emittierenden Radionukliden
Inkl.: Therapie mit Samarium-153-EDTMP
.1x Sonstige

8-530.2 Therapie der blutbildenden Organe mit offenen Radionukliden

8-530.3 Instillation von offenen Radionukliden in Gelenke
Inkl.: Radiosynoviorthese

8-530.5 Sonstige systemische Therapie mit offenen Radionukliden

8-530.6 Intravenöse Therapie mit radioaktiven rezeptorgerichteten Substanzen
.61 Radiorezeptortherapie mit Chelator-konjugierten Somatostatinanaloga aus patientenindividueller Eigenherstellung
Inkl.: Rezepturarzneimittel
.62 Radiorezeptortherapie mit Chelator-konjugierten Somatostatinanaloga aus nicht patientenindividueller Herstellung
Inkl.: Fertigarzneimittel
.6x Sonstige

8-530.7 Intravenöse Therapie mit radioaktiven Antikörpern

8-530.8 Epidermale Therapie mit offenen Radionukliden
Inkl.: Epidermale Therapie mit Rhenium-188

8-530.9 Intravenöse Therapie mit radioaktiv markierten metabolischen Substanzen
.90 Therapie mit Jod-131-Metomidat
.91 Therapie mit Jod-131-markierten Aminosäuren
Inkl.: Jod-131-Phenylalanin
.9x Sonstige

8-530.a Intraarterielle Therapie mit offenen Radionukliden
.a0 Intraarterielle Radiorezeptortherapie mit DOTA-konjugierten Somatostatinanaloga
.a1 Intraarterielle Therapie mit sonstigen radioaktiven rezeptorgerichteten Substanzen
.a2 Intraarterielle Radionuklidtherapie mit radioaktiven Antikörpern
.a3 Intraarterielle Therapie mit radioaktiv markierten metabolischen Substanzen
.a4 Intraarterielle Radionuklidtherapie mit sonstigen Substanzen
.a5 Selektive intravaskuläre Radionuklidtherapie [SIRT] mit Yttrium-90-markierten Mikrosphären
.a6 Selektive intravaskuläre Radionuklidtherapie [SIRT] mit Rhenium-188-markierten Mikrosphären
.a7 Intraarterielle Radioembolisation mit sonstigen Substanzen
.a8 Selektive intravaskuläre Radionuklidtherapie [SIRT] mit Holmium-166-markierten Mikrosphären
.ax Sonstige

8-530.b Intrakavitäre Therapie mit offenen Radionukliden
.b0 Intrakavitäre Therapie mit radioaktiven rezeptorgerichteten Substanzen
.b1 Intrakavitäre Radionuklidtherapie mit radioaktiven Antikörpern
.b2 Intrakavitäre Therapie mit radioaktiv markierten metabolischen Substanzen
.b3 Intrakavitäre Radionuklidtherapie mit sonstigen Substanzen
.bx Sonstige

8-530.c Endovaskuläre Brachytherapie mit offenen Radionukliden
.c0 Endovaskuläre Brachytherapie mit flüssigem Rhenium-188 über ein geschlossenes Ballonsystem, Koronargefäß
.c1 Endovaskuläre Brachytherapie mit flüssigem Rhenium-188 über ein geschlossenes Ballonsystem, sonstiges peripheres Gefäß
.c2 Intrazerebrale Brachytherapie mit Katheter-Ballon-System
.cx Sonstige

Kapitel 8: Nichtoperative therapeutische Maßnahmen

8-530.d Intravenöse Radioliganden-Therapie
.d1 Therapie mit Lutetium-177-PSMA-Liganden aus patientenindividueller Eigenherstellung
  Inkl.: Rezepturarzneimittel
.d2 Therapie mit Lutetium-177-PSMA-Liganden aus nicht patientenindividueller Herstellung
  Inkl.: Fertigarzneimittel
.dx Sonstige

8-530.e Endosonographisch gesteuerte Implantation von P-32-markierten Mikropartikeln in das Pankreas

8-530.x Sonstige

8-530.y N.n.bez.

8-531 Radiojodtherapie
Hinw.: Bei mehrfacher Applikation während eines stationären Aufenthaltes ist die erzielte Gesamtaktivität zu kodieren

8-531.0 Radiojodtherapie bis 1,2 GBq I-131
Inkl.: Ganzkörper-Szintigraphie
Radiojodtherapie bei benignen Schilddrüsenerkrankungen
.00 Ohne Gabe von rekombinantem Thyreotropin (rh-TSH)
.01 Mit Gabe von rekombinantem Thyreotropin (rh-TSH)

8-531.1 Radiojodtherapie über 1,2 bis unter 5 GBq I-131
Inkl.: Ganzkörper-Szintigraphie
Radiojodtherapie zur Restgewebeablation beim Schilddrüsenkarzinom
Radiojodtherapie bei Metastasen, Rezidiven und Tumoraktivität des Schilddrüsenkarzinoms
Radiojodtherapie bei benignen Schilddrüsenerkrankungen
.10 Ohne Gabe von rekombinantem Thyreotropin (rh-TSH)
.11 Mit Gabe von rekombinantem Thyreotropin (rh-TSH)

8-531.2 Radiojodtherapie mit 5 oder mehr GBq I-131
Inkl.: Ganzkörper-Szintigraphie
Radiojodtherapie bei Metastasen, Rezidiven und Tumoraktivität des Schilddrüsenkarzinoms
.20 Ohne Gabe von rekombinantem Thyreotropin (rh-TSH)
.21 Mit Gabe von rekombinantem Thyreotropin (rh-TSH)

8-531.x Sonstige

8-531.y N.n.bez.

8-539 Andere nuklearmedizinische Therapie

8-539.0 Intratherapeutische Dosimetrie
Hinw.: Diese Kodes sind Zusatzkodes. Sie sind nur in Verbindung mit einer Therapie mit offenen Radionukliden zu verwenden (8-530 ff.)
.00 Bei Lu-177-basierter Therapie
.01 Bei Y-90-basierter Therapie
.02 Bei I-131-basierter Therapie
.03 Bei Ho-166-basierter Therapie
.0x Sonstige

8-539.x Sonstige

Kapitel 8: Nichtoperative therapeutische Maßnahmen

8-54 Zytostatische Chemotherapie, Immuntherapie und antiretrovirale Therapie

Inkl.: Therapie mit Immunmodulatoren oder modifizierten monoklonalen Antikörpern

Hinw.: Zytostatika, Inhibitoren, Antikörper und Supportivmedikamente mit einem eigenen OPS-Kode in Kapitel 6 Medikamente werden zusätzlich zu einem Kode aus 8-54 mit einem Kode aus 6-00 kodiert (Beispiele: Clofarabin, parenteral (6-003.j ff.), Filgrastim, parenteral (6-002.1 ff.), Rituximab (6-001.h ff., 6-001.j ff.) alleine oder z.B. bei R-DHAP)

Die folgenden Hinweise sind nur für die Kodes 8-542 ff., 8-543 ff. und 8-544 anzuwenden:
- Die Chemotherapie wird entsprechend der protokollgemäßen Dauer der während des stationären Aufenthaltes applizierten subkutanen oder intravenösen Chemotherapie kodiert. Maßgeblich zur Bemessung der zu kodierenden Dauer der Chemotherapie sind die im Chemotherapieprotokoll gemachten Tagesvorgaben. Individuell notwendig werdende Verzögerungen bleiben unberücksichtigt. Es zählen die Tage, an denen eine Chemotherapie appliziert wird. Bei Gaben über Nacht zählt nur der Tag, an dem die Gabe begonnen wurde. Pausen von maximal einem Tag Dauer werden nur mitgezählt, wenn sie regelhaft zum jeweiligen Chemotherapie-Protokoll gehören. Pausen ab zwei Tagen Dauer führen dazu, dass ein neuer Kode angegeben werden muss
- Jeder stationäre Aufenthalt und jeder Block ist einzeln zu kodieren
- Folgende Substanzen können gezählt werden:
  - Alkylierende Substanzen
  - Antimetaboliten
  - Pflanzliche Alkaloide (mit Ausnahme von homöopathischen und anthroposophischen Mitteln und anderen pflanzlichen Mitteln)
  - Zytotoxische Antibiotika und verwandte Substanzen
  - Platin-haltige Verbindungen
  - Methylhydrazine
  - Amsacrin, Asparaginase und Derivate wie Pegaspargase, Pentostatin, Topotecan, Irinotecan, Arsentrioxid, Denileukin diftitox, Bortezomib, Vorinostat, Romidepsin, Eribulin, Aflibercept, Carfilzomib, Belinostat und Talimogen laherparepvec sowie neue antineoplastische Substanzen mit unterjähriger Zulassung, die bisher noch nicht berücksichtigt werden konnten, mit Ausnahme von zellulären Therapien und unter Berücksichtigung der Inklusiva und Exklusiva
- Jede Substanz der o.a. Liste wird einzeln gezählt, auch wenn mehrere Substanzen in einem Medikament als Kombination enthalten sind
- Es werden die verwendeten Substanzen und nicht die Einzelapplikationen gezählt
- Es zählen alle Substanzen, unabhängig davon, ob sie über alle zu berechnenden Tage verabreicht wurden oder über weniger Tage
- Fest an die Gabe von Substanzen gekoppelte Supportivmedikamente (z.B. Uromitexan nach Cyclophosphamid/Ifosfamid; Folinsäure nach Methotrexat), wirkungsverstärkende Substanzen (z.B. Leukovorin), Wachstumsfaktoren, Immunglobuline und Antikörper werden nicht als zusätzliche Substanzen gezählt

8-541 Instillation von und lokoregionale Therapie mit zytotoxischen Materialien und Immunmodulatoren

Hinw.: Ein Kode aus diesem Bereich ist jeweils nur einmal pro stationären Aufenthalt anzugeben

8-541.0 Intrathekal
Exkl.: Intrathekale Applikation von nicht zytotoxischen und nicht immunmodulatorischen Medikamenten ohne oder mit Medikamentenpumpen (8-019, 8-011 ff.)

8-541.1 Intrazerebral
Exkl.: Intraventrikuläre Applikation von nicht zytotoxischen und nicht immunmodulatorischen Medikamenten ohne oder mit Medikamentenpumpen (8-019, 8-011 ff.)

8-541.2 ↔ In die Pleurahöhle

8-541.3 Intraperitoneal

8-541.4 In die Harnblase

8-541.5 ↔ In das Nierenbecken

8-541.6 Arteriell

8-541.x Sonstige

8-541.y N.n.bez.

Kapitel 8: Nichtoperative therapeutische Maßnahmen

8-542 **Nicht komplexe Chemotherapie**
Exkl.: Intrathekale Zytostatikainjektion (8-541.0)
Einnahme oraler Zytostatika
Gabe von Steroiden
Gabe von Antikörpern (8-547 ff.)
Hinw.: Diese Kodes sind zu verwenden bei subkutaner oder intravenöser Chemotherapie mit 1-2 Substanzen (Zytostatika, Inhibitoren) als Eintages-Chemotherapie

8-542.1   1 Tag
    .11   1 Substanz
    .12   2 Substanzen

8-543 **Mittelgradig komplexe und intensive Blockchemotherapie**
Exkl.: Intrathekale Zytostatikainjektion (8-541.0)
Einnahme oraler Zytostatika
Gabe von Steroiden
Gabe von Antikörpern (8-547 ff.)
Hinw.: Innerhalb des Chemotherapieblocks werden an mindestens 2 Tagen mindestens eine Substanz (Zytostatika, Inhibitoren) oder als Eintages-Chemotherapie mindestens 3 Substanzen subkutan oder intravenös verabfolgt oder es erfolgt eine komplexe und intensive Chemotherapie mit aufwendiger, messungsabhängiger Therapiesteuerung

8-543.1   1 Tag
    .13   3 Substanzen
    .14   4 Substanzen
    .15   5 Substanzen
    .16   6 Substanzen
    .17   7 oder mehr Substanzen

8-543.2   2 Tage
    .21   1 Substanz
    .22   2 Substanzen
    .23   3 Substanzen
    .24   4 Substanzen
    .25   5 Substanzen
    .26   6 Substanzen
    .27   7 oder mehr Substanzen

8-543.3   3 Tage
    .31   1 Substanz
    .32   2 Substanzen
    .33   3 Substanzen
    .34   4 Substanzen
    .35   5 Substanzen
    .36   6 Substanzen
    .37   7 oder mehr Substanzen

8-543.4   4 Tage
    .41   1 Substanz
    .42   2 Substanzen
    .43   3 Substanzen
    .44   4 Substanzen
    .45   5 Substanzen
    .46   6 Substanzen
    .47   7 oder mehr Substanzen

8-543.5   5 Tage
    .51   1 Substanz
    Inkl.:   Chemotherapie über 5 Tage mit 1 Substanz und zusätzlich 5-FU-Dauerinfusion und/oder Decitabin und/oder Azacitidin und/oder niedrig dosiertem ARA-C

8-543.6   6 Tage
    .61   1 Substanz
    Inkl.:   Chemotherapie über 6 Tage mit 1 Substanz und zusätzlich 5-FU-Dauerinfusion und/oder Decitabin und/oder Azacitidin und/oder niedrig dosiertem ARA-C

Kapitel 8: Nichtoperative therapeutische Maßnahmen

8-543.7 7 Tage
  .71 1 Substanz
  Inkl.: Chemotherapie über 7 Tage mit 1 Substanz und zusätzlich 5-FU-Dauerinfusion und/oder Decitabin und/oder Azacitidin und/oder niedrig dosiertem ARA-C

8-543.8 8 Tage
  .81 1 Substanz
  Inkl.: Chemotherapie über 8 Tage mit 1 Substanz und zusätzlich 5-FU-Dauerinfusion und/oder Decitabin und/oder Azacitidin und/oder niedrig dosiertem ARA-C

8-543.9 9 oder mehr Tage
  .91 1 Substanz
  Inkl.: Chemotherapie über 9 oder mehr Tage mit 1 Substanz und zusätzlich 5-FU-Dauerinfusion und/oder Decitabin und/oder Azacitidin und/oder niedrig dosiertem ARA-C

8-544   Hochgradig komplexe und intensive Blockchemotherapie
Exkl.: Intrathekale Zytostatikainjektion (8-541.0)
Einnahme oraler Zytostatika
Gabe von Steroiden
Gabe von Antikörpern (8-547 ff.)
Therapieblöcke mit 5-FU-Dauerinfusion und/oder Decitabin und/oder Azacitidin und/oder niedrig dosiertem ARA-C (8-543 ff.)
Hinw.: Es werden mindestens 2 Substanzen (Zytostatika, Inhibitoren) innerhalb eines Therapieblocks von mindestens 5 Tagen Dauer subkutan oder intravenös verabfolgt oder eines der folgenden Protokolle angewendet:
Bei Kindern und Jugendlichen:
- Blöcke HR-1, HR-2, HR-3, F1, F2, R1, R2; Protokolle I, II oder III: Phase 1 oder 2 bei ALL
- Blöcke SIA (F1 oder F2) oder SIB (Phase 1); SCA1 oder SCB1 (Phase 2), SCA2 oder SCB2 (Phase 3); SCA3-SCA7; SCB3 Part 1 oder 2, SCB4 Part 1 oder 2; Blöcke F1, F2, R1, R2; Protokoll II-Ida, Phase 1 oder 2; Clo/Cyc/Eto bei ALL-Rezidiven
- Blöcke HAM, AIE, ADxE (Induktion), AI, AI/2-CDA (Konsolidierungstherapie), HD-Ara-C/ETO (HAE), FLAG, FLAG-L-DNR, Ida-FLAG, ARAC/L-DNR bei AML
- Kurs a, A4, A24, AA, AA24, AAZ1, AAZ2, AM, b, B4, B24, BB, BB24, BBZ1, BBZ2, BM, CC, Protokolle I, II oder III: Phase 1 oder 2 (a oder b) bei NHL
- A1, A2, A3, B1, B2, B3, AV2, AV3, BV1, BV2, BV3, AM1, AM2, AM3, BM1, BM2, BM3, AMV2, AMV3, BMV1, BMV2, BMV3, CC, ICM und ICI bei NHL
- Hochdosis-Methotrexat, mindestens 1,5 g/m^2 plus Leucovorin-Rescue, auch ohne 2. Substanz

Bei Erwachsenen:
- Induktionstherapie I oder II, Konsolidationstherapie I, Konsolidationstherapie II in high-risk oder very-high-risk ALL, Reinduktionstherapie I oder II bei ALL
- Block A, B oder C bei B-ALL, aggressiven Lymphomen und ZNS-Lymphomen bei Patienten vor dem vollendeten 60. Lebensjahr ("Bonner Protokoll"), BEAM, Dexa-BEAM bei NHL
- CLAEG, Ida-FLAG oder Mito-FLAG bei AML oder ALL
- AML-Induktion (A-EC, AIE, DA, LipDA, DA+Dasatinib, DAV, DNR, EC, HAM, IA, IAA, ICE, IC mit/ohne Clofarabin, IDAC, I-MAC, IVA, IVA+ATRA, IVA+Valproinsäure, IVA+Valproinsäure+ATRA, MAV, MAMAC, Mini-ICE, MTC)
- AML-Konsolidation (HAM, H-MAC, I-MAC, MAMAC, MHD-Ara-C/AMSA, MHD-Ara-C/Daunorubicin, MICE, NOVE)
- Hochdosis-Cytarabin, mindestens 1 g/m^2 als Einzeldosis und mindestens 6 g/m^2 kumulativ, auch ohne 2. Substanz
- Hochdosis-Methotrexat, mindestens 1,5 g/m^2 plus Leucovorin-Rescue, auch ohne 2. Substanz

8-546   Hypertherme Chemotherapie

8-546.0 Hypertherme intraperitoneale Chemotherapie [HIPEC]

8-546.1 Hypertherme intrathorakale Chemotherapie [HITOC]

8-546.x Sonstige

8-546.y N.n.bez.

Kapitel 8: Nichtoperative therapeutische Maßnahmen

8-547 **Andere Immuntherapie**

8-547.0 Mit nicht modifizierten Antikörpern
Inkl.: Therapie z.B. mit Rituximab bei Patienten mit Lymphomen, Alemtuzumab bei Patienten mit CLL, Herceptin bei Patienten mit Mammakarzinom, Bevacizumab bei Patienten mit kolorektalen Karzinomen

8-547.1 Mit modifizierten Antikörpern
Inkl.: Therapie mit Zytotoxinen
Exkl.: Therapie mit radioaktiven Antikörpern (8-530.7)
Hinw.: Bei Konjugaten aus einem monoklonalen Antikörper und einer zytotoxischen Substanz ist die zytotoxische Substanz im Kode enthalten und nicht zusätzlich unter 8-542 ff. bis 8-544 zu zählen

8-547.2 Mit Immunmodulatoren
Inkl.: Therapie mit Interleukin 2, Interferon oder Tumornekrosefaktor Alpha

8-547.3 Immunsuppression
.30   Intravenös
.31   Sonstige Applikationsform

8-547.x Sonstige

8-547.y N.n.bez.

8-548 **Hochaktive antiretrovirale Therapie [HAART]**
Hinw.: Antiretrovirale Substanzen sind hier Medikamente zur Behandlung von HIV-Infektionen, z.B. Proteasehemmer, Fusionsinhibitoren, Nukleosidanaloga und nicht nukleosidale RT-Inhibitoren

8-548.0 Mit 2 bis 4 Einzelsubstanzen

8-548.1 Mit 5 oder mehr Einzelsubstanzen

8-549 **Perkutane geschlossene Organperfusion mit Chemotherapeutika**

8-549.0 Leber
.00   Ohne externen Blutfilter
.01   Mit externem Blutfilter
Inkl.: Perkutane Chemosaturation

8-549.x Sonstige

Frührehabilitative und physikalische Therapie (8-55...8-60)

8-55 **Frührehabilitative Komplexbehandlung**
Hinw.: Ein Kode aus diesem Bereich ist jeweils nur einmal pro stationären Aufenthalt anzugeben und darf nur solange verwendet werden, wie akutstationärer Behandlungsbedarf besteht

8-550 **Geriatrische frührehabilitative Komplexbehandlung**
Exkl.: Neurologisch-neurochirurgische Frührehabilitation (8-552 ff.)
Fachübergreifende und andere Frührehabilitation (8-559 ff.)
Physikalisch-medizinische Komplexbehandlung (8-563 ff.)
Hinw.: Strukturmerkmale:
- Multiprofessionelles Team mit fachärztlicher Behandlungsleitung (Zusatzbezeichnung, Schwerpunktbezeichnung oder Facharztbezeichnung im Bereich Geriatrie erforderlich). Die Behandlungsleitung muss <u>insgesamt mindestens 21 Stunden an mindestens 4 von 7 Tagen pro Woche</u> in der zugehörigen geriatrischen Einheit tätig sein. <u>Werden am Standort sowohl die frührehabilitative geriatrische Komplexbehandlung (8-550 ff.) als auch die teilstationäre geriatrische Komplexbehandlung (8-98a ff.) erbracht, beziehen sich die Tätigkeitszeiten der Behandlungsleitung auf die gesamte geriatrische Einheit</u>
- Vorhandensein von besonders geschultem Pflegepersonal für aktivierend-therapeutische Pflege. Hierfür muss mindestens eine Pflegefachkraft des multiprofessionellen Teams eine strukturierte curriculare geriatriespezifische Zusatzqualifikation im Umfang von mindestens 180 Stunden <u>und</u> eine mindestens 6-monatige Erfahrung in einer geriatrischen Einrichtung nachweisen
- Vorhandensein mindestens folgender Therapiebereiche: Physiotherapie/Physikalische Therapie, Ergotherapie, Logopädie/fazioorale Therapie, Psychologie/Neuropsychologie

Mindestmerkmale:
- Standardisiertes geriatrisches Assessment zu Beginn der Behandlung in mindestens 4 Bereichen (Mobilität, Selbsthilfefähigkeit, Kognition, Emotion) und am Ende der geriatrischen frührehabilitativen Behandlung in mindestens 2 Bereichen (Selbsthilfefähigkeit, Mobilität). Lässt der Zustand des Patienten die Erhebung einzelner Assessmentbestandteile nicht zu, ist dies zu dokumentieren. Wenn der Zustand des Patienten es erlaubt, ist die Erhebung nachzuholen
- Soziales Assessment zum bisherigen Status in mindestens 5 Bereichen (soziales Umfeld, Wohnumfeld, häusliche/außerhäusliche Aktivitäten, Pflege-/Hilfsmittelbedarf, rechtliche Verfügungen). Lässt der Zustand des Patienten die Erhebung einzelner Assessmentbestandteile nicht zu, ist dies zu dokumentieren. Sofern möglich sind die fehlenden Bestandteile fremdanamnestisch zu erheben bzw. ist die Erhebung nachzuholen, wenn der Zustand des Patienten es erlaubt
- Die wöchentliche Teambesprechung erfolgt unter Beteiligung der fachärztlichen Behandlungsleitung und jeweils mindestens eines Vertreters der Pflege sowie der Therapiebereiche Physiotherapie/Physikalische Therapie, Ergotherapie, Logopädie/fazioorale Therapie und Psychologie/Neuropsychologie pro vollständiger Woche. Die für diesen Kode erforderliche wochenbezogene Dokumentation ist erfüllt, wenn sie die Ergebnisse der bisherigen Behandlung und die weiteren Behandlungsziele umfasst. Hierfür sind die Beiträge der patientenbezogen beteiligten Berufsgruppen ausreichend. Weitere Nachweise zur Durchführung der Teambesprechung sind nicht erforderlich
- Teamintegrierter Einsatz von mindestens 2 der folgenden 4 Therapiebereiche: Physiotherapie/Physikalische Therapie, Ergotherapie, Logopädie/fazioorale Therapie, Psychologie/Neuropsychologie

Eine gleichzeitige (dauernde oder intermittierende) akutmedizinische Diagnostik bzw. Behandlung ist gesondert zu kodieren

8-550.0 Mindestens 7 Behandlungstage und 10 Therapieeinheiten
Hinw.: Der therapeutische Anteil umfasst insgesamt mindestens 10 Therapieeinheiten von durchschnittlich 30 Minuten, davon mindestens 9 Therapieeinheiten als Einzeltherapie

8-550.1 Mindestens 14 Behandlungstage und 20 Therapieeinheiten
Hinw.: Der therapeutische Anteil umfasst insgesamt mindestens 20 Therapieeinheiten von durchschnittlich 30 Minuten, davon mindestens 18 Therapieeinheiten als Einzeltherapie

8-550.2 Mindestens 21 Behandlungstage und 30 Therapieeinheiten
Hinw.: Der therapeutische Anteil umfasst insgesamt mindestens 30 Therapieeinheiten von durchschnittlich 30 Minuten, davon mindestens 27 Therapieeinheiten als Einzeltherapie

Kapitel 8: Nichtoperative therapeutische Maßnahmen

8-552   Neurologisch-neurochirurgische Frührehabilitation
Exkl.:   Geriatrische frührehabilitative Komplexbehandlung (8-550 ff.)
            Fachübergreifende und andere Frührehabilitation (8-559 ff.)
            Physikalisch-medizinische Komplexbehandlung (8-563 ff.)
Hinw.:   Strukturmerkmale:
  • Frührehateam mit Behandlungsleitung durch einen Facharzt für Neurologie, Neurochirurgie, Physikalische und rehabilitative Medizin oder Kinder- und Jugendmedizin mit der Zusatzbezeichnung Neuropädiatrie, der über eine mindestens 3-jährige Erfahrung in der neurologisch-neurochirurgischen Frührehabilitation verfügt. Im Frührehateam muss der neurologische oder neurochirurgische Sachverstand kontinuierlich eingebunden sein
  • Vorhandensein von auf dem Gebiet der neurologisch-neurochirurgischen Frührehabilitation besonders geschultem Pflegepersonal für aktivierend-therapeutische Pflege
  • Vorhandensein von folgenden Therapiebereichen: Physiotherapie/Krankengymnastik, Physikalische Therapie, Ergotherapie, (Neuro-)Psychologie, Logopädie/fazioorale Therapie
 Mindestmerkmale:
  • Standardisiertes Frührehabilitations-Assessment in mindestens 5 Bereichen (Bewusstseinslage, Kommunikation, Kognition, Mobilität, Selbsthilfefähigkeit, Verhalten, Emotion) zu Beginn der Behandlung. Der Patient hat einen Frührehabilitations-Barthel-Index nach Schönle bis maximal 30 Punkte zu Beginn der Behandlung. (Die Berechnung des Frührehabilitations-Barthel-Index nach Schönle ist im Anhang zur ICD-10-GM zu finden.)
  • Wöchentliche Teambesprechung mit wochenbezogener Dokumentation bisheriger Behandlungsergebnisse und weiterer Behandlungsziele
  • Der vom Patienten benötigte Einsatz der Leistungen der therapeutischen Pflege (Waschtraining, Anziehtraining, Esstraining, Kontinenztraining, Orientierungstraining, Schlucktraining, Tracheostomamanagement, isolierungspflichtige Maßnahmen u.a.) und der Therapiebereiche erfolgt in unterschiedlichen Kombinationen von mindestens 300 Minuten täglich (bei simultanem Einsatz von zwei oder mehr Mitarbeitern dürfen die Mitarbeiterminuten aufsummiert werden) im Durchschnitt der Behandlungsdauer der neurologisch-neurochirurgischen Frührehabilitation. Leistungen der durch Musiktherapeuten durchgeführten Musiktherapie können auf die tägliche Therapiezeit angerechnet werden, wenn das therapeutische Konzept der Frührehabilitationseinrichtung Musiktherapie vorsieht
 Eine gleichzeitige (dauernde oder intermittierende) akutmedizinische Diagnostik bzw. Behandlung ist gesondert zu kodieren

8-552.0   Mindestens 7 bis höchstens 13 Behandlungstage
8-552.5   Mindestens 14 bis höchstens 20 Behandlungstage
8-552.6   Mindestens 21 bis höchstens 27 Behandlungstage
8-552.7   Mindestens 28 bis höchstens 41 Behandlungstage
8-552.8   Mindestens 42 bis höchstens 55 Behandlungstage
8-552.9   Mindestens 56 Behandlungstage

Kapitel 8: Nichtoperative therapeutische Maßnahmen

8-553 **Frührehabilitative Komplexbehandlung von Patienten mit Kopf-Hals-Tumoren**

Inkl.: Wiederholte Erhebung einzelner Assessmentbestandteile je nach Zustand des Patienten

Exkl.: Geriatrische frührehabilitative Komplexbehandlung (8-550 ff.)
Neurologisch-neurochirurgische Frührehabilitation (8-552 ff.)
Fachübergreifende und andere Frührehabilitation (8-559 ff.)
Physikalisch-medizinische Komplexbehandlung (8-563 ff.)
Alleinige Durchführung eines Frührehabilitationsassessments von Patienten mit Kopf-Hals-Tumoren (1-775 ff.)

Hinw.: Die Durchführung eines Frührehabilitationsassessments im Rahmen der frührehabilitativen Komplexbehandlung ist nicht gesondert zu kodieren

Strukturmerkmale:
- Multiprofessionelles, auf die Rehabilitation von Patienten mit Sprech-, Stimm-, Kau- und Schluckstörungen bei Kopf-Hals-Tumoren (z.B. bei Tumoren der Mundhöhle, des Epipharynx, des Oropharynx, des Hypopharynx, des Larynx und bei zervikalem CUP-Syndrom) spezialisiertes Frührehabilitationsteam mit Behandlungsleitung durch einen Facharzt für Phoniatrie und Pädaudiologie/Sprach-, Stimm- und kindliche Hörstörungen oder einen Facharzt für Hals-Nasen-Ohren-Heilkunde oder einen Facharzt für Mund-, Kiefer- und Gesichtschirurgie. Der Facharzt für Mund-, Kiefer- und Gesichtschirurgie muss über eine mindestens 3-jährige Erfahrung in der Frührehabilitation von Kopf-Hals-Tumor-Patienten verfügen. Zum Frührehabilitationsteam gehören mindestens ein Facharzt der Fachrichtungen, die die betreffenden Patienten onkologisch betreuen können, sowie mindestens ein Logopäde oder Sprachtherapeut oder Klinischer Linguist

Mindestmerkmale:
- Durchführung eines standardisierten Frührehabilitationsassessments entsprechend den Mindestmerkmalen des Kodes 1-775 zu Beginn der Behandlung
- Wöchentliche Teambesprechung unter Beteiligung aller Berufsgruppen mit Dokumentation bisheriger Behandlungsergebnisse und weiterer Behandlungsziele (z.B. im Rahmen einer Tumorkonferenz)
- Einsatz von mindestens einem der folgenden 3 Therapiebereiche: Logopädie/Sprachtherapie/Klinische Linguistik, Physiotherapie/Physikalische Therapie, Ernährungstherapie
- Eine Therapieeinheit entspricht 30 Minuten. Die standardisierten Assessments werden als Therapieeinheiten gezählt, wenn sie mindestens 30 Minuten betragen

8-553.0 5 Therapieeinheiten
8-553.1 Mehr als 5 bis höchstens 10 Therapieeinheiten
8-553.2 Mehr als 10 bis höchstens 20 Therapieeinheiten
8-553.3 Mehr als 20 bis höchstens 30 Therapieeinheiten
8-553.4 Mehr als 30 bis höchstens 40 Therapieeinheiten
8-553.5 Mehr als 40 bis höchstens 50 Therapieeinheiten
8-553.6 Mehr als 50 Therapieeinheiten

8-559 Fachübergreifende und andere Frührehabilitation

Exkl.: Geriatrische frührehabilitative Komplexbehandlung (8-550 ff.)
Neurologisch-neurochirurgische Frührehabilitation (8-552 ff.)
Physikalisch-medizinische Komplexbehandlung (8-563 ff.)

Hinw.: Strukturmerkmale:
- Frührehateam mit fachärztlicher Behandlungsleitung (mindestens 5 Jahre in der Rehabilitationsmedizin tätig oder 5 Jahre Tätigkeit in der physikalischen und rehabilitativen Medizin oder Facharzt für physikalische und rehabilitative Medizin)
- Vorhandensein von besonders geschultem Pflegepersonal für aktivierend-therapeutische Pflege (Therapeutische Lagerung, Mobilisierung, Körperpflege, Kleiden, Essen und Trinken; Ausscheidungstraining, Wahrnehmungsförderung, Aktivierungstherapie, Trachealkanülenmanagement u.a.)
- Vorhandensein von mindestens 4 der folgenden Therapiebereiche: Physiotherapie/Krankengymnastik, Physikalische Therapie, Ergotherapie, Neuropsychologie/Psychologie, Psychotherapie, Logopädie/fazioorale Therapie/Sprachtherapie, künstlerische Therapie (Kunst- und/oder Musiktherapie), Dysphagietherapie

Mindestmerkmale:
- Standardisiertes Frührehabilitations-Assessment oder Einsatz von krankheitsspezifischen Scoring-Systemen in mindestens 5 Bereichen (Bewusstseinslage, Kommunikation, Kognition, Mobilität, Selbsthilfefähigkeit, Verhalten, Emotion) zu Beginn der Behandlung
- Wöchentliche Teambesprechung mit wochenbezogener Dokumentation bisheriger Behandlungsergebnisse und weiterer Behandlungsziele
- Einsatz von mindestens 3 der oben genannten Therapiebereiche patientenbezogen in unterschiedlichen Kombinationen und unterschiedlichem Zeitaufwand
- Entlassungsassessment zur gezielten Entlassung oder Verlegung des Patienten

Eine gleichzeitige (dauernde oder intermittierende) akutmedizinische Diagnostik bzw. Behandlung ist gesondert zu kodieren

8-559.3 Mindestens 7 bis höchstens 13 Behandlungstage
- .30 Durchschnittlicher Einsatz von 15 Therapieeinheiten (jeweils von mindestens 30 Minuten) pro Woche
- .31 Durchschnittlicher Einsatz von 20 Therapieeinheiten (jeweils von mindestens 30 Minuten) pro Woche
- .32 Durchschnittlicher Einsatz von 30 Therapieeinheiten (jeweils von mindestens 30 Minuten) pro Woche
- .33 Durchschnittlicher Einsatz von 40 Therapieeinheiten (jeweils von mindestens 30 Minuten) pro Woche

8-559.4 Mindestens 14 bis höchstens 20 Behandlungstage
- .40 Durchschnittlicher Einsatz von 15 Therapieeinheiten (jeweils von mindestens 30 Minuten) pro Woche
- .41 Durchschnittlicher Einsatz von 20 Therapieeinheiten (jeweils von mindestens 30 Minuten) pro Woche
- .42 Durchschnittlicher Einsatz von 30 Therapieeinheiten (jeweils von mindestens 30 Minuten) pro Woche
- .43 Durchschnittlicher Einsatz von 40 Therapieeinheiten (jeweils von mindestens 30 Minuten) pro Woche

8-559.5 Mindestens 21 bis höchstens 27 Behandlungstage
- .50 Durchschnittlicher Einsatz von 15 Therapieeinheiten (jeweils von mindestens 30 Minuten) pro Woche
- .51 Durchschnittlicher Einsatz von 20 Therapieeinheiten (jeweils von mindestens 30 Minuten) pro Woche
- .52 Durchschnittlicher Einsatz von 30 Therapieeinheiten (jeweils von mindestens 30 Minuten) pro Woche
- .53 Durchschnittlicher Einsatz von 40 Therapieeinheiten (jeweils von mindestens 30 Minuten) pro Woche

8-559.6 Mindestens 28 bis höchstens 34 Behandlungstage
- .60 Durchschnittlicher Einsatz von 15 Therapieeinheiten (jeweils von mindestens 30 Minuten) pro Woche
- .61 Durchschnittlicher Einsatz von 20 Therapieeinheiten (jeweils von mindestens 30 Minuten) pro Woche
- .62 Durchschnittlicher Einsatz von 30 Therapieeinheiten (jeweils von mindestens 30 Minuten) pro Woche
- .63 Durchschnittlicher Einsatz von 40 Therapieeinheiten (jeweils von mindestens 30 Minuten) pro Woche

8-559.7 Mindestens 35 bis höchstens 41 Behandlungstage
- .70 Durchschnittlicher Einsatz von 15 Therapieeinheiten (jeweils von mindestens 30 Minuten) pro Woche
- .71 Durchschnittlicher Einsatz von 20 Therapieeinheiten (jeweils von mindestens 30 Minuten) pro Woche
- .72 Durchschnittlicher Einsatz von 30 Therapieeinheiten (jeweils von mindestens 30 Minuten) pro Woche
- .73 Durchschnittlicher Einsatz von 40 Therapieeinheiten (jeweils von mindestens 30 Minuten) pro Woche

8-559.8 Mindestens 42 Behandlungstage
- .80 Durchschnittlicher Einsatz von 15 Therapieeinheiten (jeweils von mindestens 30 Minuten) pro Woche
- .81 Durchschnittlicher Einsatz von 20 Therapieeinheiten (jeweils von mindestens 30 Minuten) pro Woche
- .82 Durchschnittlicher Einsatz von 30 Therapieeinheiten (jeweils von mindestens 30 Minuten) pro Woche
- .83 Durchschnittlicher Einsatz von 40 Therapieeinheiten (jeweils von mindestens 30 Minuten) pro Woche

Kapitel 8: Nichtoperative therapeutische Maßnahmen

8-56 Physikalisch-therapeutische Einzelmaßnahmen

Hinw.: Ein Kode aus diesem Bereich ist jeweils nur einmal pro stationären Aufenthalt anzugeben

8-560 Lichttherapie

8-560.0 Selektive Ultraviolettphototherapie (SUP)

8-560.1 Photochemotherapie (PUVA)

8-560.2 Lichttherapie des Neugeborenen (bei Hyperbilirubinämie)
Hinw.: Dauer mindestens 12 Stunden

8-560.3 Lichttherapie UVA 1

8-560.4 Photodynamische Therapie (PDT)

8-560.5 Solephototherapie

8-560.x Sonstige

8-560.y N.n.bez.

8-561 Funktionsorientierte physikalische Therapie
Hinw.: Mindestmerkmale:
• Standardisierte Befunderhebung bei vorübergehender oder vorbestehender Beeinträchtigung der Körperfunktionen und -strukturen unter therapeutischer bzw. sekundärpräventiver Zielstellung

8-561.1 Funktionsorientierte physikalische Monotherapie
Inkl.: Sensomotorische Entwicklungs- und Übungsbehandlung und weitere Therapieformen
Hinw.: Einsatz von einem der folgenden Therapiebereiche: Physiotherapie/Krankengymnastik, Physikalische Therapie, Ergotherapie mit mindestens 5 Therapieeinheiten (jeweils von mindestens 30 Minuten) pro Woche

8-561.2 Kombinierte funktionsorientierte physikalische Therapie
Hinw.: Behandlung mit fachärztlicher Behandlungsleitung
Einsatz von 2 Therapiebereichen: Physiotherapie/Krankengymnastik, Physikalische Therapie und Ergotherapie mit mindestens 10 Therapieeinheiten (jeweils von mindestens 30 Minuten) pro Woche über mindestens 10 Behandlungstage

8-563 Physikalisch-medizinische Komplexbehandlung
Exkl.: Geriatrische frührehabilitative Komplexbehandlung (8-550 ff.)
Neurologisch-neurochirurgische Frührehabilitation (8-552 ff.)
Fachübergreifende und andere Frührehabilitation (8-559 ff.)
Hinw.: Strukturmerkmale:
• Behandlungsleitung durch einen Facharzt für physikalische und rehabilitative Medizin oder einen Facharzt mit mindestens 5-jähriger Tätigkeit in der physikalischen und rehabilitativen Medizin
Mindestmerkmale:
• Standardisierte Befunderhebung zur Beurteilung der Körperfunktionen und -strukturen und Aktivität unter therapeutischer bzw. sekundärpräventiver Zielstellung
• Wöchentliche Teambesprechung mit wochenbezogener Dokumentation bisheriger Behandlungsergebnisse und weiterer Behandlungsziele
• Einsatz von durchschnittlich 15 Therapieeinheiten (jeweils von mindestens 30 Minuten) pro Woche aus folgenden Therapiebereichen: Physiotherapie/Krankengymnastik, Physikalische Therapie, Ergotherapie, Dysphagietherapie, Logopädie, künstlerische Therapie (Kunst- und/oder Musiktherapie), psychologische Verfahren und Psychotherapie, Schmerztherapie patientenbezogen in unterschiedlichen Kombinationen und unterschiedlichem Zeitaufwand

8-563.0 Bis zu 6 Behandlungstage

8-563.1 Mindestens 7 bis höchstens 13 Behandlungstage

8-563.2 Mindestens 14 Behandlungstage

8-60 Hyperthermie und Hypothermie

8-600 Lokoregionale Hyperthermie im Rahmen einer onkologischen Therapie
Hinw.: Eine simultan durchgeführte zytostatische Chemotherapie ist gesondert zu kodieren (8-54)
Eine computergestützte Planung ist gesondert zu kodieren (8-604)

8-600.0 Lokale (oberflächliche) Hyperthermie

8-600.1 Tiefenhyperthermie

Kapitel 8: Nichtoperative therapeutische Maßnahmen

8-601 Teilkörperhyperthermie im Rahmen einer onkologischen Therapie
Hinw.: Erwärmung einer Körperregion (z.b. Bauchraum, Becken) mit adäquat großem Ringapplikator unter MR-Monitoring
Das MR-Monitoring ist im Kode enthalten
Eine simultan durchgeführte zytostatische Chemotherapie ist gesondert zu kodieren (8-54)
Eine computergestützte Planung ist gesondert zu kodieren (8-604)

8-602 Ganzkörperhyperthermie im Rahmen einer onkologischen Therapie
Hinw.: Die Anwendung der Herz-Lungen-Maschine ist gesondert zu kodieren (8-851 ff.)
Eine simultan durchgeführte zytostatische Chemotherapie ist gesondert zu kodieren (8-54)
Eine computergestützte Planung ist gesondert zu kodieren (8-604)

8-603 Interstitielle und intrakavitäre Hyperthermie im Rahmen einer onkologischen Therapie
Hinw.: Eine Thermoablation ist im Kapitel 5 Operationen unter dem jeweiligen Verfahren, z.B. Destruktion von erkranktem Gewebe, zu kodieren
Eine simultan durchgeführte zytostatische Chemotherapie ist gesondert zu kodieren (8-54)
Eine computergestützte Planung ist gesondert zu kodieren (8-604)

8-604 Computergestützte Planung einer Hyperthermie
Inkl.: Erstellung eines patientenspezifischen Modells aus CT- oder MR-Daten

8-607 Hypothermiebehandlung
Inkl.: Hypothermiebehandlung z.B. bei zerebraler Ischämie, bei Zustand nach Herzstillstand oder Schädel-Hirn-Trauma
Hinw.: Wenn die Anwendung der Herz-Lungen-Maschine mit den Kodes 8-851.1 ff. bis 8-851.5 ff. verschlüsselt wird, ist die Hypothermiebehandlung nicht gesondert zu kodieren

8-607.0 Invasive Kühlung durch Anwendung eines speziellen Kühlkatheters
Hinw.: Die Kühlung und Wiedererwärmung müssen kontrolliert und steuerbar erfolgen

8-607.1 Nicht invasive Kühlung durch Anwendung eines Speziallagerungssystems
Hinw.: Die Kühlung und Wiedererwärmung müssen kontrolliert und steuerbar erfolgen

8-607.2 Nasopharyngeale Kühlung

8-607.3 Nicht invasive Kühlung durch Anwendung eines über Biofeedback kontrollier- und steuerbaren Kühlpad- oder Kühlelementesystems
Hinw.: Es muss eine Messung der Körperkerntemperatur über eine Sonde erfolgen
Die Kühlpads müssen adhäsiv sein
Ein Kühlelementesystem besteht aus Matten, Decken, Westen und/oder Hauben

8-607.4 Nicht invasive Kühlung durch Anwendung eines sonstigen Kühlpad- oder Kühlelementesystems
Hinw.: Es muss eine Messung der Körperkerntemperatur über eine Sonde erfolgen
Die Kühlpads müssen adhäsiv sein
Ein Kühlelementesystem besteht aus Matten, Decken, Westen und/oder Hauben

8-607.x Sonstige

Elektrostimulation, Elektrotherapie und Dauer der Behandlung durch fokussierten Ultraschall (8-63...8-66)

8-63 Elektrostimulation des Nervensystems

8-630 Elektrokonvulsionstherapie [EKT]

8-630.2 Grundleistung
Hinw.: Zur Grundleistung gehören die fachärztliche Indikationsstellung, die Aufklärung und die Durchführung der ersten Elektrokonvulsionstherapie-Sitzung. Diese ist nicht gesondert zu kodieren
Die Durchführung erfolgt unter Muskelrelaxation in Narkose
Dieser Kode ist nur einmal pro stationären Aufenthalt anzugeben

8-630.3 Therapiesitzung
Inkl.: Erhaltungs-EKT
Hinw.: Dieser Kode ist unabhängig von der Gesamtzahl der Stimulationen einmal pro Therapiesitzung anzugeben
Die Durchführung erfolgt unter Muskelrelaxation in Narkose

8-630.y N.n.bez.

Kapitel 8: Nichtoperative therapeutische Maßnahmen

8-631 **Neurostimulation**
Hinw.: Die Ersteinstellung nach Implantation ist, sofern nicht als eigener Kode angegeben, im Kode für die Implantation enthalten
Ein Kode aus diesem Bereich ist jeweils nur einmal pro stationären Aufenthalt anzugeben

8-631.0 Nachprogrammierung eines implantierten Neurostimulators zur Hirnstimulation
Inkl.: Mehrtägige stationäre Stimulator- und Medikamentenanpassung
Exkl.: Bildgebung (Kap. 3)
Hinw.: Dieser Kode darf nur verwendet werden, wenn die folgenden Qualitätsstandards erfüllt werden:
• Quantitative Testung durch pharmakologische Stimulation mit klinischer Skalierung (ggf. mehrfach), neurologischer und neurophysiologischer Testung und Medikamentenanpassung
• Spezialisierte Physiotherapie, ggf. neuropsychologische und logopädische Behandlung

8-631.1 Nachprogrammierung eines implantierten Neurostimulators zur Rückenmarkstimulation
.10 Ohne pharmakologische Anpassung
.11 Mit pharmakologischer Anpassung

8-631.2 Nachprogrammierung eines implantierten Neurostimulators zur peripheren Nervenstimulation
.20 Ohne pharmakologische Anpassung
.21 Mit pharmakologischer Anpassung

8-631.3 Einstellung eines Systems zur Hypoglossusnerv-Stimulation
.30 Ersteinstellung
.31 Nachprogrammierung

8-631.4 Ersteinstellung eines Systems zur Phrenikusnerv-Stimulation

8-631.5 Anlegen oder Wechsel eines extrakorporalen Neurostimulators
Inkl.: Ersteinstellung
Anlegen oder Wechsel eines teilimplantierbaren Neurostimulators
Hinw.: Bei extrakorporalen (teilimplantierbaren) Systemen wird nur die Neurostimulationselektrode implantiert. Impulsgenerator und Energieversorgung sind extrakorporal
Die Implantation oder der Wechsel der Neurostimulationselektrode zur epiduralen Stimulation mit einem extrakorporalen Neurostimulator sind gesondert zu kodieren (5-039.39)
Die Implantation oder der Wechsel der Neurostimulationselektrode zur Stimulation des peripheren Nervensystems mit einem extrakorporalen Neurostimulator sind gesondert zu kodieren (5-059.88)

8-631.x Sonstige
8-631.y N.n.bez.

8-632 **Repetitive transkranielle Magnetstimulation [rTMS]**

8-632.0 Grundleistung
Hinw.: Zur Grundleistung gehören die fachärztliche Indikationsstellung, die Aufklärung, die Planung und die Durchführung der ersten Therapiesitzung mit repetitiver transkranieller Magnetstimulation. Diese ist nicht gesondert zu kodieren
Dieser Kode ist nur einmal pro stationären Aufenthalt anzugeben

8-632.1 Therapiesitzung
Inkl.: Erhaltungs-rTMS
Hinw.: Dieser Kode ist unabhängig von der Gesamtzahl der Stimulationen einmal pro Therapiesitzung anzugeben

8-632.y N.n.bez.

8-633 **Pharyngeale elektrische Stimulation [PES]**
Hinw.: Die Anlage der Stimulationssonde ist im Kode enthalten
Dieser Kode ist nur einmal pro stationären Aufenthalt anzugeben

8-64 Elektrische Konversion des Herzrhythmus
Hinw.: Ein Kode aus diesem Bereich ist jeweils nur einmal pro stationären Aufenthalt anzugeben

8-640 **Externe elektrische Defibrillation (Kardioversion) des Herzrhythmus**
8-640.0 Synchronisiert (Kardioversion)
8-640.1 Desynchronisiert (Defibrillation)
8-640.x Sonstige
8-640.y N.n.bez.

8-641	**Temporäre externe elektrische Stimulation des Herzrhythmus** *Inkl.:* Implantation, Justieren, Repositionierung, Manipulation und Entfernung von temporären Schrittmacherelektroden
8-642	**Temporäre interne elektrische Stimulation des Herzrhythmus** *Inkl.:* Implantation, Justieren, Repositionierung, Manipulation und Entfernung von temporären Schrittmacherelektroden, Überstimulation
8-643	**Elektrische Stimulation des Herzrhythmus, intraoperativ** *Hinw.:* Dieser Kode ist nur bei Operationen zu verwenden, bei denen die elektrische Stimulation des Herzens üblicherweise nicht durchgeführt wird
8-644	**Teilstationäre Testung oder Nachprogrammierung von implantiertem Herzschrittmacher oder Defibrillator bei Kindern und Jugendlichen** *Inkl.:* Stimulationssystem zur kardialen Resynchronisationstherapie [CRT] *Hinw.:* Dieser Kode ist nur für Patienten bis zur Vollendung des 18. Lebensjahres anzugeben Strukturmerkmale: • Vorhandensein einer Fachabteilung für Kinder- und Jugendmedizin am Standort des Krankenhauses

8-65 Elektrotherapie

8-650	**Elektrotherapie** *Inkl.:* Galvanisation, Impulsströme, Ultraschalltherapie, Hochfrequenztherapie, muskuläre Gegenpulsation *Hinw.:* Dieser Kode ist nur einmal pro stationären Aufenthalt anzugeben
8-651	**Thermotherapie mit magnetischen Nanopartikeln** *Hinw.:* Dieser Kode ist für jede Anwendung einzeln anzugeben Die Instillation der magnetischen Nanopartikel ist gesondert zu kodieren (Kap. 5) Eine durchgeführte Radio- oder Chemotherapie ist gesondert zu kodieren (8-52, 8-54)

8-66 Dauer der Behandlung durch fokussierten Ultraschall

Hinw.: Ein Kode aus diesem Bereich ist jeweils nur einmal pro stationären Aufenthalt anzugeben

8-660	**Dauer der Behandlung durch Magnetresonanz-gesteuerten fokussierten Ultraschall [MRgFUS]** *Hinw.:* Diese Kodes sind Zusatzkodes. Die Destruktion an der jeweiligen Lokalisation ist gesondert zu kodieren (Kap. 5)
8-660.0	Bis unter 1 Stunde
8-660.1	1 bis unter 2 Stunden
8-660.2	2 bis unter 3 Stunden
8-660.3	3 bis unter 4 Stunden
8-660.4	4 bis unter 5 Stunden
8-660.5	5 oder mehr Stunden

Maßnahmen für das Atmungssystem (8-70...8-72)

8-70 Zugang bei maschineller Beatmung und Maßnahmen zum Offenhalten der Atemwege

Exkl.: Temporäre Tracheostomie (5-311 ff.)
Hinw.: Die Intubation im Rahmen einer Operation ist nicht zu kodieren

8-700	**Offenhalten der oberen Atemwege** *Hinw.:* Ein Kode aus diesem Bereich ist jeweils nur einmal pro stationären Aufenthalt anzugeben
8-700.0	Durch oropharyngealen Tubus
8-700.1	Durch nasopharyngealen Tubus
8-700.x	Sonstige
8-700.y	N.n.bez.

Kapitel 8: Nichtoperative therapeutische Maßnahmen

8-701 **Einfache endotracheale Intubation**
Inkl.: Notfallintubation
Intubationswechsel

8-704 **Intubation mit Doppellumentubus**

8-706 **Anlegen einer Maske zur maschinellen Beatmung**
Inkl.: Anpassen einer Gesichtsmaske oder Nasenmaske

8-71 **Maschinelle Beatmung und Atemunterstützung über Maske oder Tubus und Beatmungsentwöhnung**
Hinw.: Ein Kode aus diesem Bereich ist jeweils nur einmal pro stationären Aufenthalt anzugeben

8-711 **Maschinelle Beatmung und Atemunterstützung bei Neugeborenen und Säuglingen**

8-711.0 Atemunterstützung mit kontinuierlichem positiven Atemwegsdruck [CPAP]
.00 Bei Neugeborenen (1. bis 28. Lebenstag)
Hinw.: Bei einer Atemunterstützung unmittelbar nach der Geburt ist dieser Kode nur dann anzugeben, wenn die Atemunterstützung mindestens 30 Minuten lang durchgeführt wurde
.01 Bei Säuglingen (29. bis 365. Lebenstag)

8-711.1 Kontrollierte Beatmung
Inkl.: Intermittierende Überdruckbeatmung (IPPV)
Kontinuierliche Überdruckbeatmung (CPPV)
Hochfrequenzbeatmung (HFV)
Hochfrequenz-Oszillationsbeatmung (HFOV)
Hochfrequenz-Jetbeatmung (HFJV)
.10 Bei Neugeborenen (1. bis 28. Lebenstag)
.11 Bei Säuglingen (29. bis 365. Lebenstag)

8-711.2 Assistierte Beatmung
Inkl.: Synchronisierte intermittierende Überdruckbeatmung (S-IPPV)
Synchronisierte kontinuierliche Überdruckbeatmung (S-CPPV)
Intermittierende maschinelle Beatmung (IMV)
.20 Bei Neugeborenen (1. bis 28. Lebenstag)
.21 Bei Säuglingen (29. bis 365. Lebenstag)

8-711.3 Beatmung mit Negativdrucksystem (CNP) ("Eiserne Lunge")
.30 Bei Neugeborenen (1. bis 28. Lebenstag)
.31 Bei Säuglingen (29. bis 365. Lebenstag)

8-711.4 Atemunterstützung durch Anwendung von High-Flow-Nasenkanülen [HFNC-System]
.40 Bei Neugeborenen (1. bis 28. Lebenstag)
.41 Bei Säuglingen (29. bis 365. Lebenstag)

8-711.x Sonstige

8-711.y N.n.bez.

8-712 **Maschinelle Beatmung und Atemunterstützung bei Kindern und Jugendlichen**
Hinw.: Ein Kode aus diesem Bereich ist nur für Patienten ab dem Beginn des 2. Lebensjahres bis zur Vollendung des 18. Lebensjahres anzugeben

8-712.0 Atemunterstützung mit kontinuierlichem positiven Atemwegsdruck [CPAP]
Hinw.: Dieser Kode ist nur bei intensivmedizinisch versorgten Patienten anzugeben

8-712.1 Atemunterstützung durch Anwendung von High-Flow-Nasenkanülen [HFNC-System]

8-713 **Maschinelle Beatmung und Atemunterstützung bei Erwachsenen**

8-713.0 Atemunterstützung durch Anwendung von High-Flow-Nasenkanülen [HFNC-System]

8-714 **Spezialverfahren zur maschinellen Beatmung bei schwerem Atemversagen**

8-714.0 Inhalative Stickstoffmonoxid-Therapie
.00 Dauer der Behandlung bis unter 48 Stunden
.01 Dauer der Behandlung 48 bis unter 96 Stunden
.02 Dauer der Behandlung 96 oder mehr Stunden

8-714.1 Oszillationsbeatmung

8-714.x Sonstige

8-714.y N.n.bez.

Kapitel 8: Nichtoperative therapeutische Maßnahmen

8-716 Einstellung einer häuslichen maschinellen Beatmung
Inkl.: Beatmung über Maske oder Tracheostoma
Einleitung einer nasalen Ventilationstherapie bei Cheyne-Stokes-Atmung im Rahmen einer Herzinsuffizienz

8-716.0 Ersteinstellung
.00 Nicht invasive häusliche Beatmung
.01 Invasive häusliche Beatmung nach erfolgloser Beatmungsentwöhnung
.02 Invasive häusliche Beatmung als elektive Maßnahme oder ohne Beatmungsentwöhnungsversuch

8-716.1 Kontrolle oder Optimierung einer früher eingeleiteten häuslichen Beatmung
.10 Nicht invasive häusliche Beatmung
.11 Invasive häusliche Beatmung

8-716.2 Beendigung einer früher eingeleiteten häuslichen Beatmung
.20 Nicht invasive häusliche Beatmung
.21 Invasive häusliche Beatmung

8-717 Einstellung einer nasalen oder oronasalen Überdrucktherapie bei schlafbezogenen Atemstörungen
Inkl.: CPAP-Therapie, Bi-Level-Therapie, Auto-CPAP-Therapie
Hinw.: Eine diagnostische Polysomnographie ist gesondert zu kodieren (1-790)

8-717.0 Ersteinstellung

8-717.1 Kontrolle oder Optimierung einer früher eingeleiteten nasalen oder oronasalen Überdrucktherapie

8-718 Beatmungsentwöhnung [Weaning] bei maschineller Beatmung
Hinw.: Diese Kodes sind nur für Patienten, die bei stationärer Aufnahme das 14. Lebensjahr vollendet haben, anzugeben
Unter Beatmungsentwöhnung (Weaning) ist der Prozess der strukturierten Modifikation von Beatmungsparametern ggf. in Kombination mit akutmedizinischen und weiteren spezifischen Behandlungsmaßnahmen mit dem Ziel der Beendigung einer Beatmung zur Wiedererlangung der selbstständigen Atmung ohne maschinelle Beatmung zu verstehen. Ein Kode aus diesem Bereich ist auch anzugeben, wenn die Beatmungsentwöhnung fehlgeschlagen ist und z.B. die (Wieder-)Einstellung auf eine häusliche maschinelle Beatmung erfolgt
Mindestanforderungen pro Behandlungstag:
• Mindestens ein dokumentierter Spontanatmungsversuch (dieser kann mit oder ohne Atemunterstützungsverfahren (z.B. CPAP oder HFNC) und mit oder ohne Sauerstoffinsufflation erfolgen) oder schriftliche Begründung bei Nichtdurchführung oder Versagen des täglichen Spontanatmungsversuches
• Erhebung folgender Kriterien zur Entwöhnungsbereitschaft:
  • Atemmechanik (z.B. Hustenstoß, Sekretion)
  • Hämodynamischer und metabolischer Status (z.B. Blutdruck, Herzfrequenz, Vorliegen einer relevanten metabolischen Azidose)
  • Sedierungsscore (z.B. Richmond Agitation-Sedation Scale)
• Festlegung eines Analgesie- und Sedierungsziels
• Verfügbarkeit von Physiotherapie und Anwendung nach den individuellen Möglichkeiten des Patienten
• Feststellung der Geräteeinstellungen (mindestens Beatmungsmodus, Beatmungsdrücke, Atemfrequenz, FiO_2 oder O_2-Fluss; die Feststellung der Einstellung der Atemfrequenz ist nicht erforderlich, sofern eine Beatmungsform gewählt wurde, bei der eine Einstellung der maschinellen Atemfrequenz nicht vorgesehen ist), zusätzlich bei Änderungen der Geräteeinstellungen
Dokumentation mindestens alle 8 Stunden, zusätzlich bei Änderungen der Geräteeinstellungen:
• Gasaustauschparameter (z.B. pO_2, pH, pCO_2, sO_2) mit invasiven oder nicht invasiven Messverfahren (z.B. Blutgasanalyse, Pulsoxymetrie, transkutane Oxymetrie und CO_2-Messung)
• Gerätemesswerte (mindestens Atemfrequenz, Atemzugvolumen, Beatmungsdrücke)
Als Behandlungstage gelten alle Tage ab Beginn der Beatmung, an denen mindestens ein Spontanatmungsversuch durchgeführt wurde oder für die eine schriftliche Begründung der Nichtdurchführung oder des Versagens des täglichen Spontanatmungsversuches vorliegt
Tage, an denen kein Spontanatmungsversuch unternommen wurde und keine schriftliche Begründung der Nichtdurchführung oder des Versagens des täglichen Spontanatmungsversuches vorliegt, sind nicht zu zählen
Tage ohne eine (intermittierende) maschinelle Beatmung sind nicht zu zählen

Kapitel 8: Nichtoperative therapeutische Maßnahmen

Die Einleitung einer häuslichen maschinellen Beatmung während desselben stationären Aufenthaltes ist gesondert zu kodieren (8-716 ff.)
Der Zugang bei maschineller Beatmung ist gesondert zu kodieren (8-701, 8-704, 8-706)
Die Anlage eines Tracheostomas zur Durchführung der künstlichen Beatmung ist gesondert zu kodieren (5-311 ff., 5-312 ff.)
Die maschinelle Beatmung und Atemunterstützung bei Jugendlichen ist gesondert zu kodieren (8-712 ff.)
Eine zusätzlich durchgeführte neurologisch-neurochirurgische Frührehabilitation ist gesondert zu kodieren (8-552 ff.)

8-718.7 Beatmungsentwöhnung nicht auf Beatmungsentwöhnungs-Einheit
Hinw.: Ein Kode aus diesem Bereich ist bei allen Formen einer invasiven oder nicht invasiven maschinellen Beatmung anzuwenden, wenn die Dauer der Beatmung entsprechend den Regelungen der Deutschen Kodierrichtlinien zur Berechnung der Beatmungsdauer ab Beginn der Beatmung mehr als 95 Stunden an aufeinanderfolgenden Tagen beträgt

.70 Mindestens 1 bis höchstens 2 Behandlungstage
.71 Mindestens 3 bis höchstens 5 Behandlungstage
.72 Mindestens 6 bis höchstens 10 Behandlungstage
.73 Mindestens 11 bis höchstens 20 Behandlungstage
.74 Mindestens 21 bis höchstens 40 Behandlungstage
.75 Mindestens 41 bis höchstens 75 Behandlungstage
.76 Mindestens 76 Behandlungstage

8-718.8 Prolongierte Beatmungsentwöhnung auf spezialisierter intensivmedizinischer Beatmungsentwöhnungs-Einheit
Exkl.: Alleinige Feststellung des Beatmungsstatus und des Beatmungsentwöhnungspotenzials (1-717 ff.)
Hinw.: Die Feststellung des Beatmungsstatus und des Beatmungsentwöhnungspotenzials im Rahmen der Beatmungsentwöhnung auf der intensivmedizinischen Beatmungsentwöhnungs-Einheit ist nicht gesondert zu kodieren
Ein Kode aus diesem Bereich ist bei allen Formen einer invasiven oder nicht invasiven maschinellen Beatmung anzuwenden, wenn die Dauer der Beatmung entsprechend den Regelungen der Deutschen Kodierrichtlinien zur Berechnung der Beatmungsdauer seit Beginn der Beatmung mehr als 168 Stunden an aufeinanderfolgenden Tagen beträgt oder wenn der Patient aus einem anderen Krankenhaus zuverlegt oder aus anderen Einrichtungen oder aus dem häuslichen Bereich zur prolongierten Beatmungsentwöhnung aufgenommen wird
Strukturmerkmale:
• Behandlungsleitung durch einen Facharzt mit der Zusatzbezeichnung Intensivmedizin
• Intensivmedizinische Beatmungsentwöhnungs-Einheit, die auf die Beatmungsentwöhnung von langzeitbeatmeten Patienten spezialisiert ist
• Ausstattung zur Durchführung des Sekretmanagements:
 • Möglichkeit zur Vernebelung von Medikamenten (oszillierende und nicht oszillierende PEP-Systeme)
 • Mechanischer Insufflator/Exsufflator
• 24-stündige Verfügbarkeit der Möglichkeit zur Bronchoskopie in der Einheit
• Tägliche Verfügbarkeit von Physiotherapie und/oder Atmungstherapie
• Werktägliche Verfügbarkeit von:
 • Logopädie mit Dysphagietherapie
 • Psychotherapie und/oder (Neuro-)Psychologie
• Möglichkeit zur Durchführung eines Ethik-Fallgesprächs
Mindestmerkmale:
• Wöchentliche Teambesprechung mit Anwesenheit der fachärztlichen Behandlungsleitung mit wochenbezogener Dokumentation bisheriger Behandlungsergebnisse und weiterer Behandlungsziele pro vollständiger Woche
• Einsatz von mindestens 2 der folgenden Therapiebereiche mit durchschnittlich mindestens 10 Therapieeinheiten (jeweils von mindestens 30 Minuten) pro Woche: Atmungstherapie, Physiotherapie, Physikalische Therapie, Ergotherapie, Neuropsychologie/Psychologie, Psychotherapie, Logopädie/fazioorale Therapie/Sprachtherapie, Dysphagietherapie. Davon müssen mindestens 6 Therapieeinheiten Atmungstherapie oder Physiotherapie sein

.80 Mindestens 1 bis höchstens 2 Behandlungstage
.81 Mindestens 3 bis höchstens 5 Behandlungstage
.82 Mindestens 6 bis höchstens 10 Behandlungstage
.83 Mindestens 11 bis höchstens 20 Behandlungstage

.84 Mindestens 21 bis höchstens 40 Behandlungstage
.85 Mindestens 41 bis höchstens 75 Behandlungstage
.86 Mindestens 76 Behandlungstage

8-718.9 Prolongierte Beatmungsentwöhnung auf spezialisierter nicht intensivmedizinischer Beatmungsentwöhnungs-Einheit
Exkl.: Alleinige Feststellung des Beatmungsstatus und des Beatmungsentwöhnungspotenzials (1-717 ff.)
Hinw.: Die Feststellung des Beatmungsstatus und des Beatmungsentwöhnungspotenzials im Rahmen der Beatmungsentwöhnung auf der nicht intensivmedizinischen Beatmungsentwöhnungs-Einheit ist nicht gesondert zu kodieren
Strukturmerkmale:
- Vorhandensein einer auf die prolongierte Beatmungsentwöhnung von langzeitbeatmeten Patienten spezialisierten nicht intensivmedizinischen Beatmungsentwöhnungs-Einheit (mindestens 6 Betten) mit auf die prolongierte Beatmungsentwöhnung spezialisiertem Team. Die spezialisierte Einheit kann Teil einer Station oder Abteilung sein oder als räumlich abgetrennte eigenständige Beatmungsentwöhnungs-Einheit (nicht intensivmedizinisch) betrieben werden
- Behandlungsleitung durch einen Facharzt mit der Zusatzbezeichnung Intensivmedizin oder einen Facharzt mit mindestens 3-jähriger Erfahrung in der prolongierten Beatmungsentwöhnung auf einer auf die Beatmungsentwöhnung von langzeitbeatmeten Patienten spezialisierten Beatmungsentwöhnungs-Einheit
- Ausstattung zur Durchführung des Sekretmanagements:
  - Möglichkeit zur Vernebelung von Medikamenten (oszillierende und nicht oszillierende PEP-Systeme)
  - Mechanischer Insufflator/Exsufflator
  - 24-stündige Verfügbarkeit der Möglichkeit zur Bronchoskopie in der Einheit
- Tägliche Verfügbarkeit von Physiotherapie und/oder Atmungstherapie
- Werktägliche Verfügbarkeit von:
  - Logopädie mit Dysphagietherapie
  - Psychotherapie und/oder (Neuro-)Psychologie
- Möglichkeit zur Durchführung eines Ethik-Fallgesprächs
Mindestmerkmale:
- Wöchentliche Teambesprechung mit Anwesenheit der fachärztlichen Behandlungsleitung mit wochenbezogener Dokumentation bisheriger Behandlungsergebnisse und weiterer Behandlungsziele pro vollständiger Woche
- Einsatz von mindestens 2 der folgenden Therapiebereiche mit durchschnittlich mindestens 10 Therapieeinheiten (jeweils von mindestens 30 Minuten) pro Woche: Atmungstherapie, Physiotherapie, Physikalische Therapie, Ergotherapie, Neuropsychologie/Psychologie, Psychotherapie, Logopädie/fazioorale Therapie/Sprachtherapie, Dysphagietherapie. Davon müssen mindestens 6 Therapieeinheiten Atmungstherapie oder Physiotherapie sein

.90 Mindestens 1 bis höchstens 2 Behandlungstage
.91 Mindestens 3 bis höchstens 5 Behandlungstage
.92 Mindestens 6 bis höchstens 10 Behandlungstage
.93 Mindestens 11 bis höchstens 20 Behandlungstage
.94 Mindestens 21 bis höchstens 40 Behandlungstage
.95 Mindestens 41 bis höchstens 75 Behandlungstage
.96 Mindestens 76 Behandlungstage

8-719 Zusatzinformationen zur maschinellen Beatmung

8-719.0 Anwendung der neural regulierten Beatmungsunterstützung [NAVA – Neurally Adjusted Ventilatory Assist]
Inkl.: Einlage einer gastralen Spezialsonde

8-72 Sauerstoffzufuhr

8-720 **Sauerstoffzufuhr bei Neugeborenen**
Hinw.: Dieser Kode ist nur einmal pro stationären Aufenthalt anzugeben
Er ist nur anzugeben, wenn die Sauerstofftherapie mehr als vier Stunden lang durchgeführt wurde

8-721 **Hyperbare Oxygenation [HBO]**
Hinw.: Der Kode ist für jede einzelne Behandlung anzugeben

8-721.0 Behandlungsdauer bis unter 145 Minuten ohne Intensivüberwachung
8-721.1 Behandlungsdauer bis unter 145 Minuten mit Intensivüberwachung
8-721.2 Behandlungsdauer von 145-280 Minuten mit Intensivüberwachung
8-721.3 Behandlungsdauer über 280 Minuten mit Intensivüberwachung
8-721.4 Behandlungsdauer von 145-280 Minuten ohne Intensivüberwachung
8-721.x Sonstige
8-721.y N.n.bez.

Maßnahmen im Rahmen der Reanimation (8-77...8-77)

8-77 Maßnahmen im Rahmen der Reanimation

8-771 **Kardiale oder kardiopulmonale Reanimation**
Inkl.: Maßnahmen für die Atmung

8-772 **Operative Reanimation**

8-779 **Andere Reanimationsmaßnahmen**

Maßnahmen für den Blutkreislauf (8-80...8-85)

8-80 Transfusion von Blutzellen
Exkl.: Intrauterine Transfusion (5-754.0)

8-800 **Transfusion von Vollblut, Erythrozytenkonzentrat und Thrombozytenkonzentrat**
Inkl.: Bedside-Test
Hinw.: Für Einzeltransfusionen gleichen Typs ist nur ein Kode pro stationären Aufenthalt anzugeben
Die Eigenblutspende ist gesondert zu kodieren (8-803.0)

8-800.0 Vollblut, 1-5 TE
8-800.1 Vollblut, mehr als 5 TE
Inkl.: Massentransfusion

8-800.6 Patientenbezogene Thrombozytenkonzentrate
Hinw.: Mit einem Kode aus diesem Bereich sind spezifisch hergestellte Thrombozytenkonzentrate für Patienten mit Verdacht auf bzw. Nachweis von thrombozytenspezifischen oder HLA-Antikörpern zu kodieren

.60 1 patientenbezogenes Thrombozytenkonzentrat
.61 2 patientenbezogene Thrombozytenkonzentrate
.62 3 bis unter 5 patientenbezogene Thrombozytenkonzentrate
.63 5 bis unter 7 patientenbezogene Thrombozytenkonzentrate
.64 7 bis unter 9 patientenbezogene Thrombozytenkonzentrate
.65 9 bis unter 11 patientenbezogene Thrombozytenkonzentrate
.66 11 bis unter 13 patientenbezogene Thrombozytenkonzentrate
.67 13 bis unter 15 patientenbezogene Thrombozytenkonzentrate
.68 15 bis unter 17 patientenbezogene Thrombozytenkonzentrate
.69 17 bis unter 19 patientenbezogene Thrombozytenkonzentrate
.6a 19 bis unter 23 patientenbezogene Thrombozytenkonzentrate

Kapitel 8: Nichtoperative therapeutische Maßnahmen

	.6b	23 bis unter 27 patientenbezogene Thrombozytenkonzentrate
	.6c	27 bis unter 31 patientenbezogene Thrombozytenkonzentrate
	.6d	31 bis unter 35 patientenbezogene Thrombozytenkonzentrate
	.6e	35 bis unter 39 patientenbezogene Thrombozytenkonzentrate
	.6g	39 bis unter 43 patientenbezogene Thrombozytenkonzentrate
	.6h	43 bis unter 47 patientenbezogene Thrombozytenkonzentrate
	.6j	47 bis unter 51 patientenbezogene Thrombozytenkonzentrate
	.6k	51 bis unter 55 patientenbezogene Thrombozytenkonzentrate
	.6m	55 bis unter 59 patientenbezogene Thrombozytenkonzentrate
	.6n	59 bis unter 63 patientenbezogene Thrombozytenkonzentrate
	.6p	63 bis unter 67 patientenbezogene Thrombozytenkonzentrate
	.6q	67 bis unter 71 patientenbezogene Thrombozytenkonzentrate
	.6s	71 bis unter 79 patientenbezogene Thrombozytenkonzentrate
	.6t	79 bis unter 87 patientenbezogene Thrombozytenkonzentrate
	.6u	87 bis unter 95 patientenbezogene Thrombozytenkonzentrate
	.6v	95 bis unter 103 patientenbezogene Thrombozytenkonzentrate
	.6w	103 bis unter 111 patientenbezogene Thrombozytenkonzentrate
	.6z	111 oder mehr patientenbezogene Thrombozytenkonzentrate
8-800.c		Erythrozytenkonzentrat
	.c0	1 TE bis unter 6 TE
	.c1	6 TE bis unter 11 TE
	.c2	11 TE bis unter 16 TE
	.c3	16 TE bis unter 24 TE
	.c4	24 TE bis unter 32 TE
	.c5	32 TE bis unter 40 TE
	.c6	40 TE bis unter 48 TE
	.c7	48 TE bis unter 56 TE
	.c8	56 TE bis unter 64 TE
	.c9	64 TE bis unter 72 TE
	.ca	72 TE bis unter 80 TE
	.cb	80 TE bis unter 88 TE
	.cc	88 TE bis unter 104 TE
	.cd	104 TE bis unter 120 TE
	.ce	120 TE bis unter 136 TE
	.cf	136 TE bis unter 152 TE
	.cg	152 TE bis unter 168 TE
	.ch	168 TE bis unter 184 TE
	.cj	184 TE bis unter 200 TE
	.ck	200 TE bis unter 216 TE
	.cm	216 TE bis unter 232 TE
	.cn	232 TE bis unter 248 TE
	.cp	248 TE bis unter 264 TE
	.cq	264 TE bis unter 280 TE
	.cr	280 TE oder mehr
8-800.d		Pathogeninaktiviertes Apherese-Thrombozytenkonzentrat
	.d0	1 pathogeninaktiviertes Apherese-Thrombozytenkonzentrat
	.d1	2 pathogeninaktivierte Apherese-Thrombozytenkonzentrate
	.d2	3 pathogeninaktivierte Apherese-Thrombozytenkonzentrate
	.d3	4 pathogeninaktivierte Apherese-Thrombozytenkonzentrate
	.d4	5 pathogeninaktivierte Apherese-Thrombozytenkonzentrate
	.d5	6 bis unter 8 pathogeninaktivierte Apherese-Thrombozytenkonzentrate
	.d6	8 bis unter 10 pathogeninaktivierte Apherese-Thrombozytenkonzentrate
	.d7	10 bis unter 12 pathogeninaktivierte Apherese-Thrombozytenkonzentrate
	.d8	12 bis unter 14 pathogeninaktivierte Apherese-Thrombozytenkonzentrate
	.d9	14 bis unter 16 pathogeninaktivierte Apherese-Thrombozytenkonzentrate
	.da	16 bis unter 18 pathogeninaktivierte Apherese-Thrombozytenkonzentrate
	.db	18 bis unter 20 pathogeninaktivierte Apherese-Thrombozytenkonzentrate
	.dc	20 bis unter 24 pathogeninaktivierte Apherese-Thrombozytenkonzentrate
	.dd	24 bis unter 28 pathogeninaktivierte Apherese-Thrombozytenkonzentrate
	.de	28 bis unter 32 pathogeninaktivierte Apherese-Thrombozytenkonzentrate

Kapitel 8: Nichtoperative therapeutische Maßnahmen

	.df	32 bis unter 36 pathogeninaktivierte Apherese-Thrombozytenkonzentrate
	.dg	36 bis unter 40 pathogeninaktivierte Apherese-Thrombozytenkonzentrate
	.dh	40 bis unter 46 pathogeninaktivierte Apherese-Thrombozytenkonzentrate
	.dj	46 bis unter 52 pathogeninaktivierte Apherese-Thrombozytenkonzentrate
	.dk	52 bis unter 58 pathogeninaktivierte Apherese-Thrombozytenkonzentrate
	.dm	58 bis unter 64 pathogeninaktivierte Apherese-Thrombozytenkonzentrate
	.dn	64 bis unter 70 pathogeninaktivierte Apherese-Thrombozytenkonzentrate
	.dp	70 bis unter 78 pathogeninaktivierte Apherese-Thrombozytenkonzentrate
	.dq	78 bis unter 86 pathogeninaktivierte Apherese-Thrombozytenkonzentrate
	.dr	86 bis unter 94 pathogeninaktivierte Apherese-Thrombozytenkonzentrate
	.ds	94 bis unter 102 pathogeninaktivierte Apherese-Thrombozytenkonzentrate
	.dt	102 bis unter 110 pathogeninaktivierte Apherese-Thrombozytenkonzentrate
	.du	110 bis unter 118 pathogeninaktivierte Apherese-Thrombozytenkonzentrate
	.dv	118 bis unter 126 pathogeninaktivierte Apherese-Thrombozytenkonzentrate
	.dz	126 bis unter 134 pathogeninaktivierte Apherese-Thrombozytenkonzentrate

Hinw.: Bei Transfusion von 134 oder mehr pathogeninaktivierten Apherese-Thrombozytenkonzentraten ist ein Kode aus dem Bereich 8-800.j ff. zu verwenden

8-800.f Apherese-Thrombozytenkonzentrat

	.f0	1 Apherese-Thrombozytenkonzentrat
	.f1	2 Apherese-Thrombozytenkonzentrate
	.f2	3 Apherese-Thrombozytenkonzentrate
	.f3	4 Apherese-Thrombozytenkonzentrate
	.f4	5 Apherese-Thrombozytenkonzentrate
	.f5	6 bis unter 8 Apherese-Thrombozytenkonzentrate
	.f6	8 bis unter 10 Apherese-Thrombozytenkonzentrate
	.f7	10 bis unter 12 Apherese-Thrombozytenkonzentrate
	.f8	12 bis unter 14 Apherese-Thrombozytenkonzentrate
	.f9	14 bis unter 16 Apherese-Thrombozytenkonzentrate
	.fa	16 bis unter 18 Apherese-Thrombozytenkonzentrate
	.fb	18 bis unter 20 Apherese-Thrombozytenkonzentrate
	.fc	20 bis unter 24 Apherese-Thrombozytenkonzentrate
	.fd	24 bis unter 28 Apherese-Thrombozytenkonzentrate
	.fe	28 bis unter 32 Apherese-Thrombozytenkonzentrate
	.ff	32 bis unter 36 Apherese-Thrombozytenkonzentrate
	.fg	36 bis unter 40 Apherese-Thrombozytenkonzentrate
	.fh	40 bis unter 46 Apherese-Thrombozytenkonzentrate
	.fj	46 bis unter 52 Apherese-Thrombozytenkonzentrate
	.fk	52 bis unter 58 Apherese-Thrombozytenkonzentrate
	.fm	58 bis unter 64 Apherese-Thrombozytenkonzentrate
	.fn	64 bis unter 70 Apherese-Thrombozytenkonzentrate
	.fp	70 bis unter 78 Apherese-Thrombozytenkonzentrate
	.fq	78 bis unter 86 Apherese-Thrombozytenkonzentrate
	.fr	86 bis unter 94 Apherese-Thrombozytenkonzentrate
	.fs	94 bis unter 102 Apherese-Thrombozytenkonzentrate
	.ft	102 bis unter 110 Apherese-Thrombozytenkonzentrate
	.fu	110 bis unter 118 Apherese-Thrombozytenkonzentrate
	.fv	118 bis unter 126 Apherese-Thrombozytenkonzentrate
	.fz	126 bis unter 134 Apherese-Thrombozytenkonzentrate

Hinw.: Bei Transfusion von 134 oder mehr Apherese-Thrombozytenkonzentraten ist ein Kode aus dem Bereich 8-800.k ff. zu verwenden

8-800.g Thrombozytenkonzentrat

Hinw.: Der in den "Richtlinien zur Gewinnung von Blut und Blutbestandteilen und zur Anwendung von Blutprodukten (Hämotherapie) gemäß §§ 12 und 18 des Transfusionsgesetzes (TFG) (Novelle 2005)" festgelegte Mindestgehalt von 2×10^{11} Thrombozyten/Einheit ist zu beachten

	.g0	1 Thrombozytenkonzentrat
	.g1	2 Thrombozytenkonzentrate
	.g2	3 Thrombozytenkonzentrate
	.g3	4 Thrombozytenkonzentrate
	.g4	5 Thrombozytenkonzentrate
	.g5	6 bis unter 8 Thrombozytenkonzentrate

Kapitel 8: Nichtoperative therapeutische Maßnahmen

.g6 8 bis unter 10 Thrombozytenkonzentrate
.g7 10 bis unter 12 Thrombozytenkonzentrate
.g8 12 bis unter 14 Thrombozytenkonzentrate
.g9 14 bis unter 16 Thrombozytenkonzentrate
.ga 16 bis unter 18 Thrombozytenkonzentrate
.gb 18 bis unter 20 Thrombozytenkonzentrate
.gc 20 bis unter 24 Thrombozytenkonzentrate
.gd 24 bis unter 28 Thrombozytenkonzentrate
.ge 28 bis unter 32 Thrombozytenkonzentrate
.gf 32 bis unter 36 Thrombozytenkonzentrate
.gg 36 bis unter 40 Thrombozytenkonzentrate
.gh 40 bis unter 46 Thrombozytenkonzentrate
.gj 46 bis unter 52 Thrombozytenkonzentrate
.gk 52 bis unter 58 Thrombozytenkonzentrate
.gm 58 bis unter 64 Thrombozytenkonzentrate
.gn 64 bis unter 70 Thrombozytenkonzentrate
.gp 70 bis unter 78 Thrombozytenkonzentrate
.gq 78 bis unter 86 Thrombozytenkonzentrate
.gr 86 bis unter 94 Thrombozytenkonzentrate
.gs 94 bis unter 102 Thrombozytenkonzentrate
.gt 102 bis unter 110 Thrombozytenkonzentrate
.gu 110 bis unter 118 Thrombozytenkonzentrate
.gv 118 bis unter 126 Thrombozytenkonzentrate
.gz 126 bis unter 134 Thrombozytenkonzentrate

Hinw.: Bei Transfusion von 134 oder mehr Thrombozytenkonzentraten ist ein Kode aus dem Bereich 8-800.m ff. zu verwenden

8-800.h Pathogeninaktiviertes Thrombozytenkonzentrat
Hinw.: Der in den "Richtlinien zur Gewinnung von Blut und Blutbestandteilen und zur Anwendung von Blutprodukten (Hämotherapie) gemäß §§ 12 und 18 des Transfusionsgesetzes (TFG) (Novelle 2005)" festgelegte Mindestgehalt von 2×10^{11} Thrombozyten/Einheit ist zu beachten

.h0 1 pathogeninaktiviertes Thrombozytenkonzentrat
.h1 2 pathogeninaktivierte Thrombozytenkonzentrate
.h2 3 pathogeninaktivierte Thrombozytenkonzentrate
.h3 4 pathogeninaktivierte Thrombozytenkonzentrate
.h4 5 pathogeninaktivierte Thrombozytenkonzentrate
.h5 6 bis unter 8 pathogeninaktivierte Thrombozytenkonzentrate
.h6 8 bis unter 10 pathogeninaktivierte Thrombozytenkonzentrate
.h7 10 bis unter 12 pathogeninaktivierte Thrombozytenkonzentrate
.h8 12 bis unter 14 pathogeninaktivierte Thrombozytenkonzentrate
.h9 14 bis unter 16 pathogeninaktivierte Thrombozytenkonzentrate
.ha 16 bis unter 18 pathogeninaktivierte Thrombozytenkonzentrate
.hb 18 bis unter 20 pathogeninaktivierte Thrombozytenkonzentrate
.hc 20 bis unter 24 pathogeninaktivierte Thrombozytenkonzentrate
.hd 24 bis unter 28 pathogeninaktivierte Thrombozytenkonzentrate
.he 28 bis unter 32 pathogeninaktivierte Thrombozytenkonzentrate
.hf 32 bis unter 36 pathogeninaktivierte Thrombozytenkonzentrate
.hg 36 bis unter 40 pathogeninaktivierte Thrombozytenkonzentrate
.hh 40 bis unter 46 pathogeninaktivierte Thrombozytenkonzentrate
.hj 46 bis unter 52 pathogeninaktivierte Thrombozytenkonzentrate
.hk 52 bis unter 58 pathogeninaktivierte Thrombozytenkonzentrate
.hm 58 bis unter 64 pathogeninaktivierte Thrombozytenkonzentrate
.hn 64 bis unter 70 pathogeninaktivierte Thrombozytenkonzentrate
.hp 70 bis unter 78 pathogeninaktivierte Thrombozytenkonzentrate
.hq 78 bis unter 86 pathogeninaktivierte Thrombozytenkonzentrate
.hr 86 bis unter 94 pathogeninaktivierte Thrombozytenkonzentrate
.hs 94 bis unter 102 pathogeninaktivierte Thrombozytenkonzentrate
.ht 102 bis unter 110 pathogeninaktivierte Thrombozytenkonzentrate
.hu 110 bis unter 118 pathogeninaktivierte Thrombozytenkonzentrate
.hv 118 bis unter 126 pathogeninaktivierte Thrombozytenkonzentrate
.hz 126 bis unter 134 pathogeninaktivierte Thrombozytenkonzentrate

Hinw.: Bei Transfusion von 134 oder mehr pathogeninaktivierten Thrombozytenkonzentraten ist ein Kode aus dem Bereich 8-800.n ff. zu verwenden

Kapitel 8: Nichtoperative therapeutische Maßnahmen

8-800.j Weitere pathogeninaktivierte Apherese-Thrombozytenkonzentrate
- .j0 134 bis unter 146 pathogeninaktivierte Apherese-Thrombozytenkonzentrate
- .j1 146 bis unter 158 pathogeninaktivierte Apherese-Thrombozytenkonzentrate
- .j2 158 bis unter 170 pathogeninaktivierte Apherese-Thrombozytenkonzentrate
- .j3 170 bis unter 182 pathogeninaktivierte Apherese-Thrombozytenkonzentrate
- .j4 182 bis unter 194 pathogeninaktivierte Apherese-Thrombozytenkonzentrate
- .j5 194 bis unter 210 pathogeninaktivierte Apherese-Thrombozytenkonzentrate
- .j6 210 bis unter 226 pathogeninaktivierte Apherese-Thrombozytenkonzentrate
- .j7 226 bis unter 242 pathogeninaktivierte Apherese-Thrombozytenkonzentrate
- .j8 242 bis unter 258 pathogeninaktivierte Apherese-Thrombozytenkonzentrate
- .j9 258 bis unter 274 pathogeninaktivierte Apherese-Thrombozytenkonzentrate
- .ja 274 bis unter 294 pathogeninaktivierte Apherese-Thrombozytenkonzentrate
- .jb 294 bis unter 314 pathogeninaktivierte Apherese-Thrombozytenkonzentrate
- .jc 314 bis unter 334 pathogeninaktivierte Apherese-Thrombozytenkonzentrate
- .jd 334 bis unter 354 pathogeninaktivierte Apherese-Thrombozytenkonzentrate
- .je 354 bis unter 374 pathogeninaktivierte Apherese-Thrombozytenkonzentrate
- .jf 374 oder mehr pathogeninaktivierte Apherese-Thrombozytenkonzentrate

8-800.k Weitere Apherese-Thrombozytenkonzentrate
- .k0 134 bis unter 146 Apherese-Thrombozytenkonzentrate
- .k1 146 bis unter 158 Apherese-Thrombozytenkonzentrate
- .k2 158 bis unter 170 Apherese-Thrombozytenkonzentrate
- .k3 170 bis unter 182 Apherese-Thrombozytenkonzentrate
- .k4 182 bis unter 194 Apherese-Thrombozytenkonzentrate
- .k5 194 bis unter 210 Apherese-Thrombozytenkonzentrate
- .k6 210 bis unter 226 Apherese-Thrombozytenkonzentrate
- .k7 226 bis unter 242 Apherese-Thrombozytenkonzentrate
- .k8 242 bis unter 258 Apherese-Thrombozytenkonzentrate
- .k9 258 bis unter 274 Apherese-Thrombozytenkonzentrate
- .ka 274 bis unter 294 Apherese-Thrombozytenkonzentrate
- .kb 294 bis unter 314 Apherese-Thrombozytenkonzentrate
- .kc 314 bis unter 334 Apherese-Thrombozytenkonzentrate
- .kd 334 bis unter 354 Apherese-Thrombozytenkonzentrate
- .ke 354 bis unter 374 Apherese-Thrombozytenkonzentrate
- .kf 374 oder mehr Apherese-Thrombozytenkonzentrate

8-800.m Weitere Thrombozytenkonzentrate
Hinw.: Der in den "Richtlinien zur Gewinnung von Blut und Blutbestandteilen und zur Anwendung von Blutprodukten (Hämotherapie) gemäß §§ 12 und 18 des Transfusionsgesetzes (TFG) (Novelle 2005)" festgelegte Mindestgehalt von 2×10^{11} Thrombozyten/Einheit ist zu beachten
- .m0 134 bis unter 146 Thrombozytenkonzentrate
- .m1 146 bis unter 158 Thrombozytenkonzentrate
- .m2 158 bis unter 170 Thrombozytenkonzentrate
- .m3 170 bis unter 182 Thrombozytenkonzentrate
- .m4 182 bis unter 194 Thrombozytenkonzentrate
- .m5 194 bis unter 210 Thrombozytenkonzentrate
- .m6 210 bis unter 226 Thrombozytenkonzentrate
- .m7 226 bis unter 242 Thrombozytenkonzentrate
- .m8 242 bis unter 258 Thrombozytenkonzentrate
- .m9 258 bis unter 274 Thrombozytenkonzentrate
- .ma 274 bis unter 294 Thrombozytenkonzentrate
- .mb 294 bis unter 314 Thrombozytenkonzentrate
- .mc 314 bis unter 334 Thrombozytenkonzentrate
- .md 334 bis unter 354 Thrombozytenkonzentrate
- .me 354 bis unter 374 Thrombozytenkonzentrate
- .mf 374 oder mehr Thrombozytenkonzentrate

8-800.n Weitere pathogeninaktivierte Thrombozytenkonzentrate
Hinw.: Der in den "Richtlinien zur Gewinnung von Blut und Blutbestandteilen und zur Anwendung von Blutprodukten (Hämotherapie) gemäß §§ 12 und 18 des Transfusionsgesetzes (TFG) (Novelle 2005)" festgelegte Mindestgehalt von 2×10^{11} Thrombozyten/Einheit ist zu beachten
- .n0 134 bis unter 146 pathogeninaktivierte Thrombozytenkonzentrate
- .n1 146 bis unter 158 pathogeninaktivierte Thrombozytenkonzentrate

Kapitel 8: Nichtoperative therapeutische Maßnahmen

	.n2	158 bis unter 170 pathogeninaktivierte Thrombozytenkonzentrate
	.n3	170 bis unter 182 pathogeninaktivierte Thrombozytenkonzentrate
	.n4	182 bis unter 194 pathogeninaktivierte Thrombozytenkonzentrate
	.n5	194 bis unter 210 pathogeninaktivierte Thrombozytenkonzentrate
	.n6	210 bis unter 226 pathogeninaktivierte Thrombozytenkonzentrate
	.n7	226 bis unter 242 pathogeninaktivierte Thrombozytenkonzentrate
	.n8	242 bis unter 258 pathogeninaktivierte Thrombozytenkonzentrate
	.n9	258 bis unter 274 pathogeninaktivierte Thrombozytenkonzentrate
	.na	274 bis unter 294 pathogeninaktivierte Thrombozytenkonzentrate
	.nb	294 bis unter 314 pathogeninaktivierte Thrombozytenkonzentrate
	.nc	314 bis unter 334 pathogeninaktivierte Thrombozytenkonzentrate
	.nd	334 bis unter 354 pathogeninaktivierte Thrombozytenkonzentrate
	.ne	354 bis unter 374 pathogeninaktivierte Thrombozytenkonzentrate
	.nf	374 oder mehr pathogeninaktivierte Thrombozytenkonzentrate
8-800.p		**Pathogeninaktivierte patientenbezogene Thrombozytenkonzentrate**

Hinw.: Mit einem Kode aus diesem Bereich sind spezifisch hergestellte Thrombozytenkonzentrate für Patienten mit Verdacht auf bzw. Nachweis von thrombozytenspezifischen oder HLA-Antikörpern zu kodieren
Der in den "Richtlinien zur Gewinnung von Blut und Blutbestandteilen und zur Anwendung von Blutprodukten (Hämotherapie) gemäß §§ 12 und 18 des Transfusionsgesetzes (TFG) (Novelle 2005)" festgelegte Mindestgehalt von 2×10^{11} Thrombozyten/Einheit ist zu beachten

	.p0	1 pathogeninaktiviertes patientenbezogenes Thrombozytenkonzentrat
	.p1	2 pathogeninaktivierte patientenbezogene Thrombozytenkonzentrate
	.p2	3 bis unter 5 pathogeninaktivierte patientenbezogene Thrombozytenkonzentrate
	.p3	5 bis unter 7 pathogeninaktivierte patientenbezogene Thrombozytenkonzentrate
	.p4	7 bis unter 9 pathogeninaktivierte patientenbezogene Thrombozytenkonzentrate
	.p5	9 bis unter 11 pathogeninaktivierte patientenbezogene Thrombozytenkonzentrate
	.p6	11 bis unter 13 pathogeninaktivierte patientenbezogene Thrombozytenkonzentrate
	.p7	13 bis unter 15 pathogeninaktivierte patientenbezogene Thrombozytenkonzentrate
	.p8	15 bis unter 17 pathogeninaktivierte patientenbezogene Thrombozytenkonzentrate
	.p9	17 bis unter 19 pathogeninaktivierte patientenbezogene Thrombozytenkonzentrate
	.pa	19 bis unter 23 pathogeninaktivierte patientenbezogene Thrombozytenkonzentrate
	.pb	23 bis unter 27 pathogeninaktivierte patientenbezogene Thrombozytenkonzentrate
	.pc	27 bis unter 31 pathogeninaktivierte patientenbezogene Thrombozytenkonzentrate
	.pd	31 bis unter 35 pathogeninaktivierte patientenbezogene Thrombozytenkonzentrate
	.pe	35 bis unter 39 pathogeninaktivierte patientenbezogene Thrombozytenkonzentrate
	.pf	39 bis unter 43 pathogeninaktivierte patientenbezogene Thrombozytenkonzentrate
	.pg	43 bis unter 47 pathogeninaktivierte patientenbezogene Thrombozytenkonzentrate
	.ph	47 bis unter 51 pathogeninaktivierte patientenbezogene Thrombozytenkonzentrate
	.pj	51 bis unter 55 pathogeninaktivierte patientenbezogene Thrombozytenkonzentrate
	.pk	55 bis unter 59 pathogeninaktivierte patientenbezogene Thrombozytenkonzentrat
	.pm	59 bis unter 63 pathogeninaktivierte patientenbezogene Thrombozytenkonzentrate
	.pn	63 bis unter 67 pathogeninaktivierte patientenbezogene Thrombozytenkonzentrate
	.pp	67 bis unter 71 pathogeninaktivierte patientenbezogene Thrombozytenkonzentrate
	.pq	71 bis unter 79 pathogeninaktivierte patientenbezogene Thrombozytenkonzentrate
	.pr	79 bis unter 87 pathogeninaktivierte patientenbezogene Thrombozytenkonzentrate
	.ps	87 bis unter 95 pathogeninaktivierte patientenbezogene Thrombozytenkonzentrate
	.pt	95 bis unter 103 pathogeninaktivierte patientenbezogene Thrombozytenkonzentrate
	.pu	103 bis unter 111 pathogeninaktivierte patientenbezogene Thrombozytenkonzentrate
	.pv	111 oder mehr pathogeninaktivierte patientenbezogene Thrombozytenkonzentrate
8-800.x		Sonstige
8-800.y		N.n.bez.

8-801 **Austauschtransfusion**

Kapitel 8: Nichtoperative therapeutische Maßnahmen

8-802 **Transfusion von Leukozyten**
Hinw.: Für Einzeltransfusionen gleichen Typs ist nur ein Kode pro stationären Aufenthalt anzugeben
Die Verwendung von Arzneimitteln für neuartige Therapien ist gesondert zu kodieren (5-936 ff.)

8-802.2 Lymphozyten, 1-5 TE
.20 Ohne In-vitro-Aufbereitung
.21 Mit virusspezifischer In-vitro-Aufbereitung
.22 Mit pilzspezifischer In-vitro-Aufbereitung
.23 Mit tumorspezifischer In-vitro-Aufbereitung, ohne gentechnische In-vitro-Aufbereitung
.24 Mit tumorspezifischer In-vitro-Aufbereitung, mit gentechnischer In-vitro-Aufbereitung
   Inkl.: CAR-T-Zellen
   Hinw.: CAR-T-Zellen mit einem eigenen Kode in Kapitel 6 sind gesondert zu kodieren (6-00h ff.)
.2x Mit sonstiger In-vitro-Aufbereitung

8-802.3 Lymphozyten, mehr als 5 TE
.30 Ohne In-vitro-Aufbereitung
.31 Mit virusspezifischer In-vitro-Aufbereitung
.32 Mit pilzspezifischer In-vitro-Aufbereitung
.33 Mit tumorspezifischer In-vitro-Aufbereitung, ohne gentechnische In-vitro-Aufbereitung
.34 Mit tumorspezifischer In-vitro-Aufbereitung, mit gentechnischer In-vitro-Aufbereitung
   Inkl.: CAR-T-Zellen
   Hinw.: CAR-T-Zellen mit einem eigenen Kode in Kapitel 6 sind gesondert zu kodieren (6-00h ff.)
.3x Mit sonstiger In-vitro-Aufbereitung

8-802.4 Lymphozyten ohne erneute Gewinnung vom gleichen Spender, nach Transplantation von hämatopoetischen Stammzellen
.40 Ohne In-vitro-Aufbereitung
.42 Mit virusspezifischer In-vitro-Aufbereitung
.43 Mit pilzspezifischer In-vitro-Aufbereitung
.44 Mit tumorspezifischer In-vitro-Aufbereitung
.45 Mit gentechnischer In-vitro-Aufbereitung
   Inkl.: Allogene, genetisch modifizierte T-Zellen mit HSV-TK Mut2
.46 Mit depletierender In-vitro-Aufbereitung
.4x Mit sonstiger In-vitro-Aufbereitung

8-802.5 Leukozyten nach Ex-vivo-Kultur
.50 T-Zellen
.51 Natural-Killer-Zellen (NK-Zellen)
.52 Dendritische Zellen
   Exkl.: Lokale Applikation von dendritischen Zellen (8-861.1)
.5x Sonstige

8-802.6 Granulozyten
.60 1 Granulozytenkonzentrat
.61 2 Granulozytenkonzentrate
.62 3 bis unter 5 Granulozytenkonzentrate
.63 5 bis unter 7 Granulozytenkonzentrate
.64 7 bis unter 9 Granulozytenkonzentrate
.65 9 bis unter 11 Granulozytenkonzentrate
.66 11 bis unter 13 Granulozytenkonzentrate
.67 13 bis unter 15 Granulozytenkonzentrate
.68 15 bis unter 17 Granulozytenkonzentrate
.69 17 bis unter 19 Granulozytenkonzentrate
.6a 19 bis unter 21 Granulozytenkonzentrate
.6b 21 oder mehr Granulozytenkonzentrate

8-802.7 Lymphozyten nach erneuter Gewinnung vom gleichen Spender, nach Transplantation von hämatopoetischen Stammzellen
.70 Ohne In-vitro-Aufbereitung
.71 Mit virusspezifischer In-vitro-Aufbereitung
.72 Mit pilzspezifischer In-vitro-Aufbereitung
.73 Mit tumorspezifischer In-vitro-Aufbereitung

.74 Mit gentechnischer In-vitro-Aufbereitung
  Inkl.: Allogene, genetisch modifizierte T-Zellen mit HSV-TK Mut2
.75 Mit depletierender In-vitro-Aufbereitung
.7x Mit sonstiger In-vitro-Aufbereitung

8-802.8 Lymphozyten nach erneuter Gewinnung von einem anderen Spender, nach Transplantation von hämatopoetischen Stammzellen
.80 Ohne In-vitro-Aufbereitung
.81 Mit virusspezifischer In-vitro-Aufbereitung
.82 Mit pilzspezifischer In-vitro-Aufbereitung
.83 Mit tumorspezifischer In-vitro-Aufbereitung
.84 Mit depletierender In-vitro-Aufbereitung
.8x Mit sonstiger In-vitro-Aufbereitung

8-802.x Sonstige

8-802.y N.n.bez.

8-803 Gewinnung und Transfusion von Eigenblut
Hinw.: Ein Kode aus diesem Bereich ist jeweils nur einmal pro stationären Aufenthalt anzugeben

8-803.0 Eigenblutspende
  Inkl.: Retransfusion

8-803.1 Normovolämische Hämodilution im Rahmen einer Operation

8-803.2 Maschinelle Autotransfusion (Cell-Saver) ohne Bestrahlung

8-803.3 Maschinelle Autotransfusion (Cell-Saver) mit Bestrahlung

8-803.x Sonstige

8-803.y N.n.bez.

8-805 Transfusion von peripher gewonnenen hämatopoetischen Stammzellen
Exkl.: Transplantation von hämatopoetischen Stammzellen aus dem Knochenmark (5-411 ff.)
  Autogene Stammzelltherapie (8-860 ff.)
Hinw.: Die In-vitro-Aufbereitung bei Entnahme der Stammzellen ist von dem Krankenhaus gesondert zu kodieren, bei dem der Aufwand für die In-vitro-Aufbereitung entstanden ist (5-410.2 ff.)
  Die Art der In-vitro-Aufbereitung der transplantierten oder transfundierten hämatopoetischen Stammzellen ist gesondert zu kodieren (5-411.7 ff.)

8-805.0 Autogen
.00 Ohne In-vitro-Aufbereitung
.03 Nach In-vitro-Aufbereitung

8-805.2 Allogen, nicht HLA-identisch, verwandter Spender
.24 Nach In-vitro-Aufbereitung bei Differenz in 1 Antigen
.25 Nach In-vitro-Aufbereitung bei Differenz in 2-3 Antigenen (haploident)
.26 Ohne In-vitro-Aufbereitung bei Differenz in 1 Antigen
.27 Ohne In-vitro-Aufbereitung bei Differenz in 2-3 Antigenen (haploident)

8-805.3 Allogen, nicht HLA-identisch, nicht verwandter Spender
.30 Ohne In-vitro-Aufbereitung
.32 Nach In-vitro-Aufbereitung

8-805.4 Allogen, HLA-identisch, verwandter Spender
.40 Ohne In-vitro-Aufbereitung
.42 Nach In-vitro-Aufbereitung

8-805.5 Allogen, HLA-identisch, nicht verwandter Spender
.50 Ohne In-vitro-Aufbereitung
.52 Nach In-vitro-Aufbereitung

8-805.6 Stammzellboost nach erfolgter Transplantation von hämatopoetischen Stammzellen
.60 Ohne In-vitro-Aufbereitung
.62 Nach In-vitro-Aufbereitung

8-805.7 Retransfusion während desselben stationären Aufenthaltes
Hinw.: Dieser Kode ist ein Zusatzkode
Eine Retransfusion meint nicht die fraktionierte Gabe eines Transplantats über mehrere Tage verteilt. Mit diesem Kode ist nur eine komplett neue Transfusion hämatopoetischer Stammzellen nach Versagen der vorherigen Transplantation während desselben stationären Aufenthaltes (ungeplante Retransplantation) zu kodieren. Dabei wird nach Ausschöpfung aller Mittel zur Erhaltung des ersten Transplantats eine neue Transfusion mit erneuter Konditionierung und/oder einem Wechsel des Stammzellspenders durchgeführt

8-805.x Sonstige

8-805.y N.n.bez.

8-81 Transfusion von Plasma, Plasmabestandteilen und Infusion von Volumenersatzmitteln

Hinw.: Ein Kode aus diesem Bereich ist jeweils nur einmal pro stationären Aufenthalt anzugeben. Einzeltransfusionen gleichen Typs sind zu addieren

8-810 **Transfusion von Plasmabestandteilen und gentechnisch hergestellten Plasmaproteinen**
Exkl.: Plasmabestandteile und genetisch hergestellte Plasmaproteine, die unter 8-812 ff. aufgeführt sind

8-810.6 Rekombinanter aktivierter Faktor VII
.63 Bis unter 25 kIE
.64 25 kIE bis unter 50 kIE
.65 50 kIE bis unter 100 kIE
.66 100 kIE bis unter 200 kIE
.67 200 kIE bis unter 300 kIE
.68 300 kIE bis unter 400 kIE
.69 400 kIE bis unter 500 kIE
.6a 500 kIE bis unter 1.000 kIE
.6b 1.000 kIE bis unter 1.500 kIE
.6c 1.500 kIE bis unter 2.000 kIE
.6d 2.000 kIE bis unter 2.500 kIE
.6e 2.500 kIE bis unter 3.000 kIE
.6f 3.000 kIE bis unter 4.000 kIE
.6g 4.000 kIE bis unter 5.000 kIE
.6h 5.000 kIE bis unter 6.000 kIE
.6j 6.000 kIE bis unter 7.000 kIE
.6k 7.000 kIE bis unter 8.000 kIE
.6m 8.000 kIE bis unter 9.000 kIE
.6n 9.000 kIE bis unter 10.000 kIE
.6p 10.000 kIE bis unter 15.000 kIE
.6q 15.000 kIE bis unter 20.000 kIE
.6r 20.000 kIE bis unter 25.000 kIE
.6s 25.000 kIE bis unter 30.000 kIE
.6u 30.000 kIE bis unter 40.000 kIE
.6v 40.000 kIE bis unter 50.000 kIE
.6w 50.000 kIE bis unter 70.000 kIE
.6z 70.000 kIE oder mehr

8-810.7 Plasmatischer Faktor VII
.73 Bis unter 500 Einheiten
.74 500 Einheiten bis unter 1.000 Einheiten
.75 1.000 Einheiten bis unter 1.500 Einheiten
.76 1.500 Einheiten bis unter 2.000 Einheiten
.77 2.000 Einheiten bis unter 2.500 Einheiten
.78 2.500 Einheiten bis unter 3.000 Einheiten
.79 3.000 Einheiten bis unter 4.000 Einheiten
.7a 4.000 Einheiten bis unter 5.000 Einheiten
.7b 5.000 Einheiten bis unter 6.000 Einheiten
.7c 6.000 Einheiten bis unter 7.000 Einheiten

Kapitel 8: Nichtoperative therapeutische Maßnahmen

.7d	7.000 Einheiten bis unter 8.000 Einheiten
.7e	8.000 Einheiten bis unter 9.000 Einheiten
.7f	9.000 Einheiten bis unter 10.000 Einheiten
.7g	10.000 Einheiten bis unter 15.000 Einheiten
.7h	15.000 Einheiten bis unter 20.000 Einheiten
.7j	20.000 Einheiten bis unter 25.000 Einheiten
.7k	25.000 Einheiten bis unter 30.000 Einheiten
.7n	30.000 Einheiten bis unter 40.000 Einheiten
.7p	40.000 Einheiten bis unter 50.000 Einheiten
.7q	50.000 Einheiten bis unter 70.000 Einheiten
.7r	70.000 oder mehr Einheiten

8-810.8 Rekombinanter Faktor VIII

.83	Bis unter 500 Einheiten
.84	500 Einheiten bis unter 1.000 Einheiten
.85	1.000 Einheiten bis unter 2.000 Einheiten
.86	2.000 Einheiten bis unter 3.000 Einheiten
.87	3.000 Einheiten bis unter 4.000 Einheiten
.88	4.000 Einheiten bis unter 5.000 Einheiten
.89	5.000 Einheiten bis unter 10.000 Einheiten
.8a	10.000 Einheiten bis unter 15.000 Einheiten
.8b	15.000 Einheiten bis unter 20.000 Einheiten
.8c	20.000 Einheiten bis unter 25.000 Einheiten
.8d	25.000 Einheiten bis unter 30.000 Einheiten
.8e	30.000 Einheiten bis unter 35.000 Einheiten
.8f	35.000 Einheiten bis unter 40.000 Einheiten
.8g	40.000 Einheiten bis unter 45.000 Einheiten
.8h	45.000 Einheiten bis unter 50.000 Einheiten
.8j	50.000 Einheiten bis unter 60.000 Einheiten
.8k	60.000 Einheiten bis unter 70.000 Einheiten
.8m	70.000 Einheiten bis unter 80.000 Einheiten
.8n	80.000 Einheiten bis unter 90.000 Einheiten
.8p	90.000 Einheiten bis unter 100.000 Einheiten
.8r	100.000 Einheiten bis unter 120.000 Einheiten
.8s	120.000 Einheiten bis unter 140.000 Einheiten
.8t	140.000 Einheiten bis unter 160.000 Einheiten
.8u	160.000 Einheiten bis unter 200.000 Einheiten
.8v	200.000 Einheiten bis unter 240.000 Einheiten
.8w	240.000 Einheiten bis unter 280.000 Einheiten
.8z	280.000 oder mehr Einheiten

8-810.9 Plasmatischer Faktor VIII

.93	Bis unter 500 Einheiten
.94	500 Einheiten bis unter 1.000 Einheiten
.95	1.000 Einheiten bis unter 2.000 Einheiten
.96	2.000 Einheiten bis unter 3.000 Einheiten
.97	3.000 Einheiten bis unter 4.000 Einheiten
.98	4.000 Einheiten bis unter 5.000 Einheiten
.99	5.000 Einheiten bis unter 10.000 Einheiten
.9a	10.000 Einheiten bis unter 15.000 Einheiten
.9b	15.000 Einheiten bis unter 20.000 Einheiten
.9c	20.000 Einheiten bis unter 25.000 Einheiten
.9d	25.000 Einheiten bis unter 30.000 Einheiten
.9e	30.000 Einheiten bis unter 35.000 Einheiten
.9f	35.000 Einheiten bis unter 40.000 Einheiten
.9g	40.000 Einheiten bis unter 45.000 Einheiten
.9h	45.000 Einheiten bis unter 50.000 Einheiten
.9j	50.000 Einheiten bis unter 60.000 Einheiten
.9k	60.000 Einheiten bis unter 70.000 Einheiten

Kapitel 8: Nichtoperative therapeutische Maßnahmen

	.9m	70.000 Einheiten bis unter 80.000 Einheiten
	.9n	80.000 Einheiten bis unter 90.000 Einheiten
	.9p	90.000 Einheiten bis unter 100.000 Einheiten
	.9r	100.000 Einheiten bis unter 120.000 Einheiten
	.9s	120.000 Einheiten bis unter 140.000 Einheiten
	.9t	140.000 Einheiten bis unter 160.000 Einheiten
	.9u	160.000 Einheiten bis unter 200.000 Einheiten
	.9v	200.000 Einheiten bis unter 240.000 Einheiten
	.9w	240.000 Einheiten bis unter 280.000 Einheiten
	.9z	280.000 oder mehr Einheiten
8-810.a		Rekombinanter Faktor IX
	.a3	Bis unter 500 Einheiten
	.a4	500 Einheiten bis unter 1.000 Einheiten
	.a5	1.000 Einheiten bis unter 2.000 Einheiten
	.a6	2.000 Einheiten bis unter 3.000 Einheiten
	.a7	3.000 Einheiten bis unter 4.000 Einheiten
	.a8	4.000 Einheiten bis unter 5.000 Einheiten
	.a9	5.000 Einheiten bis unter 10.000 Einheiten
	.aa	10.000 Einheiten bis unter 15.000 Einheiten
	.ab	15.000 Einheiten bis unter 20.000 Einheiten
	.ac	20.000 Einheiten bis unter 25.000 Einheiten
	.ad	25.000 Einheiten bis unter 30.000 Einheiten
	.ae	30.000 Einheiten bis unter 35.000 Einheiten
	.af	35.000 Einheiten bis unter 40.000 Einheiten
	.ag	40.000 Einheiten bis unter 45.000 Einheiten
	.ah	45.000 Einheiten bis unter 50.000 Einheiten
	.aj	50.000 Einheiten bis unter 60.000 Einheiten
	.ak	60.000 Einheiten bis unter 70.000 Einheiten
	.am	70.000 Einheiten bis unter 80.000 Einheiten
	.an	80.000 Einheiten bis unter 90.000 Einheiten
	.ap	90.000 Einheiten bis unter 100.000 Einheiten
	.ar	100.000 Einheiten bis unter 120.000 Einheiten
	.as	120.000 Einheiten bis unter 140.000 Einheiten
	.at	140.000 Einheiten bis unter 160.000 Einheiten
	.au	160.000 Einheiten bis unter 200.000 Einheiten
	.av	200.000 Einheiten bis unter 240.000 Einheiten
	.aw	240.000 Einheiten bis unter 280.000 Einheiten
	.az	280.000 oder mehr Einheiten
8-810.b		Plasmatischer Faktor IX
	.b3	Bis unter 500 Einheiten
	.b4	500 Einheiten bis unter 1.000 Einheiten
	.b5	1.000 Einheiten bis unter 2.000 Einheiten
	.b6	2.000 Einheiten bis unter 3.000 Einheiten
	.b7	3.000 Einheiten bis unter 4.000 Einheiten
	.b8	4.000 Einheiten bis unter 5.000 Einheiten
	.b9	5.000 Einheiten bis unter 10.000 Einheiten
	.ba	10.000 Einheiten bis unter 15.000 Einheiten
	.bb	15.000 Einheiten bis unter 20.000 Einheiten
	.bc	20.000 Einheiten bis unter 25.000 Einheiten
	.bd	25.000 Einheiten bis unter 30.000 Einheiten
	.be	30.000 Einheiten bis unter 35.000 Einheiten
	.bf	35.000 Einheiten bis unter 40.000 Einheiten
	.bg	40.000 Einheiten bis unter 45.000 Einheiten
	.bh	45.000 Einheiten bis unter 50.000 Einheiten
	.bj	50.000 Einheiten bis unter 60.000 Einheiten
	.bk	60.000 Einheiten bis unter 70.000 Einheiten
	.bm	70.000 Einheiten bis unter 80.000 Einheiten

	.bn	80.000 Einheiten bis unter 90.000 Einheiten
	.bp	90.000 Einheiten bis unter 100.000 Einheiten
	.br	100.000 Einheiten bis unter 120.000 Einheiten
	.bs	120.000 Einheiten bis unter 140.000 Einheiten
	.bt	140.000 Einheiten bis unter 160.000 Einheiten
	.bu	160.000 Einheiten bis unter 200.000 Einheiten
	.bv	200.000 Einheiten bis unter 240.000 Einheiten
	.bw	240.000 Einheiten bis unter 280.000 Einheiten
	.bz	280.000 oder mehr Einheiten

8-810.c FEIBA - Prothrombinkomplex mit Faktor-VIII-Inhibitor-Bypass-Aktivität

- .c3 Bis unter 500 Einheiten
- .c4 500 Einheiten bis unter 1.000 Einheiten
- .c5 1.000 Einheiten bis unter 2.000 Einheiten
- .c6 2.000 Einheiten bis unter 3.000 Einheiten
- .c7 3.000 Einheiten bis unter 4.000 Einheiten
- .c8 4.000 Einheiten bis unter 5.000 Einheiten
- .c9 5.000 Einheiten bis unter 10.000 Einheiten
- .ca 10.000 Einheiten bis unter 15.000 Einheiten
- .cb 15.000 Einheiten bis unter 20.000 Einheiten
- .cc 20.000 Einheiten bis unter 25.000 Einheiten
- .cd 25.000 Einheiten bis unter 30.000 Einheiten
- .ce 30.000 Einheiten bis unter 35.000 Einheiten
- .cf 35.000 Einheiten bis unter 40.000 Einheiten
- .cg 40.000 Einheiten bis unter 45.000 Einheiten
- .ch 45.000 Einheiten bis unter 50.000 Einheiten
- .cj 50.000 Einheiten bis unter 60.000 Einheiten
- .ck 60.000 Einheiten bis unter 70.000 Einheiten
- .cm 70.000 Einheiten bis unter 80.000 Einheiten
- .cn 80.000 Einheiten bis unter 90.000 Einheiten
- .cp 90.000 Einheiten bis unter 100.000 Einheiten
- .cr 100.000 Einheiten bis unter 120.000 Einheiten
- .cs 120.000 Einheiten bis unter 140.000 Einheiten
- .ct 140.000 Einheiten bis unter 160.000 Einheiten
- .cu 160.000 Einheiten bis unter 200.000 Einheiten
- .cv 200.000 Einheiten bis unter 240.000 Einheiten
- .cw 240.000 Einheiten bis unter 280.000 Einheiten
- .cz 280.000 oder mehr Einheiten

8-810.d Von-Willebrand-Faktor

- .d3 Bis unter 500 Einheiten
- .d4 500 Einheiten bis unter 1.000 Einheiten
- .d5 1.000 Einheiten bis unter 2.000 Einheiten
- .d6 2.000 Einheiten bis unter 3.000 Einheiten
- .d7 3.000 Einheiten bis unter 4.000 Einheiten
- .d8 4.000 Einheiten bis unter 5.000 Einheiten
- .d9 5.000 Einheiten bis unter 10.000 Einheiten
- .da 10.000 Einheiten bis unter 15.000 Einheiten
- .db 15.000 Einheiten bis unter 20.000 Einheiten
- .dc 20.000 Einheiten bis unter 25.000 Einheiten
- .dd 25.000 Einheiten bis unter 30.000 Einheiten
- .de 30.000 Einheiten bis unter 35.000 Einheiten
- .df 35.000 Einheiten bis unter 40.000 Einheiten
- .dg 40.000 Einheiten bis unter 45.000 Einheiten
- .dh 45.000 Einheiten bis unter 50.000 Einheiten
- .dj 50.000 Einheiten bis unter 60.000 Einheiten
- .dk 60.000 Einheiten bis unter 70.000 Einheiten
- .dm 70.000 Einheiten bis unter 80.000 Einheiten
- .dn 80.000 Einheiten bis unter 90.000 Einheiten

Kapitel 8: Nichtoperative therapeutische Maßnahmen

	.dp	90.000 Einheiten bis unter 100.000 Einheiten
	.dr	100.000 Einheiten bis unter 120.000 Einheiten
	.ds	120.000 Einheiten bis unter 140.000 Einheiten
	.dt	140.000 Einheiten bis unter 160.000 Einheiten
	.du	160.000 Einheiten bis unter 200.000 Einheiten
	.dv	200.000 Einheiten bis unter 240.000 Einheiten
	.dw	240.000 Einheiten bis unter 280.000 Einheiten
	.dz	280.000 oder mehr Einheiten
8-810.e	Faktor XIII	
	.e5	Bis unter 250 Einheiten
	.e6	250 Einheiten bis unter 500 Einheiten
	.e7	500 Einheiten bis unter 1.000 Einheiten
	.e8	1.000 Einheiten bis unter 2.000 Einheiten
	.e9	2.000 Einheiten bis unter 3.000 Einheiten
	.ea	3.000 Einheiten bis unter 4.000 Einheiten
	.eb	4.000 Einheiten bis unter 5.000 Einheiten
	.ec	5.000 Einheiten bis unter 10.000 Einheiten
	.ed	10.000 Einheiten bis unter 15.000 Einheiten
	.ee	15.000 Einheiten bis unter 20.000 Einheiten
	.ef	20.000 Einheiten bis unter 25.000 Einheiten
	.eg	25.000 Einheiten bis unter 30.000 Einheiten
	.eh	30.000 Einheiten bis unter 35.000 Einheiten
	.ej	35.000 Einheiten bis unter 40.000 Einheiten
	.ek	40.000 Einheiten bis unter 45.000 Einheiten
	.em	45.000 Einheiten bis unter 50.000 Einheiten
	.en	50.000 Einheiten bis unter 60.000 Einheiten
	.ep	60.000 Einheiten bis unter 70.000 Einheiten
	.eq	70.000 Einheiten bis unter 80.000 Einheiten
	.er	80.000 Einheiten bis unter 90.000 Einheiten
	.es	90.000 Einheiten bis unter 100.000 Einheiten
	.eu	100.000 Einheiten bis unter 120.000 Einheiten
	.ev	120.000 Einheiten bis unter 140.000 Einheiten
	.ew	140.000 Einheiten bis unter 180.000 Einheiten
	.ez	180.000 oder mehr Einheiten
8-810.g	Antithrombin III	
	.g1	2.000 IE bis unter 3.500 IE
		Hinw.: Dieser Kode ist für Patienten mit einem Alter bei Aufnahme von unter 15 Jahren anzugeben
	.g2	3.500 IE bis unter 5.000 IE
		Hinw.: Dieser Kode ist für Patienten mit einem Alter bei Aufnahme von unter 15 Jahren anzugeben
	.g3	5.000 IE bis unter 7.000 IE
		Hinw.: Dieser Kode ist für Patienten mit einem Alter bei Aufnahme von unter 15 Jahren anzugeben
	.g4	7.000 IE bis unter 10.000 IE
	.g5	10.000 IE bis unter 15.000 IE
	.g6	15.000 IE bis unter 20.000 IE
	.g7	20.000 IE bis unter 25.000 IE
	.g8	25.000 IE bis unter 30.000 IE
	.ga	30.000 IE bis unter 40.000 IE
	.gb	40.000 IE bis unter 50.000 IE
	.gc	50.000 IE bis unter 60.000 IE
	.gd	60.000 IE bis unter 70.000 IE
	.ge	70.000 IE bis unter 90.000 IE
	.gf	90.000 IE bis unter 110.000 IE
	.gg	110.000 IE bis unter 130.000 IE
	.gh	130.000 IE bis unter 150.000 IE
	.gj	150.000 IE oder mehr
8-810.h	C1-Esteraseinhibitor	
	.h3	500 Einheiten bis unter 1.000 Einheiten

	.h4	1.000 Einheiten bis unter 1.500 Einheiten
	.h5	1.500 Einheiten bis unter 2.000 Einheiten
	.h6	2.000 Einheiten bis unter 2.500 Einheiten
	.h7	2.500 Einheiten bis unter 3.000 Einheiten
	.h8	3.000 Einheiten bis unter 4.000 Einheiten
	.h9	4.000 Einheiten bis unter 5.000 Einheiten
	.ha	5.000 Einheiten bis unter 6.000 Einheiten
	.hb	6.000 Einheiten bis unter 7.000 Einheiten
	.hc	7.000 Einheiten bis unter 9.000 Einheiten
	.hd	9.000 Einheiten bis unter 11.000 Einheiten
	.he	11.000 oder mehr Einheiten
8-810.j	Fibrinogenkonzentrat	
	.j3	Bis unter 1,0 g
	.j4	1,0 g bis unter 2,0 g
	.j5	2,0 g bis unter 3,0 g
	.j6	3,0 g bis unter 4,0 g
	.j7	4,0 g bis unter 5,0 g
	.j8	5,0 g bis unter 6,0 g
	.j9	6,0 g bis unter 7,0 g
	.ja	7,0 g bis unter 8,0 g
	.jb	8,0 g bis unter 9,0 g
	.jc	9,0 g bis unter 10,0 g
	.jd	10,0 g bis unter 12,5 g
	.je	12,5 g bis unter 15,0 g
	.jf	15,0 g bis unter 17,5 g
	.jg	17,5 g bis unter 20,0 g
	.jh	20,0 g bis unter 25,0 g
	.jj	25,0 g bis unter 30,0 g
	.jk	30,0 g bis unter 35,0 g
	.jm	35,0 g bis unter 40,0 g
	.jn	40,0 g bis unter 50,0 g
	.jp	50,0 g bis unter 60,0 g
	.jq	60,0 g bis unter 70,0 g
	.jr	70,0 g bis unter 80,0 g
	.js	80,0 g bis unter 90,0 g
	.jt	90,0 g bis unter 100,0 g
	.jv	100,0 g bis unter 120,0 g
	.jw	120,0 g bis unter 160,0 g
	.jz	160,0 g oder mehr
8-810.q	Human-Immunglobulin, spezifisch gegen Hepatitis-B-surface-Antigen [HBsAg]	
	.q0	2.000 IE bis unter 4.000 IE
	.q1	4.000 IE bis unter 6.000 IE
	.q2	6.000 IE bis unter 8.000 IE
	.q3	8.000 IE bis unter 10.000 IE
	.q4	10.000 IE bis unter 12.000 IE
	.q5	12.000 IE bis unter 14.000 IE
	.q6	14.000 IE bis unter 16.000 IE
	.q7	16.000 IE bis unter 18.000 IE
	.q8	18.000 IE bis unter 20.000 IE
	.q9	20.000 IE bis unter 22.000 IE
	.qa	22.000 IE bis unter 24.000 IE
	.qb	24.000 IE bis unter 28.000 IE
	.qc	28.000 IE bis unter 32.000 IE
	.qd	32.000 IE bis unter 36.000 IE
	.qe	36.000 IE bis unter 40.000 IE
	.qf	40.000 IE bis unter 46.000 IE
	.qg	46.000 IE bis unter 52.000 IE

Kapitel 8: Nichtoperative therapeutische Maßnahmen

.qh 52.000 IE bis unter 58.000 IE
.qj 58.000 IE bis unter 64.000 IE
.qm 64.000 IE bis unter 76.000 IE
.qn 76.000 IE bis unter 88.000 IE
.qp 88.000 IE bis unter 100.000 IE
.qq 100.000 IE bis unter 112.000 IE
.qr 112.000 IE oder mehr

8-810.s Human-Immunglobulin, spezifisch gegen Zytomegalie-Virus [CMV]
.s0 1,0 g bis unter 2,0 g
 Hinw.: Dieser Kode ist für Patienten mit einem Alter bei Aufnahme von unter 5 Jahren anzugeben
.s1 2,0 g bis unter 3,0 g
 Hinw.: Dieser Kode ist für Patienten mit einem Alter bei Aufnahme von unter 5 Jahren anzugeben
.s2 3,0 g bis unter 5,0 g
 Hinw.: Dieser Kode ist für Patienten mit einem Alter bei Aufnahme von unter 5 Jahren anzugeben
.s3 5,0 g bis unter 7,5 g
.s4 7,5 g bis unter 10,0 g
.s5 10,0 g bis unter 12,5 g
.s6 12,5 g bis unter 15,0 g
.s7 15,0 g bis unter 20,0 g
.s8 20,0 g bis unter 25,0 g
.s9 25,0 g bis unter 30,0 g
.sa 30,0 g bis unter 35,0 g
.sb 35,0 g bis unter 40,0 g
.sc 40,0 g bis unter 45,0 g
.sd 45,0 g bis unter 50,0 g
.sf 50,0 g bis unter 60,0 g
.sg 60,0 g bis unter 70,0 g
.sh 70,0 g bis unter 80,0 g
.sj 80,0 g bis unter 90,0 g
.sk 90,0 g bis unter 100,0 g
.sm 100,0 g bis unter 120,0 g
.sn 120,0 g bis unter 140,0 g
.sp 140,0 g bis unter 160,0 g
.sq 160,0 g oder mehr

8-810.t Human-Immunglobulin, spezifisch gegen Varicella-Zoster-Virus [VZV]
.t0 250 IE bis unter 500 IE
 Hinw.: Dieser Kode ist für Patienten mit einem Alter bei Aufnahme von unter 15 Jahren anzugeben
.t1 500 IE bis unter 750 IE
 Hinw.: Dieser Kode ist für Patienten mit einem Alter bei Aufnahme von unter 15 Jahren anzugeben
.t2 750 IE bis unter 1.000 IE
 Hinw.: Dieser Kode ist für Patienten mit einem Alter bei Aufnahme von unter 15 Jahren anzugeben
.t3 1.000 IE bis unter 1.500 IE
.t4 1.500 IE bis unter 2.000 IE
.t5 2.000 IE bis unter 2.500 IE
.t6 2.500 IE bis unter 3.000 IE
.t7 3.000 IE bis unter 3.500 IE
.t8 3.500 IE bis unter 4.000 IE
.t9 4.000 IE bis unter 5.000 IE
.ta 5.000 IE bis unter 6.000 IE
.tb 6.000 IE bis unter 7.000 IE
.tc 7.000 IE bis unter 8.000 IE
.td 8.000 IE oder mehr

8-810.w Human-Immunglobulin, polyvalent
.w0 2,5 g bis unter 5 g
 Hinw.: Dieser Kode ist für Patienten mit einem Alter bei Aufnahme von unter 15 Jahren anzugeben
.w1 5 g bis unter 10 g
 Hinw.: Dieser Kode ist für Patienten mit einem Alter bei Aufnahme von unter 15 Jahren anzugeben
.w2 10 g bis unter 15 g

	.w3	15 g bis unter 25 g
	.w4	25 g bis unter 35 g
	.w5	35 g bis unter 45 g
	.w6	45 g bis unter 55 g
	.w7	55 g bis unter 65 g
	.w8	65 g bis unter 75 g
	.w9	75 g bis unter 85 g
	.wa	85 g bis unter 105 g
	.wb	105 g bis unter 125 g
	.wc	125 g bis unter 145 g
	.wd	145 g bis unter 165 g
	.we	165 g bis unter 185 g
	.wf	185 g bis unter 205 g
	.wg	205 g bis unter 225 g
	.wh	225 g bis unter 245 g
	.wj	245 g bis unter 285 g
	.wk	285 g bis unter 325 g
	.wm	325 g bis unter 365 g
	.wn	365 g bis unter 445 g
	.wp	445 g bis unter 525 g
	.wq	525 g bis unter 605 g
	.wr	605 g bis unter 685 g
	.ws	685 g bis unter 765 g
	.wt	765 g bis unter 845 g
	.wu	845 g oder mehr

8-810.x Sonstige

8-810.y N.n.bez.

8-811 Infusion von Volumenersatzmitteln bei Neugeborenen

8-811.0 Einzelinfusion (1-5 Einheiten)

8-811.1 Masseninfusion (> 5 Einheiten)

8-811.x Sonstige

8-811.y N.n.bez.

8-812 Transfusion von Plasma und anderen Plasmabestandteilen und gentechnisch hergestellten Plasmaproteinen
Exkl.: Plasmabestandteile und genetisch hergestellte Plasmaproteine, die unter 8-810 ff. aufgeführt sind

8-812.0 Alpha-1-Proteinaseninhibitor human, parenteral

    .00 600 mg bis unter 1.200 mg
       Hinw.: Dieser Kode ist für Patienten mit einem Alter bei Aufnahme von unter 15 Jahren anzugeben

    .01 1.200 mg bis unter 1.800 mg
       Hinw.: Dieser Kode ist für Patienten mit einem Alter bei Aufnahme von unter 15 Jahren anzugeben

    .02 1.800 mg bis unter 2.400 mg
       Hinw.: Dieser Kode ist für Patienten mit einem Alter bei Aufnahme von unter 15 Jahren anzugeben

    .03 2.400 mg bis unter 3.000 mg
    .04 3.000 mg bis unter 3.600 mg
    .05 3.600 mg bis unter 4.200 mg
    .06 4.200 mg bis unter 4.800 mg
    .07 4.800 mg bis unter 5.400 mg
    .08 5.400 mg bis unter 6.000 mg
    .09 6.000 mg bis unter 7.200 mg
    .0a 7.200 mg bis unter 8.400 mg
    .0b 8.400 mg bis unter 9.600 mg
    .0c 9.600 mg bis unter 10.800 mg
    .0d 10.800 mg bis unter 13.200 mg
    .0e 13.200 mg bis unter 15.600 mg
    .0f 15.600 mg bis unter 18.000 mg

Kapitel 8: Nichtoperative therapeutische Maßnahmen

```
             .0g   18.000 mg bis unter 20.400 mg
             .0h   20.400 mg bis unter 22.800 mg
             .0j   22.800 mg bis unter 25.200 mg
             .0k   25.200 mg bis unter 27.600 mg
             .0m   27.600 mg bis unter 30.000 mg
             .0n   30.000 mg bis unter 34.800 mg
             .0p   34.800 mg bis unter 39.600 mg
             .0q   39.600 mg oder mehr
```

8-812.3   Anti-Human-T-Lymphozyten-Immunglobulin vom Kaninchen, parenteral

8-812.4   Anti-Human-T-Lymphozyten-Immunglobulin vom Pferd, parenteral

8-812.5   Prothrombinkomplex
```
             .50   500 IE bis unter 1.500 IE
             .51   1.500 IE bis unter 2.500 IE
             .52   2.500 IE bis unter 3.500 IE
             .53   3.500 IE bis unter 4.500 IE
             .54   4.500 IE bis unter 5.500 IE
             .55   5.500 IE bis unter 6.500 IE
             .56   6.500 IE bis unter 7.500 IE
             .57   7.500 IE bis unter 8.500 IE
             .58   8.500 IE bis unter 9.500 IE
             .59   9.500 IE bis unter 10.500 IE
             .5a   10.500 IE bis unter 15.500 IE
             .5b   15.500 IE bis unter 20.500 IE
             .5c   20.500 IE bis unter 25.500 IE
             .5d   25.500 IE bis unter 30.500 IE
             .5f   30.500 IE bis unter 40.500 IE
             .5g   40.500 IE bis unter 50.500 IE
             .5h   50.500 IE bis unter 60.500 IE
             .5j   60.500 IE bis unter 80.500 IE
             .5k   80.500 IE bis unter 100.500 IE
             .5m   100.500 IE bis unter 120.500 IE
             .5n   120.500 IE bis unter 140.500 IE
             .5p   140.500 IE bis unter 160.500 IE
             .5q   160.500 IE bis unter 200.500 IE
             .5r   200.500 IE oder mehr
```

8-812.6   Normales Plasma
```
             .60   1 TE bis unter 6 TE
             .61   6 TE bis unter 11 TE
             .62   11 TE bis unter 21 TE
             .63   21 TE bis unter 31 TE
             .64   31 TE oder mehr
```

8-812.7   Kryodepletiertes Plasma
```
             .70   1 TE bis unter 6 TE
             .71   6 TE bis unter 11 TE
             .72   11 TE bis unter 21 TE
             .73   21 TE bis unter 31 TE
             .74   31 TE oder mehr
```

8-812.8   Pathogeninaktiviertes Plasma
```
             .80   1 TE bis unter 6 TE
             .81   6 TE bis unter 11 TE
             .82   11 TE bis unter 21 TE
             .83   21 TE bis unter 31 TE
             .84   31 TE oder mehr
```

8-812.9   Humanes Protein C, parenteral
```
             .90   Bis unter 1.000 IE
             .91   1.000 IE bis unter 2.000 IE
```

	.92	2.000 IE bis unter 3.000 IE
	.93	3.000 IE bis unter 4.000 IE
	.94	4.000 IE bis unter 5.000 IE
	.95	5.000 IE bis unter 10.000 IE
	.96	10.000 IE bis unter 15.000 IE
	.97	15.000 IE bis unter 20.000 IE
	.98	20.000 IE bis unter 25.000 IE
	.9a	25.000 IE bis unter 30.000 IE
	.9b	30.000 IE bis unter 40.000 IE
	.9c	40.000 IE bis unter 50.000 IE
	.9d	50.000 IE bis unter 70.000 IE
	.9e	70.000 IE oder mehr
8-812.a		Plasmatischer Faktor X
	.a0	Bis unter 500 Einheiten
	.a1	500 Einheiten bis unter 1.000 Einheiten
	.a2	1.000 Einheiten bis unter 2.000 Einheiten
	.a3	2.000 Einheiten bis unter 3.000 Einheiten
	.a4	3.000 Einheiten bis unter 4.000 Einheiten
	.a5	4.000 Einheiten bis unter 5.000 Einheiten
	.a6	5.000 Einheiten bis unter 10.000 Einheiten
	.a7	10.000 Einheiten bis unter 15.000 Einheiten
	.a8	15.000 Einheiten bis unter 20.000 Einheiten
	.a9	20.000 Einheiten bis unter 25.000 Einheiten
	.aa	25.000 Einheiten bis unter 30.000 Einheiten
	.ab	30.000 Einheiten bis unter 35.000 Einheiten
	.ac	35.000 Einheiten bis unter 40.000 Einheiten
	.ad	40.000 Einheiten bis unter 45.000 Einheiten
	.ae	45.000 Einheiten bis unter 50.000 Einheiten
	.af	50.000 Einheiten bis unter 60.000 Einheiten
	.ag	60.000 Einheiten bis unter 70.000 Einheiten
	.ah	70.000 Einheiten bis unter 80.000 Einheiten
	.aj	80.000 Einheiten bis unter 90.000 Einheiten
	.ak	90.000 Einheiten bis unter 100.000 Einheiten
	.am	100.000 oder mehr Einheiten
8-812.b		Faktor XI

8-82 Plasmapherese, **A**dsorption und verwandte Verfahren

8-820 Therapeutische Plasmapherese
Inkl.: Therapeutische Plasmapherese mit gleichzeitiger Zellapherese, Plasmaaustausch
Exkl.: Therapeutische Plasmapherese zur Apherese von Lipoproteinen (8-822)
Hinw.: Die Gabe von Plasma oder Albumin ist im Kode enthalten

8-820.0		Mit normalem Plasma
	Inkl.:	Therapeutische Plasmapherese mit Albumin
	.00	1 Plasmapherese
	.01	2 Plasmapheresen
	.02	3 Plasmapheresen
	.03	4 Plasmapheresen
	.04	5 Plasmapheresen
	.08	6 Plasmapheresen
	.09	7 Plasmapheresen
	.0a	8 Plasmapheresen
	.0b	9 Plasmapheresen
	.0c	10 Plasmapheresen
	.0d	11 Plasmapheresen
	.0e	12 Plasmapheresen
	.0f	13 Plasmapheresen
	.0g	14 Plasmapheresen

Kapitel 8: Nichtoperative therapeutische Maßnahmen

.0h 15 Plasmapheresen
.0j 16 bis 17 Plasmapheresen
.0k 18 bis 19 Plasmapheresen
.0m 20 bis 21 Plasmapheresen
.0n 22 bis 23 Plasmapheresen
.0p 24 bis 25 Plasmapheresen
.0q 26 bis 28 Plasmapheresen
.0r 29 bis 31 Plasmapheresen
.0s 32 bis 34 Plasmapheresen
.0t 35 bis 39 Plasmapheresen
.0u 40 bis 44 Plasmapheresen
.0v 45 bis 49 Plasmapheresen
.0w 50 oder mehr Plasmapheresen

8-820.1 **Mit kryodepletiertem Plasma**
.10 1 Plasmapherese
.11 2 Plasmapheresen
.12 3 Plasmapheresen
.13 4 Plasmapheresen
.14 5 Plasmapheresen
.18 6 Plasmapheresen
.19 7 Plasmapheresen
.1a 8 Plasmapheresen
.1b 9 Plasmapheresen
.1c 10 Plasmapheresen
.1d 11 Plasmapheresen
.1e 12 Plasmapheresen
.1f 13 Plasmapheresen
.1g 14 Plasmapheresen
.1h 15 Plasmapheresen
.1j 16 bis 17 Plasmapheresen
.1k 18 bis 19 Plasmapheresen
.1m 20 bis 21 Plasmapheresen
.1n 22 bis 23 Plasmapheresen
.1p 24 bis 25 Plasmapheresen
.1q 26 bis 28 Plasmapheresen
.1r 29 bis 31 Plasmapheresen
.1s 32 bis 34 Plasmapheresen
.1t 35 bis 39 Plasmapheresen
.1u 40 bis 44 Plasmapheresen
.1v 45 bis 49 Plasmapheresen
.1w 50 oder mehr Plasmapheresen

8‑820.2 **Mit gefrorenem, pathogeninaktiviertem Plasma**
Inkl.: Therapeutische Plasmapherese mit pathogenreduziertem und zellfreiem Apheresefrischplasma vom Einzelspender
Therapeutische Plasmapherese mit pathogenreduziertem und zellfreiem Poolplasma
.20 1 Plasmapherese
.21 2 Plasmapheresen
.22 3 Plasmapheresen
.23 4 Plasmapheresen
.24 5 Plasmapheresen
.25 6 Plasmapheresen
.26 7 Plasmapheresen
.27 8 Plasmapheresen
.28 9 Plasmapheresen
.29 10 Plasmapheresen
.2a 11 Plasmapheresen
.2b 12 Plasmapheresen
.2c 13 Plasmapheresen

Kapitel 8: Nichtoperative therapeutische Maßnahmen

.2d 14 Plasmapheresen
.2e 15 Plasmapheresen
.2f 16 bis 17 Plasmapheresen
.2g 18 bis 19 Plasmapheresen
.2h 20 bis 21 Plasmapheresen
.2j 22 bis 23 Plasmapheresen
.2k 24 bis 25 Plasmapheresen
.2m 26 bis 28 Plasmapheresen
.2n 29 bis 31 Plasmapheresen
.2p 32 bis 34 Plasmapheresen
.2q 35 bis 39 Plasmapheresen
.2r 40 bis 44 Plasmapheresen
.2s 45 bis 49 Plasmapheresen
.2t 50 oder mehr Plasmapheresen

8-821 Adsorption und verwandte Verfahren
Exkl.: Adsorption zur Apherese von Lipoproteinen (8-822)
Hinw.: Es ist jede durchgeführte (Immun-)Adsorption zu kodieren
Bei der spezifischen Adsorption werden ausschließlich exakt definierte Komponenten des Blutes oder Plasmas eliminiert, die dem Therapieziel entsprechen
Bei der selektiven Adsorption wird ein Spektrum von Substanzen aus dem Blut oder Plasma eliminiert, das auch Substanzen enthält, die nicht dem Therapieziel entsprechen

8-821.3 Hämoperfusion [Vollblut-Adsorption]
.30 Selektiv, zur Entfernung hydrophober Substanzen (niedrig- und/oder mittelmolekular)
Inkl.: Zytokin-Adsorption
.31 Selektiv, zur Entfernung sonstiger Substanzen
.32 Spezifisch

8-821.4 Adsorption zur Entfernung von Immunglobulinen und/oder Immunkomplexen
Inkl.: Spezifische Adsorption zur Entfernung von Immunglobulinen und/oder Immunkomplexen
Selektive Adsorption zur Entfernung von Immunglobulinen und/oder Immunkomplexen
.40 Mit nicht wiederverwendbarem und nicht regenerierbarem Adsorber
.41 Mit nicht wiederverwendbarem und regenerierbarem Adsorber
.42 Mit wiederverwendbarem und regenerierbarem Adsorber, Erstanwendung
Hinw.: Dieser Kode ist nur einmal pro therapeutischem Protokoll anzugeben. Jede weitere Anwendung des wiederverwendbaren und regenerierbaren Adsorbers ist gesondert zu kodieren (8-821.43)
.43 Mit wiederverwendbarem und regenerierbarem Adsorber, weitere Anwendung

8-821.5 C-reaktives-Protein-Apherese [CRP-Apherese]
.50 Mit wiederverwendbarem und regenerierbarem Adsorber, Erstanwendung
Hinw.: Dieser Kode ist nur einmal pro therapeutischem Protokoll anzugeben. Jede weitere Anwendung des wiederverwendbaren und regenerierbaren Adsorbers ist gesondert zu kodieren (8-821.51)
.51 Mit wiederverwendbarem und regenerierbarem Adsorber, weitere Anwendung

8-821.x Sonstige

8-822 Lipoproteinapherese
Inkl.: LDL-Apherese
Apherese von Lipoproteinen
Lipoproteinpräzipitation zur Apherese von Lipoproteinen
Therapeutische Plasmapherese zur Apherese von Lipoproteinen
Doppelfiltrationsplasmapherese zur Apherese von Lipoproteinen
ApoB100-Adsorption zur Apherese von Lipoproteinen
Polyacrylatadsorption zur Apherese von Lipoproteinen
Dextran-Sulfat-Cellulose Adsorption zur Apherese von Lipoproteinen

8-823 Zellapherese
Exkl.: Zellapherese zur Gewinnung von Granulozytenkonzentraten oder Stammzellen
Zellapherese mit gleichzeitiger Plasmapherese (8-820 ff.)
Spezielle Zellaphereseverfahren (8-825 ff.)
Hinw.: Mit diesem Kode ist nur die Zellapherese zu therapeutischen Zwecken zu kodieren
Es ist jede durchgeführte Zellapherese zu kodieren

8-824 Photopherese
Hinw.: Es ist jede durchgeführte Photopherese zu kodieren

Kapitel 8: Nichtoperative therapeutische Maßnahmen

8-825 Spezielle Zellaphereseverfahren
Hinw.: Es ist jede durchgeführte Zellapherese zu kodieren

8-825.0 Zellapherese mit Adsorption von Granulozyten und Monozyten an Zellulose-Perlen

8-825.1 Zellapherese mit Adsorption von Granulozyten, Monozyten und Lymphozyten in einem Polypropylen-Adsorptionsfilter

8-825.x Sonstige

8-826 Doppelfiltrationsplasmapherese (DFPP)
Exkl.: Doppelfiltrationsplasmapherese zur Apherese von Lipoproteinen (8-822)

8-826.0 Ohne Kryofiltration
.00 1 Doppelfiltrationsplasmapherese
.01 2 Doppelfiltrationsplasmapheresen
.02 3 Doppelfiltrationsplasmapheresen
.03 4 Doppelfiltrationsplasmapheresen
.04 5 Doppelfiltrationsplasmapheresen
.05 6 Doppelfiltrationsplasmapheresen
.06 7 Doppelfiltrationsplasmapheresen
.07 8 Doppelfiltrationsplasmapheresen
.08 9 Doppelfiltrationsplasmapheresen
.09 10 Doppelfiltrationsplasmapheresen
.0a 11 Doppelfiltrationsplasmapheresen
.0b 12 Doppelfiltrationsplasmapheresen
.0c 13 Doppelfiltrationsplasmapheresen
.0d 14 Doppelfiltrationsplasmapheresen
.0e 15 Doppelfiltrationsplasmapheresen
.0f 16 bis 17 Doppelfiltrationsplasmapheresen
.0g 18 bis 19 Doppelfiltrationsplasmapheresen
.0h 20 bis 21 Doppelfiltrationsplasmapheresen
.0j 22 bis 23 Doppelfiltrationsplasmapheresen
.0k 24 bis 25 Doppelfiltrationsplasmapheresen
.0m 26 bis 28 Doppelfiltrationsplasmapheresen
.0n 29 bis 31 Doppelfiltrationsplasmapheresen
.0p 32 bis 34 Doppelfiltrationsplasmapheresen
.0q 35 bis 39 Doppelfiltrationsplasmapheresen
.0r 40 bis 44 Doppelfiltrationsplasmapheresen
.0s 45 bis 49 Doppelfiltrationsplasmapheresen
.0t 50 oder mehr Doppelfiltrationsplasmapheresen

8-826.1 Mit Kryofiltration
.10 1 Doppelfiltrationsplasmapherese
.11 2 Doppelfiltrationsplasmapheresen
.12 3 Doppelfiltrationsplasmapheresen
.13 4 Doppelfiltrationsplasmapheresen
.14 5 Doppelfiltrationsplasmapheresen
.15 6 Doppelfiltrationsplasmapheresen
.16 7 Doppelfiltrationsplasmapheresen
.17 8 Doppelfiltrationsplasmapheresen
.18 9 Doppelfiltrationsplasmapheresen
.19 10 Doppelfiltrationsplasmapheresen
.1a 11 Doppelfiltrationsplasmapheresen
.1b 12 Doppelfiltrationsplasmapheresen
.1c 13 Doppelfiltrationsplasmapheresen
.1d 14 Doppelfiltrationsplasmapheresen
.1e 15 Doppelfiltrationsplasmapheresen
.1f 16 bis 17 Doppelfiltrationsplasmapheresen
.1g 18 bis 19 Doppelfiltrationsplasmapheresen
.1h 20 bis 21 Doppelfiltrationsplasmapheresen
.1j 22 bis 23 Doppelfiltrationsplasmapheresen

.1k 24 bis 25 Doppelfiltrationsplasmapheresen
.1m 26 bis 28 Doppelfiltrationsplasmapheresen
.1n 29 bis 31 Doppelfiltrationsplasmapheresen
.1p 32 bis 34 Doppelfiltrationsplasmapheresen
.1q 35 bis 39 Doppelfiltrationsplasmapheresen
.1r 40 bis 44 Doppelfiltrationsplasmapheresen
.1s 45 bis 49 Doppelfiltrationsplasmapheresen
.1t 50 oder mehr Doppelfiltrationsplasmapheresen

8-83 Therapeutische Katheterisierung und Kanüleneinlage in Gefäße

8-831 Legen und Wechsel eines Katheters in periphere und zentralvenöse Gefäße
Exkl.: Implantation von venösen Katheterverweilsystemen (5-399.5)

8-831.0 Legen
.00 Über eine zentrale Vene in ein zentralvenöses Gefäß, anterograd
 Inkl.: V. jugularis, V. subclavia
.01 Über eine zentrale Vene in ein zentralvenöses Gefäß, retrograd
 Inkl.: V. jugularis, V. subclavia
 Hinw.: Der retrograde Zugang erfolgt über einen Führungsdraht, der von der V. femoralis von innen über die V. jugularis oder die V. subclavia nach außen geführt wird
.02 Über eine periphere Vene in ein zentralvenöses Gefäß
 Inkl.: Legen eines Katheters in ein zentralvenöses Gefäß über die V. brachialis/V. basilica/V. cephalica
  Legen eines PIC-Katheters
.03 Über eine periphere Vene in ein peripheres Gefäß
 Inkl.: Legen eines Katheters in ein peripheres Gefäß über die V. brachialis/V. basilica/V. cephalica
  Legen eines Midline-Katheters
 Hinw.: Die Länge des Katheters beträgt mindestens 6 cm
.04 Großlumiger Katheter zur extrakorporalen Blutzirkulation in ein zentralvenöses Gefäß

8-831.2 Wechsel
.20 Über eine zentrale Vene in ein zentralvenöses Gefäß, anterograd
 Inkl.: V. jugularis, V. subclavia
.21 Über eine zentrale Vene in ein zentralvenöses Gefäß, retrograd
 Inkl.: V. jugularis, V. subclavia
 Hinw.: Der retrograde Zugang erfolgt über einen Führungsdraht, der von der V. femoralis von innen über die V. jugularis oder die V. subclavia nach außen geführt wird
.22 Über eine periphere Vene in ein zentralvenöses Gefäß
 Inkl.: Wechsel eines Katheters in ein zentralvenöses Gefäß über die V. brachialis/V. basilica/V. cephalica
  Wechsel eines PIC-Katheters
.23 Über eine periphere Vene in ein peripheres Gefäß
 Inkl.: Wechsel eines Katheters in ein peripheres Gefäß über die V. brachialis/V. basilica/V. cephalica
  Wechsel eines Midline-Katheters
 Hinw.: Die Länge des Katheters beträgt mindestens 6 cm
.24 Großlumiger Katheter zur extrakorporalen Blutzirkulation in ein zentralvenöses Gefäß

8-831.x Sonstige

8-831.y N.n.bez.

8-832 Legen und Wechsel eines Katheters in die A. pulmonalis

8-832.0 Legen

8-832.2 Wechsel

8-832.x Sonstige

8-832.y N.n.bez.

Kapitel 8: Nichtoperative therapeutische Maßnahmen

8-835   Ablative Maßnahmen bei Herzrhythmusstörungen
Hinw.: Eine durchgeführte kathetergestützte elektrophysiologische Untersuchung des Herzens ist gesondert zu kodieren (1-265 ff.)
Eine durchgeführte transseptale Punktion des Herzens ist gesondert zu kodieren (1-274 ff.)
Die Anwendung eines Navigationssystems ist gesondert zu kodieren (8-990)
Der endovaskuläre Zugang ist im Kode enthalten. Ein perkutaner epikardialer Zugang ist gesondert zu kodieren (8-835.f)

8-835.2   Konventionelle Radiofrequenzablation
Hinw.: Die Verwendung eines Drahtgeflechtkatheters (Mesh-Radiofrequenzablation) ist gesondert zu kodieren (8-835.9)

.20   Rechter Vorhof
   Inkl.: Venae cavae und Koronarsinus
   Exkl.: AV-Knoten (8-835.21)
.21   AV-Knoten
.22   Rechter Ventrikel
.23   Linker Vorhof
   Exkl.: Isolierte Ablation an den Pulmonalvenen (8-835.25)
   Hinw.: Dieser Kode ist auch für die Ablation an den Pulmonalvenen mit weiteren punktförmigen oder linearen Ablationen im Bereich des Septums und/oder des übrigen linken Vorhofes zu verwenden
.24   Linker Ventrikel
.25   Pulmonalvenen
   Hinw.: Mit diesem Kode ist die isolierte Ablation an den Pulmonalvenen zu verschlüsseln

8-835.3   Gekühlte Radiofrequenzablation

.30   Rechter Vorhof
   Inkl.: Venae cavae und Koronarsinus
   Exkl.: AV-Knoten (8-835.31)
.31   AV-Knoten
.32   Rechter Ventrikel
.33   Linker Vorhof
   Exkl.: Isolierte Ablation an den Pulmonalvenen (8-835.35)
   Hinw.: Dieser Kode ist auch für die Ablation an den Pulmonalvenen mit weiteren punktförmigen oder linearen Ablationen im Bereich des Septums und/oder des übrigen linken Vorhofes zu verwenden
.34   Linker Ventrikel
.35   Pulmonalvenen
   Hinw.: Mit diesem Kode ist die isolierte Ablation an den Pulmonalvenen zu verschlüsseln

8-835.4   Ablation mit anderen Energiequellen
Inkl.: Ultraschall, Mikrowelle, Laser

.40   Rechter Vorhof
   Inkl.: Venae cavae und Koronarsinus
   Exkl.: AV-Knoten (8-835.41)
.41   AV-Knoten
.42   Rechter Ventrikel
.43   Linker Vorhof
   Exkl.: Isolierte Ablation an den Pulmonalvenen (8-835.45)
   Hinw.: Dieser Kode ist auch für die Ablation an den Pulmonalvenen mit weiteren punktförmigen oder linearen Ablationen im Bereich des Septums und/oder des übrigen linken Vorhofes zu verwenden
.44   Linker Ventrikel
.45   Pulmonalvenen
   Hinw.: Mit diesem Kode ist die isolierte Ablation an den Pulmonalvenen zu verschlüsseln

8-835.8   Anwendung dreidimensionaler, elektroanatomischer Mappingverfahren
Inkl.: CARTO-System, EnSite Array, EnSite NavX, EPLogix, Rhythmia
Hinw.: Dieser Kode ist ein Zusatzkode. Er ist nur anzugeben, wenn bei einem der unter 8-835.2 ff. bis 8-835.4 ff., 8-835.a ff., 8-835.b ff. oder 8-835.k ff. aufgeführten Verfahren die Ablation mit Hilfe dreidimensionaler, elektroanatomischer Mappingverfahren durchgeführt wurde

8-835.9   Verwendung eines Drahtgeflechtkatheters
Hinw.: Dieser Kode ist ein Zusatzkode. Er ist nur anzugeben, wenn die konventionelle Radiofrequenzablation (8-835.2 ff.) mit Hilfe eines Drahtgeflechtkatheters (Mesh-Radiofrequenzablation) durchgeführt wurde

8-835.a		Kryoablation
	.a0	Rechter Vorhof
		Inkl.: Venae cavae und Koronarsinus
		Exkl.: AV-Knoten (8-835.a1)
	.a1	AV-Knoten
	.a2	Rechter Ventrikel
	.a3	Linker Vorhof
		Exkl.: Isolierte Ablation an den Pulmonalvenen (8-835.a5)
		Hinw.: Dieser Kode ist auch für die Ablation an den Pulmonalvenen mit weiteren punktförmigen oder linearen Ablationen im Bereich des Septums und/oder des übrigen linken Vorhofes zu verwenden
	.a4	Linker Ventrikel
	.a5	Pulmonalvenen
		Hinw.: Mit diesem Kode ist die isolierte Ablation an den Pulmonalvenen zu verschlüsseln
8-835.b		Bipolare phasenverschobene Radiofrequenzablation
	.b0	Rechter Vorhof
		Inkl.: Venae cavae und Koronarsinus
		Exkl.: AV-Knoten (8-835.b1)
	.b1	AV-Knoten
	.b2	Rechter Ventrikel
	.b3	Linker Vorhof
		Exkl.: Isolierte Ablation an den Pulmonalvenen (8-835.b5)
		Hinw.: Dieser Kode ist auch für die Ablation an den Pulmonalvenen mit weiteren punktförmigen oder linearen Ablationen im Bereich des Septums und/oder des übrigen linken Vorhofes zu verwenden
	.b4	Linker Ventrikel
	.b5	Pulmonalvenen
		Hinw.: Mit diesem Kode ist die isolierte Ablation an den Pulmonalvenen zu verschlüsseln
8-835.e		Anwendung einer Steuerung
		Hinw.: Diese Kodes sind Zusatzkodes
	.e0	Durch Endoskopie, endovaskulär
		Hinw.: Dieser Kode ist nur anzugeben, wenn die Laserablation (8-835.4 ff.) mit Hilfe einer endovaskulären endoskopischen Steuerung durchgeführt wurde
	.e1	Durch Magnetresonanztomographie
		Hinw.: Dieser Kode ist nur anzugeben, wenn bei einem der unter 8-835.2 ff. bis 8-835.4 ff., 8-835.a ff., 8-835.b ff. oder 8-835.k ff. aufgeführten Verfahren die Ablation mit Hilfe einer Steuerung durch Magnetresonanztomographie durchgeführt wurde
		Die Magnetresonanztomographie ist im Kode enthalten
8-835.f		Perkutaner epikardialer Zugang für eine Ablation
		Hinw.: Dieser Kode ist ein Zusatzkode. Er ist nur anzugeben, wenn bei einem der unter 8-835.2 ff. bis 8-835.4 ff., 8-835.a ff., 8-835.b ff. oder 8-835.k ff. aufgeführten Verfahren die Ablation über einen perkutanen epikardialen Zugang durchgeführt wurde
8-835.g		Anwendung rotordetektierender, elektroanatomischer Mappingverfahren
		Inkl.: Focal Impulse and Rotor Modulation [FIRM]
		Hinw.: Dieser Kode ist ein Zusatzkode. Er ist nur anzugeben, wenn bei einem der unter 8-835.2 ff. bis 8-835.4 ff., 8-835.a ff., 8-835.b ff. oder 8-835.k ff. aufgeführten Verfahren die Ablation mit Hilfe rotordetektierender, elektroanatomischer Mappingverfahren durchgeführt wurde
		Die Anwendung dreidimensionaler, elektroanatomischer Mappingverfahren ist gesondert zu kodieren (8-835.8, 8-835.j)
8-835.h		Messung des Anpressdruckes
		Hinw.: Dieser Kode ist ein Zusatzkode. Er ist nur anzugeben, wenn bei einem der unter 8-835.2 ff. bis 8-835.4 ff., 8-835.a ff., 8-835.b ff. oder 8-835.k ff. aufgeführten Verfahren die Ablation mit Messung des Anpressdruckes durchgeführt wurde

8-835.j		Anwendung hochauflösender, multipolarer, dreidimensionaler, elektroanatomischer Mappingverfahren	

Inkl.: IntellaMap Orion, PentaRay, Ensite HD Grid, AcQMap
Hinw.: Dieser Kode ist ein Zusatzkode. Er ist nur anzugeben, wenn bei einem der unter 8-835.2 ff. bis 8-835.4 ff., 8-835.a ff., 8-835.b ff. oder 8-835.k ff. aufgeführten Verfahren die Ablation mit Hilfe hochauflösender, multipolarer, dreidimensionaler, elektroanatomischer Mappingverfahren durchgeführt wurde
Hochauflösende, multipolare, dreidimensionale, elektroanatomische Mappingverfahren ermöglichen die Erfassung von mindestens 1.000 Mapping-Punkten pro untersuchter Herzhöhle

8-835.k Irreversible Elektroporation

    .k0   Rechter Vorhof
            Inkl.: Venae cavae und Koronarsinus
            Exkl.: AV-Knoten (8-835.k1)
    .k1   AV-Knoten
    .k2   Rechter Ventrikel
    .k3   Linker Vorhof
            Exkl.: Isolierte Ablation an den Pulmonalvenen (8-835.k5)
            Hinw.: Dieser Kode ist auch für die Ablation an den Pulmonalvenen mit weiteren punktförmigen oder linearen Ablationen im Bereich des Septums und/oder des übrigen linken Vorhofes zu verwenden
    .k4   Linker Ventrikel
    .k5   Pulmonalvenen
            Hinw.: Mit diesem Kode ist die isolierte Ablation an den Pulmonalvenen zu verschlüsseln

8-835.x Sonstige

8-835.y N.n.bez.

8-836 (Perkutan-)transluminale Gefäßintervention

Exkl.: (Perkutan-)transluminale Gefäßintervention an Gefäßen des Lungenkreislaufes (8-838 ff.)
Perkutan-transluminale Gefäßintervention an Herz und Koronargefäßen (8-837 ff.)
Endovaskuläre Implantation von Stent-Prothesen (5-38a ff.)
(Perkutan-)transluminale Stentimplantation (8-84)
Hinw.: Die Anwendung eines Embolieprotektionssystems ist gesondert zu kodieren (8-83b.9)
Die Verwendung von mehr als einem Mikrokathetersystem ist gesondert zu kodieren (8-83b.7 ff.)
Die Verwendung von Rekanalisationssystemen zur perkutanen Passage organisierter Verschlüsse ist gesondert zu kodieren (8-83b.a ff.)
Weitere (perkutan-)transluminale Gefäßinterventionen sind unter 8-83c ff. zu finden
Ein Kode aus diesem Bereich ist auch zu verwenden, wenn eine der aufgeführten Prozeduren im Rahmen einer Hybridchirurgie eingesetzt wird. Es ist dann zusätzlich zu dem jeweiligen Operationskode aus dem Bereich 5-38 bis 5-39 der Zusatzkode 5-98a.0 anzugeben
Für die Zuordnung einzelner Gefäße zu den Gruppen siehe auch Liste der Gefäße vor 5-38
Die A. uterina sowie die arteriellen Gefäße der Prostata sind mit dem Kode h Andere Arterien abdominal und pelvin zu verschlüsseln
Die Lokalisation ist für die mit ** gekennzeichneten Kodes in der 6. Stelle nach folgender Liste zu kodieren:
0   Gefäße intrakraniell
1 ↔ Gefäße Kopf extrakraniell und Hals
2 ↔ Gefäße Schulter und Oberarm
3 ↔ Gefäße Unterarm
4   Aorta
5   Aortenisthmus
6   Ductus arteriosus apertus
7   V. cava
8 ↔ Andere Gefäße thorakal
a   Gefäße viszeral
c ↔ Gefäße Unterschenkel
d   Gefäßmalformationen
e   Künstliche Gefäße
f   Gefäße spinal
g   V. portae
h ↔ Andere Arterien abdominal und pelvin

		j ↔ Andere Venen abdominal und pelvin
		k ↔ Arterien Oberschenkel
		m ↔ Venen Oberschenkel
		x ↔ Sonstige

8-836.0 Ballon-Angioplastie
Hinw.: Die Verwendung eines Modellier- oder Doppellumenballons ist gesondert zu kodieren (8-83b.5 ff.)
Die Art und die Anzahl der verwendeten medikamentefreisetzenden Ballons sind gesondert zu kodieren (8-83b.ba bis 8-83b.bd)
Die Art der verwendeten antikörperbeschichteten Ballons ist gesondert zu kodieren (8-83b.b1)
Die Art und die Anzahl der verwendeten Ballons zur adventitiellen Mikroinjektion sind gesondert zu kodieren (8-83b.be bis 8-83b.bh)

.00 Gefäße intrakraniell
.02 ↔ Gefäße Schulter und Oberarm
.03 ↔ Gefäße Unterarm
.04 Aorta
.05 Aortenisthmus
.06 Ductus arteriosus apertus
.07 V. cava
.08 ↔ Andere Gefäße thorakal
.0a Gefäße viszeral
.0c ↔ Gefäße Unterschenkel
.0d Gefäßmalformationen
.0e Künstliche Gefäße
.0f Gefäße spinal
.0g V. portae
.0h ↔ A. carotis n.n.bez.
.0j ↔ A. carotis communis
.0k ↔ A. carotis interna extrakraniell
.0m ↔ A. carotis interna extrakraniell mit A. carotis communis
.0n ↔ A. carotis externa
.0p ↔ A. vertebralis extrakraniell
.0q ↔ Andere Arterien abdominal und pelvin
.0r ↔ Andere Venen abdominal und pelvin
.0s ↔ Arterien Oberschenkel
.0t ↔ Venen Oberschenkel
.0x ↔ Sonstige

** 8-836.1 Blade-Angioplastie (Scoring- oder Cutting-balloon)
Hinw.: Die Art und die Anzahl der verwendeten medikamentefreisetzenden Ballons sind gesondert zu kodieren (8-83b.ba bis 8-83b.bd)

** 8-836.2 Laser-Angioplastie

** 8-836.3 Atherektomie
Inkl.: Fräsatherektomie
Hinw.: Die Verwendung der optischen Kohärenztomographie ist gesondert zu kodieren (3-300 ff.)

** 8-836.6 Fremdkörperentfernung
Hinw.: Die Verwendung eines Instruments zur Fremdkörperentfernung ist gesondert zu kodieren (8-83b.8 ff.)
Die Verwendung eines Ballonführungskatheters zur Gefäßokklusion ist gesondert zu kodieren (8-83b.s)

** 8-836.7 Selektive Thrombolyse
Hinw.: Die Verwendung eines ultraschallgestützten Thrombolysesystems ist gesondert zu kodieren (8-83b.j)

Kapitel 8: Nichtoperative therapeutische Maßnahmen

** 8-836.8 Thrombektomie
Exkl.: Rotationsthrombektomie (8-836.p ff.)
Hinw.: Die Verwendung eines hydrodynamischen Thrombektomiesystems ist gesondert zu kodieren (8-83b.4)
Die Verwendung eines Instruments zur Thrombektomie ist gesondert zu kodieren (8-83b.8 ff.)
Die Verwendung eines Ballonführungskatheters zur Gefäßokklusion ist gesondert zu kodieren (8-83b.s)

** 8-836.9 Selektive Embolisation mit embolisierenden Flüssigkeiten
Hinw.: Die Art der verwendeten embolisierenden Flüssigkeiten ist gesondert zu kodieren (8-83b.2 ff.)
Die Menge der verwendeten embolisierenden Flüssigkeiten ist gesondert zu kodieren (8-83b.n ff.)

** 8-836.b Selektive Embolisation mit ablösbaren Ballons
Hinw.: Die Anzahl der ablösbaren Ballons ist gesondert zu kodieren (8-83b.6 ff.)

** 8-836.c Selektive Embolisation mit Schirmen

** 8-836.k Selektive Embolisation mit Partikeln
Hinw.: Die Art der verwendeten Partikel ist gesondert zu kodieren (8-83b.1 ff.)
Die Verwendung eines katheterbasierten Infusionssystems ist gesondert zu kodieren (8-83b.k ff.)

** 8-836.m Selektive Embolisation mit Metallspiralen
Hinw.: Die Anzahl der verwendeten Metallspiralen ist unter 8-836.n ff. oder 8-83c.j ff. zu kodieren
Die Art der verwendeten Metall- oder Mikrospiralen ist gesondert zu kodieren (8-83b.3 ff.)
Die Verwendung eines Modellier- oder Doppellumenballons ist gesondert zu kodieren (8-83b.5 ff.)
Die Verwendung eines temporären remodellierenden Drahtgeflechts bei neurovaskulären Eingriffen ist gesondert zu kodieren (8-83b.q)

8-836.n Anzahl der Metallspiralen
Hinw.: Diese Kodes sind Zusatzkodes. Sie dürfen nur zusätzlich zu einem Kode aus 8-836.m ff. oder 8-838.9 ff. verwendet werden

.n1 1 Metallspirale
.n2 2 Metallspiralen
.n3 3 Metallspiralen
.n4 4 Metallspiralen
.n5 5 Metallspiralen
.n6 6 Metallspiralen
.n7 7 Metallspiralen
.n8 8 Metallspiralen
.n9 9 Metallspiralen
.na 10 Metallspiralen
.nb 11 Metallspiralen
.nc 12 Metallspiralen
.nd 13 Metallspiralen
.ne 14 Metallspiralen
.nf 15 Metallspiralen
.ng 16 Metallspiralen
.nh 17 Metallspiralen
.nj 18 Metallspiralen
.nk 19 Metallspiralen
.nm 20 Metallspiralen
.np 21 Metallspiralen
.nq 22 Metallspiralen
.nr 23 Metallspiralen
.ns 24 Metallspiralen
.nt 25 Metallspiralen
.nu 26 Metallspiralen
.nv 27 Metallspiralen

Hinw.: Bei Verwendung von 28 oder mehr Metallspiralen ist ein Kode aus 8-83c.j ff. zu verwenden

** 8-836.p	Rotationsthrombektomie	

Exkl.: Rotationsatherektomie (8-83c.f ff.)
Hinw.: Ein Rotationsthrombektomie-Katheter verfügt über einen Absaugmechanismus

** 8-836.r	Kryoplastie	
** 8-836.x	Sonstige	
8-836.y	N.n.bez.	
8-837	**Perkutan-transluminale Gefäßintervention an Herz und Koronargefäßen**	

Hinw.: Die Anwendung eines Embolieprotektionssystems ist gesondert zu kodieren (8-83b.9)
Ein Kode aus diesem Bereich ist auch zu verwenden, wenn eine der aufgeführten Prozeduren im Rahmen einer Hybridchirurgie eingesetzt wird
Die Anwendung der Hybridchirurgie ist gesondert zu kodieren (5-98a.0)
Die Verwendung von mehr als einem Mikrokathetersystem ist gesondert zu kodieren (8-83b.7 ff.)
Die Verwendung von Rekanalisationssystemen zur perkutanen Passage organisierter Verschlüsse ist gesondert zu kodieren (8-83b.a ff.)

8-837.0	Ballon-Angioplastie	

Inkl.: Bypassgefäß
Hinw.: Die Art und die Anzahl der verwendeten medikamentefreisetzenden Ballons sind gesondert zu kodieren (8-83b.b6 bis 8-83b.b9)
Die Art der verwendeten antikörperbeschichteten Ballons ist gesondert zu kodieren (8-83b.b1)

	.00	Eine Koronararterie
	.01	Mehrere Koronararterien
8-837.1	Laser-Angioplastie	

Inkl.: Bypassgefäß

	.10	Eine Koronararterie
	.11	Mehrere Koronararterien
8-837.2	Atherektomie	

Inkl.: Bypassgefäß

	.20	Eine Koronararterie
	.21	Mehrere Koronararterien
8-837.4	Fremdkörperentfernung	

Hinw.: Die Verwendung eines Instruments zur Fremdkörperentfernung ist gesondert zu kodieren (8-83b.8 ff.)

8-837.5	Rotablation	

Inkl.: Bypassgefäß

	.50	Eine Koronararterie
	.51	Mehrere Koronararterien
8-837.6	Selektive Thrombolyse	

Inkl.: Bypassgefäß

	.60	Eine Koronararterie
	.61	Mehrere Koronararterien
8-837.7	Selektive Embolisation und/oder Infarzierung	
	.70	Mit Flüssigkeiten
	.71	Mit Partikeln oder Metallspiralen
	.72	Mit ablösbaren Ballons
	.73	Mit Schirmen
	.7x	Sonstige
8-837.8	Einlegen einer Prothese	
8-837.9	Verschluss einer Koronarfistel	
8-837.a	Ballonvalvuloplastie (Ballonvalvulotomie)	
	.a0	Aortenklappe
	.a1	Mitralklappe
	.a2	Pulmonalklappe
	.a3	Trikuspidalklappe
	.a4	Künstliche Herzklappe
	.ax	Sonstige

Kapitel 8: Nichtoperative therapeutische Maßnahmen

8-837.b Herstellung eines Septumdefektes
    .b1 Ventrikelseptum
    .b2 Vorhofseptum, ohne Einlage eines Implantates
    .b3 Vorhofseptum, mit Einlage eines Implantates

8-837.c Vergrößerung eines Septumdefektes
    .c0 Vorhofseptum
    .c1 Ventrikelseptum

8-837.d Verschluss eines Septumdefektes
    .d0 Vorhofseptum
    .d1 Ventrikelseptum

8-837.e Perkutane transmyokardiale Laservaskularisation (PMR)

8-837.f Dilatation des rechtsventrikulären Ausflusstraktes

8-837.g Dilatation des linksventrikulären Ausflusstraktes

8-837.h Einlegen eines Stents in den rechtsventrikulären Ausflusstrakt

8-837.j Eröffnung und Erweiterung einer geschlossenen Herzklappe

8-837.k Einlegen eines nicht medikamentefreisetzenden Stents
Inkl.: Bypassgefäß
    .k0 Ein Stent in eine Koronararterie
    .k3 2 Stents in eine Koronararterie
    .k4 2 Stents in mehrere Koronararterien
    .k5 3 Stents in eine Koronararterie
    .k6 3 Stents in mehrere Koronararterien
    .k7 4 Stents in eine Koronararterie
    .k8 4 Stents in mehrere Koronararterien
    .k9 5 Stents in eine Koronararterie
    .ka 5 Stents in mehrere Koronararterien
    .kb Mindestens 6 Stents in eine Koronararterie
    .kc Mindestens 6 Stents in mehrere Koronararterien
    .kx Sonstige

8-837.m Einlegen eines medikamentefreisetzenden Stents
Inkl.: Bypassgefäß
Hinw.: Die Art der medikamentefreisetzenden Stents ist gesondert zu kodieren (8-83b.0 ff.)
    .m0 Ein Stent in eine Koronararterie
    .m1 2 Stents in eine Koronararterie
    .m2 2 Stents in mehrere Koronararterien
    .m3 3 Stents in eine Koronararterie
    .m4 3 Stents in mehrere Koronararterien
    .m5 4 Stents in eine Koronararterie
    .m6 4 Stents in mehrere Koronararterien
    .m7 5 Stents in eine Koronararterie
    .m8 5 Stents in mehrere Koronararterien
    .m9 Mindestens 6 Stents in eine Koronararterie
    .ma Mindestens 6 Stents in mehrere Koronararterien
    .mx Sonstige

8-837.p Einlegen eines nicht medikamentefreisetzenden gecoverten Stents (Stent-Graft)

8-837.q Blade-Angioplastie (Scoring- oder Cutting-balloon)
Hinw.: Die Art und die Anzahl der verwendeten medikamentefreisetzenden Ballons sind gesondert zu kodieren (8-83b.b6 bis 8-83b.b9)

8-837.s Maßnahmen zur Embolieprotektion am linken Herzohr
Hinw.: Das bildgebende Verfahren ist im Kode enthalten
    .s0 Implantation eines permanenten Embolieprotektionssystems
    .s1 Verschluss durch perkutan epikardial eingebrachte Schlinge
    .sx Sonstige

8-837.t		Thrombektomie aus Koronargefäßen
		Hinw.: Die Verwendung eines hydrodynamischen Thrombektomiesystems ist gesondert zu kodieren (8-83b.4)
		Die Verwendung eines Instruments zur Thrombektomie ist gesondert zu kodieren (8-83b.8 ff.)
8-837.u		Einlegen eines nicht medikamentefreisetzenden Bifurkationsstents
		Inkl.: OPD-System [Ostium-Protection-Device-System]
		Hinw.: Mit diesem Kode ist nicht der Gebrauch zweier "normaler" Stents in der Kissing-Ballon-Technik zu kodieren
8-837.v		Einlegen eines medikamentefreisetzenden Bifurkationsstents
		Inkl.: OPD-System [Ostium-Protection-Device-System]
		Hinw.: Die Art der medikamentefreisetzenden Stents oder OPD-Systeme ist gesondert zu kodieren (8-83b.0 ff.)
		Mit diesem Kode ist nicht der Gebrauch zweier "normaler" Stents in der Kissing-Ballon-Technik zu kodieren
8-837.w		Einlegen eines beschichteten Stents
		Inkl.: Bypassgefäß
		Hinw.: Die Art der Beschichtung ist gesondert zu kodieren (8-83b.e ff.)
	.w0	Ein Stent in eine Koronararterie
	.w1	2 Stents in eine Koronararterie
	.w2	2 Stents in mehrere Koronararterien
	.w3	3 Stents in eine Koronararterie
	.w4	3 Stents in mehrere Koronararterien
	.w5	4 Stents in eine Koronararterie
	.w6	4 Stents in mehrere Koronararterien
	.w7	5 Stents in eine Koronararterie
	.w8	5 Stents in mehrere Koronararterien
	.w9	Mindestens 6 Stents in eine Koronararterie
	.wa	Mindestens 6 Stents in mehrere Koronararterien
	.wx	Sonstige
8-837.x		Sonstige
8-837.y		N.n.bez.

8-838 **(Perkutan-)transluminale Gefäßintervention an Gefäßen des Lungenkreislaufes**

Hinw.: Die Anwendung eines Embolieprotektionssystems ist gesondert zu kodieren (8-83b.9)
Die Verwendung von mehr als einem Mikrokatheter ist gesondert zu kodieren (8-83b.7 ff.)
Ein Kode aus diesem Bereich ist auch zu verwenden, wenn eine der aufgeführten Prozeduren im Rahmen einer Hybridchirurgie eingesetzt wird
Die Anwendung der Hybridchirurgie ist gesondert zu kodieren (5-98a.0)
Die Lokalisation ist für die mit ** gekennzeichneten Kodes in der 6. Stelle nach folgender Liste zu kodieren:

0 Pulmonalarterie
1 ↔ Pulmonalvene
2 Aortopulmonale Kollateralgefäße (MAPCA)
3 Gefäßmalformationen
4 Künstliche aortopulmonale Shunts
5 Künstliche Gefäße
x ↔ Sonstige

** 8-838.0	Ballon-Angioplastie
** 8-838.1	Blade-Angioplastie (Cutting-balloon)
** 8-838.2	Laser-Angioplastie
** 8-838.3	Einlegen eines Stents
	Exkl.: Einlegen eines großlumigen Stent (8-838.e ff., 8-838.g ff.)
** 8-838.4	Einlegen mehrerer Stents
	Exkl.: Einlegen von 2 oder mehr großlumigen Stents (8-838.f ff., 8-838.h ff.)
** 8-838.5	Fremdkörperentfernung
** 8-838.6	Selektive Thrombolyse
	Hinw.: Die Verwendung eines ultraschallgestützten Thrombolysesystems ist gesondert zu kodieren (8-83b.j)

Kapitel 8: Nichtoperative therapeutische Maßnahmen

** 8-838.7   Thrombusfragmentation
            Hinw.: Die Verwendung eines hydrodynamischen Thrombektomiesystems ist gesondert zu kodieren (8-83b.4)
            Die Verwendung eines Instruments zur Thrombektomie ist gesondert zu kodieren (8-83b.8 ff.)

** 8-838.8   Selektive Embolisation mit embolisierenden Flüssigkeiten
            Hinw.: Die Art der verwendeten embolisierenden Flüssigkeiten ist gesondert zu kodieren (8-83b.2 ff.)

** 8-838.9   Selektive Embolisation mit Partikeln oder Metallspiralen
            Hinw.: Die Anzahl der verwendeten Metallspiralen ist unter 8-836.n ff. oder 8-83c.j ff. zu kodieren

** 8-838.a   Selektive Embolisation mit ablösbaren Ballons
            Hinw.: Die Anzahl der ablösbaren Ballons ist gesondert zu kodieren (8-83b.6 ff.)

** 8-838.b   Selektive Embolisation mit Schirmen

** 8-838.c   Implantation eines intraluminalen druckreduzierenden Systems

** 8-838.d   Rotationsthrombektomie
            [6. Stelle: 0,5,x]

** 8-838.e   Einlegen eines ungecoverten großlumigen Stents
            Hinw.: Großlumige Stents beginnen für Erwachsene bei einem Durchmesser von mehr als 16 mm und für Kinder bei einem Durchmesser von mehr als 8 mm

** 8-838.f   Einlegen von 2 oder mehr ungecoverten großlumigen Stents
            Hinw.: Großlumige Stents beginnen für Erwachsene bei einem Durchmesser von mehr als 16 mm und für Kinder bei einem Durchmesser von mehr als 8 mm

** 8-838.g   Einlegen eines gecoverten großlumigen Stents
            Hinw.: Großlumige Stents beginnen für Erwachsene bei einem Durchmesser von mehr als 16 mm und für Kinder bei einem Durchmesser von mehr als 8 mm

** 8-838.h   Einlegen von 2 oder mehr gecoverten großlumigen Stents
            Hinw.: Großlumige Stents beginnen für Erwachsene bei einem Durchmesser von mehr als 16 mm und für Kinder bei einem Durchmesser von mehr als 8 mm

8-838.j   Implantation eines Drucksensors in die Pulmonalarterie
            Exkl.: Legen eines Katheters in die A. pulmonalis (8-832.0)

** 8-838.k   Einlegen eines ungecoverten Wachstumsstents
            Inkl.: Cheatham-Platinum-Stent

** 8-838.m   Einlegen eines gecoverten Wachstumsstents
            Inkl.: Cheatham-Platinum-Stent

** 8-838.n   Thrombektomie
            Hinw.: Die Verwendung eines hydrodynamischen Thrombektomiesystems ist gesondert zu kodieren (8-83b.4)

** 8-838.x   Sonstige

8-838.y   N.n.bez.

8-839   **Andere therapeutische Katheterisierung und Kanüleneinlage in Herz und Blutgefäße**
            Hinw.: Die Anwendung eines Embolieprotektionssystems ist gesondert zu kodieren (8-83b.9)

8-839.0   Perkutane Einführung einer intraaortalen Ballonpumpe
            Hinw.: Die Dauer der Behandlung mit einer intraaortalen Ballonpumpe ist gesondert zu kodieren (8-83a.0 ff.)

8-839.1   Perkutane Einführung eines Antiembolie-Schirmes
            .10 Antiembolie-Schirm, nicht integriert in zentralen Venenkatheter
                 Inkl.: Perkutane Einführung eines Vena-cava-Filters
            .11 Antiembolie-Schirm, integriert in zentralen Venenkatheter
                 Inkl.: Perkutane Einführung eines rückholbaren Vena-cava-inferior-Filters

8-839.3   Entfernung einer intraaortalen Ballonpumpe

Kapitel 8: Nichtoperative therapeutische Maßnahmen

8-839.4 Implantation oder Entfernung einer transvasal platzierten axialen Pumpe zur Kreislaufunterstützung
.46 Implantation einer linksventrikulären axialen Pumpe
Hinw.: Die Dauer der Behandlung mit einer transvasal platzierten axialen Pumpe zur Kreislaufunterstützung ist gesondert zu kodieren (8-83a.3 ff.)
Bei gleichzeitiger links- und rechtsventrikulärer Unterstützung ist die Implantation der rechtsventrikulären axialen Pumpe zusätzlich zu kodieren (8-839.47)
Die Dauer der gleichzeitig durchgeführten rechtsventrikulären Unterstützung ist nicht zusätzlich zu kodieren
.47 Implantation einer rechtsventrikulären axialen Pumpe
Hinw.: Die Dauer der Behandlung mit einer transvasal platzierten axialen Pumpe zur Kreislaufunterstützung ist gesondert zu kodieren (8-83a.3 ff.)
Bei gleichzeitiger rechts- und linksventrikulärer Unterstützung ist die Implantation der linksventrikulären axialen Pumpe zusätzlich zu kodieren (8-839.46)
Die Dauer der gleichzeitig durchgeführten linksventrikulären Unterstützung ist nicht zusätzlich zu kodieren
.48 Entfernung einer linksventrikulären axialen Pumpe
.49 Entfernung einer rechtsventrikulären axialen Pumpe

8-839.5 Perkutane Implantation oder perkutaner Wechsel eines Katheterverweilsystems in Leberarterie oder Pfortader

8-839.6 Entfernung eines Katheterverweilsystems aus Leberarterie oder Pfortader

8-839.7 Perkutane Entfernung eines Antiembolie-Schirmes
Inkl.: Perkutane Entfernung eines Vena-cava-Filters

8-839.8 Portosystemischer Shunt (TIPS)
.81 Perkutane (Ballon-)Angioplastie
Inkl.: Vergrößerung eines bestehenden portosystemischen Shuntes
.82 Perkutane Thrombolyse
.83 Perkutane Thrombektomie
.84 Perkutanes Einlegen eines Stents in einen bestehenden portosystemischen Shunt
Inkl.: Stent-in-TIPS-Stent
.85 Perkutaner Verschluss
.86 Verlängerung eines bestehenden portosystemischen Shuntes durch Stenteinlage
.87 Perkutanes Anlegen eines ungecoverten Stents
Inkl.: Angioplastie zur Herstellung eines Shuntes zwischen portalvenösen und venösen Lebergefäßen innerhalb des Leberparenchyms
.88 Perkutanes Anlegen eines gecoverten Stents
Inkl.: Angioplastie zur Herstellung eines Shuntes zwischen portalvenösen und venösen Lebergefäßen innerhalb des Leberparenchyms
.89 Perkutanes Anlegen von 2 oder mehr ungecoverten Stents
Inkl.: Angioplastie zur Herstellung eines Shuntes zwischen portalvenösen und venösen Lebergefäßen innerhalb des Leberparenchyms
.8a Perkutanes Anlegen von 2 oder mehr gecoverten Stents
Inkl.: Angioplastie zur Herstellung eines Shuntes zwischen portalvenösen und venösen Lebergefäßen innerhalb des Leberparenchyms
.8x Sonstige

8-839.9 Rekanalisation eines Koronargefäßes unter Verwendung spezieller Techniken
Inkl.: Rekanalisation eines chronischen Koronarverschlusses
Hinw.: Ein Kode aus diesem Bereich kann zusätzlich zu einem Kode aus dem Bereich 8-837 ff. angegeben werden
Die Anwendung eines Schraubenkatheters zur Rekanalisation eines Koronargefäßes ist gesondert zu kodieren (8-83b.g)
.90 Mit kontralateraler Koronardarstellung
Hinw.: Es sind zwei arterielle Zugänge erforderlich
.91 Mit kontralateraler Koronardarstellung und Doppeldrahttechnik
Hinw.: Es sind zwei arterielle Zugänge erforderlich
Es werden mindestens zwei Koronardrähte simultan eingesetzt
.92 Mit retrograder Sondierung über die Kollateralgefäße, ohne Externalisation
.93 Mit retrograder Sondierung über die Kollateralgefäße, mit Externalisation
Hinw.: Mit diesem Kode ist die Externalisation (Herausführen auf der kontralateralen Seite) eines retrograden Drahtes bei Zugang über die Kollateralgefäße zu kodieren

Kapitel 8: Nichtoperative therapeutische Maßnahmen

8-839.a Endovaskuläre Implantation oder Entfernung einer extrakorporalen Zentrifugalpumpe zur Kreislaufunterstützung

 .a0 Implantation einer univentrikulären Zentrifugalpumpe, linker Ventrikel
  Hinw.: Die Dauer der Behandlung mit einer extrakorporalen univentrikulären Pumpe ist gesondert zu kodieren (8-83a.1 ff.)
  Die endovaskuläre Implantation der Kanülen ist im Kode enthalten

 .a1 Implantation einer univentrikulären Zentrifugalpumpe, rechter Ventrikel
  Hinw.: Die Dauer der Behandlung mit einer extrakorporalen univentrikulären Pumpe ist gesondert zu kodieren (8-83a.1 ff.)
  Die endovaskuläre Implantation der Kanülen ist im Kode enthalten

 .a2 Implantation einer biventrikulären Zentrifugalpumpe
  Hinw.: Die Anwendung dieses Kodes setzt die gleichzeitige Verwendung von zwei Zentrifugalpumpen voraus
  Die Dauer der Behandlung mit einer extrakorporalen biventrikulären Pumpe ist gesondert zu kodieren (8-83a.2 ff.)
  Die endovaskuläre Implantation der Kanülen ist im Kode enthalten

 .a3 Entfernung einer univentrikulären Zentrifugalpumpe

 .a4 Entfernung einer biventrikulären Zentrifugalpumpe
  Hinw.: Die Anwendung dieses Kodes setzt die gleichzeitige Entfernung von beiden Zentrifugalpumpen voraus

 .a5 Anwendung eines doppellumigen Katheters als Kanüle
  Hinw.: Dieser Kode ist ein Zusatzkode

 .a6 Anwendung eines transseptal fixierten, doppellumigen Katheters als Kanüle
  Hinw.: Dieser Kode ist ein Zusatzkode

8-839.b Endovaskuläre Implantation, Wechsel oder Entfernung einer parakorporalen pulsatilen Membranpumpe mit integrierter Gegenpulsation zur Kreislaufunterstützung oder Perfusionsaugmentation

 .b0 Implantation, linker Ventrikel
  Hinw.: Die Dauer der Behandlung mit einer parakorporalen Pumpe zur Kreislaufunterstützung ist gesondert zu kodieren (8-83a.4 ff.)
  Die endovaskuläre Implantation der Kanülen ist im Kode enthalten

 .b1 Implantation, rechter Ventrikel
  Hinw.: Die Dauer der Behandlung mit einer parakorporalen Pumpe zur Kreislaufunterstützung ist gesondert zu kodieren (8-83a.4 ff.)
  Die endovaskuläre Implantation der Kanülen ist im Kode enthalten

 .b2 Wechsel, linker Ventrikel
  Hinw.: Die Dauer der Behandlung mit einer parakorporalen Pumpe zur Kreislaufunterstützung ist gesondert zu kodieren (8-83a.4 ff.)
  Die endovaskuläre Implantation der Kanülen ist im Kode enthalten

 .b3 Wechsel, rechter Ventrikel
  Hinw.: Die Dauer der Behandlung mit einer parakorporalen Pumpe zur Kreislaufunterstützung ist gesondert zu kodieren (8-83a.4 ff.)
  Die endovaskuläre Implantation der Kanülen ist im Kode enthalten

 .b4 Entfernung

 .b5 Implantation, Aorta
  Hinw.: Die Dauer der Behandlung mit einer parakorporalen Pumpe zur Kreislaufunterstützung ist gesondert zu kodieren (8-83a.4 ff.)
  Die endovaskuläre Implantation der Kanülen ist im Kode enthalten

 .b6 Wechsel, Aorta
  Hinw.: Die Dauer der Behandlung mit einer parakorporalen Pumpe zur Kreislaufunterstützung ist gesondert zu kodieren (8-83a.4 ff.)
  Die endovaskuläre Implantation der Kanülen ist im Kode enthalten

8-839.x Sonstige

8-839.y N.n.bez.

8-83a Dauer der Behandlung mit einem herzunterstützenden System

8-83a.0 Intraaortale Ballonpumpe
 Exkl.: Offen chirurgische Implantation und Entfernung einer intraaortalen Ballonpumpe (5-376.0 ff.)
 Perkutane Einführung und Entfernung einer intraaortalen Ballonpumpe (8-839.0, 8-839.3)

 .00 Bis unter 48 Stunden
 .01 48 bis unter 96 Stunden
 .02 96 oder mehr Stunden

Kapitel 8: Nichtoperative therapeutische Maßnahmen

8-83a.1 Extrakorporale Pumpe (z.B. Kreiselpumpe oder Zentrifugalpumpe), univentrikulär
Exkl.: Implantation und Entfernung einer extrakorporalen univentrikulären Pumpe (5-376.2 ff.)
Endovaskuläre Implantation oder Entfernung einer univentrikulären Zentrifugalpumpe zur Kreislaufunterstützung (8-839.a0, 8-839.a1, 8-839.a3)

.10 Bis unter 48 Stunden
.11 48 bis unter 96 Stunden
.13 96 bis unter 144 Stunden
.14 144 bis unter 192 Stunden
.15 192 bis unter 240 Stunden
.16 240 bis unter 288 Stunden
.17 288 bis unter 384 Stunden
.18 384 bis unter 480 Stunden
.19 480 bis unter 576 Stunden
.1a 576 oder mehr Stunden

8-83a.2 Extrakorporale Pumpe (z.B. Kreiselpumpe oder Zentrifugalpumpe), biventrikulär
Exkl.: Implantation und Entfernung einer extrakorporalen biventrikulären Pumpe (5-376.3 ff.)
Endovaskuläre Implantation oder Entfernung einer biventrikulären Zentrifugalpumpe zur Kreislaufunterstützung (8-839.a2, 8-839.a4)

.20 Bis unter 48 Stunden
.21 48 bis unter 96 Stunden
.23 96 bis unter 144 Stunden
.24 144 bis unter 192 Stunden
.25 192 bis unter 240 Stunden
.26 240 bis unter 288 Stunden
.27 288 bis unter 384 Stunden
.28 384 bis unter 480 Stunden
.29 480 bis unter 576 Stunden
.2a 576 oder mehr Stunden

8-83a.3 Transvasal platzierte axiale Pumpe zur Kreislaufunterstützung
Exkl.: Implantation und Entfernung einer transvasal platzierten axialen Pumpe zur Kreislaufunterstützung (8-839.4 ff.)

.30 Bis unter 48 Stunden
.31 48 bis unter 96 Stunden
.34 96 bis unter 144 Stunden
.35 144 bis unter 192 Stunden
.36 192 bis unter 240 Stunden
.37 240 bis unter 288 Stunden
.38 288 bis unter 384 Stunden
.39 384 bis unter 480 Stunden
.3a 480 bis unter 576 Stunden
.3c 576 bis unter 720 Stunden
.3d 720 oder mehr Stunden

8-83a.4 Parakorporale Pumpe zur Kreislaufunterstützung (z.B. Membranpumpe)
Exkl.: Endovaskuläre Implantation, Wechsel oder Entfernung einer parakorporalen pulsatilen Membranpumpe mit integrierter Gegenpulsation zur Kreislaufunterstützung (8-839.b0, 8-839.b1, 8-839.b2, 8-839.b3, 8-839.b4, 8-839.b5, 8-839.b6)

.40 Bis unter 48 Stunden
.41 48 bis unter 96 Stunden
.42 96 bis unter 144 Stunden
.43 144 bis unter 192 Stunden
.44 192 bis unter 240 Stunden
.45 240 bis unter 288 Stunden
.46 288 bis unter 384 Stunden
.47 384 bis unter 480 Stunden
.48 480 oder mehr Stunden

Kapitel 8: Nichtoperative therapeutische Maßnahmen

8-83b Zusatzinformationen zu Materialien

8-83b.0 Art der medikamentefreisetzenden Stents oder OPD-Systeme
Hinw.: Diese Zusatzinformation ist für jeden implantierten Stent oder für jedes implantierte OPD-System anzugeben
- .00 ABT-578-(Zotarolimus-)freisetzende Stents oder OPD-Systeme mit Polymer
- .01 Biolimus-A9-freisetzende Stents oder OPD-Systeme mit Polymer
- .03 Paclitaxel-freisetzende Stents oder OPD-Systeme ohne Polymer
- .05 Paclitaxel-freisetzende Stents oder OPD-Systeme mit biologisch abbaubarer Polymerbeschichtung
- .06 Paclitaxel-freisetzende Stents oder OPD-Systeme mit sonstigem Polymer
- .07 Sirolimus-freisetzende Stents oder OPD-Systeme ohne Polymer
- .08 Sirolimus-freisetzende Stents oder OPD-Systeme mit Polymer
- .09 Tacrolimus-freisetzende Stents oder OPD-Systeme
- .0a Pimecrolimus-freisetzende Stents oder OPD-Systeme mit biologisch abbaubarer Polymerbeschichtung
- .0b Everolimus-freisetzende Stents oder OPD-Systeme mit biologisch abbaubarer Polymerbeschichtung
- .0c Everolimus-freisetzende Stents oder OPD-Systeme mit sonstigem Polymer
- .0d Novolimus-freisetzende Stents oder OPD-Systeme mit biologisch abbaubarer Polymerbeschichtung
- .0e Novolimus-freisetzende Stents oder OPD-Systeme mit sonstigem Polymer
- .0f Biolimus-A9-freisetzende Stents oder OPD-Systeme ohne Polymer
- .0x Sonstige

8-83b.1 Art der Partikel zur selektiven Embolisation
- .10 Medikamentenbeladene Partikel
- .11 Radioaktive Partikel
- .12 Nicht sphärische Partikel
- .13 Sonstige sphärische Partikel
  Exkl.: Medikamentenbeladene Partikel (8-83b.10)
  Radioaktive Partikel (8-83b.11)
  Röntgendichte medikamentenbeladene Partikel (8-83b.14)
  (Teil-)resorbierbare medikamentenbeladene Partikel (8-83b.15)
- .14 Röntgendichte medikamentenbeladene Partikel
- .15 (Teil-)resorbierbare medikamentenbeladene Partikel
  Hinw.: (Teil-)resorbierbare medikamentenbeladene Partikel verfügen über eine starke chemische Bindung zum Zytostatikum und geben dieses mittels eines mehrstündigen bis mehrtägigen Degradationsprozesses ab
- .1x Sonstige Partikel

8-83b.2 Art der Flüssigkeiten zur selektiven Embolisation
- .20 Ethylenvinylalkohol
- .21 Flüssige Alkoholkopolymere
  Exkl.: Ethylenvinylalkohol-Copolymer (8-83b.22)
- .22 Ethylenvinylalkohol-Copolymer
- .23 Geliertes Alkoholgel
- .24 Triiodophenol-(Lactid-Co-Glykolid-)Acrylat
- .25 Ethiodol
- .2x Sonstige Flüssigkeiten

8-83b.3 Art der Metall- oder Mikrospiralen zur selektiven Embolisation
Hinw.: Metallspiralen werden ab einer Länge von über 30 cm als überlang eingestuft
- .30 Hydrogel-beschichtete Metallspiralen, normallang
- .31 Sonstige bioaktive Metallspiralen, normallang
- .32 Bioaktive Metallspiralen, überlang
- .33 Nicht bioaktive Metallspiralen, überlang
  Exkl.: Volumencoils (8-83b.35)
- .34 Nicht gecoverter großlumiger Gefäßverschlusskörper [Vascular Plug]
- .35 Großvolumige Metallspiralen [Volumencoils]
  Hinw.: Volumencoils haben einen Durchmesser von mindestens 0,51 mm im Einführungszustand und werden über einen Mikrokatheter eingebracht
- .36 Ablösbare Metall- oder Mikrospiralen
  Hinw.: Die Art der verwendeten Metall- oder Mikrospiralen ist gesondert zu kodieren (8-83b.30 bis 8-83b.35, 8-83b.38 bis 8-83b.3a)
  Der Ablösemechanismus kann z.B. elektrolytisch, mechanisch oder hydraulisch sein
- .37 Intraaneurysmaler Verschlusskörper für intrakranielle Aneurysmen

.38 Gecoverter großlumiger Gefäßverschlusskörper [Vascular Plug]
.39 Mikrospiralen aus Hydrogel
.3a Hybrid-Mikrospiralen
Hinw.: Eine Hybrid-Mikrospirale besteht aus mindestens drei unterschiedlich weichen Segmenten
.3b Besonders kleine Metallspiralen
Hinw.: Die Art der verwendeten Metallspiralen ist gesondert zu kodieren (8-83b.30 bis 8-83b.33, 8-83b.3a)
Besonders kleine Metallspiralen können in Mikrokathetern eingesetzt werden, die weniger als 0,42 mm Innendurchmesser aufweisen
.3x Sonstige Metall- oder Mikrospiralen

8-83b.4 Verwendung eines hydrodynamischen Thrombektomiesystems
Inkl.: Hochdruck-Wasserjet-Katheter zur Thrombektomie

8-83b.5 Verwendung eines Modellier- oder Doppellumenballons
.50 1 Modellierballon
.51 2 oder mehr Modellierballons
.52 1 Doppellumenballon
.53 2 oder mehr Doppellumenballons

8-83b.6 Verwendung eines ablösbaren Ballons
.60 1 ablösbarer Ballon
.61 2 ablösbare Ballons
.62 3 oder mehr ablösbare Ballons

8-83b.7 Verwendung von mehr als einem Mikrokathetersystem
Hinw.: Mikrokathetersysteme bestehen aus Kathetern mit einem Durchmesser von 0,5 bis 1 mm
.70 2 Mikrokathetersysteme
.71 3 Mikrokathetersysteme
.72 4 Mikrokathetersysteme
.73 5 Mikrokathetersysteme
.74 6 Mikrokathetersysteme
.75 7 oder mehr Mikrokathetersysteme

8-83b.8 Verwendung eines Instruments zur Thrombektomie oder Fremdkörperentfernung
.84 1 Stentretriever
.85 2 Stentretriever
.86 3 oder mehr Stentretriever
.87 1 Thrombektomie-Aspirationskatheter
Inkl.: Flexibler intrakranieller Aspirationskatheter
Hinw.: Thrombektomie-Aspirationskatheter erfordern die kontinuierliche Aspiration am Thrombus
.88 2 Thrombektomie-Aspirationskatheter
Inkl.: Flexibler intrakranieller Aspirationskatheter
Hinw.: Thrombektomie-Aspirationskatheter erfordern die kontinuierliche Aspiration am Thrombus
.89 3 oder mehr Thrombektomie-Aspirationskatheter
Inkl.: Flexibler intrakranieller Aspirationskatheter
Hinw.: Thrombektomie-Aspirationskatheter erfordern die kontinuierliche Aspiration am Thrombus
.8a 1 Multizonen-Stentretriever
.8b 2 Multizonen-Stentretriever
.8c 3 oder mehr Multizonen-Stentretriever
.8d 1 Coring-Katheter, peripher
.8e 2 Coring-Katheter, peripher
.8f 3 oder mehr Coring-Katheter, peripher
.8g 1 Disc-Retriever
.8h 2 Disc-Retriever
.8j 3 oder mehr Disc-Retriever

8-83b.9 Einsatz eines Embolieprotektionssystems
Exkl.: Perkutane Einführung eines Vena-cava-Filters (8-839.1 ff.)
Maßnahmen zur Embolieprotektion am linken Herzohr (8-837.s ff.)

8-83b.a Verwendung von Rekanalisationssystemen zur perkutanen Passage organisierter Verschlüsse
.a0 System zur Mikro-Dissektion
.a1 Spezielles Nadelsystem zur subintimalen Rekanalisation
.a2 Mechanisches Radiofrequenz-System
.ax Sonstige

Kapitel 8: Nichtoperative therapeutische Maßnahmen

8-83b.b Art der verwendeten Ballons
.b1 Antikörperbeschichtete Ballons
.b6 Ein medikamentefreisetzender Ballon an Koronargefäßen
.b7 Zwei medikamentefreisetzende Ballons an Koronargefäßen
.b8 Drei medikamentefreisetzende Ballons an Koronargefäßen
.b9 Vier oder mehr medikamentefreisetzende Ballons an Koronargefäßen
.ba Ein medikamentefreisetzender Ballon an anderen Gefäßen
.bb Zwei medikamentefreisetzende Ballons an anderen Gefäßen
.bc Drei medikamentefreisetzende Ballons an anderen Gefäßen
.bd Vier oder mehr medikamentefreisetzende Ballons an anderen Gefäßen
.be Ein Ballon zur adventitiellen Mikroinjektion
.bf Zwei Ballons zur adventitiellen Mikroinjektion
.bg Drei Ballons zur adventitiellen Mikroinjektion
.bh Vier oder mehr Ballons zur adventitiellen Mikroinjektion
.bx Sonstige Ballons

8-83b.c Verwendung eines Gefäßverschlusssystems
Hinw.: Die Verwendung eines Verschlusssystems ist bei diagnostischem oder interventionellem Einsatz eines Katheters gesondert zu kodieren
.c2 Nahtsystem
.c3 Clipsystem
.c4 Polymerdichtung mit äußerer Sperrscheibe
.c5 Resorbierbare Plugs ohne Anker
Inkl.: Kollagenplugs ohne Anker, extravaskulärer Polyglykolsäure-Pfropf
.c6 Resorbierbare Plugs mit Anker
Inkl.: Kollagenplugs mit Anker

8-83b.e Art der Beschichtung von Stents
.e0 Antikörperbeschichtete Stents ohne antiproliferative Funktion
.e1 Bioaktive Oberfläche bei gecoverten Stents
.e2 Antikörperbeschichtete Stents mit Freisetzung von antiproliferativen Medikamenten
Hinw.: Die Art der medikamentefreisetzenden Stents ist nicht gesondert zu kodieren
.e3 Thrombogenitätsreduzierende Beschichtung
.ex Sonstige Beschichtung

8-83b.f Länge peripherer Stents
.f1 100 mm bis unter 150 mm
.f2 150 mm bis unter 200 mm
.f3 200 mm bis unter 250 mm
.f4 250 mm oder mehr

8-83b.g Verwendung eines Schraubkatheters zur Rekanalisation eines Koronargefäßes

8-83b.h Verwendung eines verstellbaren Doppelballonsystems

8-83b.j Verwendung eines ultraschallgestützten Thrombolysesystems

8-83b.k Verwendung eines katheterbasierten Infusionssystems zur selektiven Embolisation
.k0 Mit dynamischer, expandierbarer Spitze
.k1 Mit atraumatischer Refluxkontrolle
.kx Sonstige

8-83b.m Art der verwendeten bioresorbierbaren Stents
.m0 Polymer-basiert
.m1 Metallisch
.mx Sonstige

8-83b.n Menge der Flüssigkeiten zur selektiven Embolisation
.n0 Bis unter 3 ml
.n1 3 ml bis unter 6 ml
.n2 6 ml bis unter 9 ml
.n3 9 ml bis unter 12 ml
.n4 12 ml bis unter 15 ml
.n5 15 ml bis unter 20 ml
.n6 20 ml bis unter 25 ml
.n7 25 ml bis unter 30 ml
.n8 30 ml oder mehr

8-83b.p   Verwendung einer Katheter-Einführhilfe bei neurovaskulären Eingriffen
          Inkl.:   Verwendung eines Delivery-Assist-Katheters
8-83b.q   Verwendung eines temporären remodellierenden Drahtgeflechts bei neurovaskulären Eingriffen
8-83b.r   Verwendung eines kardialen (valvulären) Okkluders
          Inkl.:   Plug
          .r0   1 Okkluder
          .r1   2 Okkluder
          .r2   3 oder mehr Okkluder
8-83b.s   Verwendung eines Ballonführungskatheters zur Gefäßokklusion
          Hinw.:   Mit diesem Kode ist die Anwendung eines Ballonführungskatheters zu kodieren, der zur temporären Gefäßokklusion (z.B. im Rahmen einer akuten Schlaganfallbehandlung) eingesetzt wird
8-83b.x   Sonstige

8-83c   Andere (perkutan-)transluminale Gefäßintervention
          Exkl.:   (Perkutan-)transluminale Gefäßintervention an Gefäßen des Lungenkreislaufes (8-838 ff.)
                    Perkutan-transluminale Gefäßintervention an Herz und Koronargefäßen (8-837 ff.)
                    Endovaskuläre Implantation von Stent-Prothesen (5-38a ff.)
                    (Perkutan-)transluminale Stentimplantation (8-84)
          Hinw.:   Die Anwendung eines Emboliprotektionssystems ist gesondert zu kodieren (8-83b.9)
                    Weitere (perkutan-)transluminale Gefäßinterventionen sind unter 8-836 ff. zu finden
                    Ein Kode aus diesem Bereich ist auch zu verwenden, wenn eine der aufgeführten Prozeduren im Rahmen einer Hybridchirurgie eingesetzt wird. Es ist dann zusätzlich zu dem jeweiligen Operationskode aus dem Bereich 5-38 bis 5-39 der Zusatzkode 5-98a.0 anzugeben
                    Die Lokalisation ist für die mit ** gekennzeichneten Kodes in der 6. Stelle nach folgender Liste zu kodieren:
          0   Gefäße intrakraniell
          1 ↔   Gefäße Kopf extrakraniell und Hals
          2 ↔   Gefäße Schulter und Oberarm
          3 ↔   Gefäße Unterarm
          4   Aorta
          5   Aortenisthmus
          6   Ductus arteriosus apertus
          7   V. cava
          8 ↔   Andere Gefäße thorakal
          9 ↔   Andere Gefäße abdominal und pelvin
          a   Gefäße viszeral
          b ↔   Gefäße Oberschenkel
          c ↔   Gefäße Unterschenkel
          d   Gefäßmalformationen
          e   Künstliche Gefäße
          f   Gefäße spinal
          g   V. portae
          x ↔   Sonstige

8-83c.5   Renale Denervierung über die A. renalis
          .51 ↔   Durch Ultraschallablation
          .52 ↔   Durch nicht gekühlte Radiofrequenzablation
          .53 ↔   Durch gekühlte Radiofrequenzablation
          .54 ↔   Durch Alkoholinjektion
          .5x ↔   Sonstige

8-83c.6   Intraarterielle Spasmolyse bei zerebrovaskulären Vasospasmen
          Hinw.:   Die Verwendung eines Modellier- oder Doppellumenballons ist gesondert zu kodieren (8-83b.5 ff.)
          .60   1 Gefäß
          .61   2 Gefäße
          .62   3 oder mehr Gefäße

Kapitel 8: Nichtoperative therapeutische Maßnahmen

8-83c.7 Intraarterielle Spasmolyse an sonstigen Gefäßen
Exkl.: Intraarterielle Spasmolyse bei zerebrovaskulären Vasospasmen (8-83c.6 ff.)
Einmalige Gabe eines Spasmolytikums zu diagnostischen Zwecken im Rahmen eines anderen Eingriffs
Hinw.: Diese Kodes sind auch zu verwenden, wenn eine intraarterielle Spasmolyse im Rahmen eines anderen Eingriffs erfolgt
.70   1 Gefäß
.71   2 Gefäße
.72   3 oder mehr Gefäße

8-83c.8 Selektive Embolisation durch intraaneurysmales Nitinolimplantat, intrakraniell

** 8-83c.9 (Perkutan-)transluminale Implantation selbstexpandierender endovaskulärer Klammern
Hinw.: Die Anzahl der verwendeten Klammern ist unter 8-83c.a ff. zu kodieren

8-83c.a Anzahl der selbstexpandierenden endovaskulären Klammern
Hinw.: Diese Kodes sind Zusatzkodes. Sie dürfen nur zusätzlich zu einem Kode aus 8-83c.9 ff. verwendet werden
.a1   1 Klammer
.a2   2 Klammern
.a3   3 Klammern
.a4   4 Klammern
.a5   5 oder mehr Klammern

** 8-83c.b Lithoplastie
[6. Stelle: 1-4,8-c,e,x]
Hinw.: Lithoplastie ist eine Kombination aus Stoßwellentherapie und Ballondilatation

** 8-83c.c Endovaskuläre Anlage einer AV-Fistel durch magnetgeführte Hochfrequenzenergie
[6. Stelle: 2,3,b,c,x]

** 8-83c.d Endovaskuläre Anlage einer AV-Fistel durch Gleichstrom
[6. Stelle: 2,3,b,c,x]

** 8-83c.e Endovaskuläre Anlage einer AV-Fistel mit nahtlosem Nitinolkoppler
[6. Stelle: b,x]

** 8-83c.f Rotationsatherektomie
Hinw.: Die Atherektomie erfolgt durch einen rotierenden Fräskopf an der Katheterspitze

** 8-83c.g Endovaskuläre Anlage einer AV-Fistel durch Einlage von Stent-Grafts zur Arterialisierung tiefer Venen
[6. Stelle: b,c,x]
Inkl.: Steuerung durch bildgebende Verfahren
Retrograde Valvulotomie
Hinw.: Die Verwendung der (konischen und zylindrischen) Stent-Grafts ist gesondert zu kodieren (8-842 ff.)

** 8-83c.h Temporäre Stent-Angioplastie bei zerebrovaskulären Vasospasmen
[6. Stelle: 0,x]

8-83c.j Weitere Anzahl der Metallspiralen
Hinw.: Diese Kodes sind Zusatzkodes. Sie dürfen nur zusätzlich zu einem Kode aus 8-836.m ff. oder 8-838.9 ff. verwendet werden
Bei Verwendung von 1 bis 27 Metallspiralen ist ein Kode aus 8-836.n ff. zu verwenden
.j0   28 Metallspiralen
.j1   29 bis 31 Metallspiralen
.j2   32 bis 34 Metallspiralen
.j3   35 bis 37 Metallspiralen
.j4   38 bis 40 Metallspiralen
.j5   41 bis 45 Metallspiralen
.j6   46 bis 50 Metallspiralen
.j7   51 bis 55 Metallspiralen
.j8   56 bis 60 Metallspiralen
.j9   61 bis 65 Metallspiralen
.ja   66 bis 70 Metallspiralen
.jb   71 bis 80 Metallspiralen
.jc   81 bis 90 Metallspiralen

	.jd	91 bis 120 Metallspiralen
	.je	121 bis 150 Metallspiralen
	.jf	151 oder mehr Metallspiralen

8-83d Andere perkutan-transluminale Gefäßintervention an Herz und Koronargefäßen

Hinw.: Die Anwendung eines Embolieprotektionssystems ist gesondert zu kodieren (8-83b.9)

Ein Kode aus diesem Bereich ist auch zu verwenden, wenn eine der aufgeführten Prozeduren im Rahmen einer Hybridchirurgie eingesetzt wird

Die Anwendung der Hybridchirurgie ist gesondert zu kodieren (5-98a.0)

8-83d.0 Einlegen eines medikamentefreisetzenden bioresorbierbaren Stents
Inkl.: Bypassgefäß
Hinw.: Die Art der medikamentefreisetzenden Stents ist gesondert zu kodieren (8-83b.0 ff.)
Die Art der bioresorbierbaren Stents ist gesondert zu kodieren (8-83b.m ff.)
Wenn nur die Polymerbeschichtung, nicht aber der Stent selbst biologisch abbaubar ist, kann ein Kode aus diesem Bereich nicht verwendet werden

- .00 Ein bioresorbierbarer Stent in eine Koronararterie
- .01 2 bioresorbierbare Stents in eine Koronararterie
- .02 2 bioresorbierbare Stents in mehrere Koronararterien
- .03 3 bioresorbierbare Stents in eine Koronararterie
- .04 3 bioresorbierbare Stents in mehrere Koronararterien
- .05 4 bioresorbierbare Stents in eine Koronararterie
- .06 4 bioresorbierbare Stents in mehrere Koronararterien
- .07 5 bioresorbierbare Stents in eine Koronararterie
- .08 5 bioresorbierbare Stents in mehrere Koronararterien
- .09 Mindestens 6 bioresorbierbare Stents in eine Koronararterie
- .0a Mindestens 6 bioresorbierbare Stents in mehrere Koronararterien
- .0x Sonstige

8-83d.1 Einlegen eines nicht medikamentefreisetzenden selbstexpandierenden Stents
Inkl.: Bypassgefäß
Exkl.: Einlegen eines nicht medikamentefreisetzenden Bifurkationsstents (8-837.u)

- .10 Ein selbstexpandierender Stent in eine Koronararterie
- .11 2 selbstexpandierende Stents in eine Koronararterie
- .12 2 selbstexpandierende Stents in mehrere Koronararterien
- .13 3 selbstexpandierende Stents in eine Koronararterie
- .14 3 selbstexpandierende Stents in mehrere Koronararterien
- .15 4 selbstexpandierende Stents in eine Koronararterie
- .16 4 selbstexpandierende Stents in mehrere Koronararterien
- .17 5 selbstexpandierende Stents in eine Koronararterie
- .18 5 selbstexpandierende Stents in mehrere Koronararterien
- .19 Mindestens 6 selbstexpandierende Stents in eine Koronararterie
- .1a Mindestens 6 selbstexpandierende Stents in mehrere Koronararterien

8-83d.2 Einlegen eines medikamentefreisetzenden selbstexpandierenden Stents
Inkl.: Bypassgefäß
Exkl.: Einlegen eines medikamentefreisetzenden Bifurkationsstents (8-837.v)
Hinw.: Die Art der medikamentefreisetzenden Stents ist gesondert zu kodieren (8-83b.0 ff.)

- .20 Ein selbstexpandierender Stent in eine Koronararterie
- .21 2 selbstexpandierende Stents in eine Koronararterie
- .22 2 selbstexpandierende Stents in mehrere Koronararterien
- .23 3 selbstexpandierende Stents in eine Koronararterie
- .24 3 selbstexpandierende Stents in mehrere Koronararterien
- .25 4 selbstexpandierende Stents in eine Koronararterie
- .26 4 selbstexpandierende Stents in mehrere Koronararterien
- .27 5 selbstexpandierende Stents in eine Koronararterie
- .28 5 selbstexpandierende Stents in mehrere Koronararterien
- .29 Mindestens 6 selbstexpandierende Stents in eine Koronararterie
- .2a Mindestens 6 selbstexpandierende Stents in mehrere Koronararterien

8-83d.5 Implantation eines strömungsreduzierenden Drahtgeflechts in den Koronarsinus

8-83d.6 Koronare Lithoplastie
Hinw.: Lithoplastie ist eine Kombination aus Stoßwellentherapie und Ballondilatation

Kapitel 8: Nichtoperative therapeutische Maßnahmen

8-83d.7 Verschluss einer paravalvulären Leckage
Exkl.: Transapikaler Verschluss einer paravalvulären Leckage (5-35a.7)
Hinw.: Die Verwendung von Okkludern ist gesondert zu kodieren (8-83b.r ff.)

8-83d.8 Intermittierende druckkontrollierte Katheter-Okklusion des Koronarsinus

8-83d.9 Einführung eines Führungsdrahtes vor Abbruch einer Ballon-Angioplastie
Inkl.: PTCA-Draht
Hinw.: Dieser Kode ist anzuwenden, wenn bei vorzeitigem Abbruch einer Ballon-Angioplastie lediglich die Sondierung eines oder mehrerer Zielgefäße mit einem Führungsdraht erfolgt ist

8-83d.a Intrakoronare hyperoxämische Therapie

8-84 (Perkutan-)transluminale Stentimplantation
Exkl.: (Perkutan-)transluminale Stentimplantation an Gefäßen des Lungenkreislaufes (8-838 ff.)
Perkutan-transluminale Stentimplantation an Herz und Koronargefäßen (8-837 ff.)
Endovaskuläre Implantation von Stent-Prothesen (5-38a ff.)
(Perkutan-)transluminale Gefäßinterventionen (8-836 ff.)
Andere (perkutan-)transluminale Gefäßinterventionen (8-83c ff.)
Perkutanes Anlegen eines portosystemischen Shuntes (8-839.87, 8-839.88, 8-839.89, 8-839.8a)
Hinw.: Die Anwendung eines Embolieprotektionssystems ist gesondert zu kodieren (8-83b.9)
Ein Kode aus diesem Bereich ist auch zu verwenden, wenn eine der aufgeführten Prozeduren im Rahmen einer Hybridchirurgie eingesetzt wird. Es ist dann zusätzlich zu dem jeweiligen Operationskode aus dem Bereich 5-38 bis 5-39 der Zusatzkode 5-98a.0 anzugeben
Für die Zuordnung einzelner Gefäße zu den Gruppen siehe auch Liste der Gefäße vor 5-38
Die Lokalisation ist für die Kodes 8-840 ff. bis 8-846 ff., 8-848 ff. bis 8-84b ff., 8-84d ff. und 8-84e ff. nach folgender Liste zu kodieren:

```
0       Gefäße intrakraniell
2 ↔     Gefäße Schulter und Oberarm
3 ↔     Gefäße Unterarm
4       Aorta
5       Aortenisthmus
6       Ductus arteriosus apertus
7       V. cava
8 ↔     Andere Gefäße thorakal
a       Gefäße viszeral
c ↔     Gefäße Unterschenkel
d       Gefäßmalformationen
e       Künstliche Gefäße
f       Gefäße spinal
g       V. portae
h ↔     A. carotis n.n.bez.
j ↔     A. carotis communis
k ↔     A. carotis interna extrakraniell
m ↔     A. carotis interna extrakraniell mit A. carotis communis
n ↔     A. carotis externa
p ↔     A. vertebralis extrakraniell
q       Andere Arterien abdominal und pelvin
r       Andere Venen abdominal und pelvin
s ↔     Arterien Oberschenkel
t ↔     Venen Oberschenkel
x ↔     Sonstige
```

8-840 **(Perkutan-)transluminale Implantation von nicht medikamentefreisetzenden Stents**
Hinw.: Die Verwendung von Stents mit einer Länge von 100 mm oder mehr ist gesondert zu kodieren (8-83b.f ff.)
Die Lokalisation ist in der 6. Stelle nach vorstehender Liste zu kodieren

** 8-840.0 Ein Stent
** 8-840.1 Zwei Stents
** 8-840.2 Drei Stents
** 8-840.3 Vier Stents

** 8-840.4	Fünf Stents	
** 8-840.5	Sechs oder mehr Stents	

8-841 **(Perkutan-)transluminale Implantation von medikamentefreisetzenden Stents**
Hinw.: Die Art der medikamentefreisetzenden Stents ist gesondert zu kodieren (8-83b.0 ff.)
Die Verwendung von Stents mit einer Länge von 100 mm oder mehr ist gesondert zu kodieren (8-83b.f ff.)
Die Lokalisation ist in der 6. Stelle nach der Liste vor Kode 8-840 zu kodieren

** 8-841.0	Ein Stent
** 8-841.1	Zwei Stents
** 8-841.2	Drei Stents
** 8-841.3	Vier Stents
** 8-841.4	Fünf Stents
** 8-841.5	Sechs oder mehr Stents

8-842 **(Perkutan-)transluminale Implantation von nicht medikamentefreisetzenden gecoverten Stents (Stent-Graft)**
Exkl.: Perkutan-transluminale Einbringung von Stent-Prothesen (Stent-Graft) in die Aorta (5-38a ff.)
Hinw.: Die Art der Beschichtung ist gesondert zu kodieren (8-83b.e ff.)
Die Verwendung von Stents mit einer Länge von 100 mm oder mehr ist gesondert zu kodieren (8-83b.f ff.)
Die Lokalisation ist in der 6. Stelle nach der Liste vor Kode 8-840 zu kodieren

** 8-842.0 Ein Stent
[6. Stelle: 0,2,3,6-8,a,c-t,x]

** 8-842.1 Zwei Stents
[6. Stelle: 0,2,3,6-8,a,c-t,x]

** 8-842.2 Drei Stents
[6. Stelle: 0,2,3,6-8,a,c-t,x]

** 8-842.3 Vier Stents
[6. Stelle: 0,2,3,6-8,a,c-t,x]

** 8-842.4 Fünf Stents
[6. Stelle: 0,2,3,6-8,a,c-t,x]

** 8-842.5 Sechs oder mehr Stents
[6. Stelle: 0,2,3,6-8,a,c-t,x]

8-843 **(Perkutan-)transluminale Implantation von bioresorbierbaren Stents**
Hinw.: Die Verwendung von Stents mit einer Länge von 100 mm oder mehr ist gesondert zu kodieren (8-83b.f ff.)
Die Art der bioresorbierbaren Stents ist gesondert zu kodieren (8-83b.m ff.)
Die Lokalisation ist in der 6. Stelle nach der Liste vor Kode 8-840 zu kodieren

** 8-843.0	Ein Stent
** 8-843.1	Zwei Stents
** 8-843.2	Drei Stents
** 8-843.3	Vier Stents
** 8-843.4	Fünf Stents
** 8-843.5	Sechs oder mehr Stents

8-844 **(Perkutan-)transluminale Implantation von selbstexpandierenden Mikrostents**
Hinw.: Die Art der Beschichtung ist gesondert zu kodieren (8-83b.e ff.)
Die Lokalisation ist in der 6. Stelle nach der Liste vor Kode 8-840 zu kodieren

** 8-844.0 Ein Stent
[6. Stelle: 0,3,c,x]

** 8-844.1 Zwei Stents
[6. Stelle: 0,3,c,x]

** 8-844.2 Drei Stents
[6. Stelle: 0,3,c,x]

Kapitel 8: Nichtoperative therapeutische Maßnahmen

** 8-844.3 Vier Stents
[6. Stelle: 0,3,c,x]

** 8-844.4 Fünf Stents
[6. Stelle: 0,3,c,x]

** 8-844.5 Sechs oder mehr Stents
[6. Stelle: 0,3,c,x]

8-845 **(Perkutan-)transluminale Implantation von ungecoverten Cheatham-Platinum-Stents [CP-Stent]**
Hinw.: Die Lokalisation ist in der 6. Stelle nach der Liste vor Kode 8-840 zu kodieren

** 8-845.0 Ein Stent
[6. Stelle: 0,2-8,a,c-n,q-t,x]

** 8-845.1 Zwei oder mehr Stents
[6. Stelle: 0,2-8,a,c-n,q-t,x]

8-846 **(Perkutan-)transluminale Implantation von gecoverten Cheatham-Platinum-Stents [CP-Stent]**
Hinw.: Die Lokalisation ist in der 6. Stelle nach der Liste vor Kode 8-840 zu kodieren

** 8-846.0 Ein Stent
[6. Stelle: 0,2-8,a,c-n,q-t,x]

** 8-846.1 Zwei oder mehr Stents
[6. Stelle: 0,2-8,a,c-n,q-t,x]

8-847 **(Perkutan-)transluminale Implantation eines Wachstumsstents**

8-848 **(Perkutan-)transluminale Implantation von medikamentefreisetzenden gecoverten Stents (Stent-Graft)**
Exkl.: Perkutan-transluminale Einbringung von Stent-Prothesen (Stent-Graft) in die Aorta (5-38a ff.)
Hinw.: Die Art der medikamentefreisetzenden Stents ist gesondert zu kodieren (8-83b.0 ff.)
Die Lokalisation ist in der 6. Stelle nach der Liste vor Kode 8-840 zu kodieren

** 8-848.0 Ein Stent
[6. Stelle: 0,2,3,6-8,a,c-t,x]

** 8-848.1 Zwei Stents
[6. Stelle: 0,2,3,6-8,a,c-t,x]

** 8-848.2 Drei Stents
[6. Stelle: 0,2,3,6-8,a,c-t,x]

** 8-848.3 Vier Stents
[6. Stelle: 0,2,3,6-8,a,c-t,x]

** 8-848.4 Fünf Stents
[6. Stelle: 0,2,3,6-8,a,c-t,x]

** 8-848.5 Sechs oder mehr Stents
[6. Stelle: 0,2,3,6-8,a,c-t,x]

8-849 **(Perkutan-)transluminale Implantation von anderen ungecoverten großlumigen Stents**
Exkl.: Ungecoverte Cheatham-Platinum-Stents (8-845 ff.)
Hinw.: Großlumige Stents beginnen für Erwachsene bei einem Durchmesser von mehr als 16 mm und für Kinder bei einem Durchmesser von mehr als 8 mm
Die Lokalisation ist in der 6. Stelle nach der Liste vor Kode 8-840 zu kodieren

** 8-849.0 Ein Stent

** 8-849.1 Zwei oder mehr Stents

8-84a **(Perkutan-)transluminale Implantation von anderen gecoverten großlumigen Stents**
Exkl.: Gecoverte Cheatham-Platinum-Stents (8-846 ff.)
Hinw.: Großlumige Stents beginnen für Erwachsene bei einem Durchmesser von mehr als 16 mm und für Kinder bei einem Durchmesser von mehr als 8 mm
Die Lokalisation ist in der 6. Stelle nach der Liste vor Kode 8-840 zu kodieren

** 8-84a.0 Ein Stent

** 8-84a.1 Zwei oder mehr Stents

8-84b		**(Perkutan-)transluminale Implantation von Stents zur Strömungslaminierung bei Aneurysmen**

Inkl.: Mehrschicht-Flechtstents wie Flow-Diverter oder Multilayer-Stents
Exkl.: (Perkutan-)transluminale Implantation von Stents mit Embolieprotektion bei Stenosen (8-84e ff.)
Hinw.: Die Art der Beschichtung ist gesondert zu kodieren (8-83b.e ff.)
Die Lokalisation ist in der 6. Stelle nach der Liste vor Kode 8-840 zu kodieren

** 8-84b.0 Ein Stent
** 8-84b.2 Zwei Stents
** 8-84b.3 Drei Stents
** 8-84b.4 Vier Stents
** 8-84b.5 Fünf Stents
** 8-84b.6 Sechs oder mehr Stents

8-84c **(Perkutan-)transluminale Implantation eines selbstexpandierenden Bifurkationsstents, intrakraniell**
Hinw.: Mit diesem Kode ist nicht der Gebrauch zweier "normaler" Stents in der Kissing-Ballon-Technik zu kodieren
Die Art der Beschichtung ist gesondert zu kodieren (8-83b.e ff.)

8-84d **(Perkutan-)transluminale Implantation von aus Einzeldrähten verwobenen Nitinolstents**
Hinw.: Die Lokalisation ist in der 6. Stelle nach der Liste vor Kode 8-840 zu kodieren

** 8-84d.0 Ein Stent
[6. Stelle: 2,8,c,e,q,s,x]
** 8-84d.1 Zwei Stents
[6. Stelle: 2,8,c,e,q,s,x]
** 8-84d.2 Drei Stents
[6. Stelle: 2,8,c,e,q,s,x]
** 8-84d.3 Vier Stents
[6. Stelle: 2,8,c,e,q,s,x]
** 8-84d.4 Fünf Stents
[6. Stelle: 2,8,c,e,q,s,x]
** 8-84d.5 Sechs oder mehr Stents
[6. Stelle: 2,8,c,e,q,s,x]

8-84e **(Perkutan-)transluminale Implantation von Stents mit Embolieprotektion bei Stenosen**
Inkl.: Doppelschicht-Stents, Mikronetz-Stents
Exkl.: (Perkutan-)transluminale Implantation von Stents zur Strömungslaminierung bei Aneurysmen (8-84b ff.)
Hinw.: Die Verwendung von Stents mit einer Länge von 100 mm oder mehr ist gesondert zu kodieren (8-83b.f ff.)
Die Lokalisation ist in der 6. Stelle nach der Liste vor Kode 8-840 zu kodieren

** 8-84e.0 Ein Stent
[6. Stelle: 3,c,e,h-n,q,s,x]
** 8-84e.1 Zwei Stents
[6. Stelle: 3,c,e,h-n,q,s,x]
** 8-84e.2 Drei Stents
[6. Stelle: 3,c,e,h-n,q,s,x]
** 8-84e.3 Vier Stents
[6. Stelle: 3,c,e,h-n,q,s,x]
** 8-84e.4 Fünf Stents
[6. Stelle: 3,c,e,h-n,q,s,x]
** 8-84e.5 Sechs oder mehr Stents
[6. Stelle: 3,c,e,h-n,q,s,x]

Kapitel 8: Nichtoperative therapeutische Maßnahmen

8-85 Extrakorporale Zirkulation und Behandlung von Blut

8-851 Operativer äußerer Kreislauf (bei Anwendung der Herz-Lungen-Maschine)
Hinw.: Es gilt die niedrigste Körpertemperatur während des Eingriffs
Eine Volumenreduktion im Rahmen der Anwendung der Herz-Lungen-Maschine ist nicht gesondert zu kodieren

8-851.0 Mit Normothermie (mehr als 35 °C)
    .00 Ohne intraaortale Ballonokklusion
    .01 Mit intraaortaler Ballonokklusion

8-851.1 Mit milder Hypothermie (32 bis 35 °C)
    .10 Ohne intraaortale Ballonokklusion
    .11 Mit intraaortaler Ballonokklusion

8-851.3 Mit moderater Hypothermie (26 bis unter 32 °C)
    .30 Ohne intraaortale Ballonokklusion
    .31 Mit intraaortaler Ballonokklusion

8-851.4 Mit tiefer Hypothermie (20 bis unter 26 °C)
    .40 Ohne intraaortale Ballonokklusion
    .41 Mit intraaortaler Ballonokklusion

8-851.5 Mit profunder Hypothermie (unter 20 °C)
    .50 Ohne intraaortale Ballonokklusion
    .51 Mit intraaortaler Ballonokklusion

8-851.x Sonstige

8-851.y N.n.bez.

8-852 Extrakorporaler Gasaustausch ohne und mit Herzunterstützung und Prä-ECMO-Therapie
Exkl.: Extrakorporale Leberersatztherapie [Leberdialyse] mit individualisierter pH-Steuerung zum Azidoseausgleich (8-858.1)

8-852.0 Veno-venöse extrakorporale Membranoxygenation (ECMO) ohne Herzunterstützung
Hinw.: Die perkutane Implantation der Kanülen ist im Kode enthalten
Die offen chirurgische Implantation der Kanülen ist gesondert zu kodieren (5-37b ff.)
    .00 Dauer der Behandlung bis unter 48 Stunden
    .01 Dauer der Behandlung 48 bis unter 96 Stunden
    .03 Dauer der Behandlung 96 bis unter 144 Stunden
    .04 Dauer der Behandlung 144 bis unter 192 Stunden
    .05 Dauer der Behandlung 192 bis unter 240 Stunden
    .06 Dauer der Behandlung 240 bis unter 288 Stunden
    .07 Dauer der Behandlung 288 bis unter 384 Stunden
    .08 Dauer der Behandlung 384 bis unter 480 Stunden
    .09 Dauer der Behandlung 480 bis unter 576 Stunden
    .0b Dauer der Behandlung 576 bis unter 768 Stunden
    .0c Dauer der Behandlung 768 bis unter 960 Stunden
    .0d Dauer der Behandlung 960 bis unter 1.152 Stunden
    .0f Dauer der Behandlung 1.152 bis unter 1.344 Stunden
    .0g Dauer der Behandlung 1.344 bis unter 1.536 Stunden
    .0h Dauer der Behandlung 1.536 bis unter 1.728 Stunden
    .0j Dauer der Behandlung 1.728 bis unter 1.920 Stunden
    .0k Dauer der Behandlung 1.920 bis unter 2.112 Stunden
    .0m Dauer der Behandlung 2.112 bis unter 2.304 Stunden
    .0n Dauer der Behandlung 2.304 bis unter 2.496 Stunden
    .0p Dauer der Behandlung 2.496 bis unter 2.688 Stunden
    .0q Dauer der Behandlung 2.688 bis unter 2.880 Stunden
    .0r Dauer der Behandlung 2.880 bis unter 3.072 Stunden
    .0s Dauer der Behandlung 3.072 bis unter 3.264 Stunden
    .0t Dauer der Behandlung 3.264 bis unter 3.456 Stunden
    .0u Dauer der Behandlung 3.456 bis unter 3.648 Stunden
    .0v Dauer der Behandlung 3.648 bis unter 3.840 Stunden
    .0w Dauer der Behandlung 3.840 bis unter 4.032 Stunden
    .0z Dauer der Behandlung 4.032 oder mehr Stunden

Kapitel 8: Nichtoperative therapeutische Maßnahmen

8-852.1   Prä-ECMO-Therapie
Hinw.: Bereitstellung einer einsatzfähigen ECMO oder minimalisierten Herz-Lungen-Maschine ohne anschließende Durchführung einer Therapie mit einer ECMO oder minimalisierten Herz-Lungen-Maschine

8-852.2   Extrakorporale Lungenunterstützung, pumpenlos (PECLA)
     .20   Dauer der Behandlung bis unter 144 Stunden
     .21   Dauer der Behandlung 144 bis unter 288 Stunden
     .22   Dauer der Behandlung 288 bis unter 432 Stunden
     .23   Dauer der Behandlung 432 bis unter 720 Stunden
     .24   Dauer der Behandlung 720 bis unter 1.008 Stunden
     .25   Dauer der Behandlung 1.008 oder mehr Stunden

8-852.3   Anwendung einer minimalisierten Herz-Lungen-Maschine
Inkl.: ECLS, veno-arterielle extrakorporale Membranoxygenation (ECMO) mit Herzunterstützung, veno-venös-arterielle extrakorporale Membranoxygenation (ECMO) mit Herzunterstützung
Hinw.: Die perkutane Implantation der Kanülen ist im Kode enthalten
Die offen chirurgische Implantation der Kanülen ist gesondert zu kodieren (5-37b ff.)
Diese Kodes sind anzugeben für die postoperative Kreislaufunterstützung oder die Kreislaufunterstützung kreislaufinstabiler Patienten mit der minimalisierten Herz-Lungen-Maschine. Bei Anwendung der minimalisierten Herz-Lungen-Maschine zur intraoperativen Herz-Lungen-Unterstützung und geforderter zusätzlicher Kodierung der Herz-Lungen-Maschine ist ein Kode aus 8-851 ff. anzugeben
     .30   Dauer der Behandlung bis unter 48 Stunden
     .31   Dauer der Behandlung 48 bis unter 96 Stunden
     .33   Dauer der Behandlung 96 bis unter 144 Stunden
     .34   Dauer der Behandlung 144 bis unter 192 Stunden
     .35   Dauer der Behandlung 192 bis unter 240 Stunden
     .36   Dauer der Behandlung 240 bis unter 288 Stunden
     .37   Dauer der Behandlung 288 bis unter 384 Stunden
     .38   Dauer der Behandlung 384 bis unter 480 Stunden
     .39   Dauer der Behandlung 480 bis unter 576 Stunden
     .3b   Dauer der Behandlung 576 bis unter 768 Stunden
     .3c   Dauer der Behandlung 768 bis unter 960 Stunden
     .3d   Dauer der Behandlung 960 bis unter 1.152 Stunden
     .3e   Dauer der Behandlung 1.152 oder mehr Stunden

8-852.4   Anwendung eines doppellumigen Katheters als Kanüle
Hinw.: Dieser Kode ist ein Zusatzkode
Die offen chirurgische Implantation der Kanülen ist gesondert zu kodieren (5-37b ff.)
Bei offen chirurgischer Implantation ist der doppellumige Katheter als 1 Kanüle zu zählen

8-852.5   Veno-venöse extrakorporale CO_2-Elimination
Hinw.: Die perkutane Implantation der Kanülen ist im Kode enthalten
Die offen chirurgische Implantation der Kanülen ist gesondert zu kodieren (5-37b ff.)

8-852.6   Anwendung eines ECMO-Moduls mit Kanülen im rechten Vorhof und in der Pulmonalarterie (RA-PA-ECMO-Modul) bei Rechtsherz-Unterstützung
Exkl.: Anwendung eines Oxygenators (ECMO-Modul) im Rahmen einer (veno-)venös-arteriellen Kreislaufunterstützung bzw. einer minimalisierten Herz-Lungen-Maschine (8-852.3 ff.)
Hinw.: Die perkutane Implantation der Kanülen ist im Kode enthalten
Die offen chirurgische Implantation der Kanülen ist gesondert zu kodieren (5-37b ff.)
Die offen chirurgische Implantation eines herzunterstützenden Systems ist gesondert zu kodieren (5-376 ff.)
Die endovaskuläre oder transvasale Implantation der Kreislaufunterstützung ist gesondert zu kodieren (8-839 ff.)
     .60   Dauer der Behandlung bis unter 48 Stunden
     .61   Dauer der Behandlung 48 bis unter 96 Stunden
     .63   Dauer der Behandlung 96 bis unter 144 Stunden
     .64   Dauer der Behandlung 144 bis unter 192 Stunden
     .65   Dauer der Behandlung 192 bis unter 240 Stunden
     .66   Dauer der Behandlung 240 bis unter 288 Stunden
     .67   Dauer der Behandlung 288 bis unter 384 Stunden
     .68   Dauer der Behandlung 384 bis unter 480 Stunden

Kapitel 8: Nichtoperative therapeutische Maßnahmen

.69	Dauer der Behandlung 480 bis unter 576 Stunden
.6b	Dauer der Behandlung 576 bis unter 768 Stunden
.6c	Dauer der Behandlung 768 bis unter 960 Stunden
.6d	Dauer der Behandlung 960 bis unter 1.152 Stunden
.6e	Dauer der Behandlung 1.152 oder mehr Stunden

8-853 Hämofiltration

Hinw.: Es ist jede durchgeführte Hämofiltration zu kodieren
Die kontinuierliche Hämofiltration ist bei Beginn der Behandlung für einen Zeitraum von mehr als 24 Stunden geplant. Bei der kontinuierlichen Hämofiltration beginnt ein Behandlungszyklus mit Anschluss an die Dialysemaschine und endet mit Entlassung des Patienten oder der Unterbrechung des Verfahrens für mehr als 24 Stunden. Bei Filter-, Beutel-, System- oder Datumswechsel sowie bei einer Unterbrechung von bis zu 24 Stunden ist keine neue Verschlüsselung der Prozedur erforderlich
Bei Anwendung unterschiedlicher Substanzen zur Antikoagulation ist die Art der Antikoagulation zu verschlüsseln, welche bei der Behandlung überwiegend verwendet wurde

8-853.1 Kontinuierlich, arteriovenös (CAVH)

.13 Bis 24 Stunden
Hinw.: Mit diesem Kode ist eine kontinuierliche Hämofiltration zu kodieren, die für mehr als 24 Stunden geplant war, aber vorher abgebrochen wurde

.14 Mehr als 24 bis 72 Stunden
.15 Mehr als 72 bis 144 Stunden
.16 Mehr als 144 bis 264 Stunden
.17 Mehr als 264 bis 432 Stunden
.19 Mehr als 432 bis 600 Stunden
.1a Mehr als 600 bis 960 Stunden
.1b Mehr als 960 bis 1.320 Stunden
.1c Mehr als 1.320 bis 1.680 Stunden
.1d Mehr als 1.680 bis 2.040 Stunden
.1e Mehr als 2.040 bis 2.400 Stunden
.1f Mehr als 2.400 Stunden

8-853.3 Intermittierend, Antikoagulation mit Heparin oder ohne Antikoagulation

8-853.4 Intermittierend, Antikoagulation mit sonstigen Substanzen
Inkl.: Antikoagulation mit Citrat

8-853.5 Verlängert intermittierend, Antikoagulation mit Heparin oder ohne Antikoagulation
Hinw.: Eine verlängerte intermittierende Hämofiltration dauert mehr als 6 Stunden

8-853.6 Verlängert intermittierend, Antikoagulation mit sonstigen Substanzen
Inkl.: Antikoagulation mit Citrat
Hinw.: Eine verlängerte intermittierende Hämofiltration dauert mehr als 6 Stunden

8-853.7 Kontinuierlich, venovenös, pumpengetrieben (CVVH), Antikoagulation mit Heparin oder ohne Antikoagulation

.70 Bis 24 Stunden
Hinw.: Mit diesem Kode ist eine kontinuierliche Hämofiltration zu kodieren, die für mehr als 24 Stunden geplant war, aber vorher abgebrochen wurde

.71 Mehr als 24 bis 72 Stunden
.72 Mehr als 72 bis 144 Stunden
.73 Mehr als 144 bis 264 Stunden
.74 Mehr als 264 bis 432 Stunden
.76 Mehr als 432 bis 600 Stunden
.77 Mehr als 600 bis 960 Stunden
.78 Mehr als 960 bis 1.320 Stunden
.79 Mehr als 1.320 bis 1.680 Stunden
.7a Mehr als 1.680 bis 2.040 Stunden
.7b Mehr als 2.040 bis 2.400 Stunden
.7c Mehr als 2.400 Stunden

8-853.8　Kontinuierlich, venovenös, pumpengetrieben (CVVH), Antikoagulation mit sonstigen Substanzen
　　　　　Inkl.:　Antikoagulation mit Citrat
　　　　　.80　Bis 24 Stunden
　　　　　　　Hinw.: Mit diesem Kode ist eine kontinuierliche Hämofiltration zu kodieren, die für mehr als 24 Stunden geplant war, aber vorher abgebrochen wurde
　　　　　.81　Mehr als 24 bis 72 Stunden
　　　　　.82　Mehr als 72 bis 144 Stunden
　　　　　.83　Mehr als 144 bis 264 Stunden
　　　　　.84　Mehr als 264 bis 432 Stunden
　　　　　.86　Mehr als 432 bis 600 Stunden
　　　　　.87　Mehr als 600 bis 960 Stunden
　　　　　.88　Mehr als 960 bis 1.320 Stunden
　　　　　.89　Mehr als 1.320 bis 1.680 Stunden
　　　　　.8a　Mehr als 1.680 bis 2.040 Stunden
　　　　　.8b　Mehr als 2.040 bis 2.400 Stunden
　　　　　.8c　Mehr als 2.400 Stunden

8-853.x　Sonstige

8-853.y　N.n.bez.

8-854　**Hämodialyse**
　　　　Hinw.: Es ist jede durchgeführte Hämodialyse zu kodieren
　　　　Die kontinuierliche Hämodialyse ist bei Beginn der Behandlung für einen Zeitraum von mehr als 24 Stunden geplant. Bei der kontinuierlichen Hämodialyse beginnt ein Behandlungszyklus mit Anschluss an die Dialysemaschine und endet mit Entlassung des Patienten oder der Unterbrechung des Verfahrens für mehr als 24 Stunden. Bei Filter-, Beutel-, System- oder Datumswechsel sowie bei einer Unterbrechung von bis zu 24 Stunden ist keine neue Verschlüsselung der Prozedur erforderlich
　　　　Bei Anwendung unterschiedlicher Substanzen zur Antikoagulation ist die Art der Antikoagulation zu verschlüsseln, welche bei der Behandlung überwiegend verwendet wurde

8-854.2　Intermittierend, Antikoagulation mit Heparin oder ohne Antikoagulation

8-854.3　Intermittierend, Antikoagulation mit sonstigen Substanzen
　　　　　Inkl.:　Antikoagulation mit Citrat

8-854.4　Verlängert intermittierend, Antikoagulation mit Heparin oder ohne Antikoagulation
　　　　　Hinw.: Eine verlängerte intermittierende Hämodialyse dauert mehr als 6 Stunden

8-854.5　Verlängert intermittierend, Antikoagulation mit sonstigen Substanzen
　　　　　Inkl.:　Antikoagulation mit Citrat
　　　　　Hinw.: Eine verlängerte intermittierende Hämodialyse dauert mehr als 6 Stunden

8-854.6　Kontinuierlich, venovenös, pumpengetrieben (CVVHD), Antikoagulation mit Heparin oder ohne Antikoagulation
　　　　　.60　Bis 24 Stunden
　　　　　　　Hinw.: Mit diesem Kode ist eine kontinuierliche Hämodialyse zu kodieren, die für mehr als 24 Stunden geplant war, aber vorher abgebrochen wurde
　　　　　.61　Mehr als 24 bis 72 Stunden
　　　　　.62　Mehr als 72 bis 144 Stunden
　　　　　.63　Mehr als 144 bis 264 Stunden
　　　　　.64　Mehr als 264 bis 432 Stunden
　　　　　.66　Mehr als 432 bis 600 Stunden
　　　　　.67　Mehr als 600 bis 960 Stunden
　　　　　.68　Mehr als 960 bis 1.320 Stunden
　　　　　.69　Mehr als 1.320 bis 1.680 Stunden
　　　　　.6a　Mehr als 1.680 bis 2.040 Stunden
　　　　　.6b　Mehr als 2.040 bis 2.400 Stunden
　　　　　.6c　Mehr als 2.400 Stunden

Kapitel 8: Nichtoperative therapeutische Maßnahmen

8-854.7 Kontinuierlich, venovenös, pumpengetrieben (CVVHD), Antikoagulation mit sonstigen Substanzen
Inkl.: Antikoagulation mit Citrat
- .70 Bis 24 Stunden
  Hinw.: Mit diesem Kode ist eine kontinuierliche Hämodialyse zu kodieren, die für mehr als 24 Stunden geplant war, aber vorher abgebrochen wurde
- .71 Mehr als 24 bis 72 Stunden
- .72 Mehr als 72 bis 144 Stunden
- .73 Mehr als 144 bis 264 Stunden
- .74 Mehr als 264 bis 432 Stunden
- .76 Mehr als 432 bis 600 Stunden
- .77 Mehr als 600 bis 960 Stunden
- .78 Mehr als 960 bis 1.320 Stunden
- .79 Mehr als 1.320 bis 1.680 Stunden
- .7a Mehr als 1.680 bis 2.040 Stunden
- .7b Mehr als 2.040 bis 2.400 Stunden
- .7c Mehr als 2.400 Stunden

8-854.8 Verlängert intermittierend, zur Elimination von Proteinen mit einer Molekularmasse bis 60.000
Inkl.: Elimination von Leichtketten
Hinw.: Eine verlängerte intermittierende Hämodialyse dauert mehr als 6 Stunden

8-854.x Sonstige

8-854.y N.n.bez.

8-855 Hämodiafiltration
Hinw.: Es ist jede durchgeführte Hämodiafiltration zu kodieren
Die kontinuierliche Hämodiafiltration ist bei Beginn der Behandlung für einen Zeitraum von mehr als 24 Stunden geplant. Bei der kontinuierlichen Hämodiafiltration beginnt ein Behandlungszyklus mit Anschluss an die Dialysemaschine und endet mit Entlassung des Patienten oder der Unterbrechung des Verfahrens für mehr als 24 Stunden. Bei Filter-, Beutel-, System- oder Datumswechsel sowie bei einer Unterbrechung von bis zu 24 Stunden ist keine neue Verschlüsselung der Prozedur erforderlich
Bei Anwendung unterschiedlicher Substanzen zur Antikoagulation ist die Art der Antikoagulation zu verschlüsseln, welche bei der Behandlung überwiegend verwendet wurde

8-855.1 Kontinuierlich, arteriovenös (CAVHDF)
- .13 Bis 24 Stunden
  Hinw.: Mit diesem Kode ist eine kontinuierliche Hämodiafiltration zu kodieren, die für mehr als 24 Stunden geplant war, aber vorher abgebrochen wurde
- .14 Mehr als 24 bis 72 Stunden
- .15 Mehr als 72 bis 144 Stunden
- .16 Mehr als 144 bis 264 Stunden
- .17 Mehr als 264 bis 432 Stunden
- .19 Mehr als 432 bis 600 Stunden
- .1a Mehr als 600 bis 960 Stunden
- .1b Mehr als 960 bis 1.320 Stunden
- .1c Mehr als 1.320 bis 1.680 Stunden
- .1d Mehr als 1.680 bis 2.040 Stunden
- .1e Mehr als 2.040 bis 2.400 Stunden
- .1f Mehr als 2.400 Stunden

8-855.3 Intermittierend, Antikoagulation mit Heparin oder ohne Antikoagulation

8-855.4 Intermittierend, Antikoagulation mit sonstigen Substanzen
Inkl.: Antikoagulation mit Citrat

8-855.5 Verlängert intermittierend, Antikoagulation mit Heparin oder ohne Antikoagulation
Hinw.: Eine verlängerte intermittierende Hämodiafiltration dauert mehr als 6 Stunden

8-855.6 Verlängert intermittierend, Antikoagulation mit sonstigen Substanzen
Inkl.: Antikoagulation mit Citrat
Hinw.: Eine verlängerte intermittierende Hämodiafiltration dauert mehr als 6 Stunden

8-855.7 Kontinuierlich, venovenös, pumpengetrieben (CVVHDF), Antikoagulation mit Heparin oder ohne Antikoagulation
- .70 Bis 24 Stunden
  - *Hinw.:* Mit diesem Kode ist eine kontinuierliche Hämodiafiltration zu kodieren, die für mehr als 24 Stunden geplant war, aber vorher abgebrochen wurde
- .71 Mehr als 24 bis 72 Stunden
- .72 Mehr als 72 bis 144 Stunden
- .73 Mehr als 144 bis 264 Stunden
- .74 Mehr als 264 bis 432 Stunden
- .76 Mehr als 432 bis 600 Stunden
- .77 Mehr als 600 bis 960 Stunden
- .78 Mehr als 960 bis 1.320 Stunden
- .79 Mehr als 1.320 bis 1.680 Stunden
- .7a Mehr als 1.680 bis 2.040 Stunden
- .7b Mehr als 2.040 bis 2.400 Stunden
- .7c Mehr als 2.400 Stunden

8-855.8 Kontinuierlich, venovenös, pumpengetrieben (CVVHDF), Antikoagulation mit sonstigen Substanzen
Inkl.: Antikoagulation mit Citrat
- .80 Bis 24 Stunden
  - *Hinw.:* Mit diesem Kode ist eine kontinuierliche Hämodiafiltration zu kodieren, die für mehr als 24 Stunden geplant war, aber vorher abgebrochen wurde
- .81 Mehr als 24 bis 72 Stunden
- .82 Mehr als 72 bis 144 Stunden
- .83 Mehr als 144 bis 264 Stunden
- .84 Mehr als 264 bis 432 Stunden
- .86 Mehr als 432 bis 600 Stunden
- .87 Mehr als 600 bis 960 Stunden
- .88 Mehr als 960 bis 1.320 Stunden
- .89 Mehr als 1.320 bis 1.680 Stunden
- .8a Mehr als 1.680 bis 2.040 Stunden
- .8b Mehr als 2.040 bis 2.400 Stunden
- .8c Mehr als 2.400 Stunden

8-855.x Sonstige

8-855.y N.n.bez.

8-857 Peritonealdialyse
Exkl.: Therapeutische Spülung über liegenden intraperitonealen Katheter (8-179.0)
Hinw.: Es ist jede durchgeführte Peritonealdialyse zu kodieren
Bei der kontinuierlichen Peritonealdialyse beginnt ein Behandlungszyklus mit der stationären Aufnahme des Patienten und endet mit Entlassung des Patienten oder der Unterbrechung des Verfahrens für mehr als 24 Stunden. Bei Filter-, Beutel-, System- oder Datumswechsel ist keine neue Verschlüsselung der Prozedur erforderlich

8-857.0 Intermittierend, maschinell unterstützt (IPD)

8-857.1 Kontinuierlich, nicht maschinell unterstützt (CAPD)
- .10 Bis 24 Stunden
- .11 Mehr als 24 bis 72 Stunden
- .12 Mehr als 72 bis 144 Stunden
- .13 Mehr als 144 bis 264 Stunden
- .14 Mehr als 264 bis 432 Stunden
- .16 Mehr als 432 bis 600 Stunden
- .17 Mehr als 600 bis 960 Stunden
- .18 Mehr als 960 bis 1.320 Stunden
- .19 Mehr als 1.320 bis 1.680 Stunden
- .1a Mehr als 1.680 bis 2.040 Stunden
- .1b Mehr als 2.040 bis 2.400 Stunden
- .1c Mehr als 2.400 Stunden

8-857.2	Kontinuierlich, maschinell unterstützt (APD), mit Zusatzgeräten
.20	Bis 24 Stunden
.21	Mehr als 24 bis 72 Stunden
.22	Mehr als 72 bis 144 Stunden
.23	Mehr als 144 bis 264 Stunden
.24	Mehr als 264 bis 432 Stunden
.26	Mehr als 432 bis 600 Stunden
.27	Mehr als 600 bis 960 Stunden
.28	Mehr als 960 bis 1.320 Stunden
.29	Mehr als 1.320 bis 1.680 Stunden
.2a	Mehr als 1.680 bis 2.040 Stunden
.2b	Mehr als 2.040 bis 2.400 Stunden
.2c	Mehr als 2.400 Stunden

8-857.x   Sonstige

8-857.y   N.n.bez.

8-858   Extrakorporale Leberersatztherapie [Leberdialyse]

8-858.0   Ohne individualiserte pH-Steuerung zum Azidoseausgleich

8-858.1   Mit individualiserter pH-Steuerung zum Azidoseausgleich

8-859 ↔   Isolierte Extremitätenperfusion

8-85a   Dialyseverfahren wegen mangelnder Funktionsaufnahme und Versagen eines Nierentransplantates

Hinw.: Diese Kodes sind Zusatzkodes zu den möglichen Dialyseverfahren. Sie sind nur zu verwenden, wenn ein Dialyseverfahren wegen mangelnder Funktionsaufnahme oder Versagen des Transplantates während desselben stationären Aufenthaltes durchgeführt wurde, bei dem auch die Nierentransplantation erfolgte

8-85a.0	Intermittierend
.00	1 bis 3 Behandlungen
.01	4 bis 5 Behandlungen
.02	6 bis 10 Behandlungen
.03	11 oder mehr Behandlungen

8-85a.1	Kontinuierlich
.13	Bis 24 Stunden
.14	Mehr als 24 bis 72 Stunden
.15	Mehr als 72 bis 144 Stunden
.16	Mehr als 144 bis 264 Stunden
.17	Mehr als 264 bis 432 Stunden
.19	Mehr als 432 bis 600 Stunden
.1a	Mehr als 600 bis 960 Stunden
.1b	Mehr als 960 bis 1.320 Stunden
.1c	Mehr als 1.320 bis 1.680 Stunden
.1d	Mehr als 1.680 bis 2.040 Stunden
.1e	Mehr als 2.040 bis 2.400 Stunden
.1f	Mehr als 2.400 Stunden

8-85b   Anwendung von Blutegeln zur Sicherung des venösen Blutabstroms bei Lappenplastiken oder replantierten Gliedmaßenabschnitten

Therapie mit besonderen Zellen und Blutbestandteilen (8-86...8-86)

8-86 Autogene und allogene Stammzelltherapie und lokale Therapie mit Blutbestandteilen und Hepatozyten

Hinw.: Die Verwendung von Arzneimitteln für neuartige Therapien ist gesondert zu kodieren (5-936 ff.)

8-860 Autogene Stammzelltherapie

Exkl.: Transfusion von peripher gewonnenen hämatopoetischen Stammzellen (8-805 ff.)
Transplantation von hämatopoetischen Stammzellen aus dem Knochenmark (5-411 ff.)

Hinw.: Die Gewinnung der mesenchymalen oder hämatopoetischen Stammzellen ist im Kode enthalten

8-860.0 Intramyokardiale Stammzelltherapie
.00 Ohne Anreicherung von Stammzellfraktionen oder kulturelle Vermehrung
.01 Mit Anreicherung von Stammzellfraktionen und/oder kultureller Vermehrung

8-860.1 Intrakoronare Stammzelltherapie
.10 Ohne Anreicherung von Stammzellfraktionen oder kulturelle Vermehrung
.11 Mit Anreicherung von Stammzellfraktionen und/oder kultureller Vermehrung

8-860.2 Paraurethrale Stammzelltherapie
.20 Ohne Anreicherung von Stammzellfraktionen oder kulturelle Vermehrung
.21 Mit Anreicherung von Stammzellfraktionen und/oder kultureller Vermehrung

8-860.3 Ossäre Stammzelltherapie
.30 Ohne Anreicherung von Stammzellfraktionen oder kulturelle Vermehrung
.31 Mit Anreicherung von Stammzellfraktionen und/oder kultureller Vermehrung

8-860.4 Periphere (intraarterielle und/oder intramuskuläre) Stammzelltherapie

8-860.x Sonstige

8-860.y N.n.bez.

8-861 Entnahme, Aufbereitung und Applikation von Blutbestandteilen zur lokalen Anwendung

8-861.0 Lokale Applikation von autogenem Thrombozytenkonzentrat
Exkl.: Transfusion von Thrombozytenkonzentraten (8-800 ff.)
.00 Durch Zentrifugation gewonnenes Thrombozytenkonzentrat
.01 Durch Filtration gewonnenes Thrombozytenkonzentrat
.0x Sonstige

8-861.1 Lokale Applikation von dendritischen Zellen
Exkl.: Transfusion von dendritischen Zellen (8-802.52)

8-862 Hepatozytentransplantation

8-862.0 Allogen

8-862.1 Autogen, matrixinduziert

8-863 Allogene Stammzelltherapie

Hinw.: Die Gewinnung der mesenchymalen oder hämatopoetischen Stammzellen ist im Kode enthalten

8-863.0 Periphere mesenchymale Stammzelltherapie
.00 Mit Stammzellen aus Knochenmark oder Blut
.01 Mit Stammzellen aus Fettgewebe
.02 Mit Stammzellen aus Hautgewebe
.0x Sonstige

Anästhesie und Schmerztherapie (8-90...8-91)

8-90 Anästhesie
Exkl.: Schmerztherapie (8-91)
Hinw.: Diese Kodes sind Zusatzkodes. Sie sind nur zu verwenden, wenn das Anästhesieverfahren bei Behandlungen angewendet wurde, die normalerweise ohne Anästhesie durchgeführt werden (z.B. bei Kindern)
Eine Analgosedierung beim Erwachsenen ist nicht zu kodieren

8-900 **Intravenöse Anästhesie**
Exkl.: (Analgo-)Sedierung (8-903)

8-901 **Inhalationsanästhesie**

8-902 **Balancierte Anästhesie**

8-903 **(Analgo-)Sedierung**
Hinw.: Dieser Kode ist nur für Patienten bis zur Vollendung des 18. Lebensjahres anzugeben

8-91 Schmerztherapie
Hinw.: Ein Kode aus diesem Bereich ist jeweils nur einmal pro stationären Aufenthalt anzugeben

8-910 **Epidurale Injektion und Infusion zur Schmerztherapie**
Inkl.: Injektion oder Infusion von Lokalanästhetika oder Opioiden unter der Geburt

8-911 **Subarachnoidale Injektion und Infusion zur Schmerztherapie**

8-913 **Injektion eines Medikamentes an extrakranielle Hirnnerven zur Schmerztherapie**

8-914 **Injektion eines Medikamentes an Nervenwurzeln und wirbelsäulennahe Nerven zur Schmerztherapie**

8-914.0 Ohne bildgebende Verfahren
.00 An der Halswirbelsäule
.01 An der Brustwirbelsäule
.02 An der Lendenwirbelsäule
.0x Sonstige

8-914.1 Mit bildgebenden Verfahren
Inkl.: Computertomographie oder Fluoroskopie
.10 An der Halswirbelsäule
.11 An der Brustwirbelsäule
.12 An der Lendenwirbelsäule
.1x Sonstige

8-915 **Injektion und Infusion eines Medikamentes an andere periphere Nerven zur Schmerztherapie**

8-916 **Injektion eines Medikamentes an das sympathische Nervensystem zur Schmerztherapie**

8-916.0 Ohne bildgebende Verfahren
.00 Am zervikalen Grenzstrang
.01 Am thorakalen Grenzstrang
.02 Am lumbalen Grenzstrang
.03 An den prävertebralen Ganglien (Plexus coeliacus, Plexus hypogastricus)
.0x Sonstige

8-916.1 Mit bildgebenden Verfahren
Inkl.: Computertomographie oder Fluoroskopie
.10 Am zervikalen Grenzstrang
.11 Am thorakalen Grenzstrang
.12 Am lumbalen Grenzstrang
.13 An den prävertebralen Ganglien (Plexus coeliacus, Plexus hypogastricus)
.1x Sonstige

Kapitel 8: Nichtoperative therapeutische Maßnahmen

8-917 **Injektion eines Medikamentes in Gelenke der Wirbelsäule zur Schmerztherapie**

8-917.0 Ohne bildgebende Verfahren
- .00 An den Kopfgelenken
- .01 An den Gelenken der Halswirbelsäule
- .02 An den Gelenken der Brustwirbelsäule
- .03 An den Gelenken der Lendenwirbelsäule
- .0x Sonstige

8-917.1 Mit bildgebenden Verfahren
Inkl.: Computertomographie oder Fluoroskopie
- .10 An den Kopfgelenken
- .11 An den Gelenken der Halswirbelsäule
- .12 An den Gelenken der Brustwirbelsäule
- .13 An den Gelenken der Lendenwirbelsäule
- .1x Sonstige

8-918 **Interdisziplinäre multimodale Schmerztherapie**
Exkl.: Interdisziplinäre multimodale schmerztherapeutische Kurzzeitbehandlung (8-91b)
Hinw.: Mit einem Kode aus diesem Bereich ist eine mindestens 7-tägige interdisziplinäre Behandlung von Patienten mit chronischen Schmerzzuständen (einschließlich Tumorschmerzen) unter Einbeziehung von mindestens zwei Fachdisziplinen, davon eine psychiatrische, psychosomatische oder psychologisch-psychotherapeutische Disziplin, nach festgelegtem Behandlungsplan zu kodieren. Die Patienten müssen mindestens drei der nachfolgenden Merkmale aufweisen:
- Manifeste oder drohende Beeinträchtigung der Lebensqualität, der Arbeitsfähigkeit und/oder des regelmäßigen Schulbesuchs
- Fehlschlag einer vorherigen unimodalen Schmerztherapie, eines schmerzbedingten operativen Eingriffs oder einer Entzugsbehandlung
- Bestehende(r) Medikamentenabhängigkeit oder -fehlgebrauch
- Schmerzunterhaltende psychische Begleiterkrankung
- Gravierende somatische Begleiterkrankung

Strukturmerkmale:
- Behandlungsleitung durch einen Facharzt mit der Zusatzbezeichnung Spezielle Schmerztherapie

Mindestmerkmale:
- Interdisziplinäre Diagnostik durch mindestens zwei Fachdisziplinen (obligatorisch eine psychiatrische, psychosomatische oder psychologisch-psychotherapeutische Disziplin)
- Anwendung von mindestens drei der folgenden aktiven Therapieverfahren: Psychotherapie, Physiotherapie, Entspannungsverfahren, Ergotherapie, medizinische Trainingstherapie, sensomotorisches Training, Arbeitsplatz- oder Schulbesuchstraining, künstlerische Therapie (Kunst- und/oder Musiktherapie) oder sonstige übende Therapien. Die Therapieeinheiten umfassen durchschnittlich 30 Minuten. Bei Gruppentherapie ist die Gruppengröße auf maximal 8 Personen begrenzt
- Überprüfung des Behandlungsverlaufs durch ein standardisiertes therapeutisches Assessment
- Tägliche ärztliche Visite oder Teambesprechung
- Wöchentliche interdisziplinäre Teambesprechung

8-918.0 Mindestens 7 bis höchstens 13 Behandlungstage
- .00 Bis zu 20 Therapieeinheiten
- .01 Mindestens 21 Therapieeinheiten, davon weniger als 5 Therapieeinheiten psychotherapeutische Verfahren
  Hinw.: Es erfolgt regelmäßig, zumindest wöchentlich, je ein ärztliches und ein psychotherapeutisches Einzelgespräch von mindestens 30 Minuten. Eine zweite medizinische Fachdisziplin oder bei Kindern und Jugendlichen ein zweiter Facharzt für Kinder- und Jugendmedizin mit einer anderen Schwerpunkt- bzw. Zusatzbezeichnung (z.B. Neuropädiatrie, Kinderrheumatologie, Palliativmedizin) ist zusätzlich, zumindest im Rahmen wöchentlicher Teambesprechungen, in die Therapieentscheidungen eingebunden
- .02 Mindestens 21 Therapieeinheiten, davon mindestens 5 Therapieeinheiten psychotherapeutische Verfahren
  Hinw.: Es erfolgt regelmäßig, zumindest wöchentlich, je ein ärztliches und ein psychotherapeutisches Einzelgespräch von mindestens 30 Minuten. Eine zweite medizinische Fachdisziplin oder bei Kindern und Jugendlichen ein zweiter Facharzt für Kinder- und Jugendmedizin mit einer anderen Schwerpunkt- bzw. Zusatzbezeichnung (z.B. Neuropädiatrie, Kinderrheumatologie, Palliativmedizin) ist zusätzlich, zumindest im Rahmen wöchentlicher Teambesprechungen, in die Therapieentscheidungen eingebunden

Kapitel 8: Nichtoperative therapeutische Maßnahmen

8-918.1 Mindestens 14 bis höchstens 20 Behandlungstage
.10 Bis zu 41 Therapieeinheiten
.11 Mindestens 42 bis höchstens 55 Therapieeinheiten, davon weniger als 10 Therapieeinheiten psychotherapeutische Verfahren
Hinw.: Es erfolgt regelmäßig, zumindest wöchentlich, je ein ärztliches und ein psychotherapeutisches Einzelgespräch von mindestens 30 Minuten. Eine zweite medizinische Fachdisziplin oder bei Kindern und Jugendlichen ein zweiter Facharzt für Kinder- und Jugendmedizin mit einer anderen Schwerpunkt- bzw. Zusatzbezeichnung (z.B. Neuropädiatrie, Kinderrheumatologie, Palliativmedizin) ist zusätzlich, zumindest im Rahmen wöchentlicher Teambesprechungen, in die Therapieentscheidungen eingebunden
.12 Mindestens 42 bis höchstens 55 Therapieeinheiten, davon mindestens 10 Therapieeinheiten psychotherapeutische Verfahren
Hinw.: Es erfolgt regelmäßig, zumindest wöchentlich, je ein ärztliches und ein psychotherapeutisches Einzelgespräch von mindestens 30 Minuten. Eine zweite medizinische Fachdisziplin oder bei Kindern und Jugendlichen ein zweiter Facharzt für Kinder- und Jugendmedizin mit einer anderen Schwerpunkt- bzw. Zusatzbezeichnung (z.B. Neuropädiatrie, Kinderrheumatologie, Palliativmedizin) ist zusätzlich, zumindest im Rahmen wöchentlicher Teambesprechungen, in die Therapieentscheidungen eingebunden
.13 Mindestens 56 Therapieeinheiten, davon weniger als 14 Therapieeinheiten psychotherapeutische Verfahren
Hinw.: Es erfolgt regelmäßig, zumindest wöchentlich, je ein ärztliches und ein psychotherapeutisches Einzelgespräch von mindestens 30 Minuten. Eine zweite medizinische Fachdisziplin oder bei Kindern und Jugendlichen ein zweiter Facharzt für Kinder- und Jugendmedizin mit einer anderen Schwerpunkt- bzw. Zusatzbezeichnung (z.B. Neuropädiatrie, Kinderrheumatologie, Palliativmedizin) ist zusätzlich, zumindest im Rahmen wöchentlicher Teambesprechungen, in die Therapieentscheidungen eingebunden
.14 Mindestens 56 Therapieeinheiten, davon mindestens 14 Therapieeinheiten psychotherapeutische Verfahren
Hinw.: Es erfolgt regelmäßig, zumindest wöchentlich, je ein ärztliches und ein psychotherapeutisches Einzelgespräch von mindestens 30 Minuten. Eine zweite medizinische Fachdisziplin oder bei Kindern und Jugendlichen ein zweiter Facharzt für Kinder- und Jugendmedizin mit einer anderen Schwerpunkt- bzw. Zusatzbezeichnung (z.B. Neuropädiatrie, Kinderrheumatologie, Palliativmedizin) ist zusätzlich, zumindest im Rahmen wöchentlicher Teambesprechungen, in die Therapieentscheidungen eingebunden

8-918.2 Mindestens 21 Behandlungstage
.20 Bis zu 83 Therapieeinheiten
.21 Mindestens 84 Therapieeinheiten, davon weniger als 21 Therapieeinheiten psychotherapeutische Verfahren
Hinw.: Es erfolgt regelmäßig, zumindest wöchentlich, je ein ärztliches und ein psychotherapeutisches Einzelgespräch von mindestens 30 Minuten. Eine zweite medizinische Fachdisziplin oder bei Kindern und Jugendlichen ein zweiter Facharzt für Kinder- und Jugendmedizin mit einer anderen Schwerpunkt- bzw. Zusatzbezeichnung (z.B. Neuropädiatrie, Kinderrheumatologie, Palliativmedizin) ist zusätzlich, zumindest im Rahmen wöchentlicher Teambesprechungen, in die Therapieentscheidungen eingebunden
.22 Mindestens 84 Therapieeinheiten, davon mindestens 21 Therapieeinheiten psychotherapeutische Verfahren
Hinw.: Es erfolgt regelmäßig, zumindest wöchentlich, je ein ärztliches und ein psychotherapeutisches Einzelgespräch von mindestens 30 Minuten. Eine zweite medizinische Fachdisziplin oder bei Kindern und Jugendlichen ein zweiter Facharzt für Kinder- und Jugendmedizin mit einer anderen Schwerpunkt- bzw. Zusatzbezeichnung (z.B. Neuropädiatrie, Kinderrheumatologie, Palliativmedizin) ist zusätzlich, zumindest im Rahmen wöchentlicher Teambesprechungen, in die Therapieentscheidungen eingebunden

8-919 Komplexe Akutschmerzbehandlung
Hinw.: Dieser Kode umfasst die Einleitung, Durchführung und Überwachung einer speziellen Schmerztherapie oder Symptomkontrolle bei Patienten mit schweren akuten Schmerzzuständen (z.B. nach Operationen, Unfällen oder schweren, exazerbierten Tumorschmerzen) mit einem der unter 8-910 bis 8-911 genannten Verfahren, mit kontinuierlichen Regionalanästhesieverfahren (z.B. Plexuskatheter) oder parenteraler oder sublingualer patientenkontrollierter Analgesie (PCA) durch spezielle Einrichtungen (z.B. Akutschmerzdienst) mit mindestens zweimaliger Visite pro Tag
Der Kode ist auch bei Tumorschmerzen anzuwenden, bei denen akute Schmerzexazerbationen oder Therapieresistenz von tumorbedingten oder tumorassoziierten Schmerzzuständen im Vordergrund des Krankheitsbildes stehen und den Einsatz spezieller schmerztherapeutischer Verfahren und Techniken erfordern
Die Anwendung dieses Kodes erfordert die Dokumentation von mindestens drei Aspekten der Effektivität der Therapie (Analgesie, Symptomintensität, Symptomkontrolle, Ermöglichung aktiver Therapie)
Der Kode ist nicht anwendbar bei Schmerztherapie nur am Operationstag

Kapitel 8: Nichtoperative therapeutische Maßnahmen

8-91b **Interdisziplinäre multimodale schmerztherapeutische Kurzzeitbehandlung**
Hinw.: Diese Prozedur wird als Therapieerprobung nach einer interdisziplinären algesiologischen Diagnostik (1-910) oder als Therapiestabilisierung nach einer interdisziplinären multimodalen Schmerztherapie (8-918 ff.) durchgeführt
Strukturmerkmale:
- Behandlungsleitung durch einen Facharzt mit der Zusatzbezeichnung Spezielle Schmerztherapie

Mindestmerkmale:
- Die Behandlungsdauer beträgt maximal 6 Tage
- Interdisziplinäre Teambesprechung zum Therapieverlauf
- Einbeziehung von mindestens 3 Fachdisziplinen, davon eine psychiatrische, psychosomatische oder psychologisch-psychotherapeutische Fachdisziplin
- Anwendung von mindestens drei der folgenden aktiven Therapieverfahren: Psychotherapie (Verhaltenstherapie), Physiotherapie, Entspannungsverfahren, Ergotherapie, medizinische Trainingstherapie, sensomotorisches Training, Arbeitsplatztraining, künstlerische Therapie (Kunst- und/oder Musiktherapie) oder sonstige übende Therapien patientenbezogen in unterschiedlichen Kombinationen

8-91c **Teilstationäre interdisziplinäre multimodale Schmerztherapie**
Exkl.: Interdisziplinäre multimodale Schmerztherapie (8-918 ff.)
Interdisziplinäre multimodale schmerztherapeutische Kurzzeitbehandlung (8-91b)
Hinw.: Jeder teilstationäre schmerztherapeutische Behandlungstag, an dem die nachfolgenden Bedingungen erfüllt werden, ist einzeln zu kodieren
Die interdisziplinäre algesiologische Diagnostik kann mit dem Kode 1-910 verschlüsselt werden, wenn die dort angegebenen Bedingungen erfüllt sind
Strukturmerkmale:
- Behandlungsleitung durch einen Facharzt mit der Zusatzbezeichnung Spezielle Schmerztherapie
- Zum Team gehört ein ärztlicher oder psychologischer Psychotherapeut
- Vorhandensein von Physiotherapie oder Sporttherapie oder anderen körperlich übenden Verfahren

Mindestmerkmale:
- Vor Beginn der teilstationären interdisziplinären multimodalen Schmerztherapie wurde eine interdisziplinäre algesiologische Diagnostik unter Mitarbeit von mindestens 2 Fachdisziplinen (davon eine psychiatrische, psychosomatische oder psychologisch-psychotherapeutische Disziplin) mit psychometrischer und physischer Funktionstestung und abschließender Teambesprechung abgeschlossen
- Teamintegrierte Behandlung chronischer Schmerzpatienten nach festgelegtem Behandlungsplan
- Ärztliche Visite oder Teambesprechung mit Behandlungsplanung
- Gesamtaufenthaltsdauer pro Tag in der teilstationären Einrichtung (inkl. Erholungszeiten) von mindestens 240 Minuten
- Die Größe der Behandlungsgruppen ist auf maximal 8 Patienten begrenzt

Als teamintegriert angewandte Verfahrensarten gelten:
- Körperlich übende Verfahren wie z.B. aktivierende Physiotherapie, Trainingstherapie, Ausdauertraining, Dehnungsübungen, sensomotorisches Training, Ergotherapie, Arbeitsplatztraining
- Psychotherapeutisch übende, auch durch Kotherapeuten erbrachte Verfahren wie z.B. Muskelrelaxation, Autogenes Training
- Ärztlich oder psychologisch psychotherapeutische Verfahren wie z.B. psychologische Schmerztherapie, Gruppenpsychotherapie, Edukation, Alltagsplanung, störungsorientierte Einzeltherapie
- Sonstige Verfahren wie z.B. soziale Interventionen, Kreativtherapie, künstlerische Therapie (Kunst- und/oder Musiktherapie)

Eine gleichzeitige akutmedizinische Diagnostik bzw. Behandlung ist gesondert zu kodieren

8-91c.0 Basisbehandlung
Hinw.: Mindestmerkmale:
- Teamintegrierter Einsatz von mindestens zwei der genannten Verfahren
- Mindestens 120 Minuten Therapiezeit pro Tag in Einzel- und/oder Gruppentherapie

.00 Zwei übende oder sonstige Verfahren
.01 Zwei Verfahren, davon ein ärztlich oder psychologisch psychotherapeutisches Verfahren von mindestens 60 Minuten
.02 Zwei Verfahren, zusätzlich ein ärztliches oder psychotherapeutisches Einzelgespräch von mindestens 30 Minuten

Kapitel 8: Nichtoperative therapeutische Maßnahmen

8-91c.1 **Umfassende Behandlung**
Hinw.: Mindestmerkmale:
- Teamintegrierter Einsatz von mindestens drei der genannten Verfahren
- Mindestens 180 Minuten Therapiezeit pro Tag in Einzel- und/oder Gruppentherapie

.10 Drei übende oder sonstige Verfahren
.11 Drei Verfahren, davon ein ärztlich oder psychologisch psychotherapeutisches Verfahren von mindestens 60 Minuten
.12 Drei Verfahren, zusätzlich ein ärztliches oder psychotherapeutisches Einzelgespräch von mindestens 30 Minuten

8-91c.2 **Intensivbehandlung**
Hinw.: Mindestmerkmale:
- Teamintegrierter Einsatz von mindestens vier der genannten Verfahren
- Mindestens 240 Minuten Therapiezeit pro Tag in Einzel- und/oder Gruppentherapie

.20 Vier oder mehr übende oder sonstige Verfahren
.21 Vier oder mehr Verfahren, davon ein ärztlich oder psychologisch psychotherapeutisches Verfahren von mindestens 60 Minuten
.22 Vier oder mehr Verfahren, zusätzlich ein ärztliches oder psychotherapeutisches Einzelgespräch von mindestens 30 Minuten
.23 Vier oder mehr Verfahren, davon ein ärztlich oder psychologisch psychotherapeutisches Verfahren von mindestens 60 Minuten und zusätzlich ein ärztliches oder psychotherapeutisches Einzelgespräch von mindestens 30 Minuten

Patientenmonitoring (8-92...8-93)

8-92 Neurologisches Monitoring
Inkl.: Auswertung und klinische Beurteilung
Hinw.: Ein Kode aus diesem Bereich ist jeweils nur einmal pro stationären Aufenthalt anzugeben

8-920 EEG-Monitoring (mindestens 2 Kanäle) für mehr als 24 h
Inkl.: Bispektral-Index-Monitoring [BIS-Monitoring]
Hinw.: Dieser Kode ist nur für intensivmedizinische Patienten anzugeben

8-921 Monitoring mittels evozierter Potenziale
Hinw.: Dieser Kode ist nur für intensivmedizinische Patienten anzugeben

8-923 Monitoring der hirnvenösen Sauerstoffsättigung
Hinw.: Diese Kodes sind nur für intensivmedizinische Patienten anzugeben

8-923.0 Invasiv

8-923.1 Nicht invasiv
Inkl.: Nicht invasive Messung der regionalen hirnkapillären Sauerstoffsättigung, z.B. durch Nahinfrarot-Spektroskopie

8-924 Invasives neurologisches Monitoring
Inkl.: Monitoring des intrakraniellen Druckes
Monitoring der Sauerstoffsättigung im Hirngewebe
Hinw.: Dieser Kode ist nur für intensivmedizinische Patienten anzugeben

8-925 Intraoperatives neurophysiologisches Monitoring
Inkl.: Elektrophysiologisches Monitoring
Sprachmonitoring bei Wacheingriffen
Exkl.: Intraoperatives neurophysiologisches Monitoring des N. recurrens im Rahmen einer anderen Operation (5-069.4 ff.)
Intraoperatives neurophysiologisches Monitoring des N. facialis bei der Resektion einer Speicheldrüse (5-262 ff.)
Intraoperatives neurophysiologisches Monitoring bei Operationen am Glomus caroticum und anderen Paraganglien (5-398.2)

8-925.0 Bis 4 Stunden
Hinw.: Die Dauer berechnet sich vom Anlegen bis zur Abnahme der Elektroden

.00 Mit Stimulationselektroden
.01 Mit evozierten Potenzialen (AEP, SEP, MEP, VEP)
Hinw.: Eine ggf. durchgeführte Anwendung von Stimulationselektroden ist im Kode enthalten
.02 Mit weniger als 8 kortikalen Elektroden (Elektrokortikographie, Phasenumkehr und/oder Kartierung)

	.03	Mit weniger als 8 kortikalen Elektroden (Elektrokortikographie, Phasenumkehr und/oder Kartierung) und mit evozierten Potenzialen (AEP, SEP, MEP, VEP)
	.04	Mit 8 oder mehr kortikalen Elektroden (Elektrokortikographie, Phasenumkehr und/oder Kartierung)
		Hinw.: Ein ggf. durchgeführtes Monitoring mit evozierten Potenzialen ist im Kode enthalten
	.0x	Sonstige

8-925.2 **Mehr als 4 Stunden bis 8 Stunden**
Hinw.: Die Dauer berechnet sich vom Anlegen bis zur Abnahme der Elektroden

    .20   Mit Stimulationselektroden
    .21   Mit evozierten Potenzialen (AEP, SEP, MEP, VEP)
           Hinw.: Eine ggf. durchgeführte Anwendung von Stimulationselektroden ist im Kode enthalten
    .22   Mit weniger als 8 kortikalen Elektroden (Elektrokortikographie, Phasenumkehr und/oder Kartierung)
    .23   Mit weniger als 8 kortikalen Elektroden (Elektrokortikographie, Phasenumkehr und/oder Kartierung) und mit evozierten Potenzialen (AEP, SEP, MEP, VEP)
    .24   Mit 8 oder mehr kortikalen Elektroden (Elektrokortikographie, Phasenumkehr und/oder Kartierung)
           Hinw.: Ein ggf. durchgeführtes Monitoring mit evozierten Potenzialen ist im Kode enthalten
    .2x   Sonstige

8-925.3 **Mehr als 8 Stunden bis 12 Stunden**
Hinw.: Die Dauer berechnet sich vom Anlegen bis zur Abnahme der Elektroden

    .30   Mit Stimulationselektroden
    .31   Mit evozierten Potenzialen (AEP, SEP, MEP, VEP)
           Hinw.: Eine ggf. durchgeführte Anwendung von Stimulationselektroden ist im Kode enthalten
    .32   Mit weniger als 8 kortikalen Elektroden (Elektrokortikographie, Phasenumkehr und/oder Kartierung)
    .33   Mit weniger als 8 kortikalen Elektroden (Elektrokortikographie, Phasenumkehr und/oder Kartierung) und mit evozierten Potenzialen (AEP, SEP, MEP, VEP)
    .34   Mit 8 oder mehr kortikalen Elektroden (Elektrokortikographie, Phasenumkehr und/oder Kartierung)
           Hinw.: Ein ggf. durchgeführtes Monitoring mit evozierten Potenzialen ist im Kode enthalten
    .3x   Sonstige

8-925.4 **Mehr als 12 Stunden**
Hinw.: Die Dauer berechnet sich vom Anlegen bis zur Abnahme der Elektroden

    .40   Mit Stimulationselektroden
    .41   Mit evozierten Potenzialen (AEP, SEP, MEP, VEP)
           Hinw.: Eine ggf. durchgeführte Anwendung von Stimulationselektroden ist im Kode enthalten
    .42   Mit weniger als 8 kortikalen Elektroden (Elektrokortikographie, Phasenumkehr und/oder Kartierung)
    .43   Mit weniger als 8 kortikalen Elektroden (Elektrokortikographie, Phasenumkehr und/oder Kartierung) und mit evozierten Potenzialen (AEP, SEP, MEP, VEP)
    .44   Mit 8 oder mehr kortikalen Elektroden (Elektrokortikographie, Phasenumkehr und/oder Kartierung)
           Hinw.: Ein ggf. durchgeführtes Monitoring mit evozierten Potenzialen ist im Kode enthalten
    .4x   Sonstige

8-93 Monitoring von Atmung, Herz und Kreislauf

Inkl.: Auswertung und klinische Beurteilung
Hinw.: Ein Kode aus diesem Bereich ist jeweils nur einmal pro stationären Aufenthalt anzugeben

8-930 Monitoring von Atmung, Herz und Kreislauf ohne Messung des Pulmonalarteriendruckes und des zentralen Venendruckes
Hinw.: Dieser Kode ist nur für intensivmedizinisch versorgte Patienten anzugeben. Dieser Kode umfasst das kontinuierliche EKG-Monitoring, das Monitoring des Blutdruckes, die Messung von Atemfrequenz, Sauerstoffsättigung und sonstigen Vitalparametern sowie die Bilanzierung

8-931 Monitoring von Atmung, Herz und Kreislauf mit Messung des zentralen Venendruckes
Hinw.: Diese Kodes sind nur für intensivmedizinisch versorgte Patienten anzugeben. Diese Kodes umfassen das kontinuierliche EKG-Monitoring, das Monitoring des Blutdruckes, die Messung von Atemfrequenz, Sauerstoffsättigung und sonstigen Vitalparametern sowie die Bilanzierung

8-931.0   Ohne kontinuierliche reflektionsspektrometrische Messung der zentralvenösen Sauerstoffsättigung

8-931.1   Mit kontinuierlicher reflektionsspektrometrischer Messung der zentralvenösen Sauerstoffsättigung

Kapitel 8: Nichtoperative therapeutische Maßnahmen

8-932 **Monitoring von Atmung, Herz und Kreislauf mit Messung des Pulmonalarteriendruckes**
Inkl.: Messung des zentralen Venendruckes
Einsatz der Pulswellenkonturanalyse und der Pulsdruckanalyse zur Bestimmung des Herzzeitvolumens
Hinw.: Dieser Kode ist nur für intensivmedizinisch versorgte Patienten anzugeben. Dieser Kode umfasst das kontinuierliche EKG-Monitoring, das Monitoring des Blutdruckes, die Messung von Atemfrequenz, Sauerstoffsättigung und sonstigen Vitalparametern sowie die Bilanzierung

8-933 **Funkgesteuerte kardiologische Telemetrie**
Hinw.: Dieser Kode ist nur für stationär behandelte Patienten anzugeben

8-934 **Teilstationäre Beobachtung bei Vergiftungen unbekannten Ausmaßes bei Kindern**
Hinw.: Dieser Kode ist nur für Patienten bis zur Vollendung des 10. Lebensjahres anzugeben
Strukturmerkmale:
- Vorhandensein einer Fachabteilung für Kinder- und Jugendmedizin am Standort des Krankenhauses

Komplexbehandlung (8-97...8-98)

8-97 Multimodale Komplexbehandlung

8-971 **Multimodale dermatologische Komplexbehandlung**
Hinw.: Mindestmerkmale:
- 7 Behandlungstage mit fachärztlicher Behandlungsleitung und durch Fachpflegepersonal

8-971.0 Ganzkörper-Dermatotherapie (mindestens 2 x tägl.)

8-971.1 Ganzkörper-Dermatotherapie (mindestens 2 x tägl.), Balneotherapie und/oder Lichttherapie

8-971.2 Ganzkörper-Dermatotherapie (mindestens 2 x tägl.), Balneotherapie und/oder Lichttherapie, allergologische, diätetische (Karenzdiäten) und/oder psychosomatische Maßnahmen

8-971.3 Ganzkörper-Dermatotherapie (mindestens 2 x tägl.), Balneotherapie und/oder Lichttherapie, allergologische, diätetische (Karenzdiäten) und/oder psychosomatische Maßnahmen, spezifische parenterale Infusionstherapie

8-971.4 Ganzkörper-Dermatotherapie (mindestens 2 x tägl.), Balneotherapie und/oder Lichttherapie, allergologische, diätetische (Karenzdiäten) und/oder psychosomatische Maßnahmen, spezifische parenterale Infusionstherapie, Patientenschulung (ggf. Eltern-Kind)

8-971.x Sonstige

8-971.y N.n.bez.

8-972 **Komplexbehandlung bei schwerbehandelbarer Epilepsie**
Inkl.: Medikamentöse Umstellung oder Absetzen von Medikamenten, Lebenstraining oder Compliancetraining, Patientenschulung, Therapiekontrolle, Psychotherapie, Anfallsselbstkontrolle und Biofeedbacktraining
Exkl.: EEG-Diagnostik (1-207 ff.)
Hinw.: Bei Kindern und Jugendlichen kann die Therapie auch unter Einbeziehung von Eltern und/oder anderen Bezugspersonen erfolgen
Mindestmerkmale:
- Wöchentliche Teambesprechung mit wochenbezogener Dokumentation bisheriger Behandlungsergebnisse und weiterer Behandlungsziele
- Einsatz von mindestens 3 Therapiebereichen: Ergotherapie, Physiotherapie, Neuropsychologie, Psychotherapie, Sozialarbeit, Logopädie, bei Kindern und Jugendlichen Heil- und Sozialpädagogik patientenbezogen in unterschiedlichen Kombinationen und unterschiedlichem Zeitaufwand

8-972.0 Mindestens 7 bis höchstens 13 Behandlungstage

8-972.1 Mindestens 14 bis höchstens 20 Behandlungstage

8-972.2 Mindestens 21 Behandlungstage

Kapitel 8: Nichtoperative therapeutische Maßnahmen

8-973 **Komplexbehandlung bei Spina bifida**
Inkl.: Komplexe Diagnostik
Exkl.: Bildgebende Diagnostik (Kap. 3), invasive funktionelle Diagnostik (Kap. 1)
EEG-Diagnostik (1-207 ff.)
Hinw.: Mit diesem Kode ist die multidisziplinäre somatische (Kinder- und Jugendmedizin, Neurochirurgie, Orthopädie, Ophthalmologie, Urologie), psychologische und psychosoziale Behandlung von Patienten mit Spina bifida zu kodieren
Durchgeführte Operationen sind gesondert zu kodieren

8-974 **Multimodale Komplexbehandlung bei sonstiger chronischer Erkrankung**
Inkl.: Komplexbehandlung z.B. bei Adipositas, Asthma bronchiale, Diabetes mellitus, Neurodermitis, Mukoviszidose, rheumatologischen, hämatologisch-onkologischen, kardiologischen und sozialpädiatrischen Krankheiten
Hinw.: Strukturmerkmale:
- Team mit fachärztlicher Behandlungsleitung
Mindestmerkmale:
- Einsatz von mindestens 3 Therapiebereichen: Physiotherapie/Physikalische Therapie, Ergotherapie, Sporttherapie, Logopädie, künstlerische Therapie (Kunst- und/oder Musiktherapie), Schmerztherapie, Psychotherapie patientenbezogen in unterschiedlichen Kombinationen und unterschiedlichem Zeitaufwand

8-974.0 Mindestens 7 bis höchstens 13 Behandlungstage

8-974.1 Mindestens 14 bis höchstens 20 Behandlungstage

8-974.2 Mindestens 21 Behandlungstage

8-975 **Naturheilkundliche und anthroposophisch-medizinische Komplexbehandlung**

8-975.2 Naturheilkundliche Komplexbehandlung
Hinw.: Strukturmerkmale:
- Klinisch-naturheilkundliches Team mit Behandlungsleitung durch einen Facharzt mit der Zusatzbezeichnung Naturheilverfahren und mit mindestens 3-jähriger Erfahrung im Bereich der klassischen Naturheilverfahren
- Dem Team müssen neben Ärzten und fachkundigem Pflegepersonal mit mindestens halbjähriger naturheilkundlicher Erfahrung mindestens drei der folgenden Berufsgruppen angehören: Physiotherapeuten/Krankengymnasten/Masseure/Medizinische Bademeister/Sportlehrer, Ergotherapeuten, Psychologen, Ökotrophologen/Diätassistenten, Kunsttherapeuten/Musiktherapeuten
Mindestmerkmale:
- Behandlung von mindestens 120 Therapieminuten pro Tag durch das klinisch-naturheilkundliche Team
- Erstellung eines spezifisch-naturheilkundlichen diagnostischen und therapeutischen Konzeptes zu Beginn der Behandlung
- Mindestens zweimal wöchentlich Teambesprechung unter Einbeziehung somatischer, ordnungstherapeutischer und sozialer Aspekte mit patientenbezogener Dokumentation der bisherigen Behandlungsergebnisse und der weiteren Behandlungsziele
- Naturheilkundliche erweiterte Pflege durch fachkundiges Pflegepersonal
- Einsatz von mindestens 5 der folgenden 8 Therapiebereiche: Ernährungstherapie, Hydrotherapie/Thermotherapie, andere physikalische Verfahren, Phytotherapie, Ordnungstherapie, Bewegungstherapie, ausleitende Verfahren oder ein zusätzliches Verfahren (manuelle Therapie, Akupunktur/Chinesische Medizin, Homöopathie, Neuraltherapie, künstlerische Therapie (Kunst- und/oder Musiktherapie))
Gleichzeitige weitergehende akutmedizinische Diagnostik und Therapie sind gesondert zu kodieren

.22 Mindestens 7 bis höchstens 13 Behandlungstage und weniger als 1.680 Behandlungsminuten

.23 Mindestens 14 bis höchstens 20 Behandlungstage und weniger als 2.520 Behandlungsminuten oder mindestens 10 bis höchstens 13 Behandlungstage und mindestens 1.680 Behandlungsminuten

.24 Mindestens 21 Behandlungstage oder mindestens 14 Behandlungstage und 2.520 Behandlungsminuten

8-975.3 Anthroposophisch-medizinische Komplexbehandlung

Hinw.: Die Behandlung erfolgt unter Anwendung mehrerer spezifischer Therapieverfahren mit insgesamt mindestens 30 Therapieeinheiten (jeweils von mindestens 30 Minuten) aus den Bereichen:
- Anwendungen und Bäder
- Massagen, Einreibungen und Wickel
- Bewegungstherapien (Heileurythmie und Krankengymnastik)
- Künstlerische Therapie (Kunst- und/oder Musiktherapie)
- Supportive Therapie und Patientenschulung

8-976 Komplexbehandlung bei Querschnittlähmung

8-976.0 Umfassende Erstbehandlung

Hinw.: Interdisziplinäre und interprofessionelle stationäre Behandlung unmittelbar nach Eintritt einer kompletten oder inkompletten Querschnittlähmung mit dem Behandlungsergebnis der medizinischen und sozialen Reintegration im Sinne des selbstbestimmten Lebens

.00 Bis 99 Behandlungstage
.01 Mindestens 100 bis höchstens 199 Behandlungstage
.02 Mindestens 200 bis höchstens 299 Behandlungstage
.03 Mindestens 300 Behandlungstage

8-976.1 Behandlung aufgrund direkter oder assoziierter Folgen

Hinw.: Gleichzeitige und gleichrangige stationäre Behandlung aller direkten und assoziierten Folgen einer Querschnittlähmung neben der zur stationären Aufnahme führenden Ursache, um das selbstbestimmte Leben der Querschnittgelähmten kurzfristig wieder zu ermöglichen, aufrecht zu erhalten oder es durch Abwendung von Verschlimmerungen langfristig zu sichern

.10 Bis 17 Behandlungstage
.11 Mindestens 18 bis höchstens 49 Behandlungstage
.12 Mindestens 50 bis höchstens 99 Behandlungstage
.13 Mindestens 100 Behandlungstage

8-976.2 Behandlung aufgrund lebenslanger Nachsorge (Check)

Hinw.: Stationäre Behandlung, um die dynamische Entwicklung einer Querschnittlähmung durch klinische, apparative und bildgebende Verfahren zu erfassen und notwendige ambulante, teilstationäre oder stationäre Maßnahmen zu veranlassen, die geeignet sind, das selbstbestimmte Leben von Querschnittgelähmten aufrechtzuerhalten oder dies wieder zu ermöglichen oder Verschlimmerungen von Querschnittlähmungsfolgen langfristig abzuwenden

8-977 Multimodal-nichtoperative Komplexbehandlung des Bewegungssystems

Hinw.: Strukturmerkmale:
- Fachärztliche Behandlungsleitung

Mindestmerkmale:
- Interdisziplinäre Diagnostik und Behandlung von komplexen (multifaktoriellen) Erkrankungen des Bewegungssystems von mindestens 12 Tagen
- Anwendung von 5 diagnostischen Verfahren:
  - Neuroorthopädische Strukturdiagnostik
  - Manualmedizinische Funktionsdiagnostik
  - Schmerzdiagnostik
  - Apparative Diagnostik unter funktionspathologischen Aspekten (z.B. Röntgen, MRT, CT, videogestützte Bewegungsanalyse, Posturographie, computergestützte Bewegungs- oder Kraftmessung, EMG, Optimetrie)
  - Psychodiagnostik
- Anwendung von Verfahren mit einer Therapiedichte von mindestens 30 aktiven und passiven Einzelleistungen aus den beiden folgenden Leistungsgruppen:
  - Mindestens 3 der folgenden Verfahren:
    - Manuelle Medizin
    - Reflextherapie
    - Infiltrationstherapie/interventionelle Schmerztherapie
    - Psychotherapie

- und mindestens 3 der folgenden Verfahren:
  - Manuelle Therapie und Krankengymnastik auf neurophysiologischer Basis
  - Medizinische Trainingstherapie
  - Physikalische Therapie
  - Entspannungsverfahren
- Therapeutisches Assessment
- Interdisziplinäre Teambesprechung

8-978 **Aufrechterhaltung der Homöostase für die postmortale Organspende**
Inkl.: Maschinelle Beatmung und Intensivpflege
Hinw.: Dieser Kode wird nicht im Rahmen des Datensatzes nach § 301 SGB V bzw. § 21 KHEntgG übermittelt und darf nur im Anschluss an die Feststellung des irreversiblen Hirnfunktionsausfalls bei einem potenziellen Organspender entsprechend 1-202.01 und nicht erfolgter Organentnahme kodiert werden
Nicht erbracht werden darf diese Leistung, wenn der potenzielle Organspender zu Lebzeiten einer möglichen Organspende widersprochen hat oder medizinische Kontraindikationen für eine Organspende vorliegen
Die im Rahmen dieser Leistung ab dem Zeitpunkt der Einleitung der zur Feststellung des irreversiblen Hirnfunktionsausfalls (1-202.01) führenden Diagnostik anfallende Dauer der maschinellen Beatmung darf bei der im Rahmen der Datenübermittlung nach § 301 SGB V / § 21 KHEntgG zu übermittelnden Beatmungsstundenzahl nicht berücksichtigt werden
Als Datum der Leistungserbringung ist dasselbe Datum wie bei der Leistung 1-202.01 anzugeben

8-979 **Stationäre Behandlung vor Transplantation**
Hinw.: Mit einem Kode aus diesem Bereich ist die präoperative Behandlungsdauer während des Transplantationsaufenthaltes zu kodieren

8-979.0 Mindestens 10 bis höchstens 29 Behandlungstage
.00 Vor einer Nierentransplantation
.01 Vor einer Herztransplantation
.02 Vor einer Lungentransplantation
.03 Vor einer Herz-Lungen-Transplantation
.04 Vor einer Lebertransplantation
.05 Vor einer Pankreastransplantation
.06 Vor einer Dünndarmtransplantation
.0x Sonstige

8-979.1 Mindestens 30 bis höchstens 49 Behandlungstage
.10 Vor einer Nierentransplantation
.11 Vor einer Herztransplantation
.12 Vor einer Lungentransplantation
.13 Vor einer Herz-Lungen-Transplantation
.14 Vor einer Lebertransplantation
.15 Vor einer Pankreastransplantation
.16 Vor einer Dünndarmtransplantation
.1x Sonstige

8-979.2 Mindestens 50 Behandlungstage
.20 Vor einer Nierentransplantation
.21 Vor einer Herztransplantation
.22 Vor einer Lungentransplantation
.23 Vor einer Herz-Lungen-Transplantation
.24 Vor einer Lebertransplantation
.25 Vor einer Pankreastransplantation
.26 Vor einer Dünndarmtransplantation
.2x Sonstige

Kapitel 8: Nichtoperative therapeutische Maßnahmen

8-97a	**Multimodale intensivmedizinische Überwachung und Behandlung bei zerebrovaskulären Vasospasmen** *Hinw.:* Diese Kodes sind nur anzugeben für nicht beatmete Patienten Die intraarterielle Spasmolyse ist gesondert zu kodieren (8-83c.6 ff.) Mindestmerkmale: • Hypertensive hypervolämische Hämodilution (Triple-H-Therapie) mit systemischer Katecholamingabe • Intensivmedizinisches Monitoring mit stündlicher Kontrolle aller neurologischen Funktionen • Mindestens einmal täglich transkranielle Doppleruntersuchung aller intrazerebralen Gefäßabschnitte
8-97a.0	Bis zu 6 Behandlungstage
8-97a.1	Mindestens 7 bis höchstens 13 Behandlungstage
8-97a.2	Mindestens 14 Behandlungstage
8-97b	**Multimodale intensivmedizinische Überwachung und Behandlung bei neuromuskulären Erkrankungen** *Hinw.:* Mindestmerkmale: • Intensivmedizinische Überwachung bei Patienten mit einer neuromuskulären Erkrankung (ICD-10-GM G12.-, G13.-*, G61.-, G70.-, G71.-, G72.-, G73.-*, M33.-, M36.0*, M60.- außer M60.2, M63.-*) • Die Patienten haben eine Vitalkapazität von weniger als 1,6 Liter • Die Patienten werden nicht maschinell beatmet • Basismonitoring zur intensivmedizinischen Überwachung • Messung der Vitalkapazität mindestens zweimal täglich • Blutgasanalysen mindestens zweimal täglich
8-97b.0	Bis zu 6 Behandlungstage
8-97b.1	Mindestens 7 bis höchstens 13 Behandlungstage
8-97b.2	Mindestens 14 Behandlungstage
8-97c	**Stationäre Behandlung bei erfolgter Aufnahme auf die Warteliste zur Organtransplantation** *Exkl.:* Präoperative Behandlungsdauer während des Transplantationsaufenthaltes (8-979 ff.) *Hinw.:* Mit einem Kode aus diesem Bereich ist die stationäre Behandlungsdauer bei Patienten zu kodieren, die bereits auf der Warteliste zur Organtransplantation stehen bzw. in demselben Aufenthalt auf die Warteliste aufgenommen werden und bei denen die Transplantation nicht während desselben Aufenthaltes durchgeführt wird Diese Kodes sind anzugeben von Transplantationszentren bzw. von Krankenhäusern, die Kooperationspartner eines Transplantationszentrums sind Die Kodes für 1 bis 15 Behandlungstage finden sich am Ende der Liste
8-97c.0	Mindestens 16 bis höchstens 22 Behandlungstage
	.00 Vor einer Nierentransplantation
	.01 Vor einer Herztransplantation
	.02 Vor einer Lungentransplantation
	.03 Vor einer Herz-Lungen-Transplantation
	.04 Vor einer Lebertransplantation
	.05 Vor einer Pankreastransplantation
	.06 Vor einer Dünndarmtransplantation
	.0x Sonstige
8-97c.1	Mindestens 23 bis höchstens 29 Behandlungstage
	.10 Vor einer Nierentransplantation
	.11 Vor einer Herztransplantation
	.12 Vor einer Lungentransplantation
	.13 Vor einer Herz-Lungen-Transplantation
	.14 Vor einer Lebertransplantation
	.15 Vor einer Pankreastransplantation
	.16 Vor einer Dünndarmtransplantation
	.1x Sonstige
8-97c.2	Mindestens 30 bis höchstens 43 Behandlungstage
	.20 Vor einer Nierentransplantation

	.21	Vor einer Herztransplantation
	.22	Vor einer Lungentransplantation
	.23	Vor einer Herz-Lungen-Transplantation
	.24	Vor einer Lebertransplantation
	.25	Vor einer Pankreastransplantation
	.26	Vor einer Dünndarmtransplantation
	.2x	Sonstige

8-97c.3   Mindestens 44 bis höchstens 57 Behandlungstage

    .30   Vor einer Nierentransplantation
    .31   Vor einer Herztransplantation
    .32   Vor einer Lungentransplantation
    .33   Vor einer Herz-Lungen-Transplantation
    .34   Vor einer Lebertransplantation
    .35   Vor einer Pankreastransplantation
    .36   Vor einer Dünndarmtransplantation
    .3x   Sonstige

8-97c.4   Mindestens 58 Behandlungstage

    .40   Vor einer Nierentransplantation
    .41   Vor einer Herztransplantation
    .42   Vor einer Lungentransplantation
    .43   Vor einer Herz-Lungen-Transplantation
    .44   Vor einer Lebertransplantation
    .45   Vor einer Pankreastransplantation
    .46   Vor einer Dünndarmtransplantation
    .4x   Sonstige

8-97c.5   Bis 15 Behandlungstage

    .50   Vor einer Nierentransplantation
    .51   Vor einer Herztransplantation
    .52   Vor einer Lungentransplantation
    .53   Vor einer Herz-Lungen-Transplantation
    .54   Vor einer Lebertransplantation
    .55   Vor einer Pankreastransplantation
    .56   Vor einer Dünndarmtransplantation
    .5x   Sonstige

8-97d   **Multimodale Komplexbehandlung bei Morbus Parkinson und atypischem Parkinson-Syndrom**

Hinw.: Strukturmerkmale:
- Team mit Behandlungsleitung durch einen Facharzt für Neurologie
- Vorhandensein mindestens folgender Therapiebereiche: Physiotherapie/Physikalische Therapie, Ergotherapie

Mindestmerkmale:
- Wöchentliche Teambesprechung mit wochenbezogener Dokumentation bisheriger Behandlungsergebnisse und weiterer Behandlungsziele
- Einsatz von mindestens 3 Therapiebereichen (Physiotherapie/Physikalische Therapie, Ergotherapie, Sporttherapie, Logopädie, Künstlerische Therapie (Kunst- und/oder Musiktherapie), Psychotherapie) patientenbezogen in unterschiedlichen Kombinationen von mindestens 7,5 Stunden pro Woche, davon müssen 5 Stunden in Einzeltherapie stattfinden. Einer der eingesetzten Therapiebereiche muss Physiotherapie/Physikalische Therapie oder Ergotherapie sein

8-97d.0   Mindestens 7 bis höchstens 13 Behandlungstage

8-97d.1   Mindestens 14 bis höchstens 20 Behandlungstage

8-97d.2   Mindestens 21 Behandlungstage

Kapitel 8: Nichtoperative therapeutische Maßnahmen

8-97e **Behandlung des Morbus Parkinson in der Spätphase mit Arzneimittelpumpen**

8-97e.0 Ersteinstellung mit Apomorphin
Hinw.: Mindestmerkmale:
- Durchführung eines Apomorphintests mit Findung der Schwellendosis
- Anlegen der Apomorphinpumpe
- Einstellung der kontinuierlichen, subkutanen Apomorphintherapie mit täglicher Anpassung der Startdosis bis zur optimalen Wirkung und Reduzierung der bisherigen Medikation
- Anwenderschulung

8-97e.1 Dosis- und Therapiekontrolle und Optimierung einer Behandlung mit Apomorphin

8-97e.2 Ersteinstellung mit L-Dopa-Gel
Hinw.: Mindestmerkmale:
- Neuropsychiatrische und kognitive Untersuchung mit standardisierten Skalen vor Beginn der Behandlung
- Dosisermittlung für das Levodopa/Carbidopa-Gel durch einschleichende Titrierung. Während der Titrationsphase erfolgt täglich mindestens eine Untersuchung der Beweglichkeit mit Hilfe standardisierter Skalen
- Absetzen oder Reduzieren der oralen/transdermalen Medikation
- Dokumentation der ON- und OFF-Zeiten mindestens 8-mal täglich während der Wachphasen für die Dauer der Titrationsphase und mindestens drei Tage unter stabiler Dosis
- Anwenderschulung

Die Anlage einer PEG/PEJ ist gesondert zu kodieren (5-431.2 ff., 5-450.3)

8-97e.3 Dosis- und Therapiekontrolle und Optimierung einer Behandlung mit L-Dopa-Gel

8-98 Sonstige multimodale Komplexbehandlung

8-980 **Intensivmedizinische Komplexbehandlung (Basisprozedur)**
Exkl.: Intensivüberwachung ohne akute Behandlung lebenswichtiger Organsysteme oder kurzfristige (< 24 Stunden) Intensivbehandlung
Kurzfristige (< 24 Stunden) Stabilisierung von Patienten nach operativen Eingriffen
Hinw.: Strukturmerkmale:
- Behandlungsleitung durch einen Facharzt mit der Zusatzbezeichnung Intensivmedizin
- Team von Pflegepersonal und Ärzten in akuter Behandlungsbereitschaft
- Eine ständige ärztliche Anwesenheit auf der Intensivstation muss gewährleistet sein. Der Arzt der Intensivstation kann zu einem kurzfristigen Notfalleinsatz innerhalb des Krankenhauses (z.B. Reanimation) hinzugezogen werden

Mindestmerkmale:
- Kontinuierliche, 24-stündige Überwachung

Die Anzahl der Aufwandspunkte errechnet sich aus der Summe des täglichen SAPS II (ohne Glasgow Coma Scale) über die Verweildauer auf der Intensivstation (total SAPS II) plus der Summe von 10 täglich ermittelten aufwendigen Leistungen aus dem TISS-Katalog über die Verweildauer auf der Intensivstation

Die zu verwendenden Parameter des SAPS II und des TISS sind im Anhang zum OPS zu finden

Spezielle Intensivmedizinische Prozeduren, wie Transfusion von Plasma und Plasmabestandteilen, Plasmapherese und Immunadsorption, Anlage und Betrieb einer ECMO/ECLS, Maßnahmen im Rahmen der Reanimation u.a. sind gesondert zu kodieren

Diese Kodes sind für Patienten, die bei stationärer Aufnahme das 14. Lebensjahr vollendet haben, anzugeben

8-980.0 1 bis 184 Aufwandspunkte

8-980.1 185 bis 552 Aufwandspunkte
.10 185 bis 368 Aufwandspunkte
.11 369 bis 552 Aufwandspunkte

8-980.2 553 bis 1.104 Aufwandspunkte
.20 553 bis 828 Aufwandspunkte
.21 829 bis 1.104 Aufwandspunkte

8-980.3 1.105 bis 1.656 Aufwandspunkte
.30 1.105 bis 1.380 Aufwandspunkte
.31 1.381 bis 1.656 Aufwandspunkte

8-980.4 1.657 bis 2.208 Aufwandspunkte
.40 1.657 bis 1.932 Aufwandspunkte
.41 1.933 bis 2.208 Aufwandspunkte

Kapitel 8: Nichtoperative therapeutische Maßnahmen

8-980.5	2.209 bis 2.760 Aufwandspunkte
.50	2.209 bis 2.484 Aufwandspunkte
.51	2.485 bis 2.760 Aufwandspunkte
8-980.6	2.761 bis 3.680 Aufwandspunkte
.60	2.761 bis 3.220 Aufwandspunkte
.61	3.221 bis 3.680 Aufwandspunkte
8-980.7	3.681 bis 4.600 Aufwandspunkte
8-980.8	4.601 bis 5.520 Aufwandspunkte
8-980.9	5.521 bis 7.360 Aufwandspunkte
8-980.a	7.361 bis 9.200 Aufwandspunkte
8-980.b	9.201 bis 11.040 Aufwandspunkte
8-980.c	11.041 bis 13.800 Aufwandspunkte
8-980.d	13.801 bis 16.560 Aufwandspunkte
8-980.e	16.561 bis 19.320 Aufwandspunkte
8-980.f	19.321 oder mehr Aufwandspunkte

8-981 **Neurologische Komplexbehandlung des akuten Schlaganfalls**
Exkl.: Andere neurologische Komplexbehandlung des akuten Schlaganfalls (8-98b ff.)
Hinw.: Diese Kodes können auch beim Vorliegen einer TIA angegeben werden
Besteht über die Therapiemöglichkeiten der vorhandenen Schlaganfalleinheit hinaus die Indikation zu einer Behandlung auf der Intensivstation, kann, wenn die Mindestmerkmale dieses OPS-Kodes erfüllt sind, die dortige Behandlungszeit auch für die Kodierung der neurologischen Komplexbehandlung des akuten Schlaganfalls berücksichtigt werden, auch wenn auf der Intensivstation nicht ausschließlich Patienten mit einem akuten Schlaganfall behandelt werden
Strukturmerkmale:
• Spezialisierte Einheit mit einem multidisziplinären, auf die Schlaganfallbehandlung spezialisierten Team mit Behandlungsleitung durch einen Facharzt für Neurologie
• 24-stündige ärztliche Anwesenheit (Dies kann ein Facharzt für Neurologie oder ein Assistenzarzt in neurologischer Weiterbildung sein.). Werktags wird tagsüber eine mindestens 12-stündige ärztliche Anwesenheit gefordert, bei der sich der jeweilige Arzt auf der Spezialeinheit für Schlaganfallpatienten ausschließlich um diese Patienten kümmert und keine zusätzlichen Aufgaben zu erfüllen hat. Er kann sich in dieser Zeit nur von der Spezialeinheit entfernen, um Patienten mit Schlaganfall oder Verdacht auf Schlaganfall zum Beispiel zu untersuchen, zu übernehmen und/oder weiter zu versorgen. Während der 12-stündigen ärztlichen Anwesenheit in der Nacht sowie während der 24-stündigen ärztlichen Anwesenheit an Wochenenden und an Feiertagen ist es zulässig, dass der Arzt der Spezialeinheit noch weitere Patienten mit neurologischer Symptomatik am Standort versorgt
• 24-stündige Verfügbarkeit der zerebralen Angiographie (digitale intraarterielle Subtraktionsangiographie, CT-Angiographie oder MR-Angiographie)
• 24-stündige Verfügbarkeit der Möglichkeit zur Rekanalisation durch intravenöse Thrombolyse am Standort des Krankenhauses
• 24-stündige Verfügbarkeit der Möglichkeit zur neurosonologischen Untersuchung der extra- und intrakraniellen hirnversorgenden Gefäße
• Vorhandensein einer zentralen, kontinuierlichen Erfassungsmöglichkeit folgender Parameter an allen Bettplätzen: Blutdruck, Herzfrequenz, 3-Kanal-EKG, Atmung, Sauerstoffsättigung
• Verfügbarkeit (auch an Wochenenden und an Feiertagen) von Leistungen der Physiotherapie, Ergotherapie und Logopädie
Mindestmerkmale: Behandlung auf der spezialisierten Einheit mit:
• Mindestens viermaliger Erhebung pro vollendetem 24-Stunden-Intervall und Dokumentation des neurologischen Befundes durch einen Arzt zur Früherkennung von Schlaganfallprogression, -rezidiv und anderen Komplikationen. Der Abstand zwischen den einzelnen Erhebungen darf höchstens 8 Stunden betragen
• Durchführung einer Computertomographie oder Magnetresonanztomographie, bei Indikation zur Thrombolyse oder Thrombektomie innerhalb von 60 Minuten, ansonsten innerhalb von 6 Stunden nach der Aufnahme, sofern diese Untersuchung nicht bereits extern zur Abklärung des akuten Schlaganfalls durchgeführt wurde

Kapitel 8: Nichtoperative therapeutische Maßnahmen

8-981.2 Auf einer Schlaganfalleinheit ohne (kontinuierliche) Möglichkeit zur Durchführung von Thrombektomien und intrakraniellen Eingriffen
Hinw.: Strukturmerkmale:
- Fachabteilung für Neurologie am Standort der Schlaganfalleinheit
- Kooperationsvereinbarung mit einer Schlaganfalleinheit mit der Möglichkeit zur Durchführung von Thrombektomien und intrakraniellen Eingriffen
- Konzept zur Weiterverlegung von Patienten mit Indikation zur Thrombektomie

.20 Mindestens 24 bis höchstens 48 Stunden
.21 Mehr als 48 bis höchstens 72 Stunden
.22 Mehr als 72 bis höchstens 96 Stunden
.23 Mehr als 96 Stunden

8-981.3 Auf einer Schlaganfalleinheit mit Möglichkeit zur Durchführung von Thrombektomien und intrakraniellen Eingriffen
Hinw.: Strukturmerkmale:
- Fachabteilungen für Neurologie und Innere Medizin am Standort der Schlaganfalleinheit
- Rufbereitschaft eines Facharztes für Neurochirurgie und eines Facharztes mit Erfahrung in der interventionellen Neuroradiologie
- 24-stündige Verfügbarkeit der Möglichkeit zur Durchführung intrakranieller Eingriffe zur Dekompression oder zur Hämatomentlastung am Standort der Schlaganfalleinheit
- 24-stündige Verfügbarkeit der Möglichkeit zur Rekanalisation durch Thrombolyse und interventioneller Thrombektomien am Standort der Schlaganfalleinheit (mindestens zwei Fachärzte für Radiologie mit der Schwerpunktbezeichnung Neuroradiologie oder mit Kenntnissen der interventionellen Neuroradiologie)

.30 Mindestens 24 bis höchstens 48 Stunden
.31 Mehr als 48 bis höchstens 72 Stunden
.32 Mehr als 72 bis höchstens 96 Stunden
.33 Mehr als 96 Stunden

8-982 Palliativmedizinische Komplexbehandlung
Exkl.: Spezialisierte stationäre palliativmedizinische Komplexbehandlung (8-98e ff.)
Spezialisierte palliativmedizinische Komplexbehandlung durch einen Palliativdienst (8-98h ff.)
Hinw.: Strukturmerkmale:
- Behandlungsleitung durch einen Facharzt mit der Zusatzbezeichnung Palliativmedizin
Mindestmerkmale:
- Durchführung eines standardisierten palliativmedizinischen Basisassessments (PBA) zu Beginn der Behandlung
- Ganzheitliche Behandlung zur Symptomkontrolle und psychosozialen Stabilisierung von Patienten mit einer progredienten, fortgeschrittenen Erkrankung und begrenzter Lebenserwartung, ggf. unter Einbeziehung ihrer Angehörigen
- Erstellung und Dokumentation eines individuellen Behandlungsplans bei Aufnahme
- Patientenindividuelle Verlaufsdokumentation palliativmedizinischer Behandlungsziele und Behandlungsergebnisse
- Wöchentliche multiprofessionelle Teambesprechung mit Anwesenheit der ärztlichen Behandlungsleitung und mindestens eines Mitglieds der Pflege des Behandlungsteams sowie mindestens eines weiteren Vertreters der an der Patientenversorgung beteiligten Berufsgruppen pro vollständiger Woche
- Einsatz von mindestens 2 der folgenden Therapiebereiche: Sozialarbeit/Sozialpädagogik, Psychologie, Heilpädagogik, Physiotherapie/Ergotherapie, künstlerische Therapie (Kunst- und/oder Musiktherapie), Entspannungstherapie und Durchführung von Patienten-, Angehörigen- und/oder Familiengesprächen mit insgesamt mindestens 6 Stunden pro Patient und vollständige Woche patientenbezogen in unterschiedlichen Kombinationen (Die Patienten-, Angehörigen- und/oder Familiengespräche können von allen Berufsgruppen des Behandlungsteams durchgeführt werden.). Bei simultanem Einsatz von zwei oder mehr Vertretern unterschiedlicher Berufsgruppen des Behandlungsteams werden die jeweiligen Mitarbeiterminuten aufsummiert

8-982.0 Bis zu 6 Behandlungstage
8-982.1 Mindestens 7 bis höchstens 13 Behandlungstage
8-982.2 Mindestens 14 bis höchstens 20 Behandlungstage
8-982.3 Mindestens 21 Behandlungstage

Kapitel 8: Nichtoperative therapeutische Maßnahmen

8-983 Multimodale rheumatologische Komplexbehandlung
Hinw.: Strukturmerkmale:
- Team mit fachärztlicher Behandlungsleitung (Facharzt für Innere Medizin mit dem Schwerpunkt Rheumatologie, Facharzt für Orthopädie und Unfallchirurgie mit der Zusatzbezeichnung Orthopädische Rheumatologie oder Facharzt für Orthopädie mit dem Schwerpunkt Rheumatologie)

Mindestmerkmale:
- Einsatz von mindestens 3 Therapiebereichen: Physiotherapie/Physikalische Therapie, Ergotherapie, Schmerztherapie, kognitive Verhaltenstherapie, Gesprächspsychotherapie patientenbezogen in unterschiedlichen Kombinationen mit einer Therapiedichte von mindestens 11 Stunden pro Woche
- Prozessorientiertes Behandlungsmanagement mit standardisierter Befunderhebung, Bestimmung der Krankheitsaktivität, der Funktionseinschränkung und des Schmerzausmaßes zu Beginn und am Ende des stationären Aufenthaltes
- Zur Beurteilung der Krankheitsintensität sind diagnosebezogen folgende Instrumente einzusetzen: Disease activity score 28 (DAS 28), Funktionsfragebogen Hannover, Bath Ankylosing Spondylitis Disease Activity Index (BASDAI) oder Bath Ankylosing Spondylitis Functional Index (BASFI). Ist der Einsatz bei einer Diagnose oder zu einem bestimmten Zeitpunkt medizinisch nicht sinnvoll (z.B. BASDAI bei chronischer Polyarthritis oder erneute Messung mit dem FFbH bei Entlassung), so braucht das Instrument nicht verwendet zu werden
- Zur Beurteilung der Schmerzintensität sind die Numerische Rating-Skala/Visuelle Analog-Skala (NRS/VAS) als Schmerzscore zu verwenden
- Der unmittelbare Beginn der Schmerztherapie, Physiotherapie oder physikalischen Therapie muss gewährleistet sein

8-983.0   Mindestens 7 bis höchstens 13 Behandlungstage
8-983.1   Mindestens 14 bis höchstens 20 Behandlungstage
8-983.2   Mindestens 21 Behandlungstage

8-984 Multimodale Komplexbehandlung bei Diabetes mellitus, angeborener Stoffwechselerkrankung und schwerer Mangelernährung
Hinw.: Strukturmerkmale:
- Multimodales Team mit fachärztlicher Behandlungsleitung

Mindestmerkmale:
- Wöchentliche Teambesprechung mit wochenbezogener Dokumentation bisheriger Behandlungsergebnisse und weiterer Behandlungsziele
- Bei Kindern und Jugendlichen erfolgt die Therapie auch unter Einbeziehung von Eltern und/oder anderen Bezugspersonen

8-984.3   Bei Patienten mit Diabetes mellitus
Hinw.: Strukturmerkmale:
- Behandlungsleitung durch einen Facharzt für Innere Medizin oder Kinder- und Jugendmedizin mit dem Schwerpunkt Endokrinologie und Diabetologie oder der Zusatzbezeichnung Diabetologie oder einen Facharzt für Innere Medizin oder Kinder- und Jugendmedizin und "Diabetologe DDG"
- Vorhandensein von differenzierten Behandlungsprogrammen, ausgerichtet auf Patienten mit Diabetes mellitus Typ 1 und Typ 2, Insulinpumpentherapie, Bluthochdruck, Adipositas, Dyslipidämie, Nephropathie und schweren Hypoglykämien. Bei der alleinigen Behandlung von Kindern und Jugendlichen (z.B. in Kinderkliniken) ist das Vorhandensein differenzierter Behandlungsprogramme, ausgerichtet auf Patienten mit Diabetes mellitus Typ 1, ausreichend

Mindestmerkmale:
- Einsatz von mindestens 3 der folgenden Therapiebereiche: Physiotherapie, Psychologie, Diabetesberatung, Medizinische Fußpflege/Podologie, soziale Interventionen patientenbezogen in unterschiedlichen Kombinationen mit einer Therapiedichte von mindestens 11 Stunden pro Woche

.30   Mindestens 7 bis höchstens 13 Behandlungstage
.31   Mindestens 14 bis höchstens 20 Behandlungstage
.32   Mindestens 21 Behandlungstage

Kapitel 8: Nichtoperative therapeutische Maßnahmen

8-984.4 Bei Patienten mit angeborener Stoffwechselerkrankung oder schwerer Mangelernährung [Malnutrition]
Hinw.: Diese Kodes sind bei Patienten mit einer der folgenden Erkrankungen anzugeben: Aminosäurestoffwechselstörung, Kohlenhydratstoffwechselstörung, Fettsäurestoffwechselstörung, Lipidstoffwechselstörung, Energiestoffwechselstörung, peroxisomale Erkrankung, nichtinfektiöse Enteritis und Kolitis, Pankreasinsuffizienz, Kurzdarmsyndrom, intestinale Malabsorption, angeborene Störung der Resorption, schwere Unterernährung
Strukturmerkmale:
- Behandlungsleitung durch einen Facharzt für Innere Medizin und Endokrinologie und Diabetologie oder einen Facharzt für Innere Medizin und Gastroenterologie oder einen Facharzt für Kinder- und Jugendmedizin mit der Zusatzbezeichnung Kinder- und Jugend-Gastroenterologie oder einen Facharzt für Kinder- und Jugendmedizin mit der Zusatzbezeichnung Kinder- und Jugend-Endokrinologie und -Diabetologie oder einen Facharzt für Innere Medizin oder Kinder- und Jugendmedizin mit Erfahrung in der Behandlung von Patienten mit seltenen angeborenen Stoffwechselerkrankungen
- Vorhandensein von differenzierten Behandlungsprogrammen, ausgerichtet auf Patienten mit schwerer Mangelernährung oder auf Patienten mit angeborenen Stoffwechselerkrankungen

Mindestmerkmale:
- Einsatz von mindestens 3 der folgenden Therapiebereiche: Physiotherapie, Psychologie, Ernährungsberatung, Logopädie, Ergotherapie, soziale Interventionen patientenbezogen in unterschiedlichen Kombinationen mit einer Therapiedichte von mindestens 11 Stunden pro Woche

.40 Mindestens 7 bis höchstens 13 Behandlungstage
.41 Mindestens 14 bis höchstens 20 Behandlungstage
.42 Mindestens 21 Behandlungstage

8-985 **Motivationsbehandlung Abhängigkeitskranker [Qualifizierter Entzug]**
Hinw.: Ein Kode aus diesem Bereich ist nur für Leistungen anzugeben, die in Einrichtungen im Geltungsbereich des § 17b KHG erbracht wurden
Strukturmerkmale:
- Multidisziplinär zusammengesetztes, systematisch supervidiertes Behandlungsteam (Ärzte, Psychologische Psychotherapeuten oder Suchttherapeuten, Sozialpädagogen, Physiotherapeuten, Ergotherapeuten, Krankenpflege mit suchtmedizinischer Zusatzqualifikation wie z.B. Fortbildung in motivierender Gesprächsführung) mit Behandlungsleitung durch einen Facharzt für Psychiatrie und Psychotherapie, einen Facharzt mit der Zusatzbezeichnung Spezielle Schmerztherapie oder einen Facharzt für Innere Medizin mit belegter Fachkunde bzw. Zusatzbezeichnung Suchtmedizinische Grundversorgung. Im letztgenannten Fall muss das für den qualifizierten Entzug zuständige Team über kontinuierlichen psychiatrisch-psychotherapeutischen Sachverstand verfügen (z.B. mehrmals wöchentliche Konsiliartätigkeit eines Facharztes für Psychiatrie und Psychotherapie)

Mindestmerkmale:
- Somatische Entgiftung, differenzierte somatische und psychiatrische Befunderhebung mit Behandlung der Folge- und Begleiterkrankungen, Aufklärung über Abhängigkeitserkrankungen, soziale Stabilisierung, Motivierung zur problemspezifischen Weiterbehandlung und Einleitung suchtspezifischer Anschlussbehandlungen
- Standardisiertes suchtmedizinisches und soziales Assessment
- Ressourcen und lösungsorientiertes Therapiemanagement unter Einsatz differenzierter Therapieelemente patientenbezogen in Kombination von Gruppen- und Einzelarbeit mit mindestens drei Stunden pro Tag: Psychoedukative Informationsgruppen, medizinische Informationsgruppen, Ergotherapie, Krankengymnastik/Bewegungstherapie, Entspannungsverfahren, Angehörigeninformation und -beratung, externe Selbsthilfegruppen, Informationsveranstaltungen von Einrichtungen des Suchthilfesystems
- Eingliederung des Patienten in das bestehende regionale ambulante und stationäre Suchthilfesystem

8-985.0 Bis zu 6 Behandlungstage
8-985.1 Mindestens 7 bis höchstens 13 Behandlungstage
8-985.2 Mindestens 14 bis höchstens 20 Behandlungstage
8-985.3 Mindestens 21 Behandlungstage

Kapitel 8: Nichtoperative therapeutische Maßnahmen

8-986 Multimodale kinder- und jugendrheumatologische Komplexbehandlung
Hinw.: Strukturmerkmale:
- Team mit fachärztlicher Behandlungsleitung (Facharzt für Kinder- und Jugendmedizin mit der Zusatzbezeichnung Kinderrheumatologie)

Mindestmerkmale:
- Einsatz von mindestens 3 Therapiebereichen: Physiotherapie/ Krankengymnastik, Physikalische Therapie, Ergotherapie, Schmerztherapie, altersbezogene kognitive Verhaltenstherapie, sozialpädiatrische Betreuung und Krankheitsbewältigungsmaßnahmen unter Anleitung eines spezialisierten Therapeuten patientenbezogen in unterschiedlichen Kombinationen mit einer Therapiedichte von mindestens 11 Stunden pro Woche
- Prozessorientiertes Behandlungsmanagement mit standardisierter Befunderhebung
- Bestimmung der Krankheitsaktivität und des Schmerzausmaßes zu Beginn und am Ende des stationären Aufenthaltes (Bestimmung der Krankheitsaktivität, Bestimmung der Beeinträchtigung der Aktivitäten des täglichen Lebens durch den Childhood Health Assessment Questionaire (CHAQ), Beurteilung der Schmerzintensität durch Numerische Rating-Skala/Visuelle Analog-Skala (NRS/VAS) als Schmerzscore)
- Wöchentliche Teambesprechungen in multidisziplinären Behandlungsteams unter kinderrheumatologischer Leitung mit wochenbezogener Dokumentation bisheriger Behandlungsergebnisse und weiterer Behandlungsziele
- Alters- und krankheitsspezifische Krankheitsbewältigungsmaßnahmen unter fachkundiger Anleitung patientenbezogen in unterschiedlichen Kombinationen unter Berücksichtigung der Sozialpädiatrie, Selbsthilfe und Elternanleitung sowie der Besonderheiten von Wachstum, Entwicklung und Adoleszenz

8-986.0 Mindestens 7 bis höchstens 13 Behandlungstage
8-986.1 Mindestens 14 bis höchstens 20 Behandlungstage
8-986.2 Mindestens 21 Behandlungstage

8-987 Komplexbehandlung bei Besiedelung oder Infektion mit multiresistenten Erregern [MRE]
Exkl.: Isolation bei Verdacht auf Besiedelung oder Infektion mit multiresistenten Erregern mit anschließendem negativen Befund
Hinw.: Strukturmerkmale:
- Vorhandensein von speziell eingewiesenem medizinischen Personal und mindestens einem Krankenhaushygieniker und/oder einer/einem Krankenschwester/-pfleger für Krankenhaushygiene (Hygienefachkraft) unter Aufsicht eines Krankenhaushygienikers (auch in Kooperation möglich)
- Vorhandensein eines Hygieneplans

Mindestmerkmale:
- Durchführung von speziellen Untersuchungen zur Feststellung der Trägerschaft von multiresistenten Erregern (ICD-10-GM-Kodes U80! - U82!) bzw. der erfolgreichen Sanierung der Kolonisierung bzw. Infektion sowie zur Prävention einer Weiterverbreitung
- Durchführung von strikter Isolierung (Einzel- oder Kohortenisolierung) mit eigenem Sanitärbereich oder Bettstuhl bei entsprechender hygienischer Indikation (Vermeidung von Kreuzinfektionen). Die Isolierung wird aufrechterhalten, bis in drei negativen Abstrichen/Proben von Prädilektionsstellen der MRE nicht mehr nachweisbar ist. Die Abstriche/Proben dürfen nicht am gleichen Tag entnommen sein. Die jeweils aktuellen Richtlinien des Robert-Koch-Instituts sind zu berücksichtigen

Es muss ein dokumentierter durchschnittlicher Mehraufwand von mindestens 2 Stunden täglich während der Behandlungstage mit strikter Isolierung entstehen. Dazu gehören neben den oben beschriebenen Maßnahmen z.B.:
- Einsatz von erregerspezifischen Chemotherapeutika/Antibiotika
- Mindestens tägliche lokale antiseptische Behandlung der betroffenen Areale (z.B. Rachen- oder Wundsanierung; antiseptische Sanierung anderer betroffener Körperteile/Organe)
- Antiseptische Ganzkörperwäsche, bei intakter Haut mindestens täglich
- Täglicher Wechsel von Bettwäsche, Bekleidung und Utensilien der Körperpflege (Waschlappen u.Ä.)
- Schutzmaßnahmen bei Betreten und Verlassen des Zimmers (zimmerbezogener Schutzkittel, Handschuhe, ggf. Mund-Nasen-Schutz, Einschleusen, Ausschleusen etc.)
- Ggf. mehrmals tägliche Desinfektion patientennaher Flächen
- Mindestens tägliche Fußbodendesinfektion und einmalige Schlussdesinfektion
- Patienten- und Angehörigengespräche zum Umgang mit MRE
- Durchführung der diagnostischen und therapeutischen Maßnahmen unter besonderen räumlich-organisatorischen Bedingungen (z.B. im Patientenzimmer anstelle im Funktionsbereich; wenn in Funktionsbereichen, dann mit unmittelbar anschließender Schlussdesinfektion)

Kapitel 8: Nichtoperative therapeutische Maßnahmen

8-987.0 Komplexbehandlung auf spezieller Isoliereinheit
Hinw.: Strukturmerkmale:
- Eine spezielle Isoliereinheit (eigenständige Infekt-Isolierstation) ist räumlich und organisatorisch von den restlichen Pflegeeinheiten des Krankenhauses getrennt. Jedes Zimmer ist über eine eigene Schleuse zu betreten

.00 Bis zu 6 Behandlungstage
.01 Mindestens 7 bis höchstens 13 Behandlungstage
.02 Mindestens 14 bis höchstens 20 Behandlungstage
.03 Mindestens 21 Behandlungstage

8-987.1 Komplexbehandlung nicht auf spezieller Isoliereinheit
.10 Bis zu 6 Behandlungstage
.11 Mindestens 7 bis höchstens 13 Behandlungstage
.12 Mindestens 14 bis höchstens 20 Behandlungstage
.13 Mindestens 21 Behandlungstage

8-988 Spezielle Komplexbehandlung der Hand
Exkl.: Multimodal-nichtoperative Komplexbehandlung des Bewegungssystems (8-977)
Multimodale rheumatologische Komplexbehandlung (8-983 ff.)
Multimodale kinder- und jugendrheumatologische Komplexbehandlung (8-986 ff.)
Hinw.: Strukturmerkmale:
- Behandlungsleitung durch einen Facharzt mit der Zusatzbezeichnung Handchirurgie oder durch einen Facharzt für Physikalische und Rehabilitative Medizin mit mindestens 3-jähriger Erfahrung in der Behandlung handchirurgischer Problemstellungen in Kooperation mit einem Facharzt mit der Zusatzbezeichnung Handchirurgie
- 24-stündige Verfügbarkeit (mindestens durch Rufbereitschaft) eines Facharztes mit der Zusatzbezeichnung Handchirurgie
- Leitung der physiotherapeutischen und/oder ergotherapeutischen Behandlung durch mindestens einen Physiotherapeuten und/oder Ergotherapeuten mit mindestens 3-jähriger Erfahrung in der Behandlung handchirurgischer Patienten

Mindestmerkmale:
- Mindestens an 5 Tagen pro Woche durchgeführte Teambesprechung unter Einbeziehung des ärztlichen sowie physiotherapeutischen und/oder ergotherapeutischen Personals
- Ergebniskontrolle und Anpassung des Therapieregimes durch regelmäßige, mehrfach wöchentlich durchzuführende Therapiekonferenzen
- Einsatz von einem der Therapiebereiche Krankengymnastik, Physikalische Therapie und/oder Ergotherapie, ggf. patientenbezogen in unterschiedlichen Kombinationen; insgesamt müssen mindestens 10 Behandlungen pro Woche erfolgen

Zu den Mindestmerkmalen gehört auch der Einsatz von mindestens 2 der folgenden Therapiebereiche patientenbezogen in unterschiedlichen Kombinationen:
- Individuelle Schienenanpassung für statische, dynamische oder kombinierte Schienen
- Gezieltes funktionelles Sensibilitätstraining
- Schmerztherapie oder antiphlogistische Therapie
- Regelmäßige, mindestens einmal täglich durchzuführende Kontrolle der Wundverhältnisse bei operierten Patienten bzw. der klinischen Befunde an der Hand bei rein konservativer Therapie
- Durchführung von einer der folgenden Behandlungsmethoden: maschinelle Entstauungstherapie (z.B. Hydrovenbehandlung) oder Motorschienenbehandlung (CPM) oder Worksimulator

8-988.0 Bis zu 6 Behandlungstage
8-988.1 Mindestens 7 bis höchstens 13 Behandlungstage
8-988.2 Mindestens 14 bis höchstens 20 Behandlungstage
8-988.3 Mindestens 21 Behandlungstage

8-989 Chirurgische Komplexbehandlung bei schweren Infektionen
Inkl.: Septische Komplikationen
Hinw.: Eine eventuell zusätzlich durchgeführte intensivmedizinische Komplexbehandlung ist gesondert zu kodieren (8-980 ff.)
Eine eventuell zusätzlich durchgeführte Komplexbehandlung bei Besiedlung oder Infektion durch multiresistente Erreger ist gesondert zu kodieren (8-987 ff.)
Durchgeführte Operationen sind gesondert zu kodieren (Kap. 5)
Die mit dem OPS kodierbaren Maßnahmen, wie z.B. die Gabe von Blutprodukten und Medikamenten, die Vakuumtherapie oder Lagerungsbehandlungen, sind gesondert zu kodieren

Strukturmerkmale:
- Behandlungsleitung durch einen Facharzt einer operativen Disziplin
- Möglichkeit zum Hygiene- bzw. Infektionsmonitoring mit 24-stündigem Zugriff (auch extern) auf Leistungen und Befunde

Mindestmerkmale:
- Mehrzeitiges operatives Vorgehen in Narkose oder Regionalanästhesie zur Therapie der Infektion und/oder Sicherung der Behandlungsergebnisse (inkl. Revisions- und Folgeeingriffe)
- Einsatz aufwendiger Versorgungsformen an jedem Behandlungstag (durchschnittlich 30 Minuten/Tag) wie z.B. durchgeführte Operationen, aufwendige Verbandwechsel, offene Wundbehandlung oder Debridement-Bad, Spül-(Saug-)Drainage oder Vakuumtherapie

8-989.0	Mindestens 7 bis höchstens 13 Behandlungstage
8-989.1	Mindestens 14 bis höchstens 20 Behandlungstage
8-989.2	Mindestens 21 bis höchstens 27 Behandlungstage
8-989.3	Mindestens 28 bis höchstens 34 Behandlungstage
8-989.4	Mindestens 35 bis höchstens 41 Behandlungstage
8-989.5	Mindestens 42 bis höchstens 48 Behandlungstage
8-989.6	Mindestens 49 Behandlungstage

8-98a   Teilstationäre geriatrische Komplexbehandlung

Exkl.: Geriatrische frührehabilitative Komplexbehandlung (8-550 ff.)

Hinw.: Jeder Tag mit teilstationärer geriatrischer Behandlung, an dem die nachfolgenden Bedingungen erfüllt werden, ist einzeln zu kodieren

Strukturmerkmale:
- Multiprofessionelles Team mit fachärztlicher Behandlungsleitung (Zusatzbezeichnung, Schwerpunktbezeichnung oder Facharztbezeichnung im Bereich Geriatrie erforderlich). <u>Die Behandlungsleitung muss insgesamt mindestens 21 Stunden an mindestens 4 von 7 Tagen pro Woche in der zugehörigen geriatrischen Einheit tätig sein. Werden am Standort sowohl die frührehabilitative geriatrische Komplexbehandlung (8-550 ff.) als auch die teilstationäre geriatrische Komplexbehandlung (8-98a ff.) erbracht, beziehen sich die Tätigkeitszeiten der Behandlungsleitung auf die gesamte geriatrische Einheit</u>
- Vorhandensein von besonders geschultem Pflegepersonal für aktivierend-therapeutische Pflege. Hierfür muss mindestens eine Pflegefachkraft des multiprofessionellen Teams eine strukturierte curriculare geriatriespezifische Zusatzqualifikation im Umfang von mindestens 180 Stunden <u>und</u> eine mindestens 6-monatige Erfahrung in einer geriatrischen Einrichtung nachweisen
- Vorhandensein folgender Bereiche: Physiotherapie, Physikalische Therapie, Ergotherapie, Psychologie/Neuropsychologie, Logopädie/fazioorale Therapie, Sozialdienst

Mindestmerkmale:
- Aktuelle Durchführung zu Beginn der Behandlung bzw. Vorliegen (maximal 4 Wochen) eines standardisierten geriatrischen Assessments in mindestens 4 Bereichen (Mobilität, Selbsthilfefähigkeit, Kognition, Emotion)
- Aktuelle Durchführung zu Beginn der Behandlung bzw. Vorliegen (maximal 4 Wochen) eines sozialen Assessments in mindestens 5 Bereichen (soziales Umfeld, Wohnumfeld, häusliche/außerhäusliche Aktivitäten, Pflege-/Hilfsmittelbedarf, rechtliche Verfügungen)
- Ärztliche Visite
- Gesamtaufenthaltsdauer pro Tag in der teilstationären Einrichtung (inkl. Lagerungs- und Erholungszeiten) von mindestens 330 Minuten (ohne Transportzeiten)
- Eine gleichzeitige akutmedizinische Diagnostik bzw. Behandlung ist gesondert zu kodieren

8-98a.0   Basisbehandlung

8-98a.1   Umfassende Behandlung

Hinw.: Mindestmerkmale:
- Teamintegrierter Einsatz von mindestens 2 der folgenden 5 Therapiebereiche: Physiotherapie, Physikalische Therapie, Ergotherapie, Logopädie/fazioorale Therapie, Psychologie/Neuropsychologie

.10   60 bis 90 Minuten Therapiezeit pro Tag in Einzel- und/oder Gruppentherapie
Hinw.: Die Einzeltherapie muss mindestens 30 Minuten betragen

.11   Mehr als 90 Minuten Therapiezeit pro Tag in Einzel- und/oder Gruppentherapie
Hinw.: Die Einzeltherapie muss mindestens 45 Minuten betragen

Kapitel 8: Nichtoperative therapeutische Maßnahmen

8-98b **Andere neurologische Komplexbehandlung des akuten Schlaganfalls**
Exkl.: Neurologische Komplexbehandlung des akuten Schlaganfalls (8-981 ff.)
Hinw.: Diese Kodes können auch beim Vorliegen einer TIA angegeben werden
Besteht über die Therapiemöglichkeiten der vorhandenen Schlaganfalleinheit hinaus die Indikation zu einer Behandlung auf der Intensivstation, kann, wenn die Mindestmerkmale dieses OPS-Kodes erfüllt sind, die dortige Behandlungszeit auch für die Kodierung der neurologischen Komplexbehandlung des akuten Schlaganfalls berücksichtigt werden, auch wenn auf der Intensivstation nicht ausschließlich Patienten mit einem akuten Schlaganfall behandelt werden
Strukturmerkmale:
- Spezialisierte Einheit mit einem multidisziplinären, auf die Schlaganfallbehandlung spezialisierten Team mit fachlicher Behandlungsleitung durch einen Facharzt für Neurologie oder einen Facharzt für Innere Medizin (in diesem Fall muss im Team der neurologische Sachverstand kontinuierlich eingebunden sein)
- 24-stündige ärztliche Anwesenheit (auch als Bereitschaftsdienst)
- 24-stündige Verfügbarkeit der CT-Angiographie oder MR-Angiographie
- 24-stündige Verfügbarkeit der Möglichkeit zur Rekanalisation durch intravenöse Thrombolyse am Standort des Krankenhauses
- Verfügbarkeit (auch an Wochenenden und an Feiertagen) der Möglichkeit zur neurosonologischen Untersuchung der extra- und intrakraniellen hirnversorgenden Gefäße
- Vorhandensein einer zentralen, kontinuierlichen Erfassungsmöglichkeit folgender Parameter an allen Bettplätzen: Blutdruck, Herzfrequenz, 3-Kanal-EKG, Atmung, Sauerstoffsättigung
- Verfügbarkeit (auch an Wochenenden und an Feiertagen) von Leistungen der Physiotherapie, Ergotherapie und Logopädie

Mindestmerkmale: Behandlung auf der spezialisierten Einheit mit:
- Mindestens viermaliger Erhebung pro vollendetem 24-Stunden-Intervall und Dokumentation des neurologischen Befundes durch einen Arzt zur Früherkennung von Schlaganfallprogression, -rezidiv und anderen Komplikationen. Der Abstand zwischen den einzelnen Erhebungen darf höchstens 8 Stunden betragen
- Durchführung einer Computertomographie oder Magnetresonanztomographie, bei Indikation zur Thrombolyse oder Thrombektomie innerhalb von 60 Minuten, ansonsten innerhalb von 6 Stunden nach der Aufnahme, sofern diese Untersuchung nicht bereits extern zur Abklärung des akuten Schlaganfalls durchgeführt wurde

8-98b.2 Ohne Anwendung eines Telekonsildienstes
Hinw.: Strukturmerkmale:
- Die kontinuierliche Einbindung des neurologischen Sachverstands erfolgt dadurch, dass in der spezialisierten Schlaganfalleinheit ein Facharzt für Neurologie im Team fest eingebunden ist und umgehend am Krankenbett zur Verfügung steht

Mindestmerkmale:
- Der akute Schlaganfallpatient wird umgehend von einem Facharzt für Neurologie untersucht
- Ein Facharzt für Neurologie nimmt an den täglichen Visiten teil

.20 Mindestens 24 bis höchstens 48 Stunden
.21 Mehr als 48 bis höchstens 72 Stunden
.22 Mehr als 72 bis höchstens 96 Stunden
.23 Mehr als 96 Stunden

8-98b.3 Mit Anwendung eines Telekonsildienstes
Hinw.: Strukturmerkmale:
- Die kontinuierliche Einbindung des neurologischen Sachverstands erfolgt dadurch, dass in der spezialisierten Schlaganfalleinheit ein Facharzt für Neurologie im Team fest eingebunden ist
- Zugang zu einem Telekonsildienst einer neurologischen Stroke-Unit im Rahmen eines regionalen Netzwerkes
- Verfügbarkeit des Telekonsildienstes zu sämtlichen Zeiten, zu denen ein Facharzt für Neurologie nicht umgehend am Krankenbett zur Verfügung steht
- Telekonsilärzte sind Ärzte mit Facharztstandard (mindestens 4-jährige neurologische Weiterbildung mit mindestens 1-jähriger Tätigkeit auf einer neurologischen Stroke-Unit)
- Zwei Fortbildungsveranstaltungen pro Jahr zum Thema Schlaganfall für Ärzte, Pfleger und Therapeuten
- Zwei Qualitätsbesprechungen vor Ort pro Jahr unter der Leitung des Netzwerkkoordinators

Kapitel 8: Nichtoperative therapeutische Maßnahmen

- Ein vom Netzwerk organisiertes Bedside-Training des Pflegepersonals vor Ort über mindestens fünf Tage pro Jahr
- Kontinuierliche, strukturierte Dokumentation der Behandlungsqualität

Mindestmerkmale:
- Ein Facharzt für Neurologie nimmt an den täglichen Visiten teil
- Der akute Schlaganfallpatient wird umgehend von einem Facharzt für Neurologie, der fest im Team eingebunden ist, oder telemedizinisch von einem Telekonsilarzt untersucht

.30 Mindestens 24 bis höchstens 48 Stunden
.31 Mehr als 48 bis höchstens 72 Stunden
.32 Mehr als 72 bis höchstens 96 Stunden
.33 Mehr als 96 Stunden

8-98d Intensivmedizinische Komplexbehandlung im Kindesalter (Basisprozedur)

Hinw.: Diese Kodes gelten für Patienten, die bei stationärer Aufnahme älter als 27 Tage und mindestens 2.500 Gramm schwer sind und das 18. Lebensjahr noch nicht vollendet haben.
Sie können in Ausnahmefällen auch für Erwachsene angegeben werden, wenn deren Behandlung in einer Abteilung oder einem Krankenhaus für Kinder- und Jugendmedizin erforderlich ist
Die Anzahl der Aufwandspunkte errechnet sich aus der Summe der Punktzahlen pro Tag für die einzelnen Kriterien im Anhang zum OPS (Berechnung der Aufwandspunkte für die intensivmedizinische Komplexbehandlung im Kindesalter)

Strukturmerkmale:
- Fachärztliche Behandlungsleitung durch einen Facharzt für Kinder- und Jugendmedizin/Kinderchirurgie mit der Zusatzbezeichnung Pädiatrische/Kinderchirurgische Intensivmedizin. Dieser kann durch einen Facharzt für Anästhesie mit der Zusatzbezeichnung Intensivmedizin und mindestens 2 Jahren Erfahrung in der intensivmedizinischen Versorgung von Kindern und Jugendlichen vertreten werden
- Team von Pflegepersonal und Ärzten in akuter Behandlungsbereitschaft
- Gesundheits- und Kinderkrankenpfleger/-innen oder Pflegefachfrauen/Pflegefachmänner (mit Vertiefungseinsatz "pädiatrische Versorgung", sofern keine Fachweiterbildung in den Bereichen Pädiatrische Intensivpflege oder Pädiatrische Intensiv- und Anästhesiepflege vorliegt) mit einer Fachweiterbildungsquote in den Bereichen Pädiatrische Intensivpflege oder Pädiatrische Intensiv- und Anästhesiepflege von 40 %. Sofern die Fachweiterbildung für die Pflege noch nicht vorliegt, ist zur Aufrechterhaltung bereits bestehender Versorgungsangebote übergangsweise für das laufende Jahr eine vergleichbare 5-jährige Erfahrung in der pädiatrischen Intensivpflege ausreichend
- Spezialisierte Einheit für die Behandlung von intensivpflichtigen Kindern und Jugendlichen
- Eine ständige ärztliche Anwesenheit auf der Intensivstation muss gewährleistet sein. Der Arzt der Intensivstation kann zu einem kurzfristigen Notfalleinsatz bei Kindern und Jugendlichen innerhalb des Krankenhauses (z.B. Reanimation) hinzugezogen werden
- Kinderchirurgie, Kinderkardiologie, Radiologie mit Computertomographie und/oder Magnetresonanztomographie und Erfahrung in der Beurteilung von kinderradiologischen Fragestellungen, Neuropädiatrie, Labor und Mikrobiologie stehen als Dienstleistungen/Konsiliardienste in eigener Abteilung oder als fester Kooperationspartner mit kurzfristiger (max. 30-minütiger) Einsatzbereitschaft zur Verfügung
- 24-stündige Verfügbarkeit von röntgenologischer und sonographischer Diagnostik und bettseitiger Routinelabordiagnostik (z.B. Blutgasanalysen, Bestimmung von Elektrolyten, Laktat)
- 24-stündige Verfügbarkeit folgender Verfahren am Standort des Krankenhauses:
  - Apparative Beatmung
  - Nicht invasives und invasives Monitoring

Mindestmerkmale:
- Kontinuierliche, 24-stündige Überwachung
Spezielle intensivmedizinische Prozeduren wie Transfusion von Plasma und Plasmabestandteilen, Plasmapherese und Immunadsorption, Anlage und Betrieb einer ECMO/ECLS, Maßnahmen im Rahmen der Reanimation u.a. sind gesondert zu kodieren

8-98d.0 1 bis 196 Aufwandspunkte
8-98d.1 197 bis 392 Aufwandspunkte
8-98d.2 393 bis 588 Aufwandspunkte
8-98d.3 589 bis 784 Aufwandspunkte

Kapitel 8: Nichtoperative therapeutische Maßnahmen

8-98d.4	785 bis 980 Aufwandspunkte
8-98d.5	981 bis 1.176 Aufwandspunkte
8-98d.6	1.177 bis 1.470 Aufwandspunkte
8-98d.7	1.471 bis 1.764 Aufwandspunkte
8-98d.8	1.765 bis 2.058 Aufwandspunkte
8-98d.9	2.059 bis 2.352 Aufwandspunkte
8-98d.a	2.353 bis 2.646 Aufwandspunkte
8-98d.b	2.647 bis 2.940 Aufwandspunkte
8-98d.c	2.941 bis 3.430 Aufwandspunkte
8-98d.d	3.431 bis 3.920 Aufwandspunkte
8-98d.e	3.921 bis 4.410 Aufwandspunkte
8-98d.f	4.411 bis 4.900 Aufwandspunkte
8-98d.g	4.901 bis 5.880 Aufwandspunkte
8-98d.h	5.881 bis 6.860 Aufwandspunkte
8-98d.j	6.861 bis 7.840 Aufwandspunkte
8-98d.k	7.841 bis 9.800 Aufwandspunkte
8-98d.m	9.801 bis 11.760 Aufwandspunkte
8-98d.n	11.761 bis 13.720 Aufwandspunkte
8-98d.p	13.721 bis 16.660 Aufwandspunkte
8-98d.q	16.661 bis 19.600 Aufwandspunkte
8-98d.r	19.601 oder mehr Aufwandspunkte

8-98e **Spezialisierte stationäre palliativmedizinische Komplexbehandlung**
Exkl.: Palliativmedizinische Komplexbehandlung (8-982 ff.)
Spezialisierte palliativmedizinische Komplexbehandlung durch einen Palliativdienst (8-98h ff.)
Hinw.: Strukturmerkmale:
• Vorhandensein einer eigenständigen Palliativeinheit (mindestens 5 Betten) mit einem multiprofessionellen, auf die besonders aufwendige und komplexe Palliativbehandlung spezialisierten Team
• Fachliche Behandlungsleitung durch einen Facharzt mit der Zusatzbezeichnung Palliativmedizin und mindestens 6-monatiger Erfahrung in der Behandlung von Palliativpatienten auf einer Palliativstation oder in einer anderen Einrichtung der spezialisierten Palliativversorgung. Die 24-stündige fachliche Behandlungsleitung kann durch Rufbereitschaft gewährleistet werden
• Werktags eine mindestens 7-stündige ärztliche Anwesenheit auf der Palliativeinheit
• Pflegerische Leitung mit Nachweis einer anerkannten curricularen palliativpflegerischen Zusatzqualifikation von mindestens 160 Stunden und mit mindestens 6-monatiger Erfahrung in einer Einrichtung der spezialisierten Palliativversorgung
• Vorhandensein von spezialisierten apparativen palliativmedizinischen Behandlungsverfahren mit der Möglichkeit der kontinuierlichen Überwachung, z.B. Schmerzpumpen und weitere kontinuierliche parenterale Therapien zur Symptomkontrolle
Mindestmerkmale:
• Durchführung eines standardisierten palliativmedizinischen Basisassessments (PBA) zu Beginn der Behandlung
• Tägliche multiprofessionelle Fallbesprechung mit Anwesenheitsdokumentation
• Erstellung und Dokumentation eines individuellen Behandlungsplans bei Aufnahme
• Patientenindividuelle Verlaufsdokumentation palliativmedizinischer Behandlungsziele und Behandlungsergebnisse
• Ganzheitliche Behandlung zur Symptomkontrolle und psychosozialen Stabilisierung von Patienten mit einer progredienten, fortgeschrittenen Erkrankung und begrenzter Lebenserwartung, ggf. unter Einbeziehung ihrer Angehörigen
• Wöchentliche multiprofessionelle Teambesprechung mit Anwesenheit der ärztlichen Behandlungsleitung und mindestens eines Mitglieds der Pflege des Behandlungsteams sowie mindestens eines weiteren Vertreters der an der Patientenversorgung beteiligten Berufsgruppen pro vollständiger Woche

- Einsatz von mindestens 2 der folgenden Therapiebereiche: Sozialarbeit/Sozialpädagogik, Heilpädagogik, Psychologie, Physiotherapie/Ergotherapie, künstlerische Therapie (Kunst- und/oder Musiktherapie), Entspannungstherapie und Durchführung von Patienten-, Angehörigen- und/oder Familiengesprächen mit insgesamt mindestens 6 Stunden pro Patient und vollständige Woche patientenbezogen in unterschiedlichen Kombinationen (Die Patienten-, Angehörigen- und/oder Familiengespräche können von allen Berufsgruppen des Behandlungsteams durchgeführt werden.). Bei simultanem Einsatz von zwei oder mehr Vertretern unterschiedlicher Berufsgruppen des Behandlungsteams werden die jeweiligen Mitarbeiterminuten aufsummiert
- Ggf. Vermittlung zu qualifizierten und kontinuierlichen Unterstützungsangeboten für Angehörige (auch über den Tod des Patienten hinaus)
- Vermittlung zu nachfolgenden Betreuungsformen der allgemeinen und spezialisierten Palliativversorgung unter besonderer Berücksichtigung von Notfallvorausplanung, strukturierter Anleitung von Angehörigen, sozialrechtlicher Beratung und Zuweisung, sofern erforderlich

8-98e.0	Bis zu 6 Behandlungstage
8-98e.1	Mindestens 7 bis höchstens 13 Behandlungstage
8-98e.2	Mindestens 14 bis höchstens 20 Behandlungstage
8-98e.3	Mindestens 21 Behandlungstage

8-98f   Aufwendige intensivmedizinische Komplexbehandlung (Basisprozedur)

Exkl.: Intensivüberwachung ohne akute Behandlung lebenswichtiger Organsysteme oder kurzfristige (< 24 Stunden) Intensivbehandlung
Kurzfristige (< 24 Stunden) Stabilisierung von Patienten nach operativen Eingriffen

Hinw.: Strukturmerkmale:
- Behandlungsleitung durch einen Facharzt mit der Zusatzbezeichnung Intensivmedizin, der den überwiegenden Teil seiner ärztlichen Tätigkeit auf der Intensivstation ausübt
- Team von Pflegepersonal und Ärzten in akuter Behandlungsbereitschaft
- Ein Facharzt mit der Zusatzbezeichnung Intensivmedizin (die Behandlungsleitung oder ein anderer Facharzt mit der Zusatzbezeichnung Intensivmedizin) muss werktags zwischen 6 und 22 Uhr mindestens 7 Stunden auf der Intensivstation anwesend sein. Außerhalb dieser Anwesenheitszeit muss ein Facharzt mit der Zusatzbezeichnung Intensivmedizin innerhalb von 30 Minuten am Patienten verfügbar sein
- Eine ständige ärztliche Anwesenheit auf der Intensivstation muss gewährleistet sein. Der Arzt der Intensivstation kann zu einem kurzfristigen Notfalleinsatz innerhalb des Krankenhauses (z.B. Reanimation) hinzugezogen werden
- 24-stündige Verfügbarkeit folgender Verfahren am Standort des Krankenhauses:
  - Apparative Beatmung
  - Nicht invasives und invasives Monitoring
  - Kontinuierliche und intermittierende Nierenersatzverfahren
  - Endoskopie des Gastrointestinaltraktes und des Tracheobronchialsystems
  - Intrakranielle Druckmessung oder Hybrid-Operationssaal für kardiovaskuläre Eingriffe
  - Transösophageale Echokardiographie
- 24-stündige Verfügbarkeit von 3 der folgenden 4 Verfahren am Standort des Krankenhauses:
  - Radiologische Diagnostik mittels CT und MRT
  - Interventionelle Kardiologie mit Akut-PTCA
  - Interventionelle (Neuro)Radiologie mit akuter endovaskulärer Therapie von Gefäß- und Organverletzungen und/oder zerebralen Gefäßverschlüssen
  - Laborleistungen (z.B. Blutgasanalysen, Bestimmung von Elektrolyten, Laktat, Differenzialblutbild, Gerinnung, Retentionswerte, Enzyme, Entzündungsparameter auch Procalcitonin, Tox-Screen). Spezialisierte Labordiagnostik darf auch in Fremdlabors erfolgen
- Mindestens 6 von den 8 folgenden Fachgebieten sind innerhalb von maximal 30 Minuten am Standort des Krankenhauses als klinische Konsiliardienste (krankenhauszugehörig oder aus benachbarten Krankenhäusern) verfügbar: Kardiologie, Gastroenterologie, Neurologie, Anästhesiologie, Viszeralchirurgie, Unfallchirurgie, Gefäßchirurgie, Neurochirurgie
- Tägliche Verfügbarkeit (auch am Wochenende) von Leistungen der Physiotherapie

Mindestmerkmale:
- Kontinuierliche, 24-stündige Überwachung

Kapitel 8: Nichtoperative therapeutische Maßnahmen

- Ein Facharzt mit der Zusatzbezeichnung Intensivmedizin (die Behandlungsleitung oder ein anderer Facharzt mit der Zusatzbezeichnung Intensivmedizin) muss täglich mindestens eine Visite durchführen

Die Anzahl der Aufwandspunkte errechnet sich aus der Summe des täglichen SAPS II (ohne Glasgow Coma Scale) über die Verweildauer auf der Intensivstation (total SAPS II) plus der Summe von 10 täglich ermittelten aufwendigen Leistungen aus dem TISS-Katalog über die Verweildauer auf der Intensivstation

Die zu verwendenden Parameter des SAPS II und des TISS sind im Anhang zum OPS zu finden

Spezielle intensivmedizinische Prozeduren, wie Transfusion von Plasma und Plasmabestandteilen, Plasmapherese und Immunadsorption, Anlage und Betrieb einer ECMO/ECLS, Maßnahmen im Rahmen der Reanimation u.a. sind gesondert zu kodieren

Diese Kodes sind für Patienten, die bei stationärer Aufnahme das 14. Lebensjahr vollendet haben, anzugeben

Kode	Beschreibung
8-98f.0	1 bis 184 Aufwandspunkte
8-98f.1	185 bis 552 Aufwandspunkte
.10	185 bis 368 Aufwandspunkte
.11	369 bis 552 Aufwandspunkte
8-98f.2	553 bis 1.104 Aufwandspunkte
.20	553 bis 828 Aufwandspunkte
.21	829 bis 1.104 Aufwandspunkte
8-98f.3	1.105 bis 1.656 Aufwandspunkte
.30	1.105 bis 1.380 Aufwandspunkte
.31	1.381 bis 1.656 Aufwandspunkte
8-98f.4	1.657 bis 2.208 Aufwandspunkte
.40	1.657 bis 1.932 Aufwandspunkte
.41	1.933 bis 2.208 Aufwandspunkte
8-98f.5	2.209 bis 2.760 Aufwandspunkte
.50	2.209 bis 2.484 Aufwandspunkte
.51	2.485 bis 2.760 Aufwandspunkte
8-98f.6	2.761 bis 3.680 Aufwandspunkte
.60	2.761 bis 3.220 Aufwandspunkte
.61	3.221 bis 3.680 Aufwandspunkte
8-98f.7	3.681 bis 4.600 Aufwandspunkte
8-98f.8	4.601 bis 5.520 Aufwandspunkte
8-98f.9	5.521 bis 7.360 Aufwandspunkte
8-98f.a	7.361 bis 9.200 Aufwandspunkte
8-98f.b	9.201 bis 11.040 Aufwandspunkte
8-98f.c	11.041 bis 13.800 Aufwandspunkte
8-98f.d	13.801 bis 16.560 Aufwandspunkte
8-98f.e	16.561 bis 19.320 Aufwandspunkte
8-98f.f	19.321 oder mehr Aufwandspunkte

8-98g   Komplexbehandlung bei Besiedelung oder Infektion mit nicht multiresistenten isolationspflichtigen Erregern

Inkl.: Isolation bei Infektionen durch Adeno-, Corona-, Noro- und Rotaviren
Isolation bei Kolitis durch Clostridium difficile
Isolation bei respiratorischen Infektionen durch Influenzaviren, RSV (Respiratory syncytial virus) oder Parainfluenzaviren
Isolation bei Tuberkulose
Isolation bei weiteren nicht multiresistenten isolationspflichtigen Erregern entsprechend den aktuellen Empfehlungen der Kommission für Krankenhaushygiene und Infektionsprävention (KRINKO) beim Robert-Koch-Institut (RKI)

Exkl.: Isolation bei Verdacht auf Besiedelung oder Infektion mit nicht multiresistenten isolationspflichtigen Erregern mit anschließendem negativen Befund

Hinw.: Strukturmerkmale:

Kapitel 8: Nichtoperative therapeutische Maßnahmen

- Vorhandensein von speziell eingewiesenem medizinischen Personal, mindestens einem Krankenhaushygieniker und/oder einer/einem Krankenschwester/-pfleger für Krankenhaushygiene (Hygienefachkraft) unter Aufsicht eines Krankenhaushygienikers (auch in Kooperation möglich)
- Vorhandensein eines Hygieneplans

Mindestmerkmale:
- Durchführung von speziellen Untersuchungen zur Feststellung der Besiedelung oder Infektion mit einem nicht multiresistenten isolationspflichtigen Erreger
- Durchführung von strikter Isolierung (Einzel- oder Kohortenisolierung) mit eigenem Sanitärbereich oder Bettstuhl (Vermeidung von Kreuzinfektionen). Die Isolation wird gemäß den jeweils aktuellen Richtlinien des Robert-Koch-Instituts (RKI) aufrechterhalten
- Wechsel von Bettwäsche, Bekleidung und Utensilien der Körperpflege (Waschlappen u.Ä.) gemäß den jeweils aktuellen Richtlinien des Robert-Koch-Instituts (RKI), ggf. täglich
- Schutzmaßnahmen bei Betreten und Verlassen des Zimmers (zimmerbezogener Schutzkittel, Handschuhe, ggf. Mund-Nasen-Schutz, Einschleusen, Ausschleusen etc.)
- Besondere Maßnahmen der Händedesinfektion vor und nach Patientenkontakt beim Umgang mit sporenbildenden Bakterien (alkoholische Desinfektion und Waschen der Hände)
- Tägliche Desinfektion patientennaher Flächen gemäß den jeweils aktuellen Richtlinien des Robert-Koch-Instituts (RKI), ggf. mehrmals und/oder unter Einsatz besonderer Flächendesinfektionsmittel
- Mindestens tägliche Fußbodendesinfektion und einmalige Schlussdesinfektion ggf. unter Einsatz besonderer Flächendesinfektionsmittel
- Patienten- und Angehörigengespräche (ggf. auch Gespräche mit betreuenden Personen) zum Umgang mit nicht multiresistenten isolationspflichtigen Erregern
- Spezifische Maßnahmen zur Behandlung oder Eradikation des Erregers nach den jeweils aktuellen Empfehlungen des RKI
- Durchführung der folgenden Maßnahmen, wenn erforderlich:
  - Einsatz von erregerspezifischen Chemotherapeutika/Antibiotika
  - Durchführung der diagnostischen und therapeutischen Maßnahmen unter besonderen räumlich-organisatorischen Bedingungen (z.B. im Patientenzimmer statt im Funktionsbereich; wenn in Funktionsbereichen, dann mit unmittelbar anschließender Schlussdesinfektion)

8-98g.0 Komplexbehandlung auf spezieller Isoliereinheit
Hinw.: Strukturmerkmale:
- Eine spezielle Isoliereinheit (eigenständige Infekt-Isolierstation) ist räumlich und organisatorisch von den restlichen Pflegeeinheiten des Krankenhauses getrennt. Jedes Zimmer ist über eine eigene Schleuse zu betreten

.00 Bis zu 4 Behandlungstage
.01 Mindestens 5 bis höchstens 9 Behandlungstage
.02 Mindestens 10 bis höchstens 14 Behandlungstage
.03 Mindestens 15 bis höchstens 19 Behandlungstage
.04 Mindestens 20 Behandlungstage

8-98g.1 Komplexbehandlung nicht auf spezieller Isoliereinheit
.10 Bis zu 4 Behandlungstage
.11 Mindestens 5 bis höchstens 9 Behandlungstage
.12 Mindestens 10 bis höchstens 14 Behandlungstage
.13 Mindestens 15 bis höchstens 19 Behandlungstage
.14 Mindestens 20 Behandlungstage

8-98h **Spezialisierte palliativmedizinische Komplexbehandlung durch einen Palliativdienst**
Exkl.: Palliativmedizinische Komplexbehandlung (8-982 ff.)
Spezialisierte stationäre palliativmedizinische Komplexbehandlung (8-98e ff.)
Hinw.: Ein Kode aus diesem Bereich ist jeweils nur einmal pro stationären Aufenthalt anzugeben
Strukturmerkmale:
- Abteilungsübergreifend tätiges, organisatorisch eigenständiges, multiprofessionelles und auf die komplexe Palliativbehandlung spezialisiertes Team (Palliativdienst), bestehend aus ärztlichem Dienst, pflegerischem Dienst und mindestens einem Vertreter eines weiteren Bereiches: Sozialarbeit/Sozialpädagogik, Psychologie/Psychotherapie, Physiotherapie, Ergotherapie. Es bietet seine Leistungen zur Mitbehandlung von Patienten in einer fallführenden Abteilung an und stimmt diese mit der fallführenden Abteilung ab
- Ärztliche Behandlungsleitung durch einen Facharzt mit Zusatzbezeichnung Palliativmedizin und pflegerische Leitung durch eine Pflegefachkraft mit Nachweis einer anerkannten curricularen palliativpflegerischen Zusatzqualifikation von mindestens 160 Stunden (jeweils mit mindestens 6-monatiger Erfahrung in der spezialisierten Palliativversorgung)
- 24-stündige Erreichbarkeit und bei fachlicher Notwendigkeit Anwesenheit eines Facharztes mit mindestens 6-monatiger Erfahrung in der spezialisierten Palliativversorgung, der die aktuellen Probleme der Patienten kennt. Außerhalb der werktäglichen Regelarbeitszeit muss dieser Facharzt nicht dem organisatorisch eigenständigen Team des Palliativdienstes angehören, aber mit den aktuellen Problemen der Patienten vertraut sein

Mindestmerkmale:
- Durchführung eines standardisierten palliativmedizinischen Basisassessments (PBA) zu Beginn der Behandlung durch den Palliativdienst
- Erstellung eines mit der fallführenden Abteilung abgestimmten, individuellen Behandlungsplans zu Beginn der Behandlung durch den Palliativdienst
- Patientenindividuelle Verlaufsdokumentation palliativmedizinischer Behandlungsziele und Behandlungsergebnisse durch den Palliativdienst
- Aktive, ganzheitliche Behandlung zur Symptomkontrolle und psychosozialen Stabilisierung von Patienten mit einer progredienten, fortgeschrittenen Erkrankung und begrenzter Lebenserwartung, ggf. unter Einbeziehung ihrer Angehörigen, ergänzend zu der Behandlung der fallführenden Abteilung
- Wöchentliche Teambesprechung des Palliativdienstes mit Anwesenheit der ärztlichen Behandlungsleitung und mindestens eines Mitglieds der Pflege des Palliativdienstes sowie mindestens eines weiteren Vertreters der an der Patientenversorgung beteiligten Berufsgruppen des Palliativdienstes pro vollständiger Woche
- Vorausschauende Versorgungsplanung und Koordination der Palliativversorgung z.B. durch Indikationsstellung zur Vermittlung und Überleitung zu nachfolgenden Betreuungsformen der allgemeinen und spezialisierten Palliativversorgung unter besonderer Berücksichtigung der Notfallvorausplanung, sofern erforderlich
- Ggf. Vermittlung zu qualifizierten und kontinuierlichen Unterstützungsangeboten für Angehörige
- Der Zeitaufwand, der von Ärzten des Palliativdienstes, von Pflegefachkräften des Palliativdienstes und von Vertretern der oben genannten Bereiche des Palliativdienstes am Patienten sowie patientenbezogen an seinen Angehörigen/Bezugspersonen erbracht wurde, wird über den gesamten stationären Aufenthalt addiert und entsprechend kodiert. Bei simultanem Einsatz von zwei oder mehr Vertretern unterschiedlicher Berufsgruppen des Behandlungsteams werden die jeweiligen Mitarbeiterminuten aufsummiert

8-98h.0 Durch einen internen Palliativdienst
Hinw.: Ein Kode aus diesem Bereich ist nur zu verwenden, wenn der Palliativdienst des Krankenhauses, in dem der Patient stationär behandelt wird, die palliativmedizinische Behandlung durchführt

.00 Bis unter 2 Stunden
.01 2 bis unter 4 Stunden
.02 4 bis unter 6 Stunden
.03 6 bis unter 9 Stunden
.04 9 bis unter 12 Stunden
.05 12 bis unter 15 Stunden
.06 15 bis unter 20 Stunden
.07 20 bis unter 25 Stunden
.08 25 bis unter 35 Stunden

.09 35 bis unter 45 Stunden
.0a 45 bis unter 55 Stunden
.0b 55 oder mehr Stunden

8-98h.1 Durch einen externen Palliativdienst

Hinw.: Ein Kode aus diesem Bereich ist nur zu verwenden, wenn der Palliativdienst eines externen Leistungserbringers die palliativmedizinische Behandlung durchführt

.10 Bis unter 2 Stunden
.11 2 bis unter 4 Stunden
.12 4 bis unter 6 Stunden
.13 6 bis unter 9 Stunden
.14 9 bis unter 12 Stunden
.15 12 bis unter 15 Stunden
.16 15 bis unter 20 Stunden
.17 20 bis unter 25 Stunden
.18 25 bis unter 35 Stunden
.19 35 bis unter 45 Stunden
.1a 45 bis unter 55 Stunden
.1b 55 oder mehr Stunden

8-98j   Ernährungsmedizinische Komplexbehandlung

Hinw.: Diese Kodes sind auch bei intensivmedizinisch versorgten Patienten anzugeben
Die Art der Ernährungstherapie als medizinische Hauptbehandlung ist gesondert zu kodieren (8-015 ff., 8-016)
Die Art der Ernährungstherapie als medizinische Nebenbehandlung ist bei nicht intensivmedizinisch behandelten Patienten gesondert zu kodieren (8-017 ff., 8-018 ff.)
Strukturmerkmale:
• Ernährungsteam mit Behandlungsleitung durch einen Facharzt mit der strukturierten curricularen Fortbildung oder Zusatzbezeichnung Ernährungsmedizin und mit einem Diätassistenten oder Ökotrophologen
• Werktags mindestens 7-stündige Verfügbarkeit des Ernährungsteams
Mindestmerkmale:
• Standardisiertes Screening des Ernährungsstatus innerhalb der ersten 48 Stunden nach stationärer Aufnahme (z.B. NRS 2002, MNA oder NUTRIC Score)
• Standardisiertes ernährungsmedizinisches Basisassessment zu Beginn der Behandlung durch ein Mitglied des Ernährungsteams, bestehend aus:
  • Ernährungsanamnese inkl. aktueller Nahrungsaufnahme
  • Handkraftmessung
  • Bestimmung der Körperzusammensetzung mittels Bio-Impedanz-Analyse oder Bestimmung des Energieumsatzes mittels indirekter Kalorimetrie
  • Energie- und Nährstoff-Bedarfsermittlung unter Berücksichtigung von Verträglichkeit und Gesamtbilanz
• Erstellung eines individuellen Behandlungsplanes (oral, Trinknahrung, enteral und/oder parenteral nach einem Stufenschema der Ernährung) zu Beginn der Behandlung
• Mindestens zweimal pro vollständiger Woche Verlaufs- und Zielkontrolle der dokumentierten Nahrungsaufnahme (oral, Trinknahrung, enteral und/oder parenteral), davon einmal mit Durchführung folgender Verfahren:
  • Handkraftmessung oder Bio-Impedanz-Analyse oder indirekte Kalorimetrie
  • Erfassung von Gewicht/Body-Mass-Index
• Wöchentliche Teambesprechung
• Untersuchungen wie z.B. Body-Mass-Index oder Handkraftmessungen sind entbehrlich, wenn sie aus medizinischen Gründen (Amputationen, Lähmungen, Sedierung o.Ä.) nicht durchführbar sind
• Indikationsabhängige Empfehlungen für den weiterversorgenden Arzt und/oder Homecare-Dienstleister

8-98j.0 Bis zu 6 Behandlungstage
8-98j.1 Mindestens 7 bis höchstens 13 Behandlungstage
8-98j.2 Mindestens 14 bis höchstens 20 Behandlungstage
8-98j.3 Mindestens 21 Behandlungstage

Kapitel 8: Nichtoperative therapeutische Maßnahmen

Zusatzinformationen zu nicht operativen therapeutischen Maßnahmen (8-99...8-99)

Hinw.: Die folgenden Positionen sind ausschließlich zur Kodierung von Zusatzinformationen zu nicht operativen therapeutischen Maßnahmen zu benutzen, sofern diese nicht schon im Kode selbst enthalten sind. Sie dürfen nicht als selbständige Kodes benutzt werden und sind nur im Sinne einer Zusatzkodierung zulässig

8-99 Zusatzinformationen zu nicht operativen therapeutischen Maßnahmen

8-990 Anwendung eines Navigationssystems
Inkl.: Remote Navigation

Kapitel 9:

Ergänzende Maßnahmen

Geburtsbegleitende Maßnahmen und Behandlung wegen Infertilität (9-26...9-28)

9-26 Geburtsbegleitende Maßnahmen
Hinw.: Eine operative Beendigung einer Geburt ist gesondert zu kodieren (5-72)

9-260 **Überwachung und Leitung einer normalen Geburt**
Hinw.: Mit diesem Kode ist die Überwachung und Leitung einer Geburt ohne operative Eingriffe zu kodieren
Dieser Kode ist auch anzugeben, wenn eines der folgenden Verfahren durchgeführt wurde (5-730, 5-732.0, 5-732.1, 5-732.5, 5-732.y, 5-733 ff., 5-738 ff., 5-754 ff., 5-755 ff., 5-756 ff., 5-757, 5-758 ff., 5-759 ff.) und eine Geburt während desselben Aufenthaltes stattgefunden hat

9-261 **Überwachung und Leitung einer Risikogeburt**
Hinw.: Mit diesem Kode ist die Überwachung und Leitung einer Risikogeburt ohne operative Eingriffe zu kodieren
Dieser Kode ist auch anzugeben, wenn eines der folgenden Verfahren durchgeführt wurde (5-730, 5-732.0, 5-732.1, 5-732.5, 5-732.y, 5-733 ff., 5-738 ff., 5-754 ff., 5-755 ff., 5-756 ff., 5-757, 5-758 ff., 5-759 ff.) und eine Geburt während desselben Aufenthaltes stattgefunden hat

9-262 **Postnatale Versorgung des Neugeborenen**
9-262.0 Routineversorgung
9-262.1 Spezielle Versorgung (Risiko-Neugeborenes)
9-262.x Sonstige
9-262.y N.n.bez.

9-263 **Überwachung und Leitung der isolierten Geburt der Plazenta**
Hinw.: Mit diesem Kode ist die Überwachung und Leitung der isolierten Geburt der Plazenta zu kodieren, wenn das Kind außerhalb des Krankenhauses spontan geboren wird und lediglich die Plazenta nach Aufnahme in das Krankenhaus geboren wird

9-268 **Überwachung und Leitung einer Geburt, n.n.bez.**

9-27 Behandlung wegen Infertilität

9-270 **Künstliche Insemination**
9-270.0 Intrauterine Insemination
9-270.1 Direkte intraperitoneale Insemination (DIPI)
9-270.x Sonstige
9-270.y N.n.bez.

9-271 **Follikelpunktion und Ovumaspiration, intratubarer Gametentransfer (GIFT)**
9-271.0 ↔ Perkutane Follikelpunktion unter sonographischer Kontrolle
9-271.1 ↔ Laparoskopische Ovumaspiration
9-271.2 ↔ Transvaginale Ovumaspiration
9-271.3 ↔ Laparoskopische Ovumaspiration mit intratubarem Gametentransfer (GIFT)
9-271.x ↔ Sonstige
9-271.y N.n.bez.

Kapitel 9: Ergänzende Maßnahmen

9-272		**In-vitro-Fertilisation (IVF) und Embryotransfer**
9-272.0		Embryotransfer (ET)
9-272.1	↔	Intratubarer Zygotentransfer (ZIFT)
9-272.x	↔	Sonstige
9-272.y		N.n.bez.
9-278		**Andere Behandlung der weiblichen Infertilität**
9-278.0		Planung und Management einer Fertilitätsbehandlung
9-278.1		Monitoring des Ovulationszyklus
9-278.2		Begleitende Untersuchungen einer Fertilitätsbehandlung *Inkl.:* Quantitative Hormonbestimmungen Konsultationen Ultraschalluntersuchungen
9-278.x		Sonstige
9-278.y		N.n.bez.

9-28 Behandlung während der Schwangerschaft

9-280	**Stationäre Behandlung vor Entbindung während desselben Aufenthaltes** *Hinw.:* Präpartale Behandlungsdauer vor Entbindung während desselben stationären Aufenthaltes
9-280.0	Mindestens 3 bis höchstens 6 Tage
9-280.1	Mindestens 7 bis höchstens 13 Tage
9-280.2	Mindestens 14 bis höchstens 27 Tage
9-280.3	Mindestens 28 Tage bis höchstens 55 Tage
9-280.4	Mindestens 56 Tage

Phoniatrische und pädaudiologische Therapie (9-31...9-32)

9-31 Phoniatrische und pädaudiologische Komplexbehandlung

Hinw.: Ein Kode aus diesem Bereich ist jeweils nur einmal pro stationären Aufenthalt anzugeben
Strukturmerkmale:
- Multidisziplinäres Team mit Behandlungsleitung durch einen Facharzt für Phoniatrie und Pädaudiologie/Sprach-, Stimm- und kindliche Hörstörungen

Mindestmerkmale:
- Operationalisierte, stationäre Therapie durch das multidisziplinäre Team
- Einsatz von mindestens drei Therapeutengruppen patientenbezogen in unterschiedlichen Kombinationen mit unterschiedlichem Zeitaufwand

9-310	**Phoniatrische Komplexbehandlung organischer und funktioneller Störungen der Sprache, des Sprechens, der Stimme und des Schluckens**
9-311	**Integrierte phoniatrisch-psychosomatische Komplexbehandlung von Störungen der Sprache, des Sprechens, der Stimme, des Schluckens und des Hörens** *Hinw.:* Somatische und psychosomatische Behandlung bei akuten und chronischen somatischen Störungen der Sprache, des Sprechens, der Stimme, des Schluckens und des Hörens mit psychischer Komorbidität
9-312	**Integrierte pädaudiologische Komplexbehandlung** *Inkl.:* Behandlung hörgestörter Kinder, ggf. mit konventionellen Hörhilfen Behandlung von Kindern und Erwachsenen mit Cochlea-Implantaten Behandlung von Kindern mit auditiven Verarbeitungs- und Wahrnehmungsstörungen *Hinw.:* Mit diesem Kode sind die Hör- und Sprachtherapie sowie die Anpassung von Hörhilfen und Cochlea-Implantaten mit Gebrauchsschulung, Erfolgskontrolle und funktionstechnischer Überprüfung unter Berücksichtigung entwicklungspsychologischer Bedingungen und der Koordination medizinisch-rehabilitativer bzw. pädagogisch-fördernder Maßnahmen zu kodieren

9-32 Therapie von Stimm-, Sprach-, Sprech-, Schluckstörungen und Hörstörungen
Hinw.: Ein Kode aus diesem Bereich ist jeweils nur einmal pro stationären Aufenthalt anzugeben

9-320 **Therapie organischer und funktioneller Störungen der Sprache, des Sprechens, der Stimme und des Schluckens**
Inkl.: Logopädische Therapie

Psychosoziale, psychosomatische, neuropsychologische und psychotherapeutische Therapie (9-40...9-41)

9-40 Psychosoziale, psychosomatische und neuropsychologische Therapie
Hinw.: Ein Kode aus diesem Bereich ist jeweils nur einmal pro stationären Aufenthalt anzugeben, es sei denn, beim jeweiligen Kode ist dies anders geregelt
Ein Kode aus diesem Bereich ist nur für Leistungen anzugeben, die in Einrichtungen im Geltungsbereich des § 17b KHG erbracht wurden

9-401 **Psychosoziale Interventionen**
Hinw.: Bei Durchführung mehrerer Beratungen, organisatorischer oder therapeutischer Maßnahmen sind die Zeiten jeweils zu addieren

9-401.0 Sozialrechtliche Beratung
Hinw.: Information und Beratung zu Möglichkeiten sozialrechtlicher Unterstützungen, einschließlich organisatorischer Maßnahmen
- .00 Mindestens 50 Minuten bis 2 Stunden
- .01 Mehr als 2 Stunden bis 4 Stunden
- .02 Mehr als 4 Stunden

9-401.1 Familien-, Paar- und Erziehungsberatung
Exkl.: Schwerpunktmäßig gezielte therapeutische Maßnahmen zur Veränderung von Erleben und Verhalten (9-402 ff.)
Hinw.: Zielorientierte Beratung zu definierten Problemstellungen seitens der Familie oder einzelner Familienmitglieder
- .10 Mindestens 50 Minuten bis 2 Stunden
- .11 Mehr als 2 Stunden bis 4 Stunden
- .12 Mehr als 4 Stunden

9-401.2 Nachsorgeorganisation
Hinw.: Beratung und organisatorische Maßnahmen hinsichtlich ambulanter und stationärer Nachsorge
- .22 Mindestens 50 Minuten bis 2 Stunden
- .23 Mehr als 2 Stunden bis 4 Stunden
- .25 Mehr als 4 Stunden bis 6 Stunden
- .26 Mehr als 6 Stunden

9-401.3 Supportive Therapie
Hinw.: Interventionen zur psychischen Verarbeitung somatischer Erkrankungen, ihrer Begleit- bzw. Folgeerscheinungen sowie resultierender interaktioneller Probleme
- .30 Mindestens 50 Minuten bis 2 Stunden
- .31 Mehr als 2 Stunden bis 4 Stunden
- .32 Mehr als 4 Stunden

9-401.4 Künstlerische Therapie
Inkl.: Kunst- und Musiktherapie u.a.
Hinw.: Therapeutische Maßnahmen, die Wahrnehmungs- und Gestaltungsprozesse umfassen sowie therapeutische Anwendung künstlerischer Medien
- .40 Mindestens 50 Minuten bis 2 Stunden
- .41 Mehr als 2 Stunden bis 4 Stunden
- .42 Mehr als 4 Stunden

9-401.5 Integrierte psychosoziale Komplexbehandlung
Hinw.: Strukturmerkmale:
- Behandlungsleitung durch einen Facharzt, einen psychologischen Psychotherapeuten oder einen Kinder- und Jugendlichen-Psychotherapeuten auf einer somatischen Station

Mindestmerkmale:
- Einsatz von mindestens 2 psychosozialen Berufsgruppen (Ärzte, psychologische Psychotherapeuten, Kinder- und Jugendlichen-Psychotherapeuten oder Psychologen, Pädagogen, Sozialarbeiter oder Künstlerische Therapeuten), davon mindestens die Hälfte der Behandlungszeit durch einen Arzt, psychologischen Psychotherapeuten, Kinder- und Jugendlichen-Psychotherapeuten oder Psychologen
- Die psychosozialen Maßnahmen können je nach Bedarf im Einzelfall umfassen:
  - Psychotherapeutische, psychologische oder neuropsychologische Diagnostik, Psychotherapie, supportive Therapie, Krisenintervention, künstlerische Therapie (Kunst- und Musiktherapie u.a.)
  - Beratende Interventionen (Einzel-, Familien-, Paar-, Erziehungs- und sozialrechtliche Beratung)
  - Nachsorgeorganisation und präventive Maßnahmen

.50 Mindestens 3 Stunden
.51 Mehr als 3 bis 5 Stunden
.52 Mehr als 5 bis 8 Stunden
.53 Mehr als 8 Stunden

9-402 Psychosomatische Therapie
Hinw.: Operationalisierte, therapieziel-orientierte stationäre Therapie durch multidisziplinäre Teams. Hier sind diejenigen pädiatrisch-psychosomatischen Therapien zu verschlüsseln, die die unter 9-403 ff. genannten Mindestanforderungen nicht erfüllen

9-402.0 Psychosomatische und psychotherapeutische Komplexbehandlung
Hinw.: Psychodynamisches oder kognitiv-behaviorales Grundverfahren als reflektierter Mehrpersonen-Interaktionsprozess mit schriftlicher Behandlungsplanung (einmal pro Woche), ärztlicher/psychologischer Einzeltherapie (100 Minuten/Woche; ggf. davon 50 Minuten/Woche ressourcenäquivalent als Gruppentherapie), Gruppenpsychotherapie (max. 10 Patienten 120 Minuten/Woche) und Einsatz spezifischer psychotherapeutischer Techniken (360 Minuten/Woche) im standardisierten Setting nach den Regeln der psychosomatischen und psychotherapeutischen Medizin

9-402.1 Integrierte klinisch-psychosomatische Komplexbehandlung
Hinw.: Stationäre somatische und psychosomatische Behandlung bei akuten und chronischen somatischen Erkrankungen mit psychischer Komorbidität und Copingstörungen, neben der somatischen Therapie durch ärztliche/psychologische Einzeltherapie (100 Minuten/Woche) und Einsatz spezifischer psychotherapeutischer Techniken auch unter Supervision (360 Minuten/Woche) im standardisierten Setting nach den Regeln der psychosomatischen und psychotherapeutischen Medizin oder der Pädiatrie

9-402.2 Psychosomatische und psychotherapeutische Krisenintervention als Komplexbehandlung
Hinw.: Stationäre Kurztherapie mit umgrenztem Therapieziel zur Stabilisierung bei akuter Dekompensation (Verschiebung der Therapie-Dosis zu höherem Anteil an Einzelpsychotherapie im Vergleich zu 9-402.0) nach den Regeln der psychosomatischen und psychotherapeutischen Medizin

9-403 Sozialpädiatrische, neuropädiatrische und pädiatrisch-psychosomatische Therapie
Hinw.: Strukturmerkmale:
- Multidisziplinäres Team mit Behandlungsleitung durch einen Facharzt für Kinder- und Jugendmedizin

Mindestmerkmale:
- Operationalisierte individuelle Diagnostik und Therapie und Anleitung von Bezugspersonen durch das multidisziplinäre Team bei drohender oder manifester Behinderung, Entwicklungs- und Verhaltensstörung sowie seelischen Störungen
Die Therapie erfolgt nach Diagnoseerstellung entsprechend der Mehrdimensionalen Bereichsdiagnostik der Sozialpädiatrie (MBS)/pädiatrischen Psychosomatik
Die Therapiedurchführung ist an den jeweiligen Standards der neuropädiatrischen oder sozialpädiatrischen Gesellschaft oder der pädiatrischen Psychosomatik orientiert. Folgende Therapeutengruppen sind dabei u.a. je nach Behandlungsplan einzubeziehen: Ärzte, Psychologen (Diplom/Master), Ergotherapeuten, (Heil)erzieher, (Heil)pädagogen, Kunsttherapeuten, Logopäden, Musiktherapeuten, Ökotrophologen/Ernährungsberater,

Physiotherapeuten (inkl. physikalischer Therapie), Kinder- und Jugendlichen-Psychotherapeuten, Schmerztherapeuten, Sozialpädagogen
Bei den Therapieformen 9-403.2, 9-403.4, 9-403.5, 9-403.6 und 9-403.7 sind die Mindestleistungen innerhalb des angegebenen Zeitraumes zu erbringen
Die jeweilige Therapieform ist so oft zu kodieren, wie sie erbracht wurde. Die Therapieformen dürfen nur nacheinander erbracht werden
Wochenendbeurlaubungen zur Unterstützung des Therapieerfolges sind möglich, wenn die Mindestleistungen im Restzeitraum erbracht werden

9-403.0 Begleitende Therapie
Hinw.: An 3 Tagen werden täglich mindestens zwei Therapieeinheiten von 45 Minuten durchgeführt. Davon müssen mindestens 3 Einheiten durch einen Arzt, Psychologen und/oder Kinder- und Jugendlichen-Psychotherapeuten geleistet werden

9-403.1 Therapie als Blockbehandlung
Hinw.: Über 5 Tage werden täglich mindestens zwei Therapieeinheiten von 45 Minuten durchgeführt. Davon müssen mindestens 3 Einheiten durch einen Arzt, Psychologen und/oder Kinder- und Jugendlichen-Psychotherapeuten geleistet werden. Es erfolgt eine zielorientierte Beratung zu definierten Problemstellungen seitens der Familie oder einzelner Familienmitglieder

9-403.2 Therapie als erweiterte Blockbehandlung
Hinw.: Über 12 Tage werden mindestens 20 Therapieeinheiten von 45 Minuten durchgeführt. Davon müssen mindestens 5 Therapieeinheiten durch einen Arzt, Psychologen und/oder Kinder- und Jugendlichen-Psychotherapeuten geleistet werden. Es müssen mindestens 3 Therapeutengruppen zum Einsatz kommen

9-403.3 Intensivtherapie
Hinw.: Über 5 Tage werden mindestens 15 Therapieeinheiten von 45 Minuten durchgeführt. Davon müssen mindestens 5 Therapieeinheiten durch einen Arzt, Psychologen und/oder Kinder- und Jugendlichen-Psychotherapeuten geleistet werden. Es müssen mindestens 3 Therapeutengruppen zum Einsatz kommen

9-403.4 Erweiterte Intensivtherapie
Hinw.: Über 12 Tage werden mindestens 30 Therapieeinheiten von 45 Minuten durchgeführt. Davon müssen mindestens 6 Therapieeinheiten durch einen Arzt, Psychologen und/oder Kinder- und Jugendlichen-Psychotherapeuten geleistet werden. Es müssen mindestens 3 Therapeutengruppen zum Einsatz kommen

9-403.5 Langzeit-Intensivtherapie
Hinw.: Über 7 Tage werden 15 Therapieeinheiten von 45 Minuten durchgeführt. Davon müssen mindestens 5 Therapieeinheiten durch einen Arzt, Psychologen und/oder Kinder- und Jugendlichen-Psychotherapeuten geleistet werden. Es müssen mindestens 3 Therapeutengruppen zum Einsatz kommen
Dieser Kode kann jeweils für eine Therapie über 7 Tage für die maximale Dauer von 8 Wochen pro Jahr angegeben werden

9-403.6 Langzeit-Intensivtherapie zum verhaltenstherapeutischen Training
Hinw.: Über 7 Tage werden 20 Therapieeinheiten von 45 Minuten durchgeführt. Davon müssen mindestens 5 Therapieeinheiten durch einen Arzt, 5 Therapieeinheiten durch einen Psychologen und 10 Therapieeinheiten durch unterstützende Physiotherapie und begleitende andere Therapieverfahren durch die oben angeführten Therapeutengruppen geleistet werden. Über den normalen Pflegebedarf hinaus werden mindestens 2 Stunden pro Tag für Trainingsmaßnahmen durch Pflegepersonal oder heilpädagogisches Personal eingesetzt
Dieser Kode kann jeweils für eine Therapie über 7 Tage für die maximale Dauer von 12 Wochen pro Jahr angegeben werden

Kapitel 9: Ergänzende Maßnahmen

9-403.7 Therapie im Gruppen-Setting
Hinw.: Mehrpersonen-Interaktionsprozess, reflektiert und für jeweils 7 Tage geplant im heilpädagogisch orientierten Gruppen-Setting (max. 6 Kinder pro Gruppe), unter ärztlich-psychologischer Anleitung (mindestens 35 Stunden pro Woche), Einzel- oder Gruppentherapie (max. 5 Personen pro Gruppe), Psychotherapie einzeln oder in Gruppen unter Einsatz spezifischer psychotherapeutischer Technik, Beratung und Anleitung von Bezugspersonen (mindestens 180 Minuten pro Woche). Mindestens 1/3 der Therapieeinheiten sind im Gruppensetting zu erbringen. Ziel ist es, möglichst alltagsbezogen und wirklichkeitsnah Verhaltensbeobachtung, Verhaltensmodifikation, Selbständigkeitstraining, soziales Kompetenztraining und Training der Handlungsplanung durchzuführen. Die Maßnahmen erfolgen unabhängig von pädagogischen Fördermaßnahmen in Schule oder Kindergarten. In Abhängigkeit der zugrunde liegenden Erkrankung müssen ergänzend funktionelle Therapien eingesetzt werden, wie durch die Therapeutengruppen repräsentiert
Dieser Kode kann jeweils für eine Therapie über 7 Tage für die maximale Dauer von 8 Wochen pro Jahr angegeben werden

9-403.8 Integrierte Blockbehandlung
Hinw.: Über 7 Tage werden mindestens 10 Therapieeinheiten von 45 Minuten durchgeführt. Davon müssen mindestens 3 Therapieeinheiten durch einen Arzt, Psychologen und/oder Kinder- und Jugendlichen-Psychotherapeuten geleistet werden. Es müssen mindestens 3 Berufs-gruppen zum Einsatz kommen
Dieser Kode kann jeweils für eine Therapie über 7 Tage angegeben werden

9-403.x Sonstige
9-403.y N.n.bez.

9-404 Neuropsychologische Therapie
Hinw.: Therapie beeinträchtigter kognitiver, affektiver und verhaltensbezogener Funktionen (Orientierung, Aufmerksamkeit, Wahrnehmung, Lernen und Gedächtnis, Planen und Problemlösen, Affekt- und Verhaltenskontrolle, soziale Kompetenz) bei Patienten mit angeborenen oder erworbenen Hirnschädigungen, basierend auf kognitions-psychologischen, lerntheoretischen und funktional-neuroanatomischen Erkenntnissen

9-404.0 Mindestens 50 Minuten bis 2 Stunden
9-404.1 Mehr als 2 Stunden bis 4 Stunden
9-404.2 Mehr als 4 Stunden

9-41 Psychotherapie
Hinw.: Diese Kodes sind für die psychotherapeutischen Maßnahmen anzuwenden, die nicht in 9-402 ff. bis 9-404 ff. definiert sind
Ein Kode aus diesem Bereich ist nur für Leistungen anzugeben, die in Einrichtungen im Geltungsbereich des § 17b KHG erbracht wurden

9-410 Einzeltherapie
Hinw.: Dauer der Therapie mindestens 1 Stunde pro Tag

9-410.0 Kognitive Verhaltenstherapie
.04 An einem Tag
.05 An 2 bis 5 Tagen
.06 An 6 bis 10 Tagen
.07 An 11 oder mehr Tagen

9-410.1 Tiefenpsychologisch fundierte Psychotherapie
.14 An einem Tag
.15 An 2 bis 5 Tagen
.16 An 6 bis 10 Tagen
.17 An 11 oder mehr Tagen

9-410.2 Gesprächspsychotherapie
.24 An einem Tag
.25 An 2 bis 5 Tagen
.26 An 6 bis 10 Tagen
.27 An 11 oder mehr Tagen

9-410.x Sonstige
9-410.y N.n.bez.

9-411	**Gruppentherapie**	

Hinw.: Dauer der Therapie mindestens 1 Stunde pro Tag

9-411.0 Kognitive Verhaltenstherapie
- .04 An einem Tag
- .05 An 2 bis 5 Tagen
- .06 An 6 bis 10 Tagen
- .07 An 11 oder mehr Tagen

9-411.1 Tiefenpsychologisch fundierte Psychotherapie
- .14 An einem Tag
- .15 An 2 bis 5 Tagen
- .16 An 6 bis 10 Tagen
- .17 An 11 oder mehr Tagen

9-411.2 Gesprächspsychotherapie
- .24 An einem Tag
- .25 An 2 bis 5 Tagen
- .26 An 6 bis 10 Tagen
- .27 An 11 oder mehr Tagen

9-411.x Sonstige

9-411.y N.n.bez.

9-412 Multimodale psychotherapeutische Komplexbehandlung im Liaisondienst
Hinw.: Mindestmerkmale:
- Behandlung im Liaisondienst durch einen Arzt mit der Gebietsbezeichnung Psychiatrie und Psychotherapie oder der Gebietsbezeichnung Psychosomatische Medizin und Psychotherapie oder der Gebiets- und Bereichsbezeichnung Innere Medizin (bzw. andere klinische Fachärzte wie Dermatologen, Gynäkologen, Orthopäden u.a.) und Psychotherapie oder durch einen psychologischen Psychotherapeuten
- Anamnese (biographisch bzw. verhaltensanalytisch fundiert)
- Anwendung bzw. Einleitung folgender Verfahren patientenbezogen in unterschiedlichen Kombinationen: Einzel- oder Gruppenpsychotherapie, psychoeduktive Verfahren, Entspannungs- oder imaginative Verfahren, psychologische Testdiagnostik, sozialpädagogische Beratung, Ergotherapie, künstlerische Therapie (Kunst- und Musiktherapie), supportive teambezogene Interventionen, Balintgruppen/Supervision

9-412.2 2 bis unter 5 Stunden
9-412.3 5 bis 10 Stunden
9-412.4 Mehr als 10 Stunden

Präventive und ergänzende kommunikative Maßnahmen (9-50...9-51)

9-50 Präventive Maßnahmen
Hinw.: Ein Kode aus diesem Bereich ist jeweils nur einmal pro stationären Aufenthalt anzugeben

9-500 Patientenschulung

9-500.0 Basisschulung
Hinw.: Dauer mindestens 2 Stunden
Sie beinhaltet themenorientierte Schulungen, z.B. für Antikoagulanzientherapie, Eigeninjektion, häusliche Pflege eines venösen Verweilkatheters, Monitoring oder Reanimation, Apparat- und Prothesenbenutzung, intermittierenden sterilen Einmalkatheterismus, Anleitung zum Stillen

Kapitel 9: Ergänzende Maßnahmen

9-500.1 **Grundlegende Patientenschulung**
Hinw.: Dauer bis 5 Tage mit insgesamt mindestens 20 Stunden
Durchführung durch dafür ausgebildete Trainer und ihre Teams nach einem von den jeweiligen Fachgesellschaften bzw. Arbeitsgruppen vorgegebenen, definierten und standardisierten Schema
Durchführung z.B. bei Diabetes mellitus, Asthma bronchiale, Neurodermitis, rheumatologischen Erkrankungen, Mukoviszidose, Adipositas, Epilepsie
Bei Patienten, die ihre Behandlung nicht eigenverantwortlich übernehmen können, werden Angehörige regelmäßig mitgeschult

9-500.2 **Umfassende Patientenschulung**
Hinw.: Dauer 6 oder mehr Tage mit durchschnittlich 4 Stunden pro Tag
Durchführung durch dafür ausgebildete Trainer und ihre Teams nach einem von den jeweiligen Fachgesellschaften bzw. Arbeitsgruppen vorgegebenen, definierten und standardisierten Schema
Durchführung z.B. bei Diabetes mellitus, Asthma bronchiale, Neurodermitis, rheumatologischen Erkrankungen, Mukoviszidose, Adipositas, Epilepsie
Bei Patienten, die ihre Behandlung nicht eigenverantwortlich übernehmen können, werden Angehörige regelmäßig mitgeschult

9-501 Multimodale stationäre Behandlung zur Tabakentwöhnung
Hinw.: Ein Kode aus diesem Bereich ist nur für Leistungen anzugeben, die in Einrichtungen im Geltungsbereich des § 17b KHG erbracht wurden
Mindestmerkmale:
- Standardisierte Erfassung der Raucheranamnese mit einem ausführlichen Fragebogen und standardisierte Erfassung der Zigarettenabhängigkeit unter Verwendung des Fagerström-Tests
- Durchführung und Dokumentation von Motivationsgesprächen zur Beendigung des Tabakkonsums von insgesamt mindestens 60 Minuten durch einen Arzt mit der Qualifikation zur Tabakentwöhnung (Voraussetzung ist eine zertifizierte Befähigung zur Tabakentwöhnung, z.B. über das Curriculum der Bundesärztekammer, der Deutschen Gesellschaft für Pneumologie und Beatmungsmedizin oder des Bundesverbandes der Pneumologen)
- Durchführung und Dokumentation von Motivationsgesprächen individuell oder in Gruppen von insgesamt mindestens 120 Minuten durch Personal mit der Qualifikation zur Tabakentwöhnung (z.B. Psychologen, Pädagogen, Sozialpädagogen, Sozialwissenschaftler, Gesundheitswissenschaftler)
- Aufklärung über Einsatz und Wirkungsweise von nikotinhaltigen Präparaten und anderen medikamentösen Hilfen zur Tabakentwöhnung
- Mindestens zwei Kohlenmonoxid-Bestimmungen in der Ausatemluft oder im Blut (CO-Hb-Wert in der Blutgasanalyse) zur Verlaufsdokumentation
- Dokumentierte Anmeldung zu einem ambulanten, von den Krankenkassen anerkannten Tabakentwöhnungsprogramm, bei einer Rehabilitationseinrichtung oder zu einem Internet- oder Telefonangebot

9-502 Präventive familienzentrierte multimodale Komplexbehandlung bei Frühgeborenen, Neugeborenen und Säuglingen
Hinw.: Ein Kode aus diesem Bereich ist für die psychosoziale und bindungsunterstützende familienzentrierte Versorgung während des stationären Aufenthaltes zu verwenden bei Frühgeborenen, Neugeborenen und Säuglingen, die aufgrund von Unreife, Störungen der Vitalfunktionen z.B. nach Infektionen, Störungen der Wahrnehmung, neuromuskulären Erkrankungen oder neurologischen Einschränkungen z.B. nach intrazerebralen Blutungen sich ihren Bezugspersonen nicht adäquat mitteilen oder die nicht sensomotorisch auf diese reagieren können. Das Risiko einer Bindungsstörung soll minimiert werden
Ein Kode aus diesem Bereich ist nur für Leistungen anzugeben, die in Einrichtungen im Geltungsbereich des § 17b KHG erbracht wurden
Strukturmerkmale:
- Multiprofessionelles Team mit Behandlungsleitung durch einen Facharzt für Kinder- und Jugendmedizin oder einen Facharzt für Kinderchirurgie
- Das multiprofessionelle Team besteht mindestens aus den folgenden 3 Berufsgruppen:
  - Ärzte
  - Psychologen oder Pädagogen
  - Gesundheits- und Kinderkrankenpflegekräfte oder Pflegefachfrauen/Pflegefachmänner

Mindestmerkmale:
- Bedarfsgerechter Einsatz (mindestens in Kooperation) von weiteren Therapeuten wie Ökotrophologen/Ernährungsberater, Physio-/Ergotherapeuten, Sozialarbeiter/-therapeuten
- Assessment durch ein Mitglied des multiprofessionellen Teams zu individuellen Schwerpunkten der Belastungsbewältigung durch eine spezielle psychisch-sozialmedizinische Anamnese mit Dokumentation folgender Bereiche (Das Assessment ist nicht auf die Anzahl der Stunden anrechenbar.):
  - Individuelle Ressourcen
  - Familiäre Ressourcen
  - Soziale Ressourcen
  - Lokale/kommunale Ressourcen
- Einsatz von mindestens 2 der folgenden Leistungen (von jeweils mindestens 30 Minuten Dauer, Leistungserbringung durch mindestens 1 Mitglied des multiprofessionellen Teams):
  - Beratung der Eltern/Sorgeberechtigten zu sozialen Aspekten und Entwicklungsaspekten bei drohender Bindungsstörung sowie zur Mobilisierung von Unterstützungsressourcen
  - Anleitung der Eltern/Sorgeberechtigten in bindungsförderndem Verhalten durch:
    - Theoretische Unterweisung im Einzel- oder Gruppensetting und/oder
    - Praktische Unterweisung im Einzelsetting und/oder
    - Übung wiederkehrender allgemeiner und spezifischer Pflege- und Versorgungshandlungen am eigenen Kind
  - Krisenintervention bei kurzfristiger Zustandsverschlechterung des Kindes
- Fallbesprechung von mindestens 10 Minuten Dauer (bei einer Aufenthaltsdauer von mehr als einer Woche erfolgt die Fallbesprechung mindestens wöchentlich) unter Beteiligung aller 3 Berufsgruppen des multiprofessionellen Teams mit Dokumentation der Anwesenheit der beteiligten Berufsgruppen sowie der bisherigen Behandlungsergebnisse und weiterer Behandlungsziele. Diese Fallbesprechung ist auf die Anzahl der Stunden anzurechnen, z.B. 30 Minuten Gesamtzeit bei 3 teilnehmenden Teammitgliedern mit jeweils 10 Minuten
- Mindestens eine Fallkonferenz unter Beteiligung von mindestens 2 Berufsgruppen des multiprofessionellen Teams sowie der Eltern/Sorgeberechtigten von mindestens 15 Minuten Dauer. Sie dient der Planung von geeigneten Leistungen gemeinsam mit den Eltern/Sorgeberechtigten, der Evaluation in Anspruch genommener Versorgung und Betreuung, der Zusammenarbeit mit weiteren medizinischen Versorgungseinrichtungen zur psychiatrischen oder psychologischen Versorgung der Eltern/Sorgeberechtigten sowie der Vorbereitung von im Einzelfall erforderlichen amtlichen Entscheidungen beispielsweise durch das Sozial- oder Jugendamt. Die Anwesenheit der beteiligten Berufsgruppen und die Inhalte der Konferenz sind zu dokumentieren. Diese Fallkonferenz ist auf die Anzahl der Stunden anzurechnen, z.B. 30 Minuten Gesamtzeit bei 2 teilnehmenden Teammitgliedern mit jeweils 15 Minuten

9-502.0 Mindestens 2 bis unter 5 Stunden
9-502.1 Mindestens 5 bis unter 15 Stunden
9-502.2 Mindestens 15 bis unter 25 Stunden
9-502.3 Mindestens 25 bis unter 35 Stunden
9-502.4 Mindestens 35 oder mehr Stunden

9-51 Ergänzende kommunikative Maßnahmen

9-510 Einsatz von Gebärdensprachdolmetschern
Hinw.: Ein Kode aus diesem Bereich ist jeweils nur einmal pro stationären Aufenthalt anzugeben
Die Anzahl der Stunden ist über den gesamten stationären Aufenthalt zu addieren

9-510.0 Mindestens 2 bis 4 Stunden
9-510.1 Mehr als 4 bis 8 Stunden
9-510.2 Mehr als 8 bis 12 Stunden
9-510.3 Mehr als 12 bis 16 Stunden
9-510.4 Mehr als 16 bis 20 Stunden
9-510.5 Mehr als 20 bis 24 Stunden
9-510.6 Mehr als 24 Stunden

Kapitel 9: Ergänzende Maßnahmen

Behandlung bei psychischen und psychosomatischen Störungen und Verhaltensstörungen bei Erwachsenen (9-60...9-64)

Hinw.: Ein Kode aus diesem Bereich ist nur für Leistungen anzugeben, die in Einrichtungen im Geltungsbereich des § 17d KHG erbracht wurden
Die Behandlung erfolgt als ärztlich indizierte Diagnostik und Therapie ggf. auch im Lebensumfeld des Patienten
Die gleichzeitige somatische Diagnostik und Behandlung sind gesondert zu kodieren

9-60 Regelbehandlung bei psychischen und psychosomatischen Störungen und Verhaltensstörungen bei Erwachsenen

Exkl.: Intensivbehandlung bei psychischen und psychosomatischen Störungen und Verhaltensstörungen bei Erwachsenen (9-61)
Psychotherapeutische Komplexbehandlung bei psychischen und psychosomatischen Störungen und Verhaltensstörungen bei Erwachsenen (9-626)
Psychosomatisch-psychotherapeutische Komplexbehandlung bei psychischen und psychosomatischen Störungen und Verhaltensstörungen bei Erwachsenen (9-634)

Hinw.: Eine kriseninterventionelle Behandlung (9-641 ff.), die integrierte klinisch-psychosomatisch-psychotherapeutische Komplexbehandlung bei psychischen und psychosomatischen Störungen und Verhaltensstörungen bei Erwachsenen (9-642), die psychiatrisch-psychotherapeutische Behandlung im besonderen Setting (Mutter/Vater-Kind-Setting) (9-643 ff.), die Erbringung von Behandlungsmaßnahmen im stationsersetzenden Umfeld und als halbtägige tagesklinische Behandlung (9-644 ff.), der indizierte komplexe Entlassungsaufwand (9-645 ff.), die spezifische qualifizierte Entzugsbehandlung Abhängigkeitskranker (9-647 ff.) und der Einsatz von Gebärdensprachdolmetschern (9-510 ff.) sind gesondert zu kodieren
Dieser Kode ist zu Beginn der Behandlung und bei jedem Wechsel der Behandlungsart anzugeben
Die Anzahl der Therapieeinheiten pro Woche ist gesondert zu kodieren (9-649 ff.)
Dieser Kode ist sowohl für die voll- als auch die teilstationäre Behandlung zu verwenden
Die psychiatrisch-psychosomatische Regelbehandlung umfasst ärztliche und/oder psychologische Gespräche (z.B. Visiten) und die Basisversorgung durch weitere Berufsgruppen. Ein weiterer Schwerpunkt liegt in der Anwendung der unten genannten Verfahren der ärztlichen, psychologischen und spezialtherapeutischen Berufsgruppen
Strukturmerkmale:
- Multiprofessionelles Team mit Behandlungsleitung durch einen Facharzt für Psychiatrie und Psychotherapie, Facharzt für Psychiatrie, Facharzt für Nervenheilkunde oder Facharzt für Psychosomatische Medizin und Psychotherapie
- Vorhandensein von Vertretern der folgenden Berufsgruppen:
  - Ärzte (Facharzt für Psychiatrie und Psychotherapie, Facharzt für Psychiatrie, Facharzt für Nervenheilkunde oder Facharzt für Psychosomatische Medizin und Psychotherapie)
  - Psychotherapeuten oder Psychologen ohne ärztliche Psychotherapeuten (Psychologischer Psychotherapeut, Psychotherapeut mit einer Approbation nach § 2 Absatz 1 Nummer 1 der seit dem 1. September 2020 geltenden Fassung des Psychotherapeutengesetzes (PsychThG), Fachpsychotherapeut, Diplom-Psychologe oder Master in Psychologie)
  - Spezialtherapeuten (z.B. Ergotherapeuten, Physiotherapeuten, Sozialarbeiter, Logopäden, Kreativtherapeuten)
  - Pflegefachpersonen (z.B. Gesundheits- und Krankenpfleger, Gesundheits- und Kinderkrankenpfleger, Altenpfleger, Pflegefachfrauen/Pflegefachmänner, Heilerziehungspfleger)

Mindestmerkmale:
- Als angewandte Verfahren der ärztlichen und psychologischen Berufsgruppen gelten folgende Verfahren oder im Aufwand vergleichbare Verfahren:
  - Supportive Einzelgespräche
  - Einzelpsychotherapie
  - Gruppenpsychotherapie
  - Psychoedukation
  - Angehörigengespräche (z.B. Psychoedukation, Angehörigengruppen, Gespräche mit Betreuern)
  - Gespräche mit Richtern oder Behördenvertretern
  - Somato-psychosomatisches ärztliches Gespräch

Kapitel 9: Ergänzende Maßnahmen

- Aufklärung, Complianceförderung und Monitoring im Rahmen der ärztlich indizierten Psychopharmakotherapie
- Als angewandte Verfahren der Spezialtherapeuten gelten folgende Verfahren oder im Aufwand vergleichbare Verfahren:
- Beratung, Adhärenz-Förderung und Monitoring im Rahmen der ärztlich indizierten Psychopharmakotherapie
- Psychoedukation
- Bezugstherapeutengespräche, supportive Einzelgespräche
- Ergotherapeutische Behandlungsverfahren
- Spezielle psychosoziale Interventionen (z.B. Selbstsicherheitstraining, soziales Kompetenztraining)
- Kreativtherapien (z.B. Tanztherapie, Kunsttherapie, Musiktherapie)
- Gespräche mit Behördenvertretern
- Angehörigengespräche, Gespräche mit Betreuern
- Physio- oder Bewegungstherapie (z.B. Sporttherapie)
- Sensorisch fokussierte Therapien (z.B. Genussgruppe, Snoezelen)
- Entspannungsverfahren (z.B. progressive Muskelrelaxation nach Jacobson, autogenes Training oder psychophysiologische Techniken wie Biofeedback)
- Logopädie (z.B. bei Schluckstörungen)
- Übende Verfahren und Hilfekoordination zur Reintegration in den individuellen psychosozialen Lebensraum

9-607 Regelbehandlung bei psychischen und psychosomatischen Störungen und Verhaltensstörungen bei Erwachsenen

9-61 Intensivbehandlung bei psychischen und psychosomatischen Störungen und Verhaltensstörungen bei Erwachsenen

Exkl.: Regelbehandlung bei psychischen und psychosomatischen Störungen und Verhaltensstörungen bei Erwachsenen (9-607)
Psychotherapeutische Komplexbehandlung bei psychischen und psychosomatischen Störungen und Verhaltensstörungen bei Erwachsenen (9-626)
Psychosomatisch-psychotherapeutische Komplexbehandlung bei psychischen und psychosomatischen Störungen und Verhaltensstörungen bei Erwachsenen (9-634)

Hinw.: Ein Kode aus diesem Bereich ist so lange anzugeben, wie mindestens eines der unten genannten Patientenmerkmale vorliegt
Ein erhöhter Betreuungsaufwand bei psychischen und psychosomatischen Störungen und Verhaltensstörungen bei Erwachsenen (9-640 ff.), eine kriseninterventionelle Behandlung (9-641 ff.), die integrierte klinisch-psychosomatisch-psychotherapeutische Komplexbehandlung bei psychischen und psychosomatischen Störungen und Verhaltensstörungen bei Erwachsenen (9-642), die psychiatrisch-psychotherapeutische Behandlung im besonderen Setting (Mutter/Vater-Kind-Setting) (9-643 ff.), die Erbringung von Behandlungsmaßnahmen im stationsersetzenden Umfeld und als halbtägige tagesklinische Behandlung (9-644 ff.), der indizierte komplexe Entlassungsaufwand (9-645 ff.), die spezifische qualifizierte Entzugsbehandlung Abhängigkeitskranker (9-647 ff.) und der Einsatz von Gebärdensprachdolmetschern (9-510 ff.) sind gesondert zu kodieren
Ein Kode aus diesem Bereich ist zu Beginn der Behandlung, bei jedem Wechsel der Behandlungsart und bei jeder Änderung der Anzahl der Patientenmerkmale anzugeben
Die Anzahl der Therapieeinheiten pro Woche ist gesondert zu kodieren (9-649 ff.)
Die psychiatrisch-psychosomatische Intensivbehandlung umfasst ärztliche und/oder psychologische Gespräche (z.B. Visiten) und/oder sozialarbeiterische Interventionen und die Basisversorgung durch weitere Berufsgruppen. Der Schwerpunkt der Behandlung liegt zumeist bei häufigen, nicht planbaren und zeitlich begrenzten Einzelkontakten, da die Patienten meistens nicht gruppenfähig sind
Strukturmerkmale:
- Multiprofessionelles Team mit Behandlungsleitung durch einen Facharzt für Psychiatrie und Psychotherapie, Facharzt für Psychiatrie, Facharzt für Nervenheilkunde oder Facharzt für Psychosomatische Medizin und Psychotherapie
- Vorhandensein von Vertretern der folgenden Berufsgruppen:
  - Ärzte (Facharzt für Psychiatrie und Psychotherapie, Facharzt für Psychiatrie, Facharzt für Nervenheilkunde oder Facharzt für Psychosomatische Medizin und Psychotherapie)
  - Psychotherapeuten oder Psychologen ohne ärztliche Psychotherapeuten (Psychologischer Psychotherapeut, Psychotherapeut mit einer Approbation nach § 2 Absatz 1 Nummer 1 der seit dem 1. September 2020 geltenden Fassung des Psychotherapeutengesetzes (PsychThG), Fachpsychotherapeut, Diplom-Psychologe oder Master in Psychologie)

Kapitel 9: Ergänzende Maßnahmen

- Spezialtherapeuten (z.B. Ergotherapeuten, Physiotherapeuten, Sozialarbeiter, Logopäden, Kreativtherapeuten)
- Pflegefachpersonen (z.B. Gesundheits- und Krankenpfleger, Gesundheits- und Kinderkrankenpfleger, Altenpfleger, Pflegefachfrauen/Pflegefachmänner, Heilerziehungspfleger)

Mindestmerkmale:
- Als angewandte Verfahren der ärztlichen und psychologischen Berufsgruppen gelten folgende Verfahren oder im Aufwand vergleichbare Verfahren:
  - Supportive Einzelgespräche
  - Angehörigengespräche (z.B. Psychoedukation, Angehörigengruppen, Gespräche mit Betreuern)
  - Gespräche mit Richtern oder Behördenvertretern
  - Somato-psychosomatisches ärztliches Gespräch
  - Aufklärung, Complianceförderung und Monitoring im Rahmen der ärztlich indizierten Psychopharmakotherapie
- Als angewandte Verfahren der Spezialtherapeuten gelten folgende Verfahren oder im Aufwand vergleichbare Verfahren:
  - Beratung, Adhärenz-Förderung und Monitoring im Rahmen der ärztlich indizierten Psychopharmakotherapie
  - Psychoedukation
  - Ergotherapeutische Behandlungsverfahren
  - Gespräche mit Behördenvertretern
  - Angehörigengespräche, Gespräche mit Betreuern
  - Spezielle psychosoziale Interventionen (z.B. Selbstsicherheitstraining, soziales Kompetenztraining)
  - Physio- oder Bewegungstherapie (z.B. Sporttherapie)
  - Logopädie (z.B. bei Schluckstörungen)
  - Bezugstherapeutengespräche, supportive Einzelgespräche
- Die Patienten weisen mindestens eines der nachfolgenden Merkmale auf:
  - Anwendung von Sicherungsmaßnahmen
    - Dieses Merkmal ist erfüllt, wenn die Notwendigkeit des Einsatzes von individuellen präventiven (nur personellen) Sicherungsmaßnahmen und/oder individuellen reaktiven (personellen, räumlichen, mechanischen und/oder medikamentösen) Sicherungsmaßnahmen besteht und diese ärztlich angeordnet sind
  - Akute Selbstgefährdung durch Suizidalität oder schwer selbstschädigendes Verhalten
    - Unter selbstschädigendem Verhalten versteht man z.B. häufige Selbstverletzungen von Borderline-Patienten oder durchgängige Nahrungsverweigerung bei Essstörungen oder Verweigerung vital notwendiger medizinischer Maßnahmen (z.B. Insulintherapie bei Diabetes mellitus)
  - Akute Fremdgefährdung
    - Dieses Merkmal ist erfüllt, wenn der Patient gewaltbereit oder gewalttätig ist (hierzu zählt auch die verbale Bedrohung)
  - Schwere Antriebsstörung (gesteigert oder reduziert)
    - Das Merkmal "schwere gesteigerte Antriebsstörung" ist erfüllt, wenn der Patient sich in seiner Aktivität durch Gegenargumente nicht beeindrucken lässt und selbst persönliche Konsequenzen nicht zur Kenntnis nimmt oder sie ihm nichts ausmachen. Das Merkmal "schwere reduzierte Antriebsstörung" ist erfüllt, wenn Anregungen von außen den Patienten kaum oder gar nicht mehr erreichen. Die Alltagsverrichtungen sind beeinträchtigt
  - Keine eigenständige Flüssigkeits-/Nahrungsaufnahme
    - Dieses Merkmal ist erfüllt, wenn Flüssigkeit und/oder Nahrung vollständig von Dritten verabreicht oder die Flüssigkeits-/Nahrungsaufnahme vollständig von Dritten begleitet werden muss (nicht bei alleiniger Sondenernährung oder alleiniger parenteraler Ernährung)
  - Akute Selbstgefährdung durch fehlende Orientierung oder Realitätsverkennung (z.B. Stürze/Verletzungsgefahr ohne Fremdeinfluss oder durchgängige Nahrungsverweigerung bei Demenz)
  - Vitalgefährdung durch somatische Komplikationen
  - Die für den jeweiligen Patienten zutreffenden unterschiedlichen Merkmale sind für die einzelnen Tage, an denen sie zutreffen, jeweils zu addieren. Ändert sich die Anzahl der Patientenmerkmale pro Tag, ist der entsprechende neue Kode anzugeben. Für den Nachweis der Merkmale ist die Regeldokumentation in der Patientenakte ausreichend

9-617	**Intensivbehandlung bei psychischen und psychosomatischen Störungen und Verhaltensstörungen bei erwachsenen Patienten mit 1 Merkmal**
9-618	**Intensivbehandlung bei psychischen und psychosomatischen Störungen und Verhaltensstörungen bei erwachsenen Patienten mit 2 Merkmalen**
9-619	**Intensivbehandlung bei psychischen und psychosomatischen Störungen und Verhaltensstörungen bei erwachsenen Patienten mit 3 Merkmalen**
9-61a	**Intensivbehandlung bei psychischen und psychosomatischen Störungen und Verhaltensstörungen bei erwachsenen Patienten mit 4 Merkmalen**
9-61b	**Intensivbehandlung bei psychischen und psychosomatischen Störungen und Verhaltensstörungen bei erwachsenen Patienten mit 5 oder mehr Merkmalen**

9-62 Psychotherapeutische Komplexbehandlung bei psychischen und psychosomatischen Störungen und Verhaltensstörungen bei Erwachsenen

Exkl.: Regelbehandlung bei psychischen und psychosomatischen Störungen und Verhaltensstörungen bei Erwachsenen (9-607)
Intensivbehandlung bei psychischen und psychosomatischen Störungen und Verhaltensstörungen bei Erwachsenen (9-61)
Psychosomatisch-psychotherapeutische Komplexbehandlung bei psychischen und psychosomatischen Störungen und Verhaltensstörungen bei Erwachsenen (9-634)

Hinw.: Ein erhöhter Betreuungsaufwand bei psychischen und psychosomatischen Störungen und Verhaltensstörungen bei Erwachsenen (9-640 ff.), eine kriseninterventionelle Behandlung (9-641 ff.), die integrierte klinisch-psychosomatisch-psychotherapeutische Komplexbehandlung bei psychischen und psychosomatischen Störungen und Verhaltensstörungen bei Erwachsenen (9-642), die psychiatrisch-psychotherapeutische Behandlung im besonderen Setting (Mutter/Vater-Kind-Setting) (9-643 ff.), die Erbringung von Behandlungsmaßnahmen im stationsersetzenden Umfeld und als halbtägige tagesklinische Behandlung (9-644 ff.), der indizierte komplexe Entlassungsaufwand (9-645 ff.), die spezifische qualifizierte Entzugsbehandlung Abhängigkeitskranker (9-647 ff.) und der Einsatz von Gebärdensprachdolmetschern (9-510 ff.) sind gesondert zu kodieren
Dieser Kode ist zu Beginn der Behandlung und bei jedem Wechsel der Behandlungsart anzugeben
Die Anzahl der Therapieeinheiten pro Woche ist gesondert zu kodieren (9-649 ff.)
Dieser Kode ist sowohl für die voll- als auch die teilstationäre Behandlung zu verwenden
Strukturmerkmale:
- Multiprofessionelles Team mit Behandlungsleitung durch einen Facharzt für Psychiatrie und Psychotherapie, Facharzt für Psychiatrie mit Zusatzbezeichnung Psychotherapie, Facharzt für Nervenheilkunde mit Zusatzbezeichnung Psychotherapie oder Facharzt für Psychosomatische Medizin und Psychotherapie
- Vorhandensein von Vertretern der folgenden Berufsgruppen:
  - Ärzte (Facharzt für Psychiatrie und Psychotherapie, Facharzt für Psychiatrie mit Zusatzbezeichnung Psychotherapie, Facharzt für Nervenheilkunde mit Zusatzbezeichnung Psychotherapie oder Facharzt für Psychosomatische Medizin und Psychotherapie)
  - Psychotherapeuten oder Psychologen ohne ärztliche Psychotherapeuten (Psychologischer Psychotherapeut, Psychotherapeut mit einer Approbation nach § 2 Absatz 1 Nummer 1 der seit dem 1. September 2020 geltenden Fassung des Psychotherapeutengesetzes (PsychThG), Fachpsychotherapeut, Diplom-Psychologe oder Master in Psychologie)
  - Spezialtherapeuten (z.B. Ergotherapeuten, Physiotherapeuten, Sozialarbeiter, Logopäden, Kreativtherapeuten)
  - Pflegefachpersonen (z.B. Gesundheits- und Krankenpfleger, Gesundheits- und Kinderkrankenpfleger, Altenpfleger, Pflegefachfrauen/Pflegefachmänner, Heilerziehungspfleger)

Mindestmerkmale:
- Der Kode ist für Patienten anzuwenden, bei denen die Art und/oder Schwere der Erkrankung eine intensive psychotherapeutische Behandlung notwendig machen. Der Patient muss hierfür ausreichend motiviert und introspektionsfähig sein. Die Indikation für die psychotherapeutische Komplexbehandlung muss durch den Facharzt oder den psychologischen Psychotherapeuten gestellt werden

Kapitel 9: Ergänzende Maßnahmen

- Die durchgeführten ärztlichen und/oder psychologischen Verfahren (ärztliche und psychologische Einzel- und Gruppentherapie) müssen mindestens 3 Therapieeinheiten pro Woche umfassen. Bei weniger als 3 Therapieeinheiten pro Woche ist der Kode 9-607 (Regelbehandlung) zu verwenden, sofern keine Intensivbehandlung (9-61) vorliegt. Bei Erfassungszeiträumen von weniger als 1 Woche (z.B. wegen Entlassung) können die 3 Therapieeinheiten auch anteilig erbracht werden, sofern die Behandlung in diesem Zeitraum dem dominierenden Behandlungskonzept des stationären Aufenthaltes im Sinne der Komplexkodes entspricht
- Als angewandte Verfahren der ärztlichen und psychologischen Berufsgruppen gelten folgende Verfahren oder im Aufwand vergleichbare Verfahren:
  - Supportive Einzelgespräche
  - Einzelpsychotherapie
  - Gruppenpsychotherapie
  - Psychoedukation
  - Angehörigengespräche (z.B. Psychoedukation, Angehörigengruppen, Gespräche mit Betreuern)
  - Gespräche mit Richtern oder Behördenvertretern
  - Somato-psychosomatisches ärztliches Gespräch
  - Aufklärung, Complianceförderung und Monitoring im Rahmen der ärztlich indizierten Psychopharmakotherapie
- Als angewandte Verfahren der Spezialtherapeuten gelten folgende Verfahren oder im Aufwand vergleichbare Verfahren:
  - Beratung, Adhärenz-Förderung und Monitoring im Rahmen der ärztlich indizierten Psychopharmakotherapie
  - Psychoedukation
  - Bezugstherapeutengespräche, supportive Einzelgespräche
  - Ergotherapeutische Behandlungsverfahren
  - Übende Verfahren und Hilfekoordination zur Reintegration in den individuellen psychosozialen Lebensraum
  - Gespräche mit Behördenvertretern
  - Angehörigengespräche, Gespräche mit Betreuern
  - Spezielle psychosoziale Interventionen (z.B. Selbstsicherheitstraining, soziales Kompetenztraining)
  - Kreativtherapien (z.B. Tanztherapie, Kunsttherapie, Musiktherapie)
  - Physio- oder Bewegungstherapie (z.B. Sporttherapie)
  - Entspannungsverfahren (z.B. progressive Muskelrelaxation nach Jacobson)

9-626 **Psychotherapeutische Komplexbehandlung bei psychischen und psychosomatischen Störungen und Verhaltensstörungen bei Erwachsenen**

9-63 **Psychosomatisch-psychotherapeutische Komplexbehandlung bei psychischen und psychosomatischen Störungen und Verhaltensstörungen bei Erwachsenen**

Exkl.: Regelbehandlung bei psychischen und psychosomatischen Störungen und Verhaltensstörungen bei Erwachsenen (9-607)
Intensivbehandlung bei psychischen und psychosomatischen Störungen und Verhaltensstörungen bei Erwachsenen (9-61)
Psychotherapeutische Komplexbehandlung bei psychischen und psychosomatischen Störungen und Verhaltensstörungen bei Erwachsenen (9-626)

Hinw.: Ein erhöhter Betreuungsaufwand bei psychischen und psychosomatischen Störungen und Verhaltensstörungen bei Erwachsenen (9-640 ff.), eine kriseninterventionelle Behandlung (9-641 ff.), die integrierte klinisch-psychosomatisch-psychotherapeutische Komplexbehandlung bei psychischen und psychosomatischen Störungen und Verhaltensstörungen bei Erwachsenen (9-642), die psychiatrisch-psychotherapeutische Behandlung im besonderen Setting (Mutter/Vater-Kind-Setting) (9-643 ff.), die Erbringung von Behandlungsmaßnahmen im stationsersetzenden Umfeld und als halbtägige tagesklinische Behandlung (9-644 ff.), der indizierte komplexe Entlassungsaufwand (9-645 ff.), die spezifische qualifizierte Entzugsbehandlung Abhängigkeitskranker (9-647 ff.) und der Einsatz von Gebärdensprachdolmetschern (9-510 ff.) sind gesondert zu kodieren
Dieser Kode ist zu Beginn der Behandlung und bei jedem Wechsel der Behandlungsart anzugeben
Die Anzahl der Therapieeinheiten pro Woche ist gesondert zu kodieren (9-649 ff.)
Dieser Kode ist sowohl für die voll- als auch die teilstationäre Behandlung zu verwenden

Strukturmerkmale:
- Multiprofessionelles Team mit Behandlungsleitung durch einen Facharzt für Psychosomatische Medizin und Psychotherapie
- Vorhandensein von Vertretern der folgenden Berufsgruppen:
  - Ärzte (Facharzt für Psychosomatische Medizin und Psychotherapie)
  - Psychotherapeuten oder Psychologen ohne ärztliche Psychotherapeuten (Psychologischer Psychotherapeut, Psychotherapeut mit einer Approbation nach § 2 Absatz 1 Nummer 1 der seit dem 1. September 2020 geltenden Fassung des Psychotherapeutengesetzes (PsychThG), Fachpsychotherapeut, Diplom-Psychologe oder Master in Psychologie)
  - Spezialtherapeuten (z.B. Ergotherapeuten, Sozialarbeiter, Kreativtherapeuten, Physiotherapeuten, Ökotrophologen, Sportlehrer)
  - Pflegefachpersonen (z.B. Gesundheits- und Krankenpfleger, Gesundheits- und Kinderkrankenpfleger, Altenpfleger, Pflegefachfrauen/Pflegefachmänner, Heilerziehungspfleger)

Mindestmerkmale:
- Die durchgeführten ärztlichen und/oder psychologischen Verfahren (ärztliche und psychologische Einzel- und Gruppentherapie) müssen mindestens 3 Therapieeinheiten pro Woche umfassen. Bei weniger als 3 Therapieeinheiten pro Woche ist der Kode 9-607 (Regelbehandlung) zu verwenden, sofern keine Intensivbehandlung (9-61) vorliegt. Bei Erfassungszeiträumen von weniger als 1 Woche (z.B. wegen Entlassung) können die 3 Therapieeinheiten auch anteilig erbracht werden, sofern die Behandlung in diesem Zeitraum dem dominierenden Behandlungskonzept des stationären Aufenthaltes im Sinne der Komplexkodes entspricht
- Standardisierte psychosomatisch-psychotherapeutische Diagnostik zu Beginn der Behandlung:
  - Soziodemographische Daten entsprechend der Basisdokumentation zur Psychotherapie (Psy-BaDo)
  - Festlegung von Hauptdiagnose und Komorbiditäten
  - Standardisierte Erhebung des psychopathologischen Befundes mittels der Kriterien der Arbeitsgemeinschaft für Methodik und Dokumentation in der Psychiatrie (AMDP)
  - Schweregradeinschätzung entsprechend dem Beeinträchtigungsschwere-Score (BSS) und dem Global Assessment of Functioning Scale (GAF)
  - Alternativ in psychodynamisch arbeitenden Abteilungen oder Krankenhäusern: Achse II – IV der operationalisierten psychodynamischen Diagnostik (OPD-2)
  - Alternativ in verhaltenstherapeutisch arbeitenden Abteilungen oder Krankenhäusern: Verhaltensanalyse
- Einsatz eines psychodynamischen oder kognitiv-behavioralen Grundverfahrens als reflektiertem Mehrpersonen-Interaktionsprozess mit wöchentlicher Teambesprechung je stationärer Einheit von mindestens 60 Minuten mit wochenbezogener schriftlicher Dokumentation bisheriger Behandlungsergebnisse und weiterer Behandlungsziele
- Somatisch-medizinische Aufnahmeuntersuchung
- Eine fachärztliche Visite pro Woche pro Patient
- Als angewandte Verfahren der ärztlichen und psychologischen Berufsgruppen gelten folgende Verfahren oder im Aufwand vergleichbare Verfahren:
  - Supportive Einzelgespräche
  - Einzelpsychotherapie
  - Gruppenpsychotherapie
  - Psychoedukation
  - Angehörigengespräche (z.B. Psychoedukation, Angehörigengruppen, Gespräche mit Betreuern)
  - Gespräche mit Richtern oder Behördenvertretern
  - Somato-psychosomatisches ärztliches Gespräch
  - Aufklärung, Complianceförderung und Monitoring im Rahmen der ärztlich indizierten Psychopharmakotherapie
- Als angewandte Verfahren der Spezialtherapeuten gelten folgende Verfahren oder im Aufwand vergleichbare Verfahren:
  - Beratung, Adhärenz-Förderung und Monitoring im Rahmen der ärztlich indizierten Psychopharmakotherapie
  - Psychoedukation
  - Bezugstherapeutengespräche, supportive Einzelgespräche
  - Ergotherapeutische Behandlungsverfahren
  - Spezielle psychosoziale Interventionen (z.B. Selbstsicherheitstraining, soziales Kompetenztraining)
  - Kreativtherapien (z.B. Tanztherapie, Kunsttherapie, Musiktherapie)

Kapitel 9: Ergänzende Maßnahmen

- Gespräche mit Behördenvertretern
- Angehörigengespräche, Gespräche mit Betreuern
- Gestaltungs-, Körper- und Bewegungstherapie
- Sensorisch fokussierte Therapien (z.B. Genussgruppe, Snoezelen)
- Physio- oder Bewegungstherapie (z.B. Sporttherapie)
- Entspannungsverfahren (z.B. progressive Muskelrelaxation nach Jacobson, autogenes Training oder psychophysiologische Techniken wie Biofeedback)
- Somatopsychisch-psychosomatische Kompentenztrainings (Diätberatung, Sozialberatung, Sport)
- Prä-Post-Evaluation des Behandlungsverlaufs

9-634 **Psychosomatisch-psychotherapeutische Komplexbehandlung bei psychischen und psychosomatischen Störungen und Verhaltensstörungen bei Erwachsenen**

9-64 **Zusatzinformationen zur Behandlung bei psychischen und psychosomatischen Störungen und Verhaltensstörungen bei Erwachsenen**

9-640 **Erhöhter Betreuungsaufwand bei psychischen und psychosomatischen Störungen und Verhaltensstörungen bei Erwachsenen**

Hinw.: Diese Kodes sind Zusatzkodes. Sie können nur in Kombination mit der Intensivbehandlung bei psychischen und psychosomatischen Störungen und Verhaltensstörungen bei Erwachsenen (9-61), der psychotherapeutischen Komplexbehandlung bei psychischen und psychosomatischen Störungen und Verhaltensstörungen bei Erwachsenen (9-626) und der psychosomatisch-psychotherapeutischen Komplexbehandlung bei psychischen und psychosomatischen Störungen und Verhaltensstörungen bei Erwachsenen (9-634) angegeben werden

Diese Kodes sind für jeden Behandlungstag mit erhöhtem Betreuungsaufwand einzeln anzugeben

1:1-Betreuung bedeutet, dass eine Person einen einzelnen Patienten individuell zusammenhängend ggf. zusätzlich zu angewandten Verfahren betreut. 1:1-Betreuung bedeutet, dass ein Patient über einen Zeitraum von mindestens 2 Stunden ohne Unterbrechung fortlaufend von einer oder mehreren Personen betreut und bei Bedarf begleitet wird. Mehrere Zeiträume von mindestens 2 Stunden können über den Tag addiert werden. Bei Einzelbetreuung durch mehr als eine Person (2 oder mehr) sind die zusammenhängenden Zeiten aller betreuenden Personen zu einer Gesamtsumme zu addieren und entsprechend mit einem Kode unter 9-640.0 ff. zu kodieren

Anerkannt werden alle Leistungen, die durch Mitarbeiter erbracht werden, die eine Ausbildung in der jeweiligen, in den Primärkodes (9-60 bis 9-63) spezifizierten Berufsgruppe abgeschlossen haben und in einem dieser Berufsgruppe entsprechend vergüteten Beschäftigungsverhältnis stehen

Die für diese Betreuung aufgewendete Zeit kann nicht für die Berechnung der Therapieeinheiten (9-649 ff.) oder für andere Zusatzkodes (9-641 ff.) angerechnet werden

Mindestmerkmale:
- Multiprofessionelle Behandlung von Patienten, deren wesentliche Merkmale die akute Fremd- oder Selbstgefährdung infolge einer psychischen oder psychosomatischen Erkrankung sind
- Persönliche Betreuung durch die in den Primärkodes (9-60 bis 9-63) spezifizierten Berufsgruppen unter Vorhaltung eines Beziehungsangebots
- Tägliche ärztliche/psychologische Befunderhebung und ggf. ärztliche Anordnung zur Einleitung oder Fortführung der Betreuungsmaßnahmen
- Dokumentation der Verhaltensbeobachtung im Abstand von höchstens einer Stunde

9-640.0 1:1-Betreuung
.04 Mindestens 2 bis zu 4 Stunden pro Tag
.05 Mehr als 4 bis zu 6 Stunden pro Tag
.06 Mehr als 6 bis zu 12 Stunden pro Tag
.07 Mehr als 12 bis zu 18 Stunden pro Tag
.08 Mehr als 18 Stunden pro Tag

9-641 **Kriseninterventionelle Behandlung bei psychischen und psychosomatischen Störungen und Verhaltensstörungen bei Erwachsenen**

Hinw.: Diese Kodes sind Zusatzkodes. Sie können nur in Kombination mit der Regelbehandlung bei psychischen und psychosomatischen Störungen und Verhaltensstörungen bei Erwachsenen (9-607), der Intensivbehandlung bei psychischen und psychosomatischen Störungen und Verhaltensstörungen bei Erwachsenen (9-61), der psychotherapeutischen Komplexbehandlung bei psychischen und psychosomatischen Störungen und Verhaltensstörungen bei Erwachsenen (9-626), der psychosomatisch-psychotherapeutischen Komplexbehandlung bei psychischen und psychosomatischen Störungen und Verhaltensstörungen bei Erwachsenen (9-634) und der stationsäquivalenten psychiatrischen Behandlung bei Erwachsenen (9-701 ff.) angegeben werden

Diese Kodes sind für jeden Behandlungstag mit erhöhtem Behandlungsaufwand gesondert anzugeben

Mindestmerkmale:
- Behandlungen von psychosozialen oder psychischen Krisen, die tagesbezogen einen hohen Personaleinsatz erfordern. Die psychische Krise beschreibt eine akute vorübergehende psychische Störung als Reaktion auf außergewöhnliche Ereignisse und Lebensumstände, so dass dringliches therapeutisches Handeln erforderlich wird
- Für den Nachweis des Vorliegens einer psychosozialen oder psychischen Krise ist die Regeldokumentation in der Patientenakte ausreichend
- Es erfolgen vordringliche, ungeplante (außerhalb des vorgegebenen Therapieplans), Orientierung gebende, einzeltherapeutische Kontakte (ggf. auch durch 2 Therapeuten oder Pflegefachpersonen) mit dem Patienten und/oder den Kontaktpersonen des Patienten. Diese Zeit kann nicht für die Berechnung der Therapieeinheiten (9-649 ff.) oder für andere Zusatzkodes (9-640 ff.) angerechnet werden
- Tägliche ärztliche/psychologische Befunderhebung und ggf. ärztliche Anordnung zur Einleitung oder Fortführung der Behandlungsmaßnahme. Dies ist Teil der therapeutischen Kontakte

9-641.0 Kriseninterventionelle Behandlung durch Ärzte, Psychotherapeuten und/oder Psychologen
.00 Mehr als 1 bis 1,5 Stunden pro Tag
.01 Mehr als 1,5 bis 3 Stunden pro Tag
.02 Mehr als 3 bis 4,5 Stunden pro Tag
.03 Mehr als 4,5 bis 6 Stunden pro Tag
.04 Mehr als 6 Stunden pro Tag

9-641.1 Kriseninterventionelle Behandlung durch Spezialtherapeuten und/oder Pflegefachpersonen
.10 Mehr als 1 bis 1,5 Stunden pro Tag
.11 Mehr als 1,5 bis 3 Stunden pro Tag
.12 Mehr als 3 bis 4,5 Stunden pro Tag
.13 Mehr als 4,5 bis 6 Stunden pro Tag
.14 Mehr als 6 Stunden pro Tag

9-642 **Integrierte klinisch-psychosomatisch-psychotherapeutische Komplexbehandlung bei psychischen und psychosomatischen Störungen und Verhaltensstörungen bei Erwachsenen**

Hinw.: Dieser Kode ist ein Zusatzkode. Er kann nur jeweils in Kombination angegeben werden mit der Regelbehandlung bei psychischen und psychosomatischen Störungen und Verhaltensstörungen bei Erwachsenen (9-607), der Intensivbehandlung bei psychischen und psychosomatischen Störungen und Verhaltensstörungen bei Erwachsenen (9-61), der psychotherapeutischen Komplexbehandlung bei psychischen und psychosomatischen Störungen und Verhaltensstörungen bei Erwachsenen (9-626) und der psychosomatisch-psychotherapeutischen Komplexbehandlung bei psychischen und psychosomatischen Störungen und Verhaltensstörungen bei Erwachsenen (9-634). Solange die Mindestmerkmale dieses Kodes erfüllt sind, ist er einmal pro Woche anzugeben

Strukturmerkmale:
- Vorhandensein einer somatischen Intensivstation und/oder Intermediate Care am Standort des Krankenhauses
- Psychosomatisch-psychotherapeutisches Team mit Behandlungsleitung durch einen Facharzt für Psychosomatische Medizin und Psychotherapie (Psychotherapeutische Medizin), einen Facharzt für Psychiatrie und Psychotherapie oder einen Facharzt für Psychiatrie mit Zusatzbezeichnung Psychotherapie oder einen Facharzt für Nervenheilkunde mit Zusatzbezeichnung Psychotherapie jeweils mit einer weiteren somatischen Facharztqualifikation (Innere Medizin/Allgemeinmedizin, Neurologie, Orthopädie, Anästhesiologie/Schmerztherapie) oder mit Behandlungsleitung durch einen Facharzt für Psychosomatische Medizin und Psychotherapie (Psychotherapeutische Medizin), einen Facharzt für Psychiatrie und Psychotherapie, einen Facharzt für Psychiatrie mit Zusatzbezeichnung Psychotherapie oder einen Facharzt für Nervenheilkunde mit Zusatzbezeichnung Psychotherapie und einen weiteren Arzt mit einer somatischen Facharztqualifikation im Team
- Arbeitstägliche Anwesenheit eines Arztes, um ggf. auch kurzfristig psychische Problemlagen behandeln zu können
- Mindestens in einem somatischen Fach qualifizierte ärztliche Rufbereitschaft am Standort des Krankenhauses über 24 Stunden täglich
- Pflegerische Behandlung auch bettlägeriger Patienten ist grundsätzlich über 24 Stunden täglich gewährleistet

Mindestmerkmale:
- Vorliegen von unmittelbar medizinisch behandlungsbedürftigen akuten und chronischen somatischen Erkrankungen, dokumentiert durch Veränderung(en) des initialen medizinischen Behandlungsregimes im Verlauf der Krankenhausbehandlung, mit psychischer Komorbidität und/oder Copingstörungen im Rahmen einer begleitenden körperlichen Erkrankung oder von sich vorwiegend somatisch präsentierenden Erkrankungen (z.B. somatoforme (Schmerz-)Störung, schwerstes Untergewicht bei Anorexia nervosa), die der gleichzeitigen intensiven somatischen Diagnostik und Therapie im Sinne einer auf die Erfordernisse somatisch Kranker adaptierten integrierten klinisch-psychosomatisch-psychotherapeutischen Komplexbehandlung bedürfen
- Arbeitstägliche ärztliche Visiten, wenn keine "höherwertige" ärztliche Therapieeinheit erfolgt
- Kontinuierliche Anwesenheit mindestens einer Pflegekraft über 24 Stunden auf einer Station mit persönlicher Kontaktaufnahme pro Schicht
- Über die Struktur der wöchentlichen Teambesprechungen psychosomatisch-psychotherapeutischer Komplexbehandlungen hinaus erfolgt die regelmäßige multidisziplinäre Abstimmung mit allen an der Behandlung beteiligten somatischen Fachgebieten zur weiteren Differenzialdiagnostik oder/und integrierten somatischen und psychosomatischen Behandlung, mindestens 3-mal wöchentlich

9-643 Psychiatrisch-psychotherapeutische Behandlung im besonderen Eltern-Kind-Setting

Exkl.: Psychiatrisch-psychotherapeutische Behandlung im besonderen kombinierten Eltern-Kind-Setting bei therapiebedürftigem Elternteil und therapiebedürftigem Kind (9-64a ff.)

Hinw.: Diese Kodes sind Zusatzkodes. Sie können nur in Kombination mit der Regelbehandlung bei psychischen und psychosomatischen Störungen und Verhaltensstörungen bei Erwachsenen (9-607), der Intensivbehandlung bei psychischen und psychosomatischen Störungen und Verhaltensstörungen bei Erwachsenen (9-61), der psychotherapeutischen Komplexbehandlung bei psychischen und psychosomatischen Störungen und Verhaltensstörungen bei Erwachsenen (9-626) und der psychosomatisch-psychotherapeutischen Komplexbehandlung bei psychischen und psychosomatischen Störungen und Verhaltensstörungen bei Erwachsenen (9-634) angegeben werden

Ein Kode aus diesem Bereich ist für die Behandlung psychisch kranker Mütter oder Väter anzuwenden, wenn aufgrund der elterlichen Erkrankung eine Beziehungsstörung zum 0-4 Jahre alten Kind besteht und die Aufnahme der Mutter oder des Vaters gemeinsam mit dem Kind indiziert ist, um die Eltern-Kind-Interaktion zu verbessern. Es erfolgt eine Behandlung der Mutter/des Vaters gemeinsam mit dem Kind bzw. den Geschwistern

Strukturmerkmale:
- Vorhandensein eines Eltern-Kind-Rooming-In. Rooming-In meint hierbei die Unterbringung des Elternteils mit seinem Kind gemeinsam in einem eigenen familiengerechten Zimmer. Am Standort eines Krankenhauses, in dem ausschließlich tagesklinisch gearbeitet wird, ist das Vorhandensein eines gemeinsamen Ruheraumes für die Kinder ausreichend. Der Ruheraum bietet hierbei die Möglichkeit für altersgerechte Ruhe- und Schlafenszeiten (z.B. Mittagsschlaf). Er kann auch alternativ genutzt werden (z.B. als Bewegungsraum)
- Familiengerechtes milieutherapeutisches Setting mit einem kindgerechten Aufenthalts- und Spielraum und einem Rückzugsraum für Eltern
- Pädagogisch-pflegerische Fachkräfte (z.B. Kinderkrankenpfleger, Pflegefachfrauen/Pflegefachmänner, Erzieher, Heilerzieher, Heilpädagogen) sind Teil des Behandlungsteams
- Möglichkeit zu einer fachübergreifenden konsiliarischen Betreuung der Mutter durch eine Hebamme, einen Stillberater im Hause oder durch eine Kooperation mit ambulant tätigen Hebammen/Stillberatern
- Mindestens konsiliarisches Vorhandensein eines Pädiaters und/oder Kinder- und Jugendpsychiaters

Mindestmerkmale:
- Qualifizierte Diagnostik der Mutter/Vater-Kind-Beziehung
- Im Rahmen des Zusatzkodes können folgende Verfahren zusätzlich und ggf. im Rahmen einer Videointervention zur Anwendung kommen:
  - Einzeltherapie der Mutter/Vater-Kind-Dyade
  - Familiengespräche und/oder Gespräche mit Bezugspersonen aus dem Herkunftsmilieu (z.B. Pflegefamilie, Jugendhilfe)
  - Elterngruppentherapie
  - Unterstützung der Eltern bei alltäglichen Verrichtungen (Förderung der elterlichen Erziehungskompetenz)
  - Kinderbetreuung während der therapeutischen Aktivitäten der Eltern
  - Anleitung zum gemeinsamen Spiel
  - Es kommt mindestens ein spezialisiertes Therapieverfahren zur Anwendung, welches die Verbesserung der Eltern-Kind-Interaktion bzw. -Beziehung zum Ziel hat (z.B. systemische Therapie)

Die im Rahmen dieses Zusatzkodes erbrachten Therapieeinheiten können pro Woche bei den Zusatzkodes 9-649 ff. mitgerechnet werden

9-643.0 Mindestens 1 bis höchstens 7 Tage
9-643.1 Mindestens 8 bis höchstens 14 Tage
9-643.2 Mindestens 15 bis höchstens 21 Tage
9-643.3 Mindestens 22 bis höchstens 28 Tage
9-643.4 Mindestens 29 bis höchstens 35 Tage
9-643.5 Mindestens 36 bis höchstens 42 Tage
9-643.6 Mindestens 43 bis höchstens 49 Tage
9-643.7 Mindestens 50 Tage

Kapitel 9: Ergänzende Maßnahmen

9-644 **Erbringung von Behandlungsmaßnahmen im stationsersetzenden Umfeld und als halbtägige tagesklinische Behandlung bei Erwachsenen**
Hinw.: Diese Kodes sind Zusatzkodes. Sie können nur in Kombination mit der Regelbehandlung bei psychischen und psychosomatischen Störungen und Verhaltensstörungen bei Erwachsenen (9-607), der psychotherapeutischen Komplexbehandlung bei psychischen und psychosomatischen Störungen und Verhaltensstörungen bei Erwachsenen (9-626) und der psychosomatisch-psychotherapeutischen Komplexbehandlung bei psychischen und psychosomatischen Störungen und Verhaltensstörungen bei Erwachsenen (9-634) angegeben werden
Ein Kode aus diesem Bereich ist für jeden Tag, an dem die Leistung erbracht wird, gesondert anzugeben. Die Struktur- und Mindestmerkmale der Kodes 9-607, 9-626 oder 9-634 (u.a. Leistungserbringung durch ein multiprofessionelles, fachärztlich geleitetes Behandlungsteam) müssen erfüllt sein

9-644.0 Ganztägiges Hometreatment
Hinw.: Dieser Kode ist nur anzugeben für die Behandlung im Rahmen von Modellvorhaben nach § 64b SGB V
Die Behandlung des Patienten erfolgt im häuslichen Umfeld über mindestens 210 Minuten. Fahrzeiten werden dabei nicht angerechnet

9-644.1 Halbtägiges Hometreatment
Hinw.: Dieser Kode ist nur anzugeben für die Behandlung im Rahmen von Modellvorhaben nach § 64b SGB V
Die Behandlung des Patienten erfolgt im häuslichen Umfeld über mindestens 105 Minuten bis maximal 209 Minuten. Fahrzeiten werden dabei nicht angerechnet

9-644.2 Halbtägige tagesklinische Behandlung
Hinw.: Intermittierende Behandlung des Patienten in der Tagesklinik
Es werden mindestens eine Gruppentherapie über 90 Minuten und eine Einzeltherapie über 25 Minuten oder mindestens eine Einzeltherapie über 60 Minuten durchgeführt

9-645 **Indizierter komplexer Entlassungsaufwand bei psychischen und psychosomatischen Störungen und Verhaltensstörungen bei Erwachsenen**
Hinw.: Diese Kodes sind Zusatzkodes. Sie können nur in Kombination mit der Regelbehandlung bei psychischen und psychosomatischen Störungen und Verhaltensstörungen bei Erwachsenen (9-607), der Intensivbehandlung bei psychischen und psychosomatischen Störungen und Verhaltensstörungen bei Erwachsenen (9-61), der psychotherapeutischen Komplexbehandlung bei psychischen und psychosomatischen Störungen und Verhaltensstörungen bei Erwachsenen (9-626), der psychosomatisch-psychotherapeutischen Komplexbehandlung bei psychischen und psychosomatischen Störungen und Verhaltensstörungen bei Erwachsenen (9-634) und der stationsäquivalenten psychiatrischen Behandlung bei Erwachsenen (9-701 ff.) angegeben werden
Kodes aus den Bereichen 9-645.0 ff. und 9-645.1 ff. sind für jeden Tag, an dem Leistungen im Sinne dieser Kodes erbracht wurden, gesondert anzugeben
Die im Kontext der Entlassung im Sinne dieses Kodes erbrachten Leistungen können nicht gleichzeitig bei der Berechnung der Therapieeinheiten (9-649 ff.) oder für andere Zusatzkodes (9-640 ff., 9-641 ff.) angerechnet werden
Mindestmerkmale für den gesamten Entlassungsprozess:
- Differenzierte Diagnostik des Funktionsniveaus und des poststationären Versorgungsbedarfs, Erstellung eines bedarfsgerechten Entlassungsplanes
- Anerkannt werden alle Leistungen, die durch Mitarbeiter erbracht werden, die eine Ausbildung in der jeweiligen spezifizierten Berufsgruppe abgeschlossen haben und in einem dieser Berufsgruppe entsprechend vergüteten Beschäftigungsverhältnis stehen
- Es zählen z.B. folgende Leistungen:
  - Leistungen zur Unterstützung des Wohnsitzwechsels (z.B. bei Obdachlosigkeit, bei Heimeintritt, begleitete Besuche, Beschaffung von Einrichtungsgegenständen)
  - Ein oder mehrere Hausbesuche vor Entlassung, die im unmittelbaren inhaltlichen Zusammenhang mit der Entlassung stehen
  - Leistungen zur Organisation nachbetreuender Dienste und/oder Überleitungsmanagement (z.B. Hilfeplankonferenzen, Überleitungsgespräche)
  - Leistungen zur Unterstützung bei schwieriger Wohnsituation (z.B. Vermietergespräche, Besuche in der Nachbarschaft, Besuch eines Rechtsbeistandes)
  - Leistungen zur Unterstützung der beruflichen Wiedereingliederung (z.B. stundenweise begleitete Belastungserprobungen im Arbeitsumfeld, Durchführung von oder Begleitung zu Gesprächen mit dem Arbeitgeber)

- Leistungen zur Unterstützung von Angehörigen (gezielte Anleitung und/oder Edukation für die Entlassung, z.B. Erarbeitung eines konkreten Tagesplanes, Begleitung von stundenweisen Belastungserprobungen, Familiengespräche)
- Fahrzeiten werden nicht angerechnet

9-645.0 Indizierter komplexer Entlassungsaufwand, durch Spezialtherapeuten und/oder pflegerische Fachpersonen erbracht

.03 Mehr als 1 bis zu 2 Stunden (erhöhter Aufwand)
.04 Mehr als 2 bis zu 4 Stunden (deutlich erhöhter Aufwand)
.05 Mehr als 4 Stunden (stark erhöhter Aufwand)

9-645.1 Indizierter komplexer Entlassungsaufwand, durch Ärzte, Psychotherapeuten und/oder Psychologen erbracht

.13 Mehr als 1 bis zu 2 Stunden (erhöhter Aufwand)
.14 Mehr als 2 bis zu 4 Stunden (deutlich erhöhter Aufwand)
.15 Mehr als 4 Stunden (stark erhöhter Aufwand)

9-647 **Spezifische qualifizierte Entzugsbehandlung Abhängigkeitskranker bei Erwachsenen**

Hinw.: Diese Kodes sind Zusatzkodes. Sie können nur in Kombination mit der Regelbehandlung bei psychischen und psychosomatischen Störungen und Verhaltensstörungen bei Erwachsenen (9-607), der Intensivbehandlung bei psychischen und psychosomatischen Störungen und Verhaltensstörungen bei Erwachsenen (9-61), der psychotherapeutischen Komplexbehandlung bei psychischen und psychosomatischen Störungen und Verhaltensstörungen bei Erwachsenen (9-626) und der psychosomatisch-psychotherapeutischen Komplexbehandlung bei psychischen und psychosomatischen Störungen und Verhaltensstörungen bei Erwachsenen (9-634) angegeben werden

Wird die spezifische qualifizierte Entzugsbehandlung unterbrochen, so wird für jede Behandlungsepisode ein Kode aus diesem Bereich angegeben

Bei einer Behandlung an mehr als 28 Behandlungstagen ist die Zählung von Neuem zu beginnen und es wird ein weiterer Kode aus diesem Bereich angegeben

Ein Kode aus diesem Bereich kann bei einfachem oder multiplem Substanzmissbrauch angegeben werden und ist nicht bei isolierter Nikotinabhängigkeit (Tabak), Koffeinabhängigkeit oder nicht stoffgebundenen Abhängigkeiten anzuwenden

Die im Rahmen der spezifischen qualifizierten Entzugsbehandlung Abhängigkeitskranker anfallenden Therapieeinheiten werden bei den Zusatzkodes 9-649 ff. angegeben

Das Therapiekonzept ist auf mindestens 7 Behandlungstage ausgelegt (Ausnahme: vorzeitiger Therapieabbruch)

Strukturmerkmale:
- Multidisziplinär zusammengesetztes Behandlungsteam mit mindestens 3 Berufsgruppen (z.B. Ärzte, Psychologische Psychotherapeuten oder Suchttherapeuten, Sozialpädagogen, Physiotherapeuten, Ergotherapeuten, Pflegefachpersonen), davon mindestens 1 Arzt oder Psychologischer Psychotherapeut

Mindestmerkmale (für den stationären Gesamtaufenthalt zu erbringende Maßnahmen):
- Ggf. somatischer Entzug
- Differenzierte somatische und psychiatrische Befunderhebung mit Diagnostik und ggf. Behandlung von Folge- und Begleiterkrankungen
- Information und Aufklärung über Abhängigkeitserkrankungen, Förderung von Veränderungsbereitschaft, soziale Stabilisierung, Motivierung zur problemspezifischen Weiterbehandlung
- Ressourcen- und lösungsorientiertes Therapiemanagement unter Einsatz differenzierter Therapieelemente patientenbezogen in Kombination von Gruppen- und Einzeltherapie: z.B. psychoedukative Informationsgruppen, medizinische Informationsgruppen, themenzentrierte Einzel- und Gruppentherapie, Ergotherapie, Krankengymnastik/Bewegungstherapie, Entspannungsverfahren
- Ggf. Angehörigeninformation und -beratung
- Information über externe Selbsthilfegruppen, ggf. Informationsveranstaltungen von Einrichtungen des Suchthilfesystems
- Ggf. Eingliederung des Patienten in das bestehende regionale Suchthilfesystem

9-647.0 1 Behandlungstag
9-647.1 2 Behandlungstage
9-647.2 3 Behandlungstage
9-647.3 4 Behandlungstage
9-647.4 5 Behandlungstage

Kapitel 9: Ergänzende Maßnahmen

9-647.5	6 Behandlungstage
9-647.6	7 Behandlungstage
9-647.7	8 Behandlungstage
9-647.8	9 Behandlungstage
9-647.9	10 Behandlungstage
9-647.a	11 Behandlungstage
9-647.b	12 Behandlungstage
9-647.c	13 Behandlungstage
9-647.d	14 Behandlungstage
9-647.e	15 Behandlungstage
9-647.f	16 Behandlungstage
9-647.g	17 Behandlungstage
9-647.h	18 Behandlungstage
9-647.j	19 Behandlungstage
9-647.k	20 Behandlungstage
9-647.m	21 Behandlungstage
9-647.n	22 Behandlungstage
9-647.p	23 Behandlungstage
9-647.q	24 Behandlungstage
9-647.r	25 Behandlungstage
9-647.s	26 Behandlungstage
9-647.t	27 Behandlungstage
9-647.u	28 Behandlungstage

9-649 **Anzahl der Therapieeinheiten pro Woche bei Erwachsenen**
Hinw.: Diese Kodes sind Zusatzkodes. Sie können nur in Kombination mit der Regelbehandlung bei psychischen und psychosomatischen Störungen und Verhaltensstörungen bei Erwachsenen (9-607), der Intensivbehandlung bei psychischen und psychosomatischen Störungen und Verhaltensstörungen bei Erwachsenen (9-61), der psychotherapeutischen Komplexbehandlung bei psychischen und psychosomatischen Störungen und Verhaltensstörungen bei Erwachsenen (9-626) und der psychosomatisch-psychotherapeutischen Komplexbehandlung bei psychischen und psychosomatischen Störungen und Verhaltensstörungen bei Erwachsenen (9-634) angegeben werden
Ein Kode aus diesem Bereich ist unabhängig von der Art der Behandlung einmal pro Woche anzugeben. Als erste Woche gilt die Zeitspanne vom Tag der Aufnahme bis zum Ablauf der ersten 7 Tage, usw. Erfolgt innerhalb der Woche ein Wechsel der Behandlungsart z.B. von Regelbehandlung auf Intensivbehandlung, werden die Therapieeinheiten aus den verschiedenen Behandlungsarten für die jeweilige Berufsgruppe zusammengezählt. Erfolgt eine Versorgung an weniger als 7 Tagen (z.B. aufgrund einer Entlassung), werden auch dann die Therapieeinheiten der jeweiligen Berufsgruppen berechnet und entsprechend der Anzahl der erreichten Therapieeinheiten kodiert
Sofern Therapieeinheiten an Wochenenden, Feiertagen, Aufnahme- oder Entlassungstagen erbracht werden, sind diese ebenfalls zu berücksichtigen
Als Einzeltherapie gilt eine zusammenhängende Therapie von mindestens 25 Minuten. Dies entspricht einer Therapieeinheit
Gruppentherapien dauern ebenfalls mindestens 25 Minuten. Bei Gruppentherapien ist die Gruppengröße auf maximal 18 Patienten begrenzt. Bei einer Gruppenpsychotherapie mit 13 bis 18 Patienten sind mindestens 2 Mitarbeiter, von denen mindestens einer ein Arzt, ein Psychotherapeut oder ein Psychologe ist, erforderlich
Pro Einzel- oder Gruppentherapie dürfen Therapieeinheiten für maximal 2 Therapeuten pro Patient angerechnet werden
Die für die Diagnostik aufgewendete Zeit ist für die Berechnung der Therapieeinheiten entsprechend zu berücksichtigen
Die Tabelle der pro Patient anrechenbaren Therapieeinheiten befindet sich im Anhang zum OPS

Kapitel 9: Ergänzende Maßnahmen

Anerkannt werden alle Leistungen, die durch Mitarbeiter erbracht werden, die eine Ausbildung in der jeweiligen, beim Primärkode spezifizierten Berufsgruppe abgeschlossen haben und in einem dieser Berufsgruppe entsprechend vergüteten Beschäftigungsverhältnis stehen. Bei Psychotherapeuten in Ausbildung ist für eine Anerkennung der Leistungen Voraussetzung, dass diese Mitarbeiter eine Vergütung entsprechend ihrem Grundberuf z.B. als Diplom-Psychologe oder Diplom-Pädagoge erhalten

Für die Kodierung sind die durch die ärztliche und psychologische Berufsgruppe erbrachten Therapieeinheiten getrennt nach Einzel- und Gruppentherapie zu addieren. Für die Spezialtherapeuten sind die in Einzeltherapie erbrachten Therapieeinheiten zu addieren. Es sind für jede Berufsgruppe gesondert die entsprechenden Kodes anzugeben

9-649.0 Keine Therapieeinheit pro Woche
Hinw.: Dieser Kode ist nur anzuwenden, wenn im Rahmen der Behandlung eines Patienten von keiner der 3 Berufsgruppen zusammenhängende Therapien von mindestens 25 Minuten pro Woche durchgeführt wurden

9-649.1 Einzeltherapie durch Ärzte
Hinw.: Die Erbringung der Therapieeinheiten kann durch Fachärzte und durch Ärzte in Weiterbildung erfolgen

- .10   1 Therapieeinheit pro Woche
- .11   2 Therapieeinheiten pro Woche
- .12   3 Therapieeinheiten pro Woche
- .13   4 Therapieeinheiten pro Woche
- .14   5 Therapieeinheiten pro Woche
- .15   6 Therapieeinheiten pro Woche
- .16   7 Therapieeinheiten pro Woche
- .17   8 Therapieeinheiten pro Woche
- .18   9 Therapieeinheiten pro Woche
- .19   10 Therapieeinheiten pro Woche
- .1a   11 Therapieeinheiten pro Woche
- .1b   12 Therapieeinheiten pro Woche
- .1c   13 Therapieeinheiten pro Woche
- .1d   14 Therapieeinheiten pro Woche
- .1e   15 Therapieeinheiten pro Woche
- .1f   16 Therapieeinheiten pro Woche
- .1g   Mehr als 16 Therapieeinheiten pro Woche

9-649.2 Gruppentherapie durch Ärzte
Hinw.: Die Erbringung der Therapieeinheiten kann durch Fachärzte und durch Ärzte in Weiterbildung erfolgen

- .20   Mehr als 0,05 bis 1 Therapieeinheit pro Woche
- .21   Mehr als 1 bis 2 Therapieeinheiten pro Woche
- .22   Mehr als 2 bis 3 Therapieeinheiten pro Woche
- .23   Mehr als 3 bis 4 Therapieeinheiten pro Woche
- .24   Mehr als 4 bis 5 Therapieeinheiten pro Woche
- .25   Mehr als 5 bis 6 Therapieeinheiten pro Woche
- .26   Mehr als 6 bis 7 Therapieeinheiten pro Woche
- .27   Mehr als 7 bis 8 Therapieeinheiten pro Woche
- .28   Mehr als 8 bis 9 Therapieeinheiten pro Woche
- .29   Mehr als 9 bis 10 Therapieeinheiten pro Woche
- .2a   Mehr als 10 bis 11 Therapieeinheiten pro Woche
- .2b   Mehr als 11 bis 12 Therapieeinheiten pro Woche
- .2c   Mehr als 12 bis 13 Therapieeinheiten pro Woche
- .2d   Mehr als 13 bis 14 Therapieeinheiten pro Woche
- .2e   Mehr als 14 bis 15 Therapieeinheiten pro Woche
- .2f   Mehr als 15 bis 16 Therapieeinheiten pro Woche
- .2g   Mehr als 16 Therapieeinheiten pro Woche

9-649.3 Einzeltherapie durch Psychotherapeuten und/oder Psychologen
Exkl.: Einzeltherapie durch ärztliche Psychotherapeuten (9-649.1 ff.)

- .30   1 Therapieeinheit pro Woche
- .31   2 Therapieeinheiten pro Woche
- .32   3 Therapieeinheiten pro Woche
- .33   4 Therapieeinheiten pro Woche

Kapitel 9: Ergänzende Maßnahmen

.34 5 Therapieeinheiten pro Woche
.35 6 Therapieeinheiten pro Woche
.36 7 Therapieeinheiten pro Woche
.37 8 Therapieeinheiten pro Woche
.38 9 Therapieeinheiten pro Woche
.39 10 Therapieeinheiten pro Woche
.3a 11 Therapieeinheiten pro Woche
.3b 12 Therapieeinheiten pro Woche
.3c 13 Therapieeinheiten pro Woche
.3d 14 Therapieeinheiten pro Woche
.3e 15 Therapieeinheiten pro Woche
.3f 16 Therapieeinheiten pro Woche
.3g Mehr als 16 Therapieeinheiten pro Woche

9-649.4 Gruppentherapie durch Psychotherapeuten und/oder Psychologen
Exkl.: Gruppentherapie durch ärztliche Psychotherapeuten (9-649.2 ff.)
.40 Mehr als 0,05 bis 1 Therapieeinheit pro Woche
.41 Mehr als 1 bis 2 Therapieeinheiten pro Woche
.42 Mehr als 2 bis 3 Therapieeinheiten pro Woche
.43 Mehr als 3 bis 4 Therapieeinheiten pro Woche
.44 Mehr als 4 bis 5 Therapieeinheiten pro Woche
.45 Mehr als 5 bis 6 Therapieeinheiten pro Woche
.46 Mehr als 6 bis 7 Therapieeinheiten pro Woche
.47 Mehr als 7 bis 8 Therapieeinheiten pro Woche
.48 Mehr als 8 bis 9 Therapieeinheiten pro Woche
.49 Mehr als 9 bis 10 Therapieeinheiten pro Woche
.4a Mehr als 10 bis 11 Therapieeinheiten pro Woche
.4b Mehr als 11 bis 12 Therapieeinheiten pro Woche
.4c Mehr als 12 bis 13 Therapieeinheiten pro Woche
.4d Mehr als 13 bis 14 Therapieeinheiten pro Woche
.4e Mehr als 14 bis 15 Therapieeinheiten pro Woche
.4f Mehr als 15 bis 16 Therapieeinheiten pro Woche
.4g Mehr als 16 Therapieeinheiten pro Woche

9-649.5 Einzeltherapie durch Spezialtherapeuten
.50 1 Therapieeinheit pro Woche
.51 2 Therapieeinheiten pro Woche
.52 3 Therapieeinheiten pro Woche
.53 4 Therapieeinheiten pro Woche
.54 5 Therapieeinheiten pro Woche
.55 6 Therapieeinheiten pro Woche
.56 7 Therapieeinheiten pro Woche
.57 8 Therapieeinheiten pro Woche
.58 9 Therapieeinheiten pro Woche
.59 10 Therapieeinheiten pro Woche
.5a 11 Therapieeinheiten pro Woche
.5b 12 Therapieeinheiten pro Woche
.5c 13 Therapieeinheiten pro Woche
.5d 14 Therapieeinheiten pro Woche
.5e 15 Therapieeinheiten pro Woche
.5f 16 Therapieeinheiten pro Woche
.5g 17 Therapieeinheiten pro Woche
.5h 18 Therapieeinheiten pro Woche
.5j 19 Therapieeinheiten pro Woche
.5k 20 Therapieeinheiten pro Woche
.5m 21 Therapieeinheiten pro Woche
.5n 22 Therapieeinheiten pro Woche
.5p 23 Therapieeinheiten pro Woche
.5q 24 Therapieeinheiten pro Woche
.5r Mehr als 24 Therapieeinheiten pro Woche

Kapitel 9: Ergänzende Maßnahmen

9-64a **Psychiatrisch-psychotherapeutische Behandlung im besonderen kombinierten Eltern-Kind-Setting bei therapiebedürftigem Elternteil und therapiebedürftigem Kind**

Exkl.: Psychiatrisch-psychotherapeutische Behandlung im besonderen Setting (Mutter/Vater-Kind-Setting) (9-643 ff.)

Psychiatrisch-psychosomatische Behandlung im besonderen Setting (Eltern-Kind-Setting) bei psychischen und psychosomatischen Störungen und Verhaltensstörungen bei Kindern und Jugendlichen (9-686)

Hinw.: Diese Kodes sind Zusatzkodes. Sie können sowohl in Kombination mit der Regelbehandlung bei psychischen und psychosomatischen Störungen und Verhaltensstörungen bei Erwachsenen (9-607), der Intensivbehandlung bei psychischen und psychosomatischen Störungen und Verhaltensstörungen bei Erwachsenen (9-61), der psychotherapeutischen Komplexbehandlung bei psychischen und psychosomatischen Störungen und Verhaltensstörungen bei Erwachsenen (9-626) und der psychosomatisch-psychotherapeutischen Komplexbehandlung bei psychischen und psychosomatischen Störungen und Verhaltensstörungen bei Erwachsenen (9-634) als auch mit der Regelbehandlung bei psychischen und psychosomatischen Störungen und Verhaltensstörungen bei Kindern und Jugendlichen (9-656) und der psychiatrisch-psychosomatischen Intensivbehandlung bei psychischen und psychosomatischen Störungen und Verhaltensstörungen bei Kindern und Jugendlichen (9-67) angegeben werden

Eine durchgeführte Diagnostik bei Verdacht auf Gefährdung von Kindeswohl und Kindergesundheit ist gesondert zu kodieren (1-945 ff.)

Diese Kodes sind sowohl für die voll- als auch für die teilstationäre Behandlung zu verwenden

Diese Kodes sind bei allen behandelten Elternteilen und Kindern anzugeben

Es findet eine gemeinsame Behandlung sowohl des psychisch erkrankten Elternteils als auch des psychisch erkrankten Kindes bis zur Vollendung des 14. Lebensjahres (bei Kindern mit Intelligenzminderung auch bis zur Vollendung des 18. Lebensjahres) in einem gesonderten, familiengerechten Setting statt

Die im Rahmen dieses Zusatzkodes erbrachten patientenindividuellen Therapieeinheiten in Einzel- und in Gruppentherapie werden pro Woche bei den Zusatzkodes 9-649 ff. (Elternteil) oder 9-696 ff. (Kind) angegeben

Eine Gruppentherapie im Sinne einer Familientherapie dauert mindestens 25 Minuten. Diese wird über den Kode des Elternteils (Zusatzkodes 9-649 ff.) abgebildet

Spezialtherapeutische Interventionen werden als Einzeltherapie dieser Berufsgruppen für den jeweiligen Patienten (Elternteil oder Kind) gezählt, dem die Leistung gilt, auch wenn jeweils ein Kind oder ein Elternteil in diese Leistung einbezogen ist

Strukturmerkmale:
- Fachabteilung für Kinder- und Jugendpsychiatrie/-psychotherapie am Standort des Krankenhauses
- Fachabteilung für Psychiatrie oder Psychosomatik am Standort des Krankenhauses
- Spezialisierte, räumlich oder organisatorisch abgegrenzte Einheit mit dualem kinder- und erwachsenenpsychiatrischen/-psyochosomatischen/-psychotherapeutischen Setting
- Duale Behandlungsleitung durch einen Facharzt für Kinder- und Jugendpsychiatrie/-psychotherapie und einen Facharzt für Psychiatrie und Psychotherapie/Facharzt für Psychosomatische Medizin und Psychotherapie
- Familiengerechtes milieutherapeutisches Setting mit einem kindgerechten Aufenthalts- und Spielraum und einem Rückzugsraum für Eltern
- Vorhandensein eines Eltern-Kind-Rooming-In. Rooming-In meint hierbei die Unterbringung des Elternteils mit seinem Kind gemeinsam in einem eigenen familiengerechten Zimmer. <u>Am Standort eines Krankenhauses, in dem ausschließlich tagesklinisch gearbeitet wird, ist das Vorhandensein eines gemeinsamen Ruheraumes für die Kinder ausreichend. Der Ruheraum bietet hierbei die Möglichkeit für altersgerechte Ruhe- und Schlafenszeiten (z.B. Mittagsschlaf). Er kann auch alternativ genutzt werden (z.B. als Bewegungsraum).</u>

Mindestmerkmale:
- Wöchentliche Teambesprechung unter Einbeziehung von mindestens jeweils 2 Berufsgruppen aus dem Behandlungsteam des Kindes und des Elternteils
- Neben der jeweils individuellen Behandlung nehmen das Elternteil und das Kind gemeinsam an Behandlungsangeboten teil
- Qualifizierte Diagnostik der Eltern-Kind-Beziehung sowohl aus der Perspektive des Elternteils als auch des Kindes
- Einsatz mindestens eines spezialisierten Therapieverfahrens zur Verbesserung der Eltern-Kind-Interaktion bzw. -Beziehung

Kapitel 9: Ergänzende Maßnahmen

- Einsatz mindestens eines Elterngruppentherapieverfahrens (z.B. Multifamilientherapie, Vermittlung entwicklungsspezifischen Wissens, Training elterlicher Feinfühligkeit)
- Bei Bedarf Unterstützung des Elternteils bei alltäglichen Verrichtungen, Kinderpflege und gemeinsamem Spiel
- Prüfung einer ggf. vorliegenden Kindeswohlgefährdung

9-64a.0	Mindestens 1 bis höchstens 7 Tage
9-64a.1	Mindestens 8 bis höchstens 14 Tage
9-64a.2	Mindestens 15 bis höchstens 21 Tage
9-64a.3	Mindestens 22 bis höchstens 28 Tage
9-64a.4	Mindestens 29 bis höchstens 35 Tage
9-64a.5	Mindestens 36 bis höchstens 42 Tage
9-64a.6	Mindestens 43 bis höchstens 49 Tage
9-64a.7	Mindestens 50 Tage

Behandlung bei psychischen und psychosomatischen Störungen und Verhaltensstörungen bei Kindern und Jugendlichen (9-65...9-69)

Hinw.: Ein Kode aus diesem Bereich ist nur für Leistungen anzugeben, die in Einrichtungen im Geltungsbereich des § 17d KHG erbracht wurden
Die gleichzeitige somatische Diagnostik und Behandlung sind gesondert zu kodieren

9-65 Psychiatrisch-psychosomatische Regelbehandlung bei psychischen und psychosomatischen Störungen und Verhaltensstörungen bei Kindern und Jugendlichen

Exkl.: Psychiatrisch-psychosomatische Intensivbehandlung bei psychischen und psychosomatischen Störungen und Verhaltensstörungen bei Kindern und Jugendlichen (9-672)
Psychiatrisch-psychosomatische Behandlung im besonderen Setting (Eltern-Kind-Setting) bei psychischen und psychosomatischen Störungen und Verhaltensstörungen bei Kindern und Jugendlichen (9-686)

Hinw.: Die Erbringung von Behandlungsmaßnahmen im stationsersetzenden Umfeld und als halbtägige tagesklinische Behandlung (9-691 ff.), der erhöhte Betreuungsaufwand (9-693 ff.), die spezifische Behandlung im besonderen Setting bei substanzbedingten Störungen (9-694 ff.) und der Einsatz von Gebärdensprachdolmetschern (9-510 ff.) sind gesondert zu kodieren
Dieser Kode ist für die Behandlung von Patienten anzuwenden, die bei stationärer Aufnahme das 18. Lebensjahr noch nicht vollendet haben (bei deutlichen Entwicklungsdefiziten auch für Heranwachsende, die das 21. Lebensjahr noch nicht vollendet haben)
Dieser Kode ist sowohl für die voll- als auch die teilstationäre Behandlung zu verwenden
Dieser Kode ist zu Beginn der Behandlung und bei jedem Wechsel der Behandlungsart anzugeben
Die Anzahl der Therapieeinheiten pro Woche ist gesondert zu kodieren (9-696 ff.)
Strukturmerkmale:
- Multiprofessionelles Team mit Behandlungsleitung durch einen Facharzt für Kinder- und Jugendpsychiatrie und -psychotherapie
- Vorhandensein von Vertretern der folgenden Berufsgruppen:
  - Ärzte (Facharzt für Kinder- und Jugendpsychiatrie und -psychotherapie)
  - Psychotherapeuten oder Psychologen ohne ärztliche Psychotherapeuten (Kinder- und Jugendlichenpsychotherapeut, Psychologischer Psychotherapeut, Psychotherapeut mit einer Approbation nach § 2 Absatz 1 Nummer 1 der seit dem 1. September 2020 geltenden Fassung des Psychotherapeutengesetzes (PsychThG), Fachpsychotherapeut für Kinder und Jugendliche bzw. für Erwachsene, Diplom-Psychologe oder Master in Psychologie)
  - Mindestens 2 Spezialtherapeutengruppen (z.B. Ergotherapeuten, Sozialarbeiter, Heilpädagogen, Bewegungs-, Erlebnis-, Kreativtherapeuten, Logopäden)

- Pädagogisch-pflegerische Fachpersonen (z.B. (Kinder-)Gesundheits- und Krankenpflegepersonal, Pflegefachfrauen/Pflegefachmänner, Erzieher, Heilerziehungspfleger, Jugend- und Heimerzieher)

Mindestmerkmale:
- Wöchentliche Teambesprechung mit Vertretern aus mindestens 2 unterschiedlichen Berufsgruppen zur Beratung des weiteren Behandlungsverlaufs (bei Aufenthalten von mehr als 6 Tagen) oder eine ausführliche Behandlungsplanung mit Vertretern aus mindestens 2 unterschiedlichen Berufsgruppen mindestens alle 4 Wochen
- Die Anwendung der unterschiedlichen Therapieverfahren erfolgt nach ärztlicher Indikation patientenbezogen in unterschiedlichen Kombinationen in einem kind- und/oder jugendgerechten, milieutherapeutischen Setting mit entwicklungsspezifischem Umgang und Anleitung und mit Bezug auf das oder im Lebensumfeld des Patienten
- Als angewandte Verfahren der ärztlichen und psychologischen Berufsgruppen gelten folgende Verfahren oder im Aufwand vergleichbare Verfahren:
  - Ärztliches oder psychologisches Einzelgespräch
  - Einzelpsychotherapie mit kind- und jugendgerechten Verfahren
  - Gruppenpsychotherapie und Entspannungsverfahren
  - Elterngespräche, Familiengespräche und Familientherapie und/oder Gespräche mit Bezugspersonen aus dem Herkunftsmilieu (z.B. Jugendhilfe, Pflegefamilie)
  - Gespräche und Beratungen mit Richtern oder Behördenvertretern
  - Somato-psychosomatisches ärztliches Gespräch
  - Aufklärung (Kind/Jugendlicher und Bezugspersonen), Complianceförderung und Monitoring im Rahmen der ärztlich indizierten Psychopharmakotherapie
- Als angewandte Verfahren der Spezialtherapeuten gelten folgende Verfahren oder im Aufwand vergleichbare Verfahren:
  - Begleitung in die Patientengruppe
  - Anleitung bei sozialer Interaktion
  - Gelenkte Freizeitaktivitäten, Medienpädagogik, Erlebnispädagogik/-therapie mit therapeutischem Auftrag gemäß Gesamtbehandlungsplan
  - Angehörigengespräche und gezielte Anleitung der Bezugspersonen aus dem Herkunftsmilieu
  - Heilpädagogische oder ergotherapeutische Förder- und Behandlungsverfahren
  - Spezielle psychosoziale Techniken (z.B. Sozialkompetenztraining, Anleitung zu gemeinsamen Aktivitäten mit Mitpatienten wie Spiel, Sport, Freizeit)
  - Kreativtherapien (z.B. Tanztherapie, Kunsttherapie, Musiktherapie)
  - Bewegungstherapie, Mototherapie, Logopädie
  - Erlebnispädagogik oder -therapie
  - Übende Verfahren und prospektive Hilfekoordination hinsichtlich der geplanten Reintegration in Schule und soziales Umfeld, inklusive Behandlung als Hometreatment
  - Entspannungsverfahren
  - Gespräche mit Behördenvertretern

9-656 Regelbehandlung bei psychischen und psychosomatischen Störungen und Verhaltensstörungen bei Kindern und Jugendlichen

9-67 Psychiatrisch-psychosomatische Intensivbehandlung bei psychischen und psychosomatischen Störungen und Verhaltensstörungen bei Kindern und Jugendlichen

Exkl.: Psychiatrisch-psychosomatische Regelbehandlung bei psychischen und psychosomatischen Störungen und Verhaltensstörungen bei Kindern und Jugendlichen (9-656)
Psychiatrisch-psychosomatische Behandlung im besonderen Setting (Eltern-Kind-Setting) bei psychischen und psychosomatischen Störungen und Verhaltensstörungen bei Kindern und Jugendlichen (9-686)

Hinw.: Der erhöhte Betreuungsaufwand (9-693 ff.), die spezifische Behandlung im besonderen Setting bei substanzbedingten Störungen (9-694 ff.) und der Einsatz von Gebärdensprachdolmetschern (9-510 ff.) sind gesondert zu kodieren

Dieser Kode ist für die Behandlung von Patienten anzuwenden, die bei stationärer Aufnahme das 18. Lebensjahr noch nicht vollendet haben (bei deutlichen Entwicklungsdefiziten auch für Heranwachsende bis zum vollendeten 21. Lebensjahr)

Dieser Kode ist sowohl für die voll- als auch die teilstationäre Behandlung zu verwenden

Dieser Kode ist zu Beginn der Behandlung und bei jedem Wechsel der Behandlungsart anzugeben

Die Anzahl der Therapieeinheiten pro Woche ist gesondert zu kodieren (9-696 ff.)

Strukturmerkmale:
- Multiprofessionelles Team mit Behandlungsleitung durch einen Facharzt für Kinder- und Jugendpsychiatrie und -psychotherapie
- Vorhandensein von Vertretern der folgenden Berufsgruppen:
  - Ärzte (Facharzt für Kinder- und Jugendpsychiatrie und -psychotherapie)
  - Psychotherapeuten oder Psychologen ohne ärztliche Psychotherapeuten (Kinder- und Jugendlichenpsychotherapeut, Psychologischer Psychotherapeut, Psychotherapeut mit einer Approbation nach § 2 Absatz 1 Nummer 1 der seit dem 1. September 2020 geltenden Fassung des Psychotherapeutengesetzes (PsychThG), Fachpsychotherapeut für Kinder und Jugendliche bzw. für Erwachsene, Diplom-Psychologe oder Master in Psychologie)
  - Spezialtherapeuten (z.B. Ergotherapeuten, Sozialarbeiter, Heilpädagogen, Bewegungs-, Erlebnis-, Kreativtherapeuten)
  - Pädagogisch-pflegerische Fachpersonen (z.B. (Kinder-)Gesundheits- und Krankenpflegepersonal, Pflegefachfrauen/Pflegefachmänner, Erzieher, Heilerziehungspfleger, Jugend- und Heimerzieher)

Mindestmerkmale:
- Teambesprechung mit Vertretern aus mindestens 2 unterschiedlichen Berufsgruppen einmal pro Woche zur Beratung des weiteren Behandlungsverlaufs
- Als angewandte Verfahren der ärztlichen und psychologischen Berufsgruppen gelten folgende Verfahren oder im Aufwand vergleichbare Verfahren:
  - Ärztliches oder psychologisches Einzelgespräch/einzeltherapeutische Intervention
  - Ärztliche oder psychologische therapeutische Familienkontakte bzw. Kontakt mit Bezugspersonen aus dem Herkunftsmilieu (z.B. Jugendhilfe, Pflegefamilie), Familientherapie
  - Anleitung von anderen Teammitgliedern im Umgang mit dem Patienten, z.B. Begleitung von Deeskalationen (desaktualisierendes "Talking down" bis hin zu Freiheitseinschränkung oder Freiheitsentzug)
  - (Störungsspezifische) Psychoedukation
  - Aufklärung (Kinder/Jugendliche und Bezugspersonen), Compliance-Förderung und enges Monitoring im Rahmen der ärztlich indizierten Psychopharmakotherapie
  - Monitoring und ärztliche Behandlung von Entzugssymptomatik
  - Begleitung bei richterlichen Anhörungen oder (fach)ärztliche Stellungnahmen zur Unterbringung
- Als angewandte Verfahren der Spezialtherapeuten gelten folgende Verfahren oder im Aufwand vergleichbare Verfahren:
  - Einzelbegleitung bei sozialen Aktivitäten (z.B. Mahlzeiten, Freizeit) zur Vermeidung von Überforderung oder Konflikten
  - Sofern ärztlich vertretbar, Begleitung bei Ausgang
  - Angehörigengespräche und gezielte Anleitung der Bezugspersonen aus dem familiären oder sozialen Raum, Begleitung von Besuchskontakten auf der Station
  - Gespräche mit Behördenvertretern
  - Ergotherapeutische Behandlungsverfahren, Bewegungstherapie, Krankengymnastik, Kunst- und Musiktherapie, Entspannungsverfahren in Einzelkontakt oder Kleingruppe

Kapitel 9: Ergänzende Maßnahmen

- Interventionen hinsichtlich der geplanten Überleitung in Regelbehandlung oder rehabilitative Anschlussmaßnahmen (z.B. Jugendhilfe)
- Die Patienten weisen mindestens eines der nachfolgenden Merkmale auf:
- Deutlich erhöhter Pflegeaufwand
  - Die Patienten benötigen deutlich über das altersübliche Maß hinaus Unterstützung bei Aktivitäten des täglichen Lebens im Sinne intensiver pflegerischer Maßnahmen (z.B. Unterstützung bei der Nahrungsaufnahme, bei Hygienemaßnahmen, bei Bettlägerigkeit oder bei anderen schweren körperlichen Einschränkungen/Erkrankungen und Behinderungen (auch Behinderungen der Sinnesorgane); und/oder sie benötigen Aktivierung zum Aufstehen und zur Teilnahme am Gruppenleben); oder sie benötigen kontinuierliche Überwachung wegen drohender somatischer Dekompensation bei vitaler Gefährdung (z.B. Herzrhythmusstörungen oder Elektrolytentgleisungen durch unzureichende Nahrungsaufnahme bei Anorexia nervosa) oder bei Stoffwechselstörung oder Intoxikation
- Erhöhter Einzelbetreuungsaufwand wegen mangelnder Gruppenfähigkeit
  - Die Patienten sind störungsbedingt nicht gruppenfähig (z.B. wegen hoher Impulsivität, hohem Erregungsniveau, Manipulationen und Bedrohungen von Mitpatienten, Manipulation mit Nahrung, Schutz vor Reizüberflutung), so dass sie von der Gruppe separiert werden müssen, enge Führung oder ständige Ansprache brauchen
- Selbstgefährdung
  - Die Patienten sind nicht absprachefähig oder ihr Verhalten ist nicht vorhersehbar; sie sind störungsbedingt nicht in der Lage, auch nur für kurze Zeit für sich Verantwortung zu übernehmen
- Fremdaggressives Verhalten mit deutlicher Beeinträchtigung des Gruppenmilieus
  - Die Patienten zeigen fremdaggressives Verhalten wie Zerstören von Gegenständen, Bespucken von Mitpatienten und Mitarbeitern, massive Bedrohungen von Mitpatienten und/oder Mitarbeitern oder Tätlichkeiten, sofern nicht mit Einzelbetreuung oder Freiheitseinschränkung separiert oder deeskaliert wird
- Störungsbedingt nicht einschätzbarer, nicht kooperationsfähiger Patient
  - Die Patienten zeigen stark wechselhafte Zustände oder Desorientierung oder z.B. psychosebedingte Nichterreichbarkeit; oder sie sind nicht erreichbar für Kooperation, verweigern sich allem, zeigen in keinem Therapiebereich eine Regelakzeptanz
- Erforderliche Maßnahmen zur Gefahrabwendung
  - Die Patienten benötigen Maßnahmen wie z.B. Isolierung, Fixierung, Festhalten, Zwangsmedikation, Zwangssondierung, Beschränken des Aktionsradius auf die Station bei geschlossener Tür oder es muss stete Bereitschaft dazu und Verfügbarkeit dieser Maßnahmen bestehen, sofern nicht durch hohen Einsatz deeskaliert werden kann
- Substanzbedingt erhöhter Betreuungsbedarf
  - Kontinuierliches Alkohol- oder Drogencraving mit starker Unruhe oder akuter, auch protrahierter Alkohol- oder Drogenentzug
- Für den Nachweis der Merkmale ist die Regeldokumentation in der Patientenakte ausreichend

9-672 **Psychiatrisch-psychosomatische Intensivbehandlung bei psychischen und psychosomatischen Störungen und Verhaltensstörungen bei Kindern und Jugendlichen**

Kapitel 9: Ergänzende Maßnahmen

9-68 **Psychiatrisch-psychosomatische Behandlung im besonderen Eltern-Kind-Setting bei psychischen und psychosomatischen Störungen und Verhaltensstörungen bei Kindern und Jugendlichen**

Exkl.: Psychiatrisch-psychosomatische Regelbehandlung bei psychischen und psychosomatischen Störungen und Verhaltensstörungen bei Kindern und Jugendlichen (9-656)
Psychiatrisch-psychosomatische Intensivbehandlung bei psychischen und psychosomatischen Störungen und Verhaltensstörungen bei Kindern und Jugendlichen (9-672)
Psychiatrisch-psychotherapeutische Behandlung im besonderen kombinierten Eltern-Kind-Setting bei therapiebedürftigem Elternteil und therapiebedürftigem Kind (9-64a ff.)

Hinw.: Die Erbringung von Behandlungsmaßnahmen im stationsersetzenden Umfeld und als halbtägige tagesklinische Behandlung (9-691 ff.) und der Einsatz von Gebärdensprachdolmetschern (9-510 ff.) sind gesondert zu kodieren
Dieser Kode ist für die Behandlung von Patienten anzuwenden, die bei stationärer Aufnahme das 18. Lebensjahr noch nicht vollendet haben (bei deutlichen Entwicklungsdefiziten auch für Heranwachsende bis zum vollendeten 21. Lebensjahr)
Es findet eine Behandlung von psychisch kranken Kindern oder retardierten Jugendlichen oder von Kindern/Jugendlichen mit psychischer Symptomatik gemeinsam mit Eltern und ggf. Geschwistern statt, wenn die Eltern-Kind-Dynamik einen wesentlichen Faktor zur Entstehung oder Aufrechterhaltung der Störung darstellt. Die Behandlung in diesem Setting dient der Erlangung einer entwicklungsfördernden Mutter/Vater-Kind-Interaktion unter störungsspezifischen Aspekten
Dieser Kode ist nicht anzuwenden bei Jugendlichen mit der Fähigkeit zur Ablösung
Dieser Kode ist sowohl für die voll- als auch die teilstationäre Behandlung zu verwenden
Dieser Kode ist zu Beginn der Behandlung und bei jedem Wechsel der Behandlungsart anzugeben
Die Anzahl der Therapieeinheiten pro Woche ist gesondert zu kodieren (9-696 ff.)

Strukturmerkmale:
- Spezialisierte, räumlich oder organisatorisch abgegrenzte Einheit
- Familiengerechtes milieutherapeutisches Setting mit einem kindgerechten Aufenthalts- und Spielraum und einem Rückzugsraum für Eltern
- Vorhandensein eines Eltern-Kind-Rooming-In. Rooming-In meint hierbei die Unterbringung des Elternteils mit seinem Kind gemeinsam in einem eigenen familiengerechten Zimmer. Am Standort eines Krankenhauses, in dem ausschließlich tagesklinisch gearbeitet wird, ist das Vorhandensein eines gemeinsamen Ruheraumes für die Kinder ausreichend. Der Ruheraum bietet hierbei die Möglichkeit für altersgerechte Ruhe- und Schlafenszeiten (z.B. Mittagsschlaf). Er kann auch alternativ genutzt werden (z.B. als Bewegungsraum)
- Multiprofessionelles Team mit Behandlungsleitung durch einen Facharzt für Kinder- und Jugendpsychiatrie und -psychotherapie
- Vorhandensein von Vertretern der folgenden Berufsgruppen:
  - Ärzte (Facharzt für Kinder- und Jugendpsychiatrie und -psychotherapie)
  - Psychotherapeuten oder Psychologen ohne ärztliche Psychotherapeuten (Kinder- und Jugendlichenpsychotherapeut, Psychologischer Psychotherapeut, Psychotherapeut mit einer Approbation nach § 2 Absatz 1 Nummer 1 der seit dem 1. September 2020 geltenden Fassung des Psychotherapeutengesetzes (PsychThG), Fachpsychotherapeut für Kinder und Jugendliche bzw. für Erwachsene, Diplom-Psychologe oder Master in Psychologie)
  - Mindestens 2 Spezialtherapeutengruppen (z.B. Ergotherapeuten, Sozialarbeiter, Heilpädagogen, Bewegungs-, Erlebnis-, Kreativtherapeuten)
  - Pädagogisch-pflegerische Fachpersonen (z.B. (Kinder-)Gesundheits- und Krankenpflegepersonal, Pflegefachfrauen/Pflegefachmänner, Erzieher, Heilerziehungspfleger, Jugend- und Heimerzieher)

Mindestmerkmale:
- Wöchentliche Teambesprechung mit Vertretern aus mindestens 2 unterschiedlichen Berufsgruppen zur Beratung des weiteren Behandlungsverlaufs (bei Aufenthalten von mehr als 6 Tagen)
- Die Anwendung der unterschiedlichen Therapieverfahren erfolgt nach ärztlicher Indikation patientenbezogen in unterschiedlichen Kombinationen in einem kind- und familiengerechten, milieutherapeutischen Setting mit entwicklungsspezifischem Umgang und Anleitung

- Zum Konzept der Behandlung im besonderen Setting gehören: Familiendiagnostik mit evaluierten Verfahren, Interaktionsbeobachtung und -förderung der Eltern-Kind-Beziehung (z.B. unter bindungstheoretischen Gesichtspunkten); Einzelgespräche mit den Eltern (bzw. Elternteilen), Paargespräche, Eltern-Gruppentherapie bzw. Multifamilientherapie, Eltern-Kind-Spieltherapie; Alltagsgestaltung unter Supervision; sozial- bzw. lebensraumorientierte Arbeit sowie prospektive Hilfekoordination
- Als angewandte Verfahren der ärztlichen und psychologischen Berufsgruppen gelten folgende Verfahren oder im Aufwand vergleichbare Verfahren:
  - Ärztliches oder psychologisches Einzelgespräch
  - Einzeltherapie von Kind oder Eltern(teil)
  - Paargespräche, Eltern-Gruppentherapie, Multifamilientherapie
  - Helferkonferenzen (z.b. Jugendhilfe), Gespräche und Beratungen mit Richtern oder Behördenvertretern
  - Somato-psychosomatisches ärztliches Gespräch
  - Aufklärung (Kind und Bezugspersonen), Complianceförderung und Monitoring im Rahmen der ärztlich indizierten Psychopharmakotherapie
- Als angewandte Verfahren der Spezialtherapeuten gelten folgende Verfahren oder im Aufwand vergleichbare Verfahren:
  - Gezielte Anleitung der Bezugspersonen aus dem Herkunftsmilieu/Eltern
  - Unterstützung (der Eltern) bei alltäglichen Verrichtungen und Förderung der selbständigen Konfliktklärung mit dem Kind, ggf. mit Video-Feedback, ggf. mit spezifischen Deeskalationstechniken
  - Begleitung in die Eltern-Kindergruppe
  - Gelenkte Freizeitaktivitäten, Medienpädagogik, Erlebnispädagogik/-therapie
  - Heilpädagogische/ergotherapeutische Förder- und Behandlungsverfahren einzeln und als Eltern-Kind-Interaktionsförderung
  - Spezielle psychosoziale Techniken (z.B. Sozialkompetenztraining in der Eltern-Kind-Gruppe, Anleitung zu gemeinsamem Spiel)
  - Kreativtherapien (z.B. Kunsttherapie)
  - Bewegungstherapie, ggf. in der Eltern-Kind-Gruppe
  - Einübung spezialisierter Therapiemodule gemeinsam mit den Eltern
  - Gespräche mit Behördenvertretern
  - Prospektive Hilfekoordination hinsichtlich der geplanten Reintegration in Schule und soziales Umfeld

9-686 **Psychiatrisch-psychosomatische Behandlung im besonderen Setting (Eltern-Kind-Setting) bei psychischen und psychosomatischen Störungen und Verhaltensstörungen bei Kindern und Jugendlichen**

9-69 **Zusatzinformationen zur Behandlung bei psychischen und psychosomatischen Störungen und Verhaltensstörungen bei Kindern und Jugendlichen**

9-691 **Erbringung von Behandlungsmaßnahmen im stationsersetzenden Umfeld und als halbtägige tagesklinische Behandlung bei Kindern und Jugendlichen**
Hinw.: Diese Kodes sind Zusatzkodes. Sie können nur in Kombination mit der psychiatrisch-psychosomatischen Regelbehandlung bei psychischen und psychosomatischen Störungen und Verhaltensstörungen bei Kindern und Jugendlichen (9-656) und der psychiatrisch-psychosomatischen Behandlung im besonderen Setting (Eltern-Kind-Setting) bei psychischen und psychosomatischen Störungen und Verhaltensstörungen bei Kindern und Jugendlichen (9-686) angegeben werden
Ein Kode aus diesem Bereich ist für jeden Tag, an dem die Leistung erbracht wird, gesondert anzugeben. Die Struktur- und Mindestmerkmale des Kodes 9-656 (u.a. Leistungserbringung durch ein multiprofessionelles, fachärztlich geleitetes Behandlungsteam) müssen erfüllt sein

9-691.0 Ganztägiges Hometreatment
Hinw.: Dieser Kode ist nur anzugeben für die Behandlung im Rahmen von Modellvorhaben nach § 64b SGB V
Die Behandlung des Patienten erfolgt im häuslichen Umfeld über mindestens 210 Minuten. Fahrzeiten werden dabei nicht angerechnet

9-691.1 Halbtägiges Hometreatment
Hinw.: Dieser Kode ist nur anzugeben für die Behandlung im Rahmen von Modellvorhaben nach § 64b SGB V
Die Behandlung des Patienten erfolgt im häuslichen Umfeld über mindestens 105 Minuten bis maximal 209 Minuten. Fahrzeiten werden dabei nicht angerechnet

Kapitel 9: Ergänzende Maßnahmen

9-691.2 Halbtägige tagesklinische Behandlung
Hinw.: Intermittierende Behandlung des Patienten in der Tagesklinik
Es werden mindestens eine Gruppentherapie über 60 Minuten und eine oder zwei Einzeltherapien über insgesamt mindestens 30 Minuten oder mindestens eine oder zwei Einzeltherapien über insgesamt mindestens 60 Minuten durchgeführt

9-693 **Erhöhter Betreuungsaufwand bei psychischen und psychosomatischen Störungen und Verhaltensstörungen bei Kindern und Jugendlichen**
Hinw.: Diese Kodes sind Zusatzkodes. Sie können nur in Kombination mit der psychiatrisch-psychosomatischen Regelbehandlung bei psychischen und psychosomatischen Störungen und Verhaltensstörungen bei Kindern und Jugendlichen (9-656) und der psychiatrisch-psychosomatischen Intensivbehandlung bei psychischen und psychosomatischen Störungen und Verhaltensstörungen bei Kindern und Jugendlichen (9-672) angegeben werden, wenn die intensive Betreuung in einer Kleinstgruppe oder die Einzelbetreuung indikationsspezifisch erforderlich sind
Ein Kode aus diesem Bereich ist für die Behandlung von Patienten anzuwenden, die bei stationärer Aufnahme das 18. Lebensjahr noch nicht vollendet haben (bei deutlichen Entwicklungsdefiziten auch für Heranwachsende bis zum vollendeten 21. Lebensjahr)
Diese Kodes sind für jeden Behandlungstag einzeln anzugeben
Es können für einen Tag sowohl Kodes aus dem Bereich 9-693.0 ff. als auch aus dem Bereich 9-693.1 ff. angegeben werden
Sofern die intensive Betreuung in einer Kleinstgruppe oder Einzelbetreuung an Wochenenden, Feiertagen, Aufnahme- oder Entlassungstagen stattfindet, ist diese ebenfalls zu berücksichtigen
Ein Kode aus diesem Bereich ist nicht für Patienten anzuwenden, bei denen autonome soziale Integration, wie der Besuch einer externen Regelschule oder ein externes Praktikum, vorliegt
Bei der Berechnung der Stunden für die Einzelbetreuung und die Betreuung in der Kleinstgruppe werden Einzelkontakte durch alle Berufsgruppen berücksichtigt. Bei Einzelbetreuung und intensiver Betreuung in einer Kleinstgruppe durch mehr als eine Person sind die jeweiligen Zeiten für jede betreuende Person anzurechnen
Anerkannt werden alle Leistungen, die durch Mitarbeiter erbracht werden, die eine Ausbildung in der jeweiligen, in den Primärkodes (9-656, 9-672) spezifizierten Berufsgruppe abgeschlossen haben und in einem dieser Berufsgruppe entsprechend vergüteten Beschäftigungsverhältnis stehen
Die für die intensive Betreuung in einer Kleinstgruppe oder Einzelbetreuung aufgewendete Zeit kann nicht für die Berechnung der Therapieeinheiten (9-696 ff.) angerechnet werden
Mindestmerkmale:
- Persönliche Einzelbetreuung oder intensive persönliche Betreuung in der Kleinstgruppe durch die in den Primärkodes (9-656, 9-672) spezifizierten Berufsgruppen unter Vorhaltung eines Beziehungsangebots
- Einzelbegleitung bei sozialen Aktivitäten in einer Patientengruppe (z.B. Mahlzeiten, Freizeit), soweit ärztlich vertretbar, zur Vermeidung von Überforderung oder Konflikten
- Ggf. gezielte, indizierte störungsspezifische Interventionen
- Begleitung bei Ausgang, sofern ärztlich vertretbar
- Wenn notwendig Begleitung von Besucherkontakten auf der Station
- Dokumentation der Verhaltensbeobachtung im Abstand von höchstens einer Stunde

9-693.0 Intensive Betreuung in einer Kleinstgruppe bei psychischen und/oder psychosomatischen Störungen und/oder Verhaltensstörungen bei Kindern oder Jugendlichen
Hinw.: Zu einer Kleinstgruppe gehören bis zu 3 Kinder und/oder Jugendliche
Intensive Betreuung in einer Kleinstgruppe bedeutet, dass eine Person bis zu 3 Patienten individuell zusammenhängend ggf. zusätzlich zu angewandten Verfahren betreut. Intensive Betreuung in einer Kleinstgruppe bedeutet, dass bis zu 3 Patienten über einen Zeitraum von mindestens 1 Stunde ohne Unterbrechung fortlaufend von einer oder mehreren Personen betreut und bei Bedarf begleitet werden. Mehrere Zeiträume von mindestens 1 Stunde können über den Tag addiert werden. Bei intensiver Betreuung in einer Kleinstgruppe durch mehr als eine Person (2 oder mehr) sind die zusammenhängenden Zeiten aller betreuenden Personen zu einer Gesamtsumme zu addieren
Mindestmerkmale:
- Mindestens wöchentliche ärztliche Anordnung und Überprüfung der Betreuungsmaßnahmen

.00 Mindestens 1 bis zu 2 Stunden pro Tag
.01 Mehr als 2 bis zu 4 Stunden pro Tag

	.02	Mehr als 4 bis zu 8 Stunden pro Tag
	.03	Mehr als 8 bis zu 12 Stunden pro Tag
	.04	Mehr als 12 bis zu 18 Stunden pro Tag
	.05	Mehr als 18 Stunden pro Tag

9-693.1 **Einzelbetreuung bei psychischen und/oder psychosomatischen Störungen und/oder Verhaltensstörungen bei Kindern oder Jugendlichen**

Hinw.: Einzelbetreuung bedeutet, dass eine Person einen einzelnen Patienten individuell zusammenhängend ggf. zusätzlich zu angewandten Verfahren betreut. Einzelbetreuung bedeutet, dass ein Patient über einen Zeitraum von mindestens 1 Stunde ohne Unterbrechung fortlaufend von einer oder mehreren Personen betreut oder bei Bedarf begleitet wird. Mehrere Zeiträume von mindestens 1 Stunde können über den Tag addiert werden. Bei Einzelbetreuung durch mehr als eine Person (2 oder mehr) sind die zusammenhängenden Zeiten aller betreuenden Personen zu einer Gesamtsumme zu addieren

Mindestmerkmale:
- Mindestens tägliche ärztliche Anordnung und Überprüfung der Betreuungsmaßnahmen

.10	Mindestens 1 bis zu 2 Stunden pro Tag
.11	Mehr als 2 bis zu 4 Stunden pro Tag
.12	Mehr als 4 bis zu 8 Stunden pro Tag
.13	Mehr als 8 bis zu 12 Stunden pro Tag
.14	Mehr als 12 bis zu 18 Stunden pro Tag
.15	Mehr als 18 Stunden pro Tag

9-694 **Spezifische Behandlung im besonderen Setting bei substanzbedingten Störungen bei Kindern und Jugendlichen**

Hinw.: Diese Kodes sind Zusatzkodes. Sie können nur in Kombination mit der psychiatrisch-psychosomatischen Regelbehandlung bei psychischen und psychosomatischen Störungen und Verhaltensstörungen bei Kindern und Jugendlichen (9-656) und der psychiatrisch-psychosomatischen Intensivbehandlung bei psychischen und psychosomatischen Störungen und Verhaltensstörungen bei Kindern und Jugendlichen (9-672) angegeben werden

Wird die spezifische Behandlung im besonderen Setting bei substanzbedingten Störungen unterbrochen, so wird für jede Behandlungsepisode ein Kode aus diesem Bereich angegeben

Bei einer Behandlung an mehr als 28 Behandlungstagen ist die Zählung von Neuem zu beginnen und es wird ein weiterer Kode aus diesem Bereich angegeben

Ein Kode aus diesem Bereich kann bei einfachem oder multiplem Substanzmissbrauch kodiert werden und gilt für alle Formen des Konsums

Die im Rahmen der spezifischen Behandlung im besonderen Setting bei substanzbedingten Störungen bei Kindern und Jugendlichen anfallenden Therapieeinheiten werden bei den Zusatzkodes 9-696 ff. angegeben

Ein Kode aus diesem Bereich ist für die Behandlung von Patienten anzuwenden, die bei stationärer Aufnahme das 18. Lebensjahr noch nicht vollendet haben (bei deutlichen Entwicklungsdefiziten auch für Heranwachsende bis zum vollendeten 21. Lebensjahr)

Strukturmerkmale:
- Spezialstation für Suchtpatienten bis zum vollendeten 18. Lebensjahr (bei deutlichen Entwicklungsdefiziten auch für Heranwachsende bis zum vollendeten 21. Lebensjahr)

Mindestmerkmale (für den stationären Gesamtaufenthalt zu erbringende Maßnahmen):
- Versorgung von Kindern und Jugendlichen auf der Spezialstation mit individuellem, ärztlich indiziertem Einsatz von Fachtherapien wie z.B. Ergotherapie oder körperbezogene Therapieverfahren, mit schulischem Angebot (sofern schulpflichtig oder berufsschulpflichtig), mit entwicklungsspezifischem Umgang und Anleitung, mit Bezug auf das oder im Lebensumfeld des Patienten im besonderen suchtspezifischen Setting. Diese Stationen haben ein hochstrukturiertes therapeutisches Milieu und arbeiten nach einem integrierten, auf das Störungsbild zugeschnittenen Konzept. Die folgenden Merkmale sind mindestens Teil des Konzeptes:
  - Somatische Entgiftung, ggf. über Substitutionsmittel oder andere pharmakologische Unterstützung sowie suchtspezifische roborierende Maßnahmen, differenzierte somatische Befunderhebung mit Behandlung von Folge- und Begleiterkrankungen
  - Aufklärung über Abhängigkeitserkrankungen, Gesundheits- und Selbstfürsorgetrainings, soziales Kompetenztraining, Stabilisierung der familiären und/oder psychosozialen Situation, Klärung und Anbahnung der schulischen/beruflichen Wiedereingliederung, ggf. juristische und sozialrechtliche Anspruchsklärung sowie Behandlung nach Traumatisierung, Motivierung zur problemspezifischen Weiterbehandlung und Vermittlung, ggf. Einleitung suchtspezifischer Anschlussbehandlungen oder erforderlicher Jugendhilfemaßnahmen

Kapitel 9: Ergänzende Maßnahmen

- Suchtmedizinisches Assessment sowie Erhebung eines nicht substanzgebundenen Suchtverhaltens
- Sofern erforderlich Begleitung bei Klärungen mit juristischen Instanzen
- Diagnostik und Behandlung von kinder- und jugendpsychiatrischer Komorbidität bzw. einer kinder- und jugendpsychiatrischen Grundstörung
- Familienarbeit, sofern die Herkunftsfamilie kooperationsfähig ist, alternativ Arbeit mit Bezugspersonen aus Ersatzfamilien oder der Jugendhilfe

Code	Behandlungstage
9-694.0	1 Behandlungstag
9-694.1	2 Behandlungstage
9-694.2	3 Behandlungstage
9-694.3	4 Behandlungstage
9-694.4	5 Behandlungstage
9-694.5	6 Behandlungstage
9-694.6	7 Behandlungstage
9-694.7	8 Behandlungstage
9-694.8	9 Behandlungstage
9-694.9	10 Behandlungstage
9-694.a	11 Behandlungstage
9-694.b	12 Behandlungstage
9-694.c	13 Behandlungstage
9-694.d	14 Behandlungstage
9-694.e	15 Behandlungstage
9-694.f	16 Behandlungstage
9-694.g	17 Behandlungstage
9-694.h	18 Behandlungstage
9-694.j	19 Behandlungstage
9-694.k	20 Behandlungstage
9-694.m	21 Behandlungstage
9-694.n	22 Behandlungstage
9-694.p	23 Behandlungstage
9-694.q	24 Behandlungstage
9-694.r	25 Behandlungstage
9-694.s	26 Behandlungstage
9-694.t	27 Behandlungstage
9-694.u	28 Behandlungstage

9-696 Anzahl der Therapieeinheiten pro Woche bei Kindern und Jugendlichen

Hinw.: Diese Kodes sind Zusatzkodes. Sie können nur in Kombination mit der psychiatrisch-psychosomatischen Regelbehandlung bei psychischen und psychosomatischen Störungen und Verhaltensstörungen bei Kindern und Jugendlichen (9-656), der psychiatrisch-psychosomatischen Intensivbehandlung bei psychischen und psychosomatischen Störungen und Verhaltensstörungen bei Kindern und Jugendlichen (9-672) und der psychiatrisch-psychosomatischen Behandlung im besonderen Setting (Eltern-Kind-Setting) bei psychischen und psychosomatischen Störungen und Verhaltensstörungen bei Kindern und Jugendlichen (9-686) angegeben werden

Diese Kodes sind für die Behandlung von Patienten anzuwenden, die bei stationärer Aufnahme das 18. Lebensjahr noch nicht vollendet haben (bei deutlichen Entwicklungsdefiziten auch für Heranwachsende bis zum vollendeten 21. Lebensjahr)

Ein Kode aus diesem Bereich ist unabhängig von der Art der Behandlung einmal pro Woche anzugeben. Als erste Woche gilt die Zeitspanne vom Tag der Aufnahme bis zum Ablauf der ersten 7 Tage, usw. Erfolgt innerhalb der Woche ein Wechsel der Behandlungsart z.B. von Regelbehandlung auf Intensivbehandlung, werden die Therapieeinheiten aus den verschiedenen Behandlungsarten für die jeweilige Berufsgruppe zusammengezählt. Erfolgt eine Versorgung an weniger als 7 Tagen (z.B. aufgrund einer Entlassung), werden auch dann die Therapieeinheiten der jeweiligen Berufsgruppen berechnet und entsprechend der Anzahl der erreichten Therapieeinheiten kodiert

Sofern Therapieeinheiten an Wochenenden, Feiertagen, Aufnahme- oder Entlassungstagen erbracht werden, sind diese ebenfalls zu berücksichtigen

Als Einzeltherapie gilt eine zusammenhängende Therapie von mindestens 15 Minuten. Dies entspricht einer Therapieeinheit. Hierzu zählen auch Familientherapie oder Elterngespräche

Gruppentherapien dauern ebenfalls mindestens 15 Minuten. Bei Eltern-Gruppentherapien oder Eltern-Kind-Gruppentherapien ist die Gruppengröße auf maximal 8 Familien oder 15 Teilnehmer begrenzt. Gruppen mit 4 bis 10 Teilnehmern werden in aller Regel nach dem 2-Therapeuten-Prinzip geführt. Gruppen mit 11 bis 15 Teilnehmern müssen nach dem 2-Therapeuten-Prinzip geführt werden

Pro Einzel- oder Gruppentherapie dürfen Therapieeinheiten für maximal 2 Therapeuten pro Patient angerechnet werden

Die für die Diagnostik aufgewendete Zeit ist für die Berechnung der Therapieeinheiten entsprechend zu berücksichtigen

Die Tabelle der pro Patient anrechenbaren Therapieeinheiten befindet sich im Anhang zum OPS

Anerkannt werden alle Leistungen, die durch Mitarbeiter erbracht werden, die eine Ausbildung in der jeweiligen, beim Primärkode spezifizierten Berufsgruppe abgeschlossen haben und in einem dieser Berufsgruppe entsprechend vergüteten Beschäftigungsverhältnis stehen. Bei Psychotherapeuten in Ausbildung ist für eine Anerkennung der Leistungen Voraussetzung, dass diese Mitarbeiter eine Vergütung entsprechend ihrem Grundberuf z.B. als Diplom-Psychologe oder Diplom-(Sozial-)Pädagoge erhalten

Für die Kodierung sind die durch die ärztliche und psychologische Berufsgruppe erbrachten Therapieeinheiten getrennt nach Einzel- und Gruppentherapie zu addieren. Für die Spezialtherapeuten sind die in Einzeltherapie erbrachten Therapieeinheiten zu addieren. Es sind für jede Berufsgruppe gesondert die entsprechenden Kodes anzugeben

9-696.0 Keine Therapieeinheit pro Woche
Hinw.: Dieser Kode ist nur anzuwenden, wenn im Rahmen der Behandlung eines Patienten von keiner der 3 Berufsgruppen zusammenhängende Therapien von mindestens 15 Minuten pro Woche durchgeführt wurden

9-696.1 Einzeltherapie durch Ärzte
Hinw.: <u>Die Erbringung der Therapieeinheiten kann durch Fachärzte und durch Ärzte in Weiterbildung erfolgen</u>

.10 1 Therapieeinheit pro Woche
.11 2 Therapieeinheiten pro Woche
.12 3 Therapieeinheiten pro Woche
.13 4 Therapieeinheiten pro Woche
.14 5 Therapieeinheiten pro Woche
.15 6 Therapieeinheiten pro Woche
.16 7 Therapieeinheiten pro Woche
.17 8 Therapieeinheiten pro Woche
.18 9 Therapieeinheiten pro Woche
.19 10 Therapieeinheiten pro Woche

Kapitel 9: Ergänzende Maßnahmen

.1a 11 Therapieeinheiten pro Woche
.1b 12 Therapieeinheiten pro Woche
.1c 13 Therapieeinheiten pro Woche
.1d 14 Therapieeinheiten pro Woche
.1e 15 Therapieeinheiten pro Woche
.1f 16 Therapieeinheiten pro Woche
.1g Mehr als 16 Therapieeinheiten pro Woche

9-696.2 Gruppentherapie durch Ärzte
Hinw.: Die Erbringung der Therapieeinheiten kann durch Fachärzte und durch Ärzte in Weiterbildung erfolgen

.20 Mehr als 0,06 bis 1 Therapieeinheit pro Woche
.21 Mehr als 1 bis 2 Therapieeinheiten pro Woche
.22 Mehr als 2 bis 3 Therapieeinheiten pro Woche
.23 Mehr als 3 bis 4 Therapieeinheiten pro Woche
.24 Mehr als 4 bis 5 Therapieeinheiten pro Woche
.25 Mehr als 5 bis 6 Therapieeinheiten pro Woche
.26 Mehr als 6 bis 7 Therapieeinheiten pro Woche
.27 Mehr als 7 bis 8 Therapieeinheiten pro Woche
.28 Mehr als 8 bis 9 Therapieeinheiten pro Woche
.29 Mehr als 9 bis 10 Therapieeinheiten pro Woche
.2a Mehr als 10 bis 11 Therapieeinheiten pro Woche
.2b Mehr als 11 bis 12 Therapieeinheiten pro Woche
.2c Mehr als 12 bis 13 Therapieeinheiten pro Woche
.2d Mehr als 13 bis 14 Therapieeinheiten pro Woche
.2e Mehr als 14 bis 15 Therapieeinheiten pro Woche
.2f Mehr als 15 bis 16 Therapieeinheiten pro Woche
.2g Mehr als 16 Therapieeinheiten pro Woche

9-696.3 Einzeltherapie durch Psychotherapeuten und/oder Psychologen
Exkl.: Einzeltherapie durch ärztliche Psychotherapeuten (9-696.1 ff.)

.30 1 Therapieeinheit pro Woche
.31 2 Therapieeinheiten pro Woche
.32 3 Therapieeinheiten pro Woche
.33 4 Therapieeinheiten pro Woche
.34 5 Therapieeinheiten pro Woche
.35 6 Therapieeinheiten pro Woche
.36 7 Therapieeinheiten pro Woche
.37 8 Therapieeinheiten pro Woche
.38 9 Therapieeinheiten pro Woche
.39 10 Therapieeinheiten pro Woche
.3a 11 Therapieeinheiten pro Woche
.3b 12 Therapieeinheiten pro Woche
.3c 13 Therapieeinheiten pro Woche
.3d 14 Therapieeinheiten pro Woche
.3e 15 Therapieeinheiten pro Woche
.3f 16 Therapieeinheiten pro Woche
.3g Mehr als 16 Therapieeinheiten pro Woche

9-696.4 Gruppentherapie durch Psychotherapeuten und/oder Psychologen
Exkl.: Gruppentherapie durch ärztliche Psychotherapeuten (9-696.2 ff.)

.40 Mehr als 0,06 bis 1 Therapieeinheit pro Woche
.41 Mehr als 1 bis 2 Therapieeinheiten pro Woche
.42 Mehr als 2 bis 3 Therapieeinheiten pro Woche
.43 Mehr als 3 bis 4 Therapieeinheiten pro Woche
.44 Mehr als 4 bis 5 Therapieeinheiten pro Woche
.45 Mehr als 5 bis 6 Therapieeinheiten pro Woche
.46 Mehr als 6 bis 7 Therapieeinheiten pro Woche
.47 Mehr als 7 bis 8 Therapieeinheiten pro Woche
.48 Mehr als 8 bis 9 Therapieeinheiten pro Woche

Kapitel 9: Ergänzende Maßnahmen

	.49	Mehr als 9 bis 10 Therapieeinheiten pro Woche
	.4a	Mehr als 10 bis 11 Therapieeinheiten pro Woche
	.4b	Mehr als 11 bis 12 Therapieeinheiten pro Woche
	.4c	Mehr als 12 bis 13 Therapieeinheiten pro Woche
	.4d	Mehr als 13 bis 14 Therapieeinheiten pro Woche
	.4e	Mehr als 14 bis 15 Therapieeinheiten pro Woche
	.4f	Mehr als 15 bis 16 Therapieeinheiten pro Woche
	.4g	Mehr als 16 Therapieeinheiten pro Woche
9-696.5		**Einzeltherapie durch Spezialtherapeuten**
	.50	1 Therapieeinheit pro Woche
	.51	2 Therapieeinheiten pro Woche
	.52	3 Therapieeinheiten pro Woche
	.53	4 Therapieeinheiten pro Woche
	.54	5 Therapieeinheiten pro Woche
	.55	6 Therapieeinheiten pro Woche
	.56	7 Therapieeinheiten pro Woche
	.57	8 Therapieeinheiten pro Woche
	.58	9 Therapieeinheiten pro Woche
	.59	10 Therapieeinheiten pro Woche
	.5a	11 Therapieeinheiten pro Woche
	.5b	12 Therapieeinheiten pro Woche
	.5c	13 Therapieeinheiten pro Woche
	.5d	14 Therapieeinheiten pro Woche
	.5e	15 Therapieeinheiten pro Woche
	.5f	16 Therapieeinheiten pro Woche
	.5g	17 Therapieeinheiten pro Woche
	.5h	18 Therapieeinheiten pro Woche
	.5j	19 Therapieeinheiten pro Woche
	.5k	20 Therapieeinheiten pro Woche
	.5m	21 Therapieeinheiten pro Woche
	.5n	22 Therapieeinheiten pro Woche
	.5p	23 Therapieeinheiten pro Woche
	.5q	24 Therapieeinheiten pro Woche
	.5r	25 Therapieeinheiten pro Woche
	.5s	26 Therapieeinheiten pro Woche
	.5t	27 Therapieeinheiten pro Woche
	.5u	28 Therapieeinheiten pro Woche
	.5v	29 Therapieeinheiten pro Woche
	.5w	Mehr als 29 Therapieeinheiten pro Woche

Andere Behandlung bei psychischen und psychosomatischen Störungen und Verhaltensstörungen bei Erwachsenen (9-70...9-70)

Hinw.: Ein Kode aus diesem Bereich ist nur für Leistungen anzugeben, die in Einrichtungen im Geltungsbereich des § 17d KHG erbracht wurden
Die gleichzeitige somatische Diagnostik und Behandlung sind gesondert zu kodieren

9-70 Spezifische Behandlung bei psychischen und psychosomatischen Störungen und Verhaltensstörungen bei Erwachsenen

9-701 Stationsäquivalente psychiatrische Behandlung bei Erwachsenen
Exkl.: Regelbehandlung bei psychischen und psychosomatischen Störungen und Verhaltensstörungen bei Erwachsenen (9-607)
Intensivbehandlung bei psychischen und psychosomatischen Störungen und Verhaltensstörungen bei Erwachsenen (9-61)
Psychotherapeutische Komplexbehandlung bei psychischen und psychosomatischen Störungen und Verhaltensstörungen bei Erwachsenen (9-626)
Psychosomatisch-psychotherapeutische Komplexbehandlung bei psychischen und psychosomatischen Störungen und Verhaltensstörungen bei Erwachsenen (9-634)
Erhöhter Betreuungsaufwand bei psychischen und psychosomatischen Störungen und Verhaltensstörungen bei Erwachsenen (9-640 ff.)
Integrierte klinisch-psychosomatisch-psychotherapeutische Komplexbehandlung bei psychischen und psychosomatischen Störungen und Verhaltensstörungen bei Erwachsenen (9-642)
Psychiatrisch-psychotherapeutische Behandlung im besonderen Setting (Mutter/Vater-Kind-Setting) (9-643 ff.)
Erbringung von Behandlungsmaßnahmen im stationsersetzenden Umfeld und als halbtägige tagesklinische Behandlung bei Erwachsenen (9-644 ff.)
Spezifische qualifizierte Entzugsbehandlung Abhängigkeitskranker bei Erwachsenen (9-647 ff.)
Hinw.: Eine kriseninterventionelle Behandlung (9-641 ff.), der indizierte komplexe Entlassungsaufwand (9-645 ff.) und der Einsatz von Gebärdensprachdolmetschern (9-510 ff.) sind gesondert zu kodieren
Voraussetzung für die stationsäquivalente Behandlung ist das Vorliegen einer psychischen Erkrankung und einer Indikation für eine stationäre Behandlung. Die stationsäquivalente Behandlung umfasst eine psychiatrische Behandlung im häuslichen Umfeld des Patienten
Sie stellt bei Bedarf neben der aufsuchenden Behandlung auch die Nutzung weiterer Ressourcen der psychiatrischen Abteilung oder des psychiatrischen Krankenhauses für ergänzende Diagnostik und Therapie sicher
Diese Kodes sind für jeden Tag mit stationsäquivalenter Behandlung berufsgruppenspezifisch anzugeben. Therapiezeiten eines Tages einer Berufsgruppe sind zu addieren.
Fahrzeiten werden nicht angerechnet
Bei Gruppentherapien ist die Gruppengröße auf maximal 18 Patienten begrenzt. Bei einer Gruppenpsychotherapie mit 13 bis 18 Patienten sind mindestens 2 Mitarbeiter, von denen mindestens einer ein Arzt oder ein Psychologe ist, erforderlich. Pro Gruppentherapie dürfen Therapiezeiten für maximal 2 Therapeuten angerechnet werden. Die Dauer der Gruppentherapie ist mit der Anzahl der Therapeuten zu multiplizieren und dann durch die Anzahl der teilnehmenden Patienten zu teilen. Diese Zeit wird jedem teilnehmenden Patienten angerechnet
Die Kodes sind ebenfalls für Leistungen anzugeben, die von an der ambulanten psychiatrischen Behandlung teilnehmenden Leistungserbringern oder von anderen zur Erbringung der stationsäquivalenten Behandlung berechtigten Krankenhäusern (§ 115d Abs. 1 Satz 3 SGB V) erbracht werden
Strukturmerkmale:
- Mobiles multiprofessionelles Team mit Behandlungsleitung durch einen Facharzt für Psychiatrie und Psychotherapie, Facharzt für Psychiatrie, Facharzt für Nervenheilkunde oder Facharzt für Psychosomatische Medizin und Psychotherapie, bestehend aus ärztlichem Dienst, pflegerischem Dienst und mindestens einem Vertreter einer weiteren Berufsgruppe (z.B. Psychotherapeuten oder Psychologen ohne ärztliche Psychotherapeuten (Psychologischer Psychotherapeut, Psychotherapeut mit einer Approbation nach § 2 Absatz 1 Nummer 1 der seit dem 1. September 2020 geltenden Fassung des

Kapitel 9: Ergänzende Maßnahmen

Psychotherapeutengesetzes (PsychThG), Fachpsychotherapeut, Diplom-Psychologe oder Master in Psychologie) oder Spezialtherapeuten (z.B. Ergotherapeut, Physiotherapeut, Sozialarbeiter, Sozialpädagoge, Logopäde, Kreativtherapeut))
- Vorhandensein von Vertretern der folgenden Berufsgruppen:
  - Ärzte (Facharzt für Psychiatrie und Psychotherapie, Facharzt für Psychiatrie, Facharzt für Nervenheilkunde oder Facharzt für Psychosomatische Medizin und Psychotherapie)
  - Psychotherapeuten oder Psychologen ohne ärztliche Psychotherapeuten (Psychologischer Psychotherapeut, Psychotherapeut mit einer Approbation nach § 2 Absatz 1 Nummer 1 der seit dem 1. September 2020 geltenden Fassung des Psychotherapeutengesetzes (PsychThG), Fachpsychotherapeut, Diplom-Psychologe oder Master in Psychologie)
  - Spezialtherapeuten (z.B. Ergotherapeuten, Physiotherapeuten, Sozialarbeiter, Logopäden, Kreativtherapeuten)
  - Pflegefachpersonen (z.B. Gesundheits- und Krankenpfleger, Gesundheits- und Kinderkrankenpfleger, Altenpfleger, Pflegefachfrauen/Pflegefachmänner, Heilerziehungspfleger)
- Erreichbarkeit mindestens eines Mitglieds des Behandlungsteams werktags im Rahmen des üblichen Tagesdienstes (Rufbereitschaft). Darüber hinaus jederzeitige, 24 Stunden an 7 Tagen in der Woche, ärztliche Eingriffsmöglichkeit
- Möglichkeit zur umgehenden vollstationären Aufnahme bei kurzfristiger Zustandsverschlechterung

Mindestmerkmale:
- Durchführung einer wöchentlichen ärztlichen Visite (bei stationsäquivalenter Behandlung an mehr als 6 Tagen in Folge) im direkten Patientenkontakt, in der Regel im häuslichen Umfeld. Der Facharztstandard ist zu gewährleisten
- Durchführung einer wöchentlichen multiprofessionellen Fallbesprechung zur Beratung des weiteren Behandlungsverlaufs (bei stationsäquivalenter Behandlung an mehr als 6 Tagen in Folge), in die mindestens 3 der an der Behandlung beteiligten Berufsgruppen ggf. unter Einbeziehung kooperierender Leistungserbringer nach § 115d Abs. 1 Satz 3 SGB V einbezogen werden. Die Fallbesprechung kann unter Zuhilfenahme von Telekommunikation geschehen
- Behandlung auf der Grundlage eines individuellen Therapieplans, orientiert an den Möglichkeiten und dem Bedarf des Patienten
- Es erfolgt mindestens ein direkter Patientenkontakt durch mindestens ein Mitglied des multiprofessionellen Teams pro Tag. Kommt ein direkter Kontakt nicht zustande aus Gründen, die der Patient zu verantworten hat, zählt der unternommene Kontaktversuch dennoch als direkter Patientenkontakt
- Genesungsbegleiter können hinzugezogen werden
- Als angewandte Verfahren der ärztlichen und psychologischen Berufsgruppen gelten folgende Verfahren oder im Aufwand vergleichbare Verfahren:
  - Supportive Einzelgespräche
  - Einzelpsychotherapie
  - Psychoedukation
  - Internetbasierte Interventionen
  - Angehörigengespräche (z.B. Psychoedukation, Gespräche mit Betreuern)
  - Gespräche mit Richtern oder Behördenvertretern
  - Somato-psychosomatisches ärztliches Gespräch
  - Aufklärung, Complianceförderung und Monitoring im Rahmen der ärztlich indizierten Psychopharmakotherapie, Einnahmetraining
  - Leistungen im und unter Einbeziehung des sozialen Netzwerkes/Umfeldes des Patienten (z.B. Familie, Arbeitgeber, Betreuer, komplementäre Dienste)
  - Gruppenpsychotherapie
- Als angewandte Verfahren der Spezialtherapeuten und Pflegefachpersonen gelten folgende Verfahren oder im Aufwand vergleichbare Verfahren:
  - Beratung, Adhärenz-Förderung und Monitoring im Rahmen der ärztlich indizierten Psychopharmakotherapie, Einnahmetraining
  - Psychoedukation
  - Bezugstherapeutengespräche, supportive Einzelgespräche
  - Behandlung und spezielle Interventionen durch Pflegefachpersonen (z.B. alltagsbezogenes Training, Aktivierungsbehandlung)
  - Ergotherapeutische Behandlungsverfahren
  - Spezielle psychosoziale Interventionen (z.B. Selbstsicherheitstraining, soziales Kompetenztraining)
  - Kreativtherapien (z.B. Tanztherapie, Kunsttherapie, Musiktherapie)
  - Internetbasierte Interventionen

Kapitel 9: Ergänzende Maßnahmen

- Gespräche mit Behördenvertretern
- Angehörigengespräche, Gespräche mit Betreuern
- Physio- oder Bewegungstherapie (z.B. Sporttherapie)
- Sensorisch fokussierte Therapien (z.B. Genussgruppe, Snoezelen)
- Entspannungsverfahren (z.b. progressive Muskelrelaxation nach Jacobson, autogenes Training oder psychophysiologische Techniken wie Biofeedback)
- Logopädie (z.B. bei Schluckstörungen)
- Übende Verfahren und Hilfekoordination zur Reintegration in den individuellen psychosozialen Lebensraum
- Gestaltungs-, Körper- und Bewegungstherapie
- Somatopsychisch-psychosomatische Kompetenztrainings (Diätberatung, Sozialberatung, Sport)

9-701.0 Therapiezeiten am Patienten durch Ärzte
.00 Bis 30 Minuten pro Tag
.01 Mehr als 30 bis 60 Minuten pro Tag
.02 Mehr als 60 bis 90 Minuten pro Tag
.03 Mehr als 90 bis 120 Minuten pro Tag
.04 Mehr als 120 bis 180 Minuten pro Tag
.05 Mehr als 180 bis 240 Minuten pro Tag
.06 Mehr als 240 Minuten pro Tag

9-701.1 Therapiezeiten am Patienten durch Psychotherapeuten und/oder Psychologen
Exkl.: Therapiezeiten am Patienten durch ärztliche Psychotherapeuten (9-701.0 ff.)
.10 Bis 30 Minuten pro Tag
.11 Mehr als 30 bis 60 Minuten pro Tag
.12 Mehr als 60 bis 90 Minuten pro Tag
.13 Mehr als 90 bis 120 Minuten pro Tag
.14 Mehr als 120 bis 180 Minuten pro Tag
.15 Mehr als 180 bis 240 Minuten pro Tag
.16 Mehr als 240 Minuten pro Tag

9-701.2 Therapiezeiten am Patienten durch Spezialtherapeuten
.20 Bis 30 Minuten pro Tag
.21 Mehr als 30 bis 60 Minuten pro Tag
.22 Mehr als 60 bis 90 Minuten pro Tag
.23 Mehr als 90 bis 120 Minuten pro Tag
.24 Mehr als 120 bis 180 Minuten pro Tag
.25 Mehr als 180 bis 240 Minuten pro Tag
.26 Mehr als 240 Minuten pro Tag

9-701.3 Therapiezeiten am Patienten durch Pflegefachpersonen
.30 Bis 30 Minuten pro Tag
.31 Mehr als 30 bis 60 Minuten pro Tag
.32 Mehr als 60 bis 90 Minuten pro Tag
.33 Mehr als 90 bis 120 Minuten pro Tag
.34 Mehr als 120 bis 180 Minuten pro Tag
.35 Mehr als 180 bis 240 Minuten pro Tag
.36 Mehr als 240 Minuten pro Tag

Andere Behandlung bei psychischen und psychosomatischen Störungen und Verhaltensstörungen bei Kindern und Jugendlichen (9-80...9-80)

Hinw.: Ein Kode aus diesem Bereich ist nur für Leistungen anzugeben, die in Einrichtungen im Geltungsbereich des § 17d KHG erbracht wurden
Die gleichzeitige somatische Diagnostik und Behandlung sind gesondert zu kodieren

9-80 Spezifische Behandlung bei psychischen und psychosomatischen Störungen und Verhaltensstörungen bei Kindern und Jugendlichen

9-801 Stationsäquivalente psychiatrische Behandlung bei Kindern und Jugendlichen
Exkl.: Regelbehandlung bei psychischen und psychosomatischen Störungen und Verhaltensstörungen bei Kindern und Jugendlichen (9-656)
Psychiatrisch-psychosomatische Intensivbehandlung bei psychischen und psychosomatischen Störungen und Verhaltensstörungen bei Kindern und Jugendlichen (9-672)
Psychiatrisch-psychosomatische Behandlung im besonderen Setting (Eltern-Kind-Setting) bei psychischen und psychosomatischen Störungen und Verhaltensstörungen bei Kindern und Jugendlichen
Erbringung von Behandlungsmaßnahmen im stationsersetzenden Umfeld und als halbtägige tagesklinische Behandlung bei Kindern und Jugendlichen (9-691 ff.)
Erhöhter Betreuungsaufwand bei psychischen und psychosomatischen Störungen und Verhaltensstörungen bei Kindern und Jugendlichen (9-693 ff.)
Spezifische Behandlung im besonderen Setting bei substanzbedingten Störungen bei Kindern und Jugendlichen (9-694 ff.)
Hinw.: Der Einsatz von Gebärdensprachdolmetschern (9-510 ff.) ist gesondert zu kodieren
Diese Kodes sind für die Behandlung von Patienten anzuwenden, die zu Beginn der stationsäquivalenten Behandlung das 18. Lebensjahr noch nicht vollendet haben (bei deutlichen Entwicklungsdefiziten auch für Heranwachsende bis zum vollendeten 21. Lebensjahr)
Voraussetzung für die stationsäquivalente Behandlung ist das Vorliegen einer psychischen Erkrankung und einer Indikation für eine stationäre Behandlung. Die stationsäquivalente Behandlung umfasst eine kinder- und jugendpsychiatrische Behandlung im häuslichen Umfeld des Patienten
Sie stellt bei Bedarf neben der aufsuchenden Behandlung auch die Nutzung weiterer Ressourcen der kinder- und jugendpsychiatrischen Abteilung oder des kinder- und jugendpsychiatrischen Krankenhauses (je nach Bundesland und Träger im Bedarfsfall auch der Schule für Kranke) für ergänzende Diagnostik und Therapie sicher
Diese Kodes sind für jeden Tag mit stationsäquivalenter Behandlung berufsgruppenspezifisch anzugeben. Therapiezeiten eines Tages einer Berufsgruppe sind zu addieren. Fahrzeiten werden nicht angerechnet
Bei Eltern-Gruppentherapien oder Eltern-Kind-Gruppentherapien ist die Gruppengröße auf maximal 8 Familien oder 15 Teilnehmer begrenzt. Gruppen mit 4 bis 10 Teilnehmern werden in aller Regel nach dem 2-Therapeuten-Prinzip geführt. Gruppen mit 11 bis 15 Teilnehmern müssen nach dem 2-Therapeuten-Prinzip geführt werden. Pro Gruppentherapie dürfen Therapiezeiten für maximal 2 Therapeuten angerechnet werden. Die Dauer der Gruppentherapie ist mit der Anzahl der Therapeuten zu multiplizieren und dann durch die Anzahl der teilnehmenden Patienten zu teilen. Diese Zeit wird jedem teilnehmenden Patienten angerechnet
Die Kodes sind ebenfalls für Leistungen anzugeben, die von an der ambulanten psychiatrischen Behandlung teilnehmenden Leistungserbringern oder von anderen zur Erbringung der stationsäquivalenten Behandlung berechtigten Krankenhäusern (§ 115d Abs. 1 Satz 3 SGB V) erbracht werden
Strukturmerkmale:
- Mobiles multiprofessionelles Team mit Behandlungsleitung durch einen Facharzt für Kinder- und Jugendpsychiatrie und -psychotherapie, bestehend aus ärztlichem Dienst, pädagogisch-pflegerischem Dienst (z.B. (Kinder-)Gesundheits- und Krankenpflegepersonal, Erzieher, Heilerziehungspfleger, Jugend- und Heimerzieher) und mindestens einem Vertreter einer weiteren Berufsgruppe (z.B. Psychotherapeuten oder Psychologen ohne ärztliche Psychotherapeuten (Kinder- und Jugendlichenpsychotherapeut, Psychologischer Psychotherapeut, Psychotherapeut mit einer Approbation nach § 2 Absatz 1 Nummer 1 der seit dem 1. September 2020 geltenden Fassung des Psycho-

therapeutengesetzes (PsychThG), Fachpsychotherapeut für Kinder und Jugendliche bzw. für Erwachsene, Diplom-Psychologe oder Master in Psychologie) oder Spezialtherapeuten (z.B. Ergotherapeut, Physiotherapeut, Sozialarbeiter, Sozialpädagoge, Heilpädagoge, Bewegungs-, Erlebnis-, Kreativtherapeut, Logopäde))
- Vorhandensein von Vertretern der folgenden Berufsgruppen:
  - Ärzte (Facharzt für Kinder- und Jugendpsychiatrie und -psychotherapie)
  - Psychotherapeuten oder Psychologen ohne ärztliche Psychotherapeuten (Kinder- und Jugendlichenpsychotherapeut, Psychologischer Psychotherapeut, Psychotherapeut mit einer Approbation nach § 2 Absatz 1 Nummer 1 der seit dem 1. September 2020 geltenden Fassung des Psychotherapeutengesetzes (PsychThG), Fachpsychotherapeut für Kinder und Jugendliche bzw. für Erwachsene, Diplom-Psychologe oder Master in Psychologie)
  - Spezialtherapeuten (z.B. Ergotherapeuten, Sozialarbeiter, Heilpädagogen, Bewegungs-, Erlebnis-, Kreativtherapeuten, Logopäden)
  - Pädagogisch-pflegerische Fachpersonen (z.B. (Kinder-)Gesundheits- und Krankenpflegepersonal, Pflegefachfrauen/Pflegefachmänner, Erzieher, Heilerziehungspfleger, Jugend- und Heimerzieher)
- Erreichbarkeit mindestens eines Mitglieds des Behandlungsteams werktags im Rahmen des üblichen Tagesdienstes (Rufbereitschaft). Darüber hinaus jederzeitige, 24 Stunden an 7 Tagen in der Woche, ärztliche Eingriffsmöglichkeit
- Möglichkeit zur umgehenden vollstationären Aufnahme bei kurzfristiger Zustandsverschlechterung

Mindestmerkmale:
- Durchführung einer wöchentlichen ärztlichen Visite (bei stationsäquivalenter Behandlung an mehr als 6 Tagen in Folge) im direkten Patientenkontakt, in der Regel im häuslichen Umfeld. Der Facharztstandard ist zu gewährleisten
- Durchführung einer wöchentlichen multiprofessionellen Fallbesprechung zur Beratung des weiteren Behandlungsverlaufs (bei stationsäquivalenter Behandlung an mehr als 6 Tagen in Folge), in die mindestens 3 der an der Behandlung beteiligten Berufsgruppen ggf. unter Einbeziehung kooperierender Leistungserbringer nach § 115d Abs. 1 Satz 3 SGB V einbezogen werden. Die Fallbesprechung kann unter Zuhilfenahme von Telekommunikation geschehen
- Behandlung auf der Grundlage eines individuellen Therapieplans, orientiert an den Möglichkeiten und dem Bedarf des Patienten
- Es erfolgt mindestens ein direkter Patientenkontakt durch mindestens ein Mitglied des multiprofessionellen Teams pro Tag, ggf. auch im Rahmen eines Familiengesprächs/einer Familientherapie oder eines Elterngesprächs mit kurzem Kontakt zum Kind. Kommt ein direkter Kontakt nicht zustande aus Gründen, die der Patient zu verantworten hat, zählt der unternommene Kontaktversuch dennoch als direkter Patientenkontakt
- Als angewandte Verfahren der ärztlichen und psychologischen Berufsgruppen gelten folgende Verfahren oder im Aufwand vergleichbare Verfahren:
  - Ärztliches oder psychologisches Einzelgespräch/einzeltherapeutische Intervention
  - Einzelpsychotherapie mit kind- und jugendgerechten Verfahren
  - Entspannungsverfahren
  - Ärztliche oder psychologische therapeutische Familienkontakte, Elterngespräche, Familiengespräche und Familientherapie und/oder Gespräche/Kontakte mit Bezugspersonen aus dem Herkunftsmilieu (z.B. Jugendhilfe, Pflegefamilie)
  - Somato-psychosomatisches ärztliches Gespräch
  - Aufklärung (Kind/Jugendlicher und Bezugspersonen), Complianceförderung und Monitoring im Rahmen der ärztlich indizierten Psychopharmakotherapie
  - (Störungsspezifische) Psychoedukation
  - Helferkonferenzen (z.B. Jugendhilfe)
  - Anleitung von Bezugspersonen im Umgang mit dem Patienten, z.B. Begleitung von Deeskalationen
  - Gruppenpsychotherapie
- Als angewandte Verfahren der Spezialtherapeuten und pädagogisch-pflegerischen Fachpersonen gelten folgende Verfahren oder im Aufwand vergleichbare Verfahren:
  - Behandlungseinheiten durch die kinder- und jugendpsychiatrische Pflege/Bezugspflege des Pflege- und Erziehungsdienstes (z.B. alltagsbezogenes Training, Anleitung und Förderung der Selbständigkeit, Stuhltraining, Esstraining, Verstärkerplan, Feedbackrunden)
  - Anleitung bei sozialer Interaktion
  - Gelenkte Freizeitaktivitäten, Medienpädagogik, Erlebnispädagogik/-therapie mit therapeutischem Auftrag gemäß Gesamtbehandlungsplan

Kapitel 9: Ergänzende Maßnahmen

- Heilpädagogische oder ergotherapeutische Förder- und Behandlungsverfahren (auch als Eltern-Kind-Interaktionsförderung)
- Kreativtherapien (z.b. Tanztherapie, Kunsttherapie, Musiktherapie)
- Bewegungstherapie, Mototherapie, Logopädie
- Übende Verfahren und prospektive Hilfekoordination hinsichtlich der geplanten Reintegration in Schule und soziales Umfeld
- Gespräche mit Behördenvertretern
- Ergotherapeutische Behandlungsverfahren, Krankengymnastik, Entspannungsverfahren
- Unterstützung (der Eltern) bei alltäglichen Verrichtungen und Förderung der selbständigen Konfliktklärung mit dem Kind, ggf. mit Video-Feedback, ggf. mit spezifischen Deeskalationstechniken
- Einübung spezialisierter Therapiemodule gemeinsam mit den Eltern
- Spezielle psychosoziale Techniken (z.B. Sozialkompetenztraining, Anleitung zu gemeinsamen Aktivitäten mit Familienmitgliedern wie Spiel, Sport, Freizeit)
- Angehörigengespräche und gezielte Anleitung von Bezugspersonen aus dem Herkunftsmilieu, dem familiären oder sozialen Raum
- Interventionen hinsichtlich der geplanten Überleitung in andere Behandlungssettings oder rehabilitative Anschlussmaßnahmen (z.b. Jugendhilfe)

9-801.0 Therapiezeiten am Patienten durch Ärzte
- .00 Bis 30 Minuten pro Tag
- .01 Mehr als 30 bis 60 Minuten pro Tag
- .02 Mehr als 60 bis 90 Minuten pro Tag
- .03 Mehr als 90 bis 120 Minuten pro Tag
- .04 Mehr als 120 bis 180 Minuten pro Tag
- .05 Mehr als 180 bis 240 Minuten pro Tag
- .06 Mehr als 240 Minuten pro Tag

9-801.1 Therapiezeiten am Patienten durch Psychotherapeuten und/oder Psychologen
Exkl.: Therapiezeiten am Patienten durch ärztliche Psychotherapeuten (9-801.0 ff.)
- .10 Bis 30 Minuten pro Tag
- .11 Mehr als 30 bis 60 Minuten pro Tag
- .12 Mehr als 60 bis 90 Minuten pro Tag
- .13 Mehr als 90 bis 120 Minuten pro Tag
- .14 Mehr als 120 bis 180 Minuten pro Tag
- .15 Mehr als 180 bis 240 Minuten pro Tag
- .16 Mehr als 240 Minuten pro Tag

9-801.2 Therapiezeiten am Patienten durch Spezialtherapeuten
- .20 Bis 30 Minuten pro Tag
- .21 Mehr als 30 bis 60 Minuten pro Tag
- .22 Mehr als 60 bis 90 Minuten pro Tag
- .23 Mehr als 90 bis 120 Minuten pro Tag
- .24 Mehr als 120 bis 180 Minuten pro Tag
- .25 Mehr als 180 bis 240 Minuten pro Tag
- .26 Mehr als 240 Minuten pro Tag

9-801.3 Therapiezeiten am Patienten durch pädagogisch-pflegerische Fachpersonen
- .30 Bis 30 Minuten pro Tag
- .31 Mehr als 30 bis 60 Minuten pro Tag
- .32 Mehr als 60 bis 90 Minuten pro Tag
- .33 Mehr als 90 bis 120 Minuten pro Tag
- .34 Mehr als 120 bis 180 Minuten pro Tag
- .35 Mehr als 180 bis 240 Minuten pro Tag
- .36 Mehr als 240 Minuten pro Tag

Kapitel 9: Ergänzende Maßnahmen

Andere ergänzende Maßnahmen und Informationen (9-98...9-99)

9-98 Pflegebedürftigkeit und teilstationäre pädiatrische Behandlung

9-984 Pflegebedürftigkeit
Hinw.: Diese Kodes sind für Patienten anzugeben, die im Sinne des § 14 SGB XI pflegebedürftig und gemäß § 15 SGB XI einem Pflegegrad zugeordnet sind. Wechselt während des stationären Aufenthaltes der Pflegebedürftigkeit, ist der Kode für die höhere Pflegebedürftigkeit anzugeben. Liegt noch keine Einstufung in einen Pflegegrad vor, ist diese aber bereits beantragt, ist der Kode 9-984.b anzugeben. Wurde eine Höherstufung bei vorliegendem Pflegegrad beantragt, ist neben dem zutreffenden Kode aus 9-984.6 bis 9-984.9 zusätzlich der Kode 9-984.b anzugeben

- 9-984.6 Pflegebedürftig nach Pflegegrad 1
- 9-984.7 Pflegebedürftig nach Pflegegrad 2
- 9-984.8 Pflegebedürftig nach Pflegegrad 3
- 9-984.9 Pflegebedürftig nach Pflegegrad 4
- 9-984.a Pflegebedürftig nach Pflegegrad 5
- 9-984.b Erfolgter Antrag auf Einstufung in einen Pflegegrad

9-985 Teilstationäre pädiatrische Behandlung
Hinw.: Diese Kodes sind Zusatzkodes. Sie sind nur für Patienten bis zur Vollendung des 18. Lebensjahres anzugeben
Diese Kodes sind für jeden Tag mit teilstationärer pädiatrischer Behandlung gesondert zu kodieren
Strukturmerkmale:
- Vorhandensein einer Fachabteilung für Kinder- und Jugendmedizin am Standort des Krankenhauses

9-985.0 Ohne Notwendigkeit der Bewegungslosigkeit
Exkl.: Teilstationäre intravenöse Applikation von Medikamenten über das Gefäßsystem bei Kindern und Jugendlichen (8-01a)
Hinw.: Dieser Kode kann nur für folgende Behandlungen als Zusatzkode angegeben werden:
- Therapeutische Injektion, Zytostatische Chemotherapie, Immuntherapie und antiretrovirale Therapie oder Transfusion mit der Notwendigkeit einer Überwachung, Nachbeobachtung oder langsamen Verabreichung (8-020 ff., 8-54, 8-800 ff., 8-802 ff., 8-81). Diese wird durch einen Facharzt für Kinder- und Jugendmedizin mit krankheitsspezifischer Spezialisierung (z.B. Kinder-Rheumatologie, Kinder-Gastroenterologie, Kinder-Hämatologie und -Onkologie, Neuropädiatrie, Kinder-Pneumologie) bei Vorliegen mindestens einer der folgenden Erkrankungen durchgeführt: hämatologische Erkrankung, onkologische Erkrankung, Autoimmunerkrankung, chronisch-entzündliche Darmerkrankung, Stoffwechselerkrankung, neuromuskuläre Erkrankung, Seltene Erkrankung

9-985.1 Mit Notwendigkeit der Bewegungslosigkeit
Hinw.: Dieser Kode kann nur für folgende Behandlungen als Zusatzkode angegeben werden:
- Dilatation des Anus (5-499.0)
- Bougierung des Ösophagus (5-429.8), Ballondilatation des Ösophagus (5-429.7)
Mindestmerkmale:
- Behandlung durch einen Facharzt für Kinderchirurgie
- Analgosedierung oder Anästhesie durch einen Facharzt für Anästhesie und eine Pflegekraft
Die Analgosedierung oder Anästhesie ist nicht gesondert zu kodieren

9-99 Obduktion und nicht belegte Schlüsselnummern

9-990 Klinische Obduktion bzw. Obduktion zur Qualitätssicherung
Hinw.: Mit diesem Kode sind nur Obduktionen zu dokumentieren, die nicht von einem Gericht, einem Gesundheitsamt oder einer Versicherung angefordert wurden

Kapitel 9: Ergänzende Maßnahmen

9-999 **Nicht belegte Schlüsselnummern**
Hinw.: Die Verwendung der Schlüsselnummern dieser Kategorie ist dem Bundesinstitut für Arzneimittel und Medizinprodukte (BfArM) vorbehalten, um eine provisorische Zuordnung von neuartigen Prozeduren in Ausnahmesituationen zu ermöglichen. Die Schlüsselnummern dieser Kategorie dürfen nur über das BfArM mit Inhalten belegt werden; eine Anwendung für andere Zwecke ist nicht erlaubt. Das BfArM wird den Anwendungszeitraum solcher Schlüsselnummern bei Bedarf bekannt geben

9-999.1 Nicht belegte Schlüsselnummern, Liste 2
- .11 Nicht belegte Schlüsselnummer 9-999.11
- .12 Nicht belegte Schlüsselnummer 9-999.12
- .13 Nicht belegte Schlüsselnummer 9-999.13
- .14 Nicht belegte Schlüsselnummer 9-999.14
- .15 Nicht belegte Schlüsselnummer 9-999.15
- .16 Nicht belegte Schlüsselnummer 9-999.16
- .17 Nicht belegte Schlüsselnummer 9-999.17
- .18 Nicht belegte Schlüsselnummer 9-999.18
- .19 Nicht belegte Schlüsselnummer 9-999.19

9-999.2 Nicht belegte Schlüsselnummern, Liste 3
- .20 Nicht belegte Schlüsselnummer 9-999.20
- .21 Nicht belegte Schlüsselnummer 9-999.21
- .22 Nicht belegte Schlüsselnummer 9-999.22
- .23 Nicht belegte Schlüsselnummer 9-999.23
- .24 Nicht belegte Schlüsselnummer 9-999.24
- .25 Nicht belegte Schlüsselnummer 9-999.25
- .26 Nicht belegte Schlüsselnummer 9-999.26
- .27 Nicht belegte Schlüsselnummer 9-999.27
- .28 Nicht belegte Schlüsselnummer 9-999.28
- .29 Nicht belegte Schlüsselnummer 9-999.29

9-999.3 Nicht belegte Schlüsselnummern, Liste 4
- .30 Nicht belegte Schlüsselnummer 9-999.30
- .31 Nicht belegte Schlüsselnummer 9-999.31
- .32 Nicht belegte Schlüsselnummer 9-999.32
- .33 Nicht belegte Schlüsselnummer 9-999.33
- .34 Nicht belegte Schlüsselnummer 9-999.34
- .35 Nicht belegte Schlüsselnummer 9-999.35
- .36 Nicht belegte Schlüsselnummer 9-999.36
- .37 Nicht belegte Schlüsselnummer 9-999.37
- .38 Nicht belegte Schlüsselnummer 9-999.38
- .39 Nicht belegte Schlüsselnummer 9-999.39

9-999.4 Nicht belegte Schlüsselnummern, Liste 5
- .40 Nicht belegte Schlüsselnummer 9-999.40
- .41 Nicht belegte Schlüsselnummer 9-999.41
- .42 Nicht belegte Schlüsselnummer 9-999.42
- .43 Nicht belegte Schlüsselnummer 9-999.43
- .44 Nicht belegte Schlüsselnummer 9-999.44
- .45 Nicht belegte Schlüsselnummer 9-999.45
- .46 Nicht belegte Schlüsselnummer 9-999.46
- .47 Nicht belegte Schlüsselnummer 9-999.47
- .48 Nicht belegte Schlüsselnummer 9-999.48
- .49 Nicht belegte Schlüsselnummer 9-999.49

9-999.5 Nicht belegte Schlüsselnummern, Liste 6
- .50 Nicht belegte Schlüsselnummer 9-999.50
- .51 Nicht belegte Schlüsselnummer 9-999.51
- .52 Nicht belegte Schlüsselnummer 9-999.52
- .53 Nicht belegte Schlüsselnummer 9-999.53
- .54 Nicht belegte Schlüsselnummer 9-999.54
- .55 Nicht belegte Schlüsselnummer 9-999.55

Kapitel 9: Ergänzende Maßnahmen

.56	Nicht belegte Schlüsselnummer 9-999.56
.57	Nicht belegte Schlüsselnummer 9-999.57
.58	Nicht belegte Schlüsselnummer 9-999.58
.59	Nicht belegte Schlüsselnummer 9-999.59

9-999.6 Nicht belegte Schlüsselnummern, Liste 7

.60	Nicht belegte Schlüsselnummer 9-999.60
.61	Nicht belegte Schlüsselnummer 9-999.61
.62	Nicht belegte Schlüsselnummer 9-999.62
.63	Nicht belegte Schlüsselnummer 9-999.63
.64	Nicht belegte Schlüsselnummer 9-999.64
.65	Nicht belegte Schlüsselnummer 9-999.65
.66	Nicht belegte Schlüsselnummer 9-999.66
.67	Nicht belegte Schlüsselnummer 9-999.67
.68	Nicht belegte Schlüsselnummer 9-999.68
.69	Nicht belegte Schlüsselnummer 9-999.69

9-999.7 Nicht belegte Schlüsselnummern, Liste 8

.70	Nicht belegte Schlüsselnummer 9-999.70
.71	Nicht belegte Schlüsselnummer 9-999.71
.72	Nicht belegte Schlüsselnummer 9-999.72
.73	Nicht belegte Schlüsselnummer 9-999.73
.74	Nicht belegte Schlüsselnummer 9-999.74
.75	Nicht belegte Schlüsselnummer 9-999.75
.76	Nicht belegte Schlüsselnummer 9-999.76
.77	Nicht belegte Schlüsselnummer 9-999.77
.78	Nicht belegte Schlüsselnummer 9-999.78
.79	Nicht belegte Schlüsselnummer 9-999.79

9-999.8 Nicht belegte Schlüsselnummern, Liste 9

.80	Nicht belegte Schlüsselnummer 9-999.80
.81	Nicht belegte Schlüsselnummer 9-999.81
.82	Nicht belegte Schlüsselnummer 9-999.82
.83	Nicht belegte Schlüsselnummer 9-999.83
.84	Nicht belegte Schlüsselnummer 9-999.84
.85	Nicht belegte Schlüsselnummer 9-999.85
.86	Nicht belegte Schlüsselnummer 9-999.86
.87	Nicht belegte Schlüsselnummer 9-999.87
.88	Nicht belegte Schlüsselnummer 9-999.88
.89	Nicht belegte Schlüsselnummer 9-999.89

9-999.9 Nicht belegte Schlüsselnummern, Liste 10

.90	Nicht belegte Schlüsselnummer 9-999.90
.91	Nicht belegte Schlüsselnummer 9-999.91
.92	Nicht belegte Schlüsselnummer 9-999.92
.93	Nicht belegte Schlüsselnummer 9-999.93
.94	Nicht belegte Schlüsselnummer 9-999.94
.95	Nicht belegte Schlüsselnummer 9-999.95
.96	Nicht belegte Schlüsselnummer 9-999.96
.97	Nicht belegte Schlüsselnummer 9-999.97
.98	Nicht belegte Schlüsselnummer 9-999.98
.99	Nicht belegte Schlüsselnummer 9-999.99

Anhang

Berechnung der Aufwandspunkte für die Intensivmedizinische Komplexbehandlung bei Erwachsenen

Die Anzahl der Aufwandspunkte für die Intensivmedizinische Komplexbehandlung errechnet sich aus der Summe der täglichen SAPS II (ohne Glasgow-Coma-Scale) über die Verweildauer auf der Intensivstation (total SAPS II) und der Summe von 10 täglich ermittelten aufwendigen Leistungen aus dem TISS-Katalog über die Verweildauer auf der Intensivstation.

Der tägliche SAPS II (Simplified Acute Physiology Score) errechnet sich nach folgenden Tabellen. Erfasst werden die jeweils schlechtesten Werte innerhalb der vergangenen 24 Stunden.

Variablen	Punkte											
	0	1	2	3	4	5	6	7	9	10	11	12	13
Herzfrequenz [1/min]	70-119		40-69		120-159			≥160			<40		
Systolischer Blutdruck [mmHg]	100-199		≥200			70-99							<70
Körpertemperatur [°C]	<39			≥39									
PaO₂/FiO₂* [mmHg]							≥200		100-<200		<100		
Ausfuhr Urin [l/d]	≥1,0				0,5-<1,0						<0,5		
Harnstoff** [g/l]	<0,6						0,6-<1,8			≥1,8			
Leukozyten [10³/mm³]	1,0-<20				≥20							<1,0	
Kalium*** [mmol/l]	3,0-<5,0				≥5,0 <3,0								
Natrium*** [mmol/l]	125-<145	≥145					<125						
Bicarbonat*** [mmol/l]	≥20				15-<20		<15						
Bilirubin** [μmol/l]	<68,4				68,4-<102,6				≥102,6				

* Erhebung nur im Falle der maschinellen Beatmung

** im Serum oder Plasma

*** im Serum, Plasma oder Vollblut

Berechnung der Aufwandspunkte für die Intensivmedizinische Komplexbehandlung bei Erwachsenen

Variablen	Punkte						
	0	6	8	9	10	17	
Chronische Leiden				Neoplasie mit Metastase	Hämatologische Neoplasie	AIDS*	
Aufnahmestatus**	Geplant chirurgisch	Medizinisch	Nicht geplant chirurgisch				

*	Wertung bei positivem HIV-Test und entsprechenden klinischen Komplikationen
**	geplant chirurgisch: Operationstermin mindestens 24 Stunden vorher geplant
	nicht geplant chirurgisch: Operationstermin erst in den letzten 24 Stunden geplant
	medizinisch: mindestens eine Woche lang nicht operiert

Achtung! Bei den chronischen Leiden darf nur das mit der höchsten Punktzahl berechnet werden.

Variablen	Punkte							
	0	5	7	12	13	15	16	18	26
Alter des Patienten	<40		40-59	60-69		70-74	75-79	≥80	

Aus dem TISS-28 (Therapeutic Intervention Scoring System) werden lediglich die 10 aufwendigsten Merkmale täglich erfasst:

Leistung:	Punkte pro Tag:
Apparative Beatmung	5
Infusion multipler Katecholamine (>1)	4
Flüssigkeitsersatz in hohen Mengen (>5 l/24 Std.)	4
Peripherer arterieller Katheter	5
Linksvorhof-Katheter / Pulmonalis-Katheter	8
Hämofiltration / Dialyse	3
Intrakranielle Druckmessung	4
Behandlung einer metabolischen Azidose / Alkalose	4
Spezielle Interventionen auf der ITS (z.B. Tracheotomie, Kardioversion)	5
Aktionen außerhalb der Station (Diagnostik / Operation)	5

Berechnung der Aufwandspunkte für die Intensivmedizinische Komplexbehandlung im Kindesalter (8-98d)

Kriterien	Punkte
1. Alter	
mehr als 27 Tage, aber unter 1 Jahr (365 Tage)	15
1 Jahr bis unter 8 Jahre	7
8 Jahre bis unter 18* Jahre	0
2. Vorerkrankungen	
Low-Risk-Diagnose • Asthma bronchiale • Bronchiolitis • Croup • diabetische Ketoazidose ohne Koma als Aufnahmegrund	10
High-Risk-Diagnose • aplastische Phase nach KMT/SZT • Herzstillstand oder Reanimation vor Aufnahme auf die ICU • HIV-Infektion • Immundefekt • Kardiomyopathie • Leberversagen als Aufnahmegrund • Leukämie oder Lymphom nach Induktionstherapie • Myokarditis • spontane Hirnblutung • symptomatisches komplexes Herzvitium • symptomatische neurodegenerative Erkrankung	17
3. Aufnahmestatus	
geplant chirurgisch oder nach anderer Prozedur	0
medizinisch	6
nicht geplant chirurgisch	8

4. Systolischer Blutdruck [mmHg] (invasiv oder nicht invasiv gemessen)

> 27 Tage bis < 1 Jahr	1 Jahr bis < 8 Jahre	8 Jahre bis < 18* Jahre	
≥ 65 bis < 130	≥ 75 bis < 140	≥ 90 bis < 150	0
≥ 55 bis < 65	≥ 65 bis < 75	≥ 65 bis < 90	2
≥ 130 bis < 160	≥ 140 bis < 180	≥ 150 bis < 200	2
≥ 40 bis < 55	≥ 50 bis < 65	≥ 50 bis < 65	6
≥ 160	≥ 180	≥ 200	6
0 bis < 40	0 bis < 50	0 bis < 50	13

5. Herzfrequenz [1/min]

> 27 Tage bis < 1 Jahr	1 Jahr bis < 8 Jahre	8 Jahre bis < 18* Jahre	
≥ 90 bis < 160	≥ 70 bis < 150	≥ 55 bis < 140	0
≥ 160	≥ 150	≥ 140	4
< 90	< 70	< 55	6

Berechnung der Aufwandspunkte für die Intensivmedizinische Komplexbehandlung im Kindesalter (8-98d)

Kriterien	Punkte
6. PaO_2/FiO_2 (nur, wenn beatmet – inkl. Masken-, Helm-, mono-/binasales CPAP – oder unter Head-Box; PaO_2 in mmHg, FiO_2 als Fraktion)	
≥ 300	0
≥ 200 bis < 300	2
≥ 100 bis < 200	8
< 100	13
7. $PaCO_2$ [mmHg]	
< 80	0
≥ 80	6
8. Leukozyten [10^3/mm^3]	
≥ 4 bis < 20	0
≥ 20	3
≥ 1 bis < 4	3
< 1	12
9. Thrombozyten [10^3/mm^3]	
≥ 100	0
≥ 50 bis 100	2
< 50	6
10. Standard Base Excess [SBE]	
≥ -3,0 bis ≤ +3,0	0
≥ -8,0 bis < -3,0	2
> +3,0 bis ≤ +8,0	2
≥ -13,0 bis < -8,0	6
> +8,0	6
< -13,0	10
11. Kreatinin [µmol/l]	
< 53	0
≥ 53 bis < 159 (**Alter ≥ 1 Jahr**)	4
≥ 53 bis < 159 (**Alter < 1 Jahr**)	6
≥ 159	10
12. Prothrombinzeit nach Quick	
≥ 60 %	0
≥ 40 bis < 60 %	2
< 40 %	6
13. Glutamat-Oxalacetat-Transaminase (GOT) [U/l]	
< 1.000	0
≥ 1.000	4

Berechnung der Aufwandspunkte für die Intensivmedizinische Komplexbehandlung im Kindesalter (8-98d)

Kriterien	Punkte
14. Pupillenreaktion	
bds. reagierend oder Größe < 3 mm Durchmesser	0
nur 1 Seite reagierend und Größe ≥ 3 mm Durchmesser	3
bds. lichtstarr und Größe ≥ 3 mm Durchmesser	8
15. Glasgow Coma Scale	
≥ 8	0
≥ 4 bis < 8	6
< 4	13
16. Apparative Beatmung inklusive jeglicher Form von CPAP	5
17. Infusion von > 1 Katecholamin oder PDE-III-Hemmer oder Vasopressor (Dopamin, Dobutamin, Adrenalin, Noradrenalin, Milrinon, Amrinon, Enoximon, Vasopressin, Terlipressin ...)	4
18. Flüssigkeitsersatz > 3.000 ml/m²KOF/24h	4
19. Liegende Katheter Hierzu gehören z.B. arterieller Gefäßzugang, ZVK, Thorax-, Pricard-, Ascitesdrainage, Ureter-Splint, Katheter zur Messung des intraabdominalen Druckes. Hierzu gehören **nicht** transurethraler oder suprapubischer Blasenkatheter. Diese Punkte können nur einmal pro Tag angerechnet werden, auch wenn mehrere Katheter liegen!	4
20. Invasives Kreislaufmonitoring HZV-Messungen mittels PiCCO oder PA-Katheter oder FATD (femoral artery thermodilution)	5
21. Dialyse-Verfahren Hier sind alle Nierenersatzverfahren gemeint. Ein entsprechender OPS-Kode muss gesondert angegeben werden.	6
22. Intrakranielle Druckmessung (invasives Verfahren)	4
23. Therapie einer Alkalose oder Azidose	4
24. Spezielle Interventionen auf der Intensivstation z.B. Tracheotomie, Kardioversion Diese Punkte können nur einmal pro Tag angerechnet werden.	8
25. Aktionen außerhalb der Intensivstation, für die ein Transport erforderlich ist Diese Punkte können nur einmal pro Tag angerechnet werden.	5
Maximal erreichbare Punktzahl	**196**

* Kann in Ausnahmefällen auch für Erwachsene angewendet werden, wenn deren Behandlung in einer Abteilung oder Klinik für Kinder- und Jugendliche erforderlich ist, z.B. bei angeborenen Fehlbildungen, angeborenen Stoffwechselstörungen, pädiatrische hämatologisch-onkologischen Erkrankungen, EMAH-Patienten (Erwachsene mit angeborenen Herzfehlern), Patienten mit CF (Zystische Fibrose)

Therapieeinheiten Psych

Tabellen der anrechenbaren Therapieeinheiten pro Patient in Abhängigkeit von der Dauer der Therapie und von der Anzahl der Patienten, die an der Gruppentherapie teilgenommen haben.

Die anrechenbaren Therapieeinheiten werden wie folgt berechnet: Die Gesamtanzahl der in einer Gruppentherapiesitzung erbrachten Therapieeinheiten (abhängig von der Dauer und der Anzahl der Therapeuten) wird durch die Anzahl der teilnehmenden Patienten geteilt. Dieser Anteil wird jedem teilnehmenden Patienten angerechnet.

Zur besseren Übersichtlichkeit dieser Tabellen und zur einfacheren Benutzung für die Kodierung wurden die Werte kaufmännisch gerundet und auf zwei Nachkommastellen begrenzt. Bei software-technischer Bearbeitung müssen die kaufmännische Rundung und die Begrenzung auf zwei Nachkommastellen berücksichtigt werden.

Anrechenbare Therapieeinheiten pro Patient für Erwachsene				
Anzahl der Patienten pro Gruppe	Therapiedauer (Mindestdauer in Minuten)			
	25 Min.	50 Min.	75 Min.	usw.
Einzeltherapie	1,00 TE	2,00 TE	3,00 TE	
2	0,50 TE	1,00 TE	1,50 TE	
3	0,33 TE	0,67 TE	1,00 TE	
4	0,25 TE	0,50 TE	0,75 TE	
5	0,20 TE	0,40 TE	0,60 TE	
6	0,17 TE	0,33 TE	0,50 TE	
7	0,14 TE	0,29 TE	0,43 TE	
8	0,13 TE	0,25 TE	0,38 TE	
9	0,11 TE	0,22 TE	0,33 TE	
10	0,10 TE	0,20 TE	0,30 TE	
11	0,09 TE	0,18 TE	0,27 TE	
12	0,08 TE	0,17 TE	0,25 TE	
13	0,08 TE	0,15 TE	0,23 TE	
14	0,07 TE	0,14 TE	0,21 TE	
15	0,07 TE	0,13 TE	0,20 TE	
16	0,06 TE	0,13 TE	0,19 TE	
17	0,06 TE	0,12 TE	0,18 TE	
18	0,06 TE	0,11 TE	0,17 TE	

Anzahl der Patienten pro Gruppe	Anrechenbare Therapieeinheiten pro Patient für Kinder und Jugendliche			
	Therapiedauer (Mindestdauer in Minuten)			
	15 Min.	30 Min.	45 Min.	usw.
Einzeltherapie	1,00 TE	2,00 TE	3,00 TE	
2	0,50 TE	1,00 TE	1,50 TE	
3	0,33 TE	0,67 TE	1,00 TE	
4	0,25 TE	0,50 TE	0,75 TE	
5	0,20 TE	0,40 TE	0,60 TE	
6	0,17 TE	0,33 TE	0,50 TE	
7	0,14 TE	0,29 TE	0,43 TE	
8	0,13 TE	0,25 TE	0,38 TE	
9	0,11 TE	0,22 TE	0,33 TE	
10	0,10 TE	0,20 TE	0,30 TE	
11	0,09 TE	0,18 TE	0,27 TE	
12	0,08 TE	0,17 TE	0,25 TE	
13	0,08 TE	0,15 TE	0,23 TE	
14	0,07 TE	0,14 TE	0,21 TE	
15	0,07 TE	0,13 TE	0,20 TE	

Alphabetisches Register
unter anatomisch-funktionellen Gesichtspunkten

3D-Funktionsanalyse, Wirbelsäule, instrumentell, 1-799
3D-Ganganalyse, instrumentell, 1-798
3D-Oberflächenvermessung durch Laserscanning, 3-302
Abbruch einer Operation, 5-995
Abdominale Hernien, Verschluß, 5-53
Abdominalhoden, Operative Verlagerung, 5-626
Abhängigkeitskranke, Motivationsbehandlung, 8-985
Ablative Maßnahmen, bei Herzrhythmusstörungen, 8-835
Ablative Maßnahmen, bei Herzrhythmusstörungen, chirurgisch, 5-371
Abrasio uteri, Therapeutische Kürettage, 5-690
Abruptio, Kürettage zur Beendigung der Schwangerschaft, 5-751
Abstehende Ohren, Plastische Korrektur, 5-184
Abszess, Transorale Inzision und Drainage eines pharyngealen oder parapharyngealen, 5-280
Adenotomie (ohne Tonsillektomie), 5-285
Adhäsiolyse, Lunge und Brustwand, 5-333
Adhäsiolyse, Ovar und Tuba uterina mit mikrochirurgischer Versorgung, 5-658
Adhäsiolyse, Ovar und Tuba uterina ohne mikrochirurgische Versorgung, 5-657
Adhäsiolyse, zwischen Konjunktiva und Augenlid, 5-114
Adhäsionen, Prophylaxe, Verwendung von Membranen oder sonstigen Materialien, 5-933
Adrenalektomie, 5-072
Adrenalektomie, Partiell, 5-071
Adsorption, 8-82, 8-821
Akutschmerzbehandlung, Komplexe, 8-919
allergologische Provokationstestung, spezifisch, 1-700
Allogene Hepatozytentransplantation, 8-862
Allogene Stammzelltherapie, 8-863
Alloplastische Linse, Einführung und Wechsel, 5-146
Alloplastische Linse, Revision und Entfernung einer, 5-147
Alloplastischer Knochenersatz, Implantation von, 5-785
Alveolarkammplastik und Vestibulumplastik, 5-244
Alveolen, Andere Operationen an, 5-249
Alveolen, Operationen, 5-24
Amnionpunktion, Diagnostische Amniozentese, 1-852
Amnionpunktion, Therapeutische Amniozentese, 5-753
Amniotomie, Künstliche Fruchtblasensprengung, 5-730
Amniozentese [Amnionpunktion], Therapeutisch, 5-753
Amniozentese, Diagnostische, [Amnionpunktion], 1-852
Amputation, Cervix uteri, 5-673
Amputation, Extremitäten, 5-86
Amputation, Fuß, 5-865
Amputation, Hand, 5-863
Amputation, obere Extremität, 5-862
Amputation, Penis, 5-642
Amputation, untere Extremität, 5-864
Amputationsgebiet, Revision, 5-866
Analatresie, Primäre plastische Rekonstruktion, 5-495
Analfisteln, Operative Behandlung, 5-491
Analgosedierung, 8-903
Analkanal, Exzision und Destruktion, 5-492
Anästhesie, 8-90
Anästhesie, Balancierte, 8-902
Anästhesie, Intravenöse, 8-900
Anastomose, Biliodigestive, 5-512
Anastomose, Ductus pancreaticus, 5-527
Anastomose, Dünn- und Dickdarm, 5-45

Anastomosensystem, mechanisch, bei Operationen an den Koronargefäßen, 5-364
Anatomische Leberresektion, 5-502
Aneurysmen, perkutan-transluminale Implantation von Stents zur Strömungslaminierung, 8-84b
Angiographie, Auge, 3-690
Angiokardiographie als selbständige Maßnahme, 1-276
Anomalien, Bewegungsapparat, kongenital, Operation, 5-868
Anomalien, Fuß, Operationen bei kongenitalen, 5-867
Anomalien, kongenital, 5-848
Anorektale Manometrie, 1-315
anthroposophisch-medizinische Komplexbehandlung, 8-975
antiretrovirale Therapie, 8-54
antiretrovirale Therapie, hochaktiv, [HAART], 8-548
Anus, Andere Operationen, 5-499
Anus, Operationen, 5-49
Anus, Rekonstruktion, 5-496
Aorta, Resektion und Ersatz, 5-384
Aortenbogens, Arteriographie, 3-602
aortokoronarer Bypass, Anlegen, 5-361
aortokoronarer Bypass, Anlegen, minimal-invasiv, 5-362
Apoplex, Neurologische Komplexbehandlung, 8-981
Appendektomie, 5-470
Appendektomie, simultan, 5-471
Appendix, Andere Operationen, 5-479
Appendix, Operationen, 5-47
Artefizieller Harnblasenspinkter, 5-597
Arteriographie, 3-60
Arteriographie, Abdomen, 3-604
Arteriographie, Andere, 3-60x
Arteriographie, Aortenbogen, 3-602
Arteriographie, Becken, 3-605
Arteriographie, Hals, 3-601
Arteriographie, intrakranielle Gefäße, 3-600
Arteriographie, obere Extremitäten, 3-606
Arteriographie, Rückenmarksgefäße, 3-60a
Arteriographie, Superselektive, 3-608
Arteriographie, thorakale Gefäße, 3-603
Arteriographie, untere Extremitäten, 3-607
Arteriovenöser Shunt, Anlegen, 5-392
Arthrodese an Gelenken der Hand, 5-846
Arthrodese, offen chirurgisch, 5-808
Arthrographie, 3-13k
Arthroplastik am Kiefergelenk, 5-773
Arthroskopie, Diagnostisch, 1-697
Arthroskopie, Entfernung Bandersatz Kniegelenk, 5-815
Arthroskopie, Wechsel Bandersatz Kniegelenk, 5-815
Arthroskopische Biopsie, Gelenke, 1-482
Arthroskopische Gelenkoperationen, 5-81
Arthroskopische Gelenkoperation, 5-810
Arthroskopische Operation, Andere, 5-819
Arthroskopische Operation, Gelenkknorpel und Meniskus, 5-812
Arthroskopische Operation, Labrum acetabulare, 5-816
Arthroskopische Operation, Synovialis, 5-811
Arthroskopische Refixation, Kniegelenk, 5-813
Arthroskopische Refixation, Schultergelenk, 5-814
Arzneimittelpumpen, Spätphase Morbus Parkinson, 8-97e
Aspiration, 1-84
Aspiration, andere, 1-85
Aspiration, Bauchhöhle, 1-853
Aspiration, Diagnostische perkutane, einer Zyste, n.n.bez., 1-850

Alphabetisches Register unter anatomisch-funktionellen Gesichtspunkten

Aspiration, Diagnostische, aus dem Bronchus, 1-843
Aspiration, intrakranieller Hohlraum, 1-841
Aspiration, Leber, 1-845
Aspiration, männliche Genitalorgane, 1-847
Aspiration, Therapeutische, und Entleerung durch Punktion, 8-15
Atemstörungen, Einstellung einer nasalen oder oronasalen Überdrucktherapie bei schlafbezogenen, 8-717
Atemunterstützung, Maske und Tubus, 8-71
   Erwachsene, 8-713
   Kinder und Jugendliche, 8-712
   Neugeborene und Säuglinge, 8-711
Atemversagen, Spezialverfahren zur maschinellen Beatmung bei schwerem, 8-714
Atemwege, obere, Diagnostische Endoskopie, 1-61
Atemwege, Offenhalten, 8-700
Atemwege, Zugang bei maschineller Beatmung, 8-70
Atmung, Monitoring von, 8-93
Atresie, Rekonstruktion der Ösophagus-passage, 5-428
Atypische Lungenresektion, 5-322
Atypische partielle Magenresektion, 5-434
Audiometrie, 1-242
Augapfel, Entfernung eines Fremdkörpers n.n.bez., 5-161
Augapfel, Entfernung, 5-163
Augapfel, Operationen, 5-16
Augapfel, Revision und Rekonstruktion, 5-166
Auge, Andere Operationen, 5-169
Auge, Biopsie durch Inzision, 1-52
Auge, Biopsie durch Inzision, 1-529
Auge, Biopsie ohne Inzision, 1-41
Auge, Diagnostische Punktion, 1-840
Auge, Messung des Augeninnendruckes, 1-220
Auge, Therapeutische perkutane Punktion, 8-151
Auge, Therapeutische Spülung, 8-170
Auge, Teilstationäre Augenuntersuchung bei Kindern und Jugendlichen, Notwendigkeit der Bewegungslosigkeit, 1-221
Augenanhangsgebilde, Biopsie durch Inzision, 1-52
Augenanhangsgebilde, Diagnostische Punktion, 1-840
Augenbraue und Augenlid, Biopsie ohne Inzision, 1-412
Augeninhalt, Entfernung [Eviszeration], 5-162
Augeninnendruck, Messung, 1-220
Augeninnendruck, Senkung durch filtrierende Operationen, 5-131
Augeninnendruck, Senkung durch nicht-filtrierende Op, 5-134
Augeninnendruck, Senkung durch Op am Corpus ciliare, 5-132
Augeninnendruck, Senkung durch Verbesserung der Kammer-Wasserzirkulation, 5-133
Augenlid, Andere Operationen, 5-099
Augenlid, Andere Rekonstruktion, 5-096
Augenlid, Biopsie durch Inzision, 1-520
Augenlid, Biopsie ohne Inzision, 1-412
Augenlid, Exzision und Destruktion von Gewebe, 5-091
Augenlid, Inzision, 5-090
Augenlid, Lösung von Adhäsionen mit Konjunktiva, 5-114
Augenlid, Naht, 5-095
Augenlid, Operationen, 5-09
Augenlinse, Entfernung eines Fremdkörpers, 5-140
Augenmuskel, Andere Operationen an den geraden, 5-10e
Augenmuskel, Andere Operationen an den schrägen, 5-10j
Augenmuskel, Andere Operationen an den, 5-10m
Augenmuskel, Kombinierte Operationen, 5-10k
Augenmuskel, Operationen, 5-10
Augenmuskel, Schwächende Eingriffe an einem geraden, 5-10b
Augenmuskel, Schwächende Eingriffe an einem schrägen, 5-10g
Augenmuskel, Transposition eines geraden, 5-10d
Augenmuskel, Transposition eines schrägen, 5-10h
Augenmuskel, Verstärkende Eingriffe an einem geraden, 5-10a
Augenmuskel, Verstärkende Eingriffe an einem schrägen, 5-10f
Augmentation, Mandibula, 5-775
Augmentation, Maxilla, 5-774

Ausräumung, mehrere Lymphknoten, im Rahmen andere Operation, 5-406
Ausräumung, mehrere Lymphknoten, selbständiger Eingriff, 5-402
Äußere Inzision, Mund-, Kiefer- und Gesichtsbereich, 5-270
Äußere Nase, Plastische Rekonstruktion, 5-217
Austauschtransfusion, 8-801
Autogene Stammzelltherapie und lokale Therapie mit Blutbestandteilen und Hepatozyten, 8-86
Autogene Stammzelltherapie, 8-860
Azetabulumfraktur mit Osteosynthese, Offene Reposition, 5-799
Balancierte Anästhesie, 8-902
Ballon-Okklusionstest, Arterie, 1-79a
Ballonpumpe, intraaortal, Dauer der Behandlung mit einem herzunterstützenden System, 8-83a
Bandersatz, Kniegelenk, arthroskopische Entfernung oder Wechsel, 5-815
Bandplastik am Kniegelenk, Offen chirurgische, 5-803
Bandscheibengewebe, Exzision, 5-831
Bartholin-Drüse (Zyste), Operationen, 5-711
Basisassessment, standardisiertes geriatrisches (GBA), 1-771
Bauchdeckentraktion, Anwendung einer externen Vorrichtung mit definierbarer Krafteinstellung, 5-98j
Bauchhöhle, Diagnostische perkutane Punktion u. Aspir., 1-853
Bauchhöhle, Endosonographie, 3-059
Bauchhöhle, Therapeutische perkutane Punktion, 8-153
Bauchoperationen, Andere, 5-549
Bauchraum, Therapeutische Drainage von Organen, 8-146
Bauchraum, Therapeutische perkutane Punktion, 8-154
Bauchraum, Therapeutische Spülung bei liegender Drainage und temporärem Bauchdeckenverschluß, 8-176
Bauchregion, Andere Operationen, 5-54
Bauchwand, Exzision und Destruktion erkranktes Gewebe, 5-542
Bauchwand, Inzision, 5-540
Bauchwand, Plastische Rekonstruktion, 5-546
Bauchwand, Verschluß, 5-545
Bauchwanddefekte, Verschluß kongenitaler, 5-537
Beatmung, maschinell, bei Neugeborenen und Säuglingen, 8-711
Beatmungsentwöhnung, 8-71
Beatmungsentwöhnung, bei maschineller Beatmung, 8-718
Beatmungsentwöhnungspotenzial, Feststellung, 1-717
Beatmungsstatus, Feststellung, 1-717
Becken, Arteriographie, 3-605
Becken, Magnetresonanztomographie, mit Kontrastmittel, 3-82a
Becken, Native Computertomographie, 3-206
Becken, Native Magnetresonanztomographie, 3-805
Becken, Plastische Rekonstruktion, 5-707
Beckenbodenplastik, Vaginale Kolporrhaphie, 5-704
Beckenendlage, Extraktion, 5-725
Beckenendlage, instrumentelle Entbindung, 5-72
Beckenendlage, Spontane und vaginale operative Entbindung, 5-72
Beckenrandfraktur, Offene Reposition, 5-798
Beckenringfraktur, Offene Reposition, 5-798
Behandlung, herzunterstützendes System, Dauer, 8-83a
Behandlung, psychische und psychosomatische Störungen und Verhaltensstörungen, Erwachs., Zusatzinformationen, 9-64
Behandlung, psychische und psychosomatische Störungen und Verhaltensstörungen, Kinder und Jugendliche, Zusatz-informationen, 9-69
Behandlung, stationär, vor Entbindung, selber Aufenthalt, 9-280
Behandlung, stationär, vor Transplantation, 8-979
Behandlung, während der Schwangerschaft, 9-28
Behandlung, weibliche Infertilität, Andere, 9-278
Belastungstest, Nachweis einer Stoffwechselstörung, 1-760
Beschichtung von Gefäßprothesen, Art, 5-938
Bestimmung der CO-Diffusionskapazität, 1-711
Bestrahlungsplanung, 8-529
Bestrahlungssimulation, 8-528

Alphabetisches Register unter anatomisch-funktionellen Gesichtspunkten

Bewegungsapparat, Operationen bei and. kongenitalen Anomalien, 5-868
Bewegungsorgane, Andere Operationen, 5-869
Bewegungsorgane, Operation, Zusatzinformationen, 5-86a
Bewegungsorgane, Replantat., Exartikulation, Amputation, 5-86
Bifurkationsstent, perkutan-transluminale Implantation eines selbstexpandierenden, intrakraniell, 8-84c
Bilddatenanalyse, 3D-Auswertung, 3-990
Bilddatenanalyse, 4D-Auswertung, 3-991
Bildgebende Diagnostik, 3-03…3-99
Bildgebende Verfahren, andere, 3-90
Bildgebende Verfahren, Perkutane Sympathikolyse, 5-04a
Bildgebende Verfahren, Zusatzinformationen, 3-99
Biliodigestive Anastomose, 5-512
Bilobektomie der Lunge, Einfache Lobektomie, 5-324
Bilobektomie der Lunge, Erweiterte Lobektomie, 5-325
Biopsie, (Retro-)Peritoneum, durch Inzision, 1-55
Biopsie, andere Verdauungsorgane, Peritoneum und retroperitonealem Gewebe, durch Inzision, 1-559
Biopsie, Auge und Augenanhangsgebilde, durch Inzision, 1-52
Biopsie, Auge, andere Teile, durch Inzision, 1-529
Biopsie, Auge, ohne Inzision, 1-41
Biopsie, Augenlid und Augenbraue, ohne Inzision, 1-412
Biopsie, Augenlid, Inzision, 1-520
Biopsie, äußerer Gehörgang, durch Inzision, 1-531
Biopsie, äußerer Gehörgang, ohne Inzision, Otoskopie, 1-411
Biopsie, Blutgefäße, durch Inzision, 1-587
Biopsie, Cervix uteri, durch Inzision, 1-571
Biopsie, Cervix uteri, ohne Inzision, 1-472
Biopsie, Dünndarm, durch Inzision, 1-555
Biopsie, endokrine Organe, perkutan, 1-406
Biopsie, endokrine Organe, perkutan, mit Steuerung durch bildgebende Verfahren, 1-407
Biopsie, Endometrium, ohne Inzision, 1-471
Biopsie, endoskopisch, an respiratorischen Organen, 1-430
Biopsie, endoskopische, am unteren Verdauungstrakt, 1-444
Biopsie, endoskopische, an oberem Verdauungstrakt, Gallengängen und Pankreas, 1-440
Biopsie, endosonographisch, an endokrinen Organen, 1-408
Biopsie, Gallenblase und Gallengänge, durch Inzision, 1-552
Biopsie, Gelenke und Schleimbeutel, durch Inzision, 1-504
Biopsie, Gelenke und Schleimbeutel, perkutan, 1-483
Biopsie, Gelenke und Schleimbeutel, perkutan, mit Steuerung durch bildgebende Verfahren, 1-484
Biopsie, Gelenke, Arthroskopisch, 1-482
Biopsie, Gesichtshaut, ohne Inzision, 1-415
Biopsie, gravider Uterus, ohne Inzision, mit Steuerung durch bildgebende Verfahren, 1-473
Biopsie, Harnorgane u. männl. Genitalorg., ohne Inzision, 1-46
Biopsie, Harnorgane u. männl. Genitalorg., perkutan, 1-463
Biopsie, Harnorgane u. männl. Genitalorg., perkutan, mit Steuerung durch bildgebende Verfahren, 1-465
Biopsie, Harnorgane und Prostata, perkutanzystoskopisch, 1-462
Biopsie, Harnorgane und Prostata, transurethral, 1-460
Biopsie, Harnorgane, Perkutannephroskopisch, 1-461
Biopsie, Harnoganen, andere, durch Inzision, 1-562
Biopsie, Harnwege und männliche Genitalorgane, durch Inzision, 1-56
Biopsie, Haut von Gesicht und Kopf, ohne Inzision, 1-41
Biopsie, Haut, Mamma, Knochen und Muskeln, Inzision, 1-50
Biopsie, Haut, ohne Inzision, 1-490
Biopsie, hepatobiliäres System und Pankreas, perkutan, 1-441
Biopsie, hepatobiliäres System und Pankreas, perkutan, mit Steuerung durch bildgebende Verfahren, 1-442
Biopsie, Herz und Perikard, durch Inzision, 1-580
Biopsie, Hoden, durch Inzision, 1-565
Biopsie, Hypopharynx, durch Inzision, 1-547
Biopsie, Hypophyse und Corpus pineale durch Inzision, 1-514

Biopsie, Hypophyse und Corpus pineale, stereotaktisch, 1-515
Biopsie, intraabdominale Organen, durch Inzision, 1-585
Biopsie, intrakranielles Gewebe, durch Inzision und Trepanation von Schädelknochen, 1-510
Biopsie, intrakranielles Gewebe, perkutan, mit Steuerung durch bildgebende Verfahren, 1-401
Biopsie, intraspinales Gewebe, durch Inzision, 1-512
Biopsie, intraspinales Gewebe, perkutan, 1-404
Biopsie, Knochen und Gelenken, ohne Inzision, 1-48
Biopsie, Knochen, durch Inzision, 1-503
Biopsie, Knochen, ohne Inzision, mit Steuerung durch bildgebende Verfahren, 1-481
Biopsie, Knochenmark, ohne Inzision, 1-424
Biopsie, Kolon, durch Inzision, 1-556
Biopsie, Konjunktiva und Kornea, ohne Inzision, 1-413
Biopsie, Larynx, durch Inzision, 1-549
Biopsie, Larynx, ohne Inzision, 1-421
Biopsie, Leber, durch Inzision, 1-551
Biopsie, Ligamenten des Uterus, durch Inzision, 1-570
Biopsie, Lymphknoten, durch Inzision, 1-586
Biopsie, Lymphknoten, Milz und Thymus, perkutan, 1-425
Biopsie, Lymphknoten, Milz und Thymus, perkutan, mit Steuerung durch bildgebende Verfahren, 1-426
Biopsie, Magen, durch Inzision, 1-554
Biopsie, Mamma, durch Inzision (Mamma-PE), 1-501
Biopsie, männliche Genitalorgane, durch Inzision, 1-569
Biopsie, männliche Genitalorgane, transrektal, 1-464
Biopsie, männliche Perineum, durch Inzision, 1-566
Biopsie, Mediastinum und andere intrathorakale Organe, durch Inzision, 1-581
Biopsie, Mund und Mundhöhle, andere Strukturen, durch Inzision, 1-545
Biopsie, Mund und Mundhöhle, ohne Inzision, 1-420
Biopsie, Mund, Mundhöhle und Pharynx durch Inzision, 1-54
Biopsie, Muskel und Weichteile, durch Inzision, 1-502
Biopsie, Muskel und Weichteile, perkutan, 1-491
Biopsie, Muskel und Weichteile, perkutan, mit Steuerung durch bildgebende Verfahren, 1-492
Biopsie, Nase, andere Teile, durch Inzision, 1-539
Biopsie, Nase, ohne Inzision, 1-41
Biopsie, Nase, ohne Inzision, 1-414
Biopsie, Naseninnenraum, durch Inzision, 1-537
Biopsie, Nasennebenhöhlen, durch Inzision, 1-538
Biopsie, Nasopharynx, durch Inzision, 1-548
Biopsie, Nebenniere, durch Inzision, 1-584
Biopsie, Nebenschilddrüsen, durch Inzision, 1-582
Biopsie, Nervengewebe, Hypophyse, Corpus pineale, durch Inzision und Trepanation von Schädelknochen, 1-51
Biopsie, Nervensystem u. endokrine Organe, ohne Inzision, 1-40
Biopsie, Niere und perirenales Gewebe, durch Inzision, 1-560
Biopsie, Ohr und Nase, durch Inzision, 1-53
Biopsie, Ohr, andere Teile, durch Inzision, 1-532
Biopsie, Ohr, ohne Inzision, 1-41
Biopsie, Ohrmuschel, ohne Inzision, 1-410
Biopsie, Organe des Halses, durch Inzision, 1-583
Biopsie, Organe und Gewebe, andere, durch Inzision, 1-589
Biopsie, Organe und Gewebe, andere, ohne Inzision, 1-49
Biopsie, Organe und Gewebe, andere, perkutan, 1-493
Biopsie, Organe und Gewebe, andere, perkutan, mit Steuerung durch bildgebende Verfahren, 1-494
Biopsie, Organe, andere, durch Inzision, 1-58
Biopsie, Oropharynx, durch Inzision, 1-546
Biopsie, Ovar, durch Inzision, 1-570
Biopsie, Pankreas, durch Inzision, 1-553
Biopsie, Penis, durch Inzision, 1-564
Biopsie, periphere Nerven, durch Inzision, 1-513
Biopsie, periphere Nerven, perkutan, 1-405
Biopsie, perirektales Gewebe, durch Inzision, 1-557
Biopsie, Peritoneum, durch Inzision, 1-55

Alphabetisches Register unter anatomisch-funktionellen Gesichtspunkten

Biopsie, periurethrales Gewebe, durch Inzision, 1-561
Biopsie, Pharynx, ohne Inzision, 1-422
Biopsie, Prostata, durch Inzision, 1-563
Biopsie, Rektum, durch Inzision, 1-557
Biopsie, respiratorische Organe, ohne Inzision, 1-43
Biopsie, respiratorische Organe, perkutan, 1-431
Biopsie, respiratorische Organe, perkutan, mit Steuerung durch bildgebende Verfahren, 1-432
Biopsie, Schilddrüse, durch Inzision, 1-582
Biopsie, Speicheldrüse und Speicheldrüsenausführungsgang, durch Inzision, 1-542
Biopsie, Tränendrüse und Tränendrüsenausführungsgang, durch Inzision, 1-522
Biopsie, transarteriell, 1-497
Biopsie, transvenös, 1-497
Biopsie, Tuba(e) uterina(e), durch Inzision, 1-570
Biopsie, Unterhaut, ohne Inzision, 1-490
Biopsie, Urethra Gewebe, durch Inzision, 1-561
Biopsie, Uterus, durch Inzision, 1-571
Biopsie, Vagina, durch Inzision, 1-572
Biopsie, Verdauungsorgane, andere, durch Inzision, 1-55
Biopsie, Verdauungsorgane, andere, ohne Inzision, 1-449
Biopsie, Verdauungsorgane, ohne Inzision, 1-44
Biopsie, weibl. Genitalorgane, andere, durch Inzision, 1-579
Biopsie, weibl. Genitalorgane, durch Inzision, 1-57
Biopsie, weibl. Genitalorgane, ohne Inzision, 1-47
Biopsie, weibl. Genitalorgane, perkutan, 1-470
Biopsie, weibl.Genitalorgane, perkutan, mit Steuerung durch bildgebende Verfahren, 1-474
Biopsie, weibliches Perineum, durch Inzision, 1-574
Biopsie, Zwerchfell, durch Inzision, 1-55
Biopsie, Zwerchfell, durch Inzision, 1-550
biventrikulär, Extrakorporale Pumpe, Behandlungsdauer, 8-83a
Blepharoplastik, 5-097
Blepharoptosis, Korrekturoperation bei, 5-094
Blockchemotherapie, Hochgradig komplexe und intensive, 8-544
Blockchemotherapie, Mittelgradig komplexe und intensive, 8-543
Blut, Extrakorporale Zirkulation und Behandlung von, 8-85
Blutbestandteile, autogene Stammzelltherapie, 8-86
Blutbestandteile, Entnahme, Aufbereitung und Applikation, zur lokalen Anwendung, 8-861
blutbildende Organe, Biopsie ohne Inzision, 1-42
Blutegel, Anwendung zur Sicherung des venösen Blutabstroms bei Lappenplastiken od. replant. Gliedmaßenabschnitten, 8-85b
Blutflussmessung, intraoperativ, in Gefäßen, 5-98e
Blutgefäße, Andere Operationen, 5-39
Blutgefäße, Andere Operationen, 5-399
Blutgefäße, Andere plastische Rekonstruktion, 5-397
Blutgefäße, Andere therapeutische Katheterisierung und Kanüleneinlage, 8-839
Blutgefäße, Anderer operativer Verschluß, 5-389
Blutgefäße, Anlegen eines anderen Shuntes und By-passes, 5-393
Blutgefäße, Anlegen eines Bypasses und Transposition (intrakraniell), 5-027
Blutgefäße, Biopsie durch Inzision, 1-587
Blutgefäße, Embolektomie, 5-380
Blutgefäße, Exzision, Andere, 5-386
Blutgefäße, Inzision, Exzision und Verschluß, 5-38
Blutgefäße, Inzision, Exzision, Destruktion und Verschluß (intrakraniell), 5-025
Blutgefäße, Naht, 5-388
Blutgefäße, Operationen, Zusatzinformationen, 5-39a
Blutgefäße, Operationen intraspinal, 5-037
Blutgefäße, Patchplastik, 5-395
Blutgefäße, Rekonstruktion intrakraniell, 5-026
Blutgefäße, Resektion mit Reanastomosierung, 5-382
Blutgefäße, Resektion und Ersatz (Interposition), 5-383
Blutgefäße, Szintigraphie, 3-708
Blutgefäße, Transposition, 5-396

Blutgefäße, Thrombektomie, 5-380
Blutung, Kontrolle durch Tamponaden, 8-50
Blutung, vaginale mit Tamponade, 8-504
Blutung, Wechsel und Entfernung einer Tamponade, 8-506
Blutzellen, Entnahme von peripheren, zur Transfusion, 8-80
Blutzellen, Transfusion, 8-80
Bösartige Neubildungen, Genexpressionsanalysen, 1-992
Bösartige Neubildungen, (Gezielte) Analyse genetischer Veränderungen in soliden Bösartigen Neubildungen, 1-995
Boost-Bestrahlungen, simultan-integriert [SIB], 8-52e
Brachytherapie mit umschlossenen Radionukliden, 8-524
Brachytherapie, Bestrahlungsplanung, 8-529
Brachytherapie, Bestrahlungssimulation, 8-528
Brisement force, 8-210
bronchiale Reaktivität, Messung, 1-714
Bronchien, Andere Operationen, 5-339
Bronchien, Rekonstruktion, 5-334
Bronchographie, 3-135
Bronchoskopie, intraoperativ, 1-690
Bronchus, Andere Exzision und Resektion (ohne Resektion des Lungenparenchyms), 5-321
Bronchus, Andere Exzisionen, 5-329
Bronchus, Andere Operationen, 5-33
Bronchus, Diagnostische Aspiration, 1-843
Bronchus, Exzision und Destruktion, 5-320
Bronchus, Inzision, 5-330
Brusterhaltende, Exzision der Mamma, 5-870
Brustgewebe, Radiofrequenzspektroskopie, 3-902
Brustwand und Pleura, Inzision, 5-340
Brustwand, Adhäsiolyse an Lunge, 5-333
Brustwand, Exzision und Destruktion, 5-343
Brustwand, Operationen, 5-34
Brustwand, Plastische Rekonstruktion, 5-346
Brustwarze, Operationen, 5-882
Brustwirbelsäule, Zugang, 5-031
Büludrainage, Therapeutische Drainage der Pleurahöhle, 8-144
Bypass an Blutgefäßen, 5-393
Bypass, Anlegen aortokoronar, 5-361
Bypass, Anlegen aortokoronar, minimalinvasive Technik, 5-362
Bypasses, intrakranieller Blutgefäße, 5-027
Cerclage, Retina, Revision, Wechsel und Entfernung, 5-153
Cervix uteri, Amputation, 5-673
Cervix uteri, Andere Exzision und Destruktion, 5-672
Cervix uteri, Andere Operationen, 5-679
Cervix uteri, Andere Rekonstruktion, 5-675
Cervix uteri, Biopsie durch Inzision, 1-571
Cervix uteri, Biopsie ohne Inzision, 1-472
Cervix uteri, Konisation, 5-671
Cervix uteri, Operationen, 5-67
Cervix uteri, Rekonstruktion während Gravidität, 5-674
Chemochirurgie der Haut, 5-914
Chemosensibilitätstestung, Ex-vivo-Zellkultursystem zur prätherapeutischen Testung, 1-990
Chemotherapeutika, Organperfusion, 8-549
Chemotherapie, hyperthem intraperitoneal [HIPEC], 8-546
Chemotherapie, Implantation, Wechsel und Entfernung eines Katheterverweilsystems in Leberarterie und Pfortader, 5-506
Chemotherapie, Nicht komplex, 8-542
Chemotherapie, Zytostatisch, 8-54
Chirurgische Komplexbehandl. bei schweren Infektionen, 8-989
Chirurgische Wundtoilette, 5-896
Chirurgische Wundtoilette, Verbrennungen, Verätzungen, 5-921
Cholangiographie, 3-13c
Cholezystektomie, 5-511
Cholezystostomie, 5-510
Cholezystotomie, 5-510
Choroidea, Andere Operationen, 5-157
Choroidea, Destruktion von erkranktem Gewebe, 5-155
Choroidea, Operation, 5-15

Chromoendoskopie des oberen Verdauungstraktes, 1-63b
Chromoendoskopie des unteren Verdauungstraktes, 1-655
CO-Diffusionskapazität, Bestimmung, 1-711
Computergestützte Planung, Hyperthermie, 8-604
Computertomographie, Abdomen, mit Kontrastmittel, 3-225
Computertomographie, Abdomen, nativ, 3-207
Computertomographie, Andere native, 3-20x
Computertomographie, Andere, mit Kontrastmittel, 3-22x
Computertomographie, Becken, mit Kontrastmittel, 3-226
Computertomographie, Becken, nativ, 3-206
Computertomographie, Hals, mit Kontrastmittel, 3-221
Computertomographie, Hals, nativ, 3-201
Computertomographie, Herz, mit Kontrastmittel, 3-224
Computertomographie, Herz, nativ, 3-204
Computertomographie, mit Kontrastmittel, 3-22
Computertomographie, Muskel-Skelett-System, mit Kontrastmittel, 3-227
Computertomographie, Muskel-Skelett-System, nativ, 3-205
Computertomographie, Myelographie, 3-241
Computertomographie, nativ, 3-20
Computertomographie, periphere Gefäße, mit Kontrastm., 3-228
Computertomographie, periphere Gefäße, nativ, 3-208
Computertomographie, Rückenmark, mit Kontrastmittel, 3-223
Computertomographie, Rückenmark, nativ, 3-203
Computertomographie, Schädel, mit Kontrastmittel, 3-220
Computertomographie, Schädel, nativ, 3-200
Computertomographie, Spezialverfahren, 3-24
Computertomographie, Thorax, mit Kontrastmittel, 3-222
Computertomographie, Thorax, nativ, 3-202
Computertomographie, Ventrikulographie, 3-240
Computertomographie, Wirbelsäule, mit Kontrastmittel, 3-223
Computertomographie, Wirbelsäule, nativ, 3-203
Concha nasalis, Operationen an der unteren Nasenmuschel, 5-215
Conduit, Kutane Harnableitung mit Darminterponat, 5-565
Corpus ciliare, Andere Operationen, 5-139
Corpus ciliare, Exzision und Destruktion, 5-135
Corpus ciliare, Operation, 5-13
Corpus ciliare, Senkung des Augeninnendruckes durch Operationen, 5-132
Corpus mandibulae, Reposition einer Fraktur, 5-764
Corpus pineale, Biopsie durch Inzision und Trepanation von Schädelknochen, 1-51
Corpus pineale, Biopsie durch Inzision, 1-514
Corpus pineale, Exzision und Resektion, 5-074
Corpus pineale, Stereotaktische Biopsie, 1-515
Corpus vitreum, Operation, 5-15
Corpus vitreum, Vitrektomie über anderen Zugang und andere Operationen, 5-159
CRT, Resynchronisationstherapie, kardial, Teilstationäre Testung oder Nachprogrammierung bei Kindern und Jugendlichen, 8-644
CT, Computertomographie, nativ, 3-20
CTC, Automatisierte Anreicherung mit immunzytochemischer Detektion zirkulierender Tumorzellen, 1-993
Dakryozystorhinostomie, 5-087
Dammriß, Rekonstruktion weiblicher Genitalorgane nach Ruptur, post partum, 5-758
Darm, Andere Operationen, 5-469
Darm, Intraabdominale Manipulation, 5-468
Darm, Inzision, 5-450
Darm, Operationen, Weitere 5-46a
Darm, Zusatzinformationen zu Operationen, 5-46b
Darminterponat [Conduit], Kutane Harnableitung, 5-565
Darmreservoir (kontinentes Stoma), Kutane Harnableitung, 5-566
Darmsegment, Ausschaltung als selbständiger Eingriff, 5-453
Darmspülung, 8-121
Defibrillation, extern elektrisch, 8-640
Defibrillator, Entfernung, Wechsel und Korrektur, 5-378
Defibrillator, Implantation, 5-377

Defibrillator, Teilstationäre Testung oder Nachprogrammierung bei Kindern und Jugendlichen, 8-644
Dekompression, Nerven, 5-056
Dekompression, Nerven, intrakraniell, mikrovaskulär, 5-018
Dekompression, Nerven, Transposition, 5-057
Desinvagination, 8-122
Destruktion, Anzahl der Nadeln, 5-98h
Desobliteration (Endarteriektomie) der Koronararterien, 5-360
Diabetes mellitus, Multimodale Komplexbehandlung, 8-984
Diagnostik, interdisziplinär algesiologisch, 1-910
Diagnostik, komplex, bei hämatologischen und onkologischen Erkrankungen bei Kindern und Jugendlichen, 1-940
Diagnostik, komplex, bei myeloischen und lymphatischen Neubildungen, 1-941
Diagnostik, Molekularbiologisch-mikrobiologisch, 1-931
Diagnostik, Verdacht auf Gefährdung von Kindeswohl und Kindergesundheit, 1-945
Diagnostische Amniozentese [Amnionpunktion], 1-852
Diagnostische Arthroskopie, 1-697
Diagnostische Aspiration aus dem Bronchus, 1-843
Diagnostische Bronchoskopie, 1-690
Diagnostische direkte Endoskopie Gallenwege, 1-643
Diagnostische direkte Endoskopie Pankreasgang, (POPS), 1-644
Diagnostische Embryofetoskopie, 1-674
Diagnostische Endoskopie, Darm, über ein Stoma, 1-652
Diagnostische Endoskopie, direkt, Gallenwege, 1-643
Diagnostische Endoskopie, direkt, Pankreasgang, (POPS), 1-644
Diagnostische Endoskopie, Douglasraum (Kuldoskopie), 1-696
Diagnostische Endoskopie, Gallenwege, 1-643
Diagnostische Endoskopie, Gallen- und Pankreaswege, bei anatomischer Besonderheit, 1-646
Diagnostische Endoskopie, Harnableitung, 1-666
Diagnostische Endoskopie, Harnwege, 1-66
Diagnostische Endoskopie, Harnwege, Inzision u. intraop., 1-693
Diagnostische Endoskopie, Harnwege, Stoma, 1-668
Diagnostische Endoskopie, Inzision und intraoperativ, 1-69
Diagnostische Endoskopie, Milchgänge, 1-682
Diagnostische Endoskopie, obere Atemwege, 1-61
Diagnostische Endoskopie, oberer Verdauungstrakt, 1-63
Diagnostische Endoskopie, Pankreaswege, 1-644
Diagnostische Endoskopie, Tränenwege, 1-681
Diagnostische Endoskopie, unterer Verdauungstrakt, 1-65
Diagnostische Endoskopie, Verdauungstrakt, 1-695
Diagnostische Endoskopie, weibliche Genitalorgane, 1-67
Diagnostische Endoskopie, Zentralnervensystem, 1-698
Diagnostische Hysterosalpingoskopie, 1-673
Diagnostische Hysteroskopie, 1-672
Diagnostische Intestinoskopie, 1-636
Diagnostische Jejunoskopie, 1-635
Diagnostische Koloskopie, 1-650
Diagnostische Kolposkopie, 1-671
Diagnostische Laparoskopie (Peritoneoskopie), 1-694
Diagnostische Laryngoskopie, 1-610
Diagnostische Maßnahmen, andere, 1-99
Diagnostische Maßnahmen, Zusatzinformationen, 1-999
Diagnostische Ösophagogastroduodenoskopie, 1-632
Diagnostische Ösophagogastroskopie, 1-631
Diagnostische Ösophagoskopie, 1-630
Diagnostische perkutane Aspiration einer Zyste, 1-850
Diagnostische perkutane Punktion der Pleurahöhle, 1-844
Diagnostische perkutane Punktion des Ovars, 1-851
Diagnostische perkutane Punktion eines Gelenkes oder Schleimbeutels, 1-854
Diagnostische perkutane Punktion und Aspiration der Bauchhöhle, 1-853
Diagnostische perkutane Punktion u. Aspiration Leber, 1-845
Diagnostische perkutane Punktion und Aspiration männlicher Genitalorgane, 1-847
Diagnostische perkutane Punktion von Harnorganen, 1-846

Alphabetisches Register unter anatomisch-funktionellen Gesichtspunkten

Diagnostische Pharyngoskopie, 1-611
Diagnostische Proktoskopie, 1-653
Diagnostische Punktion Auge und Augenanhangsgebilde, 1-840
Diagnostische Punktion intrakranieller Hohlraum, 1-841
Diagnostische Punktion Perikard [Perikardiozentese], 1-842
Diagnostische Punktion und Aspiration, 1-84
Diagnostische Rektoskopie, 1-654
Diagnostische retrograde Darstellung der Gallenwege, 1-640
Diagnostische retrograde Darstellung der Pankreaswege, 1-641
Diagnostische retrograde Darstellung Gallen- und Pankreaswege, 1-642
Diagnostische Rhinoskopie, 1-612
Diagnostische Sialendoskopie, Glandula submandibularis oder Glandula parotis, 1-683
Diagnostische Sigmoideoskopie, 1-651
Diagnostische Thorakoskopie und Mediastinoskopie, 1-691
Diagnostische Tracheobronchoskopie, 1-62
Diagnostische Tracheobronchoskopie, 1-620
Diagnostische Ureterorenoskopie, 1-665
Diagnostische Urethroskopie, 1-660
Diagnostische Urethrozystoskopie einer augmentierten Harnblase, 1-663
Diagnostische Urethrozystoskopie, 1-661
Diagnostische Vaginoskopie, 1-670
Dialyseverfahren wegen mangelnder Funktionsaufnahme und Versagen eines Nierentransplantats, 8-85a
Dickdarm, Andere Operationen, 5-46
Dickdarm, Inzision, Exzision, Resektion und Anastomose, 5-45
Dickdarm, Lokale Exzision und Destruktion, 5-452
Dickdarm, Partielle Resektion, 5-455
Dickdarmmanometrie, 1-319
Diffusionskapazität, Bestimmung der CO-, 1-711
Dilatation, Urethra, Operativ, 5-586
Dilatation, Zervikalkanal, 5-670
Diskographie, 3-131
DNA-methylierungsspezifische Hochdurchsatzverfahren (Array- oder NGS-basiert) zur Analyse epigenetischer Veränderungen bei/in soliden bösartigen Neubildungen, 1-997
Doppelfiltrationsplasmapherese (DFPP), 8-826
Doppellumentubus, Intubation, 8-704
Douglasraum, Andere Operationen, 5-709
Douglasraum, Diagnostische Endoskopie, (Kuldoskopie), 1-696
Douglasraum, Lokale Exzision und Destruktion, 5-702
Douglasraum, Operationen, 5-70
Douglasraum, Plastische Rekonstruktion, 5-707
Drainage des Pankreas, Innere, 5-523
Drainage im Mund-, Kiefer- und Gesichtsbereich, 5-270
Drainage, pharyngealer oder parapharyngealer Abszess, 5-280
Drainage, Therapeutisch, Andere Organe und Gewebe, 8-148
Drainage, Therapeutisch, Pleurahöhle, 8-144
Drainage, Therapeutisch, Harnorgane, 8-147
Drainage, Therapeutische, Organe des Bauchraumes, 8-146
Drehung, kindlicher Kopf, mit Zange, 5-724
Ductus deferens, Andere Operationen, 5-639
Ductus deferens, Destruktion, Ligatur und Resektion, 5-636
Ductus deferens, Operationen, 5-63
Ductus deferens, Rekonstruktion, 5-637
Ductus deferens, Vasotomie, 5-635
Ductus pancreaticus, Anastomose, 5-527
Ductus thoracicus, Operationen, 5-405
Ductus thyreoglossus, Exzision, 5-065
Dünndarm, Andere Operationen, 5-46
Dünndarm, Biopsie durch Inzision, 1-555
Dünndarm, Inzision, Exzision, Resektion und Anastomose, 5-45
Dünndarm, Kapselendoskopie, 1-63a
Dünndarm, Lokale Exzision und Destruktion, 5-451
Dünndarm, Resektion, 5-454
Dünndarmdarstellung, 3-139
Dünndarmmanometrie, 1-318

Duodenalsonde, Pankreasfunktionstest mit Aspiration von Duodenalsaft, 1-761
Duodenum, Endosonographie, 3-054
Durchtrennung des Sphincter ani [Spinkterotomie], 5-494
Durchtrennung von Muskel, Sehne und Faszie, 5-851
EBT, Elektronenstrahltomographie, 3-26
ECCE, Extrakapsuläre Extraktion Linse, 5-144
Echokardiographie, Stress-Echokardiographie, 3-031
Echokardiographie, Transösophageale [TEE], 3-052
ECMO, Extrakorporale Membranoxygenation und Prä-ECMO-Therapie, 8-852
EEG-Monitoring, (mindestens 2 Kanäle) für mehr als 24 h, 8-920
Eigenblut, Gewinnung und Transfusion, 8-803
Einbringen von Fremdmaterial in Haut und Unterhaut, Tätowieren, 5-890
Eindellende Operationen, Fixation der Netzhaut durch, 5-152
Einführung von Wechsel alloplastische (sekundäre) Linse, 5-146
Einmal-Endoskop, 5-98m
Einstellung, häusliche maschinelle Beatmung, 8-716
Einstellung, nasale oder oronasale Überdrucktherapie bei schlafbezogenen Atemstörungen, 8-717
Einzelmaßnahmen, Physikalisch-therapeutisch, 8-56
Einzeltherapie, 9-410
EKT, Elektrokonvulsionstherapie, 8-630
Ektropium, Korrekturoperation, 5-093
Elektrische Impedanztomographie, 3-903
Elektrische Konversion Herzrhythmus, 8-64
Elektrische Stimulation Herzrhythmus, intraoperativ, 8-643
Elektrische Stimulation Herzrhythmus, Temporär extern, 8-641
Elektrische Stimulation Herzrhythmus, Temporär intern, 8-642
Elektrische Stimulation Pharyngeal [PES], 8-633
Elektroenzephalographie [EEG], 1-207
Elektroenzephalographie, hochauflösend [hdEEG], 1-20d
Elektroimpedanzspektroskopie, 3-901
Elektrokonvulsionstherapie [EKT], 8-630
Elektrolytlösungen, Applikation über das Gefäßsystem bei Neugeborenen, 8-010
Elektromyographie [EMG], 1-205
Elektronenstrahltomographie, 3-26
Elektronenstrahltomographie, andere, 3-26x
Elektronenstrahltomographie, Gehirn, 3-260
Elektronenstrahltomographie, Herz, 3-261
Elektronenstrahltomographie, periphere Gefäße, 3-26
Elektrophysiologische Aktivität, Untersuchungen Herz, 1-26
Elektrophysiologische Untersuchung des Herzens, kathetergestützt, 1-265
Elektrophysiologische Untersuchung des Herzens, nicht kathetergestützt, 1-266
Elektrostimulation des Nervensystems, 8-63
Elektrotherapie, 8-650
Eltern-Kind-Setting, 9-68
Eltern-Kind-Setting, Psychiatrisch-psychotherapeutische Behandlung bei therapiebedürftigem Elternteil und therapie-bedürftigem Kind, 9-64a
Eltern-Kind-Setting, Psychiatrisch-psychotherapeutische Behandlung im besonderen Setting, 9-643
Embolektomie, Blutgefäße, Inzision, 5-380
Embryo, Entfernung eines intraperitonealen Embryos, 5-743
Embryofetoskopie, Diagnostische, 1-674
Embryotransfer, 9-272
Endarteriektomie, 5-381
Endarteriektomie, Desobliteration, Koronararterien, 5-360
Endokrinen Drüsen, Operationen andere endokrinen Drüsen, 5-079
endokrine Organe, Biopsie, endosonographisch, 1-408
Endokrine Organe, perkutane (Nadel-)Biopsie, 1-406
Endokrine Organe, Perkutane Biopsie mit Steuerung durch bildgebende Verfahren, 1-407
Endokrine Organe, Szintigraphie and. endokriner Organe, 3-702
Endokrinologische komplexe Funktionsuntersuchung, 1-797

Endometrium, Biopsie ohne Inzision, 1-471
Endoprothese, Gelenke der oberen Extremität, Impl., 5-824
Endoprothese, Gelenke der oberen Extremität, Revision, Wechsel, Entfernung, 5-825
Endoprothese, Gelenke der unteren Extremität, Impl., 5-826
Endoprothese, Gelenke der unteren Extremität, Revision, Wechsel, Entfernung, 5-827
Endoprothese, Hüftgelenk, Implantation, 5-820
Endoprothese, Hüftgelenk, Revision, Wechsel, Entf., 5-821
Endoprothese, Kniegelenk, Implantation, 5-822
Endoprothese, Kniegelenk, Rev., Wechsel, Entf., 5-823
Endoskop, Einmal-Endoskop, 5-98m
Endoskop, Evaluation Schlucken, 1-613
Endoskopie, Andere diagnostische Endoskopie durch Punktion, Inzision und intraoperativ, 1-699
Endoskopie, diagnostisch direkt, Gallenwege [duktale Endoskopie] [POCS], 1-643
Endoskopie, diagnostisch direkt, Pankreasgang, (POPS), 1-644
Endoskopie, diagnostisch, Darm, 1-652
Endoskopie, diagnostisch, Douglasraumes (Kuldoskopie), 1-696
Endoskopie, diagnostisch, Gallen- und Pankreaswege bei anatomischer Besonderheit, 1-666
Endoskopie, diagnostisch, Harnableitung, 1-666
Endoskopie, diagnostisch, Harnwege durch Inzision und intraoperativ, 1-693
Endoskopie, diagnostisch, Harnwege über ein Stoma, 1-668
Endoskopie, diagnostisch, Milchgänge, 1-682
Endoskopie, diagnostisch, oberen Atemwege, 1-61
Endoskopie, diagnostisch, oberer Verdauungstrakt über ein Stoma, 1-638
Endoskopie, diagnostisch, oberer Verdauungstrakt, 1-63
Endoskopie, diagnostisch, Tränenwege, 1-681
Endoskopie, diagnostisch, unterer Verdauungstrakt, 1-65
Endoskopie, diagnostisch, Verdauungstrakt, durch Inzision und intraoperativ, 1-695
Endoskopie, diagnostisch, weibliche Genitalorgane, 1-67
Endoskopie, diagnostisch, Zentralnervensystem, 1-698
Endoskopie, Fremdkörperentfernung, 8-100
Endoskopie, (Ileo-)Koloskopie durch motorisierte Spiral-Endoskopie, 1-658
Endoskopie, tiefes Jejunum und Ileum, Diagnostische Intestinoskopie, 1-636
Endoskopie, Zugang durch retrograde, 1-645
Endoskopische Biopsie, oberer Verdauungstrakt, Gallengängen und Pankreas, 1-440
Endoskopische Biopsie, respiratorische Organe, 1-430
Endoskopische Biopsie, unterer Verdauungstrakt, 1-444
Endoskopische Entfernung, Steine, Fremdkörper und Tamponaden der Harnblase, 5-570
Endoskopische Operationen, Gallengänge, 5-513
Endoskopische Operationen, Pankreasgang, 5-526
Endosonographie, Bauchhöhle, 3-059
Endosonographie, Blutgefäße, 3-05e
Endosonographie, Duodenum, 3-054
Endosonographie, Gallenwege, 3-055
Endosonographie, Harnblase und Urethra, 3-05b
Endosonographie, Herz, 3-05g
Endosonographie, Kolon, 3-057
Endosonographie, Magen, 3-053
Endosonographie, männliche Genitalorgane, 3-05c
Endosonographie, Mundhöhle und Hypopharynx, 3-050
Endosonographie, Ösophagus, 3-051
Endosonographie, Pankreas, 3-056
Endosonographie, Rektum, 3-058
Endosonographie, Retroperitonealraum, 3-05a
Endosonographie, transbronchial, 3-05f
Endosonographie, weibliche Genitalorgane, 3-05d
Endosonographische Biopsie, endokrine Organe, 1-408
Endosonographische Feinnadelpunktion, hepatobiliäres System, 1-448
Endosonographische Feinnadelpunktion, oberer Verdauungstrakt, 1-445
Endosonographische Feinnadelpunktion am Pankreas, 1-447
Endosonographische Feinnadelpunktion am unteren Verdauungstrakt, 1-446
Endotracheale Intubation, Einfache, 8-701
Endovaskuläre Implantation von Stent-Prothesen, 5-38a
Entbindung bei Beckenendlage, 5-727
Entbindung, Andere instrumentelle Entbindung, 5-729
Entbindung, Mißlungene vaginale operative Entbindung, 5-733
Entbindung, vorherige stationäre Behandlung, 9-280
Enterale Ernährung, medizinische Nebenbehandlung, 8-017
Enterale Ernährungstherapie als med. Hauptbehandl., 8-015
Enteroklysma, 3-139
Enterostoma, doppelläufig, als selbständiger Eingriff, 5-460
Enterostoma, endständig, als selbständiger Eingriff, 5-461
Enterostoma, im Rahmen eines anderen Eingriffes, 5-462
Enterostoma, Revision und andere Eingriffe, 5-464
Enterostoma, Rückverlagerung, 5-465
Enterostomata, Anlegen anderer Enterostomata, 5-463
Enterostomata, Wiederherstellung der Kontinuität des Darmes bei endständigen Enterostomata, 5-466
Entfernung Knochenteilersatz und Knochentotalersatz, 5-828
Entfernung, alloplastische Linse, und Revision, 5-147
Entfernung, Augapfel [Enukleation], 5-163
Entfernung, Augeninhalt [Eviszeration], 5-162
Entfernung, Defibrillator, 5-378
Entfernung, Endoprothese am Hüftgelenk, 5-821
Entfernung, Endoprothese am Kniegelenk, 5-823
Entfernung, Endoprothese Gelenke obere Extremität, 5-825
Entfernung, Endoprothese Gelenke untere Extremität, 5-827
Entfernung, erkranktes Gewebe an Haut und Unterhaut, 5-896
Entfernung, erkranktes Gewebe Haut und Unterhaut bei Verbrennungen und Verätzungen, 5-921
Entfernung, Fremdkörper Augenlinse, 5-140
Entfernung, Fremdkörper hinterer Augenabschnitt, 5-150
Entfernung, Fremdkörper intrauterin, 5-691
Entfernung, Fremdkörper Konjunktiva, Operativ, 5-110
Entfernung, Fremdkörper Kornea, Operativ, 5-120
Entfernung, Fremdkörper vordere Augenkammer, 5-130
Entfernung, Fremdkörper, n.n.bez., Orbita und Augapfel, 5-161
Entfernung, Gastrostomiekatheter, und Wechsel, 8-123
Entfernung, Herzschrittmacher, 5-378
Entfernung, herzunterstützendes System, offen chirurgisch, 5-376
Entfernung, Hodenprothese, 5-628
Entfernung, intraperitoneales Embryo, 5-743
Entfernung, Jejunostomiekatheter, und Wechsel, 8-124
Entfernung, Katheterverweilsystem Leberarterie, 5-506
Entfernung, Liquorableitungen, und Revision, 5-024
Entfernung, Nephrostomiekatheter, 8-138
Entfernung, oberflächliche Hautschichten, 5-913
Entfernung, Orbitaimplantat, 5-165
Entfernung, Osteosynthesematerial, 5-787
Entfernung, Paukendrainage, 5-201
Entfernung, Retina, 5-153
Entfernung, Steine, Fremdkörper und Tamponaden Harnblase, Endoskopisch, 5-570
Entfernung, suprapubischer Katheter, und Wechsel, 8-133
Entfernung, Tamponade bei Blutungen, und Wechsel, 8-506
Entfernung, transplantierter Zahn, 5-236
Entfernung, Ureterschiene, Wechsel und Einlegen, 8-137
Entfernung, Zähne, und Wechsel, 5-23
Entfernung, zurückgebliebene Plazenta (postpartal), 5-756
Entropium und Ektropium, Korrekturoperation, 5-093
Entlassungsaufwand bei Erwachsenen, 9-645
Entscheidung und Evaluation über die Indikation zur Transplantation, medizinisch, 1-920

Alphabetisches Register unter anatomisch-funktionellen Gesichtspunkten

Entwicklung des Kindes und Sectio caesarea, 5-74
Entwöhnung, Beatmung, 8-71
Entwöhnung, Weaning, bei maschineller Beatmung, 8-718
Entzug, Motivationsbehandlung Abhängigkeitskranker, [Qualifizierter Entzug], 8-985
Entzugsbehandlung, Erwachsene, spezifisch qualifiziert
Entzugsbehandlung Abhängigkeitskranker, 9-647
Enukleation, Entfernung des Augapfels, 5-163
Epididymektomie, 5-633
Epididymis und Ductus deferens, Andere Operationen am Funiculus spermaticus, 5-639
Epididymis, Exzision im Bereich der Nebenhoden, 5-631
Epididymis, Rekonstruktion von Ductus deferens und Nebenhoden, 5-637
Epidurale Injektion und Infusion zur Schmerztherapie, 8-910
epigenetische Veränderungen, DNA-methylierungsspezifische Hochdurchsatzverfahren (Array- oder NGS-basiert) zur Analyse bei/in soliden bösartigen Neubildungen, 1-997
Epikanthus, Operationen an Kanthus und Epikanthus, 5-092
Epilepsie, invasive Video-EEG-Intensivdiagnostik, zur Klärung einer epilepsiechirurgischen Operationsindikation, 1-211
Epilepsie, nichtinvasive Video-EEG-Intensivdiagnostik, bei Evaluation oder Verdacht auf, 1-210
Epilepsiediagnostik, invasive intraoperative, 1-212
Epineurale Naht, Nerv und Nervenplexus mit Transplantation und Transposition, 5-054
Epineurale Naht, Nerv und Nervenplexus mit Transplantation, 5-048
Epineurale Naht, Nerv und Nervenplexus mit Transposition, primär, 5-050
Epineurale Naht, Nerv und Nervenplexus mit Transposition, sekundär, 5-052
Epineurale Naht, Nerv und Nervenplexus, primär, 5-044
Epineurale Naht, Nerv und Nervenplexus, sekundär, 5-046
Epiphysenlösung, Geschlossene Reposition m. Osteosynth., 5-790
Episiotomie und Naht, 5-738
Epispadie, Plastische Rekonstruktion, 5-644
Erkrankungsdiagnostik, Feten, komplex sonographisch, 3-032
Ernährung, enteral, medizinische Nebenbehandlung, 8-017
Ernährung, komplett parenteral, als medizinische Nebenbehandlung, 8-018
Ernährungsmedizin, Komplexbehandlung, 8-98j
Ernährungssonde, Anlegen und Wechsel einer duodenalen oder jejunalen 8-125
Ernährungstherapie, enteral, als med. Hauptbehandlung, 8-015
Ernährungstherapie, parenteral, als medizinische Hauptbehandlung, 8-016
Eröffnung des Retroperitoneums und Laparotomie, 5-541
Erreger, nicht multiresistent isolationspflichtig, Komplexbehandlung, 8-98g
Ersatz (Interposition) und Resektion Aorta, 5-384
Ersatz (Interposition) von (Teilen von) Blutgefäßen und Resektion, 5-383
Ersatz Harnblase, 5-577
Ersatz Herzklappen durch Prothese, 5-351
Erweiterung Ureter, Transurethrale und perkutan-transrenale Erweiterung, 5-560
Erweiterung Ureterostium, Inzision, Resektion und (andere) Erweiterung, 5-561
Erythrozytenkonzentrat, Vollblut und Thrombozytenkonzentrat, Transfusion, 8-800
ESWL, Gallenblase und Gallengänge, 8-111
ESWL, Harnorgane, 8-110
Evaluation und Entscheidung über die Indikation zur Transplantation, medizinisch, 1-920
Evaluation, Medizinische zur Transplantation, 1-92
Eviszeration, Entfernung Augeninhalt, 5-162
Eviszeration, weibliches kleines Becken, Exenteration, 5-687
Evozierte Potenziale, Monitoring, 8-921

Evozierte Potenziale, Registrierung, 1-208
Exartikulation, Fuß, 5-865
Exartikulation, Hand, 5-863
Exartikulation, obere Extremität, 5-862
Exartikulation, untere Extremität, 5-864
Exenteration [Eviszeration] weibliches kleines Becken, 5-687
Exenteration Orbita und Orbitainnenhaut, 5-164
Exkretions- und Resorptionstest mit Radionukliden, 3-70b
Exploration, Kryptorchismus, 5-625
Exploration, Nebenniere, 5-070
Exploration, Nerv, 5-04b
Exstirpation, Uterus, 5-68
Exstirpation, Vagina, 5-703
Extension durch Knochendrahtung (Kirschner-Draht), 8-401
Extension durch Knochennagelung (Steinmann-Nagel), 8-400
Extension Halswirbelsäule, Andere, 8-411
Extension Lendenwirbelsäule, 8-412
Extension Schädelkalotte, 8-410
Extension Wirbelsäule, Andere, 8-419
Externe Bestrahlung, Bestrahlungssimulation, 8-528
Externe elektrische Defibrillation (Kardioversion) des Herzrhythmus, 8-640
Extrakapsuläre Extraktion Linse [ECCE], 5-144
Extrakorporale Leberersatztherapie [Leberdialyse], 8-858
Extrakorporale Membranoxygenation (ECMO) und Prä-ECMO-Therapie, 8-852
Extrakorporale Pumpe, biventrikulär, Dauer der Behandlung mit einem herzunterstützenden System, 8-83a
Extrakorporale Pumpe, univentrikulär, Dauer der Behandlung mit einem herzunterstützenden System, 8-83a
Extrakorporale Stoßwellenlithotripsie [ESWL] von Steinen in den Harnorganen, 8-110
Extrakorporale Stoßwellenlithotripsie [ESWL] von Steinen in Gallenblase und Gallengängen, 8-111
Extrakorporale Stoßwellenlithotripsie [ESWL] von Steinen in sonstigen Organen, 8-112
Extrakorporale Stoßwellentherapie, Andere, 8-119
Extrakorporale Stoßwellentherapie, Stütz- und Bewegungsapparat, 8-115
Extrakorporale Zirkulation und Behandlung von Blut, 8-85
Extrakranielle Hirnnerven, Injektion eines Medikamentes zur Schmerztherapie, 8-913
Extraktion bei Beckenendlage, 5-725
Extraktion Linse, Extrakapsulär, 5-144
Extraktion Linse, Intrakapsulär, 5-143
Extraperitoneale Sectio caesarea, 5-742
Extrauteringravidität, Operationen, 5-744
Extremität, Lymphographie, 3-620
Extremität, obere, Amputation und Exartikulation, 5-862
Extremität, obere, Replantation, 5-860
Extremität, untere, Amputation und Exartikulation, 5-864
Extremität, untere, Replantation, 5-861
Extremitätenperfusion, Isoliert, 8-859
Ex-vivo-Zellkultursystem zur prätherapeutischen Chemosensibilitätstestung, 1-990
Exzision einzelner Lymphknoten und Lymphgefäße, 5-401
Exzision und Destruktion, (erkranktes) Gewebe: siehe entsprechendes Organ bzw. Gewebe
Exzision und Rekonstruktion eines Sinus pilonidalis, 5-897
Exzision und Transplantatentnahme, Blutgefäßen, Andere, 5-386
Exzision, Ductus thyreoglossus, 5-065
Exzision, Haut und Unterhaut, Andere, 5-899
Exzision, Mamma und Destruktion von Mammagewebe, Partiell (brusterhaltend), 5-870
Exzision, Nerv zur Transplantation, 5-042
Exzision, odontogene pathologische Veränderung Kiefer, 5-243
Exzision, Unterbindung und Stripping von Varizen, 5-385
Exzision: siehe auch entsprechende Organe bzw. Gewebe
Faden-Operation, Chirurgie der Abrollstrecke (Myopexie), 5-10c

Faszie, Muskel, Sehne, Durchtrennung, 5-851
Faszie, Muskel, Sehne, Entnahme und Transplantation mit mikrovaskulärer Anastomosierung, 5-858
Faszie, Exzision, 5-852
Faszie, Inzision, 5-850
Faszie, Wunddebridement bei Verbrennungen und Verätzungen, 5-922
Faszien der Hohlhand und der Finger, Operationen, 5-842
Faszien und Schleimbeuteln, Andere Operationen, 5-859
Faszien, Plastische Rekonstruktion mit lokalen Lappen, 5-857
Faszien, Rekonstruktion, 5-856
Fehlbildungsdiagnostik, Feten, komplex sonographisch, 3-032
Feinnadelpunktion, endosonographisch, am hepatobiliären System, 1-448
Feinnadelpunktion, endosonographisch, am oberen Verdauungstrakt, 1-445
Feinnadelpunktion, endosonographisch, am Pankreas, 1-447
Feinnadelpunktion, endosonographisch, am unteren Verdauungstrakt, 1-446
FeNo, Stickstoffmonoxid, Messung, 1-716
Fensterungsoperation des Promotoriums, 5-198
Feststellung irreversibler Hirnfunktionsausfall, Diagnostik, 1-202
Fetus oder Uterus, Manipulation während der Gravidität oder direkt postpartal, 8-51
Fetus, Andere intrauterine Operationen, 5-755
Fetus, Erkrankungs- und Fehlbildungsdiagnostik, komplex sonographisch, 3-032
Fetus, Intrauterine Therapie, 5-754
Fetus, Magnetresonanztomographie, mit Kontrastmittel, 3-82b
Fetus, Manipulation vor der Geburt, 8-510
Fetus, Native Magnetresonanztomographie, 3-80b
Filgrastim, parenteral, 8-01§
Filtrierende Operationen zur Senkung Augeninnendruck, 5-131
Finger, Operationen an Faszien, 5-842
Finger, Syndaktylie- und Polydaktyliekorrektur, 5-917
Fistel, kongenitale ösophago-tracheale, Versorgung der Fistel und Rekonstruktion der Ösophaguspassage bei Atresie, 5-428
Fistulographie, 3-13m
Fixation, Netzhaut, Andere Operationen, 5-154
Fixation, Netzhaut, durch eindellende Operationen, 5-152
Fixationshilfen bei Strahlentherapie, 8-527
Fluoreszenzgestützte Resektionsverfahren, 5-989
Follikelpunktion, intratubärer Gametentransfer (GIFT), 9-271
Forcierte Korrektur, Adhäsionen und Deformitäten, 8-21
Fraktur, Geschlossene Reposition mit Osteosynthese, 5-790
Fraktur, Wirbelsäule, Geschl. Reposition ohne Osteosynth., 8-202
Fraktur, Corpus mandibulae und des Processus alveolaris mandibulae, Reposition, 5-764
Fraktur, Gelenkbereich eines langen Röhrenknochens, einfach, Offene Reposition, 5-793
Fraktur, kleine Knochen, einfach, Offene Reposition, 5-795
Fraktur, Ramus mandibulae und des Processus articularis mandibulae, Reposition, 5-765
Fraktur, Schaftbereich eines langen Röhrenknochens, einfach, Offene Reposition, 5-791
Fraktur, Talus und Kalkaneus, Offene Reposition, 5-797
Freie Hauttransplantation, bei Verbrennungen und Verätzungen, Empfängerstelle, 5-925
Freie Hauttransplantation, bei Verbrennungen und Verätzungen, Entnahmestelle, 5-924
Freie Hauttransplantation, Empfängerstelle, 5-902
Freie Hauttransplantation, Entnahmestelle, 5-901
Fremdkörper, Augenlinse, Entfernung, 5-140
Fremdkörper, Harnblase, Endoskopische Entfernung, 5-570
Fremdkörper, hinterer Augenabschnitt, Entfernung, 5-150
Fremdkörper, Konjunktiva, Operative Entfernung, 5-110
Fremdkörper, Kornea, Operative Entfernung, 5-111
Fremdkörper, Orbita und Augapfel, n.n.bez., Entfernung, 5-161
Fremdkörper, vordere Augenkammer, Operative Entf., 5-130

Fremdkörperentfernung aus der Haut ohne Inzision, 8-102
Fremdkörperentfernung durch Endoskopie, 8-100
Fremdkörperentfernung ohne Inzision, 8-101
Fremdkörperentfernung, 8-10
Fremdkörpers, intrauterin, Entfernung, 5-691
Fremdmaterial, Haut u. Unterh., Einbringen u. Tätowieren, 5-890
Fruchtblasensprengung [Amniotomie], Künstliche, 5-730
Frühgeborene, präventive familienzentrierte multimodale Komplexbehandlung, 9-502
Frührehabilitation, andere und fachübergreifende, 8-559
Frührehabilitation, geriatrisch, teilstationär, 8-98a
Frührehabilitation, Neurologisch-neurochirurgisch, 8-552
Frührehabilitation, Kopf-Hals-Tumore, 8-553
Frührehabilitationsassessment, Patienten mit Kopf-Hals-Tumoren, 1-775
Frührehabilitative Funktionsuntersuchung, 1-77
Frührehabilitative Komplexbehandlung, 8-55
Frührehabilitative Komplexbehandlung, Geriatrische, 8-550
Funiculus spermaticus, Andere Operationen, 5-639
Funiculus spermaticus, Rekonstruktion, 5-634
Funkgesteuerte kardiologische Telemetrie, 8-933
Funktionelle Eingriffe, Schädel, Gehirn und Hirnhäute, 5-028
Funktionsuntersuchung, geriatrisch, palliativmedizinisch, frührehabilitativ, 1-77
Funktionsuntersuchung, Komplex endokrinologisch, 1-797
Funktionsuntersuchung, metabolisch, 1-76
Funktionsuntersuchungen, Pneumologisch, 1-71
Funktionsuntersuchungen, Verdauungstrakt, 1-31
Fuß, Amputation und Exartikulation, 5-865
Fuß, Operationen an Metatarsale und Phalangen, 5-788
Fuß, Operationen bei kongenitalen Anomalien, 5-867
Galaktographie, 3-136
Gallenblase, Andere Operationen, 5-519
Gallenblase, Biopsie durch Inzision, 1-552
Gallenblase, ESWL, 8-111
Gallengänge, Andere Operationen, 5-514
Gallengänge, Andere Operationen, 5-519
Gallengänge, Andere Rekonstruktion, 5-516
Gallengänge, Biopsie, endoskopisch, 1-440
Gallengänge, Biopsie, Inzision, 1-552
Gallengänge, Einlegen oder Wechsel selbstexpandierende Stents und Stent-Prothesen, 5-517
Gallengänge, endoskopische Biopsie, 1-440
Gallengänge, Endoskopische Operationen, 5-513
Gallengänge, Exzision und Resektion erkranktes Gewebe, 5-515
Gallengänge, Manometrie, 1-314
Gallenwege, Diagnostische direkte Endoskopie, POCS, 1-643
Gallenwege, Diagnostische Endoskopie, 1-64
Gallenwege, Diagnostische retrograde Darstellung, 1-642
Gallenwege, Endosonographie, 3-055
Ganzkörperhyperthermie, onkologische Therapie, 8-602
Ganzkörper-Messungen, 3-764
Ganzkörperplethysmographie, 1-710
Ganzkörper-Szintigraphie zur Lokalisationsdiagnostik, 3-70c
Gasaustausch, Offen chirurgische Implantation und Entfernung von Kanülen für die Anwendung eines extrakorporalen (herz- und) lungenunterstützenden Systems, 5-37b
Gastrektomie (Totale) mit Ösophagusresektion, 5-438
Gastrektomie (Totale), 5-437
Gastroenterostomie ohne Magenresektion, 5-445
Gastrographie, 3-138
Gastrointestinaltrakt, Szintigraphie, 3-707
Gastroskopie, 5-431
Gastrostomiekatheter, Wechsel und Entfernung, 8-123
Gastrotomie, 5-430
Gaumen- und Rachenmandeln, Andere Operationen, 5-289
Gaumen, (erkrankter) harter und weicher, Exzision und Destruktion, 5-272
Gaumen, harter und weicher, Inzision, 5-271

Gebärdensprachdolmetscher, 9-510
Gebiß, Zahnfleisch und Alveolen, Andere Operationen, 5-249
Geburt, Andere Operationen zur Unterstützung, 5-739
Geburt, n.n.bez., Überwachung und Leitung, 9-268
Geburt, normal, Überwachung und Leitung, 9-260
Geburt, Plazenta, isoliert, 9-263
Geburtseinleitung, operativ, Andere, 5-731
Geburtserleichterung, Operative Maßnahmen am Fetus, 5-734
Geburtshilfliche Operationen, Andere, 5-759
Geburtshilfliche Uterusexstirpation, 5-757
Gefäßanomalien, kongenital, Operationen, 5-357
Gefäße, Abdomen und Becken, Phlebographie, 3-612
Gefäße, Abdomen, Arteriographie, 3-604
Gefäße, Becken, Arteriographie, 3-605
Gefäße, Extremität, Phlebographie mit Darstellung des Abflußbereiches, 3-614
Gefäße, Extremität, Phlebographie, 3-613
Gefäße, Hals und Thorax, Phlebographie, 3-611
Gefäße, Hals, Arteriographie, 3-601
Gefäße, herznah, Operationen an Klappen und Septen des Herzens, 5-35
Gefäße, intrakraniell, Arteriographie, 3-600
Gefäße, intrakraniell, Phlebographie, 3-610
Gefäße, intraoperative Blutflussmessung, 5-98e
Gefäße, Lungenkreislauf, Perkutan-transluminale Gefäßintervention, 8-838
Gefäße, obere Extremität, Arteriographie, 3-606
Gefäße, peripher, Computertomographie m. Kontrastmittel, 3-228
Gefäße, peripher, Katheter, Legen, Wechsel u. Entfernung, 8-831
Gefäße, peripher, Magnetresonanztomogr. m. Kontrastm., 3-828
Gefäße, peripher, Native Computertomographie, 3-208
Gefäße, peripher, Native Magnetresonanztomographie, 3-808
Gefäße, Therapeutische Katheterisierung u. Kanüleneinlage, 8-83
Gefäße, thorakal, Arteriographie, 3-603
Gefäße, untere Extremität, Arteriographie, 3-607
Gefäße, zentralvenös, Katheter, Legen, Wechsel und Entfernung, 8-831
Gefäßintervention, perkutan-transluminal, 8-836
Gefäßintervention, perkutan-transluminal, Andere, 8-83c
Gefäßintervention, perkutan-transluminal, Andere, an Herz und Koronargefäßen, 8-83d
Gefäßintervention, Perkutan-transluminal, Gefäße Lungenkreislauf, 8-838
Gefäßintervention, Perkutan-transluminal, Herz und Koronargefäße, 8-837
Gefäßprothesen, Art der Beschichtung, 5-938
Gefäßsystem, andere Darstellung, 3-69
Gehirn, Andere Operationen, 5-029
Gehirn, Funktionelle Eingriffe, 5-028
Gehirn, Inzision (Trepanation), Exzision, Destruktion, 5-01
Gehirn, Inzision, 5-013
Gehirn, PET, 3-740
Gehirn, PET/CT, 3-750
Gehirn, SPECT, 3-720
Gehirn, SPECT/CT, 3-730
Gehirn, Stereotaktische Operationen, 5-014
Gehirn, Szintigraphie, 3-700
Gehörgang, äußerer, Biopsie durch Inzision, 1-531
Gehörgang, äußerer, Biopsie ohne Inzision d. Otoskopie, 1-411
Gehörgang, äußerer, Konstruktion und Rekonstruktion, 5-185
Gehörknöchelchen, Andere Operationen, 5-193
Gehtest, Sechs-Minuten-Gehtest nach Guyatt, 1-715
Gelenke Hand, Arthrodese, 5-846
Gelenke Hand, Resektionsarthroplastik, 5-847
Gelenke Hand, Operation, 5-844
Gelenke obere Extremität, Implantation Endoprothese, 5-824
Gelenke obere Extremität, Revision, Wechsel und Entfernung einer Endoprothese, 5-825
Gelenke untere Extremität, Implantation Endoprothese, 5-826

Gelenke untere Extremität, Revision, Wechsel und Entfernung Endoprothese, 5-827
Gelenke Wirbelsäule, Injektion eines Medikamentes zur Schmerztherapie, 8-917
Gelenke, andere, Offen chirurgische Refixation am Kapselbandapparat, 5-807
Gelenke, Arthroskopische Biopsie, 1-482
Gelenke, Biopsie durch Inzision, 1-504
Gelenke, Biopsie ohne Inzision, 1-48
Gelenke, Diagnostische perkutane Punktion, 1-854
Gelenke, Offen chirurgische Operation, 5-800
Gelenke, Perkutane (Nadel-)Biopsie, 1-483
Gelenke, Perkutane Biopsie mit Steuerung durch bildgebende Verfahren, 1-484
Gelenke, Therapeutische perkutane Punktion, 8-158
Gelenke, Therapeutische Spülung, 8-178
Gelenkgewebe der Wirbelsäule, Exzision, 5-832
Gelenkgewebe der Wirbelsäule, Inzision, 5-830
Gelenkknorpel, Arthroskopische Operation, 5-812
Gelenkknorpel, Offen chirurgische Operation, 5-801
Gelenkluxation, Geschlossene Reposition m. Osteosynth., 5-79a
Gelenkluxation, Geschlossene Reposition o. Osteosynth., 8-201
Gelenkluxation, Geschlossenen Reposition o. Osteosynth., 8-20
Gelenkluxation, Offene Reposition, 5-79b
Gelenkoperation, andere, 5-80
Gelenkoperation, Arthroskopisch, 5-81
Gelenkoperation, Arthroskopisch, 5-810
Gelenkoperation, Offen chirurgisch, 5-80
Gelenkoperation, Andere, 5-809
Gelenkplastische Eingriffe, Andere, 5-829
Genexpressionsanalysen, bei soliden bösart. Neubildungen, 1-992
Genexpressionsprofil, In-vitro-Bestimmung mittels RNA, 1-994
Genetische Veränderungen, (Gezielte) Analyse in soliden bösartigen Neubildungen, 1-995
Genetische Veränderungen, Hochdurchsatz-Sequenzierungsverfahren [NGS] zur Analyse bei/in soliden bösartigen Neubildungen, 1-996
Gentechnisch hergestelltes Plasmaprotein, Plasma und Plasmabestandteile, Transfusion, 8-810/8-812
Geriatrische frührehabilitative Komplexbehandlung, 8-550
Geriatrische Funktionsuntersuchung, 1-77
geriatrisches Basisassesment (GBA), standardisiert, 1-771
geriatrisches Screening, multidimensional, 1-770
geriatrisch-frührehabilitative Behandlung, teilstationär, 8-98a
Genitalorgane, andere männl., Biopsie durch Inzision, 1-569
Genitalorgane, andere weibl., Biopsie durch Inzision, 1-579
Genitalorgane, männliche, Diagnostische perkutane Punktion und Aspiration, 1-847
Genitalorgane, männliche, Endosonographie, 3-05c
Genitalorgane, männliche, Therapeutische perk. Punktion, 8-156
Genitalorgane, weibliche, Andere Operationen, 5-719
Genitalorgane, weibliche, Diagnostische Endoskopie, 1-67
Genitalorgane, weibliche, Endosonographie, 3-05d
Genitalorgane, weibliche, nach Ruptur, post partum [Dammriß], Rekonstruktion, 5-758
Genitalorgane, weibliche, Therapeutische perk. Punktion, 8-157
Genitalorganumwandlung, 5-646
Geschlossene Reposition Fraktur oder Epiphysenlösung mit Osteosynthese, 5-790
Geschlossene Reposition Fraktur oder Gelenkluxation, Wirbelsäule ohne Osteosynthese, 8-202
Geschlossene Reposition, Fraktur ohne Osteosynthese, 8-200
Geschlossene Reposition, Gelenkluxation mit Osteosynth., 5-79a
Geschlossene Reposition, Gelenkluxation o. Osteosynth., 8-201
Gesicht, Andere Operationen, 5-27
Gesicht, Rekonstruktion der Weichteile, 5-778
Gesicht, Straffungsoperation, 5-910
Gesichtsepithesen mit Implantat-Fixation, 8-221
Gesichtsepithesen mit Klebe- oder Brillen-Fixation, 8-220

Alphabetisches Register unter anatomisch-funktionellen Gesichtspunkten

Gesichtsepithesen, Implantatversorgung, 5-77a
Gesichtshaut, Biopsie ohne Inzision, 1-415
Gesichtsschädelfrakturen, Andere Operationen, 5-769
Gesichtsschädelfrakturen, disloziert verheilt, Reosteot., 5-768
Gesichtsschädelfrakturen, Operationen, 5-76
Gesichtsschädelknochen, Andere Operationen, 5-77/5-779
Gesichtsschädelknochen, Inzision (Osteotomie), lokale Exzision und Destruktion, 5-770
Gesichtsschädelknochen, Knochentransplantation und -transposition, 5-77b
Gesichtsschädelknochen, Partielle und totale Resektion, 5-771
Gesichtsschädelknochen, Shavertechnik, Weichteil- und Knochenabtragung bei Operationen, 5-98f
Gewebereduktion, Haut und Unterhaut, 5-911
Gewinnung und Transfusion von Eigenblut, 8-803
GIFT, Follikelpunktion und Ovumaspiration, intratubärer Gametentransfer, 9-271
Gingivaplastik, 5-241
Gipsverbände, Aufwändige, 8-310
Glandula parotis, Diagnostische Sialendoskopie, 1-683
Glandula submandibularis, Diagnostische Sialendoskopie, 1-683
Glomus caroticum und anderen Paraganglien, Operationen, 5-398
Glossektomie, 5-252
Glossektomie, Partiell, 5-251
Gruppentherapie, 9-411
Gustometrie und Olfaktometrie, 1-247
Guyatt, Sechs-Minuten-Gehtest nach, 1-715
Guyatt, Sechs-Minuten-Gehtest, 1-715
HAART, Hochaktive antiretrovirale Therapie, 8-548
Haartransplantation und Haartransposition, 5-912
Hals, andere Organe, Biopsie durch Inzision, 1-583
Hals, Computertomographie mit Kontrastmittel, 3-221
Hals, Gefäße, Arteriographie, 3-601
Hals, Magnetresonanztomographie mit Kontrastmittel, 3-821
Hals, Native Computertomographie, 3-201
Hals, Native Magnetresonanztomographie, 3-801
Halswirbelsäule, Andere Extension, 8-411
Halswirbelsäule, Zugang, 5-030
hämatologische Erkrankungen, Kinder und Jugendliche, komplexe Diagnostik, 1-940
Hämatopoetische Stammzellen, peripher gewonnen, Transfusion, 8-805
Hämatopoetisches System, Szintigraphie, 3-70a
Hämodiafiltration, 8-855
Hämodialyse, 8-854
Hämofiltration, 8-853
Hämorrhoiden, Operative Behandlung, 5-493
Hand, Amputation und Exartikulation, 5-863
Hand, Andere Operationen, 5-849
Hand, Arthrodese an Gelenken der, 5-846
Hand, Operationen an Bändern, 5-841
Hand, Operationen an Gelenken, 5-844
Hand, Operationen an Muskeln, 5-843
Hand, Operationen an Sehnen, 5-840
Hand, Operationen bei kongenitalen Anomalien, 5-848
Hand, Resektionsarthroplastik an Gelenken, 5-847
Hand, spezielle Komplexbehandlung, 8-988
Hand, Synovialektomie, 5-845
Harnableitung durch Ureterokutaneostomie (nicht kontinentes Stoma), Kutan, 5-564
Harnableitung mit Darminterponat, kutan, 5-565
Harnableitung mit Darmreservoir, kutan, 5-566
Harnableitung über den Darm, Intern, 5-567
Harnableitung, Diagnostische Endoskopie, 1-666
Harnblase und Urethra, Endosonographie, 3-05b
Harnblase, Andere Operationen, 5-579
Harnblase, Andere plastische Rekonstruktion, 5-578
Harnblase, augmentiert, Diagnostische Urethrozystoskopie, 1-663

Harnblase, Endoskopische Entfernung von Steinen, Fremdkörpern und Tamponaden, 5-570
Harnblase, Ersatz, 5-577
Harnblase, Manipulationen, 8-132
Harnblase, Offen chirurgische und laparoskopische Exzision und Destruktion von Gewebe, 5-574
Harnblase, Perkutane Destruktion von (erkranktem) Gewebe, 5-57a
Harnblase, Transurethrale Inzision, Exzision, Destruktion und Resektion von Gewebe, 5-573
Harnblasenresektion, Partiell, 5-575
Harnblasensphinkter, artefiziell, Eingriffe, 5-597
Harninkontinenz, Suspensionsoperation, 5-598
Harninkontinenzoperationen, Andere, 5-596
Harnorgane, andere, Biopsie durch Inzision, 1-562
Harnorgane, Biopsie ohne Inzision, 1-46
Harnorgane, Diagnostische perkutane Punktion, 1-846
Harnorgane, ESWL, 8-110
Harnorgane, Perkutane (Nadel-)Biopsie, 1-463
Harnorgane, Perkutane Biopsie mit Steuerung durch bildgebende Verfahren, 1-465
Harnorgane, Perkutan-nephroskopische Biopsie, 1-461
Harnorgane, Perkutan-zystoskopische Biopsie, 1-462
Harnorgane, Therapeutische Drainage, 8-147
Harnorgane, Therapeutische perkutane Punktion, 8-155
Harnorgane, Transurethrale Biopsie, 1-460
Harnröhrenkalibrierung, 1-336
Harntrakt, Andere Manipulationen, 8-139
Harntrakt, Andere Operationen, 5-599
Harntrakt, Untersuchung, 1-33
Harnwege und männliche Genitalorgane, Biopsie durch Inzision, 1-56
Harnwege, Diagnostische Endoskopie durch Inzision und intraoperativ, 1-693
Harnwege, Diagnostische Endoskopie über ein Stoma, 1-668
Harnwege, Diagnostische Endoskopie, 1-66
Haut, Andere Operationen, 5-91a
Haut, Biopsie, mit Inzision, 1-50
Haut, Biopsie, ohne Inzision von Haut an Gesicht und Kopf, 1-41
Haut, Biopsie, ohne Inzision, 1-490
Haut, Chemochirurgie, 5-914
Haut, Chirurgische Wundtoilette und Entfernung von erkranktem Gewebe, 5-896
Haut, Chirurgische Wundtoilette und Entfernung von erkranktem Gewebe, bei Verbrennungen und Verätzungen, 5-921
Haut, Destruktion von erkranktem Gewebe, 5-915
Haut, Einfache Wiederherstellung der Oberflächenkontinuität, 5-900
Haut, Empfängerstelle, Lappenplastik, 5-905
Haut, Entfernung von erkranktem Gewebe, 8-19
Haut, Entnahmestelle, Lappenplastik, 5-904
Haut, Exzision von erkranktem Gewebe, lokal, 5-894
Haut, Exzision, Andere, 5-899
Haut, Fremdkörperentfernung, ohne Inzision, 8-102
Haut, Gewebereduktion, 5-911
Haut, Hauttransplantation und Lappenplastik, bei Verbrennungen und Verätzungen, Empfängerstelle, 5-925
Haut, Hauttransplantation und Lappenplastik, bei Verbrennungen und Verätzungen, Entnahmestelle, 5-924
Haut, Inzision, Andere, 5-892
Haut, Inzision, bei Verbrennungen und Verätzungen, 5-920
Haut, Kombinierte plastische Eingriffe, bei Verbrennungen und Verätzungen, 5-927
Haut, Lappenplastik, Empfängerstelle, 5-905
Haut, Lappenplastik, Entnahmestelle, 5-904
Haut, Lappenplastik, lokal, 5-903
Haut, Lokale Lappenplastik, bei Verbrennungen und Verätzungen, 5-926
Haut, Operationen, 5-89

OPS Version 2024 657

Haut, Operationen, Andere, 5-91
Haut, Operationen, bei Verbrennungen und Verätzungen, 5-92
Haut, Operative Wiederherstellung und Rekonstruktion, 5-90
Haut, plastische Eingriffe, kombiniert, 5-906
Haut, Primärer Wundverschluß und Revision einer Hautplastik bei Verbrennungen und Verätzungen, 5-928
Haut, Radikale und ausgedehnte Exzision von erkranktem Gewebe, 5-895
Haut, Tätowieren und Einbringen von Fremdmaterial, 5-890
Haut, Wiederherstellung und Rekonstruktion, Andere, 5-909
Hauterkrankungen, Verband, großflächige und schwerwiegende Hauterkrankungen, 8-191
Hautplastik, Revision, 5-907
Hautplastik, Revision, Verbrennungen und Verätzungen, 5-928
Hautschichten, Entfernung oberflächlicher, 5-913
Hauttransplantation, Haut und Unterhaut bei Verbrennungen und Verätzungen, Freie Empfängerstelle, 5-925
Hauttransplantation, Haut und Unterhaut bei Verbrennungen und Verätzungen, Freie Entnahmestelle, 5-924
Hauttransplantation, Plastische Rekonstruktion Mamma, 5-885
HBO, Hyperbare Oxygenation, 8-721
Helium-Verdünnungsmethode, Messung der funktionellen Residualkapazität [FRC], 1-713
Hemilaryngektomie, 5-301
Hemithyreoidektomie, 5-061
Hepatektomie (zur Transplantation), 5-503
Hepatobiliäres System, perkutane (Nadel-)Biopsie, 1-441
hepatobiliäres System, perkutane Biopsie, mit Steuerung durch bildgebende Verfahren, 1-442
hepatobiliäres System, Endosonogr. Feinnadelpunktion, 1-448
Hepatozyten, autogene Stammzelltherapie u. lokale Ther., 8-86
Hepatozytentransplantation, allogen, 8-862
Hernia diaphragmatica, Verschluß, 5-538
Hernia epigastrica, Verschluß, 5-535
Hernia femoralis, Verschluß, 5-531
Hernia inguinalis, Verschluß, 5-530
Hernia umbilicalis, Verschluß, 5-534
Hernien, Verschluß abdominaler, 5-53
Hernien, Verschluß anderer abdominaler, 5-539
Herz, Andere Operationen, 5-379
Herz, Andere Operationen, bei kongenitalen Anomalien, 5-359
Herz, Andere Revaskularisation, 5-363
Herz, Andere therapeutische Katheterisierung und Kanüleneinlage, 8-839
Herz, Biopsie, durch Inzision, 1-580
Herz, Diagnostische Katheteruntersuchung, 1-27
Herz, diagnostische Katheteruntersuchung, 1-279
Herz, Endosonographie, 3-05g
Herz, EPU, kathetergestützt, 1-265
Herz, EPU, nicht kathetergestützt, 1-266
Herz, Exzision und Destruktion von erkranktem Gewebe, 5-373
Herz, Gefäßintervention, perkutan-transluminal, 8-83c/8-83d
Herz, Herstellung und Vergrößerung Septumdefekt, 5-355
Herz, Herzkatheteruntersuchung bei funktionell/morphologisch univentrikulärem Herz, 1-277
Herz, Magnetresonanztomographie, mit Kontrastmittel, 3-824
Herz, minimalinvasive Rekonstruktion Perikard und Herz, 5-37a
Herz, Monitoring, 8-93
Herz, Native Computertomographie, 3-204
Herz, Native Magnetresonanztomographie, 3-803
Herz, Operationen an Klappen und Septen, 5-35
Herz, Operationen bei kongenitalen Klappenanomalien, 5-358
Herz, PET, 3-741
Herz, PET/CT, 3-750
Herz, Radionuklidventrikulographie, 3-704
Herz, Rekonstruktion, 5-374
Herz, Rhythmuschirurgie und andere Operationen, 5-37
Herz, SPECT, 3-721
Herz, SPECT/CT, 3-731

Herz, Untersuchungen der elektrophysiologischen Aktivität, 1-26
Herzgefäße, Perkutan-transluminale Gefäßintervention, 8-837
Herzkatheteruntersuchung, funktionell/morphologisch univentrikuläre Herzen, 1-277
Herzklappen, Ersatz durch Prothese, 5-351
Herzklappen, Operationen, Andere, 5-354
Herzklappen, Operationen, Endovaskulär, 5-35a
Herzklappen, Operationen, minimalinvasive 5-35a
Herzklappen, Wechsel, 5-352
Herzklappen, Zusatzinformationen, 5-35b
Herz-Lungen-Maschine, Operativer äußerer Kreislauf, 8-851
Herzrhythmus, Elektrische Konversion, 8-64
Herzrhythmus, Elektrische Stimulation, intraoperativ, 8-643
Herzrhythmus, Externe elektrische Defibrillation, 8-640
Herzrhythmus, Temporäre externe elektrische Stimulation, 8-641
Herzrhythmus, Temporäre interne elektrische Stimulation, 8-642
Herzrhythmusstörungen, Ablative Maßnahmen, 8-835
Herzrhythmusstörungen, Chirurgische ablative Maßnahmen bei, 5-371
Herzschrittmacher, Entfernung, Wechsel und Korrektur, 5-378
Herzschrittmacher, Implantation, 5-377
Herzschrittmacher, MRT-fähig, 5-934
Herzschrittmacher, teilstationäre Testung bei Kindern und Jugendlichen, 8-644
Herzseptum, Plastische Rekonstruktion bei angeborenen Herzfehlern, 5-356
Herz-Transplantation, 5-375
herzunterstützende Systeme, Dauer der Behandlung mit, 8-83a
herzunterstützendes System, Impl. und Entf., offen chir., 5-376
hinterer Augenabschnitt, Entfernung eines Fremdkörpers, 5-150
HIPEC, Hypertherme intraperitoneale Chemotherapie, 8-546
Hirnfunktionsausfall, irreversibel, Diagnostik zur Feststellung, 1-202
Hirnhäute, Andere Operationen, 5-029
Hirnhäute, Funktionelle Eingriffe, 5-028
Hirnhäute, Inzision (Trepanation), Exzision, Destruktion, 5-01
Hirnhäute, Rekonstruktion, 5-021
Hirnhäute, Stereotaktische Operationen, 5-014
Hirnhäuten, Inzision, 5-013
Hirnnerven, Injektion eines Medikamentes an extrakranielle Hirnnerven, zur Schmerztherapie, 8-913
Hirnnerven, Inzision, Resektion und Destruktion an intrakraniellen Anteilen, 5-017
hirnvenösen Sauerstoffsättigung, Monitoring, 8-923
HNO-Bereich, Untersuchungen, 1-24
Hochdurchsatz-Sequenzierungsverfahren, Analyse genetischer Veränderungen bei/in soliden bösartigen Neubildungen, 1-996
Hochdurchsatzverfahren, DNA-methylierungsspezifisch (Array- oder NGS-basiert), zur Analyse epigenetischer Veränderungen bei/in soliden bösartigen Neubildungen, 1-997
Hochvoltstrahlentherapie, 8-522
Hochvoltstrahlentherapie, Andere, 8-523
Hoden, Andere Operationen, 5-629
Hoden, Biopsie, durch Inzision, 1-565
Hoden, Exzision und Destruktion von erkranktem Gewebe, 5-621
Hoden, Inzision, 5-620
Hoden, Operationen, 5-62
Hoden, Rekonstruktion, 5-627
Hodenprothese, Implantation, Wechsel und Entfernung, 5-628
Hohlhand, Operationen an Faszien, 5-842
Hornhauttransplantation, 5-125
Hüftgelenk, Implantation einer Endoprothese, 5-820
Hüftgelenk, Revision, Wechsel und Entf. Endoprothese, 5-821
Hüftkopffraktur mit Osteosynthese, Offene Reposition, 5-799
Hüftkopffraktur, Offene Reposition einer Azetabulum- und, mit Osteosynthese, 5-799
Hybridtherapie, 5-98a
Hydrocele funiculi spermatici, Operative Behandlung, 5-630
Hydrocele testis, Operation, 5-611

Hyperbare Oxygenation [HBO], 8-721
hypertherme Extremitätenperfusion, Sondenmessung, 3-765
Hypertherme intraperitoneale Chemotherapie [HIPEC], 8-546
Hyperthermie, 8-60
Hyperthermie, Computergestützte Planung, 8-604
Hyperthermie, Interstitiell und intrakavitär, im Rahmen einer onkologischen Therapie, 8-603
Hyperthermie, lokoregional, onkologische Therapie, 8-600
Hypopharynx, Biopsie, durch Inzision, 1-547
Hypopharynx, Endosonographie, 3-050
Hypophyse und Corpus pineale, Biopsie, durch Inzision, 1-514
Hypophyse, Andere Operationen, 5-076
Hypophyse, Biopsie, durch Inzision und Trepanation von Schädelknochen, 1-51
Hypophyse, Exzision und Resektion erkranktes Gewebe, 5-075
Hypophyse, Stereotaktische Biopsie, 1-515
Hypospadie, Plastische Rekonstruktion bei männlicher, 5-645
Hypothermie, 8-60
Hypothermiebehandlung, 8-607
Hysterektomie, Uterusexstirpation, 5-683
Hysterosalpingographie, 3-13h
Hysterosalpingoskopie, Diagnostisch, 1-673
Hysteroskopie, Diagnostisch, 1-672
Hysterotomie, Inzision des Uterus, 5-680
(Ileo-)Koloskopie durch motorisierte Spiral-Endoskopie, 1-658
(Ileo-)Koloskopie durch Push-and-pull-back-Technik, 1-657
Immobilisation, mit Gipsverband, 8-31
Immunmodulatoren, Instillation, 8-541
Immuntherapie, 8-54
Immuntherapie, Andere, 8-547
immunzytochemische Detektion, Tumorzellen, 1-993
Impedanztomographie, elektrisch, 3-903
Implantat, Art, 5-930
Implantation, alloplastischer Knochenersatz, 5-785
Implantation, Endoprothese Gelenke obere Extremität, 5-824
Implantation, Endoprothese Gelenke untere Extremität, 5-826
Implantation, Endoprothese Hüftgelenk, 5-820
Implantation, Endoprothese Kniegelenk, 5-822
Implantation, Herzschrittmacher und Defibrillator, 5-377
Implantation, herzunterstützendes System, offen chirurgisch, 5-376
Implantation, Hodenprothese, 5-628
Implantation, Katheterverweilsystem in Leberarterie und Pfortader (zur Chemotherapie), 5-506
Implantation, Knochenteilersatz und Knochentotalersatz, 5-828
Implantation, Stent-Prothesen, Endovaskulär, 5-38a
Implantation, Zahnes, Replantation, Transplantation, 5-235
Implantatversorgung, Rekonstruktion mit Gesichtsepithesen, 5-77a
implantierte Medikamentenpumpe zur Schmerztherapie, Wiederbefüllung, 8-91a
Indikation zur Transplantation, Medizinische Evaluation und Entscheidung über, 1-920
Infektiologisches Monitoring, 1-290
Infektion, multiresistenter Erreger, Komplexbehandlung, 8-987
Infektion, schwer, Chirurgische Komplexbehandlung, 8-989
Infertilität, Behandlung, 9-27
Infertilität, weibliche, Andere Behandlung, 9-278
Infusion, Volumenersatzmittel bei Neugeborenen, 8-811
Infusion, Volumenersatzmittel, (Plasma-)bestandteile, 8-81
Inhalationsanästhesie, 8-901
Injektion, Beendigung der Schwangerschaft, Intraamnial, 5-750
Injektion, Medikament, andere periphere Nerven, zur Schmerztherapie, 8-915
Injektion, Medikament, extrakranielle Hirnnerven, zur Schmerztherapie, 8-913
Injektion, Medikament, Gelenke der Wirbelsäule, zur Schmerztherapie, 8-917

Injektion, Medikament, Nervenwurzeln und wirbelsäulennahe Nerven, zur Schmerztherapie, 8-914
Injektion, Medikament, sympathisches Nervensystem, zur Schmerztherapie, 8-916
Injektion, Therapeutisch, 8-02
Injektion, Therapeutisch, 8-020
Inkorporationsmessung, 3-76
Innenohr, Andere Exzisionen, 5-205
Innenohr, Andere Operationen, 5-20
Innenohr, Andere Operationen, 5-209
Innenohr, Inzision und Destruktion, 5-208
Innere Drainage des Pankreas, 5-523
Innere und kombinierte Wendung ohne und mit Extraktion, 5-732
Insemination, Künstliche, 9-270
Instillation, zytotoxisches Material und Immunmodulatoren, 8-541
Instrumentarium, patientenindividuell hergestellt, 5-98d
instrumentelle Entbindung, 5-72
instrumentelle Entbindung, Andere, 5-729
Insufflation der Tubae uterinae, 5-667
Integrierte klinisch-psychosomatisch-psychotherapeutische Komplexbehandlung, 9-642
Integrierte pädaudiologische Komplexbehandlung, 9-312
Integrierte phoniatrisch-psychosomatische Komplexb., Störungen Sprache, Sprechen, Stimme, Schlucken, Hören, 9-311
Intensivbehandlung, Erwachsene, 9-61
Patienten mit 1 Merkmal, 9-617
Patienten mit 2 Merkmalen, 9-618
Patienten mit 3 Merkmalen, 9-619
Patienten mit 4 Merkmalen, 9-61a
Patienten mit 5 und mehr Merkmalen, 9-61b
Intensivmedizinische Komplexbehandl. (Basisprozedur), 8-980
Intensivmedizinische Komplexbehandl. (Basisprozedur), aufwendig, 8-98f
Intensivmedizinische Komplexbehandlung, Kindesalter, 8-98d
Intensivmedizinische Komplexbehandlung, Sonstige multimodale Komplexbehandlung, 8-98
intensivmedizinische Überwachung und Behandlung, multimodal, bei neuromuskulären Erkrankungen, 8-97b
intensivmedizinische Überwachung und Behandlung, multimodal, bei zerebrovaskulären Vasospasmen, 8-97a
Intensivüberwachung, Intensivmedizinische Komplexbehandlung (Basisprozedur), 8-980
Intensivüberwachung, Sonstige multimodale Komplexbeh., 8-98
Interfaszikuläre Naht, Nerv und Nervenplexus, mit Transplantation und Transposition, 5-055
Interfaszikuläre Naht, Nerv und Nervenplexus, mit Transplantation, 5-049
Interfaszikuläre Naht, Nerv und Nervenplexus, mit Transposition, primär, 5-051
Interfaszikuläre Naht, Nerv und Nervenplexus, mit Transposition, sekundär, 5-053
Interfaszikuläre Naht, Nerv und Nervenplexus, primär, 5-045
Interfaszikuläre Naht, Nerv und Nervenplexus, sekundär, 5-047
Interne Harnableitung über den Darm, 5-567
Interposition, Aorta, Resektion und Ersatz, 5-384
Interposition, Blutgefäße, Resektion und Ersatz, 5-383
Interstitielle und intrakavitäre Hyperthermie, 8-603
Intestinoskopie, Diagnostische, 1-636
Intraabdominale Manipulation am Darm, 5-468
Intraabdominale Organe, andere, Biopsie, durch Inzision, 1-585
Intraamniale Injektion, Beendigung Schwangerschaft, 5-750
Intraaortale Ballonpumpe, Dauer der Behandlung mit einem herzunterstützenden System, 8-83a
Intrakapsuläre Extraktion der Linse, 5-143
Intrakranielle Blutgefäße, Anlegen eines Bypasses und Transposition, 5-027
Intrakranielle Blutgefäße, Inzision, Exzision, Destruktion und Verschluß, 5-025
Intrakranielle Blutgefäße, Rekonstruktion, 5-026

Intrakranielle Gefäße, Arteriographie, 3-600
Intrakranielle Gefäße, Phlebographie, 3-610
Intrakranielle Nerven, Mikrovaskuläre Dekompression, 5-018
Intrakranieller Hohlraum, Diagnostische Punktion und Aspiration, 1-841
Intrakranielles Gewebe, Biopsie, durch Inzision und Trepanation von Schädelknochen, 1-510
Intrakranielles Gewebe, Exzision und Destruktion von erkranktem, 5-015
Intrakranielles Gewebe, perkutane Biopsie, mit Steuerung durch bildgebende Verfahren, 1-401
Intrakranielles Gewebe, Stereotaktische Biopsie, 1-511
intraoperativ, Blutflussmessung in Gefäßen, 5-98e
Intraoperativ, Diagnostische Endoskopie, 1-69
Intraoperativ, invasive Epilepsiediagnostik, 1-212
Intraoperativ, neurophysiologisches Monitoring, 8-925
Intraperitonealer Embryo, Entfernung, 5-743
Intraspinale Blutgefäße, Operationen, 5-037
Intraspinales Gewebe, Biopsie, durch Inzision, 1-512
Intraspinales Gewebe, perkutane (Nadel-)Biopsie, 1-404
Intratubärer Gametentransfer (GIFT), Follikelpunktion und Ovumaspiration, 9-271
Intrauterine Operation, Fetus, Andere, 5-755
Intrauterine Therapie, Fetus, 5-754
intrauteriner Fremdkörper, Entfernung, 5-691
Intravenöse Anästhesie, 8-900
Intravenöse Applikation von Medikamenten über das Gefäßsystem bei Kindern und Jugendlichen, 8-01a
Intubation mit Doppellumentubus, 8-704
Intubation, Einfache endotracheale, 8-701
Invasive Funktionsdiagnostik, Nervensystem, 1-203
Invasive intraoperative Epilepsiediagnostik, 1-212
Invasive Video-EEG-Intensivdiagnostik bei Epilepsie, 1-211
Invasive, intraoperative, Epilepsiediagnostik, 1-212
Invasives neurologisches Monitoring, 8-924
Inversio uteri, Manuelle postpartale Korrektur, 8-516
In-vitro-Bestimmung Genexpressionsprofil mittels RNA bei Zustand nach Transplantation, 1-994
In-vitro-Fertilisation (IVF) und Embryotransfer, 9-272
Inzision, Augenlid, 5-090
Inzision, äußeres Ohr, 5-180
Inzision, Bauchwand, 5-540
Inzision, Blutgefäße, 5-38
Inzision, Blutgefäße, Embolektomie und Thrombektomie, 5-380
Inzision, Blutgefäße, intrakraniell, 5-025
Inzision, Bronchus, 5-330
Inzision, Brustwand und Pleura, 5-340
Inzision, Darm, 5-450
Inzision, Drainage im Mund-, Kiefer- und Gesichtsbereich, Äußere, 5-270
Inzision, Drainage pharyngealer oder parapharyngealer Abszesses, Transoral, 5-280
Inzision, Dünn- und Dickdarm, 5-45
Inzision, Gaumen, 5-271
Inzision, Gehirn und Hirnhäute, 5-013
Inzision, Gesichtsschädelknochen, 5-770
Inzision, Harnblase, (erkranktes) Gewebe, transurethral, 5-573
Inzision, Haut und Unterhaut bei Verbrennungen und Verätzungen, 5-920
Inzision, Haut und Unterhaut, Andere, 5-892
Inzision, Hirnnerven und Ganglien, intrakranielle Anteile, 5-017
Inzision, Hoden, 5-620
Inzision, Innenohr, 5-208
Inzision, Knochen, septisch und aseptisch, 5-780
Inzision, Kornea, 5-121
Inzision, Larynx und andere Inzisionen, Trachea, 5-313
Inzision, Larynx, 5-313
Inzision, Leber, 5-500
Inzision, Liquorsystem, 5-022

Inzision, Lunge, 5-331
Inzision, Lymphknoten und Lymphgefäße, 5-400
Inzision, Magen, 5-43
Inzision, Magen, Andere, 5-439
Inzision, Mamma, 5-881
Inzision, Mediastinum, 5-341
Inzision, Milz, 5-412
Inzision, Mundhöhle, 5-273
Inzision, Muskel, Sehne und Faszie, 5-850
Inzision, Nase, 5-211
Inzision, Nerven, 5-040
Inzision, Ösophagus, 5-420
Inzision, Ovar, 5-650
Inzision, Pankreas, 5-520
Inzision, Perianalregion, Gewebe, 5-490
Inzision, periprostatisches Gewebe, 5-607
Inzision, perivesikales Gewebe, 5-591
Inzision, Prostata, 5-600
Inzision, Rektum, 5-480
Inzision, retroperitoneales Gewebe, 5-590
Inzision, Rückenmark und Rückenmarkhäute, 5-034
Inzision, Schädel, Gehirn und Hirnhäute, 5-01
Inzision, Schädelknochen, 5-012
Inzision, Schilddrüse, 5-060
Inzision, Sinus pilonidalis, 5-891
Inzision, Skrotum und Tunica vaginalis testis, 5-610
Inzision, Speicheldrüse, 5-260
Inzision, Speicheldrüsenausführungsgang, 5-260
Inzision, Spinalkanal, 5-033
Inzision, Trachea, andere, 5-313
Inzision, Tränendrüse, 5-080
Inzision, Tränensack und sonstige Tränenwege, 5-084
Inzision, Ureterostium, 5-561
Inzision, Urethra, Gewebe, Transurethrale, 5-585
Inzision, Uterus [Hysterotomie], 5-680
Inzision, Uterus, 5-68
Inzision, Uterus, Andere, 5-689
Inzision, Vagina, 5-701
Inzision, Vulva, 5-710
Inzision, Warzenfortsatz und Mittelohr, 5-202
Inzision, Wirbelsäule, 5-830
Inzision, Zahnfleisch und Osteotomie, Alveolar-kamm, 5-240
Inzision, Zunge, erkranktes Gewebe, 5-250
Iridektomie, Andere, 5-136
Iridotomie, 5-136
Iris, Andere Operationen, 5-137
Iris, Andere Operationen, 5-139
Iris, Exzision und Destruktion von erkranktem Gewebe, 5-135
Iris, Operationen, 5-13
Irrigation, Transanal, 8-126
Isolierte Extremitätenperfusion, 8-859
Isolierte Extremitätenperfusion, Sondenmessung, 3-765
IVF, In-vitro-Fertilisation, 9-272
Jejunoskopie, diagnostisch, 1-635
Jejunostomiekatheter, Wechsel und Entfernung, 8-124
Kalkaneus, Offene Reposition einer Fraktur, 5-797
Kalotte, Schädeleröffnung über, 5-010
Kammerwasserzirkulation, Senkung Augeninnendruck durch Verbesserung, 5-133
Kanthus, Operationen, 5-092
Kanüle, Offen chirurgische Implantation und Entfernung, für die Anwendung eines extrakorporalen (herz- und) lungen- unterstützenden Systems mit Gasaustausch, 5-37b
Kanüleneinlage, Andere Formen, 8-14
Kapselbandapparat, andere Gelenke, Offen chirurgische Refixation, 5-807
Kapselbandapparat, Kniegelenk, Arthroskopische Refixation und Plastik, 5-813

Kapselbandapparat, Kniegelenk, Offen chirurgische Refixation und Naht, 5-802
Kapselbandapparat, oberes Sprunggelenk, Offen chirurgische Refixation und Plastik, 5-806
Kapselbandapparat, Schultergelenk, Arthroskopische Refixation und Plastik, 5-814
Kapselbandapparat, Schultergelenk, Offen chirurgische Refixation und Plastik, 5-805
Kapselendoskopie, Dünndarm, 1-63a
Kapselendoskopie, Kolon, 1-656
Kapsulotomie der Linse, 5-142
Kardiale Reanimation, 8-771
Kardiales Mapping, 1-268
kardiologische Telemetrie, funkgesteuert, 8-933
Kardiopulmonale Reanimation, 8-771
Kardiorespiratorische Polygraphie, 1-791
Kardiotomie, Perikardiotomie, 5-370
Kardioversion, Externe elektrische Defibrillation Herzrhythmus, 8-640
Katheter, A. pulmonalis, 8-832
Katheter, periphere Gefäße, 8-831
Katheter, suprapubischer, Wechsel und Entfernung, 8-133
Katheter, zentralvenöse Gefäße, 8-831
kathetergestützt, elektrophysiologische Untersuchung Herz, 1-265
Katheterisierung, Andere therapeutische, 8-149
Katheterisierung, Andere therapeutische, Herz u. Blutgefäße, 8-839
Katheterisierung, therapeutisch, Andere Formen, 8-14
Katheterisierung, Therapeutisch, in Gefäße, 8-83
Katheteruntersuchung, diagnostisch, Herz und Kreislauf, 1-27
Katheteruntersuchung, Rechtsherz, 1-273
Katheteruntersuchung, transarteriell, Linksherz, 1-275
Katheteruntersuchung, transseptal, Linksherz, 1-274
Katheterverweilsystem, Leberarterie und Pfortader (zur Chemotherapie), Implantation, Wechsel und Entfernung, 5-506
Kavernosographie, 3-615
Keilbeinhöhle, Operation, 5-222
Keratoplastik, Kornea, Refraktiv, 5-126
Keratoprothetik, 5-125
Kiefer, Exzision odontogene pathologische Veränderung, 5-243
Kiefer, Operationen, 5-24
Kiefergelenk, Andere Operationen, 5-779
Kiefergelenk, Arthroplastik, 5-773
Kieferhöhle, Operationen, 5-221
Kieferknochen, Knochentransplantation und -transposition, 5-77b
Kiemengangsreste, Operationen, 5-291
Kirschner-Draht, Extension durch Knochendrahtung, 8-401
Klammernahtgerät, 5-98c
Klappen, Herz und herznahe Gefäße, Operationen, 5-35
Klappenanomalien, Herz, Operationen bei kongenitalen, 5-358
Klassische Sectio caesarea, 5-740
Kleines Becken, weiblich, Exenteration [Eviszeration], 5-687
Kleinkinder, Sonographie, komplex differenzialdiagn., 3-033
Klinische Untersuchung in Allgemeinanästhesie, 1-100
Klitoris, Operationen, 5-713
Kniegelenk, arthroskopische Entfernung, Bandersatz, 5-815
Kniegelenk, Arthroskopische Refixation und Plastik am Kapselbandapparat, 5-813
Kniegelenk, arthroskopischer Wechsel, Bandersatz, 5-815
Kniegelenk, Implantation einer Endoprothese, 5-822
Kniegelenk, Offen chirurgische Bandplastik, 5-803
Kniegelenk, Offen chirurgische Refixation und Naht am Kapselbandapparat, 5-802
Kniegelenk, Revision, Wechsel u. Entf. Endoprothese, 5-823
Knochen, Andere Operationen, 5-789
Knochen, Biopsie ohne Inzision, mit Steuerung durch bildgebende Verfahren, 1-481
Knochen, Biopsie, durch Inzision, 1-50
Knochen, Biopsie, durch Inzision, 1-503

Knochen, Biopsie, ohne Inzision, 1-48
Knochen, Offene Reposition einfache Fraktur, 5-795
Knochen, Offene Reposition Mehrfragment-Fraktur, 5-796
Knochen, Operationen an anderen, 5-78
Knochen, Perkutane (Nadel-)Biopsie, 1-480
Knochen, septisch und aseptisch, Inzision, 5-780
Knochen, Shavertechnik zur Abtragung, bei Operationen an Nase, Nasennebenhöhlen und Gesichtsschädelknochen, 5-98f
Knochendichtemessung (alle Verfahren), 3-900
Knochendrahtung, Extension durch, (Kirschner-Draht), 8-401
Knochenersatz, Endoprothetisch, 5-82
Knochenersatz, Implantation von alloplastischem, 5-785
Knochenersatz, Wirbelsäule, 5-835
Knochenersatzmaterial, Art, 5-931
Knochengewebe, Exzision und Resektion von erkranktem, 5-782
Knochengewebe, Wirbelsäule, Exzision von erkranktem, 5-832
Knochengewebe, Wirbelsäule, Inzision von erkranktem, 5-830
Knochenmark, Andere Operationen, 5-418
Knochenmark, Biopsie ohne Inzision, 1-424
Knochenmark, Entnahme hämatopoetische Stammzellen zur Transplantation, 5-410
Knochenmark, Operationen, 5-41
Knochenmarktransplantation, Transplantation von hämatopoetischen Stammzellen, 5-411
Knochennagelung, Extension durch, (Steinmann-Nagel), 8-400
Knochenteilersatz, Implantation, Revision, Wechsel und Entfernung, 5-828
Knochentotalersatz, Implantation, Revision, Wechsel und Entfernung, 5-828
Knochentransplantates, Entnahme, 5-783
Knochentransplantation, 5-784
Knochentransplantation, Gesichtsschädelknochen, 5-77b
Knochentransplantation, Kieferknochen, 5-77b
Knochentransposition, 5-784
Knochentransposition, Gesichtsschädelknochen, 5-77b
Knochentransposition, Kieferknochen, 5-77b
Kohärenztomographie, 3-300
Kohlenstoffionentherapie, 8-52b
Kolektomie und Proktokolektomie, (Totale), 5-456
Kolon, Biopsie, durch Inzision, 1-556
Kolon, Endosonographie, 3-057
Kolon, Kapselendoskopie, 1-656
Kolonkontrastuntersuchung, 3-13a
Koloskopie, diagnostisch, 1-650
Koloskopie, (Ileo-), motorisierte Spiral-Endoskopie, 1-658
Koloskopie, (Ileo-), Push-and-pull-back-Technik, 1-657
Kolporrhaphie und Beckenbodenplastik, vaginal, 5-704
Kolposkopie, diagnostisch, 1-671
Komplexbehandlung, akuter Schlaganfall, neurologisch, 8-981
Komplexbehandlung, andere neurologische, ak. Schlaganf., 8-98b
Komplexbehandlung, anthroposophisch-medizinisch, 8-975
Komplexbehandlung, Besiedlung oder Infektion mit multiresistenten isolationspflichtigen Erregern, 8-98g
Komplexbehandlung, chirurgisch, bei schweren Inf., 8-989
Komplexbehandlung, Diabetes mellitus, multimodal, 8-984
Komplexbehandlung, ernährungsmedizinisch, 8-98j
Komplexbehandlung, frührehabilitativ, 8-55
Komplexbehandlung, integriert klinisch-psychosomatisch-psychotherapeutisch, 9-642
Komplexbehandlung, Integriert pädaudiologisch, 9-312
Komplexbehandlung, intensivmed., 8-980
Komplexbehandlung, intensivmed., aufwendig, 8-98f
Komplexbehandlung, intensivmedizinisch, im Kindesalter, 8-98d
Komplexbehandlung, Liaisondienst, psychotherapeutisch, multimodal, 9-412
Komplexbehandlung, Mangelernährung, schwer, multimodal, 8-984
Komplexbehandlung, multimodal, kinder- und jugendrheumatologisch, 8-986

Komplexbehandlung, multimodal, 8-97
Komplexbehandlung, multimodal, Morbus Parkinson, 8-97d
Komplexbehandlung, multimodal, Sonstige, 8-98
Komplexbehandlung, multiresistente Erreger [MRE]; Besiedelung oder Infektion, 8-987
Komplexbehandlung, naturheilkundlich, 8-975
Komplexbehandlung, organische und funktionelle Störungen Sprache, Sprechen, Stimme, Schlucken, phoniatrisch, 9-310
Komplexbehandlung, palliativmed., 8-982
Komplexbehandlung, palliativmed., durch Palliativdienst 8-98h
Komplexbehandlung, palliativmed., spezialisiert, stationär 8-98e
Komplexbehandlung, präventiv familienzentriert multimodal bei Frühgeborenen, Neugeborenen und Säuglingen, 9-502
Komplexbehandlung, Querschnittlähmung, 8-976
Komplexbehandlung, rheumatologisch, multimodal, 8-983
Komplexbehandlung, speziell, Hand, 8-988
Komplexbehandlung, Störungen Sprache, Sprechen, Schlucken, Stimme, Hören, integriert phoniatrisch-psychosomatisch, 9-311
Komplexbehandlung, Stoffwechselerkrankung, angeboren, multimodal, 8-984
Komplexe Akutschmerzbehandlung, 8-919
Komplexe Diagnostik, 1-94
Komplexe Diagnostik, Spina bifida, 1-209
Komplexe Diagnostik, Verdacht auf Lungenerkrankungen bei Kindern und Jugendlichen, 1-942
Komplexe endokrinologische Funktionsuntersuchung, 1-797
Kongenitale Anomalien, Andere Operationen am Herzen, 5-359
Kongenitale Anomalien, Bewegungsapparat, Operationen bei anderen, 5-868
Kongenitale Anomalien, Fuß, Operationen, 5-867
Kongenitale Anomalien, Hand, Operationen, 5-848
Kongenitale Bauchwanddefekte, Verschluß, 5-537
Kongenitale Gefäßanomalien, Operationen, 5-357
Kongenitale Klappenanomalien, Herz, Operationen, 5-358
Kongenitale ösophagotrachealen Fistel, Versorgung, 5-428
Konisation der Cervix uteri, 5-671
Konjunktiva und Kornea, Biopsie ohne Inzision, 1-413
Konjunktiva, Andere Operationen, 5-119
Konjunktiva, Exzision und Destruktion von Gewebe, 5-112
Konjunktiva, Lösung von Adhäsionen, 5-114
Konjunktiva, Naht, 5-115
Konjunktiva, Operationen, 5-11
Konjunktiva, Operative Entfernung eines Fremdkörpers, 5-110
Konjunktivaplastik, 5-113
Konservierung von Organtransplantaten, Art, 5-939
Konstruktion, äußerer Gehörgang, 5-185
Konstruktion, Fixations- und Behandlungshilfen bei Strahlentherapie, 8-527
Konstruktion, Vagina, 5-705
Konstruktion, Vulva, 5-716
Kontrastmittel, Computertomographie [CT], 3-22
Kontrolle von Blutungen durch Tamponaden, 8-50
Konversion, Herzrhythmus, elektrisch, 8-64
Kopf-Hals-Tumore, Frührehabilitationsassessment, 1-775
Kopf-Hals-Tumore, Frührehabilitative Komplexbeh., 8-553
Kornea und Konjunktiva, Biopsie ohne Inzision, 1-413
Kornea, Andere Operationen, 5-129
Kornea, Exzision und Destruktion von Gewebe, 5-123
Kornea, Inzision, 5-121
Kornea, Naht, 5-124
Kornea, Operationen, 5-12
Kornea, Operative Entfernung eines Fremdkörpers, 5-120
Kornea, Refraktive Keratoplastik und Rekonstruktion, 5-126
Koronararterien, Desobliteration (Endarteriektomie), 5-360
Koronargefäße, Andere Operationen, 5-369
Koronargefäße, Anwendung mechanisches Anastomosensystem bei Operationen, 5-364
Koronargefäße, Operationen, 5-36
Koronargefäße, Perkutan-transluminale Gefäßintervention, 8-837

Koronargefäße, Perkutan-transluminale Gefäßintervention, andere, Herz und Koronargefäße, 8-837
Körper, PET/CT, ganzer Körper, 3-753
Körperstamm, PET/CT, gesamter Körperstamm, 3-752
Körperstamm, PET/CT, und Kopf, 3-754
Korporal, Sectio caesarea, 5-741
Korrektur abstehender Ohren, plastisch, 5-184
Korrektur, Forcierte, von Adhäsionen und Deformitäten, 8-21
Korrektur, Herzschrittmacher und Defibrillator, 5-378
Korrektur, Manuelle postpartale, einer Inversio uteri, 8-516
Korrekturoperation bei Blepharoptosis, 5-094
Korrekturoperation bei Entropium und Ektropium, 5-093
Korrekturosteotomie, 5-781
Kraniektomie, Schädelknochen, 5-012
Kranioplastik, 5-020
Kraniotomie, Schädelknochen, 5-012
kraniozervikaler Übergang, Zugang, 5-030
Kreiselpumpe, Dauer der Behandlung mit herzunterstützendem System, 8-83a
Kreislauf, Monitoring, 8-93
Kriseninterventionelle Behandlung, 9-641
Kryptorchismus, Exploration bei, 5-625
Kuldoskopie, Diagnostische Endoskopie Douglasraum, 1-696
Kuldotomie, 5-700
Künstliche Fruchtblasensprengung [Amniotomie], 5-730
Künstliche Insemination, 9-270
Kürettage [Abrasio uteri], therapeutisch, 5-690
Kürettage zur Beendigung der Schwangerschaft, 5-751
Kurzzeitbehandlung, schmerztherapeutisch, multimodal, interdisziplinär, 8-91b
Kutane Harnableitung durch Ureterokutaneostomie, 5-564
Kutane Harnableitung mit Darminterponat, 5-565
Kutane Harnableitung, mit Darmreservoir, 5-566
Kyphose, 5-837
Labrum acetabulare, Arthroskopische Operation, 5-816
Labrum acetabulare, Offen chirurgische Operationen, 5-80a
Lagerungsbehandlung, 8-39
Laparoschisis, Verschluß kongenitaler Bauchwanddefekte, 5-537
Laparoskopie, diagnostisch, (Peritoneoskopie), 1-694
Laparoskopische Sonographie, Bauchhöhle, 3-059
Laparotomie und Eröffnung des Retroperitoneums, 5-541
Lappen an Muskeln und Faszien, Plast. Rekonstruktion, 5-857
Lappenplastik, Haut und Unterhaut, bei Verbrennungen und Verätzungen, Empfängerstelle, 5-925
Lappenplastik, Haut und Unterhaut, bei Verbrennungen und Verätzungen, Entnahmestelle, 5-924
Lappenplastik, Haut und Unterhaut, bei Verbrennungen und Verätzungen, lokal, 5-926
Lappenplastik, Haut und Unterhaut, Empfängerstelle, 5-905
Lappenplastik, Haut und Unterhaut, Entnahmestelle, 5-904
Lappenplastik, Haut und Unterhaut, lokal, 5-903
Laryngektomie, 5-303
Laryngektomie, Andere partielle, 5-302
Laryngoskopie, Diagnostische, 1-610
Larynx, Andere Operationen, 5-319
Larynx, Andere partielle Laryngektomie, 5-302
Larynx, Biopsie ohne Inzision, 1-421
Larynx, Biopsie, durch Inzision, 1-549
Larynx, Exzision und Destruktion erkranktes Gewebe, 5-300
Larynx, Exzision und Resektion, 5-30
Larynx, Inzision, 5-313
Larynx, Mund, Mundhöhle, Pharynx und blutbildenden Organen, Biopsie ohne Inzision, 1-42
Larynx, Rekonstruktion, 5-315
Larynx, Operationen, andere, 5-31
Larynx, Zusatzinformationen Operation, 5-31a
Larynxverengende Eingriffe, 5-310
laserbasierte Verfahren, optisch, 3-30
Laserscanning, 3D-Oberflächenvermessung, 5-302

Lasertechnik, 5-985
Laterale Mittelgesichtsfraktur, Reposition, 5-760
Lavage, Spülung, 8-17
Lavage, Therapeutische Spülung, Auge, 8-170
Lavage, Therapeutische Spülung, Lunge, 8-173
Lavage, Therapeutische Spülung, Nasennebenhöhlen, 8-172
Lavage, Therapeutische Spülung, Ohr, 8-171
Leber (atypische Leberresektion), Lokale Exzision und Destruktion von erkranktem Gewebe, 5-501
Leber, Andere Operationen, 5-509
Leber, Biopsie, durch Inzision, 1-551
Leber, Diagnostische perkutane Punktion und Aspiration, 1-845
Leber, Inzision, 5-500
Leber, Magnetresonanztomographie, 3-846
Leber, Operationen, 5-50
Leber, Rekonstruktion, 5-505
Leberarterie, Implantation, Wechsel und Entfernung eines Katheterverweilsystems, zur Chemotherapie, 5-506
Leberdialyse, Extrakorporale Leberersatztherapie, 8-858
Leberersatztherapie, Extrakorporale, [Leberdialyse], 8-858
Leberfunktionstest, mit intravenöser Applikation eines C13-markierten Substrates, 1-762
Leberresektion, Anatomische (typische), 5-502
Leberresektion, Lokale Exzision und Destruktion von erkranktem Gewebe der Leber, atypische, 5-501
Leberteilresektion und Hepatektomie (zur Transplantation), 5-503
Lebertransplantation, 5-504
Lendenwirbelsäule, Extension, 8-412
Lendenwirbelsäule, Zugang, 5-032
Lenograstim, parenteral, 8-01§
Leukozyten, Transfusion, 8-802
Liaisondienst, Multimodale psychotherap. Komplexbeh., 9-412
Lichttherapie, 8-560
Lidverlängerung, Vertikale, 5-098
Ligamente des Uterus, Ovar und Tuba(e) uterina(e), Biopsie, durch Inzision, 1-570
Ligatur und Resektion des Ductus deferens, Destruktion, 5-636
Ligatur und Teilverschluß der Vena cava, 5-387
Linksherz-Katheteruntersuchung, transarteriell, 1-275
Linksherz-Katheteruntersuchung, transseptal, 1-274
Links-Rechts-Shunt, Shuntoperationen zwischen großem und kleinem Kreislauf, 5-390
Linse, alloplastisch, Einführung und Wechsel, 5-146
Linse, Andere Operationen, 5-149
Linse, Extrakapsuläre Extraktion, 5-144
Linse, Intrakapsuläre Extraktion, 5-143
Linse, Kapsulotomie, 5-142
Linse, Operationen, 5-14
Linse, Revision und Entfernung einer alloplastischen, 5-147
Linsenextraktionen, Andere, 5-145
Lipoproteinapherese, 8-822
Lippe und Mundwinkel, Plastische Operation, 5-908
Lippen-Kieferspalte, Plastische Rekonstruktion, 5-276
Lippenspalte, Plastische Rekonstruktion, 5-276
Liquorableitungen, Revision und Entfernung, 5-024
Liquorräumen, Szintigraphie, 3-700
Liquorshuntes [Shunt-Implantation], Anlegen, 5-023
Liquorsystem, Inzision, 5-022
Liquorsystem, Operationen am spinalen, 5-038
Liquorsystem, Untersuchung, 1-204
Lobektomie und Bilobektomie der Lunge, Einfache, 5-324
Lobektomie, der Lunge, erweitert, 5-325
Lokale Exzision und Destruktion, Dickdarm, 5-452
Lokale Exzision und Destruktion, Dünndarm, 5-451
Lokale Exzision und Destruktion, Leber, 5-501
Lokale Exzision und Destruktion, Magen, 5-433
Lokale Exzision und Destruktion, Ösophagus, 5-422
Lokale Exzision, Ovarialgewebe, 5-651
Lokale Exzision, Pankreas, 5-521
Lokale Exzision, Penis, 5-641
Lokale Exzision, Vagina und Douglasraum, 5-702
Lokale Exzision, Haut und Unterhaut, 5-894
Lokale Lappenplastik, Haut und Unterhaut, 5-903
Lokale Lappenplastik, Haut und Unterhaut, bei Verbrennungen und Verätzungen, 5-926
Lokalisationsdiagnostik, Ganzkörper-Szintigraphie, 3-70c
Lokoregionale Hyperthermie, Rahmen einer onkologischen Therapie, 8-600
Lunge, Adhäsiolyse, 5-333
Lunge, Andere Exzisionen, 5-329
Lunge, Andere Operationen, 5-33
Lunge, Einfache Lobektomie und Bilobektomie, 5-324
Lunge, Erweiterte Lobektomie und Bilobektomie, 5-325
Lunge, Exzision und Resektion, 5-32
Lunge, Inzision, 5-331
Lunge, Rekonstruktion, 5-334
Lunge, Segmentresektion, 5-323
Lunge, Single-Photon-Emissionscomputertomographie, 3-722
Lunge, Single-Photon-Emissionscomputertomographie, mit Computertomographie, 3-732
Lunge, Szintigraphie, 3-703
Lunge, Therapeutische Spülung (Lavage), 8-173
Lungenerkrankungen, Komplexe Diagnostik bei Verdacht auf Lungenerkrankungen bei Kindern und Jugendlichen, 1-943
Lungenresektion, Atypische, 5-322
Lungentransplantation, 5-335
Luxation, Reposition, 5-79
Lymphadenektomie, radikal (systematisch), im Rahmen anderer Operation, 5-407
Lymphadenektomie, Radikale zervikale, 5-403
Lymphadenektomie, regional, im Rahmen einer anderen Operation, 5-406
Lymphadenektomie, selbständiger Eingriff, Radikale (systematische), 5-404
Lymphadenektomie, selbständiger Eingriff, regional, 5-402
Lymphatische Neubildungen, 1-941
Lymphgefäße, Exzision einzelner, 5-401
Lymphgefäße, Inzision, 5-400
Lymphgefäßsystem, Andere Operationen, 5-408
Lymphgewebe, Operationen, 5-40
Lymphknoten, Biopsie, durch Inzision, 1-586
Lymphknoten, Exzision einzelner, 5-401
Lymphknoten, Inzision, 5-400
Lymphknoten, perkutane (Nadel-)Biopsie, 1-425
Lymphknoten, perkutane Biopsie, mit Steuerung durch bildgebende Verfahren, 1-426
Lymphknoten, Regionale Lymphadenektomie im Rahmen einer anderen Operation, 5-406
Lymphographie, 3-62
Lymphographie, Andere, 3-62-
Lymphographie, Extremität, 3-620
Lymphographie, Extremitäten, zwei, 3-621
Lymphsystems, Szintigraphie, 3-709
Magen, Andere Inzision, Exzision und Resektion, 5-439
Magen, Andere Operationen, 5-44, 5-449
Magen, Andere Rekonstruktion, 5-448
Magen, Biopsie, durch Inzision, 1-554
Magen, Endosonographie, 3-053
Magen, Inzision, Exzision und Resektion, 5-43
Magen, Lokale Exzision und Destruktion von erkranktem Gewebe, 5-433
Magen, pH-Metrie, 1-317
Magen, Weitere Operationen, 5-44a
Magenballon, endoskopisches Einlegen und Entfernung, 8-127
Magen-Darm-Passage, Projektionsradiographie, 3-13b
Magenresektion (2/3-Resektion), partiell, 5-435
Magenresektion (4/5-Resektion), subtotal, 5-436
Magenresektion, atypische partiell, 5-434

Alphabetisches Register unter anatomisch-funktionellen Gesichtspunkten

Magenresektion, Revision nach, 5-447
Magenspülung, 8-120
Magnetenzephalographie [MEG], 1-20b
magnetische Nanopartikel, Thermotherapie, 8-651
Magnetokardiographie, 1-269
Magnetresonanz-Arthrographie, 3-844
Magnetresonanz-Cholangiopankreatikographie [MRCP], 3-843
Magnetresonanz-Elastographie, 3-845
magnetresonanz-gesteuerter fokussierter Ultraschall, 8-660
Magnetresonanz-Myelographie, 3-841
Magnetresonanz-Sialographie, 3-842
Magnetresonanz-Spezialverfahren, andere, 3-84x
Magnetresonanztomographie, Abdomen, mit Kontrastm., 3-825
Magnetresonanztomographie, Abdomen, Nativ, 3-804
Magnetresonanztomographie, Andere native, 3-80x
Magnetresonanztomographie, Andere, mit Kontrastmittel, 3-82-
Magnetresonanztomographie, Becken, mit Kontrastmittel, 3-82a
Magnetresonanztomographie, Becken, nativ, 3-805
Magnetresonanztomographie, Fetus, mit Kontrastmittel, 3-82b
Magnetresonanztomographie, Fetus, nativ, 3-80b
Magnetresonanztomographie, Hals, mit Kontrastmittel, 3-821
Magnetresonanztomographie, Hals, nativ, 3-801
Magnetresonanztomographie, Herz, mit Kontrastmittel, 3-824
Magnetresonanztomographie, Herz, nativ, 3-803
Magnetresonanztomographie, Leber, 3-846
Magnetresonanztomographie, Mamma, mit Kontrastmittel, 3-827
Magnetresonanztomographie, Mamma, nativ, 3-807
Magnetresonanztomographie, mit Kontrastmittel, 3-82
Magnetresonanztomographie, Muskel-Skelettsystem, mit Kontrastmittel, 3-826
Magnetresonanztomographie, Muskel-Skelettsystem, nativ
Magnetresonanztomographie, nativ, 3-80
Magnetresonanztomographie, periphere Gefäße, mit Kontrastmittel, 3-828
Magnetresonanztomographie, periphere Gefäße, nativ, 3-808
Magnetresonanztomographie, Rückenmark, m. Kontrastm., 3-823
Magnetresonanztomographie, Rückenmark, nativ, 3-802
Magnetresonanztomographie, Schädel, mit Kontrastmittel, 3-820
Magnetresonanztomographie, Schädel, nativ, 3-800
Magnetresonanztomographie, Thorax, mit Kontrastmittel, 3-822
Magnetresonanztomographie, Thorax, nativ, 3-809
Magnetresonanztomographie, Wirbelsäule, mit Kontrastm., 3-823
Magnetresonanztomographie, Wirbelsäule, nativ, 3-802
Magnetresonanz-Ventrikulographie, 3-840
Magnetstimulation, navigiert transkraniell [nTMS], 1-20c
Magnetstimulation, repetitiv transkraniell [rTMS], 8-632
Mamma, Andere Operationen, 5-88
Mamma, Andere Operationen, 5 889
Mamma, Andere plastische Rekonstruktion, 5-886
Mamma, Biopsie, durch Inzision, 1-50
Mamma, Exzision und Resektion, 5-87
Mamma, Inzision, 5-881
Mamma, Magnetresonanztomographie, mit Kontrastmittel, 5-827
Mamma, Magnetresonanztomographie, nativ, 3-807
Mamma, Partielle (brusterhaltende) Exzision, 5-870
Mamma, Plastische Operationen zur Vergrößerung, 5-883
Mamma, Plastische Rekonstruktion, mit Haut- und Muskeltransplantation, 5-885
Mamma-PE, Biopsie der Mamma durch Inzision, 1-501
Mammareduktionsplastik, 5-884
Mammographie, 3-100
Mandibula, Partielle und totale Resektion, 5-772
Mandibula, Plastische Rekonstruktion und Augmentation, 5-775
Mangelernährung, schwer, Multimodale Komplexbehandlung, 8-984
Manipulation, Darm, intraabdominal, 5-468
Manipulation, Fetus oder Uterus, während der Gravidität oder direkt postpartal, 8-51
Manipulation, Fetus, vor der Geburt, 8-510

Manipulation, Harntrakt, 8-13
Manipulationen, Harnblase, 8-132
Manipulationen, Harntrakt, Andere, 8-139
Manipulationen, Verdauungstrakt, 8-12
Männliche Epispadie, plastische Rekonstruktion, 5-644
Männliche Genitalorgane, Biopsie durch Inzision, 1-56
Männliche Genitalorgane, Biopsie ohne Inzision, 1-46
Männliche Genitalorgane, Diagnostische perkutane Punktion und Aspiration, 1-847
Männliche Genitalorgane, Endosonographie, 3-05c
Männliche Genitalorgane, perkutane (Nadel-)Biopsie, 1-463
Männliche Genitalorgane, perkutane Biopsie mit Steuerung durch bildgebende Verfahren, 1-465
Männliche Genitalorgane, therapeutische perkutane Punktion, 8-156
Männliche Genitalorgane, transrektale Biopsie, mit Steuerung durch bildgebende Verfahren, 1-466
Männliche Genitalorgane, transrektale Biopsie, ohne Steuerung durch bildgebende Verfahren, 1-464
Männliche Hypospadie, plastische Rekonstruktion, 5-645
Männliches Perineum, Biopsie durch Inzision, 1-566
Manometrie, anorektal, 1-315
Manometrie, Gallen- und Pankreasgänge, 1-314
Manualhilfe, Partust, 8-515
Manuelle postpartale Korrektur, Inversio uteri, 8-516
Mapping, kardiales, 1-268
Marsupialisation, Pankreaszyste, 5-522
Maschinelle Beatmung, Anlegen einer Maske, 8-706
Maschinelle Beatmung, Erwachsene, 8-71
Maschinelle Beatmung, Kinder und Jugendliche, 8-712
Maschinelle Beatmung, häusliche Einstellung, 8-716
Maschinelle Beatmung, Maske oder Tubus, 8-71
Maschinelle Beatmung, Neugeborene, 8-711
Maschinelle Beatmung, Spezialverfahren bei schwerem Atemversagen, 8-714
Maske, Anlegen zur maschinellen Beatmung, 8-706
Maske, maschinelle Beatmung, 8-71
Maßnahmen, ablativ, bei Herzrhythmusstörungen, 8-835
Maßnahmen, ergänzende kommunikative, 9-51
Maßnahmen, geburtsbegleitend, 9-26
Maßnahmen, Reanimation, 8-77
Mastektomie, erweitert, und Thoraxwandteilresektion, 5-874
Mastektomie, modifiziert radikal, 5-872
Mastektomie, subkutan, 5-877
Mastektomieverfahren, hautsparend, 5-877
Mastoidektomie, 5-203
Materialien, Art des verwendeten Materials für Gewebeersatz und Gewebeverstärkung, 5-932
Materialien, Zusatzinformationen, 8-83b
Maxilla, plastische Rekonstruktion und Augmentation, 5-774
Meatotomie, Urethra, plastisch, 5-581
Mediastinoskopie, diagnostisch, 1-691
Mediastinum, Biopsie durch Inzision, 1-581
Mediastinum, Exzision und Destruktion erkrankstes Gewebe, 5-342
Mediastinum, Inzision, 5-341
Mediastinum, Operationen, 5-34
Medikamente, 8-01
Medikamente, Applikation über das Gefäßsystem bei Neugeborenen, 8-010
Medikamente, Intrathekale und intraventrikuläre Applikation ohne Medikamentenpumpen, 8-019
Medikamente, Teilstationäre intravenöse Applikation über das Gefäßsystem bei Kindern und Jugendlichen, 8-01a
Medikamente, Intrathekale und intraventrikuläre Applikation von Medikamenten durch Medikamentenpumpen, 8-011
Medikamentenpumpe, zur Schmerztherapie, 8-91a
Medizinische Evaluation zur Transplantation, 1-92
Medizinische Evaluation zur Transplantation, 1-920

Alphabetisches Register unter anatomisch-funktionellen Gesichtspunkten

Mehrfachfraktur, Reposition anderer kombinierter Mittelgesichtsfrakturen, 5-763
Mehrfachverletzung, Versorgung, 5-981
Mehrfragment-Fraktur, Gelenkbereich lange Röhrenknochen, offene Reposition, 5-794
Mehrfragment-Fraktur, kleine Knochen, offene Reposition, 5-796
Mehrfragment-Fraktur, Schaftbereich lange Röhrenknochen, offene Reposition, 5-792
Membran, zur Prophylaxe von Adhäsionen, 5-933
Membranoxygenation, extrakorporal (ECMO), 8-852
Menisken, arthroskopische Operation, Gelenkknorpel, 5-812
Menisken, offen chirurgische Operation, Gelenkknorpel, 5-801
Metabolische Funktionsuntersuchung, 1-76
Metatarsale und Phalangen des Fußes, Operationen, 5-788
mikrobiologisches Monitoring, 1-930
Mikrochirurgische Operationen am Mittelohr, Andere, 5-199
Mikrochirurgische Operationen, Mittelohr, 5-19
Mikrochirurgische Technik, 5-984
Mikrochirurgische Versorgung, Adhäsiolyse an Ovar und Tuba uterina, 5-658
Mikroskopie, konfokal, 3-301
Mikrovaskuläre Anastomosierung, Muskel, Sehne, Faszie, 5-858
Mikrovaskuläre Dekompression, intrakranielle Nerven, 5-018
Miktionszystourethrographie, 3-13e
Milchgänge, diagnostische Endoskopie, 1-682
Milz und Knochenmark, Operationen, 5-41
Milz, andere Operationen, 5-419
Milz, Inzision, 5-412
Milz, perkutane (Nadel-)Biopsie, 1-425
Milz, perkutane Biopsie, Steuerung d. bildgebende Verf., 1-426
Minimalassessment, geriatrisch, 1-770
Minimalinvasive Operation, Herzklappe, 5-35a
Minimalinvasive Technik, 5-986
Minimalinvasive Technik, Anlegen aortokoronarer Bypass, 5-362
Mißlungene vaginale operative Entbindung, 5-733
Mittelgesicht, Osteotomie zur Verlagerung, 5-777
Mittelgesichtsfraktur, Reposition einer lateralen, 5-760
Mittelgesichtsfraktur, Reposition einer zentralen, 5-761
Mittelgesichtsfraktur, Reposition einer zentrolateralen, 5-762
Mittelgesichtsfrakturen (Mehrfachfraktur), Reposition anderer kombinierter, 5-763
Mittelgradig komplexe und intensive Blockchemotherapie, 8-543
Mittelohr, andere Exzisionen, 5-205
Mittelohr, andere mikrochirurgische Operationen, 5-199
Mittelohr, Andere Operationen, 5-20
Mittelohr, andere Operationen, 5-209
Mittelohr, Inzision, 5-202
Mittelohr, mikrochirurgische Operationen, 5-19
Mittelohr, Rekonstruktion, 5-204
Molekularbiologisch-mikrobiologische Diagnostik, 1-931
Molekulares Monitoring der Resttumorlast [MRD], 1-991
Monitoring, Atmung, Herz und Kreislauf, 8-93
Monitoring, Atmung, Herz und Kreislauf, mit Messung Pulmonalarteriendruck, 8-932
Monitoring, Atmung, Herz und Kreislauf, mit Messung zentraler Venendruck, 8-931
Monitoring, Atmung, Herz und Kreislauf, ohne Messung Pulmonalarteriendruck und zentraler Venendruck, 8-930
Monitoring, EEG- (mindestens 2 Kanäle) für mehr als 24 h, 8-920
Monitoring, hirnvenöse Sauerstoffsättigung, 8-923
Monitoring, infektiologisch, 1-930
Monitoring, mikrobiologisch, 1-930
Monitoring, mittels evozierter Potentiale, 8-921
Monitoring, molekular, Resttumorlast [MRD], 1-991
Monitoring, neurologisch, 8-92
Monitoring, neurologisch, invasiv, 8-924
Monitoring, neurophysiologisch, intraoperativ, 8-925
Morbus Parkinson, Behandlung in der Spätphase mit Arzneimittelpumpen, 8-97e

Morbus Parkinson, multimodale Komplexbehandlung, 8-97d
Motivationsbehandlung Abhängigkeitskranker, 8-985
Moulagen, radioaktive, 8-526
MRT, Magnetresonanztomographie, mit Kontrastmittel, 3-82
MRT, Magnetresonanztomographie, nativ, 3-80
MRT-fähiger Herzschrittmacher, 5-934
Multimodale intensivmedizinische Überwachung und Behandlung bei neuromuskulären Erkrankungen, 8-97b
Multimodale intensivmedizinische Überwachung und Behandlung bei zerebrovaskulären Vasospasmen, 8-97a
Multimodale Komplexbehandlung, 8-97
Multimodale Komplexbehandlung, angeborene Stoffwechselerkrankung, 8-984
Multimodale Komplexbehandlung, Diabetes mellitus, 8-984
Multimodale Komplexbehandlung, kinder- und jugendrheumatologisch, 8-986
Multimodale Komplexbehandlung, Morbus Parkinson, 8-97d
Multimodale Komplexbehandlung, präventiv familienzentriert, Frühgeborene, Neugeborene, Säuglinge, 9-502
Multimodale Komplexbehandlung, psychotherapeutisch, im Liaisondienst, 9-412
Multimodale Komplexbehandlung, rheumatologisch, 8-983
Multimodale Komplexbehandlung, schwere Mangelernährung, 8-984
Multimodale Komplexbehandlung, Sonstige, 8-98
Multimodale Komplexbehandlung, Stoffwechselerkrankung, angeboren, 8-984
Multimodale Kurzzeitbehandlung, schmerztherapeutisch, interdisziplinär, 8-91b
Multimodale Schmerztherapie, interdisziplinär, 8-918
Multimodale Schmerztherapie, teilstationär interdisziplinär, 8-91c
Multimodale stationäre Behandlung Tabakentwöhnung, 9-501
Multipler Schlaflatenztest (MSLT), 1-795
multipler Wachbleibetest (MWT), 1-795
multiresistente Erreger [MRE], Komplexbehandlung, 8-987
Mund, andere Operationen, 5-27
Mund, Andere Operationen, 5-279
Mund, Biopsie an anderen Strukturen durch Inzision, 1-545
Mund, Biopsie durch Inzision, 1-54
Mund, Biopsie ohne Inzision, 1-420
Mundbereich, außere Inzision und Drainage, 5-270
Mundbodenplastik, 5-274
Mundbodens mit plastischer Rekonstruktion, Resektion, 5-277
Mundhöhle, Biopsie an anderen Strukturen durch Inzision, 1-545
Mundhöhle, Biopsie durch Inzision, 1-54
Mundhöhle, Biopsie ohne Inzision, 1-42
Mundhöhle, Biopsie ohne Inzision, 1-420
Mundhöhle, Endosonographie, 3-050
Mundhöhle, Inzision, Exzision und Destruktion, 5-273
Mundwinkel, plastische Operation an Lippe, 5-908
Muskel Weichteilen, Biopsie durch Inzision, 1-502
Muskel, Andere Operationen, 5-859
Muskel, Biopsie durch Inzision, 1-50
Muskel, Durchtrennung, 5-851
Muskel, Exzision, 5-852
Muskel, Hand, Operationen, 5-843
Muskel, Inzision, 5-850
Muskel, mikrovaskuläre Anastomosierung, Entnahme und Transplantation, 5-858
Muskel, Operationen, 5-85
Muskel, perkutane (Nadel-)Biopsie, 1-491
Muskel, perkutane Biopsie mit Steuerung durch bildgebende Verfahren, 1-492
Muskel, plastische Rekonstruktion mit lokalen Lappen, 5-857
Muskel, Rekonstruktion, 5-853
Muskel, Verbrennungen, Verätzungen, Wunddebridement, 5-922
Muskel-Skelett-System, Computertomographie mit Kontrastmittel, 3-227

Muskel-Skelettsystem, Magnetresonanztomographie mit Kontrastmittel, 3-826
Muskel-Skelettsystem, native Computertomographie, 3-205
Muskel-Skelettsystem, native Magnetresonanztomogr., 3-806
Muskel-Skelettsystem, Szintigraphie, 3-705
Muskeltransplantation, plastische Rekonstruktion der Mamma mit Haut, 5-885
Myelographie, 3-130
Myeloische Neubildungen, 1-941
Myopexie, Chirurgie der Abrollstrecke (Faden-Operation), 5-10c
Myringoplastik [Tympanoplastik Typ I], 5-194
Myringotomie, Parazentese, 5-200
Nadeln, Anzahl, zur Destruktion, 5-98h
Nagelorgan, Operationen, 5-898
Nahrung und Medikamenten, 8-01
Naht, Augenlid, 5-095
Naht, Blutgefäße, 5-388
Naht, Episiotomie, 5-738
Naht, Kapselbandapparat Kniegelenk, offen chirurgische Refixation, 5-802
Naht, Konjunktiva, 5-115
Naht, Kornea, 5-124
Naht, Nerven und Nervenplexus, mit Transplantation und Transposition, epineural, 5-054
Naht, Nerven und Nervenplexus, mit Transplantation und Transposition, interfaszikulär, 5-055
Naht, Nerven und Nervenplexus, mit Transplantation, epineural, 5-048
Naht, Nerven und Nervenplexus, mit Transplantation, interfaszikulär, 5-049
Naht, Nerven und Nervenplexus, mit Transposition, primär, epineural, 5-050
Naht, Nerven und Nervenplexus, mit Transposition, primär, interfaszikulär, 5-051
Naht, Nerven und Nervenplexus, mit Transposition, sekundär, epineural, 5-052
Naht, Nerven und Nervenplexus, mit Transposition, sekundär, interfaszikulär, 5-053
Naht, Nerven und Nervenplexus, primär, epineural, 5-044
Naht, Nerven und Nervenplexus, primär, interfaszikulär, 5-045
Naht, Nerven und Nervenplexus, sekundär, epineural, 5-046
Naht, Nerven und Nervenplexus, sekundär, interfaszikulär, 5-047
Naht, Sehnen und Sehnenscheide, andere Operationen, 5-855
Narbenhernie, Verschluß, 5-536
Nase, andere Operationen, 5-219
Nase, andere Teilen, Biopsie durch Inzision, 1-539
Nase, Biopsie durch Inzision, 1-53
Nase, Biopsie ohne Inzision, 1 41
Nase, Biopsie ohne Inzision, 1-414
Nase, Exzision und Destruktion von erkranktem Gewebe, 5-212
Nase, Inzision, 5-211
Nase, Operationen, 5-21
Nase, plastische Rekonstruktion der äußeren, 5-217
Nase, plastische Rekonstruktion, innere und äußeren, 5-218
Nase, Resektion, 5-213
Nase, Shavertechnik, Weichteil- und Knochenabtragung bei Operationen, 5-98f
Nasenblutung, operative Behandlung, 5-210
Nasenblutung, Tamponade, 8-500
Nasenfraktur, Reposition, 5-216
Naseninnenraum, Biopsie durch Inzision, 1-537
Nasenmuschel, Operationen an der unteren, 5-215
Nasennebenhöhlen, andere Operationen, 5-229
Nasennebenhöhlen, Biopsie durch Inzision, 1-538
Nasennebenhöhlen, Operationen an mehreren, 5-224
Nasennebenhöhlen, Operationen, 5-22
Nasennebenhöhlen, plastische Rekonstruktion, 5-225
Nasennebenhöhlen, Shavertechnik, Weichteil- und Knochen-abtragung bei Operationen, 5-98f

Nasennebenhöhlen, therapeutische Spülung (Lavage), 8-172
Nasennebenhöhlenpunktion, 5-220
Nasenseptum, submuköse Resektion und plastische Rekonstruktion, 5-214
Nasopharynx, Biopsie durch Inzision, 1-548
Nasopharynx, Operationen, 5-28
Native Computertomographie [CT], 3-20
Native Computertomographie, Abdomen, 3-207
Native Computertomographie, Becken, 3-206
Native Computertomographie, Hals, 3-201
Native Computertomographie, Herz, 3-204
Native Computertomographie, Muskel-Skelettsystem, 3-205
Native Computertomographie, periphere Gefäße, 3-208
Native Computertomographie, Schädel, 3-200
Native Computertomographie, Thorax, 3-202
Native Computertomographie, Wirbelsäule u. Rückenm., 3-203
Native Magnetresonanztomographie, Abdomen, 3-804
Native Magnetresonanztomographie, Becken, 3-805
Native Magnetresonanztomographie, Fetus, 3-80b
Native Magnetresonanztomographie, Hals, 3-801
Native Magnetresonanztomographie, Herz, 3-803
Native Magnetresonanztomographie, Mamma, 3-807
Native Magnetresonanztomographie, Muskel-Skeletts., 3-806
Native Magnetresonanztomographie, periphere Gefäße, 3-808
Native Magnetresonanztomographie, Rückenmark, 3-802
Native Magnetresonanztomographie, Schädel, 3-800
Native Magnetresonanztomographie, Thorax, 3-809
Native Magnetresonanztomographie, Wirbelsäule, 3-802
Naturheilkundliche Komplexbehandlung, 8-975
Navigationssystem, Anwendung, 5-988
Navigationssystem, Anwendung, 8-990
Nebenniere, andere Operationen, 5-073
Nebenniere, Biopsie durch Inzision, 1-584
Nebenniere, Exploration der Umgebung, 5-070
Nebenschilddrüsen, Andere Operationen, 5-069
Nebenschilddrüsen, Operationen durch Sternotomie, 5-068
Nebenschilddrüsen, Operationen, 5-06
Nebenschilddrüsen,Biopsie durch Inzision, 1-582
Nebenschilddrüsenresektion, partiell, 5-066
Neck dissection, radikale zervikale Lymphadenektomie, 5-403
Nephrektomie, 5-554
Nephrostomie, offen chirurgisch, 5-551
Nephrostomie, Steinentfernung und Pyeloplastik, perkutantransrenale Nephrotomie, 5-550
Nephrostomiekatheter, Wechsel, Entfernung, Einlegen 8-138
Nephrotomie, offen chirurgisch, 5-551
Nephrotomie, perkutan-transrenal, 5-550
Nerven, Andere Operationen, 5-05
Nerven, Andere Operationen, 5-059
Nerven, andere Rekonstruktion, 5-058
Nerven, Destruktion, 5-04c
Nerven, Exzision, 5-041
Nerven, Injektion Medikament zur Schmerztherapie, 8-915
Nerven, intrakraniell, mikrovaskuläre Dekompression, 5-018
Nerven, Inzision, 5-040
Nerven, Neurolyse, Dekompression, 5-056
Nerven, Operationen, 5-04
Nerven, periphere, Biopsie durch Inzision, 1-513
Nerven, primär, epineurale Naht, 5-044
Nerven, primär, interfaszikuläre Naht, 5-045
Nerven, sekundär, epineurale Naht, 5-046
Nerven, sekundär, interfaszikuläre Naht, 5-047
Nerven, Transplantation u. Transposition, epineurale Naht, 5-054
Nerven, Transplantation, epineurale Naht, 5-048
Nerven, Transplantation, Exzision, 5-042
Nerven, Transplantation, interfaszikuläre Naht, 5-049
Nerven, Transposition, Neurolyse und Dekompression, 5-057
Nerven, Transposition, primär, epineurale Naht, 5-050
Nerven, Transposition, sekundär, epineurale Naht, 5-052

Nerven, Transposition, sekundär, interfaszikuläre Naht, 5-053
Nervenganglien, Andere Operationen, 5-05
Nervenganglien, Operationen, 5-04
Nervengewebe, Hypophyse, Corpus pineale, Biopsie durch Inzision und Trepanation von Schädelknochen, 1-51
Nervenplexus, andere Rekonstruktion, 5-058
Nervenplexus, primär, epineurale Naht, 5-044
Nervenplexus, primär, interfaszikuläre Naht, 5-045
Nervenplexus, sekundär, epineurale Naht, 5-046
Nervenplexus, sekundär, interfaszikuläre Naht, 5-047
Nervenplexus, Transplantation, Interfaszikuläre Naht, 5-055
Nervenplexus, Transplantation, epineurale Naht, 5-048
Nervenplexus, Transplantation, interfaszikuläre Naht, 5-049
Nervenplexus, Transplantation, Transpos., epineurale Naht, 5-054
Nervenplexus, Transposition, primär, epineurale Naht, 5-050
Nervenplexus, Transposition, primär, interfaszikuläre Naht, 5-051
Nervenplexus, Transposition, sekundär epineurale Naht, 5-052
Nervenplexus, Transposition, sekundär, interfasz. Naht, 5-053
Nervensystem, Biopsie ohne Inzision, 1-40
Nervensystem, Elektrostimulation, 8-63
Nervensystem, invasive Funktionsdiagnostik, 1-203
Nervensystem, sympathisch, Injektion eines Medikamentes zur Schmerztherapie, 8-916
Nervenwurzel, Injektion Medikament zur Schmerztherapie, 8-914
Netzhaut, andere Operationen zur Fixation, 5-154
Netzhaut, Fixation durch eindellende Operationen, 5-152
Neubildungen, lymphatisch, Komplexe Diagnostik, 1-941
Neubildungen, myeloisch, Komplexe Diagnostik, 1-941
Neubildungen, solide bösartig, DNA-methylierungsspezifische Hochdurchsatzverfahren (Array- oder NGS-basiert) zur Analyse epigenetischer Veränderungen, 1-997
Neugeborene, Atemunterstützung, 8-711
Neugeborene, Basisdiagnostik unklarer Symptomkomplex, 1-944
Neugeborene, Infusion von Volumenersatzmitteln, 8-811
Neugeborene, präventive familienzentrierte multimodale Komplexbehandlung, 9-502
Neugeborene, maschinelle Beatmung, 8-711
Neugeborene, postnatale Versorgung, 9-262
Neugeborene, Sauerstoffzufuhr, 8-720
Neugeborene, Sonographie, komplex differenzialdiagn., 3-033
neurochirurgisch-neurologisch, Frührehabilitation, 8-552
Neurographie, 1-206
Neurologische Komplexbehandlung akuter Schlaganfall, 8-981
Neurologische Komplexbehandlung akuter Schlaganfall, andere, 8-98b
Neurologische Untersuchungen, 1-20
Neurologisches Monitoring, 8-92
Neurologisches Monitoring, invasiv, 8-924
Neurologisch-neurochirurgische Frührehabilitation, 8-552
Neurolyse und Dekompression, mit Transposition, 5-057
Neurolyse und Dekompression, Nerven, 5-056
Neuromuskulären Erkrankungen, multimodale intensivmedizinische Überwachung und Behandlung, 8-97b
Neuropädiatrische Diagnostik, komplex, 1-942
Neuropädiatrische Therapie, 9-403
Neurophysiologische Untersuchungen, andere, 1-20
Neurophysiologisches Monitoring, intraoperativ, 8-925
Neuropsychologische Diagnostik, 1-901
Neuropsychologische Therapie, 9-40
Neuropsychologische Therapie, 9-404
Neuropsychologische Untersuchung, 1-90
Neurostimulation, 8-631
NGS, Hochdurchsatz-Sequenzierungsverfahren zur Analyse genetischer Veränderungen bei/in soliden bösartigen Neubildungen, 1-996
Nicht komplexe Chemotherapie, 8-542
Niere, Andere Operationen, 5-559
Niere, Biopsie durch Inzision, 1-560
Niere, Exzision und Destruktion von Gewebe, 5-552

Niere, Operationen, 5-55
Niere, partielle Resektion, 5-553
Niere, Rekonstruktion, 5-557
Niere, Resektion, partielle, 5-553
Niere, Szintigraphie, 3-706
Nierentransplantat, Versagen, Dialyseverfahren wegen mangelnder Funktionsaufnahme, 8-85a
Nierentransplantation, 5-555
Nitinolstent, (Perkutan-)transluminale Implantation von aus Einzeldrähten verwobenen Nitinolstents, 8-84d
Normale Geburt, Überwachung und Leitung, 9-260
Nuklearmedizinische Therapie, 8-53
Nuklearmedizinische Therapie, Andere, 8-539
Obduktion, 9-99/9-990
Obere Atemwege, diagnostische Endoskopie, 1-61
Obere Atemwege, Offenhalten, 8-700
Obere Extremität, Amputation und Exartikulation, 5-862
Obere Extremität, Replantation, 5-860
Oberer Verdauungstrakt, Chromoendoskopie, 1-63b
Oberer Verdauungstrakt, diagnostische Endoskopie, 1-63
Oberer Verdauungstrakt, Endosonographische Feinnadelpunktion, 1-445
Oberer Verdauungstrakt, Gallengängen und Pankreas, endoskopische Biopsie, 1-440
Oberflächenkontinuität an Haut und Unterhaut, einfache Wiederherstellung, 5-900
Oberflächenstrahlentherapie, 8-520
Oberflächenvermessung, 3D, durch Laserscanning, 3-302
Oberflächliche Hautschichten, Entfernung, 5-913
Ohr, abstehendes, plastische Korrektur, 5-184
Ohr, Andere Operationen am äußeren, 5-189
Ohr, andere Teilen, Biopsie durch Inzision, 1-532
Ohr, äußeres, andere Rekonstruktion, 5-188
Ohr, äußeres, Exzision und Destruktion erkranktes Gewebe, 5-181
Ohr, äußeres, Inzision, 5-180
Ohr, äußeres, Wundversorgung, 5-183
Ohr, Biopsie durch Inzision, 1-53
Ohr, Biopsie ohne Inzision, 1-41
Ohr, therapeutische Spülung (Lavage), 8-171
Ohrmuschel, Biopsie ohne Inzision, 1-410
Ohrmuschel, gesamte, plastische Rekonstruktion, 5-187
Ohrmuschel, Operationen, 5-18
Ohrmuschel, (Resektion, 5-182
Ohrmuschel, Teile, plastische Rekonstruktion, 5-186
Olfaktometrie, Gustometrie, 1-247
Omphalozele, Verschluß kongenitaler Bauchwanddefekte, 5-537
Onkologische Erkrankungen, Kinder und Jugendliche, komplexe Diagnostik, 1-940
Onkologische Therapie, Hyperthermie, 8-60
Operation, siehe entsprechendes Organ bzw. Körperregion
Operation, vorzeitiger Abbruch, 5-99
OP-Roboter, Anwendung, 5-987
Optische Verfahren, foto- und videogestützt, zur metrischen Form- und Oberflächendarstellung, 3-302
Optische Verfahren, laserbasiert, 3-30
Optische Verfahren, sonstige, 3-31
Orbita, andere Exzision, Destruktion und Exenteration, 5-164
Orbita, Andere Operationen, 5-169
Orbita, Entfernung Fremdkörper, 5-161
Orbita, Operation, 5-16
Orbita, Revision und Rekonstruktion, 5-166
Orbitafraktur, Reposition, 5-766
Orbitaimplantat, Revision und Entfernung, 5-165
Orbitawand, Rekonstruktion, 5-167
Orbitotomie, 5-160
Orchidektomie, 5-622
Orchidopexie, 5-624
Organe, andere, Biopsie durch Inzision, 1-58
Organe, Bauchraum, therapeutische perkutane Punktion, 8-154

Organe, sonstige, ESWL, 8-112
Organperfusion, perkutan geschlossen, mit Chemotherapeutika, 8-549
Organspende, postmortal, Aufrechterhaltung Homöostase, 8-978
Organtransplantate, Art der Konservierung, 5-939
Organtransplantation, Stationäre Behandlung bei erfolgter Aufnahme auf die Warteliste, 8-97c
Oropharynx, Biopsie durch Inzision, 1-546
Oropharynx, Operationen, 5-28
Orthovoltstrahlentherapie, 8-521
Os coccygis, Zugang, 5-032
Os sacrum, Zugang, 5-032
Ösophagektomie, mit Wiederherstellung der Kontinuität, 5-426
Ösophagektomie, ohne Wiederherstellung der Kontinuität, 5-425
Ösophagogastroduodenoskopie, diagnostisch, 1-632
Ösophagogastroskopie, diagnostisch, 1-631^
Ösophagographie, 3-137
Ösophagoskopie, diagnostisch, 1-630
Ösophagostomie, selbständiger Eingriff, 5-421
Ösophagotrachealen Fistel, kongenital, Rekonstruktion der Ösophaguspassage und Versorgung, 5-428
Ösophagus, Andere Operationen, 5-429
Ösophagus, Endosonographie, 3-051
Ösophagus, Inzision, 5-420
Ösophagus, Lokale Exzision und Destruktion von erkranktem Gewebe, 5-422
Ösophagus, Operationen, 5-42
Ösophagus, pH-Metrie, 1-316
Ösophagus, weitere Informationen, 5-42a
Ösophagusblutung, Tamponade, 8-501
Ösophagusmanometrie, 1-313
Ösophaguspassage, Rekonstruktion, als selbständ. Eingriff, 5-427
Ösophaguspassage, Rekonstruktion, bei Atresie und Versorgung einer kongenitalen ösophagotrachealen Fistel, 5-428
Ösophagusresektion, mit (Totaler) Gastrektomie, 5-438
Ösophagusresektion, mit Wiederherst. Kontinuität, partiell, 5-424
Ösophagusresektion, ohne Wiederherstellung Kontinuität, partielle, 5-423
Osteoklasie, 8-213
Osteosynthese, Wirbelsäule, 5-83b
Osteosynthese, geschlossene Reposition Fraktur oder Epiphysenlösung, 5-790
Osteosynthese, geschlossene Reposition Gelenkluxation, 5-79a
Osteosynthese, offene Reposition einer Azetabulum- und Hüftkopffraktur, 5-799
Osteosynthese, Verfahren, 5-786
Osteosynthesematerial, Art, 5-931
Osteosynthesematerial, beschichtet, 5-935
Osteosynthesematerial, Entfernung, 5-787
Osteosynthesematerial, Revision, mit Reosteosynthese, 5-78a
Osteosynthesematerial, thermomechanisch, 5-937
Osteotomie Alveolarkamm, Inzision des Zahnfleisches, 5-240
Osteotomie, Korrekturosteotomie, 5-781
Osteotomie, lokale Exzision und Destruktion eines Gesichtsschädelknochens, Inzision, 5-770
Osteotomie, Verlagerung Mittelgesicht, 5-777
Osteotomie, Verlagerung Untergesicht, 5-776
Ovar, Andere Operationen, 5-659
Ovar, Biopsie durch Inzision, 1-570
Ovar, diagnostische perkutane Punktion, 1-851
Ovar, Inzision, 5-650
Ovar, mikrochirurgischer Versorgung, Adhäsiolyse, 5-658
Ovar, ohne mikrochirurgische Versorgung, Adhäsiolyse, 5-657
Ovar, Operation, 5-65
Ovar, plastische Rekonstruktion, 5-656
Ovarialgewebe, lokale Exzision und Destruktion, 5-651
Ovariektomie, 5-652
Ovumaspiration, intratubärer Gametentransfer (GIFT), Follikelpunktion, 9-271

Pädaudiologische Komplexbehandlung, phoniatrische, 9-31
Pädiatrisch-psychosomatische Therapie, 9-403
Pädiatrische Behandlung, teilstationär, 9-98/9-985
Palatoplastik, 5-275
Palliativmedizin, Minimalassessment, 1-773
Palliativmedizin, Multidimensionales Screening, 1-773
Palliativmedizin, Standardisiertes Basisassessment (PBA), 1-774
Palliativmedizinische Funktionsuntersuchung, 1-77
Palliativmedizinische Komplexbehandlung, 8-982
Palliativmedizinische Komplexbehandlung, spezialisiert, durch Palliativdienst 8-98h
Palliativmedizinische Komplexbehandlung, spezialisiert, stationär, 8-98e
Pankreas(gewebe), Transplantation, 5-528
Pankreas, Andere Operationen, 5-529
Pankreas, Biopsie durch Inzision, 1-553
Pankreas, diagnostische Endoskopie, 1-64
Pankreas, diagnostische retrograde Darstellung, 1-642
Pankreas, Endosonographie, 3-056
Pankreas, endosonographische Feinnadelpunktion, 1-447
Pankreas, innere Drainage, 5-523
Pankreas, Inzision, 5-520
Pankreas, lokale Exzision und Destruktion von erkranktem Gewebe, 5-521
Pankreas, oberer Verdauungstrakt und Gallengänge, endoskopische Biopsie, 1-440
Pankreas, Operation, 5-52
Pankreas, partielle Resektion, 5-524
Pankreas, perkutane (Nadel-)Biopsie, 1-441
Pankreas, perkutane Biopsie mit Steuerung durch bildgebende Verfahren, 1-442
Pankreas, Transplantation, 5-528
Pankreasfunktionstest mit Aspiration von Duodenalsaft über eine Duodenalsonde, 1-761
Pankreasgang, Andere Operationen, 5-529
Pankreasgang, diagnostische direkte Endoskopie [duktale Endoskopie] [POPS], 1-644
Pankreasgang, endoskopische Operationen, 5-526
Pankreaswege, diagnostische retrograde Darstellung, 1-641
Pankreaszyste, Marsupialisation, 5-522
Pankreatektomie, (Totale) 5-525
Papilla duodeni major, Operationen an Sphincter Oddi, 5-518
Paraganglien, Glomus caroticum, Operationen, 5-398
Parametrien (bei Lagekorrektur des Uterus), plastische Rekonstruktion, 5-693
Parametrien, Andere Operationen, 5-699
Parametrien, Exzision und Destruktion erkranktes Gewebe, 5-692
Parametrien, Operationen, 5-69
Parapharyngealer Abszess, transorale Inzision u. Drainage, 5-280
Parathyreoidektomie, 5-067
Parathyreoidektomie, Sondenmessung, 3-761
Paraurethrale Suspensionsoperation, abdominal, 5-595
paraurethrale Suspensionsoperation, abdominal, retro-pubisch, 5-595
Parazentese [Myringotomie], 5-200
Parazervikale Uterusdenervierung, 5-694
parenterale Ernährung, komplett, als medizinische Nebenbehandlung, 8-018
Parenterale Ernährung, medizinische Hauptbehandlung, 8-016
Pars-plana-Vitrektomie, 5-158
Partielle (brusterhaltende) Exzision, Mamma, 5-870
Partielle Adrenalektomie, 5-071
Partielle Glossektomie, 5-251
Partielle Harnblasenresektion, 5-575
Partielle Magenresektion (2/3-Resektion), 5-435
Partielle Magenresektion, atypische, 5-434
Partielle Nebenschilddrüsenresektion, 5-066
Partielle Ösophagusresektion, mit Wiederherstellung Kontinuität, 5-424

Partielle Ösophagusresektion, ohne Wiederherstellung Kontinuität, 5-423
Partielle Resektion, Niere, 5-553
Partielle Resektion, Pankreas, 5-524
Partielle Schilddrüsenresektion, andere, 5-062
Partielle und totale Resektion, Gesichtsschädelknochen, 5-771
Partielle und totale Resektion, Mandibula, 5-772
Partus mit Manualhilfe, 8-515
Patchplastik an Blutgefäßen, 5-395
Patella, offen chirurgische Operationen, 5-804
patientenindividuell, Verwendung von Instrumentarium, 5-98d
Paukendrainage, Entfernung, 5-201
Penis, Amputation, 5-642
Penis, andere Operationen, 5-649
Penis, Biopsie, 1-564
Penis, Lokale Exzision und Destruktion erkranktes Gewebe, 5-641
Penis, Operationen, 5-64
Penis, plastische Rekonstruktion, 5-643
Peranale lokale Exzision und Destruktion von erkranktem Gewebe des Rektums, 5-482
Perianalregion, Inzision und Exzision von Gewebe, 5-490
Perikard, andere Operationen, 5-379
Perikard, Biopsie durch Inzision, 1-580
Perikard, diagnostische Punktion [Perikardiozentese], 1-842
Perikard, Exzision und Destruktion v. erkranktem Gewebe, 5-372
Perikard, minimalinvasive Rekonstruktion P. und Herz, 5-37a
Perikard, Rekonstruktion, 5-374
Perikard, Rhythmuschirurgie und andere Operationen, 5-37
Perikardektomie, 5-372
Perikardiotomie und Kardiotomie, 5-370
Perikardiozentese, diagnostische Punktion des Perikards, 1-842
Perineum, Konstruktion und Rekonstruktion, 5-716
Perineum, weiblich, Biopsie durch Inzision, 1-574
periphere Blutzellen, Entnahme zur Transfusion, 5-410
Periphere Gefäße, Computertomogr. mit Kontrastmittel, 3-228
Periphere Gefäße, Katheter, Legen, Wechsel und Entfernung, 8-831
Periphere Gefäße, Magnetresonanztomographie mit Kontrastmittel, 3-828
Periphere Gefäße, native Computertomographie, 3-208
Periphere Gefäße, native Magnetresonanztomographie, 3-808
Periphere Nerven, Injektion eines Medikamentes zur Schmerztherapie, 8-915
Periphere Nerven, perkutane (Nadel-)Biopsie, 1-405
Periprostatisches Gewebe, Biopsie durch Inzision, 1-563
Periprostatisches Gewebe, Inzision und Exzision, 5-607
Perirektales Gewebe, Biopsie durch Inzision, 1-557
Perirenales Gewebe, Biopsie durch Inzision, 1-560
Peritonealdialyse, 8-857
peritoneales Gewebe, Exzision und Destruktion, 5-543
Peritoneoskopie, diagnostische Laparoskopie, 1-694
Peritoneum, Biopsie durch Inzision, 1-55
Peritoneum, Biopsie durch Inzision, 1-559
Peritoneum, plastische Rekonstruktion, 5-546
Peritoneum, Verschluß, 5-545
Periurethrales Gewebe, Biopsie durch Inzision, 1-561
Perivesikales Gewebe, Inzision und Exzision, 5-591
Perkutane Bestrahlung, Bestrahlungsplanung, 8-529
Perkutane Biopsie, andere Organe und Gewebe, mit Steuerung durch bildgebende Verfahren, 1-494
Perkutane Biopsie, andere Organen und Gewebe, 1-493
Perkutane Biopsie, endokrine Organe, 1-406
Perkutane Biopsie, endokrinen Organen mit Steuerung durch bildgebende Verfahren, 1-407
Perkutane Biopsie, Gelenke, 1-483
Perkutane Biopsie, Gelenke, mit Steuerung durch bildgebende Verfahren, 1-484
Perkutane Biopsie, Harnorgane, 1-463

Perkutane Biopsie, Harnorgane, mit Steuerung durch bildgebende Verfahren, 1-465
Perkutane Biopsie, hepatobiliärem System und Pankreas mit Steuerung durch bildgebende Verfahren, 1-442
Perkutane Biopsie, hepatobiliäres System und Pankreas, 1-441
Perkutane Biopsie, intrakranielles Gewebe mit Steuerung durch bildgebende Verfahren, 1-401
Perkutane Biopsie, intraspinales Gewebe, 1-404
Perkutane Biopsie, Knochen, 1-480
Perkutane Biopsie, Lymphknoten, Milz und Thymus mit Steuerung durch bildgebende Verfahren, 1-426
Perkutane Biopsie, Lymphknoten, Milz und Thymus, 1-425
Perkutane Biopsie, Muskeln und Weichteile mit Steuerung durch bildgebende Verfahren, 1-492
Perkutane Biopsie, Muskeln und Weichteilen, 1-491
Perkutane Biopsie, peripheren Nerven, 1-405
Perkutane Biopsie, respiratorischen Organe, 1-431
Perkutane Biopsie, respiratorischen Organen mit Steuerung durch bildgebende Verfahren, 1-432
Perkutane Biopsie, Schleimbeutel, 1-483
Perkutane Biopsie, Schleimbeutel, mit Steuerung durch bildgebende Verfahren, 1-484
Perkutane Biopsie, weibliche Genitalorgane, 1-470
Perkutane Destruktion von Prostatagewebe, 5-602
Perkutane Sympathikolyse mit Steuerung durch bildgebende Verfahren, 5-04a
Perkutan-nephroskopische Biopsie an Harnorganen, 1-461
Perkutan-transluminale Gefäßintervention, 8-836
perkutan-transluminale Gefäßintervention, andere, 8-83c
perkutan-transluminale Gefäßintervention, andere, Herz und Koronargefäße, 8-83d
Perkutan-transluminale Gefäßintervention, Gefäße des Lungenkreislaufes, 8-838
Perkutan-transluminale Gefäßintervention, Herz und Koronargefäße, 8-837
Perkutan-transluminale Implantation von aus Einzeldrähten verwobenen Nitinolstents, 8-84d
Perkutan-transluminale Implantation von medikamentefreisetzenden gecoverten Stents, 8-848
Perkutan-transluminale Implantation von Stents mit Emboliprotektion bei Stenosen, 8-84e
Perkutan-transluminale Implantation von Stents zur Strömungslaminierung bei Aneurysmen, 8-84b
perkutan-transrenale Erweiterung, Ureter, 5-59
Perkutan-transrenale Nephrotomie, Nephrostomie, Steinentfernung und Pyeloplastik, 5-550
Perkutan-zystoskopische Biopsie, Harnorgane und Prostata, 1-462
Permanente Tracheostomie, 5-312
PET, andere, 3-743
PET, Gehirn, 3-740
PET, gesamter Körperstamm, 3-742
PET, Herz, 3-741
PET, Vollring-Scanner, 3-74
PET/CT, ganzer Körper, 3-753
PET/CT, Gehirn, 3-750
PET/CT, gesamter Körperstamm und Kopf, 3-754
PET/CT, gesamter Körperstamm, 3-752
PET/CT, Herz, 3-751
Pflegebedürftigkeit, 9-984
Phalangen des Fußes, Operationen, 5-788
Pharyngealer Abszess, Transorale Inzision und Drainage, 5-280
Pharyngeale elektrische Stimulation [PES], 8-633
Pharyngektomie, 5-293
Pharyngographie, 3-134
Pharyngoplastik, 5-293
Pharyngoskopie, diagnostische, 1-611
Pharyngotomie, 5-290
Pharynx, andere Operationen, 5-299
Pharynx, andere Rekonstruktionen, 5-294

Pharynx, Biopsie durch Inzision, 1-54
Pharynx, Biopsie ohne Inzision, 1-42/1-422
Pharynx, Exzision und Destruktion erkranktes Gewebe, 5-292
Pharynx, partielle Resektion, 5-295
Pharynx, radikale Resektion, 5-296
Pharynx, Operationen, 5-29
Pharynxteilresektion, 5-295
Phlebographie, 3-61
Phlebographie, andere, 3-61
Phlebographie, Gefäße Abdomen und Becken, 3-612
Phlebographie, Gefäße Extremität, 3-613
Phlebographie, Gefäße Extremität, Abflußbereich, 3-614
Phlebographie, Gefäße Hals und Thorax, 3-611
Phlebographie, Gefäße, intrakraniell, 3-610
pH-Metrie, Magen, 1-317
pH-Metrie, Ösophagus, 1-316
Phoniatrie, 1-243
Phoniatrische Komplexbehandlung, 9-31/9-310
Photopherese, 8-824
Physikalisch-therapeutische Einzelmaßnahmen, 8-56
Physiologische Funktionstests, 1-79
Plasma, Transfusion, 8-812
Plasmabestandteile, Transfusion, 8-810/8-812
Plasmapherese, therapeutisch, 8-820
Plastik, Kapselbandapparat, Kniegelenk mit arthroskopischer Refixation, 5-813
Plastik, Kapselbandapparat, oberes Sprunggelenk und offen chirurgische Refixation, 5-806
Plastik, Kapselbandapparat, Schultergelenk und arthroskopische Refixation, 5-814
Plastik, Kapselbandapparat, Schultergelenk und offen chirurgische Refixation, 5-805
Plazenta, Entfernung (postpartal), 5-756
Plazenta, isolierte Geburt, 9-263
Pleura, Inzision, 5-340
Pleura, Operation, 5-34
Pleurahöhle, diagnostische perkutane Punktion, 1-844
Pleurahöhle, therapeutische Drainage, 8-144
Pleurahöhle, therapeutische Spülung, 8-173
Pleuraspalt, Verödung, 5-345
Pleurektomie, 5-344
Pleurodese [Verödung des Pleuraspaltes], 5-345
Pleuro-Pneum(on)ektomie, einfache, 5-327
Pleuro-Pneum(on)ektomie, erweiterte, 5-328
Plombe, Retina, Revision, Wechsel und Entfernung, 5-153
Pneum(on)ektomie, Einfache (Pleuro-), 5-327
Pneum(on)ektomie, Erweiterte (Pleuro-), 5-328
Pneumologische Funktionsuntersuchungen, 1-71
POCS, duktale Endoskopie, diagnostische direkte Endoskopie der Gallenwege, 1-643
Polydaktylie, Korrektur, Finge
Polydaktylie, Korrektur, Zehen, 5-918
Polydaktyliekorrektur, Finger, 5-917
Polydaktyliekorrektur, Zehen, 5-918
Polygraphie, Kardiorespiratorisch, 1-791
Polysomnographie, 1-790
Polytrauma, Versorgung, 5-982
POPS, duktale Endoskopie, diagnostische direkte Endoskopie Pankreasgang, 1-644
Positronenemissionstomographie, andere, 3-74x
Positronenemissionstomographie, Gehirn, 3-740
Positronenemissionstomographie, gesamter Körperstamm, 3-742
Positronenemissionstomographie, Herz, 3-741
Positronenemissionstomographie, mit CT, [PET/CT], 3-75
Positronenemissionstomographie, mit Vollring-Scanner, 3-74
Postmortale Organspende, Aufrechthaltung Homöostase, 8-978
Postnatale Versorgung des Neugeborenen, 9-262
Prä-ECMO-Therapie, 8-852
Präputium, Operation, 5-640

Primäre plastische Rekonstruktion, Analatresie, 5-495
Primärer Wundverschluß der Haut und Revision einer Hautplastik, Verbrennungen und Verätzungen, 5-928
Processus alveolaris mandibulae, Reposition einer Fraktur, 5-764
Processus articularis mandibulae, Reposition einer Fraktur, 5-765
Projektionsradiographie, 3-10 .. 3-13
Projektionsradiographie, andere, 3-13x
Projektionsradiographie, Leber, mit Kontrastmittel, 3-13p
Projektionsradiographie, mit Kontrastmittelverfahren, 3-13
Proktokolektomie, 5-456
Proktoskopie, diagnostische, 1-653
Promotorium, Fensterungsoperation, 5-198
Prophylaxe, von Adhäsionen, Verwendung von Membranen oder sonstigen Materialien, 5-933
Prostata, andere Operationen, 5-609
Prostata, Biopsie durch Inzision, 1-563
Prostata, Inzision, 5-600
Prostata, Operation, 5-60
Prostata, Perkutan-zystoskopische Biopsie, 1-462
Prostata, Transurethrale Biopsie, 1-460
Prostatagewebe, andere Exzision und Destruktion, 5-605
Prostatagewebe, offen chirurgische Exzision/Destruktion, 5-603
Prostatagewebe, transrektale und perkutane Destruktion, 5-602
Prostatagewebe, transurethrale Exzision und Destruktion, 5-601
Prostatovesikulektomie, radikale, 5-604
Prothetischer Zahnersatz, 5-233
Protonentherapie, 8-52a
Provokationstestung, 1-70
Provokationstestung, spezifische allergologische, 1-700
Psychiatrisch-psychosomatische Behandlung im besonderen Eltern-Kind-Setting, 9-68/9-686
Psychiatrisch-psychosomatische Intensivbehandlung, Kinder und Jugendliche, 9-67/9-672
Psychiatrisch-psychosomatische Regelbehandlung, Jugendl., 9-65
Psychiatrisch-psychosomatische Regelbehandlung, Kinder, 9-656
Psychiatrisch-psychotherapeutische Behandlung im besonderen kombinierten Eltern-Kind-Setting bei therapiebedürftigem Elternteil und therapiebedürftigem Kind, 9-64b
Psychiatrisch-psychotherapeutische Behandlung im besonderen Setting (Eltern-Kind-Setting), 9-643
Psychiatrische Behandlung, stationsäquivalent, Erwachsene, 9-701
Psychiatrische Behandlung, stationsäquivalent, Kinder, 9-801
Psychische Störungen, Erhöhter Betreuungsaufwand., Kinder und Jugendliche, 9-693
Psychische Störungen, Erwachsene, Spezifische Behandl., 9-70
Psychische Störungen, Intensivbehandl., Erwachsene, 9-61
Psychische Störungen, Kinder, Spezifische Behandlung, 9-80
Psychische Störungen, Psychiatrisch-psychosom. Behandlung im besonderen Eltern-Kind-Setting, Kinder und Jugendliche, 9-68
Psychische Störungen, Psychiatrisch-psychosomatische Intensivbehandl., Jugendliche, 9-67, 9-672
Psychische Störungen, Psychiatrisch-psychosomatische Regelbehandlung, Kinder, 9-65
Psychische Störungen, Psychiatrisch-psychosomatische Regelbehandlung, Jugendliche, 9-65
Psychische Störungen, Psychosomatisch-psychotherapeutische Komplexbehandlung, Erwachsene, 9-63
Psychische Störungen, Psychotherapeutische Komplexbehandlung, Erwachsene, 9-62
Psychische Störungen, Regelbehandlung, Erwachsene, 9-60
Psychische Störungen, Spezifische Behandlung, Erwachsene, 9-70
Psychische Störungen, Spezifische Behandlung, Kinder, 9-80
Psychische Störungen, Zusatzinformationen, Erwachsene, 9-64
Erhöhter Betreuungsaufwand, 9-640
Integrierte klinisch-psychosomatisch-psychotherapeutische Komplexbehandlung, 9-642
Kriseninterventionelle Behandlung, 9-641

Alphabetisches Register unter anatomisch-funktionellen Gesichtspunkten

Psychische Störungen, Zusatzinformationen, Kinder und Jugendliche, 9-69
Psychologische Diagnostik, 1-901
Psychologische Untersuchung, 1-90
Psychosomatische Diagnostik, 1-900
Psychosomatische Störungen, Erhöhter Betreuungsaufwand, Kinder und Jugendliche, 9-693
Psychosomatische Störungen, Erwachsene, Spezifische Behandlung, 9-70
Psychosomatische Störungen, Intensivbehandl., Erwachsene 9-61
Psychosomatische Störungen, Kinder, Spezifische Behandlung, 9-80
Psychosomatische Störungen, Psychiatrisch-psychosomatische Behandlung im besonderen Eltern-Kind-Setting, Kinder und Jugendliche, 9-68
Psychosomatische Störungen, Psychiatrisch-psychosomatische Intensivbehandl., Jugendliche, 9-67, 9-672
Psychosomatische Störungen, Psychiatrisch-psychosomatische Regelbehandlung, Jugendliche, 9-65
Psychosomatische Störungen, Psychiatrisch-psychosomatische Regelbehandlung, Kinder, 9-65
Psychosomatische Störungen, Psychosomatisch-psychotherapeutische Komplexbehandlung, Erwachsene 9-63
Psychosomatische Störungen, Psychotherapeutische Komplexbehandlung, Erwachsene 9-62
Psychosomatische Störungen, Psychotherapeutische Komplexbehandlung, Erwachsene 9-62
Psychosomatische Störungen, Regelbehandl. Erwachsene, 9-60
Psychosomatische Störungen, Spezifische Behandlung, Erwachsene, 9-70
Psychosomatische Störungen, Spezifische Behandlung, Kinder, 9-80
Psychosomatische Störungen, Zusatzinformationen, Erwachsene 9-64
Psychosomatische Störungen, Zusatzinformationen, Kinder und Jugendliche 9-69
Psychosomatische Therapie, 9-40
Psychosomatische Therapie, 9-402
Psychosomatische Untersuchung, 1-90
Psychosomatisch-pädiatrische Therapie, 9-403
Psychosomatisch-psychotherapeutische Komplexbehandlung, Erwachsene 9-63/9-634
Psychosoziale Diagnostik, 1-901
Psychosoziale Therapie, 9-40
Psychosoziale Untersuchung, 1-90
Psychotherapeutische Diagnostik, 1-900
Psychotherapeutische Komplexbehandlung, Erwachsene 9-626
Psychotherapeutische Komplexbehandlung, multimodal, 9-412
Psychotherapeutische Untersuchung, 1-90
Psychotherapie, 9-41
Pterygium, Operation, 5-122
Pulmonalarteriendruck, Monitoring, 8-932
Punktion, diagnostisch perkutan, Bauchhöhle, 1-853
Punktion, diagnostisch perkutan, Gelenk, 1-854
Punktion, diagnostisch perkutan, Harnorganen, 1-846
Punktion, diagnostisch perkutan, Leber, 1-845
Punktion, diagnostisch perkutan, männl. Genitalorgane, 1-847
Punktion, diagnostisch perkutan, Ovar, 1-851
Punktion, diagnostisch perkutan, Pleurahöhle, 1-844
Punktion, diagnostisch perkutan, Schleimbeutel, 1-854
Punktion, diagnostisch, 1-84
Punktion, diagnostisch, andere, 1-85
Punktion, diagnostisch, Auge, 1-840
Punktion, diagnostisch, Augenanhangsgebilde, 1-840
Punktion, diagnostisch, intrakranieller Hohlraum, 1-841
Punktion, diagnostisch, Perikard [Perikardiozentese], 1-842
Punktion, therapeutisch perkutan, andere, 8-159
Punktion, therapeutisch perkutan, Auge, 8-151
Punktion, therapeutisch perkutan, Bauchhöhle, 8-153

Punktion, therapeutisch perkutan, Gelenk, 8-158
Punktion, therapeutisch perkutan, Harnorgane, 8-155
Punktion, therapeutisch perkutan, männl. Genitalorg., 8-156
Punktion, therapeutisch perkutan, Organe Bauchraum, 8-154
Punktion, therapeutisch perkutan, Organe des Thorax, 8-152
Punktion, therapeutisch perkutan, weibl. Genitalorgane, 8-157
Punktion, therapeutisch perkutan, Zentralnervensystem, 8-151
Pyeloplastik, 5-550
Pyelostomie, 5-551
Pyelotomie, 5-551
Pylorus, Operationen, 5-432
Quengelbehandlung, 8-212
Querschnittlähmung, Komplexbehandlung, 8-976
Rachenmandeln, andere Operationen, 5-289
Radikale Exzision erkranktes Gewebe, Haut und Unterhaut, 5-895
Radikale Lymphadenektomie als selbständiger Eingriff, 5-404
Radikale Lymphadenektomie im Rahmen einer anderen Operation, 5-407
Radikale Prostatovesikulektomie, 5-604
Radikale Uterusexstirpation, 5-685
Radikale zervikale Lymphadenektomie, 5-403
Radikale Zervixstumpfexstirpation, 5-686
Radioaktive Moulagen, 8-526
Radiofrequenzspektroskopie, Brustgewebe, 3-902
Radiojodtherapie, 8-531
Radionuklide, Brachytherapie mit umschlossenen, 8-524
Radionuklide, Resorptions- und Exkretionstests, 3-70b
Radionuklide, sonstige Brachytherapie, 8-525
Radionuklide, Therapie mit offenen, 8-530
Radionuklidventrikulographie, 3-704
Raffung des urethrovesikalen Überganges, 5-592
Ramus mandibulae, Reposition einer Fraktur, 5-765
Reaktivität, Messung der bronchialen, 1-714
Reanastomosierung, Blutgefäßen mit Resektion, 5-382
Reanimation, Kardiale, 8-771
Reanimation, Maßnahmen, 8-77
Reanimation, Maßnahmen, andere, 8-779
Reanimation, Operativ, 8-772
Rechtsherz-Katheteruntersuchung, 1-273
Redressierende Verfahren, 8-211
Refixation, Kapselbandapparat Schultergelenk, arthroskopisch, 5-814
Refixation, Kapselbandapparat Schultergelenk, offen chir., 5-805
Refixation, Kapselbandapparat andere Gelenke, offen chir., 5-807
Refixation, Kapselbandapparat Kniegelenk, arthroskopisch, 5-813
Refixation, Kapselbandapparat Kniegelenk, offen chirurg., 5-802
Refixation, Kapselbandapparat oberes Sprunggelenk, offen chir., 5-806
Refraktive Keratoplastik, 5-126
Regelbehandlung bei psychischen und psychosomatischen Störungen und Verhaltensstörungen, Erwachsene, 9-60/9-607
Registrierung evozierter Potentiale, 1-208
Rekonstruktion Kornea, 5-126
Rekonstruktion, Analatresie, primäre plastische, 5-495
Rekonstruktion, Anus, 5-496
Rekonstruktion, Augapfel, 5-166
Rekonstruktion, Augenlid, andere, 5-096
Rekonstruktion, äußeren Gehörgang, 5-185
Rekonstruktion, Bauchwand und Peritoneum, plastische, 5-546
Rekonstruktion, Blutgefäßen, andere plastische, 5-397
Rekonstruktion, Bronchien, 5-334
Rekonstruktion, Brustwand, plastische, 5-346
Rekonstruktion, Cervix uteri in der Gravidität, 5-674
Rekonstruktion, Cervix uteri, andere, 5-675
Rekonstruktion, Darm, andere, 5-467
Rekonstruktion, Douglasraum, plastisch, 5-707
Rekonstruktion, Ductus deferens und Epididymis, 5-637
Rekonstruktion, Faszien, 5-856
Rekonstruktion, Faszien, mit lokalen Lappen, plastisch, 5-857

OPS Version 2024 671

Alphabetisches Register unter anatomisch-funktionellen Gesichtspunkten

Rekonstruktion, Funiculus spermaticus, 5-634
Rekonstruktion, Gallengänge, andere, 5-516
Rekonstruktion, Genitalorgane nach Ruptur, 5-758
Rekonstruktion, Gesicht, Weichteile, 5-778
Rekonstruktion, Gesichtsepithesen, 5-77a
Rekonstruktion, Harnblase, andere plastische, 5-578
Rekonstruktion, Haut, andere Wiederherstellung, 5-909
Rekonstruktion, Haut, Operative Wiederherstellung, 5-90
Rekonstruktion, Herz, 5-374
Rekonstruktion, Herzseptum, plastische, 5-356
Rekonstruktion, Hirnhäute, 5-021
Rekonstruktion, Hoden, 5-627
Rekonstruktion, intrakranielle Blutgefäßen, 5-026
Rekonstruktion, kleines Becken, plastische, 5-707
Rekonstruktion, Larynx, 5-315
Rekonstruktion, Leber, 5-505
Rekonstruktion, Lippenspalte und Lippen-Kieferspalte (angeboren), plastische, 5-276
Rekonstruktion, Lunge, 5-334
Rekonstruktion, Magen, andere, 5-448
Rekonstruktion, Mamma, andere plastische, 5-886
Rekonstruktion, Mamma, mit Haut- und Muskeltransplantation, plastisch, 5-885
Rekonstruktion, Mandibula, plastisch, 5-775
Rekonstruktion, männlicher Epispadie, plastisch, 5-644
Rekonstruktion, männlicher Hypospadie, plastisch, 5-645
Rekonstruktion, Maxilla, plastisch, 5-774
Rekonstruktion, Mittelohr, 5-204
Rekonstruktion, Muskeln, 5-853
Rekonstruktion, Muskeln, mit lokalen Lappen, plastisch, 5-857
Rekonstruktion, Nase, äußere, plastisch, 5-217
Rekonstruktion, Nase, innere und äußere, plastisch, 5-218
Rekonstruktion, Nasennebenhöhlen, plastische, 5-225
Rekonstruktion, Nasenseptum, 5-214
Rekonstruktion, Nerven und Nervenplexus, andere, 5-058
Rekonstruktion, Niere, 5-557
Rekonstruktion, Ohr, äußeres, andere, 5-188
Rekonstruktion, Ohrmuschel, plastische, 5-187
Rekonstruktion, Orbita, 5-166
Rekonstruktion, Orbitawand, 5-167
Rekonstruktion, Ösophaguspassage (selbständiger Eingriff), 5-427
Rekonstruktion, Ovar, plastische, 5-656
Rekonstruktion, Parametrien, plastisch, 5-693
Rekonstruktion, Penis, plastische, 5-643
Rekonstruktion, Perikard, 5-374
Rekonstruktion, Pharynx, andere, 5-294
Rekonstruktion, Rektum, 5-486
Rekonstruktion, Sehnen, 5-854
Rekonstruktion, Sinus pilonidalis, 5-897
Rekonstruktion, Skrotum, plastisch, 5-613
Rekonstruktion, Speicheldrüse, 5-263
Rekonstruktion, Speicheldrüsenausführungsgang, 5-263
Rekonstruktion, Sphinkterapparat, 5-496
Rekonstruktion, Teile der Ohrmuschel, plastisch, 5-186
Rekonstruktion, Trachea, 5-316
Rekonstruktion, Tränenkanal und Tränenpunkt, 5-086
Rekonstruktion, Tränenwege, andere, 5-088
Rekonstruktion, Tuba uterina, plastische, 5-666
Rekonstruktion, Tunica vaginalis testis, plastisch, 5-613
Rekonstruktion, Ureter, 5-568
Rekonstruktion, Urethra, 5-584
Rekonstruktion, Uterus, 5-695
Rekonstruktion, Vagina, 5-705
Rekonstruktion, Vagina, andere plastische, 5-706
Rekonstruktion, Vulva (und des Perineums), 5-716
Rekonstruktion, Wirbelsäule, komplex, bei Kindern und Jugendlichen, 5-838
Rekonstruktion, Zunge, 5-253
Rektum, andere Operation, 5-489

Rektum, Biopsie durch Inzision, 1-557
Rektum, Endosonographie, 3-058
Rektum, Inzision, 5-480
Rektum, Operationen, 5-48
Rektum, peranale lokale Exzision und Destruktion erkranktes Gewebe, 5-482
Rektum, Rekonstruktion, 5-486
Rektumblutung, Tamponade, 8-502
Rektumresektion ohne Sphinktererhaltung, 5-485
Rektumresektion unter Sphinktererhaltung, 5-484
Reoperation, 5-983
Reosteosynthese, Revision von Osteosynthesematerial, 5-78a
Reosteotomien, Gesichtsschädelfrakturen, 5-768
Replantation obere Extremität, 5-860
Replantation untere Extremität, 5-861
Replantation, Extremitäten, 5-86
Replantation, Zahn, 5-235
Reposition, Azetabulumfraktur mit Osteosynthese, offen, 5-799
Reposition, Beckenrand- und Beckenringfraktur, offen, 5-798
Reposition, einfache Fraktur an kleinen Knochen, offen, 5-795
Reposition, einfache Fraktur im Gelenkbereich eines langen Röhrenknochens, offen, 5-793
Reposition, einfache Fraktur im Schaftbereich eines langen Röhrenknochens, offen, 5-791
Reposition, Fraktur Corpus mandibulae, 5-764
Reposition, Fraktur Kalkaneus, offen, 5-797
Reposition, Fraktur Processus alveolaris mandibulae, 5-764
Reposition, Fraktur Processus articularis mandibulae, 5-765
Reposition, Fraktur Ramus mandibulae, 5-765
Reposition, Fraktur Talus, offene, 5-797
Reposition, Fraktur, 5-79
Reposition, Fraktur, mit Osteosynthese, geschlossen, 5-790
Reposition, Gelenkluxation m. Osteosynthese, geschlossen, 5-79a
Reposition, Gelenkluxation, offen, 5-79b
Reposition, geschlossen, Fraktur oder Gelenkluxation an der Wirbelsäule ohne Osteosynthese, 8-20
Reposition, geschlossen, Fraktur ohne Osteosynthese, 8-200
Reposition, geschlossen, Fraktur und Gelenkluxation ohne Osteosynthese, 8-20
Reposition, geschlossen, Gelenkluxation ohne Osteosynth., 8-201
Reposition, Hüftkopffraktur mit Osteosynthese, offen, 5-799
Reposition, Luxation, 5-79
Reposition, Mehrfragment-Fraktur kleine Knochen, offen, 5-796
Reposition, Mehrfragment-Fraktur Röhrenknochen, Gelenk- bereich, offen, 5-794
Reposition, Mehrfragment-Fraktur Röhrenknochen, Schaft- bereich, offen, 5-792
Reposition, Mittelgesichtsfraktur, andere kombinierte, 5-763
Reposition, Mittelgesichtsfraktur, lateral, 5-760
Reposition, Mittelgesichtsfraktur, zentral, 5-761
Reposition, Mittelgesichtsfraktur, zentrolateral, 5-762
Reposition, Nasenfraktur, 5-216
Reposition, Orbitafraktur, 5-766
Reposition, Stirnhöhlenwandfraktur, 5-767
Resektion, Aorta, 5-384
Resektion, Blutgefäße mit Reanastomosierung, 5-382
Resektion, Blutgefäße, und Ersatz von Teilen, 5-383
Resektion, Bronchus, 5-32
Resektion, Bronchus, andere Exzision, 5-321
Resektion, Corpus pineale, Gewebe, 5-074
Resektion, Dickdarmes, partielle, 5-455
Resektion, Ductus deferens, 5-636
Resektion, Dünn- und Dickdarm, 5-45
Resektion, Dünndarmes, 5-454
Resektion, Gallengänge, Gewebe, 5-515
Resektion, Gesichtsschädelknochen, partiell und total, 5-771
Resektion, Gewebe in der Bauchregion, 5-547
Resektion, Harnblasengewebe, transurethral, 5-573
Resektion, Hirnnerven und Ganglien, 5-017

Alphabetisches Register unter anatomisch-funktionellen Gesichtspunkten

Resektion, Hypophyse, Gewebe, 5-075
Resektion, Knochengewebe, 5-782
Resektion, Larynx, 5-30
Resektion, Lunge, 5-32
Resektion, Magen, 5-43
Resektion, Mamma, 5-87
Resektion, Mandibula, partiell und total, 5-772
Resektion, Mastektomie, erweitert, 5-874
Resektion, Mundbodens mit plastischer Rekonstruktion, 5-277
Resektion, Nase, 5-213
Resektion, Nasenseptum, 5-214
Resektion, Niere, partielle, 5-553
Resektion, Ohrmuschel, 5-182
Resektion, Pankreas, partielle, 5-524
Resektion, Speicheldrüse, 5-262
Resektion, Thymus, 5-077
Resektion, Trachea, 5-314
Resektion, Ureterostiums, 5-561
Resektion, Urethragewebe, 5-582
Resektion, Wange mit plastischer Rekonstruktion, 5-278
Resektionsarthroplastik an Gelenken der Hand, 5-847
Resektionsverfahren, fluoreszenzgestützt, 5-989
Residualkapazität, Messung der funktionellen [FRC], 1-713
Resorptionstests mit Radionukliden, 3-70b
Respiratorische Organe, Biopsie ohne Inzision, 1-43
Respiratorische Organe, endoskopische Biopsie, 1-430
Respiratorische Organe, perkutane Biopsie mit Steuerung durch bildgebende Verfahren, 1-432
Respiratorische Organe, perkutane Biopsie, 1-431
Resttumorlast, molekulares Monitoring [MRD], 1-991
Retina, andere Operationen, 5-156
Retina, Destruktion von erkranktem Gewebe, 5-155
Retina, Operationen, 5-15
Retina, Revision, Cerclage oder Plombe, 5-153
retrograde Endoskopie, 1-645
retroperitoneales Gewebe, Biopsie durch Inzision, 1-559
retroperitoneales Gewebe, Inzision und Exzision, 5-590
Retroperitonealraum, Endosonographie, 3-05a
Retroperitonealraum, therapeutische Spülung, bei liegender Drainage und temporärem Bauchdeckenverschluß, 8-177
Retroperitoneum, Biopsie durch Inzision, 1-55
Retroperitoneum, Laparotomie und Eröffnung, 5-541
Retropubische Suspensionsoperation, abdominal, 5-595
Revaskularisation des Herzens, andere, 5-363
Revision, alloplastische Linse, mit Entfernung, 5-147
Revision, Amputationsgebiet, 5-866
Revision, Blutgefäßoperation, 5-394
Revision, Cerclage oder Plombe an der Retina, 5-153
Revision, Endoprothese am Hüftgelenk, 5-821
Revision, Endoprothese am Kniegelenk, 5-823
Revision, Endoprothese an Gelenken der oberen Extremität, 5-825
Revision, Endoprothese an Gelenken der unteren Extremität, 5-827
Revision, Enterostoma, 5-464
Revision, Hautplastik, 5-907
Revision, Hautplastik, Verbrennungen und Verätzungen, 5-928
Revision, Knochenteilersatz und Knochentotalersatz, 5-828
Revision, Liquorableitungen, mit Entfernung, 5-024
Revision, Magenresektion, 5-447
Revision, Orbita und Augapfel, mit Rekonstruktion, 5-166
Revision, Orbitaimplantat, 5-165
Revision, Osteosynthesematerial mit Reosteosynthese, 5-78a
Revision, Stapedektomie, 5-192
rheumatologische Komplexbehandlung, multimodal, 8-983
Rhinomanometrie, 1-245
Rhinoskopie, diagnostische, 1-612
Risikogeburt, Überwachung und Leitung, 9-261
Roboter, OP-Roboter, Anwendung, 5-987
Rückenmark, andere Operationen, 5-039
Rückenmark, Computertomographie, mit Kontrastmittel, 3-223

Rückenmark, Exzision und Destruktion von Gewebe, 5-035
Rückenmark, Inzision, 5-034
Rückenmark, Magnetresonanztomogr., mit Kontrastmittel, 3-823
Rückenmark, native Computertomographie, 3-203
Rückenmark, native Magnetresonanz-tomographie, 3-802
Rückenmark, Operation, 5-03
Rückenmark, plastische Operationen, 5-036
Rückenmarkgefäße, Arteriographie, 3-60a
Rückenmarkhäute, Exzision und Destruktion von Gewebe, 5-035
Rückenmarkhäute, Inzision, 5-034
Rückenmarkhäute, Operationen, 5-03
Rückenmarkhäute, plastische Operationen, 5-036
Rückenmarkstrukturen, andere Operationen, 5-039
Rückverlagerung eines doppelläufigen Enterostoma, 5-465
Ruptur, post partum, 5-758
Salpingektomie, 5-661
Salpingoovariektomie, 5-653
Salpingotomie, 5-660
SAPS, Intensivmedizinische Komplexbehandlung, 8-980
SAPS, Sonstige multimodale Komplexbehandlung, 8-98
Sauerstoffsättigung, hirnvenös, Monitoring, 8-923
Sauerstoffzufuhr, 8-72
Sauerstoffzufuhr, Neugeborenen, 8-720
Säuglinge, Atemunterstützung, 8-711
Säuglinge, Basisdiagnostik, unklarer Symptomkomplex, 1-944
Säuglinge, präventive familienzentrierte multimodale Komplexbehandlung, 9-502
Säuglinge, maschinelle Beatmung, 8-711
Schädel, andere Operationen, 5-02
Schädel, Computertomographie, mit Kontrastmittel, 3-220
Schädel, Inzision (Trepanation), Exzision, Destruktion, 5-01
Schädel, Magnetresonanztomographie, mit Kontrastmittel, 3-820
Schädel, native Computertomographie, 3-200
Schädel, native Magnetresonanztomographie, 3-800
Schädel, Stereotaktische Operationen, 5-014
Schädelbasis, Zugang, 5-011
Schädeleröffnung über die Kalotte, 5-010
Schädelfunktionelle Eingriffe, 5-028
Schädelkalotte, Extension, 8-410
Schädelknochen, Exzision und Destruktion von Gewebe, 5-016
Schädelknochen, Inzision, 5-012
Schilddrüse, andere Operationen, 5-069
Schilddrüse, Biopsie durch Inzision, 1-582
Schilddrüse, Destruktion erkrankter Gewebe, 5-06a
Schilddrüse, Inzision, 5-060
Schilddrüse, Operationen nach Sternotomie, 5-064
Schilddrüse, Operationen, 5-06
Schilddrüse, Szintigraphie, 3-701
Schilddrüsenresektion, andere partielle, 5-062
Schlafbezogene Atemstörungen, Einstellung einer nasalen oder oronasalen Überdrucktherapie, 8-717
Schlaflatenztest, Multipler, 1-795
Schlaganfall, akut, Neurologische Komplexbehandlung, 8-981
Schlaganfall, Andere neurologische Komplexbehandlung, 8-98b
Schleimbeutel, andere Operationen, 5-859
Schleimbeutel, Biopsie durch Inzision, 1-504
Schleimbeutel, diagnostische perkutane Punktion, 1-854
Schleimbeutel, Operationen, 5-85
Schleimbeutel, Perkutane Biopsie mit Steuerung durch bildgebende Verfahren, 1-484
Schleimbeutel, Perkutane Biopsie, 1-483
Schlingenoperation, Suprapubisch, 5-594
Schlitzung, Speicheldrüse, Speicheldrüsenausführungsgang, 5-260
Schlucken, Evaluation mit flexiblem Endoskop, 1-613
Schlucken, Therapie von Störungen, 9-320
Schlüsselnummern, nicht belegt, 9-99/9-999
Schmerztherapie, 8-91
Schmerztherapie, Epidurale Injektion und Infusion, 8-910

Alphabetisches Register unter anatomisch-funktionellen Gesichtspunkten

Schmerztherapie, Injektion eines Medikamentes an andere periphere Nerven, 8-915
Schmerztherapie, Injektion eines Medikamentes an das sympathische Nervensystem, 8-916
Schmerztherapie, Injektion eines Medikamentes an extrakranielle Hirnnerven, 8-913
Schmerztherapie, Injektion eines Medikamentes an Nervenwurzeln und wirbelsäulennahe Nerven, 8-914
Schmerztherapie, Injektion eines Medikamentes in Gelenke der Wirbelsäule, 8-917
Schmerztherapie, Kurzzeitbehandlung, multimodal, interdisziplinär, 8-91b
Schmerztherapie, multimodal, interdisziplinär, 8-918
Schmerztherapie, subarachnoidale Injektion und Infusion, 8-911
Schmerztherapie, Wiederbefüllung einer implantierten Medikamentenpumpe, 8-91a
Schultergelenk, arthroskopische Refixation und Plastik am Kapselbandapparat, 5-814
Schultergelenk, offen chirurgische Refixation und Plastik am Kapselbandapparat, 5-805
Schrittmacher, intern, Teilstationäre Testung bei Kindern und Jugendlichen, 8-644
Schwächende Eingriffe an einem geraden Augenmuskel, 5-10b
Schwächende Eingriffe an einem schrägen Augenmuskel, 5-10g
Schwangerschaft [Abruptio], Kürettage zur Beendigung, 5-751
Schwangerschaft, andere Operationen zur Beendigung, 5-752
Schwangerschaft, Behandlung während der, 9-28
Schwangerschaft, Intraamniale Injektion zur Beendigung, 5-750
Schweres Atemversagen, Spezialverfahren zur maschinellen Beatmung, 8-714
Schwerionentherapie, andere, 8-52c
Screening, geriatrisch, multidimensional, 1-770
Sechs-Minuten-Gehtest nach Guyatt, 1-715
Sectio alta, Zystotomie, 5-571
Sectio caesarea, andere, 5-749
Sectio caesarea, Entwicklung des Kindes, 5-74
Sectio caesarea, extraperitonealis, 5-742
Sectio caesarea, klassische, 5-740
Sectio caesarea, suprazervikal und korporal, 5-741
Sedierung, 8-903
Segmentresektion, Lunge, 5-323
Sehne, andere Operationen, 5-859
Sehne, Durchtrennung, 5-851
Sehne, Entnahme und Transplantation, 5-858
Sehne, Exzision, 5-852
Sehne, Hand, Operationen, 5-840
Sehne, Inzision, 5-850
Sehne, Naht und andere Operationen, 5-855
Sehne, Operationen, 5-85
Sehne, Rekonstruktion, 5-854
Sehne, Verbrennungen, Verätzungen, Wunddebridement, 5-922
Sehnenscheide, Naht und andere Operationen, 5-855
Sekundäre Einführung, alloplastische Linse, 5-146
Sekundäre Einführung, Orbitaimplantat, 5-165
Sentinel Lymphnode Extirpation, Sondenmessung, 3-760
Septorhinoplastik, plastische Rekonstruktion innere und äußere Nase, 5-218
Septumdefekt, Herz, Herstellung und Vergrößerung, 5-355
Shavertechnik, Weichteil- und Knochenabtragung bei Operationen an Nase, Nasennebenhöhlen und Gesichtsschädelknochen, 5-98f
Shunt, arteriovenös, Anlage, 5-392
Shunt, Blutgefäße, Anlage anderer, 5-393
Shunt, intraabdominal venös, Anlage, 5-391
Shunt, Liquorshunt, Anlage, 5-023
Shuntoperationen zwischen großem und kleinem Kreislauf, 5-390
Sialendoskopie, diagnostische, Glandula submandibularis oder Glandula parotis, 1-683
SIB, simultan-integrierte Boost-Bestrahlungen, 8-52e

Siebbein, Operation, 5-222
Sigmoideoskopie, diagnostische, 1-651
Simultane Appendektomie, 5-471
Single-Photon-Emissionscomputertomographie [SPECT], 3-72
Single-Photon-Emissionscomputertomographie, andere, 3-72-
Single-Photon-Emissionscomputertomographie, Gehirn, 3-720
Single-Photon-Emissionscomputertomographie, Herz, 3-721
Single-Photon-Emissionscomputertomographie, Lunge, 3-722
Single-Photon-Emissionscomputertomographie, mit Computertomographie [SPECT/CT] des Gehirns, 3-730
Sinugraphie, 3-13n
Sinus pilonidalis, Exzision und Rekonstruktion, 5-897
Sinus pilonidalis,Inzision, 5-891
Skelett, Extension, 8-40
Skelettsystem, Single-Photon-Emissionscomputertomographie mit Computertomographie, 3-733
Sklera, andere Operationen, 5-139
Sklera, Exzision und Destruktion von erkranktem Gewebe, 5-135
Sklera, Operationen, 5-13
Sklera, Operationen, 5-138
Skoliose, komplexe Rekonstruktionen Wirbelsäule bei Kindern und Jugendlichen, 5-838
Skrotum, andere Operationen, 5-619
Skrotum, Inzision, 5-610
Skrotum, Operationen, 5-61
Skrotum, plastische Rekonstruktion, 5-613
Skrotumgewebe, Exzision und Destruktion, 5-612
Sondenentfernung, Zusatzinformation, 5-378.a
Sondenmessung, 3-76
Sonographie, Fetus, Erkrankungs- und Fehlbildungsdiagn., komplex, 3-032
Sonographie, Kleinkinder, komplex differenzialdiagn., 3-033
Sonographie, digitale Bild- und Videodokumentation, 3-03
Sonographie, Gefäßsystem, mit Auswertung, 3-035
Sonographie, Kontrastmittel, 3-030
Sonographie, Neugeborene, komplex differenzialdiagn., 3-033
Sonographie, Tissue Doppler Imaging [TDI], 3-034
Sonographie, Verformungsanalysen von Gewebe, 3-034
Sonographie, Weichteiltumore, mit Vermessung, 3-035
Sozialpädiatrische Therapie, 9-403
Speckle Tracking, Sonogr., Verformungsanal. v. Gewebe, 3-034
SPECT, 3-72
SPECT/CT, 3-73
Speicheldrüse, andere Operationen, 5-269
Speicheldrüse, Biopsie durch Inzision, 1-542
Speicheldrüse, Exzision von erkranktem Gewebe, 5-261
Speicheldrüse, Inzision und Schlitzung, 5-260
Speicheldrüse, Operationen, 5-26
Speicheldrüse, Rekonstruktion, 5-263
Speicheldrüse, Resektion, 5-262
Speicheldrüsenausführungsgang, Biopsie durch Inzision, 1-542
Speicheldrüsenausführungsgang, andere Operationen, 5-269
Speicheldrüsenausführungsgang, Exzision erkranktes Gew., 5-261
Speicheldrüsenausführungsgang, Inzision und Schlitzung, 5-260
Speicheldrüsenausführungsgang, Operationen, 5-26
Speicheldrüsenausführungsgang, Rekonstruktion, 5-263
Spenderstuhlsuspension, Applikation, 8-129
Spezialverfahren zur maschinellen Beatmung bei schwerem Atemversagen, 8-714
Spezielle Komplexbehandlung der Hand, 8-988
Spezielle Operationstechniken und Operationen, 5-98
Spezielle Versorgungssituationen, 5-98
Spezifische Behandlung im besonderen Setting bei substanzbedingten Störungen bei Kindern und Jugendlichen, 9-694
Sphincter ani [Spinkterotomie], Durchtrennung, 5-494
Sphincter Oddi und Papilla duodeni major, Operationen, 5-518
Sphinkterapparat, Rekonstruktion, 5-496
Spina bifida, Komplexe Diagnostik, 1-209
Spinale Arteriographie, Arteriographie Rückenmarkgefäße, 3-60a

Alphabetisches Register unter anatomisch-funktionellen Gesichtspunkten

Spinales Liquorsystem, Operationen, 5-038
Spinalkanal, Inzision, 5-033
Spinalkanal, Operationen, 5-03
Spinkterotomie, Durchtrennung des Sphincter ani, 5-494
Spiral-Endoskopie, (Ileo-)Koloskopie, 1-658
Spiroergometrie, 1-712
Splenektomie, 5-413
Spondylodese, 5-836
Sprache, Therapie von Störungen, 9-320
Sprechen, Therapie von Störungen, 9-320
Sprunggelenk, offen chirurgische Refixation und Plastik am Kapselbandapparat des oberen, 5-806
Spülung, 8-17
Spülung, therapeutisch, andere, 8-179
Spülung, therapeutisch, Auge, 8-170
Spülung, therapeutisch, Bauchraum, bei liegender Drainage und temporärem Bauchdeckenverschluß, 8-176
Spülung, therapeutisch, Gelenk, 8-178
Spülung, therapeutisch, Lunge, 8-173
Spülung, therapeutisch, Nasennebenhöhlen, 8-172
Spülung, therapeutisch, Ohr, 8-171
Spülung, therapeutisch, Retroperitonealraum, 8-177
Stabilisierung, dynamisch, Wirbelsäule, 5-83b
Stabilisierung, Zahn, 5-235
Stammzellen, Entnahme von hämatopoetischen aus Knochenmark und peripherem Blut zur Transplantation, 5-410
Stammzellen, Transfusion peripher gewonnener, hämatopoetisch, 8-805
Stammzelltherapie, allogen, 8-863
Stammzelltherapie, autogen, 8-860
Stammzelltherapie, autogen, mit Blutbestandteilen und Hepatozyten, 8-86
Stapedektomie, Revision, 5-192
Stapesplastik, 5-197
Stationäre Behandlung vor Entbindung im selben Aufenth., 9-280
Stationäre Behandlung vor Transplantation, 8-979
Stationsäquivalente psychiatrische Behandlung, Erwachsene, 9-701
Stationsäquivalente psychiatrische Behandlung, Kinder, 9-801
Stationsersetzendes Umfeld, Behandlungsmaßnahmen bei Erwachsenen, 9-644
Stationsersetzendes Umfeld, Behandlungsmaßnahmen bei Kindern und Jugendlichen, 9-691
Steinbehandlung, perkutan-transrenal und transurethral, 5-562
Steine in den Harnorganen, ESWL, 8-110
Steine in Gallenblase und Gallengängen, ESWL, 8-111
Steine in sonstigen Organen, ESWL, 8-112
Steine, Fremdkörpern und Tamponaden der Harnblase, Endoskopische Entfernung, 5-570
Steinentfernung und Pyeloplastik, Perkutan-transrenale Nephrotomie, Nephrostomie, 5-550
Steinmann-Nagel, Extension durch Knochennagelung, 8-400
Stent-Graft, Perkutan-transluminale Implantation von medikamentefreisetzenden gecoverten Stents, 8-848
Stentimplantation, perkutan-transluminal, 8-84
Stent-Prothesen, Einlegen oder Wechseln, Gallengänge, 5-517
Stent-Prothesen, Endovaskuläre Implantation, 5-38a
Stent, andere gecoverte großlumig, 8-84a
Stent, andere ungecoverte großlumig, 8-849
Stent, Bifurkationsstent, selbstexpandierend, 8-84c
Stent, bioresorbierbar, 8-843
Stent, gecovert, andere, großlumig, 8-84a
Stent, gecovert, Cheatham-Platinum-Stents, 8-846
Stent, großlumig, andere gecovert, 8-84a
Stent, großlumig, andere ungecovert, 8-849
Stent, medikamentefreisetzend gecovert, 8-848
Stent, medikamentefreisetzend, 8-841
Stent, nicht medikamentefreisetzend gecovert, 8-842
Stent, nicht medikamentefreisetzend, 8-840

Stent, Nitinoalstent, (Perkutan-)transluminale Implantation von aus Einzeldrähten verwobenen Nitinolstents, 8-84d
Stent, Perkutan-transluminale Implantation, mit Embolieprotektion bei Stenosen, 8-84e
Stent, perkutan-transluminale Implantation, zur Strömungslaminierung bei Aneurysmen, 8-84b
Stent, selbstexpandierend, Gallengänge, 5-517
Stent, selbstexpandierend, Mikrostents, 8-844
Stent, ungecovert, andere, großlumig, 8-849
Stent, ungecoverte Cheatham-Platinum-Stents, 8-845
Stent, Wachstumsstent, 8-847
Stereotaktische Biopsie an Hypophyse und Corpus pineale, 1-515
Stereotaktische Biopsie an intrakraniellem Gewebe, 1-511
Stereotaktische Operationen, Schädel, Gehirn, Hirnhäute, 5-014
Sterilisationsoperation, 5-663
Sternotomie, Operationen an der Nebenschilddrüse durch, 5-068
Sternotomie, Operationen an der Schilddrüse durch, 5-064
Stickstoffmonoxid, Messung des fraktionierten exhalierten Stickstoffmonoxids [FeNO], 1-716
Stimme, Therapie von Störungen, 9-320
Stimulation, Elektrische, des Herzrhythmus, intraoperativ, 8-643
Stimulation, Temporär extern elektrisch, Herzrhythmus, 8-641
Stimulation, Temporär intern elektrisch, Herzrhythmus, 8-642
Stirnhöhle, Operationen, 5-223
Stirnhöhlenwandfraktur, Reposition, 5-767
Stoffwechselerkrankung, angeboren, Multimodale Komplexbehandlung, 8-984
Stoffwechselstörung, Belastungstest zum Nachweis, 1-760
Störungen, Therapie von Stimm-, Sprach-, Sprech-, Schluckstörungen und Hörstörungen, 9-32
Stoßwellentherapie, andere extrakorporale, 8-119
Stoßwellentherapie, Extrakorporale, 8-11
Stoßwellentherapie, Stütz- und Bewegungsapparat, 8-115
Straffungsoperation am Gesicht, 5-910
Strahlentherapie, 8-52
Strahlentherapie, simultan-integrierte Boost-Bestrahlungen [SIB], 8-52e
Strahlentherapie, intraoperativ mit Röntgenstrahlung, 8-52d
Stress-Echokardiographie, komplex differentialdiagnostisch, thorakal, 3-03 l
Stroke Unit, Neurologische Komplexbehandlung des akuten Schlaganfalls, 8-981
Strömungslaminierung, Perkutan-transluminale Implantation von Stents bei Aneurysmen, 8-84b
Stuhldrainagesystem, 8-128
Stütz- und Bewegungsapparat, ESWL, 8-115
Subarachnoidale Injektion und Infusion, Schmerztherapie, 8-911
Subkutane Mastektomie, 5-877
Submuköse Resektion, Nasenseptum, 5-214
Substanzbedingte Störungen, Kinder und Jugendliche, Spezifische Behandlung im besonderen Setting, 9-694
Subtotale Magenresektion (4/5-Resektion), 5-436
Subtotale Uterusexstirpation, 5-682
Superselektive Arteriographie, 3-608
Suprapubische (urethrovesikale) Zügeloperation, 5-594
Suprapubischen Katheters, Wechsel und Entfernung, 8-133
Suspensionsoperation, abdominale retropubische und paraurethrale, 5-595
Suspensionsoperation, Harninkontinenz des Mannes, 5-598
Suspensionsoperation, Transvaginale, 5-593
Sympathektomie, 5-043
Sympathikolyse, perkutan, mit Steuerung durch bildgebende Verfahren, 5-04a
Sympathisches Nervensystem, Injektion eines Medikamentes zur Schmerztherapie, 8-916
Syndaktyliekorrektur, Finger, 5-917
Syndaktyliekorrektur, Zehen, 5-918
Synovialektomie, Hand, 5-845
Synovialis, arthroskopische Operation, 5-811

OPS Version 2024 675

Alphabetisches Register unter anatomisch-funktionellen Gesichtspunkten

Systematische Lymphadenektomie, radikal, 5-404
Szintigraphie anderer endokriner Organe, 3-702
Szintigraphie, 3-70
Szintigraphie, andere, 3-70x
Szintigraphie, Blutgefäße, 3-708
Szintigraphie, Ganzkörper-, zur Lokalisationsdiagnostik, 3-70c
Szintigraphie, Gastrointestinaltraktes, 3-707
Szintigraphie, Gehirn und Liquorräumen, 3-700
Szintigraphie, hämatopoetischen Systems, 3-70a
Szintigraphie, Lunge, 3-703
Szintigraphie, Lymphsystems, 3-709
Szintigraphie, Muskel-Skelettsystem, 3-705
Szintigraphie, Nieren, 3-706
Szintigraphie, Schilddrüse, 3-701
Szintigraphie, Teilkörper, zur Lokalisationsdiagnostik, 3-70d
Tabakentwöhnung, Multimodale stationäre Behandlung, 9-501
Tagesklinische Behandlung, halbtägig bei Erwachsenen, 9-644
Tagesklinische Behandlung, halbtägig bei Kinder und Jugendlichen, 9-691
Talus, Kalkaneus, Offene Reposition einer Fraktur, 5-797
Tamponade einer nichtgeburtshilflichen Uterusblutung, 8-503
Tamponade einer vaginalen Blutung, 8-504
Tamponade, Nasenblutung, 8-500
Tamponade, Ösophagusblutung, 8-501
Tamponade, Rektumblutung, 8-502
Tamponade, Uterusblutung, nichtgeburtshilflich, 8-503
Tamponade, vaginale Blutung, 8-504
Tamponade, Wechsel, Entfernung bei Blutungen, 8-506
Tamponaden, Kontrolle Blutungen durch, 8-50
Tätowieren, 5-890
Technik, Mikrochirurgisch, 5-984
Technik, Minimalinvasiv, 5-986
TEE, Transösophageale Echokardiographie, 3-052
Teilkörperhyperthermie, bei onkologischer Therapie, 8-601
Teilkörper-Inkorporationsmessungen, 3-763
Teilkörper-Single-Photon-Emissionscomputertomographie ergänzend zur planaren Szintigraphie, 3-724
Teilkörper-Szintigraphie zur Lokalisationsdiagnostik, 3-70d
Teilstationäre Augenuntersuchung bei Kindern, Notwendigkeit der Bewegungslosigkeit, 1-221
Teilstationäre Beobachtung bei Vergiftungen unbekannten Ausmaßes bei Kindern, 8-934
Teilstationäre geriatrisch-frührehabilitative Behandlung, 8-98a
Teilstationäre intravenöse Applikation von Medikamenten über das Gefäßsystem bei Kindern und Jugendlichen, 8-01a
Teilstationäre Multimodale Schmerztherapie, interdiszipl., 8-91c
Teilstationäre pädiatrische Behandlung, 9-98/9-984
Teilstationäre Testung oder Nachprogrammierung von internem Herzschrittmacher, Stimulationssystemen zur kardialen Resynchronisationstherapie [CRT] oder implantiertem Defibrillator bei Kindern und Jugendlichen, 8-644
Teilverschluß, Vena cava, 5-387
Telemetrie, kardiologisch, funkgesteuert, 8-933
Testpsychologische Diagnostik, 1-902
Testpsychologische Untersuchung, 1-90
Therapeutische Amniozentese [Amnionpunktion], 5-753
Therapeutische Aspiration und Entleerung durch Punktion, 8-15
Therapeutische Drainage, andere Organe und Gewebe, 8-148
Therapeutische Drainage, Harnorgane, 8-147
Therapeutische Drainage, Organe des Bauchraumes, 8-146
Therapeutische Drainage, Pleurahöhle, 8-144
Therapeutische Injektion, 8-02
Therapeutische Katheterisierung, andere Formen, 8-14
Therapeutische Katheterisierung, Andere, 8-149
Therapeutische Katheterisierung, Gefäße, 8-83
Therapeutische Kürettage, 5-690
Therapeutische perkutane Punktion, Auge, 8-151
Therapeutische perkutane Punktion, Bauchhöhle, 8-153
Therapeutische perkutane Punktion, Bauchraum, 8-154

Therapeutische perkutane Punktion, Gelenk, 8-158
Therapeutische perkutane Punktion, Genitalorg., männl. 8-156, weibl. 8-157
Therapeutische perkutane Punktion, Harnorganen, 8-155
Therapeutische perkutane Punktion, Thorax-Organe, 8-152
Therapeutische perkutane Punktion, Zentralnervensystem, 8-151
Therapeutische Plasmapherese, 8-820
Therapeutische Spülung, Auge, 8-170
Therapeutische Spülung, Bauchraum, 8-176
Therapeutische Spülung, Gelenk, 8-178
Therapeutische Spülung, Lunge, 8-173
Therapeutische Spülung, Nasennebenhöhlen, 8-172
Therapeutische Spülung, Ohre, 8-171
Therapeutische Spülung, Retroperitonealraum, 8-177
Therapie, andere nuklearmedizinische, 8-539
Therapie, Fetus, intrauterin, 5-754
Therapie, mit offenen Radionukliden, 8-530
Therapie, Neuropsychologische, 9-404
Therapie, Nuklearmedizinische, 8-53
Therapie, organische und funktionelle Störungen Sprache, Sprechen, Stimme, Schlucken, 9-320
Therapie, Psychosomatisch, 9-402
Therapie, Stimm-, Sprach-, Sprech-, Schluckstörungen und Hörstörungen, 9-32
Therapieeinheiten, Anzahl pro Woche bei Erwachsenen, 9-649
Therapieeinheiten, Anzahl pro Woche bei Kindern und Jugendlichen, 9-696
Thermotherapie mit magnetischen Nanopartikeln, 8-651
thorakale Gefäße, Arteriographie, 3-603
Thorakoskopie und Mediastinoskopie, diagnostisch, 1-691
Thorax, andere Operationen, 5-349
Thorax, Computertomographie, mit Kontrastmittel, 3-222
Thorax, Magnetresonanztomographie, mit Kontrastmittel, 3-822
Thorax, Native Computertomographie, 3-202
Thorax, Native Magnetresonanztomographie, 3-809
Thoraxgefäße, Phlebographie, 3-611
Thoraxwandteilresektion, mit erweiterter (radikaler) Mastektomie, 5-874
Thrombektomie von Blutgefäßen, 5-380
Thrombozytenkonzentrat, Transfusion, 8-800
Thymus, andere Operationen, 5-078
Thymus, Exzision und Resektion, 5-077
Thymus, perkutane (Nadel-) Biopsie, 1-425
Thymus, perkutane Biopsie m. Steuerung bildgeb. Verf., 1-426
Thyreoidektomie, 5-063
TISS, Intensivmedizinische Komplexbehandlung, 8-980
TISS, Sonstige multimodale Komplexbehandlung, 8-98
Tissue Doppler Imaging [TDI], Sonographie, 3-034
Tonsille des Zungengrunds, Exzision und Destruktion, 5-284
Tonsillektomie mit Adenotomie, 5-282
Tonsillektomie ohne Adenotomie, 5-281
Trachea, andere Inzisionen, 5-313
Trachea, andere Operationen, 5-319
Trachea, Exzision, Resektion und Destruktion, 5-314
Trachea, durch Larynx und andere Inzisionen der, 5-313
Trachea, Rekonstruktion, 5-316
Trachea, Operation, Zusatzinformationen, 5-31a
Tracheaoperationen, 5-31
Tracheobronchoskopie, diagnostisch, 1-62
Tracheobronchoskopie, diagnostisch, 1-620
Tracheoskopie und Bronchoskopie, diagnostisch, durch Inzision und intraoperativ, 1-690
Tracheostomie, permanente, 5-312
Tracheostomie, temporär, 5-311
Tränendrüse, andere Operationen an der, 5-082
Tränendrüse, Biopsie durch Inzision, 1-522
Tränendrüse, Exzision von Gewebe, 5-081
Tränendrüse, Inzision, 5-080
Tränendrüse, Operationen, 5-08

Alphabetisches Register unter anatomisch-funktionellen Gesichtspunkten

Tränenkanal, Rekonstruktion, 5-086
Tränensack, Exzision von erkranktem Gewebe, 5-085
Tränensack, Inzision, 5-084
Tränenwege, Andere Operationen, 5-089
Tränenwege, Diagnostische Endoskopie, 1-681
Tränenwege, Exzision erkranktes Gewebe an sonstigen, 5-085
Tränenwege, Inzision von sonstigen, 5-084
Tränenwege, Operationen, 5-08
Transanale Irrigation, 8-126
Transarterielle Biopsie, 1-497
Transarterielle Linksherz-Katheteruntersuchung, 1-275
Transbronchiale Endosonographie, 3-05f
Transfusion, Blutzellen, 8-80
Transfusion, Entnahme von peripheren Blutzellen, 5-410
Transfusion, Gewinnung von Eigenblut, 8-803
Transfusion, Leukozyten, 8-802
Transfusion, peripher gewonnene hämatopoetische Stammzellen, 8-805
Transfusion, Plasma, Plasmabestandteile, 8-81
Transfusion, Plasmabestandteile und gentechnisch hergestellte Plasmaproteinen, 8-810/8-812
Transfusion, Vollblut, Erythrozytenkonzentrat und Thrombozytenkonzentrat, 8-800
Transorale Inzision und Drainage eines pharyngealen oder parapharyngealen Abszesses, 5-280
Transösophageale Echokardiographie [TEE], 3-052
Transplantat, Angaben und verwendete Materialien, 5-93
Transplantat, Art, 5-930
Transplantat, Art der Konditionierung von entnommenen Gefäßen, 5-93a
Transplantatentnahme, von Blutgefäßen, 5-386
Transplantation, Exzision eines Nerven zur, 5-042
Transplantation, Herz- und Herz-Lungen-, 5-375
Transplantation, Leberteilresektion und Hepatektomie zur, 5-503
Transplantation, Medizinische Evaluation und Entscheidung über die Indikation zur Transplantation, 1-920
Transplantation, Medizinische Evaluation zur, 1-92
Transplantation, Muskel, Sehne und Faszie mit mikrovaskulärer Anastomosierung, 5-858
Transplantation, Pankreas(gewebe), 5-528
Transplantation, Stationäre Behandlung vor, 8-979
Transplantation, Zahn, 5-235
transplantierter Zahn, Entfernung, 5-236
Transposition eines geraden Augenmuskels, 5-10d
Transposition eines schrägen Augenmuskels, 5-10h
Transposition von Blutgefäßen, 5-396
Transposition von intrakraniellen Blutgefäßen und Anlegen eines Bypasses, 5-027
Transrektale Biopsie an männlichen Genitalorganen, 1-464
Transrektale Destruktion von Prostatagewebe, 5-602
Transseptale Linksherz-Katheteruntersuchung, 1-274
Transurethrale Biopsie an Harnorganen und Prostata, 1-460
Transurethrale Erweiterung des Ureters, 5-560
Transurethrale Exzision und Destruktion Prostatagewebe, 5-601
Transurethrale Inzision von Gewebe der Urethra, 5-585
Transurethrale Inzision, Exzision, Destruktion und Resektion von Gewebe der Harnblase, 5-573
transurethrale Steinbehandlung, Ureterotomie, 5-562
Transvaginale Suspensionsoperation, 5-593
Transvenöse Biopsie, 1-497
Trepanation, Schädel, Gehirn und Hirnhäute, 5-01
Tuba uterina, Adhäsiolyse mit mikrochirurg. Versorgung, 5-658
Tuba uterina, Adhäsiolyse ohne mikrochirurg. Versorgung, 5-657
Tuba uterina, andere Operationen, 5-669
Tuba uterina, Biopsie durch Inzision, 1-570
Tuba uterina, Exzision und Destruktion erkrankten Gewebe, 5-665
Tuba uterina, Operationen, 5-66
Tuba uterina, plastische Rekonstruktion, 5-666
Tuba uterinae, Destruktion und Verschluß, 5-663

Tuba uterinae, Insufflation, 5-667
Tubus, Maschinelle Beatmung, 8-71
Tumorlokalisation, Sondenmessung, 3-762
Tunica vaginalis testis, andere Operationen, 5-619
Tunica vaginalis testis, Inzision, 5-610
Tunica vaginalis testis, Operationen, 5-61
Tunica vaginalis testis, plastische Rekonstruktion, 5-613
Tympanoplastik Typ I, Myringoplastik, 5-194
Tympanoplastik, Verschluß einer Trommelfellperforation und Rekonstruktion der Gehörknöchelchen, 5-195
Überdrucktherapie, nasal oder oronasal, bei schlafbezogenen Atemstörungen, Einstellung, 8-717
Übergang, urethrovesikal, Raffung, 5-592
Überwachung und Leitung einer Geburt, n.n.bez., 9-268
Überwachung und Leitung einer normalen Geburt, 9-260
Überwachung und Leitung einer Risikogeburt, 9-261
Ultraschall, Dauer der Behandlung durch fokussierten, 8-66
Univentrikulär, Extrakorporale Pumpe, Dauer der Behandlung mit einem herzunterstützenden System, 8-83a
Univentrikuläres Herz, funktionell/morphologisch, Herzkatheteruntersuchung, 1-277
untere Extremität, Amputation und Exartikulation, 5-864
untere Extremität, Replantation, 5-861
untere Nasenmuschel [Concha nasalis], Operationen, 5-215
unterer Verdauungstrakt, Chromoendoskopie, 1-655
unterer Verdauungstrakt, diagnostische Endoskopie, 1-65
unterer Verdauungstrakt, endoskopische Biopsie, 1-444
unterer Verdauungstrakt, endosonogr. Feinnadelpunktion, 1-446
Untergesicht, Osteotomie zur Verlagerung, 5-776
Unterhaut, andere Exzision, 5-899
Unterhaut, andere Inzision, 5-892
Unterhaut, andere Operationen, 5-91
Unterhaut, Andere Operationen, 5-91a
Unterhaut, Biopsie ohne Inzision, 1-490
Unterhaut, chirurgische Wundtoilette und Entfernung von erkrankten Gewebe bei Verbrennungen und Verätzungen, 5-921
Unterhaut, Entfernung von erkranktem Gewebe, 8-19
Unterhaut, freie Hauttransplantation und Lappenplastik bei Verbrennungen und Verätzungen, Empfängerstelle, 5-925
Unterhaut, freie Hauttransplantation und Lappenplastik bei Verbrennungen und Verätzungen, Entnahmestelle, 5-924
Unterhaut, Gewebereduktion, 5-911
Unterhaut, Inzision, bei Verbrennungen und Verätzungen, 5-920
Unterhaut, kombinierte plastische Eingriffe bei Verbrennungen und Verätzungen, 5-927
Unterhaut, kombinierte plastische Eingriffe, 5-906
Unterhaut, Lappenplastik, Empfängerstelle, 5-905
Unterhaut, Lappenplastik, Entnahmestelle, 5-904
Unterhaut, lokale Lappenplastik, 5-903
Unterhaut, lokale Lappenplastik, bei Verbrennungen und Verätzungen, 5-926
Unterhaut, Operationen b. Verbrennungen und Verätzungen, 5-92
Unterhaut, Operationen, 5-89
Unterhautgewebe, Destruktion, 5-915
Unterhautgewebe, lokale Exzision, 5-894
Unterhautgewebe, radikale und ausgedehnte Exzision, 5-895
Unterstützung der Geburt, andere Operationen, 5-739
Untersuchung, Augen, 1-22
Untersuchung, elektrophysiologische Aktivität des Herzens, 1-26
Untersuchung, Harntrakt, 1-33
Untersuchung, im HNO-Bereich, 1-24
Untersuchung, Liquorsystem, 1-204
Untersuchung, Nervensystem, 1-20
Untersuchung, neurologisch, 1-20
Untersuchung, neurophysiologische, andere, 1-20a
Untersuchung, urodynamisch, 1-334
Ureter, andere Operationen, 5-569
Ureter, Erweiterung, transurethral und perkutan-transrenal, 5-560
Ureter, Operationen, 5-56

Ureter, Rekonstruktion, 5-568
Ureterektomie und Ureterresektion, 5-563
Uretererweiterung, transurethral und perkutan-transrenal, 5-560
Ureterkatheter, Einlegen, Wechsel und Entfernung, 8-137
Ureterokutaneostomie, Harnableitung, 5-564
Ureterorenoskop, flexibel, 5-98b
Ureterorenoskopie, diagnostische, 1-665
Ureterostium, Inzision, Resektion und Erweiterung, 5-561
Ureterotomie, 5-562
Ureterresektion und Ureterektomie, 5-563
Ureterschiene, Einlegen, Wechsel und Entfernung, 8-137
Urethra und Harnblase, Endosonographie, 3-05b
Urethra, andere Operationen, 5-589
Urethra, Biopsie durch Inzision, 1-561
Urethra, Exzision, Destruktion und Resektion von Gewebe, 5-582
Urethra, Operationen, 5-58
Urethra, Operative Dilatation, 5-586
Urethra, plastische Meatotomie, 5-581
Urethra, Rekonstruktion, 5-584
Urethra, transurethrale Inzision von (erkranktem) Gewebe, 5-585
Urethradruckprofil, Messung, 1-335
Urethragewebe, (erkrankt), transurethrale Inzision, 5-585
Urethrektomie als selbständiger Eingriff, 5-583
Urethrographie, 3-13g
Urethroskopie, diagnostisch, 1-660
Urethrostomie, offen chirurgisch, 5-580
Urethrotomie, offen chirurgisch, 5-580
Urethrovesikaler Übergang, Raffung, 5-592
Urethrozystoskopie, augmentierte Harnblase, diagnostisch, 1-663
Urethrozystoskopie, diagnostisch, 1-661
Urodynamische Untersuchung, 1-334
Urographie, 3-13d
Uterus, andere Inzision und Exzision, 5-689
Uterus, andere Operationen, 5-69
Uterus, Biopsie durch Inzision, 1-571
Uterus, Biopsie ohne Inzision mit Steuerung durch bildgebende Verfahren, 1-473
Uterus, erkranktes Gewebe, Exzision und Destruktion, 5-681
Uterus, Inzision, Exzision und Exstirpation, 5-68
Uterus, Rekonstruktion, 5-695
Uterus, und Parametrien, andere Operationen, 5-699
Uterusblutung, nichtgeburtshilflich, Tamponade, 8-503
Uterusdenervierung, parazervikal, 5-694
Uterusexstirpation [Hysterektomie], 5-683
Uterusexstirpation, geburtshilflich, 5-757
Uterusexstirpation, radikal, 5-685
Uterusexstirpation, subtotal, 5-682
Uterusinzision [Hysterotomie], 5-680
Uterusmanipulation, 8-51
Vagina, andere Operationen, 5-709
Vagina, andere plastische Rekonstruktion, 5-706
Vagina, Biopsie durch Inzision, 1-572
Vagina, erkranktes Gewebe, lokale Exzision, Destruktion, 5-702
Vagina, Inzision, 5-701
Vagina, Konstruktion und Rekonstruktion, 5-705
Vagina, Operationen, 5-70
Vagina, Verschluß und (sub-)totale Exstirpation, 5-703
Vaginale Blutung, Tamponade, 8-504
Vaginale Entbindung bei Beckenendlage, 5-727
Vaginale Kolporrhaphie und Beckenbodenplastik, 5-704
Vaginale, Blutung, Tamponade, 8-504
Vaginoskopie, diagnostisch, 1-670
Vagotomie, 5-444
Vakuumentbindung, 5-728
Valvuloplastik, 5-353
Valvulotomie, 5-350
Varikozele, operative Behandlung, 5-630
Varizen, Entfernung, 5-385
Varizen, Verschluss, 5-385

Vasospasmen, zerebrovaskuläre, Multimodale intensivmedizinische Überwachung und Behandlung, 8-97a
Vasotomie des Ductus deferens, 5-635
Vasovesikulographie, 3-13i
Vena cava, Ligatur und Teilverschluß, 5-387
Venendruckmessung, Monitoring Atmung, Herz, Kreislauf, 8-931
Venöser Shunt, intraabdominal, Anlage, 5-391
Verätzungen, andere Operationen, 5-929
Verätzungen, chirurgische Wundtoilette und Entfernung von erkranktem Gewebe an Haut und Unterhaut, 5-921
Verätzungen, freie Hauttransplantation und Lappenplastik an Haut und Unterhaut, Empfängerstelle, 5-925
Verätzungen, freie Hauttransplantation und Lappenplastik an Haut und Unterhaut, Entnahmestelle, 5-924
Verätzungen, Inzision an Haut und Unterhaut, 5-920
Verätzungen, kombinierte plastische Eingriffe an Haut und Unterhaut, 5-927
Verätzungen, lokale Lappenplastik an Haut und Unterhaut, 5-926
Verätzungen, mit temporärer Weichteildeckung, 5-923
Verätzungen, Operationen an Haut und Unterhaut, 5-92
Verätzungen, primärer Wundverschluß der Haut und Revision einer Hautplastik, 5-928
Verätzungen, temporäre Weichteildeckung, 5-923
Verätzungen, Wunddebridement Muskel, Sehne, Faszie, 5-922
Verbände, 8-19
Verbandwechsel, 8-192
Verbrennungen, andere Operationen, 5-929
Verbrennungen, chirurgische Wundtoilette und Entfernung von erkranktem Gewebe an Haut und Unterhaut, 5-921
Verbrennungen, freie Hauttransplantation und Lappenplastik an Haut und Unterhaut, Empfängerstelle, 5-925
Verbrennungen, freie Hauttransplantation und Lappenplastik an Haut und Unterhaut, Entnahmestelle, 5-924
Verbrennungen, Inzision an Haut und Unterhaut, 5-920
Verbrennungen, kombinierte plastische Eingriffe an Haut und Unterhaut, 5-927
Verbrennungen, lokale Lappenplastik Haut und Unterhaut, 5-926
Verbrennungen, mit temporärer Weichteildeckung, 5-923
Verbrennungen, Operationen an Haut und Unterhaut, 5-92
Verbrennungen, primärer Wundverschluß der Haut und Revision einer Hautplastik, 5-928
Verbrennungen, temporäre Weichteildeckung, 5-923
Verbrennungen, Wunddebridement Muskel, Sehne, Faszie, 5-922
Verbrennungen, Wunddebridement Muskel, Sehne, Faszie, 5-922
Verdauungsorgane, andere, andere Biopsie ohne Inzision, 1-449
Verdauungsorgane, andere, Biopsie durch Inzision, 1-55
Verdauungsorgane, andere, Peritoneum und retroperitoneales Gewebe, Biopsie durch Inzision, 1-559
Verdauungsorgane, Biopsie ohne Inzision, 1-44
Verdauungstrakt, diagnostische Endoskopie, 1-695
Verdauungstrakt, Funktionsuntersuchungen, 1-31
Verdauungstrakt, Manipulationen, 8-12
Verdauungstrakt, oberer, Chromoendoskopie, 1-63b
Verdauungstrakt, oberer, diagnostische Endoskopie Stoma, 1-638
Verdauungstrakt, oberer, diagnostische Endoskopie, 1-63
Verdauungstrakt, oberer, Endosonogr. Feinnadelpunktion, 1-445
Verdauungstrakt, unterer, Chromoendoskopie, 1-655
Verdauungstrakt, unterer, diagnostische Endoskopie, 1-65
Verdauungstrakt, unterer, endoskopische Biopsie, 1-444
Verdauungstrakt, unterer, endosonogr. Feinnadelpunktion, 1-446
Verhaltensstörungen, Erwachsene, Intensivbehandl., 9-61
Verhaltensstörungen, Erwachsene, Psychosomatisch-psychotherapeutische Komplexbehandlung, 9-63
Verhaltensstörungen, Erwachsene, Regelbehandlung, 9-60
Verhaltensstörungen, Erwachsene, Spezifische Behandlung, 9-70
Verhaltensstörungen, Intensivbehandl., Erwachsene, 9-61
Verhaltensstörungen, Jugendliche, Erhöhter Betreuungsaufwand bei psychischen und psychosomatischen Störungen, 9-693

Verhaltensstörungen, Jugendliche, Psychiatrisch-psychosomatische Behandlung, (Eltern-Kind-Setting), 9-68
Verhaltensstörungen, Jugendliche, Psychiatrisch-psychosomatische Regelbehandlung, 9-65
Verhaltensstörungen, Jugendliche, Psychiatrisch-psychosomatische Intensivbehandl., 9-67, 9-672
Verhaltensstörungen, Jugendliche, Zusatzinformationen, 9-69
Verhaltensstörungen, Kinder, Erhöhter Betreuungsaufwand bei psychischen und psychosomatischen Störungen, 9-693
Verhaltensstörungen, Kinder, Psychiatrisch-psychosomatische Behandlung im besonderen Eltern-Kind-Setting, 9-68
Verhaltensstörungen, Kinder, Psychiatrisch-psychosomatische Regelbehandlung, 9-65
Verhaltensstörungen, Kinder, Zusatzinformationen, 9-69
Verhaltensstörungen, Psychiatrisch-psychosomatische Behandlung im besonderen Setting, Kinder und Jugendliche, 9-68
Verhaltensstörungen, Psychiatrisch-psychosomatische Intensivbehandl., Jugendliche, 9-67, 9-672
Verhaltensstörungen, Psychiatrisch-psychosomatische Regelbehandlung, Kinder, 9-65
Verhaltensstörungen, Psychiatrisch-psychosomatische Regelbehandlung, Jugendliche, 9-65
Verhaltensstörungen, Psychosomatisch-psychotherapeutische Komplexbehandlung, Erwachsene, 9-63
Verhaltensstörungen, Psychotherapeutische Komplexbehandlung, Erwachsene, 9-62
Verhaltensstörungen, Regelbehandlung, Erwachsene, 9-60
Verhaltensstörungen, Zusatzinformationen, Erwachsene, 9-60
Verhaltensstörungen, Zusatzinformationen, Kinder und Jugendliche, 9-69
Vergiftungen, unbekanntes Ausmaß, Teilstationäre Beobachtung bei Kindern, 8-934
Verschluß, abdominale Hernien, 5-53
Verschluß, abdominale Hernien, andere, 5-539
Verschluß, Bauchwand und Peritoneum, 5-545
Verschluß, Blutgefäße, 5-38
Verschluß, Blutgefäße, anderer operativer, 5-389
Verschluß, epigastrische Hernie, 5-535
Verschluß, Hernia diaphragmatica, 5-538
Verschluß, Hernia epigastrica, 5-535
Verschluß, Hernia femoralis, 5-531
Verschluß, Hernia inguinalis, 5-530
Verschluß, Hernia umbilicalis, 5-534
Verschluß, intrakranielle Blutgefäße, 5-025
Verschluß, kongenitale Bauchwanddefekte, 5-537
Verschluß, Leistenhernie, 5-530
Verschluß, Nabelhernie, 5-534
Verschluß, Narbenhernie, 5-536
Verschluß, Tubae uterinae, 5-663
Verschluß, Vagina, 5-703
Verschluß, Zwerchfellhernie, 5-538
Versorgung, Mehrfachverletzung, 5-981
Versorgung, Neugeborenes, postnatal, 9-262
Versorgung, Polytrauma, 5-982
Verstärkende Eingriffe, gerader Augenmuskel, 5-10a
Verstärkende Eingriffe, schräger Augenmuskel, 5-10f
Vertikale Lidverlängerung, 5-098
Vesiculae seminales und Prostata, Operationen, 5-60
Vesiculae seminales, Operationen, 5-606
Vestibulumplastik und Alveolarkammplastik, 5-244
Video-EEG-Intensivdiagnostik bei Epilepsie, invasiv, 1-211
Video-EEG-Intensivdiagnostik, nichtinvasiv, 1-210
Vitrektomie über anderen Zugang, 5-159
Vollblut, Transfusion, 8-800
Volumenersatzmittel, Infusion, 8-81
Volumenersatzmittel, Infusion, bei Neugeborenen, 8-811
Vulva, andere Exzision und Destruktion erkrankten Gewebes, 5-712
Vulva, andere Operationen, 5-718
Vulva, Inzision der, 5-710

Vulva, Konstruktion und Rekonstruktion, 5-716
Vulva, Operationen, 5-71
Vulvektomie, 5-714
Wange, Resektion mit plastischer Rekonstruktion, 5-278
Warzenfortsatz und Mittelohr, Inzision, 5-202
Weaning, 8-718
Weibliche Genitalorgane, Andere Operationen, 5-719
Weibliche Genitalorgane, Biopsie durch Inzision, 1-57
Weibliche Genitalorgane, Biopsie ohne Inzision, 1-47
Weibliche Genitalorgane, diagnostische Endoskopie, 1-67
Weibliche Genitalorgane, Endosonographie, 3-05d
Weibliche Genitalorgane, Perkutane Biopsie mit Steuerung durch bildgebende Verfahren, 1-474
Weibliche Genitalorgane, Perkutane Biopsie, 1-470
Weibliche Genitalorgane, Rekonstruktion nach Ruptur, post partum, 5-758
Weibliche Genitalorgane, therap. perkutane Punktion, 8-157
Weibliche Infertilität, andere Behandlung, 9-278
Weibliches kleines Becken, Exenteration [Eviszeration], 5-687
Weibliches Perineum, Biopsie am, durch Inzision, 1-574
Weichteildeckung, bei Verbrennungen und Verätzungen, temporär, 5-923
Weichteildeckung, temporär, 5-916
Weichteile, Gesicht, Rekonstruktion, 5-778
Weichteile, Shavertechnik zur Abtragung, bei Operationen an Nase, Nasennebenhöhlen und Gesichtsschädelknochen, 5-98f
Weichteile, Perkutane Biopsie, 1-491
Weichteile, Perkutane Biopsie, mit Steuerung durch bildgebende Verfahren, 1-492
Wiederbefüllung, implantierte Medikamentenpumpe zur Schmerztherapie, 8-91a
Wiederherstellung, Zähne, 5-23
Wiederherstellung, Haut und Unterhaut, andere, 5-909
Wiederherstellung, Haut und Unterhaut, Operativ, 5-90
Wiederherstellung, Kontinuität Darm bei endständigen Enterostomata, 5-466
Wiederherstellung, Oberflächenkontinuität Haut/Unterhaut, 5-900
Wirbelkörperersatz, 5-837
Wirbelsäule, Andere Extension, 8-419
Wirbelsäule, andere Operationen, 5-839
Wirbelsäule, Computertomographie, mit Kontrastmittel, 3-223
Wirbelsäule, Extension, 8-41
Wirbelsäule, Geschlossene Reposition einer Fraktur oder Gelenkluxation, ohne Osteosynthese, 8-202
Wirbelsäule, Inzision erkranktes Knochen-/Gelenkgewebe, 5-830
Wirbelsäule, Inzision erkranktes Knochen-/Gelenkgewebe, 5-832
Wirbelsäule, Knochenersatz, 5-835
Wirbelsäule, komplexe Rekonstruktionen, Skoliose, 5-838
Wirbelsäule, Magnetresonanztomographie, m. Kontrastm., 3-823
Wirbelsäule, native Computertomographie, 3-203
Wirbelsäule, native Magnetresonanztomographie, 3-802
Wirbelsäule, Operationen, 5-83
Wirbelsäule, Osteosynthese, 5-83b
Wirbelsäule, Wirbelkörperersatz, 5-837
Wirbelsäule, Zusatzinformationen zu Operationen, 5-83w
Wunddebridement, Gewebe, Verbrennungen, 5-921
Wunddebridement, Muskel, Sehne, Faszie bei Verbrennungen und Verätzungen, 5-922
Wunde, Entfernung erkranktes Gewebe an Haut und Unterhaut ohne Anästhesie, 8-192
Wundtoilette, Gewebe, chirurgisch, 5-896
Wundtoilette, Gewebe, chirurgisch, bei Verbrennungen und Verätzungen, 5-921
Wundverschluß der Haut, primär, bei Verbrennungen und Verätzungen, 5-928
Wundversorgung am äußeren Ohr, 5-183
Wurzelkanalbehandlung, 5-237
Wurzelspitzenresektion, 5-237

Alphabetisches Register unter anatomisch-funktionellen Gesichtspunkten

Zahn, Entfernung eines transplantierten, 5-236
Zahn, Replantation, Transplantation, Impl., Stabilisierung, 5-235
Zahn, transplantiert, Entfernung, 5-236
Zahn, Zahnsanierung durch Füllung, 5-232
Zähne, Entfernung und Wiederherstellung, 5-23
Zahnentfernung, Operativ (durch Osteotomie), 5-231
Zahnersatz, Prothetisch, 5-233
Zahnextraktion, 5-230
Zahnfleisch, Andere Operationen und Maßnahmen, 5-249
Zahnfleisch, Andere Operationen, 5-242
Zahnfleisch, Inzision und Osteotomie Alveolarkamm, 5-240
Zahnfleisch, Operationen, 5-24
Zahnfreilegung, 5-245
Zahnsanierung durch Füllung, 5-232
Zange, Drehung des kindlichen Kopfes mit, 5-724
Zangenentbindung, 5-720
Zangenentbindung, Drehung kindlicher Kopf mit Zange, 5-724
Zehen, Syndaktylie- und Polydaktyliekorrektur, 5-918
Zellapherese, 8-823
Zellaphereseverfahren, spezielle, 8-825
Zentrale Mittelgesichtsfraktur, Reposition, 5-761
Zentralnervensystem, Diagnostische Endoskopie, 1-698
Zentralnervensystem, Therapeutische perkutane Punktion, 8-151
Zentralvenöse Gefäße, Legen, Wechsel und Entfernung eines Katheters, 8-831
Zentrifugalpumpe, Dauer der Behandlung mit einem herzunterstützenden System, 8-83a
Zentrolaterale Mittelgesichtsfraktur, Reposition, 5-762
Zervikale Lymphadenektomie [Neck dissection], radikale, 5-403
Zervikalkanal, Dilatation, 5-670
Zervixstumpfexstirpation, 5-684
Zervixstumpfexstirpation, radikal, 5-686
Zirkulation und Behandlung von Blut, extrakorporal, 8-85
Zugang, Brustwirbelsäule, 5-031
Zugang, Halswirbelsäule, 5-030
Zugang, kraniozervikaler Übergang, 5-030
Zugang, Lendenwirbelsäule, 5-032
Zugang, maschinelle Beatmung 8-70

Zugang, Schädelbasis, 5-011
Zügeloperation, Harninkontinenz des Mannes, 5-598
Zügeloperation, suprapubisch (urethrovesikal), 5-594
Zügeloperation, Transvaginale Suspensionsoperation, 5-593
Zunge, andere Operationen, 5-259
Zunge, Inzision, Exz. u. Destruktion erkranktes Gewebe, 5-250
Zunge, Operationen, 5-25
Zunge, Rekonstruktion, 5-253
Zungengrundtonsille, Exzision und Destruktion, 5-284
Zungenoperationen, 5-25
Zusatzinformationen, Behandlung bei psych- und psychosomatischen Störungen u. Verhaltensstör., Erwachsene 9-64
 Erhöhter Betreuungsaufwand, 9-640
 Integrierte klinisch-psychosomatisch-psychotherapeutische Komplexbehandlung, 9-642
 Kriseninterventionelle Behandlung, 9-641
Zusatzinformationen, diagnostische Maßnahmen, 1-999
Zusatzinformationen, Materialien, 8-83b
Zusatzinformationen, nichtoperative therap. Maßn., 8-99
Zusatzinformationen, Operationen, Bewegungsorgane, 5-86a
Zusatzinformationen, Operationen, Blutgefäße, 5-39/5-39a
Zusatzinformationen, Operationen, Larynx, 5-31a
Zusatzinformationen, Operationen, Trachea, 5-31a
Zusatzinformationen, Operationen, Wirbelsäule, 5-83w
ZVD, Monitoring Atmung, Herz und Kreislauf mit Messung des zentralen Venendruckes, 8-931
ZVK, Katheter periphere und zentralvenöse Gefäße, 8-831
Zwerchfell, Biopsie durch Inzision, 1-55, 1-550
Zwerchfell, Operationen, 5-34, 5-347
Zwerchfellhernie, Verschluß, 5-538
Zyste, Diagnostische perkutane Aspiration, 1-850
Zystektomie, 5-576
Zystographie, 3-13f
Zystostomie, 5-572
Zystotomie [Sectio alta], 5-571
Zytostatische Chemotherapie, 8-54
Zytotoxische Materialien, Instillation, 8-541